民族文字出版专项资金资助项目

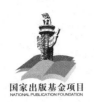

国家出版基金项目
NATIONAL PUBLICATION FOUNDATION

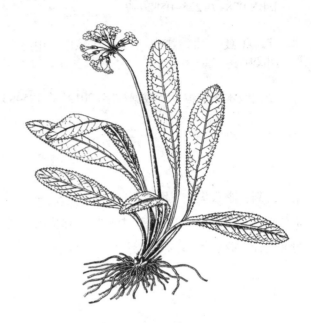

ཨོཾ༎ བོད་སྨན་གྱི་རྣམ་བཤད།

藏药志

中国科学院西北高原生物研究所　编著

U0364680

青海人民出版社

图书在版编目（ＣＩＰ）数据

藏药志：汉、藏／中国科学院西北高原生物研究所
编著．--西宁：青海人民出版社，2019.9
ISBN 978-7-225-05820-7

Ⅰ．①藏… Ⅱ．①中… Ⅲ．①藏医—中药学—汉、藏
Ⅳ．①R291.4

中国版本图书馆 CIP 数据核字（2019）第 195495 号

策　　划：李永华　王风莲
责任编辑：李永华　王风莲　赵姣姣　郭晋敏　刘　瑞
封面设计：薛建华

藏药志（汉、藏）
ZANGYAOZHI
中国科学院西北高原生物研究所　编著

出 版 人　樊原成
出版发行　青海人民出版社有限责任公司
　　　　　西宁市五四西路71号　邮政编码:810023　电话:(0971)6143426（总编室）
发行热线　（0971）6143516／6137730
网　　址　http://www.qhrmcbs.com
印　　刷　陕西龙山海天艺术印务有限公司
经　　销　新华书店
开　　本　787mm×1092mm　1/16
印　　张　49
字　　数　1000 千
版　　次　2019 年 11 月第 1 版　2019 年 11 月第 1 次印刷
书　　号　ISBN 978 - 7 - 225 - 05820 - 7
定　　价　298.00 元

《藏药志》编辑委员会

主 编

杨永昌

编 辑

何廷农　卢生莲　黄荣福　王祖祥

藏 医 顾 问

李多美

编 著 者

(以姓氏笔画为序)

植物药类　王为义　卢生莲　刘尚武

　　　　　杨永昌　吴珍兰　何廷农

　　　　　周立华　黄荣福　潘锦堂

　　　　　詹　明

动物药类　王祖祥　印象初　李德浩

　　　　　武云飞　黄永昭　蔡桂全

矿物药类　罗世清

凡　例

　　一、本书共收载常用藏药483种，其中，植物药337种，动物药93种，矿物药53种；原植物（动物、矿物）共计1 152种，其中，原植物957种，原动物130种，原矿物65种。

　　二、书中所载药物，先以植物类、动物类、矿物类为序。次将每类所含药物，又按其藏文名称之字序排列。

　　三、每种药物，首载其藏文名称，并注汉文译音，次分考证、原植物（动物、矿物）、药材、采集加工、性味与功用（部分药物尚有化学成分、显微鉴别）等项记述。

　　四、原植物（动物），记载其中文名称、拉丁学名、形态特征、生长环境和分布地区等；矿物，则记载其中文名称、英文名称、物理性状和化学成分等。同一名称药物，如有数种原植物，则附检索表以利鉴别。

　　五、书中附有墨线图288幅（植物图224幅，动物图64幅），以补文字不足。

　　六、书后附有中文名和拉丁名索引，以备查检，还有组织解剖图119幅，以供参考。

前　言

　　藏医药学是祖国医药学宝库的组成部分之一，历史悠久，内容丰富，凝聚了藏族人民长期与疾病作斗争的宝贵经验，具有独特的理论体系和浓厚的民族特色。在其形成过程中，也不断吸收了中医药学及印度、波斯等外来医药学的有益成分，尤其受中医药学的影响更大。

　　公元前246年，从西藏的第一个统治者聂赤赞普开始，相传了27代。在此期间，生产有所发展，人们已知熟食，并能用热酥油止血，以青稞酒渣敷治外伤。据《吐蕃王统世系明鉴》记载："囊日松赞 (约当隋末) 时，自汉地传入医药、历算之书"，可见中医药学对藏医药学的影响，其历史是非常久远的。

　　公元634年，松赞干布遣使唐朝，请求通婚。公元641年，唐王朝将文成公主嫁给松赞干布。据《吐蕃王统世系明鉴》云：文成公主曾带入藏地"治四百零四种病的医方百种，诊断法五种，医疗器械六种，（医学）论著四种"。这些医书，后由哈祥马哈德瓦和达马郭嘎译成藏文，汇编成《医学大全》一书。此后，松赞干布又从汉地请去中医韩文海，还请了天竺医生热达札、大食医生嘎林那等。以上三位医生共同编著了《无畏的武器》一书。

　　公元710年，唐中宗将金城公主嫁给赤德祖赞赞普。据五世达赖《西藏王臣记》云：赤德祖赞时，西藏自内地甘肃翻译若干医书。后由哈祥马哈耶那和毗鲁札那共合编译成《月王药诊》一书。该书约成书于公元8世纪中期，具浓厚的藏民族色彩，也吸收了中医药学及印度、波斯的医疗经验。其中，收载药物780种，内有植物药440余种，动物药260余种，矿物药80种，而青藏高原特有药物就有300种之多，为祖国药物增添了异彩。

　　公元8世纪末，宇妥·元丹衮波著成《四部医典》。其中，共收载药物1 002种，分为珍宝药、石类药、土类药、木类药、膏汁药、汤剂药、草类药、禽畜药等八类。

　　公元1689年，第司·桑杰嘉措著成《蓝琉璃》一书。该书是《四部医典》的标准注释文献，收载药物达1 400种。《蓝琉璃》发表不久，第司·桑杰嘉措组织洛札·丹增诺布和黑巴格涅等画家共同绘制《四部医典系列挂图》。至1704年，79幅挂图才告绘成。在《四部医典系列挂图》的创作活动中，洛札·丹增诺布做出了卓越贡献，他运用形象艺术语言，科学地概括人类胚胎发育为鱼期（鱼类阶段）、龟期（爬行类阶段）和猪期（哺乳类阶段）三个演化阶段，至今仍令人叹服。其6幅药图中，共收载药物900余种。有些药物，如乌奴龙胆、矮莨菪、藏角蒿、星状风毛菊、瑞香狼毒等，形象逼真，使人见图即可识药。

公元1835年，帝玛尔·丹增彭措著成《晶珠本草》一书，堪称藏药之大成。其中，收载药物2 294种（植物药1 006种，动物药448种，矿物药840种），归录于13类：珍宝类、石类、土类、汁液类、木类、湿生草类、旱生草类、盐碱类、动物类、作物类、水类、火类、炮制加工类。每种药物均述及形色、性味、用途及生境等，并引证前人诸多文献。

以上论著，均为祖国少数民族医药学经典名著，其精华部分至今仍闪烁着健身疗疾的智慧之光。但因时代限制和迷信思想影响，其中也存在一些糟粕，诸如送鬼驱邪，人肉入药，水银滋补，黄金延年，高西拉卡赞檀生于天宫，蛇心赞檀出自龙宫等说，屡见不鲜。因此，对藏医药学经典著作，必须进行深入全面的科学研究，以去瑕存瑜，古为今用。

其实，藏医药学很早就已引起国外关注，对藏医药学经典著作进行翻译和研究的外国学者实不乏其人。

1835年，匈牙利人Alexander Csoma de Körös发表了 "Analysis of a Tibetan Medical Work" 一文，对《四部医典》作了简介。1901—1908年，俄国人P. A. Badmaew，D.Ulyanov和A. Pozdneev先后将《四部医典》一部分译成了俄文。1961年，日本人芳村修基发表了《西藏医学文献残叶》一文，将一些藏医学残卷也译成日文。1968年，法国人P. Huard写的 "Chinese Medicine" 一书中也论及藏医药学，但错误地认为《四部医典》是古印度《寿命吠陀》遗本。这一怪论，只要略读《四部医典》即会不攻自破。因为《四部医典》的脉诊、脏腑、灸刺等内容，与古印度吠陀医学根本不同，甚至完全相悖。1976年，联邦德国医生E. Finckh写成 "Foundation of Tibetan Medicine" 一书，对《四部医典》也有所节译。

不过以上外国学者的工作，毕竟未及全面深入，且含管窥之见。

在国内，因旧时代极不重视藏医药学，除18世纪用蒙古文翻译了《四部医典》外，1949年前并未开展有关研究。

1949年后，党和政府非常关怀祖国医药学遗产，一再指出，它是一个伟大的宝库，必须加以继承，并不断努力发掘和提高。多年来，有关部门，对藏医药进行了大量的调查、研究和整理工作。

中国医学科学院药物研究所于1960—1961年曾派工作组进藏调查、鉴定藏药，于1965年编写了《藏医藏药初步调查》一书（内部参考资料）。

1971年，西藏自治区卫生局和西藏军区后勤部卫生处在中国科学院植物研究所和中国医学科学院药物研究所的协助下，编写了《西藏常用中草药》一书，记载药物367种，并附彩图424幅。

1970—1974年，中国科学院西北高原生物研究所多次组织考察队，先后在青海、甘肃、西藏、四川等省区，深入访问民间藏医，调查和发掘藏药应用经验，采集藏药实物标本1万余号。随后对有关植（动）物标本，进行了分类鉴定，对一些种还作了组织解剖显微观察、化学成分分析、抑菌试验和动物药理试验等。在青海省同仁县隆务诊疗所、湟中县鲁沙尔卫生院、西藏军区后勤部卫生处、拉萨市劳动人民医院、中国科学院植物研究所等单位及著名藏医嘎玛琼培、傲赛尔、加木措、友宁、拉治、崇塔、三杰旦曾、万热、年盘等的支持和协助下，编著成《青藏高原药物图鉴》1~3册，先后于1972—1978年出版。第1~2册记载植物药378种，第3册记载动物药77种，每种均有附图。文末还收载有藏医成方、验方193首。《青藏高原药物图鉴》出版后，深受广大读者欢迎。为满足藏族读者的需要，青海人民出版社还翻译出版了该书的藏文译本。

此外，藏医药经典著作的汉译工作亦取得了进展。1983年，李永年的《四部医典》韵文汉译本问世。1986年，王镭等编译的《四部医典系列挂图全集》和毛继祖等的《晶珠本草》汉译本先后出版。1987年，马世林等的《四部医典》散文汉译本继而与读者见面。这无疑在汉译藏医药经典方面做出了贡献，对研究和发扬祖国藏医药学起到了促进作用。

然而，藏医药的科学系统整理仍嫌不够，藏医药学经典著作的考证研究还显欠缺，藏药品种亦多混乱，正品与代用品交错使用，且各地藏医所云不一，莫衷一是。这不仅有碍用药的准确性，也不利于藏医药研究和教学的顺利开展。

鉴于此，我们对1970年以来调查研究所获材料，进一步做了鉴定分析，并考证了《晶珠本草》《蓝琉璃》《四部医典系列挂图》等名著的有关记载，与藏医共同确认藏药的原植物（动物、矿物），分辨正品与代用品，力图剔弃讹误，澄清混乱，同时还吸收了国内外有关研究成果的精要，最后编著成《藏药志》一书。希望对藏医药的应用、研究、教学及藏医药经典著作的译注等方面均能有所补益。

本书在编写过程中，我们曾得到毛继祖教授的热情协助，并应用了他提供的《晶珠本草》汉译稿。初稿由著名藏医药学家嘎玛琼培、李多美和著名藏医友宁、嘎洛等人精心审订，并惠提宝贵意见。书稿定稿前，则由该书植物药编著者、绘图者等又进行了一次全面修稿。彭敏、卢学峰、淮虎银、刘庆、沈颂东、邓德山等帮助抄稿，青海人民出版社对本书出版给予大力支持并提出了不少具体的修稿意见，在此一并致以衷心感谢。

因编著者水平有限，且时间仓促，对一些疑点还未及深究，有关考证尚欠周详，错讹之处在所难免，诚盼有关专家不吝斧正。

编著者

目　　录

植物药类

动物药类

矿物及其他药类

附　录

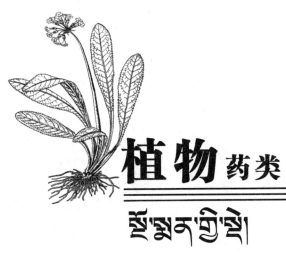

植物药类

 རྩི་སྨན་གྱི་སྡེ།

ཀ་ཀོ་ལ། （嘎高拉）

【考证】《晶珠本草》记载：嘎高拉性温，祛脾胃寒，助消化；果实如马蔺果实，分白、紫两种。白的果实淡白色、果壳薄；紫的果壳、果仁油润；其中小的状如益智，最大的如蚕豆大小，果壳外面布满黑白纹，内有隔膜，果仁粘连，气味稍似冰片。《晶珠本草》又记载：产西藏珞、门两地者，又有两类，白的个大、皮厚；紫的个小、皮薄，二者均入药，饱满者质佳。

藏医用姜科3种植物的果实入药，即红豆蔻、草果和香豆蔻。前两种果皮紫红色或红色，果形、功用与上述记载相符，且为市售、不易混淆。后一种产西藏墨脱（即珞、门地区），果壳紫色或红褐色，果形、功用也如上述，可入药。至于白色者，藏医未用，不知何物。

【原植物】

1. 红豆蔻

Alpinia galanga (L.) Willd.

多年生草本，高达2 m。具块状根茎。叶长圆形或披针形，长约30 cm，先端急尖或钝，基部阔楔形，无毛或仅背部具毛；叶柄短，长约6 mm，基部成鞘；叶舌近圆形，长约5 mm。圆锥花序稍开展，分枝多而短，长约3 cm，仅花序轴被毛；小苞片披针形，长6~8 mm；花淡绿色，芳香；萼筒状，长约9 mm，萼齿不显，宿存；花冠管稍长于萼，裂片长圆形或线状长圆形，长约2 cm，唇瓣匙形，稍长于裂片，白色而具红色线条，二深裂，两裂片近相似；退化雄蕊紫色，线形，长达1 cm，可孕雄蕊长约1.7 cm。果实长圆形，长1~1.5 cm，中部稍缢缩，熟时紫红色，表面平滑，内有种子3~6粒。 花期5~8月，果期9~11月。

产于云南、台湾、广东、广西。生于海拔100~1 300 m的山沟谷林、灌丛和草丛中。广布于亚洲热带。

2. 香豆蔻

Amomum subulatum Roxb.

粗壮草本，株高1~2 m。叶片长圆状披针形，长27~60 cm，顶端具长尾尖，基部圆形或楔形，两面均无毛；叶舌膜质，长3~4 mm，无毛，先端圆形；下部叶无柄或近无柄，上部叶柄长达3 cm。花序由根茎伸出，穗状；花序梗长约4 cm；苞片卵形，长约3 cm，淡红色，先端锥状，小苞片管状，长约3 cm，中裂，裂片先端急尖；花黄色；花萼管状，中裂，裂片钻状，花冠管与萼管等长，裂片近等长，唇瓣长圆形，长3 cm，先端向内卷折，有明显脉纹，被白色柔毛；退化雄蕊钻状，红色，花丝长5 mm，药隔附属物椭圆形，长约4 mm，全缘。蒴果球形，直径2~2.5 cm，不开裂，紫色或红褐色，具10余条波状狭翅，顶具宿萼。　花期5~6月，果期7~9月。

产于西藏（墨脱）。生于海拔约1 000 m的阔叶林下。分布于尼泊尔、印度、孟加拉等国。

【药材】干燥的果实。

【化学成分】红豆蔻种子含挥发油、淀粉及蛋白质。

【采集加工】果实成熟时采集，晒干。

【性味与功用】辛、温；祛脾、胃寒，助消化；治培根病。

以上3种植物检索表

1. 小苞片披针形；花序顶生；唇瓣二深裂，近等长，无毛 ················· 红豆蔻 **Alpina galanga**

1. 小苞片管状；花序生于单独由根茎发出的花葶上。

 2. 唇瓣先端不裂 ······················· 香豆蔻 **Amomum subulatum**

 2. 唇瓣三裂或先端齿裂，中裂片呈方形；果实红色；药隔附属体三裂 ········· 草果 **A. tsao-ko**

ཀ་ནེད་འབྲས་ཟྭ། （嘎贝折吾）

【考证】《晶珠本草》记载：嘎贝折吾为上品药，分大、小两类。大者为雄，称嘎贝，能愈疮，治肺病，止热痢，尤止大、小肠热泻；该植物蔓长枝多，叶大而扁，花白色而美丽，果实状如小孩额头，内为瓤，中间有种子，种子白色，扁平，状如金凿，因此称寒尔拉普布（金丝瓜），在热带高绒地区，为园中栽培，果实上下膨大成瓮肚突状，如羊肚，商人们作为盛水器带入藏区；小者为雌，称贝巴、巴斋，为吉祥物，常作为敬献、供奉佛祖的果品，果实如拳头大，内瓤如蛋黄，有扁形种子。

现藏医所用的嘎贝折吾为葫芦科的葫芦和芸香科木桔的果实和种子。葫芦广为栽培，草质藤本，蔓长而分枝多，叶大，果实下端膨大状如额头或上下膨大，中间缢缩，种子扁楔形似凿子，与上述记载的嘎贝完全相符，应为其原植物。除葫芦以外，其变种瓠瓜和小葫芦的种子也常作嘎贝入药。木桔产于印度，果实球形或梨形，大小如拳头，成熟后外皮金黄色，木质化厚而坚硬，果肉橙色如蛋黄，民间视为吉祥之物，与上述记载的贝巴完全相符，应为其原植物。在印度梵语中称木桔为"Bilva"，与藏语"贝巴"发音近似。

【原植物】

1. 葫芦

Lagenaria siceraria (Molina) Standl.

一年生草质藤本。茎生黏质柔毛；卷须分2叉，具黏质软毛。叶片心状卵形或肾状卵形，长宽均为10~35 cm，不分裂或稍五浅裂，边缘有小尖齿，两面均有柔毛；叶柄长5~10 cm，顶端有2枚小腺体。花单生叶腋，单性，雌雄同株，白色；雄花花梗长于叶柄，花托漏斗状，长约2 cm，花萼裂片披针形，长约3 mm，花冠裂片皱波状，长3~4 cm，宽2~3 cm，雄蕊3，花药合生，药室不规则曲折；雌花花萼、花冠与雄花相似，子房长椭圆形，中间缢细，密生软粘毛，花柱粗短，柱头3，膨大，二裂。瓠果大，中间缢缩，上、下膨大，下部大于上部，或仅下部膨大，呈短颈烧瓶状，长20~40 cm，膨大部分径10~30 cm，成熟后果皮木质而硬。种子卵状楔形，白色而扁。 花期5~6月，果熟期9月。

我国各地均有栽培；世界热带至温带地区也多栽培，野生极少。

2. 木桔

Aegle malmelos (L.) Correa

落叶有刺灌木或小乔木，高达11 m。树干或分枝表皮黑色，具厚的木栓；小枝扁，具槽，亮灰色或青灰色，有大的黑色污斑；皮刺腋生，劲直，坚硬而光滑，尖锐，长2.5 cm或超过。叶互生，指状三出复叶，很少为五出复叶；小叶膜质，卵状披针形，具钝齿，顶生小叶具柄，侧生小叶几乎无柄。圆锥花序腋生；花梗具柔毛；花大，径约1 cm，绿白色，具悦人的甜蜜香气；花萼小，短浅，萼齿不明显；花瓣4~5枚，长圆形，革质，具深色斑点；雄蕊多数，花丝有时成束。果实球形，长圆形或梨形，直径5~12 cm，成熟时外皮木质，坚硬光滑，灰色或黄色，果肉橙色、香甜。种子多数，有毛。 花期6~8月，果熟期次年2~3月。

我国云南南部傣族地区有少量栽培。原产于印度南部、中部及东北部。

【药材】干燥的种子，果实，果皮。

【化学成分】木桔果含香豆精类：东莨菪内酯、茵芋苷、补骨脂素、花椒毒醇、前胡内酯、木桔醇（Aegelinol）、伞形酮、白茅苷、印枳内酯等。生物碱类有：O-甲基哈缶定酚、O-异戊烯基哈缶定酚、木桔碱（Aegeline）、印枳林（Marmeline）。果皮挥发油含水芹烯等。

【采集加工】结果时采集嫩果，剖开晒干备用；成熟时采集成熟果实，剖开，取出种子，将种子、果皮和未剖之果实分别晾干保存备用。

【性味与功用】葫芦和木桔果实微酸；愈疮，治肺病；种子止泻，引吐；果皮利水，治寒性或热性腹泻、呕吐。

以上4种植物检索表

1. 灌木或中等乔木，具刺；三出指状复叶；花两性；果实球形至梨形，径5~12 cm⋯⋯⋯⋯⋯
⋯⋯⋯⋯⋯⋯⋯⋯⋯⋯⋯⋯⋯⋯⋯⋯⋯⋯⋯⋯⋯⋯ 木桔 **Aegle malmelos**
1. 一年生草质藤本，具卷须；单叶宽大，具黏质毛；花单性，雌雄同株；果实哑铃形或短颈烧瓶形。
　2. 果实为短颈烧瓶状，下部径达30 cm，上部为圆柱形⋯⋯⋯⋯⋯⋯⋯⋯⋯⋯⋯⋯⋯
⋯⋯⋯⋯⋯⋯⋯⋯⋯ 瓠瓜 **Lagenaria siceraria** var. **depressa**
　2. 果实为哑铃状，顶端细短。
　　3. 果实大，长20~35 cm，下部膨大的圆球部分直径可达30 cm ⋯⋯⋯⋯ 葫芦 **L. siceraria**
　　3. 果实较小，长8~15 cm，下部膨大的圆球体径4~6 cm⋯⋯⋯⋯⋯⋯⋯⋯
⋯⋯⋯⋯⋯⋯⋯⋯⋯ 小葫芦 **L. siceraria** var. **microcarpa**

ཀན་ཀ་ར། （甘扎嘎日）

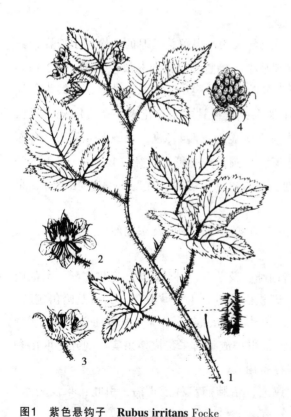

图1　紫色悬钩子　Rubus irritans Focke

1. 花枝；2. 花正面观示花瓣、雄蕊及雌蕊；3. 花侧面观示花萼；4. 果实。（王颖绘）

【考证】《晶珠本草》记载：甘扎嘎日的根苦，茎微甘苦，皮微辛，叶苦、涩，果实甜如蜜。根、茎、皮、果治风热病和痰病，尤其对各种肺病特效，亦治热性时疫，叶子可清胆病；生于阳坡山林；树如蔷薇幼苗，茎叶被刺毛，茎中空，花黄白色，有光泽，果实红色，聚生在一个膨大的花托上。

现藏医用蔷薇科紫色悬钩子入药。该植物为矮小半灌木或近草本，似蔷薇幼苗，茎中空，和叶柄均被紫红色针刺、柔毛和腺毛；花白色，由很多小核果集生于花托上而成红色聚合果。与上述记载完全符合。

【原植物】

紫色悬钩子 （图1）

Rubus irritans Focke

矮小半灌木或近草本状，高10~60 cm。茎直立，枝被紫红色针刺、柔毛和腺毛。

羽状复叶，小叶3，稀5，卵形或椭圆形，长3~6 cm，宽2~4 cm，顶端急尖至短渐尖，基部宽楔形至近圆形，上面疏生柔毛，下面密被灰白色绒毛，边缘具缺刻状重锯齿；叶柄长3~5 cm，具紫红色针刺、柔毛和腺毛；托叶线状披针形，具柔毛和腺毛。花常单生或2~3朵生于枝顶，下垂；花梗长1~3 cm，被针刺、柔毛和腺毛；花白色，直径1.5~2 cm；花萼带紫红色，外面被紫红色针刺、柔毛和腺毛，萼筒浅杯状，萼片长卵形或卵状披针形，顶端渐尖或尾尖；花瓣5，直立，宽椭圆形或匙形，短于萼片；雄蕊多数，与花柱等长或稍长；子房被毛。聚合果近球形，红色，被绒毛。　花期6~7月，果期7~9月。

产于西藏、青海、四川、甘肃。生于海拔2 000~4 500 m的山坡林缘、灌丛中及山沟湿润处。分布于印度西北部、克什米尔地区、巴基斯坦、阿富汗、伊朗。

【药材】干燥、去皮的茎或枝。

【采集加工】4~5月采茎或枝，去皮，晒干备用。

【性味与功用】涩、苦、寒，无毒；治感冒（特效）、发烧、肺热咳嗽。

གུ་ར། （固夏）

【考证】《晶珠本草》记载：固夏可延年益寿，培元强身；本药产于印度，状如插于花瓶中之禾草有芒的花序，植株可编草席，亦可做扫帚。

西藏（昌都）、四川（德格）藏医用禾本科棕叶芦花序的芒入药，青海藏医用棕叶芦的幼茎及叶入药，有散血祛毒之效，根据棕叶芦的形态特征，完全符合上述记载，应为原植物。

【原植物】

棕叶芦

Thysanolaena maxima (Roxb.) Kuntze

多年生，高1~3 m。秆直立，具白色髓，不分枝。叶鞘光滑，紧密包茎；叶舌质硬，截平，长1~2 mm；叶片扁平，宽披针形，长达40 cm，宽3~7 cm，基部呈心形，具细小横脉。圆锥花序大而柔软，长30~60 cm，分枝纤细，斜向上升，下部裸露，基部主枝长达30 cm；小穗柄短而具关节，小穗成熟时自关节处整个脱落；小穗微小，含2小花；颖短小，长为小穗的1/5~1/4，顶端尖，透明膜质，脉不明显；第一小花仅具1不孕外稃，约等长或短于小穗，第二小花两性，外稃卵形，具3脉，顶端尖，边缘疏生柔毛，成熟时此毛广开展，基盘短而无毛；内稃透明膜质，短小；花药褐色，长约1 mm。颖果长圆形，长约0.5 mm。花果期夏秋季。

产于西藏、云南、贵州、台湾、广东、广西、海南。生于灌木林、山坡和山谷中。分布于印度、尼泊尔、缅甸、印度尼西亚及马来西亚。

【药材】带芒的花序及幼茎、叶。

【采集加工】夏秋季时将带芒的花序采摘后，阴干备用。抽穗前采摘其幼茎、叶，晾干备用。

【性味与功用】花序延年益寿，滋补强身；幼茎、叶散血，祛毒。

ཀུ་ཤུ། （固秀）

【考证】 《晶珠本草》记载：固秀治肠鸣绞痛；树干、叶及花均似杏子，果实外形也似杏子，但较大，内部不像杏核，而像木瓜，中隔很多，果肉味甘酸。

现藏医用蔷薇科的苹果入药。此植物的花似杏，但果实为梨果而不是核果，子房3~5室，似木瓜的果实。与上述记载一致。

【原植物】

苹果

Malus pumila Mill.

落叶乔木，高可达15 m。小枝粗短，圆柱形，幼时密被绒毛，老枝紫褐色而无毛；冬芽卵形，密被短柔毛。叶片椭圆形、卵形至宽椭圆形，长2~10 cm，宽1.6~5.5 cm，先端锐尖，基部宽楔形或圆形，边缘具圆钝锯齿，幼时两面密被短柔毛；叶柄粗壮，被短柔毛；托叶披针形，全缘，早落。伞房花序，具花3~7朵；花梗长1~2.5 cm，密被绒毛；花白色，直径3~4 cm；萼筒外面密被绒毛，萼片5，长6~8 mm，两面密被灰白色绒毛；花瓣5，宽倒卵形，长15~22 mm，基部具短爪；雄蕊多数，长为花瓣之半；花柱5，较雄蕊稍长，基部合生，下部密被灰白色绒毛。梨果扁球形，直径在2 cm以上，萼洼与梗洼均下陷，萼片宿存；果梗短粗。 花期5~6月，果期7~10月。

我国北方和西南地区均有栽培。原产于欧洲及亚洲中部。全世界温带地区广为栽培。

【药材】干燥的果实。

【化学成分】果实主要含碳水化合物，其中大部分是糖，随品种而异，一般蔗糖约4%、还原糖6%~9%。含酸约0.5%，主要为苹果酸（Malic acid），此外尚含奎宁酸（Quinic acid）、柠檬酸（Citric acid）、酒石酸（Tartaric acid）。芳香成分中醇类含92%、羰类化合物6%，此外尚有酯及酸。

【采集加工】9~10月间，果熟时采收。

【性味与功用】甘、凉；治肠鸣绞痛。

ཀོན་པ་གབ་ལྱེས། （公巴嘎吉）

【考证】《晶珠本草》记载：公巴嘎吉止血，清血热、治新旧创伤；叶深裂，背面白色，花簇生如缨，淡紫色，手搓揉时味如艾叶，可分为两类。草山生者，叶厚，黑色；低地生者叶薄而大，长而深裂，前者为雄，后者为雌。

各地藏医用菊科松潘风毛菊、拉萨风毛菊及大通风毛菊入药。这类植物叶羽状深裂或边缘有齿，背面有白毛，头状花序单生或数个簇生，花紫色或蓝紫色，与上述记载形状颇为相似。对于再细分的雄雌两类药，待今后研究。

【原植物】

松潘风毛菊 （图2）

Saussurea sungpanensis Hand.-Mazz.

多年生无茎草本。根粗壮，颈部密被褐色枯存叶柄。叶基生，呈莲座状，线状披针形，长4~18 cm，宽1~2.5 cm，羽状全裂，裂片多对，斜卵形或半圆形，有时长圆形，长7~15 mm，宽4~10 mm，边缘具大

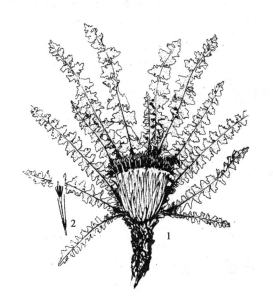

图2 松潘风毛菊 **Saussurea sungpanensis** Hand.-Mazz.
1. 植株；2. 管状花。（刘进军绘）

而不整齐的小裂片，其先端具小尖头，叶上面密被有节腺毛（疏柔毛），下面密被白色绒毛，边缘常反卷。头状花序1~3，无花序梗；总苞宽钟形，径2~3.5 cm，总苞片多层，近革质，外层狭卵状披针形，长约1.5 cm，基部宽约2 mm，先端渐尖，背部光滑，边缘褐色，内层线状披针形，长约3 cm，先端长渐尖，常反折；小花管状，蓝紫色，长2~2.5 cm，管部长1.5~1.8 cm；花托托片钻状线形。瘦果倒披针形，长约5 mm，无毛；冠毛棕褐色，2层，外层短，粗毛状，内层羽毛状，长约2 cm。 花果期7~9月。

产于西藏、青海、四川、云南。生于海拔3 200~4 300 m的高山草地、碎石地及灌丛中。《青藏高原药物图鉴》第二册收载的滇西风毛菊系误定。但图7是正确的，可供参考。

【药材】干燥的全草。

【采集加工】花期采全草，洗净晾干。

【性味与功用】苦、温，无毒；止血，治疮疖。

以上3种植物检索表

1. 二年生草本，全株有腺体；茎短，有分枝，头状花序数个集生于枝端；总苞小，外层总苞片先端
   具匙形、叶质的附属物 ······························ 拉萨风毛菊 **Saussurea kingii**
1. 多年生草本；无茎；头状花序1~3个生于莲座叶丛中；总苞大，外层总苞片先端渐尖。
     2. 叶线形，羽状分裂，上面被有节腺毛，下面密被白色绒毛 ··············
     ······························ 松潘风毛菊 **S. sungpanensis**
     2. 叶卵形，边缘有细尖齿，上面无毛，下面密被白色短绒毛 ··············
     ······························ 大通风毛菊 **S. katochaete**

ཀྱི་ལྕེ། （解吉）

【考证】解吉分黑、白两种：白的称解吉嘎保，黑的称解吉那保。

ཀྱི་ལྕེ་དཀར་པོ། （解吉嘎保）

【考证】《晶珠本草》记载：解吉嘎保可止血，消肿，清腑热、胆热、脉热，治麻风和毒热，炮制物敷患部可消肿，撒布腐疮清脉热；生于山坡草地，茎红色，叶绿而厚、长而有光泽，花白色、合瓣，有多数绿色花纹，籽黑如铁屑，茎直立，顶端生花如邦见（龙胆）。

各地藏医所用的解吉嘎保为龙胆科植物，其中与上述茎红、花白、有绿色花纹相符者为麻花艽；与茎直立、顶端生花相符者为黄管秦艽、西藏秦艽。

【原植物】

1. 麻花艽 （图3）

Gentiana straminea Maxim.

多年生草本，高10~35 cm，基部被枯纤维状叶鞘包围。须根多数，扭结成粗大的根。茎多数，丛生，斜上升，常带紫红色。莲座叶丛大，叶宽披针形或卵状椭圆形，长6~20 cm，宽

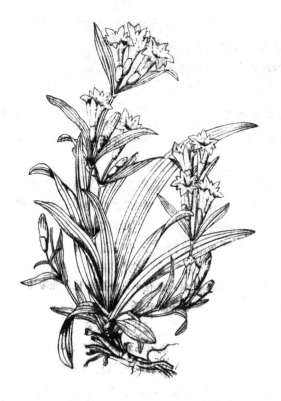

图3 麻花艽 **Gentiana straminea** Maxim.
全株。（阎翠兰绘）

0.8~4 cm，两端渐狭，叶脉3~5条，明显，并在下面突起；叶柄宽，膜质；茎生叶小，线状披针形或线形。聚伞花序顶生和腋生，排列成疏松的花序；花梗斜伸，稀带紫红色，小花梗长达4 cm；花萼筒膜质，长1.5~2.8 cm，一侧开裂呈佛焰苞状，萼齿2~5个，甚小，钻形，长不及1 mm，稀可长3~10 mm；花冠黄绿色，喉部具多数绿色斑点，漏斗形，长3~4.5 cm，裂片5，卵形或卵状三角形，长5~6 mm，先端钝，褶偏斜，三角形，长2~3 mm；雄蕊着生于冠筒中下部，整齐。蒴果具柄，椭圆状披针形，长2.5~3 cm，柄长0.7~1.2 cm。种子褐色，长圆形，表面有细网纹。 花果期7~10月。

产于西藏、青海、四川、甘肃、宁夏、湖北西部。生于海拔2 000~4 950 m的高山草甸、灌丛、林缘、山坡草地、山沟及河滩。

2. 西藏秦艽

Gentiana tibetica King ex Hook. f.

多年生草本，高40~50 cm，全株光滑，基部被枯存的纤维状叶鞘。须根多条，粘合成一个圆柱状的根。茎直立，数个丛生。莲座丛叶卵状椭圆形，长9~16 cm，宽4~5.5 cm，先端急尖，边缘微粗糙，叶脉7~9条；茎生叶卵状披针形至卵状椭圆形，长8~13 cm，宽3~4 cm，最上部叶较大，苞叶状，包被花序。花多数，无梗，簇生茎顶呈头状或腋生呈轮状；花萼筒膜质，黄绿色，长7~8 mm，一侧开裂呈佛焰苞状，萼齿5~6个，甚小；花冠内面淡黄色或黄绿色，冠檐外面带紫褐色，长2.6~2.8 cm，裂片卵形，褶偏斜，三角形；雄蕊着生于冠筒中部。蒴果无柄，内藏。种子淡褐色，表面具细网纹。 花果期6~8月。

产于西藏东南部。生于海拔2 210~4 200 m的田边、路旁、灌丛中和林缘。分布于尼泊尔、印度东北部、不丹。

在《青藏高原药物图鉴》第一册中收载的大叶龙胆（G.macrophylla pall.）系误定，该种不产青藏高原，其图是依照黄管秦艽标本绘制。

【药材】干燥的全草、根或花。

【化学成分】麻花艽含香豆苷、秦艽碱甲（Gentianine, $C_{10}H_9O_2N$）、秦艽碱乙（Gentianidine, $C_9H_9O_2N$）、秦艽碱丙、挥发油等。

【采集加工】花期采花或全草，或秋季挖根，洗去泥土，根切片，晾干。

【性味与功用】苦、平；散风祛湿，清热利胆，舒筋止痛；治风湿性关节炎、肺结核低热盗汗、黄疸型肝炎、二便不通、麻风、毒热、各种出血，外敷消肿。

西藏藏医用根，其他地区藏医用全草。用花者才与《晶珠本草》的记载相符。

以上3种植物检索表

1. 花有梗，组成疏松的花序；花冠黄绿色，喉部具多数绿色斑点 ········ 麻花艽　Gentiana straminea
1. 花无梗，簇生茎顶呈头状。
  2. 花序下具1对大的叶状苞片；花冠黄绿色，外面紫褐色 ············ 西藏秦艽　G. tibetica
  2. 花序下无苞片；花冠黄绿色，具蓝色斑点和条纹 ················· 黄管秦艽　G. officinalis

ཀྱི་ལྕེ་ནག་པོ། （解吉那保）

【考证】《晶珠本草》记载：解吉那保燥黄水，消肿，治白喉及由此而引起的喉阻塞，消炎，清腑热和胆热，防除疠病；生于平滩，解吉那保状如解吉嘎保，茎、叶平铺地面，根可做灯芯，但叶略大，花白色，光泽不显。《蓝琉璃》记载：解吉那保生于阴山，形态与解吉嘎保相似，花蓝紫色，叶较细。

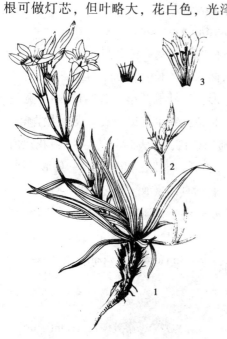

各地藏医用龙胆科秦艽类植物入药，与上述叶大、花白色、光泽不显（可能是蓝花开败后，呈灰白色，当然无光泽）相符者，其植物为达乌里秦艽、全萼秦艽；此外，青海藏医也用六叶龙胆入药，可视为代用品。

【原植物】

1. 达乌里秦艽 （图4）

Gentiana dahurica Fisch.

多年生草本，高10~25 cm，基部有枯叶柄纤维。须根多数，左拧成一个粗根。茎丛生，斜升。莲座丛叶披针形或线状椭圆形，长5~15 cm，宽8~14 mm，两端渐狭，具明显的3~5脉，叶柄膜质；茎生叶少，线形至线状披针形，较小，向上部更小。聚伞花序顶生和腋生；花梗斜伸，不等长；花萼筒膜质，常带紫红色，

图4　达乌里秦艽　**Gentiana dahurica** Fisch.
1. 植株；2. 花序；3. 花冠；4. 花萼。（王颖绘）

长7~10 mm,不裂,稀一侧开裂,裂片5,线形,不等长,长3~8 mm;花冠深蓝色,喉部有一圈黄色斑点,漏斗形,长3.5~4.5 cm,裂片卵形或卵状椭圆形,长5~7 mm,先端钝,褶三角形或卵形,长约2 mm,先端钝;雄蕊着生于冠筒中下部。蒴果无柄,狭椭圆形,长2.5~3 cm。种子淡褐色,长圆形,表面有细网纹。 花果期7~9月。

产于我国西北、华北、东北等区。生于海拔870~4 500 m的河滩、湖边沙地、多石山坡及干草原。分布于中亚地区、俄罗斯、蒙古。

2. 粗茎秦艽

Gentiana crassicaulis Duthie ex Burk.

多年生草本,高30~40 cm,全株光滑,基部被纤维状枯存叶鞘。须根多条,集结成一个粗大直根。茎少数丛生,斜升,黄绿色。莲座丛叶卵状椭圆形或狭椭圆形,长12~20 cm,宽4~6.5 cm,叶脉5~7条;茎生叶卵状椭圆形或卵状披针形,长6~16 cm,宽3~5 cm,最上部叶较大,密集呈苞叶状,包被花序。花多数,无梗,在茎顶簇生呈头状,稀腋生呈轮状;萼筒膜质,长4~6 mm,一侧开裂呈佛焰苞状,萼齿甚小;冠筒黄白色,冠檐蓝紫色或深蓝色,内有斑点,长2~2.2 cm,裂片卵状三角形,褶三角形;雄蕊着生冠筒中部。蒴果内藏。种子红褐色,表面具细网纹。 花果期6~10月。

《西藏常用中草药》收载的小叶秦艽(即达乌里秦艽)其实不产西藏,而彩图205所示,应是全萼秦艽。

产于西藏、青海、四川、云南、贵州、甘肃。生于海拔2 100~4 500 m的山坡草地、高山草甸、灌丛、林缘、林下。

【药材】干燥的花和根。

【采集加工】花期采花,晾干。秋季挖根,洗净,除去根头、根须,晒干。

【性味与功用】苦、温;清热,消炎;治扁桃腺炎、荨麻疹、炭疽、风湿关节炎,与解吉嘎保的用法相同。上述记载中所提到的疖病,藏医认为是由细菌侵入肌体,产生毒素引起发炎、肿胀的一种病。

以上5种植物检索表

1. 叶轮生,每轮6枚 ························· 六叶龙胆 **Gentiana hexaphylla**

1. 叶对生;莲座丛叶宽而长;具粗大直根。

  2. 花无梗,簇生茎顶呈头状;萼齿不显;花冠檐部蓝紫色,筒部黄色 ·············

  ············· 粗茎秦艽 **G. crassicaulis**

  2. 花有梗,组成疏松的花序;萼齿显著。

    3. 花萼一侧开裂;花茎常直立;花冠蓝紫色或深蓝色,无斑点 ············· 长梗秦艽 **G. waltonii**

    3. 花萼常不开裂;花茎斜升。

      4. 花冠深蓝色,喉部有一圈黄色斑点;花多数 ············· 达乌里秦艽 **G. dahurica**

      4. 花冠蓝色,无斑点;花常单生 ············· 全萼秦艽 **G. lhassica**

ཁ་བདད་རྡོ་རྗེ། （陆得多吉）

【考证】《晶珠本草》记载：陆得多吉消炎散肿，治湿疹；分黑、白两类。黑色类长在阳山灌丛中，植株折断时有乳状白液，茎长，紫色，叶小，状如银镞，花灰白色，如大象皮肤色，状如钟铃下垂，花药如金刚杵尖，有大象气味，由于产地和花的颜色不同，又分为红、黄两种；白色类生于低地或较低的阳坡处，植株折断时有酪状白液，叶小，状如银镞，被短毛，花白色，状如苯教的手摇鼓。

各地藏医用桔梗科脉花党参、长花党参、灰毛党参、党参、三角叶党参、球花党参及川藏沙参入药。其中，脉花党参生于阴山，植株折断后有白色乳汁溢出，叶小，状如银镞，花淡蓝灰色，状如钟铃下垂，最符合上述黑色类特征，应为其正品。但脉花党参的花色不稳定，有黄绿色、紫色或淡蓝色，这类药中的红、黄两种是否均属同一植物还值得研究。长花党参生于低山或较低的阳坡，植株折断后也有乳液渗出，叶小，被毛，花白色，状如笨卜教的手摇鼓，最相似上述白色类描述，应视为其正品。藏医所用的其他5种植物与上述记载均不尽相似，仅应视为代用品。

【原植物】

1. 脉花党参　吉布陆都多吉（译音）

Codonopsis nervosa (Chipp.) Nannf.

多年生草本，高25~40 cm。根萝卜形，具少数分枝。茎细软，直立或斜上升，具多数不孕分枝，被白色粗毛。叶对生或互生，多生于不孕的分枝上，可孕枝少数，几乎无叶；叶心状卵形或卵形，长0.8~1.5 cm，先端钝或急尖，全缘，基部具短柄，被白色粗毛。花淡蓝灰色，花萼半下位，萼片披针形，先端钝，两面和边缘密被粗毛；花冠钟状，长2~2.5 cm，五浅裂，裂片三角形，先端具短毛，被紫色脉纹；花丝长约5 mm，基部加宽；柱头宽三裂。 花期7~8月。

产于西藏东部、青海东南部、四川西部、云南西北部、甘肃东南部。生于海拔3 500~

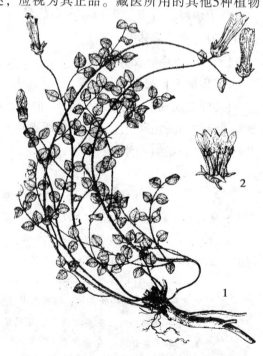

图5　长花党参　Codonopsis thalictrifolia Wall.
1. 全株；2. 花的解剖。 （王颖绘）

4 500 m的林缘草地和阴山坡的灌丛中。

2. 长花党参　吉布陆得嘎布羔尼（译音）（图5）

Codonopsis thalictrifolia Wall.

多年生草本，高达30 cm。根肥厚，胡萝卜状，直径0.5~1 cm。茎直立或斜上升，多分枝，分枝多集中于茎的基部，不育。叶卵圆形或近圆形，长达1.5 cm，先端钝或急尖，边缘近全缘，基部浅心形或近于平截，被短毛；叶柄短，长约2 mm；生于主茎的叶常互生，侧枝上的近对生。花淡蓝色，单生于主茎顶端；花萼半下位，筒部半球形，贴生至于房的中部，裂片长圆形，长6~7 mm，宽2~3 mm，先端钝，无毛；花冠长管状，长达5 cm，管部直径达1 cm，五浅裂，裂片三角形，先端钝；花丝长1 cm，基部稍加宽；子房直径6~10 mm。　花期7~8月。

产于西藏南部。生于海拔3 600~4 600 m的草地或灌丛中。分布于印度东北部、尼泊尔。

3. 川藏沙参

Adenophora lilifolioides Pax. et Hoffm.

多年生草本，有乳汁。茎高50~80 cm，有白色短毛，上部有少数分枝。叶互生，菱状卵形至披针形，长5~7 cm，先端渐尖，边缘具疏齿，基部楔形；无柄或具短柄。圆锥花序或总状圆锥花序；分枝细瘦，无毛；花蓝紫色，花萼狭杯状，五中裂，裂片锥状至狭披针状，长约4 mm；花冠狭钟形，长达10 mm，下垂，先端五浅裂，裂片狭三角形；花盘圆筒状；花柱伸出花冠之外，长达17 mm。　花期7~8月。

产于西藏、四川、甘肃、陕西。生于海拔2 400~3 500 m的草坡、灌丛和森林边缘。

【药材】干燥的带根全草。

【化学成分】据报道：党参根含皂苷、菊糖、微量生物碱、蔗糖、葡萄糖、淀粉、黏液及树脂等。

【采集加工】7~9月采挖带根全草，洗净晾干备用。

【性味与功用】苦、辛、涩、凉；消炎散肿，滋补壮阳，健脾胃，补气；治风湿性关节炎、神经痛、神经麻痹、疮疖痈肿、麻风、脚气病、癔症等。

以上7种植物检索表

1. 成熟果实在侧面（花萼管）开裂；花具管状至环状花盘；花萼裂片锥状至狭披针状 …………… ………………………………………… 川藏沙参　**Adenophora lilifolioides**

1. 成熟果实顶端瓣裂；花无花盘。

　2. 花冠长管状，花萼裂片窄，宽约3 mm ……………… 长花党参　**Codonopsis thalictrifolia**

　2. 花冠钟状，花萼裂片较宽。

　　3. 茎直立或倾卧上升。

　　　4. 茎老时木质化；叶均分布于茎上 ……………………… 灰毛党参　**C. canescens**

　　　4. 茎草质；叶多集中于茎的中部以下 ……………… 脉花党参　**C. nervosa**

3. 茎缠绕。

    5. 花萼裂片全缘 ………………………………………………… 党参 **C. pilosula**

    5. 花萼裂片边缘有齿。

        6. 叶片小, 长不超过1.5 cm; 花紫色 ……………………… 球花党参 **C. subglobosa**

        6. 叶片大, 长可达9 cm; 花黄绿色 ……………………… 三角叶党参 **C. deltoidea**

ཨའི། （盖菜）

【考证】《晶珠本草》记载: 盖菜味辛, 性糙, 可消肿, 治炭疽; 叶厚色黑, 茎、花和果三者与油菜相似。

青海久治县藏医用十字花科芝麻菜、葶菜及沼生葶菜入药, 它们的外形、花及果实均与油菜相似, 特别是长角果短而粗, 更像油菜。

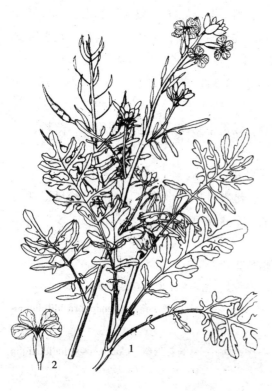

图6 芝麻菜 **Eruca sativa** Mill.
1. 植株; 2. 花。 (刘进军绘)

【原植物】

1. 芝麻菜 (图6)

Eruca sativa Mill.

一年生草本, 高20~60 cm。茎直立, 有白色疏长毛, 上部多分枝。基生叶大头羽状分裂, 长4~7 cm, 先端圆齿, 边缘有缺刻, 侧裂片向下渐小; 茎生叶羽状深裂, 长3~10 cm, 宽达5 cm, 具短柄。总状花序生分枝顶端; 花黄色; 萼片4, 直立, 倒披针形, 长约1 cm; 花瓣4, 倒卵形, 长约2 cm, 具细爪, 有褐色脉纹。长角果直立, 长圆形, 长2~3.5 cm, 先端扁平, 具剑形长喙, 开裂。种子近球形, 紫褐色, 直径约1.5 mm。 花果期6~7月。

产于青海、甘肃、陕西、新疆、内蒙古、河北、山西。生于海拔3 100 m以下的田间、田边及荒地、溪边。分布于欧洲及亚洲地区。通常为栽培植物, 但也多逸生他处。

2. 沼生蔊菜

Rorippa islandica (Oeder.) Borbas

多年生草本，高10~90 cm。茎直立，多分枝，有时呈紫色，常无毛。基生叶莲座状，羽状深裂，长7~15 cm，宽达4 cm，顶裂片较大，卵形，侧裂片较小，边缘有齿，下面脉上有毛；茎生叶向上渐小，羽状深裂或有齿，无柄，基部耳状抱茎。总状花序顶生和腋生；花小，黄色；萼片4，长圆形，长1~2 mm；花瓣4，楔形，略长于萼片。长角果长圆形，长4~8 mm，宽2~3 mm。种子卵形，淡褐色，有网纹（或称窝孔）。 花果期6~8月。

产于我国西南、西北、华北、东北等区及江苏。生于海拔2 000~4 000 m的田边、路边及水沟边。广布于欧洲及亚洲温带。

【药材】干燥的地上部分或种子。

【采集加工】花期采地上部分，洗净晾干；果期采种子。

【性味与功用】辛、糙；治淋巴结炎和脂肪瘤。

以上3种植物检索表

1. 花大，花瓣有褐色脉纹及长爪；果端有剑状短喙 ……………………………… 芝麻菜 Eruce. sativa

1. 花极小，花瓣不具上述特征；果细，无喙。

2. 花小，萼片长1~2 mm；果短而粗，长3~8 mm，宽1~3 mm ……… 沼生蔊菜 Rorippa. islandica

2. 花稍大，萼片长3~4 mm；果细而长，长1~2 cm，宽1~1.5 mm ………………… 蔊菜 R. indica

ཀྱི་ལྕེ་འབྲས་བུ། （吉尾折捕）

【考证】《晶珠本草》记载：吉尾折捕味苦而气香，解毒，生培根病，治白喉；是生于沟边沙地的具刺植物，叶细而小，花小而色蓝，荚果较长，籽如豌豆。

西藏藏医用豆科砂生槐入药。该植物生于河滩沙地，植株具刺，花蓝色，荚果细长，与上述记载相符，应作为正品。

【原植物】

砂生槐（图7）

Sophora moocroftiana (Wall.) Benth. ex Baker

矮灌木，高50~60 cm。多分枝，小枝密被灰白色短柔毛，顶端刺状。奇数羽状复叶，长4~6 cm；小叶11~17，倒卵形，长6~13 mm，近革质，先端钝，具芒状尖，基部圆形，灰绿色，通常上面色较深，两面密被白色或淡黄褐色开展的长柔毛，老时近无毛；托叶硬

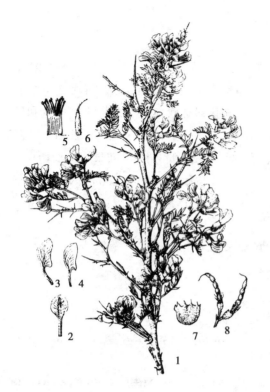

图7 砂生槐 Sophora moocroftiana（Wall.）Benth. ex Baker
1. 植林上部；2. 旗瓣；3. 翼瓣；4. 龙骨瓣；5. 雄蕊；6. 雌蕊；7. 花萼；8. 荚果。（王颖描）

化成针刺状，宿存；叶柄、叶轴密被长柔毛。总状花序，腋生和顶生，具多花；花梗较短于花萼；花蓝紫色：花萼钟形，长5~6 mm，密被长柔毛，萼齿短，三角形；花冠的旗瓣矩圆形，长15~19 mm，下部乳白色，爪较长，先端圆形或微凹；翼瓣稍短于旗瓣，耳钝三角形，爪细长；龙骨瓣与翼瓣近等长，耳三角形，爪较细；子房线状披针形，密被白色长柔毛，具短柄，花柱弧曲，柱头头状。荚果长6~7 cm，念珠状，具5~7粒种子，外表密被短柔毛。 花期5~7月，果期8~9月。

产于西藏。生于海拔2 800~4 400 m的山坡灌丛、河滩沙砾地、干旱山坡和山丘上。

【药材】干燥的种子。

【采集加工】9~10月采集种子，晾干，放于通风干燥处，备用。

【性味与功用】苦、寒，消炎解毒；主治湿热黄疸、黄疸性肝炎、化脓性扁桃体炎、白喉等病。

ꞏ （居如拉）

【考证】《晶珠本草》记载：居如拉治培根病、赤巴病和黄水病；生于热带，树干细，枝柔软，叶大，花淡黄色，无光泽。《晶珠本草》又说：居如拉叶如猪鬃般密集，果球状，黄色，果肉与核分离；可分红、白两类，白的质佳。

各地藏医用大戟科余甘子、蔷薇科山里红和云南山楂入药。按上述记载，叶大或叶如猪鬃，显然有异。笔者认为，如将大叶作为复叶，复叶的小叶作为猪鬃状，前后说法可统一，如此推断，余甘子的叶大，为羽状复叶，小叶既细又狭，排列密集，可视为猪鬃状，果球形，黄色，果肉与核分离，最符合上述描述，应视为正品。关于本药所分的红、白两种，估计为余甘子的果实，在成熟前后，由于颜色变化所致，藏医用的山里红、云南山楂叶不为复叶，虽为羽状中裂和浅裂，但裂片不为细长的猪鬃状，与上述记载不符，应视为代用品。

【原植物】

余甘子

Phyllanthus emblica L.

小乔木和灌木，高达3 m。树皮薄，灰褐色，小枝纤细，被锈色短柔毛，常如复叶一样，落叶时，小枝一起脱落。叶互生，羽状复叶，小叶线形或线状长圆形，长1~2 cm，排成2列，无毛；托叶小，红色。花小，单性，雌雄同株，3~6朵簇生于叶腋；雌花少数，无柄；雄花多数，具短而细弱的柄；花黄绿色，萼片6，长圆形，先端钝；雄花花盘腺体6，分离，三角形，与萼片对生，雄蕊3，花丝合生，无退化子房；雌花花盘杯状，边缘呈撕裂状，包围子房。果实为蒴果，球形，外果皮肉质，直径约17 mm，3室，每室含种子2枚，成熟前为淡黄色，成熟后近红色。 花期3~4月，果期8~10月。

产于四川、云南、贵州、福建、广东、广西。生于海拔1 500 m左右的低山疏林下和山坡向阳处。分布于印度、马来西亚、中南半岛。

【药材】干燥的果实。

【化学成分】余甘子果实含0.6%~0.92%（有的高达1.561%）的维生素C，鞣质（未成熟果实含30%~35%，干燥果实可达14%），又含果胶质、胡萝卜素、余甘子酸[Phyllemblic acid $C_{16}H_{28}O_{17}$ (COOH)$_8$]、核黄素、硫胺素及酚性物质等。

【采集加工】 8~10月采果实，除去残渣，晾干后备用。

【性味与功用】甘、酸、涩；除湿化痰，凉血清热，生津止咳；治肝病、胆病、消化不良、眼病及培根、赤巴等病。

以上3种植物检索表

1. 羽状复叶；花单性，雌雄异株；萼片6；雄蕊3；蒴果 ……………… 余甘子 **Phyllanthus. emblica**

1. 单叶；花两性；萼片5；花瓣5；雄蕊多数；梨果。

2. 叶不裂或浅裂；果黄色 ………………………………… 云南山楂 **Crataegus scabrifolia**

2. 叶羽状分裂；果红色 ………………………………… 山里红 **C. pinnatifida** var. **major**

ཤེར་བ། （吉尔哇）

【考证】《晶珠本草》记载：吉尔哇性凉而糙，能敛毒，清黄水，可除毒病及黄水病，止泻泄，并可除陈旧热病、陈旧黄水病及一切眼病，其膏可治各种寒症。吉尔哇的茎具刺，分吉嘎儿和吉尔那两类，吉嘎儿生长在阴、阳山之间，树高大，外皮银白色，中皮色黄而厚，内皮黄色，花黄色，果实色红，味酸；吉尔那又称项才儿，树矮，外皮色黑，叶小，花黄色。

各地藏医所用的吉尔哇为小檗科植物，常见的有9种，即无粉刺红珠、鲜黄小檗、直穗小檗、甘肃小檗、西北小檗、刺檗、无脉小檗、川滇小檗和刺红珠。按上述记载，其中鲜黄小檗、刺红珠、无粉刺红珠、直穗小檗、甘肃小檗、刺檗等6种近似于吉嘎儿的性状和生态环境，尤以刺红珠老枝褐色或灰色，被白粉，花浅黄色，最为相近，应为正品，其余5种应为代用品。在西藏，有的藏医尚用砂生小檗入药，但本种生于砾岩缝中，与上述记载的生长环境不同，也应视作代用品。

【原植物】

1. 刺红珠 （图8）

Berberis dictyophylla Franch.

落叶灌木，高1.5~2 m。幼枝具棱，老枝褐色或灰色，被白粉；刺三分叉或单生，长1~3 cm。叶倒卵形或长椭圆形，长1~2.2 cm，宽4~10 mm，先端钝或急尖，基部楔形，边缘全缘，稀具1~4刺状小锯齿，上面暗绿色，下面灰白色，有白粉，两面具隆起的网状脉；无柄或近无柄。花单生，黄色或浅黄色，直径约1.5 cm；花梗长0.5~1.5 cm；萼片6，2轮，外轮萼片长6 mm，宽2.5 mm，内轮萼片长约8 mm，宽约4 mm；花瓣6，2轮，窄倒卵形，长约8 mm，宽约3 mm，先端全缘或浅凹；雄蕊

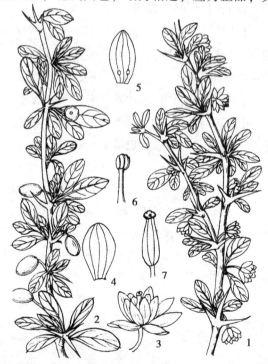

图8 刺红珠 **Berberis dictyophylla** Franch.
1. 花枝；2. 果枝；3. 花；4. 萼片；5. 花瓣及密腺；6. 雄蕊；7. 雌蕊。（阎翠兰绘）

6，长4~5 mm；子房卵形，具胚珠3~4，柱头盘状。浆果卵圆形，红色，被白粉，长6~11 mm，具极短的宿存花柱。　花期6~7月，果期8~9月。

产于西藏东北部、四川西部、云南西北部。生于海拔2 500~3 500 m的山地灌丛中。

2. 无脉小檗

Berberis nullinervis Ying

落叶灌木，高1~1.5 m。老枝深灰色，幼枝红色，具槽；刺三分叉，长5~10 mm。叶革质，椭圆形或倒披针形，长1~2 cm，宽5~8 mm，先端渐尖或急尖，基部楔形，边缘全缘，稀具1~2刺状小锯齿，上面平滑，主脉下凹，下面皱缩，脉不很明显，无柄。花3~4朵，簇生。浆果椭圆形，长约9 mm，宽约5 mm，顶端直或略弯曲，微被白粉。　果期8~9月。

产于西藏南部。生于海拔4 200~4 300 m的山麓灌丛中。

3. 直穗小檗

Berberis dasystachya Maxim.

落叶灌木，高1.5~2.5 m。幼枝紫色，老枝灰黄色；刺单生或呈三叉，长0.7~1.5 cm。叶簇生，宽椭圆形或卵圆形，长2~5 cm，宽1~4 cm，先端钝圆，具短尖头，基部宽楔形，边缘具刺状细锯齿；叶柄长0.5~2 cm。总状花序具多花，长5~7 cm；总花序梗长1~2 cm；苞片卵状披针形，长1~2 mm，宽约0.5 mm；萼片6，2轮，卵形或宽椭圆形，长3~4 cm，宽2~3 mm；花瓣6，2轮，黄色，椭圆状卵形，长3~4 mm，宽约3 mm，先端钝或微凹，基部楔形，具2密腺；雄蕊6，花丝紫色，花药黄色；子房椭圆形，长约1.5 mm。浆果红色。　花期6~7月，果期8~9月。

产于青海、四川、甘肃、陕西、河南、湖北。生于海拔2 500~3 000 m的林缘和河谷边。

【药材】干燥的内皮和花、果。

【化学成分】川滇小檗中主要化学成分是小檗碱。其根部含有小檗碱3.54%，茎含有小檗碱4.94%。内皮所含的小檗碱高达7.02%~7.73%。

【采集加工】夏季采花和枝干，秋季采果。花、果晾干后放入通风处，以防霉烂变质。枝干阴干后取其内皮。

【性味与功用】内皮苦、寒，果酸、温；解毒，排黄水，止泻，止血；清热，利胆；治消化不良、腹泻、眼病、关节痛、淋病、遗精、白带等。

以上10种植物的检索表

1. 常绿灌木 ································· 砂生小檗　**Berberis sabulicola**

1. 落叶灌木。

　　2. 叶边缘具刺状齿。

　　　3. 花单生或2~3朵生于叶丛中 ················· 鲜黄小檗　**B. diaphana**

　　　3. 花多数，排列成总状花序。

    4. 叶小，长在2 cm以下 ·························· 刺檗　**B. vulgaris**

    4. 叶大，长2~5 cm。

       5. 叶具短柄；花序直立 ·············· 直穗小檗　**B. dasystachya**

       5. 叶近无柄；花序弯垂 ·············· 甘肃小檗　**B. kansuensis**

  2. 叶全缘，稀具细锯齿或刺状齿。

      6. 叶全缘 ····························· 西北小檗　**B. vernae**

      6. 叶全缘，稀具细锯齿或刺状齿。

        7. 叶全缘，稀具刺状细锯齿 ·········· 川滇小檗　**B. jamesiana**

        7. 叶全缘，稀具1~4刺状齿，花单生或簇生。

          8. 花3~4朵，簇生 ·············· 无脉小檗　**B. nullinervis**

          8. 花单生。

            9. 老枝被白粉 ·············· 刺红珠　**B. dictyophylla**

            9. 老枝无白粉 ·············· 无粉刺红珠　**B. dictyophylla** var. **epruinosa**

ཁམ་བུ། （康布）

【考证】 《晶珠本草》记载：康布的果为黄土色，能清胆热，种仁能生发须，果肉及果核烧炭，可治疮疡、干燥黄水；康布为树中之佳品，树高大而木质坚硬，叶似杨树叶，花为白色，果实红色；本药有3类，即山生和川生，川生又分印度产和西藏产两种。山生的味苦；川生的味甘，低地的果实较大而味香，果核多皱纹，西藏的味较差，果核光滑。

    根据藏医用药，康布应是蔷薇科的杏和桃两类植物。山生者指的杏和光核桃，川生者指栽培的桃和杏。所说果实较大而味香甜，果核多皱纹的印度种，其原植物是桃；西藏的味较差，果核光滑，其原植物是光核桃。

【原植物】

1. 杏 （图9）

Armeniaca vulgaris Lam.

落叶乔木，高3~15 m。树皮暗灰褐色，不规则纵裂；小枝浅红褐色，无毛。单叶互生，宽卵圆形或近圆形，长4~10 cm，宽3~8 cm，先端短尾状渐尖，基部近心形或圆形，边缘具细钝锯齿，两面无毛或仅下面脉腋具柔毛；叶柄长1.5~3 cm，近顶端或中部常有1~4个腺体；托叶早落。花单生于短枝端，先叶开放，直径2~3 cm；花梗短或近于无梗；花白色或稍带红色；萼筒管状，萼片5，卵形至椭圆形，花后反折；花瓣圆形或宽倒卵形，具

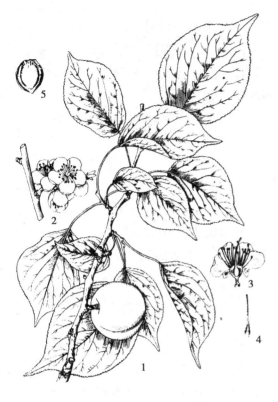

图9 杏 Armeniaca vulgaris Lam.

1. 果枝；2. 花枝；3. 花纵剖示雄蕊、雌蕊；

4. 雌蕊；5. 果核。 （刘进军绘）

爪；雄蕊30~40，比花瓣稍短；花柱细长，无毛，子房密被短柔毛。核果近球形，直径2~4 cm，黄白色或黄红色，常带红晕，密被短柔毛，果肉厚，多汁；果核扁球形，表面平滑，沿腹缝线具1深沟。种子（即杏仁）扁球形，先端尖，味甜或苦。 花期3~4月，果期6月。

产于我国各省区。多数为栽培，少数地区逸为野生。世界各地亦广泛栽培。

本种杏仁，味苦者作康布用。

2. 野杏

Armeniaca vulgaris Lam. var. ansu (Maxim.) Yü et Lu

本变种与正种极相近，主要区别：叶片较小，基部楔形或宽楔形；花常2朵，淡红色；果实较小，近球形，红色；核卵球形，离肉，表面粗糙而有网纹，腹棱常锐利。

产于我国北部地区。栽培或野生。分布于日本、朝鲜。

3. 桃 康布热下（译音）

Amygdalus persica L.

乔木，高3~8 m。树皮暗褐色，粗糙，片状剥裂；冬芽密被灰色绒毛，常3芽并立，中间为腋芽，两侧为花芽。叶片椭圆状披针形或倒卵状披针形，长7~16 cm，宽2~4 cm，先端渐尖，基部宽楔形，边缘有细锯齿，两面无毛；叶柄较粗，顶端有腺体。花单生，先叶开放，直径2.5~3.5 cm；花淡粉色或红色，稀白色；萼筒钟状，外被短柔毛，萼片5，卵形或长圆状三角形；花瓣5，倒卵形或近圆形，长约2 cm，基部具短爪。核果卵球形或卵状椭圆形，外面密被短柔毛；果肉厚，多汁，有香味；果核大，离核或粘核，两侧扁平，顶端锐尖，具弯曲深沟及孔穴。 花期4月，果期7~9月。 （图见《青藏高原药物图鉴》1:7）

原产于我国北部及中部，现我国各地栽培。世界各地亦广泛栽培。

4. 光核桃 康布（译音）

Amygdalus mira (Koehne) Yü et Lu

小乔木，高3~10 m。树皮褐灰色，粗糙；小枝细长，绿色，无毛。叶片披针形或卵状披针形，长4~11 cm，宽1.2~4 cm，先端长渐尖，基部圆形或宽楔形，边缘有圆钝锯齿；

叶柄长8~15 mm，顶端有2~4腺体。花单生或2朵并生，白色或淡粉色，直径2~2.5 cm；萼筒紫红色，无毛，萼片5，卵形，边缘微具长柔毛；花瓣5，倒卵形，先端圆钝。核果近球形，直径3~4 cm，密被棕黄色绒毛，果肉厚，肉质，甜而汁多；果核卵状椭圆形，两侧扁平，平滑，无穴孔，仅有浅纵沟纹。 果期5~9月。

产于西藏、四川、云南。生于海拔2 600~4 000 m的林中或山坡、林缘、田埂、路旁等处。庭园也可栽培。

【药材】干燥的种子。

【化学成分】杏仁含苦杏仁苷（Amygdalin）约3%、脂肪油（杏仁油）约50%、蛋白质和各种游离氨基酸。苦杏仁苷受杏仁中的苦杏仁酶（Emulsin）及樱叶酶（Prunase）等β-葡萄糖苷酶水解，依次生成野樱皮苷（Prunasin）和扁桃腈（Mandelonitrile），再分解生成苯甲醛和氢氰酸。桃仁含苦杏仁苷约3.6%、挥发油0.4%、脂肪油45%；油中主含油酸甘油酯和少量亚油酸甘油酯；另含苦杏仁酶等。

【采集加工】6~9月间果实成熟时摘下，除去果肉，击破果核，取出种仁，晒干备用。

【性味与功用】苦、温，有小毒；生发、乌发，治秃疮。

以上5种植物检索表

1. 腋芽并生，两侧为花芽，中间为叶芽；叶片披针形或椭圆状披针形；果核表面有沟纹。
　　2. 果核表面有沟纹和穴孔 ·················· 桃 Amygdalus persica
　　2. 果核表面仅有浅纵沟纹，无穴孔 ·················· 光核桃 A. mira
1. 腋芽单生；叶片近圆形或宽卵圆形至卵形；果核表面平滑或稍粗糙。
　　3. 果实大，直径2~4 cm，果肉厚，多汁，成熟时不开裂；叶片大，基部圆形至近心形 ······
　　··················· 杏 Armeniaca vulgaris
　　3. 果实小，直径约2 cm，果肉薄而干燥，成熟时开裂；叶片较小，基部楔形或宽楔形，稀近圆形。
　　　　4. 叶先端尾尖；果核背棱翅状突出，边缘极锐利如刀刃状 ············· 山杏 A. sibirica
　　　　4. 叶先端渐尖或短骤尖；果核背棱增厚有锐棱 ············· 野杏 A. vulgaris var. ansu

ཁ་ཞུན་པ། （克秀巴）

【考证】《晶珠本草》记载：克秀巴通脉，利尿，治石淋；生长在南方温暖河川及尼泊尔等处，根似金钻头，茎上有节，节处生叶，茎顶端的叶收拢，在内开花，叶状如嫩马蔺叶，花状如玛瑙瓶，种子扁；在尼泊尔温暖的地方及西藏康木地区有一种叫"克秀姿托"，叶如竹叶，薄而油润，在茎上排列较密，花红黑色，状如痰盂，口部朝上能盛雨水，花瓣如盖，几乎盖严。

藏医用兰科大花杓兰及景天科瓦松入药。按大花杓兰的形态与后一种记载完全相符，而瓦松的形态却相差甚远，但藏医沿用已久，可视作代用品。关于南方温暖河川及尼泊尔等处所产的一种，未见藏医使用，很难推断出种类。

【原植物】

1. 大花杓兰

Cypripedium macranthum Sw.

多年生植物，高25~50 cm，被短柔毛。叶3~4枚互生，椭圆形或卵状椭圆形，长达18 cm，宽达8 cm，边缘具细缘毛。花单生，稀2朵；苞片叶状，椭圆形，边缘具细缘毛；花紫红色，极少白色；中萼片宽卵形，长4~5 cm；合萼片卵形，较中萼片短而狭，急尖，具2齿；花瓣披针形，较中萼片长，内面基部具长柔毛，唇瓣紫红色，与花瓣等长，呈囊状，囊基部具一对直立的裂片，并与内面底部同具长柔毛，口部的前面内弯，边宽2~3 mm；蕊柱短，两侧各具1枚能育雄蕊，上面中央具1枚退化雄蕊，近卵状箭形，色浅；柱头位于退化雄蕊下方，子房下位，无毛。　花果期7~8月。

产于西藏、四川、甘肃、陕西及华北、东北等区。生于海拔4 100 m以下的山坡林间草地、灌丛和河滩草地中。分布于日本、朝鲜、蒙古、俄罗斯西伯利亚、印度、不丹、中亚以及欧洲。

2. 瓦松

Orostachys fimbriatus (Turcz.) Berger

二年生草本。第一年生叶，呈莲座状；叶线形，较短，先端增大，边具白色软骨质，有齿。第二年从莲座叶丛中央生出不分枝的花茎；茎生叶互生，排列稀疏，线形至披针形，长达3 cm，宽2~5 mm，先端有刺。花序总状，花密生，或下部分枝，呈金字塔形；苞片线形，先端渐尖；花梗长达1 cm；花红色，5基数；萼片长圆形，长1~3 mm；花瓣披针状椭圆形，长5~6 mm，宽达1.5 mm，先端渐尖，基部微合生；雄蕊10，2轮，外轮对瓣，与花瓣等长或稍短，花药紫色；鳞片5，近四方形，长0.3~0.4 mm，先端稍凹；子房上位，心皮直立，基部有柄，花柱细。蓇葖果5，分离，长圆形，长约5 mm，喙细，长1 mm。种子多数，卵形，细小。　花期8~9月，果期9~10月。　（图见《青藏高原药物图鉴》1:8）

产于我国西北、华北、东北、华中、华东等区。生于海拔3 500 m以下的山坡石上或屋瓦上。分布于朝鲜、日本、蒙古、俄罗斯及中亚地区。

【药材】干燥的地上部分。

【采集加工】8~9月采地上部分，洗去泥土，阴干。

【性味与功用】酸、平；通脉，利尿，排结石，治石淋；花与"三甘"药配伍，有滋补功效。

以上2种植物检索表

1. 单子叶植物；叶具平行脉；花具艳丽花被；雄雌蕊合生成蕊柱，唇瓣杓状；蒴果 ……………
……………………………………………… **大花杓兰** **Cypripedium macranthum**

1. 双子叶植物；叶具网状脉，植物肉质；雄雌蕊不合生，无唇瓣；菁葵果 ……………………
……………………………………………………… **瓦松** **Orostachys fimbriatus**

ཁུར་མོང་། （克尔芒）

【考证】《晶珠本草》记载：克尔芒味苦，微甘，治"木保"病、陈热、胆病、胃病、中毒，是开胃、清血胆病之良药；克尔芒分加克尔和哇克尔两类，每类又分白、黑两种，共4种；白花者为白克尔芒，开黄花者为黑克尔芒，不论哪一种，其花瓣多数，茎中空如伞柄，无论从何处折断，都会流出乳汁；加克尔生于山坡、草地、山沟和田间，茎高，上有2或3花连在一起开放，叶长，椭圆形；哇克尔生于高山草地，根白色，柔软，茎上只生1花，叶深裂，细而油绿。

各地藏医用的哇克尔均为菊科蒲公英属植物，该属植物茎中空如伞柄，有乳汁，通常茎上只生一头状花序，头状花序全是舌状花与上述所载完全一致。藏医用的"加克尔"为蒲公英和苦苣菜。笔者认为蒲公英的茎有高大类型，也有多茎者，头状花序也可同时开放，相反苦苣菜虽侧茎高，有2~3个头状花序连在一起开放，但茎不呈伞柄状。因此，苦苣菜不如蒲公英合乎上述记载。此外，白花与黄花有时在一个种内也可见到，而且黄花在花后期因褪色而变白，因而以花色分为黑、白两类似无必要。由于蒲公英种类多，随地可采，无须使用代用品，故不赘述。

【原植物】

1. 蒲公英

Taraxacum mongolicum Hand.-Mazz.

多年生草本，高10~40 cm，含乳汁。叶基生呈莲座状，倒披针形或披针形，长达20 cm，宽至3 cm，倒向羽状分裂或边缘具不规则的羽裂齿，顶裂片大，宽三角形，侧裂片小，三角形，基部渐狭成柄，两面光滑。头状花序单生花葶顶端；花葶数个，与叶等长或较长，中空，常紫红色，上部被棉毛；总苞钟状，长10~15 mm，总苞片2层，外层短，卵状披针形，被棉毛，先端有角状突起或无，内层线状长圆形，长而直立，先端有角状突起，常紫红色；小花全部舌状，黄色，舌片长圆形，长1~2 cm，先端平截。瘦果稍扁平，暗褐色，倒披针形，具条棱，上部密生刺状突起，顶端延伸成长喙，喙端有冠毛盘；冠毛白色，粗

毛状，生于冠毛盘上，形似降落伞。 花果期5~10月。 (图见《青藏高原药物图鉴》2:15)

产于我国绝大部分省区。生于海拔4 000 m以下的路旁、水沟边、荒地及林缘。分布于朝鲜、蒙古、中亚地区、俄罗斯。

2. 西藏蒲公英

Taraxacum tibetanum Hand. -Mazz.

多年生矮小草本，高3~7 cm。叶基生呈莲座状，倒披针形，长4~8 cm，宽5~10 mm，常倒向羽状分裂，裂片三角形。头状花序单生花葶顶端；花葶几与叶等长，最上部有蛛丝状毛；总苞钟形，长10~12 mm，总苞片2层，外层宽卵形至卵状披针形，内层狭长圆形；小花全部舌状，黄色，舌片长圆形，长约10 mm。瘦果倒卵状长圆形或长圆形，枯草黄色，仅顶部具刺，先端具长喙；冠毛污白色，粗毛状。 花果期7~8月。

产于西藏、四川西部。生于海拔4 000~5 200 m的山坡草地、阶地、河边草地及碎石堆上。分布于印度东北部、不丹。

【药材】干燥的全草。

【化学成分】蒲公英的根含蒲公英甾醇 (Taraxasterol，$C_{30}H_{50}O$)、蒲公英赛醇 (Taraxerol，$C_{30}H_{50}O$)、蒲公英苦素 (Taraxacin，$C_{15}H_{14}O_3$) 及咖啡酸。 全草含肌醇、天冬酰胺0.5%，苦味质、皂苷、树脂、菊糖、果胶、胆碱等。花含毛茛黄素 (Flavoxanthin，$C_{40}H_{56}O_3$) 及维生素B_2。

【采集加工】5~10月采全草，洗净晾干。

【性味与功用】苦、微甘；主治溃疡病、高烧、肠胃炎、胆囊炎、肺炎、流行性腮腺炎、急性扁桃体炎、乳腺炎、肝炎、骨髓炎等。

以上2种植物检索表

1. 叶较宽，不规则羽状深裂；花葶上部密被白色蛛丝状毛 ⋯⋯⋯ 蒲公英 **Taraxacum mongolicum**

1. 叶窄，规则的倒向羽状深裂，裂片向后弯；花葶常光滑 ⋯⋯⋯⋯⋯ 西藏蒲公英 **T. tibetanum**

ཁྱི་མྱེ་ཏང༌། （起象）

【考证】《晶珠本草》记载：起象可治肺病，并能托引培根病；在高地和低地都能生长，为白色矮灌木，枝条柔软，人们常用以做牛鼻圈，叶碎小，花小，果实成熟红色，大如湿豌豆，似红珊瑚，皮薄欲穿。

藏医用藜科的驼绒藜、菊科的两色帚菊，忍冬科的西藏忍冬、察瓦龙忍冬、刺毛果忍冬及毛花忍冬入药。这几种忍冬皆为小叶灌木，花小，浆果成熟时鲜红色，大小如湿豌豆，皮薄具光泽，其形态特征与《晶珠本草》的描述相符，可视为其正品，而驼绒藜，两色帚菊的果实为胞果和瘦果，非红色，也不像湿豌豆，与上述所载差异较大，故仅视为代用品。

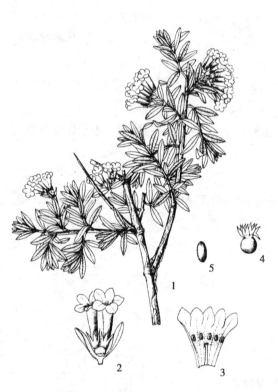

图10　西藏忍冬　Lonicera tibetica Bur.et Franch.
1. 花枝；2. 花；3. 花冠展开；4. 果实；5. 种子。
（阎翠兰绘）

【原植物】

1. 西藏忍冬 （图10）

Lonicera tibetica Bur. et Franch.

直立或披散灌木，高50~150 cm。小枝劲直，细长，淡灰褐色或紫褐色，密被曲柔毛。叶3枚轮生或对生，长圆状披针形，长1~3 cm，先端锐尖，基部圆形至楔形，上面暗绿色，具光泽，下面密被白色毡状绒毛，边缘稍反折。总花梗长1~3 mm，具柔毛；苞片线形，长约8 mm，具柔毛和腺毛；小苞片卵形，全部至近基部联合；花粉红色或淡紫红色；相邻两萼筒全部联合，萼齿披针形，与萼筒近等长；花冠高脚碟状，长1~1.5 cm，具微柔毛，5裂片近相等，2~3倍短于花冠筒；雄蕊4，内藏；花柱长为冠筒之半。浆果红色，圆球形，径约6 mm，具光泽。 花期6月，果熟期8~10月。

产于西藏、青海、四川、云南、甘肃。生于海拔3 400~4 000 m的山坡灌丛、林缘及河谷地区。

2. 驼绒藜

Ceratoides latens (J. F. Geml.) Reveal et Holmgren

小灌木，高达1~1.5 m，在高海拔地区仅高10~30 cm，全体密被星状毛。茎直立，灰褐色，幼枝呈灰白色，分枝基部具残留的褐色鳞片。单叶互生，叶片线形，线状披针形，披针形或狭长圆形，长1~5 cm，宽2~9 mm，两面密被灰白色星状毛，背面具1条明显隆起的中脉，有时近基部有2条侧脉。花小，黄绿色，单性，雌雄同株；雄花密集成穗状花序，生于小枝顶端，无苞片，萼片4枚，密被白色星状毛，雄蕊4，花丝细长，伸出萼外；雌花2~5朵簇生于叶腋，每小花有苞片2，形成雌花管包被雌蕊，下部结合，上部分离，具星状毛和长粗毛；子房椭圆形，有细毛，柱头2，线形。胞果直立，椭圆形，扁平，包被于具长束毛的雌花管内。种子倒卵形，下部有嘴状突起；胚为马蹄形或环形。　花期6~8月，果期9月。（图见《青藏高原药物图鉴》1:9）

产于西藏、青海、甘肃、新疆、内蒙古。生于干旱的山坡和草原，为中亚干旱地区常见植物。

3. 两色帚菊

Pertya discolor Rehd.

直立灌木，高50~150 cm。一年生枝密被白色短柔毛；老枝褐色，光滑或疏被白色短柔毛。单叶，在一年生幼枝上者互生，在老枝上呈簇生；叶片线状披针形，长4~25 mm，宽2~6 mm，先端急尖，具小尖头，全缘，边缘略反卷，基部楔形，上面绿色，光滑，下面银灰色，密生白色短柔毛。雌雄异株，头状花序单生于叶丛中；雌株总苞狭钟形，长约9 mm，总苞片3层，先端淡紫红色，外面疏被白色蛛丝状毛，外层狭卵形，长仅及内层的1/3；小花2，管状，花冠紫红色，长约11 mm；雄株总苞圆柱形，长约6 mm，紫红色，外面被白色柔毛，总苞片3层，外层卵形；小花3~5，管状，两性，不结实；花冠紫红色，长7~8 mm，花药基部有尾。瘦果椭圆形，长4~5 mm，被短毛；冠毛白色。　花果期6~9月。（图见《青藏高原药物图鉴》1:10）

产于青海、甘肃。生于海拔2 200~3 000 m的林下或林缘山坡。

【药材】干燥的果实、花和枝叶。

【采集加工】8~9月采摘成熟的果实，晾晒干备用；6~7月采集枝叶及花，晒干备用。

【性味与功用】甘、淡、微寒；果实及种子治肺病、眼病、培根病；枝叶解热抗菌，治肺炎、痢疾、毒疮、疔疮。

以上6种植物检索表

1. 叶在小枝上互生；果为胞果或瘦果，椭圆形。
　2. 植物被星状毛；雌雄同株；雄花成穗状花序，雌花2~5朵簇生叶腋；花黄绿色，花被片4，分离，子房上位；果为胞果 ·············· 驼绒藜　Ceratoides latens
　2. 植物被白色短柔毛；雌雄异株；头状花序单生叶腋；花紫红色，花冠管状，子房下位；瘦果具冠毛 ·············· 两色帚菊　Pertya discolor
1. 叶在小枝上对生或轮生；浆果球形。
　3. 叶3枚轮生或兼有对生，叶片披针形或长圆状披针形，下面密被白色毡状绒毛 ················ 西藏忍冬　Lonicera tibetica
　3. 叶对生，卵圆形、卵状矩圆形或矩圆状披针形，下面无毡状绒毛。
　　4. 小枝髓部黑褐色，后变空心；叶顶端钝，常具小尖头；花冠二唇形，淡黄色，被柔毛 ················ 毛花忍冬　L. trichosantha
　　4. 小枝髓部白色而充实；叶顶端尖锐或钝，无小尖头；花冠管状或漏斗状。
　　　5. 小枝密被短柔毛和长刺毛；叶较大，两面有刺毛；花黄色；萼筒及浆果外具长柄腺毛

·· 刺毛果忍冬 **L. hispida** var. **chaetocarpa**

    5. 小枝被黄绿色卷曲绒毛；叶较小，长5~15 mm，下面浅蓝绿色，疏生短柔毛；花初开放时白色，后变淡紫色 ·················· 察瓦龙忍冬 **L. tomentella** var. **tsarongensis**

ཁུར་རྩི། （穹代尔）

【考证】《晶珠本草》记载：穹代尔能清热、解毒；分白、紫两类，白的产于门隅地区，状如公鸡距；紫的产在西藏各处，状如乌鸦爪蜷缩。

根据西藏拉萨藏医院及四川德格藏医院所用实物，其白色穹代尔为茜草科攀茎钩藤，在西藏仅生于墨脱，状如公鸡距的植物部位，实为攀茎钩藤的不育苞片；紫色穹代尔，从实物分析，可能是一种植物的幼芽，但不知何种；一种可能是果实药（在德格藏医院称为穹代尔斯莫嘎保），其果实为下位子房，狭陀螺形，长约1 cm，淡栗褐色，具8~10条纵棱，成熟时两片裂，基部具细瘦的柄，种子多数，褐色，卵形，长不到1 mm，两端具白色膜质的翅，翅一端较宽，一端较狭，其形状非常近似于茜草科滇丁香属，但滇丁香为中草药，其功效与穹代尔的清热解毒不同，故不可能是此药，这个问题有待进一步考订。

【原植物】

攀茎钩藤

Uncaria scandens (Smith) Hutch.

攀援植物。枝四棱形，被锈色短柔毛。叶对生，纸质，长圆形或倒卵状长圆形，长7~12 cm，先端急尖或短渐尖，全缘，基部圆形，两面被短柔毛，叶脉下面隆起；叶柄短，长3~6 mm，被黄色柔毛；托叶二深裂。花序顶生或腋生，球形；总花梗长2~2.5 cm，密被短柔毛；苞片披针形，长4~6 mm，外被长柔毛，具不育苞片呈钩状，下弯成180°，具小苞片；花黄色；花萼管状，长2~3 mm，密被粗毛，裂片线形，与萼管等长；花冠管纤细，长9~10 mm，外被柔毛，裂片长倒卵形，长约2 mm，先端圆形；花柱长10~12 mm，柱头棒槌形。蒴果无梗，倒圆锥形，长约1.1 mm，被疏柔毛。 果期8月。

产于西藏（墨脱）、云南、贵州、广东、广西。生于山坡阔叶林内。分布于尼泊尔、印度、孟加拉国、缅甸和越南。

【药材】干燥的钩藤。

【采集加工】8~9月剪取有钩的藤，除去枝梗，晒干。

【性味与功用】苦；有清热解毒作用。

ཁྲག་ཆོག（察浊）

【考证】《晶珠本草》记载：察浊干燥体内黄水，治头骨骨折和保持骨内血脂；察浊又名河川生达尔亚干，到处都可生长，茎多数，铺地横生，花白色，4瓣，种子细小，红色，状如红色青金石。

各地藏医均用十字花科独行菜属植物入药，其形态完全符合于上述记载，但茎枝铺地的独行菜在西藏、青海有3种（独行菜、头花独行菜及柱毛独行菜），其种间非常近似，不易区分，下仅列举最普通的一种。

【原植物】

独行菜

Lepidium apetalum Willd.

二年生草本，高5~30 cm。茎直立、斜伸或平铺地面，多分枝，具头状腺体。叶互生，狭长圆形，长2~3 cm，宽1~4 mm，先端钝，边缘疏生缺刻状齿或上部叶全缘，两面具头状腺体。总状花序顶生；花白色；萼片4，长圆形，长约3 mm，先端钝，边缘白色宽膜质，背部光滑；花瓣2，极小，呈退化状态；雄蕊2；蜜腺4，小；子房扁圆形，先端微凹，花柱短，柱头头状。短角果扁平，近圆形，长约3 mm，顶端凹缺，2室，每室1粒种子，成熟时自中央开裂，光滑。种子小，棕红色，表面具密而细的纵条纹，椭圆形，长约1 mm，子叶背倚。花果期4~8月。（图见《青藏高原药物图鉴》2:16）

产于我国西南、西北、华北、东北等区。生于海拔4 750 m以下的村边、田边、荒地、路边、山坡、河滩地。分布于欧洲、亚洲。

【药材】干燥的根和全草（或幼苗）。

【采集加工】春季挖根或采全草（幼苗）洗净，晾干。

【化学成分】经预试独行菜含生物碱、皂苷、强心苷及氰苷。

【性味与功用】辛、涩、温无毒；治内脏瘀血、骨症、风湿关节炎及其引起的水肿、高血压。

以上3种植物检索表

1. 总状花序头状；花瓣4，倒卵形；果实顶端无明显的翅 ……… **头花独行菜 Lepidium capitatum**

1. 总状花序伸长；花瓣2，丝状或不存在。

  2. 植株有柱状腺毛；萼片无毛；花瓣不存在；果实顶端无翅 ………… **柱毛独行菜 L. ruderale**

2. 植株有头状腺毛；萼片有毛；花瓣2，丝状，或不存在；果实顶端有翅 ………………………
………………………………………………………………………………………… 独行菜　**L. apetalum**

ꂡ（扯）

【考证】《晶珠本草》记载：扯为作物类药，性重、凉，功效敛疮，续接骨折、骨碎、骨裂。

藏医用禾本科小米入药，藏族也有少量种植。

【原植物】

小米

Setaria italica （L.）Beauv.

一年生栽培作物，植株高矮以栽培措施而异，高可达1 m左右。秆粗壮，直立。叶鞘无毛；叶舌具纤毛；叶片线状披针形，基部钝圆，先端渐尖细，上面粗糙，下面较光滑。圆锥花序穗状，通常下垂，长10~40 cm，主轴密被毛，刚毛显著长于或稍长于小穗。小穗椭圆形，长2~3 mm，第一颖长为小穗的1/3~1/2，具3脉，第二颖略短于小穗，或短于小穗的1/4，具5~9脉；第一外稃与小穗等长，其内稃短小；第二外稃稍长或等长于第一外稃，卵形或圆球形，具细点状皱纹，成熟时易脱落。谷粒黄色或淡黄色。　花果期6~8月。

小米是我国华北、东北地区普遍栽培的粮食作物，其他省区也有栽培，品种较多。欧亚大陆仅在温带栽培，美洲也有输入。

【药材】种子。

【采集加工】采果去壳后，晒干备用。

【性味与功用】重、凉；敛疮、接骨疗伤；治创伤、骨折等。

ꂡ་རྩིད（扯果）

【考证】《晶珠本草》记载：扯果性凉，止腹泻，解毒，手摸时感到冰凉。

藏医用禾本科糯小米入药。小米，我国古代称粱、粟，栽培历史悠久。我国北方地区栽培甚广，品种繁多，但根据其性质和特点将小米分为粳和糯两大类。藏医用的糯小米即为黏性小米，其品种亦较多，但品质优良及广为栽培者主要有十里香和黑黏两变种，可视为扯果的正品。

【原植物】

糯小米（见"扯"的原植物小米）

十里香 Setaria italica（L.）Beauv. var. **rubrofructa**（Hubb.）Bailey

黑黏 Setaria italica（L.）Beauv. var. **nigrofructa**（Hubb.）Bailey

两变种与原变种小米的区别：十里香的种粒呈红色或橙色，刚毛呈紫色；黑黏的种粒呈紫色或近黑色，穗密而短，刚毛呈暗褐色。

我国栽培较为普遍，尤其是北方地区广为种植。

【药材】小米。

【采集加工】果熟期收采谷粒，去壳，晒干备用。

【性味与功用】凉；止腹泻，解毒。

ཁྲག་ཆུང་པ། （超穹巴）

【考证】《晶珠本草》记载：超穹巴能止血；生于土质松软的地方，形态同公巴嘎吉（风毛菊），与"公巴嘎吉"的区别是将其折断插入热血中，则血气会充盈其内，但列于它之后，其叶薄，小而少，尖窄而基部宽，背面灰白色，叶缘锯齿状。

我们未见藏医所用的超穹巴原植物，但从上述记载推断，超穹巴也应是菊科风毛菊属植物。极大可能是锥叶风毛菊，该植物小，叶披针形，先端尖，基部扩大，抱茎，边缘具小锯齿，背面密被白色绒毛，而且主要产于拉萨周围，但是否推断正确，有待考证。

【原植物】

锥叶风毛菊

Saussurea wernerioides Sch. -Bip.

多年生无茎草本，高1~2.5 cm。根状茎细长，颈部被黑紫色枯存叶柄。叶小而少，直立，狭披针形，长1~1.6 cm，宽2~3 mm，基部宽达4 mm，先端尖，具小尖头，基部扩大，紫红色，边缘常反卷，具尖锯齿或浅裂，上面无毛，下面密被白色绒毛。头状花序单生，无花序梗，比叶短，直径8~15 mm，基部被围于叶丛中；总苞钟形，长10~15 mm，总苞片3~4层，外层卵状披针形，长7~8 mm，宽3~4 mm，紫红色，无毛，内层线状披针形，比外层稍长，先端紫红色，无毛；花管状，紫红色，长8~16 mm；花药蓝色，基部有尾。瘦果圆柱形，长2~3 mm，无横纹，无毛；冠毛淡褐色，2层，外层短，粗毛状，内层羽毛状，与花冠等长，基部结合成环。 花果期7~9月。

产于西藏中部及东部。生于海拔5 200~5 400 m的高山砾石坡地及草地。分布于印度东北部。

【药材】干燥的全草。

【采集加工】花期采全草，洗净晾干。

【性味与功用】止血。

ཁོན་བུ། （冲布）

【考证】《晶珠本草》记载：冲布缓泻，解毒，泻胆病；生长的地点不定，株高四指至一拃，形状似塔尔鲁（一种大戟），仅植物大小有区别。

各地藏医用大戟科高原大戟、月腺大戟入药，其中高原大戟植株矮小，形状也如上述，且多为藏医使用，可视为正品。

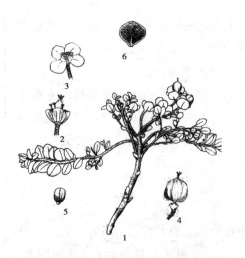

图11 高原大戟 Euphorbia stracheyi Boiss.
1. 全株；2. 杯状花序；3. 杯状花序内部；
4. 果实；5. 种子；6. 叶片。 （刘进军绘）

【原植物】

高原大戟（图11）

Euphorbia stracheyi Boiss.

多年生草本，高5~10 cm。茎数条或更多由根状茎发出，枝条铺散地面或上升，主茎基部具膜质卵形鳞片，幼嫩小枝被白色卷曲的微柔毛。叶互生，椭圆形至卵圆形，有时为倒卵形，长5~12 mm，先端钝圆，基部楔形或宽楔形，微具短柄；在花序下部的叶3~4枚轮生，菱状圆形或倒卵形，长5~8 mm。总苞半圆形或宽漏斗形，腺体5，横长圆形，腺体之间的裂片不明显。花单性；花被片无；雄蕊藏于杯状总苞中；花柱基部联合，具3分枝，柱头头状。蒴果球形，直径约3 mm，表面具细颗粒，具柄。种子光滑，种阜凸起。 花果期5~9月。

产于西藏、青海。生于海拔3 500~5 400 m

的高山草甸中或阔谷平坦的沟谷中。分布于尼泊尔、印度东北部。

【药材】干燥的块根和全株。

【采集加工】9~10月挖其块根，洗净，晒干。初花期采地上部分，晒干。

【性味与功用】辛、平，有毒；缓泻，解毒，泻胆病，退热祛寒，破瘀，排脓，催吐并泻肠胃积滞实热。

以上2种植物检索表

1. 蒴果表面具细颗粒；株高5~10 cm ························· 高原大戟　**Euphorbia stracheyi**

1. 蒴果表面光滑；株高15~40 cm ························· 月腺大戟　**E. ebracteolata**

སྐྱབ་མ་འོ་ད　（卡玛肖夏）

【考证】《药物形态比喻》记载：卡玛肖夏可治肾病；茎细，叶软，花蓝黑色而美丽，在豆荚内有黑色种子，形如肾脏，味甘而性油腻，种子有白、红、黑3种，依次前者为佳。

各地藏医所用的卡玛肖夏原植物为豆科洋刀豆和刀豆。这两种植物的形态与上述的记载基本相符，不同处仅花为紫色、淡红色或淡紫色。至于种子，刀豆的种子多为红色和褐色，应属于红色的类型。洋刀豆的种子为白色和黑色，属于白色和黑色的类型。

【原植物】

1. 洋刀豆

Canavalia ensiformis DC.

直立草本或半直立草本，高60~100 cm，全株无毛。小叶3，卵状矩圆形或椭圆形，长8~19 cm，宽7~9 cm，先端急尖或渐尖，具细尖，基部圆形或宽楔形，革质。总状花序，腋生，长25~38 cm，下垂；花紫色；萼2唇形，上唇全缘或微缺，下唇具3齿；花冠长2.5 cm，旗瓣圆形，翼瓣狭窄，龙骨瓣稍弯；子房无毛，花柱略弯，柱头小。荚果扁，刀形，长20~35 cm，宽约2.5 cm，木质，沿果瓣的腹缝线处具隆起的肋，含种子10~14粒。种子扁，椭圆状肾形，长约3 cm，宽约1.3 cm，种脐长为种子的1/2。　花果期夏、秋季间。

我国各地有栽培。

2. 刀豆

Canavalia gladiata (Jacq.) DC.

一年生攀援草本，茎、枝无毛。小叶3，顶生小叶宽卵形，长8~20 cm，宽5~16 cm，先端渐尖，基部近圆形，两面无毛，侧生小叶偏斜。总状花序，腋生，花稀疏，着生于花序轴隆起的节上；花淡红色或淡紫色；花萼2唇形，上唇大，长约1.5 cm，2裂，下唇三齿卵形，皆无毛；花冠长3~4 cm，旗瓣近圆形，先端微缺，基部具短爪，翼瓣较窄，耳三角形，爪短，龙骨瓣卵形，微弯，耳短三角形，爪细；子房披针形，疏被长硬毛，花柱弯，柱头小。荚果线形，长15~30 cm，宽约5 cm，边缘有隆脊，含种子10~14粒。种子红色或褐色，肾形，长约3.5 cm，种脐约为种长的3/4。　花果期夏、秋季。

我国长江以南有栽培。热带各地也有栽培或野生。

【药材】干燥的种子。

【化学成分】白刀豆内含洋刀豆血细胞凝集素（Concanavalin）等多种球蛋白。其他尚有尿素酶、糖苷酶、精氨基琥珀酸酶、精氨酸酶、刀豆酸（Canaline）、刀豆酸α-氨基-β-羟基戊酸、γ-高丝氨酸等。

刀豆内含尿素酶、血细胞凝集素、刀豆氨酸（Canavanine），其他成分为淀粉、蛋白质和脂肪等；嫩豆中尚可分离出刀豆赤霉素Ⅰ和Ⅱ（Canavalia gibberellin Ⅰ and Ⅱ）。刀豆叶中也有刀豆氨酸。

【采集加工】秋季种子成熟时，采摘豆荚，剥取种子，晒干。除去碎壳及杂质，洗净，干燥，用时捣碎。

【性味与功用】甘、温；补肾，散寒，下气，利肠胃，止呕吐；治肾脏疾病、肾气虚损、肠胃不和、呕逆、腹痛吐泻。

以上2种植物检索表

1. 直立草本；种脐长为种子的1/2 ·· 洋刀豆　**Canavalia ensiformis**
1. 攀援草本；种脐长为种子的3/4 ·· 刀豆　**C. gladiata**

འབལ་ཅན་པ། （坎巴）

【考证】《晶珠本草》记载：坎巴可止血，祛风，消肿，治肉瘤；可分为4类：1. 灰色坎巴生于石岩畔，茎细，高一箭或一尺，叶白色或灰白色，状如火绒草，气味芳香，圆锥总状花序，多花，果多；2. 白色坎巴又称坎阿仲，可消肿，治疮疖，托引肺病，对肾脏病也有裨益，生于石山下部，茎短，丛生，高一指至一拃，叶白色，花黄色，味甘甜；3. 红色坎巴消肿，治疖痛，略似灰色坎巴，但叶紫色，掌状；4.黑色坎巴消肿，治疗疮、炭疽，煮后药浴或焚烟熏之，能除深处之寒邪，生于低山之阳坡，植株丛大，根多盘结，茎红色，叶黑色。

　　各地藏医用菊科蒿属植物入药，但依照上述记载很难断然区分种类，加之各地用法不一，故不宜分类叙述，仅择其在青藏高原分布较广、藏医常用的种类记载如下。

【原植物】

1. 大籽蒿

Artemisia sieversiana Willd.

　　二年生草本，高20~100 cm，全株被白色短柔毛。根圆锥形。茎直立，径2~5 mm，分枝或不分枝，条棱显著。叶二至三回羽状分裂，裂片线状披针形，疏生缺刻状齿，上面被疏毛，浅绿色，下面被密毛，灰白色；叶柄长2~4 cm。头状花序多数，在茎上部排列成圆锥状总状花序；总苞半球形，直径5~6 mm，总苞片2~3层，具宽膜质边缘，背面被白色柔毛；花托具托毛，其长几乎与小花相等；花黄色，边花雌性，细管状，结实；中央花两性，管状，结实。瘦果光滑；冠毛不存在。 花果期7~9月。（图见《青藏高原药物图鉴》1:12）

　　产于我国西南、西北、华北、东北、华东等区。生于海拔2 500~4 200 m的河谷阶地、荒地、河漫滩、农田、山坡草地。分布于喜马拉雅地区、克什米尔地区及中亚地区、俄罗斯、蒙古、日本。

2. 冷蒿

Artemisia frigida Willd.

　　多年生草本或半灌木，高10~30 cm，全株被灰白色绢毛。根茎横走，有分枝，木质化。茎丛生，基部木质化，分枝少或不分枝。叶二至三回羽状全裂，长1~1.5 cm，宽0.7~1.5 cm，顶裂片羽状或掌状全裂，侧裂片3~5裂，全部小裂片线形，长2~5 mm，全缘，两面被密毛；上部叶小，3~5裂。头状花序少数，在茎顶排成总状或复总状花序；总苞半球形，径2.5~3 mm，总苞片约3层，中脉绿色，边缘宽膜质，透明，外层卵状长圆形，背部被密毛，内层长圆形；花托有白色托毛；小花黄色，边花雌性，细管状；中央花两性，管状，长约2 mm，结实。瘦果褐色，光滑；冠毛不存在。 花果期7~9月。

　　产于青海、新疆及华北、东北等区。生于海拔4 200 m以下的草原、荒漠、干旱阳坡及沙地。

【药材】干燥的全草。

【采集加工】花期采全草，洗去泥土，除去杂质，晾干。

【性味与功用】苦、寒；消肿（外洗），止血，清热消暑；治暑热胸闷、疟疾、刀伤等；外用煎水洗治疥疮、风湿等。

以上2种植物检索表

1. 一年或二年生草本，具肉质粗根；头状花序大，总苞直径5~6 mm ···
··· **大籽蒿** **Artemisia sieversiana**

1. 多年生草本或半灌木，具根茎；头状花序小，总苞直径2.5~3 mm ·················· 冷蒿　**A. frigida**

གངཐིགས (嘎都尔)

【考证】《晶珠本草》记载：嘎都尔清热，治肺炎；可分为二品，上品产西藏各地，根粗硬如圆穗蓼干燥根，粗硬者为雄，细软者为雌，根外表黑色，有皱纹，里面红色，质软，气味很香，叶如稻叶；下品产于西藏门域、达贲等地，其外形和皮都像苏罗玛保（红景天），但味涩。

各地藏医用景天科狭叶红景天、粗茎红景天、虎耳草科岩白菜、牻牛儿苗科藏东老鹳草、草原老鹳草入药，其中两种红景天具大根或根茎，叶细长，外形和皮均像苏罗玛保，可视为正品。岩白菜的叶不为稻叶状，与嘎都尔不符，但西藏藏医用之，可作代用品。老鹳草类植物已在拉岗（药）中考证，但外形和皮均不像苏罗玛保，显然不是嘎都尔。

【原植物】

1. 狭叶红景天 （图12）

Rhodiola kirilowii (Regel) Maxim.

多年生草本，根粗，直立。根颈先端被三角形鳞片。花茎高15~60（90）cm，麦秆色，光滑，全茎覆叶。叶互生，线形至线状披针形，长4~6 cm，宽2~5 mm，先端急尖，边缘有疏锯齿，或有时全缘，无柄。花序伞房状，有多花，宽7~10 cm，具苞片；单性花，雌雄异株；花黄绿色；雄花萼片5或4，三角形，长2~2.5 mm，深绿色，先端急尖，花瓣5或4，倒披针形，长3~4 mm，宽0.8 mm，基部具正方形腺体，雄蕊10或8，与花瓣等长或稍超出，外轮雄蕊贴生于花瓣下部，花药黄色，具不育雌蕊；雌花与雄花相同，心皮5或4，直立，子房中部以下联合。蓇葖果椭圆形，长约4.5 mm，宽约0.8 mm，

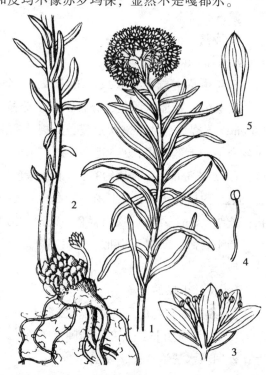

图12　狭叶红景天　**Rhodiola kirilowii** (Regel) Maxim.
1. 植株上部；2. 植株下部；3. 花；4. 雄蕊；5. 花瓣。
（阎翠兰绘）

顶端钩状弯曲。　　花期6~7月，果期7~8月。

产于西藏、青海、四川、云南、甘肃、陕西、新疆、山西、河北。生于海拔2 000~5 600 m的山地多石草地上、林缘、灌丛或山坡上。分布于缅甸。

2. 岩白菜

Bergenia purpurascens (Hook. f. et Thoms.) Engl.

多年生草本，高达50 cm，具粗壮的根状茎。叶基生，叶片倒卵形或长圆状倒卵形，长10~15 cm，质地较厚，叶柄基部扩大成鞘。圆锥花序长3~8 cm，偏向一侧，具下垂的花，花序梗和花梗被腺毛；花深紫红色或粉红色；花萼宽钟形，被腺毛，萼片舌形；花瓣倒卵形或阔倒卵形，长1~1.2 cm；子房半下位，长约7 mm，花柱2。蒴果。　　花果期6~8月。

产于西藏东部、四川西南部、云南西北部。生于海拔3 800~4 000 m之林下、灌丛、亚高山草甸或石隙中。分布于尼泊尔、不丹、印度、缅甸。

【药材】干燥的根。

【显微鉴别】狭叶红景天的雄株根（1 cm）横切面：类圆形。木栓组织厚，多剥落，残存木栓层经压挤，细胞轮廓不清，充满红棕色内含物。皮层缺少。韧皮部较窄，由筛管群、薄壁组织和射线组成；筛管群显著，呈径向外排列；薄壁组织沿筛管群分布，含淀粉粒；射线较宽，多裂隙，细胞多径向排列。形成层2~3列，细胞多切向排列。木质部宽，由射线、导管和木间木栓组成：射线同于韧皮部，将木质部分成许多径向条；导管单个、2至多个集合，圆形、卵圆多边形，呈径向排列；薄壁细胞分布在导管间，含淀粉粒；木间木栓的结构同于周边木栓。向里的木薄壁组织退化，导管分散。（附图1A）

粉末：红棕色。淀粉粒众多，卵圆形、椭圆形、肾形，长13~45μm，径8~28μm，层轮和脐点均不显。导管较少见，多碎断，径38~83μm，具螺纹、梯纹、少网纹。薄壁细胞、木栓细胞多破碎。（附图1B）

【采集加工】9~10月挖根，就近以流水洗去污泥，除去粗皮，切片，晾干即成。

【性味与功用】辛、涩、寒；清热退烧，解毒，防瘟；治肺炎、发烧、腹泻、四肢肿胀等。

以上3种植物检索表

1. 花两性；蒴果；圆锥花序；叶为卵形，肥厚 ⋯⋯⋯⋯⋯⋯⋯⋯⋯ 岩白菜　**Bergenia purpurascens**

1. 花单性；蓇葖果；聚伞花序；叶为禾草状。

　2. 心皮长圆形，基部粗；根状茎粗大；叶长4~6 cm ⋯⋯⋯⋯⋯ 狭叶红景天　**Rhodiola kirilowii**

　2. 心皮狭卵形，基部狭；根状茎细长；叶长达2 cm ⋯⋯⋯⋯⋯ 粗茎红景天　**Rh. wallichiana**

ག་བུར། （嘎布尔）

【考证】《晶珠本草》记载：嘎布尔退高热，清旧热和骨热；可分为3类，其一是嘎尼扎树生产的达合司嘎布尔，该品有黄光，如酥油，皱纹多，性凉，状如寒水石，为中品；其二为茨俄冈树产的芒嘎布尔，又分为两种，一种色黄，如火硝状结晶，绵软，另一种色白，光润，状如雪团，两者均较凉；其三为贝哈玛树产的协嘎布尔，青白色，状如粒雪或冰块，最凉。

据访问藏医，他们使用的嘎布尔为市售冰片。我国市售的冰片为龙脑香科龙脑香和菊科艾纳香植物的分泌物，这两种植物的分泌物与上述记载的颜色基本相同，形状上相近，功用也类同。

【原药物】

1. 龙脑香

Dryobalanops aromatica Gaertn. f. 植物的分泌物

其分泌物为半透明块状、片状、颗粒状结晶，直径1~7 mm，厚约1 mm，类白色至淡灰棕色，气清香，味清凉，嚼之则慢慢溶化，微量升华后，在显微镜下观察，其结晶为棒状或多角形，燃烧时无黑烟或微有黑烟。

我国不产。原产于印度尼西亚诸群岛。

2. 艾纳香

Blumea balsamifera DC. 植物的分泌物

其分泌物为半透明结晶，直径2~8 mm，厚2~3 mm，白色，气清凉，味辛凉，经升华后其结晶形状与龙脑香冰片的结晶类同，燃烧时有浓黑烟。

产于云南、广东、广西。生于山坡草地或灌丛中。贵州有栽培。

【药材】为植物的分泌物。

【化学成分】龙脑香冰片几乎为纯粹的右旋龙脑（D-Borneol）；艾纳香冰片几乎为纯粹的左旋龙脑（L-Borneol）。

【采集加工】龙脑冰片系收集龙脑香树的树脂加工而成，艾纳香冰片系叶片提取物的加工物，加工过程不详。

【性味与功用】凉、寒、糙、燥；清热，治高烧、热盛、血赤、风热。青海藏医作清凉、解毒、除烦之药，能祛内部热盛，根治热病。西藏藏医用以解"假泽"病的高热。

以上2种植物检索表

1. 常绿乔木；圆锥花序；花离瓣；雄蕊多数，离生；子房上位；果期宿存花萼呈5枚翼状翅 ………
………………………………………………………… 龙脑香 **Dryobalanops aromatica**

1. 草本；多数头状花序组成伞房状；花合瓣；雄蕊5，聚药；子房下位；果实具十肋的瘦果 ………
………………………………………………………… 艾纳香 **Blumea balsamifera**

གཡའ་ཉིས་ལོ། （嘎布得罗）

【考证】《晶珠本草》记载：嘎布得罗味苦性凉，治肺热疫毒，为清肺热之甘露；生于高山碎石隙和阴坡，根黑呈束，叶似猛兽爪，茎、花似鸟头。

现藏医用毛茛科毛翠雀、粗距毛翠雀和宽萼翠雀入药，均与上述所载相符。

【原植物】

1. 毛翠雀

Delphinium trichophorum Franch.

多年生草本，高25~65 cm。茎不分枝或具极少分枝，疏被白色柔毛。叶3~5，生茎基部或其附近，叶片肾形或圆肾形，长2.8~10 cm，宽4.8~15 cm，三深裂，裂片相邻接或稍覆压，中央裂片倒卵状楔形，浅裂或具齿牙，两面均被白色糙伏毛；叶柄长5~20 cm；茎中部具1~2叶，很小，有时不存在。总状花序顶生，长6~30 cm；花密集，萼片淡蓝色或紫色，长1.2~1.9 cm，两面均被长糙毛，上萼片船状卵形，距下垂，钻状圆筒形，长1.8~2.4 cm，基部粗3~5 mm，末端钝；花瓣顶端微凹或二浅裂，无毛，偶尔疏生硬毛；退化雄蕊2，黑褐色，瓣片卵形，二浅裂，两面疏生糙毛；雄蕊多数，无毛；雌蕊3，子房密被紧贴短毛。蓇葖果长1.8~2.8 cm。 花果期7~10月。 （图见《青藏高原药物图鉴》2:1）

产于西藏东部、青海东部及东南部、四川西部、甘肃中部及南部。生于海拔2 100~4 600 m的灌丛草甸、高山草甸。

2. 宽萼翠雀

Delphinium pseudopulcherrimum W. T. Wang

多年生草本，高20~50 cm。茎中部以上分枝，疏被反曲短柔毛。叶片宽五角形，长2.5~4.2 cm，宽4~6 cm，三深裂，中央裂片菱形，近羽状深裂，小裂片条状披针形，宽2~4mm，侧裂片斜扇形，两面疏被短柔毛；叶柄长4~7 cm。伞房花序具2~6花；苞片叶状；花序轴和花梗密被反曲短柔毛；花梗长1.4~5.5 cm；小苞片生花梗中部以上，线形或狭长圆形，长4~18 mm，宽0.5~2.2 mm；萼片蓝紫色，外面疏生短柔毛，上萼片近圆形，长1.8~2 cm，侧萼片长约2 cm，下萼片长2~2.4 cm，长钻形，长1.8~2.2 cm，基部粗约3 mm，末端稍向下弯，或呈镰状弯曲；花瓣顶端微凹，无毛；退化雄蕊瓣片黑色，宽椭圆形，长约8 mm，二浅裂，腹面具淡黄色髯毛，爪与瓣片近等长，基部具附属物；雄蕊多数，花丝疏生柔毛或无毛；雌蕊3，分离，子房密被短柔毛。蓇葖果长约1.7 cm。种子三棱形，长约1.5 mm，沿棱生狭翅。 花期8~9月。

产于西藏（拉萨）。生于海拔4 000~5 000 m的高山草甸。

【药材】干燥的茎、叶及花果。

【采集加工】7~9月采地上部分，以流水洗净，切成小段，晾干。

【性味与功用】苦，微寒；清热解毒，治肺热疫毒、炭疽病、感冒等；外用治皮肤病。

以上3种植物检索表

1. 叶片五角形，中央裂片菱形，近羽状深裂；通常为伞房花序，花序轴和花梗被反曲短柔毛；萼片外面疏生短柔毛；退化雄蕊之瓣片宽椭圆形，腹面具淡黄色髯毛；花丝疏生柔毛或无毛，种子三棱形 ···························· **宽萼翠雀 Delphinium pseudopulcherrimum**

1. 叶片肾形或圆肾形，中央裂片倒卵状楔形，浅裂或具齿牙；总状花序，花序轴和花梗均被开展糙毛；萼片两面均被长糙毛；退化雄蕊之瓣片卵形，两面疏生糙毛；种子四面体形。

　　2. 萼距钻状圆筒形，长1.8~2.4 cm，基部粗3~5 mm ······················· **毛翠雀 D. trichophorum**

　　2. 萼距圆锥状钻形，长1~1.2 cm，基部粗6~8 mm ·····················

　　················· **粗距毛翠雀 D. trichophorum var. platycentrum**

ཀ་ཛ། （嘎扎）

【考证】《晶珠本草》记载：嘎扎功效同甘扎嘎日，治风热病、培根病、浮肿、热性时疫，对肺病有特效并能防瘟病；茎和叶上有如同泼酪的白斑，果实如蔷薇果（泛指蔷薇科果实）。

现藏医用蔷薇科粉枝莓、秀丽莓、库页悬钩子、拟覆盆子、红泡刺藤和无腺白叶莓入药。这些植物高大，枝常紫色、褐色或紫褐色，枝及叶均具白粉霜如同泼酪的白斑，与上述所载基本相似。另外，在西藏部分地区藏医用藜科猪毛菜，四川部分藏医用刺沙蓬，但这两种植物的形态与上面记载相去甚远，仅作代用品。

【原植物】

1. 粉枝莓

Rubus biflorus Buch. -Ham. ex Smith

攀援灌木，高1~3 m。枝紫褐色至棕褐色，具白粉霜，疏生粗壮钩状皮刺。羽状复叶，小叶3~5枚，长2.5~5 cm，宽1.5~4 cm，顶生小叶宽卵形或近圆形，侧生小叶卵形或椭圆形，先端三裂或不裂，边缘具不整齐锯齿，基部圆形至宽楔形，上面被柔毛，下面密被白色绒毛，沿中脉有极稀疏小钩刺；叶柄疏生小钩刺；托叶狭披针形，具柔毛。花2~8朵，腋生者常2~3朵簇生；花梗长2~3 cm，疏生小钩刺；花白色，直径1.5~2 cm；萼片5，宽卵形或圆卵形，顶端急尖，果期包被果实，花萼外面无毛；花瓣长于萼片；花柱基部及子房顶部密被白色绒毛。果实球形，直径1~2 cm，黄色，无毛，顶端常残存具绒毛的花柱。　花期5~6月，果期7~8月。（图见《青藏高原药物图鉴》2:3）

产于西藏、四川、云南、甘肃、陕西。生于海拔1 500~3 500 m的山谷河边或山地杂木林内。分布于缅甸、不丹、尼泊尔、印度东北部及克什米尔地区。

2. 秀丽莓 （图13）

Rubus amabilis Focke

灌木，高1~3 m。枝紫褐色，疏生皮刺。小叶7~11，卵形或卵状披针形，先端急尖或渐尖，基部近圆形，下面沿脉被稀疏柔毛和小皮刺，边缘具缺刻状重锯齿，顶生小叶有时浅裂或三裂；叶柄疏生小皮刺；托叶线状披针形，中部以下与叶柄合生。花单生于侧生小枝顶端，下垂，直径3~4 cm；花梗长2.5~7 cm，具柔毛和小皮刺；花白色；花萼外面密被短柔毛，有时具稀疏短针刺或腺毛，萼片在花果时均开展；花瓣近圆形，较萼片稍长或几等长；雄蕊多数，花丝白色；子房具短柔毛。聚合果长圆形稀椭圆形，长1.5~2.5 cm，红色，无毛。　花期4~5月，果期7~8月。

产于青海、四川、甘肃、陕西、山西、河南、湖北。生于海拔1 000~3 700 m的山坡、沟边或山谷丛林中。

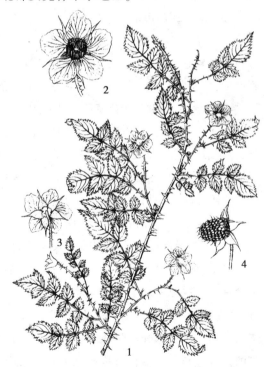

图13　秀丽莓　Rubus amabilis Focke

1. 花枝；2. 花正面观示雄蕊、花瓣；3. 花背面观示花萼；4. 果实。（王颖绘）

3. 猪毛菜　达策尔（译音）

Salsola collina L.

一年生草本，高10~50 cm。茎由基部分枝，平卧、斜伸或直立；小枝坚硬，淡绿色，老时常紫红色。叶线状圆柱形，肉质，长1~1.5 cm，宽0.5~1 mm，先端锐尖，呈硬刺状，全缘，基部加宽扩展，绿色，先端常呈黄白色或紫红色。花1~2朵簇生于枝条上部的叶腋中，多数形成穗状花序，几呈柱状；苞片较叶短，小苞片2，椭圆状披针形，比花被片长；花被片5，披针形，长约2 mm，花期膜质，果期增厚近革质，背部中上方横生疣状突起和干膜质翅，翅常为扇形，淡粉褐色；雄蕊5；柱头2裂，长为花柱的1.5~2倍。胞果卵圆形或倒卵形，顶平截，果皮薄膜质。　花期7~8月，果期9~10月。（图见《青藏高原药物图鉴》2:58）

产于西藏、青海、四川、甘肃、陕西、新疆及华北、东北等区。生于干旱沙砾质荒地，以及山坡、河湖滨等地。分布于朝鲜、蒙古、俄罗斯西伯利亚、中亚地区及印度北部、欧洲。

4. 刺沙蓬　达策儿（译音）

Salsola ruthenica Iljin.

一年生草本，高30~100 cm。茎直立，自基部分枝，茎、枝上被短硬毛或近于无毛，有白色或紫色纵条纹。叶片半圆柱形或圆柱形，肉质，长1.5~4 cm，宽1~1.5 mm，先端有刺状尖，基部加宽扩展。花1~2朵簇生于枝条上部叶腋并组成穗状花序；苞片比小苞片长，先端有刺状尖，基部边缘膜质；小苞片卵形，顶端有刺状尖；花被片长卵形，膜质，无毛，背面有1条脉，果时花被片变硬，自背面中部生翅，翅3个较宽大，肾形或倒卵形，膜质，2个较窄狭，花被果时（连翅在内）直径7~10 mm；柱头2裂，长为花柱的3~4倍。种子横生，直径约2 mm。　花期8~9月，果期9~10月。

产于西藏、四川、山东、江苏及西北、华北、东北等区。生于河谷沙地、砾石戈壁及海边。分布于蒙古、俄罗斯及中亚地区。

【药材】干燥去皮的茎或枝及果熬成的膏。

【采集加工】4~5月采茎或枝，去皮，晒干；或8~10月采果熬膏。猪毛菜属植物夏秋季采全草，切段晾干。

【性味与功用】辛、甘、酸、涩、苦、寒，无毒；治感冒（特效）发烧、肺热咳嗽、龙热合病、培根水肿、胆病、传染性疾病；膏治痢疾；与荜拨合用治肺龙病。猪毛菜属植物酸、苦、寒，无毒；治咳嗽、头痛、发烧、各种炎症、高血压等。

以上8种植物检索表

1. 果实为胞果；草本。

 2. 花被片在中上部生翅，翅近等大，扇形 ·················· 猪毛菜　**Salsola collina**

 2. 花被片在中部生翅，其中3个翅宽大，肾形，2个翅窄 ·················· 刺沙蓬　**S. ruthenica**

1. 果实为聚合果；灌木。

3. 花白色。

  4. 果熟时黄色，无毛；枝具白粉；小叶3~5；花萼外无毛，也无针刺；攀援灌木 ………
…………………………………………………………… **粉枝莓 Rubus biflorus**

  4. 果熟时红色。

   5. 花大，直径3~4 cm，单生；果实长圆形，稀椭圆形，具稀疏柔毛 ………………
………………………………………………………… **秀丽莓 R. amabilis**

   5. 花较小，直径约1 cm，5~9朵束成伞房状花序，稀单生；果实近球形，被绒毛 ………
………………………………………………… **库页悬钩子 R. sachalinensis**

3. 花红色或紫红色。

  6. 花红色；枝具白粉；果实半球形，深红色转为黑色，密被绒毛 …………………
……………………………………………………… **红泡刺藤 R. niveus**

  6. 花紫红色；枝不具白粉；果实红色或橘红色，无毛或被稀疏柔毛。

   7. 枝密被绒毛状柔毛和疏密不等的腺毛；小叶5~7；果实红色 …………………
……………………………………………………… **拟覆盆子 R. idaeopsis**

   7. 枝仅密被绒毛状柔毛，不具腺毛；小叶常3，稀5，果实橘红色 …………………
…………………………… **无腺白叶莓 R. innominatus** var. **kuntzeanus**

གང་ག་ཆུང་། （冈嘎穹）

【考证】《晶珠草本》记载：冈嘎穹味苦，清热解毒，治血病、赤巴病、木保病引起的出血、热痢；生于高山，根如筋，植株蓬松凌乱，叶重叠，四角八面像宝塔，茎顶开白花，有蓝色和红色光泽，花倒钟形。

西藏、青海（玉树）的藏医用龙胆科乌奴龙胆作冈嘎穹的原植物。该植物生于高山雪线附近，匍匐茎多分枝，交织、蓬松、凌乱，叶对生，重叠、垒积略呈宝塔形，花淡蓝色，后呈灰白色，与上述描述相符。

【原植物】

乌奴龙胆 （图14）

Gentiana urnula H. Smith

多年生草本，高4~6 cm。根多数，略肉质，淡黄色。茎多数，稀疏丛生，下部常埋于沙石中，上部直立，低矮。叶密集，覆瓦状排列，基部及中下部为枯叶，上部为绿色或带淡紫色新叶，扇状截形，长7~13 mm，宽5~10 mm，先端截形，中央凹陷，基部渐狭，边缘厚软骨质，中脉在下面呈瘠状突起；叶柄白色膜质。花单生，稀2~3朵簇生茎顶，基部

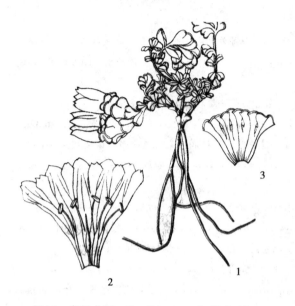

包于上部叶丛中；无花梗；花萼筒膜质，裂片5，绿色或紫红色，叶状，与叶同形，长3~3.5 mm，宽5~6 mm；花冠淡紫红色，具蓝灰色条纹，壶形或钟形，长2~4 cm，裂片短，宽卵圆形，长2~2.5 cm，先端圆形，褶整齐，边缘具不整齐细齿；雄蕊整齐，花丝钻形。蒴果卵状披针形，长1.5~1.8 cm，果柄细长。种子褐色，表面具蜂窝状网隙。 花果期8~10月。

产于西藏、青海西南部。生于海拔3 900~5 700 m的高山砾石带、高山草甸及沙石山坡。分布于尼泊尔、不丹。

【药材】干燥的全草或花。

【化学成分】 经预试，乌奴龙胆含黄酮、鞣质、氨基酸、有机酸、甾醇、酚性物质。

图14　乌奴龙胆　**Gentiana urnula** H. Smith

1. 植株；2. 花冠；3. 花萼。（王颖绘）

【采集加工】花期采全草，洗去泥土，阴干或采花，晾干。

【性味与功用】苦、寒；治中毒性发烧、流行性感冒、溃疡引起的出血、热性腹泻及热痢。

ཀ྅ད་བ་ཙ། （干得巴渣）

【考证】《晶珠本草》记载：干得巴渣治痞瘤、培根病、风湿病、流感、癔症、水肿；生长地不定，气味好闻，叶似苦荬菜叶而细软，茎长，花黄色如盆缨，蓬松，花瓣四角形，果实如火绒草果实，以根来分，有白、黄两种。

藏医用菊科香青属（3种）和鼠曲草属（1种）植物入药。在上述描述中，果实如理解为头状花序，则比喻恰当，"花瓣四角形"如比作头状花序的总苞也还近似。这样，鼠曲草的叶细长，两面有毛，头状花序像火绒草、总苞黄色等特征与上述记载正好相符，而香青，除总苞白色外，其他特征也非常相似。按根分的白、黄两种，则上述植物无一与之相符，因此难以判定，也难以区分正品与代用品。

【原植物】

1. 鼠曲草 (图15)

Gnaphalium affine D. Don

一年生草本，高10~40 cm。茎直立或斜升，不分枝，密被白色绵毛。基部叶花期枯萎，下部和中部叶匙形或倒披针形，长5~7 cm，宽1.1~1.4 cm，先端钝，具小尖头，基部渐狭，稍下延，两面被灰白色棉毛。头状花序小，径2~3 mm，多数，在茎端密集成伞房花序；总苞钟形，总苞片2~3层，膜质，金黄色或绿黄色，有光泽，外层倒卵形或倒卵状匙形，内层长匙形，长2.5~3 mm；小花长约3 mm，雌花花冠丝状，顶端三裂；两性花管状，较少顶端五裂。瘦果长圆状倒卵形，有乳头状突起；冠毛1层，污白色，基部连合成2束，易脱落。 花果期6~10月。

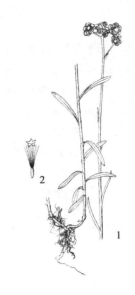

图15 鼠曲草 Gnaphalium affine D. Don
1. 植株；2. 花。 (刘进军绘)

产于我国各省区 (青海除外)。生于海拔2 200~3 750 m 的田边、路旁、山坡草丛中。分布于印度、缅甸、泰国、中南半岛、印度尼西亚 (爪哇)、日本、朝鲜等。

2. 乳白香青

Anaphalis lactea Maxim.

多年生草本，高15~30 cm，全株密被灰白色绵毛。根状茎粗壮，木质化，多分枝，颈部有枯存叶柄。茎直立，丛生，不分枝。基生叶和茎下部叶具柄，匙状长圆形或长圆形，长2~13 cm，宽达2 cm，先端钝，基部渐狭成柄；中上部叶长圆形至线形，较小，基部下延成茎翅，具1~3脉。头状花序多数，在茎端排列成伞房状或复伞房状；总苞钟形，径5~8 mm，长约6 mm，总苞片多层，干膜质，上部白色，基部黑褐色，卵形或披针形；雌头状花序有多层雌花，中央有2~3个雄花；雄头状花序全部为雄花；全部小花的花冠长3~4 mm；花托有托毛。瘦果圆柱形，光滑；冠毛白色，较花冠长，雄花冠毛上部宽扁，有锯齿。 花果期7~9月。

产于青海、四川、甘肃。生于海拔2 200~4 000 m 的高山草甸、山坡、林缘及田边。

【药材】干燥的全草。

【化学成分】鼠曲草全草含挥发油、木樨草黄素-葡萄糖苷、植物甾醇 (主要为豆甾醇) 等。

【采集加工】花期采全草，去尽杂质，晒干。

【性味与功用】祛风湿；治风寒感冒、胃溃疡等。

以上4种植物检索表

1. 总苞金黄色，总苞片2~3层，倒卵形；一年生草本 ⋯⋯⋯⋯⋯⋯⋯⋯ **鼠曲草 Gnaphalium affine**

1. 总苞白色，总苞片多层，卵形或卵状披针形；多年生草本。

  2. 总苞钟状，直径5~8 mm；根茎木质化，粗壮；叶不沿茎下延，两面被白色绵毛 ⋯⋯⋯⋯⋯⋯
  ⋯⋯⋯⋯⋯⋯⋯⋯⋯⋯⋯⋯⋯⋯⋯⋯⋯⋯⋯⋯⋯⋯⋯ **乳白香青 Anaphalis lactea**

  2. 总苞宽钟形或球形，直径10~20 mm；根茎细长，不木质化。

    3. 叶沿茎下延成茎翅；头状花序密集成球状；叶绿色，两面被头状腺体和疏的蛛丝状毛 ⋯⋯
    ⋯⋯⋯⋯⋯⋯⋯⋯⋯⋯⋯⋯⋯⋯⋯⋯⋯⋯⋯⋯⋯⋯ **玲玲香青 A. hancockii**

    3. 叶不沿茎下延成茎翅；头状花序少数或单生，疏散；叶两面密被白色棉毛，无腺体 ⋯⋯⋯
    ⋯⋯⋯⋯⋯⋯⋯⋯⋯⋯⋯⋯⋯⋯⋯⋯⋯⋯⋯⋯⋯⋯ **尼泊尔香青 A. nepalensis**

གུགུལ། （苟固陆）

【考证】《晶珠本草》记载：苟固陆除疫疠，治皮肤炭疽、炎症；产于印度、尼泊尔、克什米尔地区，为树脂。可分为佳品及次品，佳品黄色或白色，气味浓，芳香；次品为麦拉虫吃了树脂后排出的粪便，该药纤维长，黑色，粘有土砂，状如鼠粪；两药均味苦，火中燃烧时溶化，无残渣。

藏医用橄榄科没药树的树脂入药，该药黄棕色，有芳香，为本药的佳品；印度还有两种树也产树脂，即 *Commiphora roxburghii* (Arn.) Engl. (印度地方名为 Gugola 或 Kungulu) 和 *C. mukul* (Hook ex Stocks) Engl. (印度地方名为 Guggul 或 Gugulu)。次品未见实物，无法考证。

【原药物】

没药树

Commiphora myrrha Engl. 的树脂。

其干燥树脂呈规则的颗粒状或黏结成团块，大小不一，直径约2.5 cm，有的可达10 cm，红棕色或黄棕色，表面粗糙，质坚脆，破碎面为不规则颗粒状，带棕色油样光泽，并常伴有白色小点或线纹，薄片半透明，与水共研则形成黄色乳状液，气微弱而芳香。

我国不产，产于阿拉伯西海滨及索马里。生于海拔500~1 500 m的山坡地上。

【药材】干燥的树脂。

【化学成分】含树脂25%~35%、挥发油2.5%~6.5%、树胶57%~61%。此外为水分及各种杂质3%~4%。树脂大部分能溶于醚，不溶性部分含 α 及 β 罕没药酸 (Heerabomyrrholic acid)，可溶性部分含 α、β 与 γ 没药酸 (Commiphoric acid)、没药次酸 (Commiphorinic acid) 及3种酚性树脂，即 α 与 β 罕没药酚 (Heerabomyrrhol)。树胶与阿拉伯胶相似，水解则生成阿拉伯胶糖（Arabinose），并含有一种氧化酶，加热至100℃即失去酶的活性。挥发油中含丁香酚（Engenol）、间甲苯基酚（m-Cresol）、对位异丙基苯甲醛（Cumin aldehyde）、蒎烯（Pinene）等。挥发油曝露空气中易树脂化。

【采集加工】本药系由树皮的裂缝中自然渗出，采收后拣净树皮及其他杂质即可。

【性味与功用】苦、平；除疫疠；治皮肤炭疽、新旧肝病、各种炎症、化脓性扁桃腺炎及疫疠等。

གུར་གུམ།（苟日苟木）

【考证】《晶珠本草》记载：苟日苟木治肝病、止血、补养机体；可分为五品，特品称夏冈玛，药中含有少许碧花，根如天南星根，味非常好，产品很少；上品为克什米尔红花，色很黄，花蕊褐色，无其他杂质；中品为雷干玛，气味淡，色红黄而鲜艳，有黄色汁液；次中品为尼泊尔红花，色黑，无汁液，中品与次中品叶大、茎长；下品为西藏园中种植的红花，气香，又分三等，黄丹色的为该类上等，紫色的为中等，灰白色气微者为下等。

藏医用鸢尾科番红花、菊科草红花入药。笔者认为特品为番红花，它多由印度和尼泊尔进口，经西藏销往内地，又称藏红花；目前我国已有栽培。草红花常作代用品。其他上品、中品和次中品未见藏医使用。

【原植物】

1. 番红花　藏红花（别称）

Crocus sativus L.

多年生草本。球茎圆球形，稍扁，外有黄褐色膜质鳞片。叶基生，线形，长达20 cm，宽约2 mm，边缘反卷；下部有4~5片鞘状叶，膜质。花茎短于叶。花1~2朵，具香味，花色不一，淡蓝色、紫红色或白色，直径约3 cm；花被片6，呈2轮排列，倒卵形，长4~5 cm，先端圆钝；雄蕊直立，长2.5 cm，花药黄色，长1~1.5 cm，先端尖；花柱橙红色，长约4 cm，上部3分枝，棒状，弯曲而下垂。蒴果椭圆形，长约3 cm。种子红褐色，近球形，直径3~4 mm。　花期8~12月。

我国有栽培。原产于欧洲、地中海。

2. 草红花

Carthamnus tinctorius L.

一年生草本，高35~100 cm。根圆柱形。茎直立，白色，具细棱，上部分枝。单叶互生，无柄，卵形至卵状披针形，长3~7 cm，宽1.2~2.3 cm，先端渐尖成针刺，边缘具刺状齿，基部微抱茎，叶脉明显，最上部叶渐小，呈苞叶状，围绕头状花序。头状花序多数，直径2~4 cm，生枝顶，排成伞房状；总苞近球形，长1.5~2.5 cm，总苞片多层，近等长，卵状披针形或线状披针形，先端渐尖成针刺状，边缘疏生针刺状细齿或内层边缘狭膜质；全部小花管状，两性，结实，橘红色，长约2.5 cm，檐部五裂；花丝有毛，花药淡黄色，基部具尾；花柱细长，分枝，橘红色，伸出花冠外。瘦果白色，倒卵形，基部偏斜，具四棱，光滑。无冠毛。 花果期7~10月。（图见《青藏高原药物图鉴》1:109）

我国各地广泛栽培。分布于世界其他地区。

【药材】干燥的花柱和花。

【化学成分】番红花约含2%藏红花素（Crocin），系藏红花酸（Crocetin）与二分子龙胆二糖结合而成的酯，又含藏红花酸二甲酯（Crocetin dimethylester）、藏红花苦素（Picrocrocin）约2%、挥发油0.4%~1.3%。其主要成分为藏红花醛（Safranal），藏红花醛系藏红花苦素水解生成的，藏红花素和藏红花苦素可能结合为原藏红花素（Protocrocin）存在于生药中，又含维生素B_2。

草红花的花含多种化学成分，有红花苷（Carthamin，$C_{21}H_{22}O_{11}$）、红花醌苷（Carthamone，$C_{21}H_{20}O_{11}$）、新红花苷（Neo-Carthamin）。木质素即木聚糖类：2，3-二苄基丁内酯木质素葡萄糖苷、2-羟基牛蒡子苷、罗汉松树脂醇-单-β-D葡萄糖苷（苦味成分）和苦味甾体苷。瘦果含木质素，干性油约27.3%。

【采集加工】番红花在8~11月采集花柱，晾干。草红花于7月采花，要求将花刚开和颜色由黄变红的花摘下，晒干或烘干。

【性味与功用】凉、重；清热，活血，滋补；治肺炎、肝病、血热、妇女病。

以上2种植物检索表

1. 单子叶植物；多年生草本，具球茎；花1~2朵，花被片2轮近相同；花柱具3分枝 ……………
……………………………………………………………… 番红花 Crocus sativus
1. 双子叶植物；一年生草本，无地下茎；多数头状花序组成伞房状；管状化；花柱2 ……………
……………………………………………………………… 草红花 Carthamnus tinctorius

གུ་གུལ། （果切）

【考证】《晶珠本草》记载：果切性温燥，能干黄水、杀虫、止腐烂，治胃部时疫病，治肉瘤、痞块、痈疽；可分为黑、白两类，白的果实如马乳头，下部花托梨形，上部缢缩，肉质，内含树脂如血。

藏医用漆树科印度肉托果入药，据上述记载，它与所见实物比较相符。至于黑的，未见有记载，也未见实物，无法考证。

【原植物】

印度肉托果（拟）

Semecarpus anacardium L.

落叶乔木，高达10 m。树干直立，直径约30 cm，树皮暗灰色，具沟槽，常渗出无味的树脂。单叶互生，革质，长圆状倒卵形，长约30 cm，先端圆形，基部心形或圆形，侧脉15~25对，背部被小柔毛；叶柄圆形，长2.5~5 cm，被绒毛。雌雄同株或异株；圆锥花序顶生，稀腋生，等长或短于叶，分枝开展，被绒毛；苞片披针形；花簇生于分枝上，无柄；花淡绿色，直径6~8 mm，覆瓦状排列，长圆形，明显长于花萼；花盘环形；花丝锥形，基部膨大。核果斜卵形或长圆形，长约2.5 cm，光滑，成熟时黑色，生于宿存的肉质杯状、橘红色的花托上。　果期11月至次年2月。

我国不产，产于印度。

【药材】干燥的果实。

【采集加工】果期采果，除去杂质，晾干。

【性味与功用】杀虫，排脓毒；治子痰病和胃瘟病。印度亦用成熟果实入药，视为有毒，有刺激性，用以作兴奋剂，助消化，健神，排脓；治消化不良、痔疮、麻风、各种皮肤病、神经衰弱等。

ཀོ་ཡུ། （高玉）

【考证】《晶珠本草》记载：高玉治肾病；树干高大，灰白色，粗细均匀，叶长，果实外面包裹纤维，果尖朝下，内有种子一枚，种子坚硬，上端突出，有脑状突起，下端扁平，侧面具脉纹斑点。

藏医用棕榈科槟榔入药，其树形、叶形、果实和种子性状，均与上述记载相同，应视为正品。

【原植物】

槟榔

Areca cathecu L.

乔木，高10~18 m。树干直立，圆柱形，直径15~20 cm。叶丛生于干顶，羽状复叶，长达2 m，光滑无毛；小叶披针状线形或狭长圆状线形，长达70 cm，宽2.5~6 cm。花序着生于最下一叶的基部，外有佛焰苞状大苞片，长倒卵形，长达40 cm，花序多分枝；花单性，雌雄同穗，顶部为雄花，多数而小，基部为雌花，少而大；雄花花被片3，黄白色，雄蕊6，花丝短，长不及1 mm，花药基着，白色，长约1.5 mm，退化雌蕊3；雌花花被片6，退化雄蕊6，子房上位，花柱3，长不及1 mm，柱头小。坚果卵圆形或长圆形，长5~6 cm，直径约4 cm，成熟时橙红色或深红色。 花期3~8月，果期11月至次年1月。

云南、福建、台湾、广东、广西有栽培。原产于马来西亚。

【药材】干燥的果实。

【化学成分】槟榔果实含生物碱0.3%~0.7%，其中有槟榔碱（Arecoline）、槟榔次碱（Arecaidine）、去甲基槟榔次碱（Guvacine）、去甲基槟榔碱（Guvacoline）、槟榔副碱（Arecolidine）、异去甲基槟榔次碱（Isoguvacine），均与鞣质结合存在，鞣质含量13%~27%；此外，尚有脂肪油14%~18%，槟榔红色素及无色矢车菊素（Leucocyanidin）等。

【采集加工】采收成熟果实，晒干备用。

【性味与功用】治肾病。

གོ་སྙོད། （果鸟）

【考证】《晶珠本草》记载：果鸟祛风，清心热，解毒，治眼病；生长在山沟，茎长，分枝多；叶呈椭圆形，深裂，伞形花序，花白色，果实状如"拉拉普"而油润。

各地藏医多用伞形科葛缕子入药。根据上述形态描述，仅葛缕子的果实与上述不符，"拉拉普"的分果为弯月形，而葛缕子的分果不呈弯月形，但从果实全形考虑，基本上是一致的。此外，葛缕子的相似种田葛缕子也入药。

【原植物】

葛缕子 黄蒿 （别称）

Carum carvi L.

多年生草本，高50~70 cm。根圆柱形，细长，棕褐色。茎单生，有多数分枝，较细长。叶长圆状披针形，长8~10 cm，三回羽状分裂，末回裂片线形或狭披针形，长达5 mm；基生叶与茎下部生叶具叶柄，叶柄与叶片近等长；上部叶与基生叶同形，向上渐小，叶柄渐趋无或具短柄。复伞形花序顶生或腋生；无总苞片，稀1~3，小而呈线形；伞幅5~10，不等长；无小总苞片，稀1~3；小伞形花序有花6~15；花白色，有时带淡红色，无萼齿；花瓣倒卵形，有内折小舌片；花柱基圆锥形。果实长卵形，长4~5 mm，成熟后黄褐色，果棱

突起，每棱槽有油管1，合生面油管2。　花果期5~8月。（图见《青藏高原药物图鉴》2:18）

产于西藏、四川西部及西北、华北、东北等区。生于河滩、阶地、山坡草丛、灌丛下。广布于欧洲、亚洲、北美和北非洲。

【药材】干燥的果实。

【化学成分】葛缕子果实含挥发油，油中主要成分为葛缕子酮，并分离出香芹酮、苎烯、糠醛等成分。

【采集加工】8~9月果成熟饱满时采果，晒干备用。

【性味与功用】轻、平，无毒；清心热解毒，利目开胃，消肿。

以上2种植物检索表

1. 小总苞片早落；伞幅5~8，不等长 ···························· 葛缕子　Carum carvi

1. 小总苞片边缘白色膜质；伞幅4~15，略不等长 ················ 田葛缕子　C. buriaticum

གྲེས་མ།　（折玛）

【考证】《晶珠本草》记载：折玛味辛，杀诸虫，治肠绞痛。一般分为雄性的、雌性的及中性的3类：雄性的生长于坚硬旱地或田边，叶粗糙，能搓草绳，从叶丛中抽茎，花紫色，茎端生灰色果实，果三棱形，袋状，内有白色种子，状似高粱米，成熟后变成红色；雌性的生于潮湿的草坡，比雄的光滑，绵软，无茎，叶光滑，花蓝色，果红色，圆形，似从土中生出；中性的到处皆生，或根如野蒜，花淡黑色，种子灰色，或根像天门冬，但皮较薄；叶如稻苗，两面微粗糙，花红色，有蓝色光泽，花瓣三片向上分开，果实三角形，小袋状，种子灰白色，细小，像萝卜子。

各地藏医用鸢尾科马蔺、青海鸢尾、尼泊尔鸢尾、锐果鸢尾及卷鞘鸢尾等5种入药。马蔺常见，符合对雄性的描述；青海鸢尾果红色，与雌性的一致；尼泊尔鸢尾花红色，叶似稻苗，相像天门冬，与中性的相同。对于根如野蒜，花红色，种子灰色者，未见使用。

【原植物】

1. 马蔺　破折（译音）

Iris lactea Pall. var. **chinensis** Maxim.

多年生草本，高10~30 cm。根状茎的节间短，坚硬，常密集成团；须根多数，棕褐色。叶基生，多数，宽线形，与花茎等长或过之，宽3~8 mm，两面具突起的平行脉，淡绿色或蓝绿色，基部常带红紫色，残存叶鞘红褐色，破裂成纤维状。花茎多数，丛生；花序含1~2（3）花，为3片叶状蒌苞所包裹；花蓝紫色；花被6片，外轮3片较大，匙形，先端尖，中部有黄色条纹，内轮3片较小，剑状披针形，直立，与外花被片互生；雄蕊3，花药细长，棒状，基底着生，花丝短；花柱3，呈花瓣状，先端二裂。蒴果长圆形，两端略尖，具纵肋。种子棕褐色，近球形，具不规则的棱。 花期5~6月。（图见《青藏高原药物图鉴》1:97）

产于西藏、青海、四川、甘肃及我国大部分地区。生于荒地、路旁、山坡草地，尤以过度放牧的盐碱化草场上生长较多。分布于朝鲜、中亚地区、俄罗斯、印度。

2. 青海鸢尾　莫折（译音）

Iris qinghainica Y. T. Zhao

多年生密丛草本，高5~15 cm，基部残留纤维状老叶鞘。叶灰绿色，线形，长等于植株高，宽2~3 mm。花茎甚短，不伸出地面，基部包有膜质鞘状叶。花单一；苞片3枚，草质，绿色，对褶，边缘膜质，披针形，长6~10 cm；花蓝紫色或蓝色，直径约5 cm；花被管丝状，外花被裂片狭倒披针形，长3~3.5 cm，上部向外反折，具爪，内花被裂片较狭，长3 cm，直立；雄蕊长达2 cm；花柱分枝长约2.5 cm，宽约3 mm，顶端裂片狭三角形。蒴果近圆形，长达2.5 cm，棕红色，种子黑褐色。 花期6~7月，果期7~8月。

产于青海。生于海拔2 500~4 000 m的山坡和向阳草地。

3. 尼泊尔鸢尾　玛能折玛（译音）（图16）

Iris decora Wall.

多年生草本，高10~25 cm。根肉质、肥厚，呈纺锤形，棕褐色；根状茎短而粗。叶宽线形，长20~25 cm，宽3~4 mm，果后叶继续生长。花茎高20~30 cm，上部有分枝，一蒌苞片3枚，披针形，长5~7 cm，膜质，绿色，先端长渐尖，内包2朵花；花蓝紫色，具长约1.5 cm的花梗；花被管细长，长约3 cm，外花被裂片长椭圆形至倒卵形，长约4 cm，中脉上生有黄色须毛状附属物，内花被片狭椭圆形，长约4 cm；雄蕊长约2.5 cm；花柱分枝扁而宽，长约3.5 cm，先端二裂，裂片狭三角形，边缘具齿。蒴果卵圆形，长2~3 cm，顶端具短嘴。 花期6月，果期7~8月。

产于西藏、四川、云南。生于海拔1 500~3 000 m的山坡、草地、岩石缝隙、疏林下。分布于印度、不丹、尼泊尔。

【药材】 干燥饱满的种子。

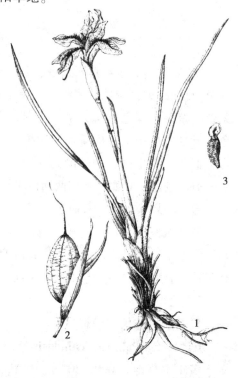

图16 尼泊尔鸢尾　**Iris decora** Wall.
1. 全株；2. 果实；3. 种子。（王颖绘）

【化学成分】马蔺种子含马蔺子甲素、淀粉、脂肪，尚有氨基酸、有机酸、多糖和酚类物质。

【采集加工】7~9月果实成熟时采回果实，晒干后去掉果皮，选取饱满种子备用。

【性味与功用】微甘、辛、温；退烧，解毒，驱诸虫；治阑尾炎、虫牙、蛔虫和蛲虫病，以及食物中毒引起的泻痢。

以上5种植物检索表

1. 根肉质，中部膨大成纺锤状；花被管长2~3 cm ……………… 尼泊尔鸢尾 **Iris decora**
1. 根非肉质，不膨大，具根状茎。
  2. 外花被片的中脉上无任何附属物。
    3. 花茎明显；花被管长3 mm …………………………… 马蔺 **I. lactea** var. **chinensis**
    3. 花茎不明显，不伸出或略伸出地面；花被管长约1 cm ………… 青海鸢尾 **I. qinghainica**
  2. 外花被片的中脉上具附属物。
    4. 花茎明显伸出地面；植株基部不被残留的纤维状破碎叶 ……………………………
    ……………………………………………………………………… 锐果鸢尾 **I. goniocarpa**
    4. 花茎不伸出或略伸出地面；植株基部具纤维状的叶残余 ……………………………
    ……………………………………………………………………… 卷鞘鸢尾 **I. potaninii**

ཟ (卓)

【考证】《晶珠本草》记载：卓为作物类药物，味甘，润、凉、重，功效滋补，壮阳，收敛解毒，扩散骨节，促使肌肉挫伤复原，微泻。

藏医用禾本科小麦入药。

【原植物】

小麦

Triticum aestivum L.

栽培一年生作物，也有越年生（普通冬小麦），高60~100 cm。秆直立，具6~7节，径5~7 mm。叶鞘松弛抱茎，下部者长于上部者、短于节间；叶舌短小，膜质；叶片长披针形，其长短、宽窄因栽培条件及品种而异。穗状花序直立，长5~10 cm（芒除外），宽1~1.5 cm；小穗含3~9小花，长10~15 mm，上部者不发育；颖卵圆形、革质，长6~8 mm，背部具脊，主脉于顶端延伸为长约1 mm 的尖头；外稃长圆状披针形，厚纸质，长8~10 mm，具5~9脉，顶端具芒或无芒，芒的长度变化极大，长者达15 cm；内稃与外稃几乎等长。颖果卵形或长圆形。

我国各地广为栽培，品种很多，性状均有所不同。

【药材】干燥的种子。

【采集加工】秋季采收种子，去掉杂质，晒干。

【性味与功用】甘、润、凉、重；收敛，滋补壮阳；治龙病和赤巴病。对肌肉扭伤能恢复，对于虫病和寒性培根无效。麦酒利肺，麦秸节有益咽喉，面粉能消肿。

གྲོ་ལོ་བ་འཇིན། （卓老洒曾）

【考证】《晶珠本草》记载：卓老洒曾味甘性凉，可止热泻；生于山沟，根块状，大小似羊粪，人畜皆食；秋季的性变温，质佳，春季的性凉，可止泻；茎红色，铺散于地面，如网，叶上面绿色，下面灰白色、灰黄色，有光泽。

藏医用蔷薇科蕨麻入药。该植物在高海拔地区根的中下部形成块根，外皮红褐色，大小似羊粪，匍匐茎紫红色，多分枝，似网撒地面，叶下面被绢毛状白绒毛呈灰白色，与上述记载完全一致，应为原植物。

【原植物】

蕨麻

Potentilla anserina L.

多年生草本。根纤细，中部或末端膨大呈纺锤形或球形的块根*。根状茎粗短；茎细弱，匍匐，紫红色，长达1 m，节上常生不定根并形成新株。叶基生，羽状复叶，长5~30 cm；叶柄短，基部具褐色的膜质托叶；小叶13~19片，长圆形或长圆状倒卵形，长1~3 cm，边缘具锐锯齿，上面深绿色，下面被绢毛状白绒毛；茎生叶小，叶片数较少。花单生叶腋；花黄色，直径1.5~2 cm；萼片5，长三角形或椭圆形，长2~4 mm，副萼片5，与萼片等长或稍短，先端具3~4齿或全缘，均被绢状柔毛；花瓣5，倒卵形或近圆形，全缘，长4~8 mm；雄蕊多数，花药黄色；雌蕊多数，花柱侧生；花托凸起，密被长柔毛。瘦果多数，卵圆形，褐色。 花果期5~9月。（图见《青藏高原药物图鉴》1:16）

产于西藏、青海、四川、云南、甘肃、宁夏、陕西、新疆及华北、东北等区。生于海拔500~4 100 m的河岸、路边、山坡草地及草甸。分布于欧、亚、美三洲北半球温带，以及南美智利、大洋洲新西兰及塔斯马尼亚岛等地。

---

*在温暖低平地区不形成膨大的块根。

【药材】干燥的全草。

【化学成分】叶含杨梅树皮素（Myricetin）、无色飞燕草素（Leucodelphinidin）、（-）-表儿茶精〔(-)-Epicatechol〕、D-儿茶精（D-Catechol）。风干块根含水分8.77%，灰分3.09%（水溶性灰分0.50%，酸不溶性灰分2.51%），还原糖2.79%，蔗糖1.20%，淀粉3.30%，戊聚糖8.34%，蛋白质6.19%，鞣质10.76%，粗纤维15.42%，委陵菜苷（Tormentol）0.120%；含脂质约2%，其脂肪酸部分中含花生酸、十四酸、油酸、亚油酸、亚麻酸；非皂化部分中含甾醇、蜡醇（Cerylalcohol）、廿九烷（Nonacosane）。全草含胆碱、甜菜碱（Betaine）、组氨酸。

【显微鉴别】蕨麻根横切面：类圆形。木栓组织3~5列，细胞切向排列，其中某些细胞含丹宁物质。皮层10~15列，细胞卵圆形，类四边形，含淀粉粒。韧皮部宽，主要由薄壁组织和筛管群组成；细胞排列类似皮层，但细胞较短，也含有淀粉粒；筛管群稍成径向列，分散在薄壁组织中，细胞显著小。木质部小，居中央，呈二原型，导管类四边形或五边形。在木质部中央是薄壁组织，某些细胞含丹宁物质（附图2A）。

粉末：白兼浅褐色。淀粉粒众多，包在薄壁细胞中或散在，卵圆形、圆形，径5~17μm，脐点不显，或少数呈裂缝状。薄壁组织碎片随处可见，细胞类四边形、椭圆形，充满淀粉粒。导管少见，单个，或束生，径45~75μm，多网纹，少梯纹（附图2B）。

【采集加工】于9~10月，采块根，就近以流水洗去泥土，晾干备用。

【性味与功用】甘、凉；收敛止血，止咳利痰，滋补；治诸血症及下痢。

ཆུག་ཤིང་ （卓合兴）

【考证】《晶珠本草》记载：卓合兴治诸疮，镇痛，治尿涩；旧墙、崖面等处经长期雨淋而形成的丝状植物铺贴表面。

藏医用苔藓类植物入药，常见的有高山赤藓、葫芦藓、狭叶葫芦藓和真藓，4种植物均符合上述记载，应作为原植物。

【原植物】

1. 高山赤藓

Syntrichia alpina Jur.

丛生矮小植物，高1~2 cm。茎直立，叉状分枝，嫩时绿色，老时红棕色，基部生有黑栗色纤细假根，密被叶。叶长圆形，斜伸，干时扭转，全缘，中肋粗壮，由先端突出成短芒，芒外倾，黄褐色。雌雄同株；蒴柄顶生，长1~1.5 cm，毛细管状，旋转，红栗色，先端生孢蒴；孢蒴直立，圆柱状，比蒴柄略粗，长约1 mm；齿片线形，左旋；蒴盖圆锥形，具长喙，喙略倾斜；蒴帽兜状。

产于青海、云南高山地区、甘肃、陕西、新疆、河北。生于石灰岩和钙质土壤上。分布于亚洲北部和欧洲。

2. 狭叶葫芦藓

Funaria attenuata (Dicks) Lindh.

矮小丛生植物，高1~2 cm。茎直立，基部分枝，基部密生丝状假根。叶在茎上排列密。叶阔披针形，外倾，湿时开展，干时卷曲，全缘，中肋粗壮，从叶的先端伸出短芒。雌雄同株异孢；蒴柄草褐色或枯草黄色，直立，丝状，先端生孢蒴；孢蒴直立，长1.5~2 mm，长圆柱形，基部渐狭，干时蒴壁有皱纹；环带发育，蒴盖圆盘状，中间突起；蒴齿双层，外层齿片具横栉，内层基膜低；蒴帽风兜形，喙较短。

产于西藏（拉萨）。生于钙质土上。分布于巴基斯坦、欧洲、北美、北非等地。

3. 真藓

Bryum argenteum Hedw.

丛生矮小植物，高约1 cm，常成片生长。茎直立，下部分枝或单生，基部有紫红色假根。叶覆瓦状排列，紧密，阔卵形，长约1 mm，全缘，常内卷，中肋粗壮，从先端伸出短尖，呈毛发状。雌雄异株；蒴柄红色，长约1 cm，直立，先端向下弯曲；孢蒴长梨形，下垂，紫红色；蒴齿2层；蒴盖圆锥形。

产于我国各省区。常见于田边、住宅和低山山坡。广布于世界各地。

【药材】干燥的全草。

【采集加工】夏秋季采其全草，洗净泥沙，晒干备用。

【性味与功用】淡、平；利尿，镇痛，消肿；治诸疮；烤热熏治。

以上4种植物检索表

1. 幼株银灰色；蒴盖圆锥形；叶片先端具毛状细尖 ····················· 真藓　**Bryum argenteum**
1. 幼株绿色或黄绿色。
　2. 蒴盖圆锥形，具长嘴；蒴柄红栗色，旋转 ················· 高山赤藓　**Syntrichia alpina**
　2. 蒴盖圆盘形，突起；蒴柄不旋转。
　　3. 孢蒴圆柱形，直立；蒴柄枯草黄色 ················· 狭叶葫芦藓　**Funaria attenuata**
　　3. 孢蒴梨形，下垂；蒴柄紫红色 ····················· 葫芦藓　**F. hygrometrica**

ब्र·ब़ॅ (拉岗)

【考证】《晶珠本草》记载:拉岗利肺,利肠,止热痢,治喑哑。本药分两类,其一生于山坡草地厚土地方,根多,具蕨麻状的块茎,叶细;其二生于土质疏松的地方,根如干燥的圆穗蓼根,表面黑色,内面红色,茎红色,叶如翠雀叶,花如委陵菜花,较大,淡红色。

各地藏医用莎草科香附子及牻牛儿苗科藏东老鹳草、甘青老鹳草、草原老鹳草入药。其中,香附子具蕨麻状块茎及叶细,符合上述第一类药描述,也与《四部医典系列挂图全集》中的植物图酷似,故应为原植物。西藏大部分藏医把老鹳草属植物作为第二类药,仅少数藏医把其中藏东老鹳草称嘎都尔玛保,即嘎都尔。据考证拉岗味辛、涩,不同于嘎都尔味辛、甘,虽两药均有利肺作用,但嘎都尔治流感和消肿,而拉岗利肠、止热痢,有抑制大肠杆菌和收敛作用,且根形、叶形和花均与拉岗药的描述近似。因此,我们认为藏东老鹳草应为拉岗的原植物,而做嘎都尔系误用。

青海藏医称甘青老鹳草为贾贝,也入药,功用与上述相同。

【原植物】

1. 藏东老鹳草 (图17)

Geranium orientali-tibeticum R. Kunth.

多年生草本,高5~15 cm。根状茎短而肥厚,暗栗色。茎细长,具少数分枝,被稀疏伏毛。叶互生,叶片肾形或圆形,长达3.5 cm,5~7全裂,裂片又分裂,末回裂片线形;叶柄长,被白色逆向伏毛,并兼有长柔毛;托叶细小。每花梗有花2朵,远超过叶长;花梗长达5 cm,纤细,果期下弯,被与柄同样的毛;花辐射对称,紫红色,萼片5,长约10 mm,具5

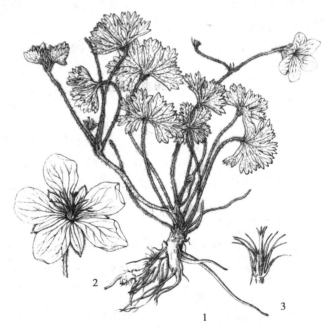

图17 藏东老鹳草 **Geranium orientali-tibeticum** R. Kunth.
1. 全株; 2. 花; 3. 子房和雄蕊。 (王颖绘)

脉；花瓣倒卵形或近圆形，长约15 mm；雄蕊10，2轮，有与花瓣互生的腺体5；心皮5，合生，花柱5，分离。蒴果长约2 cm，由基向顶螺旋状背卷。　花果期7~9月。

产于西藏、四川、云南。生于海拔2 900~4 200 m 的草地、田边、林缘及沟边草丛中。

2. 香附子

Cyperus rotundus L.

多年生草本。有匍匐根状茎和椭圆状块茎。秆直立，散生，高15~60 cm，具三锐棱。叶基生，短于秆，宽2~5 mm，鞘棕色，常裂成纤维状。苞片2~3，叶状，长于花序；聚伞花序简单或复出，有开展的3~6枚辐射枝；小穗线形，长1~3 cm，宽约1.5 mm，3~10枚排成伞形花序；小穗轴有白色透明的翅；鳞片2列，排列紧密，膜质，卵形或长圆状卵形，长约3 mm，中肋绿色，两侧紫红色，有5~7脉；雄蕊3；柱头3。小坚果长圆状倒卵形，具3棱，长约为鳞片的1/3，表面具细点。　花期6~7月。

产于甘肃、陕西、河北、山西、河南及西南（除西藏外）、华东、华南等区。分布于全球热带及亚热带地区。

【药材】干燥的根或根状茎。

【化学成分】草原老鹳草的根茎含鞣质、多酚（Polyphenol）21%，其中能被乳清蛋白沉淀的鞣质为11.9%，多酚成分中有没食子酸（Gallic acid）、左旋表儿茶精（L-Epi-catechin）、右旋儿茶精（D-Catechin）、河黎勒酸（Chebulagic acid）、6-没食子酰葡萄糖（6-Galloyl glucose）、并没食子酸（Ellagic acid）和3，6-二没食子酰葡萄糖（3，6-Digalloyl glucose）等。根含鞣质19%~34%。

【采集加工】7~8月采挖根及根状茎，除去茎叶及泥沙，洗净，切段阴干。

【性味与功用】辛、涩、凉；利肠，利肺，祛风，止泻，消炎，解毒，排脓；治喉炎、气管炎、肺炎、肠炎、腹泻、伤寒、音闭、消化不良。

以上4种植物检索表

1. 叶线形；茎三棱；小穗条形，数枚排成伞形花序，紧密 …………… 香附子　**Cyperus rotundus**
1. 叶肾形或圆形；茎圆柱形；花序疏松。
　　2. 花梗被腺毛 ………………………………… 草原老鹳草　**Geranium pratense**
　　2. 花梗无腺毛。
　　　　3. 花序梗被反曲柔毛；子房和花丝光滑 ………… 藏东老鹳草　**G. orientali-tibeticum**
　　　　3. 花序梗无毛；子房和花丝被柔毛 ………………… 甘青老鹳草　**G. pylzowianum**

ཟང་མ། （朗玛）

【考证】《晶珠本草》记载：朗玛能解热，治妇科病。可分为黑、白两类，白的树身长而直，皮白色；黑的树身短，皮红色，枝短而簇生。

藏医用杨柳科山生柳、青山生柳入药，这两种柳树均与黑色朗玛的描述相似，但二者本身形态却难以区别。白色朗玛未见藏医使用。

【原植物】

山生柳

Salix oritrepha Schneid.

小灌木，高0.6~1.2 m。枝圆柱形，节间短，分枝密，似簇生。叶椭圆形或卵圆形，长1~1.5 cm，先端钝或锐尖，全缘，基部圆形或广楔形，表面绿色，有疏柔毛或无毛，背面灰白色，有疏柔毛，后变无毛；叶柄短，长5~8 mm。花稍晚于叶开放；雄花序短圆柱形，直立，长约2 cm，径约1 cm，有花序梗，具1~3（5）叶；苞片倒卵状长圆形，两面有柔毛，背腺和腹腺各1，基部常相连，雄蕊2，花丝中下部有柔毛，花药黄色；雌花序长1~1.5 cm，径约1 cm，有花梗和小叶，苞片宽倒卵形，与子房近等长，背腺小，腹腺常二至三裂，两腺基部常连合，子房卵形，长约2 mm，有柔毛，无柄，花柱明显，浅二裂，柱头二裂。蒴果有毛。　花期6月，果期7月。

产于西藏东北部、青海、四川西北部、甘肃南部。生于海拔3 900~4 400 m的山坡灌丛中。

青山生柳 [*Salix oritrepha* Schneid. var. *amnematchinensis*（Hao）Wang et C. F. Fang]也做药用，与山生柳的区别在于叶为卵状椭圆形，两面光滑。苞片圆形，内面无毛，长于子房的1/2，花柱极短。

【药材】干燥的树皮。

【采集加工】春秋两季采集，取其皮，洗净，干燥后备用。

【性味与功用】解热；治妇科病。

ཅུད་འཛིམས (更珠木)

【考证】《晶珠本草》记载：更珠木能利肺，利目，解热；茎长，秆如黑刺，枝如木通，长7~8托（1托约150 cm），叶如蜀葵叶，花红色，很小，果实红紫色或红黄色，有光泽，成串生于枝条上端，每串近百颗；因产地、果实大小、颜色及种子的有无可分6种。

西藏藏医用野生的葡萄科桦叶葡萄入药，而青海藏医常用栽培的无籽葡萄，有籽的为代用品。根据葡萄形态与上述所载完全一致，应为其原植物。

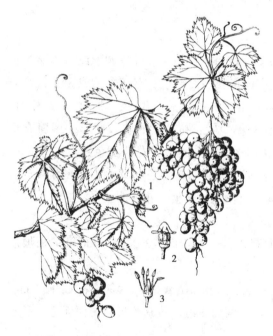

图18　葡萄　Vitis vinifera L.
1. 果枝；2. 花；3. 雌、雄蕊。（阎翠兰绘）

【原植物】

1. 葡萄 （图18）

Vitis vinifera L.

木质藤本，长达10 m。树皮呈片状剥落；幼枝无毛或有毛；卷须分枝。单叶互生；叶片圆卵形，宽7~15 cm，三中裂，基部心形，边缘有粗齿，两面无毛或下面有短柔毛；叶柄长4~8 cm。圆锥花序与叶对生；花杂性异株；花小，淡黄绿色；花萼盘状；花瓣5，长约2 mm，上部合生呈帽状，早落；雄蕊5；花盘由5腺体组成；子房2室，每室有2胚珠。浆果椭圆状球形或球形，有白粉，熟时青紫色、紫黑色或青色。

我国各地普遍栽培，品种繁多。原产于亚洲西部。

2. 桦叶葡萄

Vitis betulifolia Diels et Gilg.

木质藤本。小枝近圆柱状，被蛛丝状柔毛，后变无毛；卷须长约10 cm，上部分叉。叶具长柄，叶片三角状卵形或宽卵形，长5~10 cm，先端短渐尖，边缘具齿，基部浅心形至截形，背面密被淡灰色短柔毛，侧脉5~7对。圆锥花序长达8 cm，被蛛丝状毛；花梗纤细；花萼盘形，全缘，无毛，直径约0.8 mm；花瓣5，长约2.5 mm，无毛；雄蕊5。浆果近球形，直径约8 mm，蓝黑色，被白粉。　花果期夏、秋季。

产于西藏、四川、云南、陕西、湖北。生于海拔约1 600 m的山坡常绿阔叶林中。

【药材】干燥和新鲜的果实。

【化学成分】葡萄浆果含酒石酸钙、酒石酸氢钾、游离酒石酸、苹果酸、枸橼酸、果胶、亮氨酸、酪氨酸、卵磷脂、槲皮素、硝酸钾、硫酸钙、无色花色苷、花色苷（奥宁苷）、儿茶精、鞣花酸、咖啡酸、胡萝卜素及维生素A、维生素B_1、维生素B_2；此外，尚有脂肪、蜡、鞣质、锰等。种子含脂肪油15%~20%，油中主要含亚油酸和棕榈酸的甘油酯、甾醇、锰等。叶、叶柄、芽、梗、浆果均含$\beta-1$，3-葡萄聚糖水解酶。

【采集加工】秋季采果，晒干备用或鲜用。

【性味与功用】甘、辛、平、润；利肺，利目，利二便，解热；治肺痰、肺热。

以上2种植物检索表

1. 叶为掌状三至五浅裂，下面沿脉有疏柔毛或近无毛 ……………………… 葡萄　**Vitis vinifera**

1. 叶不分裂或不明显三浅裂，下面被灰色柔毛 ……………………… 桦叶葡萄　**V. betulifolia**

ཀྱུ་མེ་ད། （甲门）

【考证】《晶珠本草》记载：甲门治上身痛和血瘀疼痛；栽于园中，多年生草本，幼时花大红色，老时花红黄色。

青海藏医常以罂粟科裸茎山罂粟入药，但有时也用菊科金盏菊；西藏藏医用鸦片（罂粟）。虽上述记载非常简单，但裸茎山罂粟的形态、特征、功用足以肯定是正品；金盏菊作代用品。

【原植物】

1. 裸茎山罂粟

Papaver nudicaule L.

多年生草本，高15~25 cm。叶基生，轮廓为狭卵形，长约10 cm，宽约2 cm，羽状全裂，裂片2~3对，卵形或狭卵形，有时披针形，羽状深裂，小裂片长圆形、倒卵状长圆形，长3~4 mm，先端钝，叶片两面被微硬毛；叶柄长，细弱，扁，被微硬毛。花葶少数或多数丛生，直立，具棱，被黑色或金黄色贴伏硬毛；花单独顶生，稍下垂；花橘黄色、橘红色；萼片2，卵形或卵状长圆形，密被黑色贴伏硬毛，幼期包被花蕾，花期脱落；花瓣4，倒卵形，长1~2 cm，边微波状；雄蕊多数，长约1 cm，花药长圆形；雌蕊倒卵形，子房被毛，柱头辐射状。蒴果长圆形，孔裂，被毛。　花期7~8月。

我国北方多栽培。分布于阿富汗、克什米尔地区及中亚地区。

2. 金盏菊

Calendula officinalis L.

一年生草本，高20~70 cm，全株被柔毛。茎直立，上部有分枝。下部茎生叶匙形，长5~20 cm，宽1~3 cm，先端钝圆，有小尖头，全缘，基部渐狭；上部茎生叶倒卵状长圆形或长圆形，较下部叶小，基部抱茎。头状花序多数，生分枝顶端，直径2~6 cm，花序梗长；总苞宽碟形，总苞片1~2层，狭披针形，先端渐尖，背部具软刺毛，边缘膜质；舌状花1~2层，浅黄色至橘红色，舌片长圆形，长约1.5 cm，宽4~5 mm，先端具3齿；管状花多数，浅黄色。瘦果向内弯曲，呈半环形，背部具横皱褶，两侧有狭翅，顶端具长喙，外层较大，向内渐小；冠毛不存在。 花果期4~10月。

我国各地多有栽培。原产于欧洲。

【药材】干燥的花。

【采集加工】采集生长旺盛时的花，晾干。

【性味与功用】治上体痛、血瘀疼痛。

以上3种植物检索表

1. 头状花序；合瓣花，冠毛缺；植株具茎和分枝；瘦果不裂 ········· **金盏菊** *Calendula officinalis*
1. 单花顶生；离瓣花，花萼2；植株具花葶；蒴果孔裂。
  2. 多年生草本；叶裂片羽状全裂，裂片再羽状深裂 ············· **裸茎山罂粟** *Papaver nudicaule*
  2. 一或二年生草本；叶片边缘浅裂或具粗齿 ····························· **罂粟** *P. somniferum*

ཀྱུ་ཚ་དག་ལོ། （甲子豆罗）

【考证】《晶珠本草》记载：甲子豆罗味苦，性粗，可治疮疡、疱疹疥癣、疔痛、痞块等，气味浓，误食可中毒致死；生于岩隙或河滩，簇生，形如羌活或棱子芹，茎紫色，中空，粗短，叶黑色，簇生，果似车前。

现青海黄南藏医所用毛茛科蓝花侧金盏，其茎中空，叶似西藏棱子芹，瘦果多数聚合，有如车前果穗，与上述描述颇相像。

【原植物】

蓝花侧金盏 （图19）

Adonis coerulea Maxim.

多年生草本，高2~9.5 cm。根茎外被鳞片；茎直立，具条棱，分枝，被柔毛，或上部

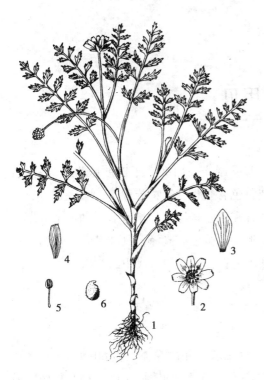

图19 蓝花侧金盏 Adonis coerulea Maxim.
1. 全株；2. 花；3. 萼片；4. 花瓣；5. 雄蕊；
6. 瘦果。（宁汝莲、阎翠兰绘）

无毛。叶具长柄，互生；叶片长椭圆形，二回羽状深裂，小裂片卵形，羽状深裂，具短尖头；叶柄长1.7~2.7 cm，基部鞘状抱茎，无毛或具柔毛。花淡蓝色，单生于枝顶，直径0.8~1.7 cm；萼片5，淡褐色或紫红色，菱状椭圆形，长约6 mm，宽约3.5 mm，先端钝或急尖，基部楔形，渐狭成爪，无毛；花瓣8，倒卵形，长约8.6 mm，宽约4.2 mm，先端啮蚀状，基部渐狭成爪，无毛；雄蕊多数，长约4.8 mm，花丝淡黄色，花药金黄色，无毛；雌蕊多数，淡褐色，密集于花托上呈头状，子房卵形，长约1 mm，具柔毛，花柱长约0.2 mm，稍弯，胚珠暗黄色，球形。瘦果多数，倒卵形，长约2 mm，下部疏被短柔毛，聚合呈头状。 花期4~7月。

产于西藏东北部、青海、四川西北部、甘肃。生于海拔2 300~5 000 m的林下、林缘、灌丛下或沟边道旁等处。

【药材】干燥的全草。

【显微鉴别】蓝花侧金盏茎横切面：类椭圆形，周边多凹陷。表皮1列，细胞径向排列，壁弯曲，外壁加厚。皮层窄，多间隙，细胞切向排列。束间薄壁细胞径向排列。15~16个外韧维管束排成1环。维管束鞘为厚壁组织，胞壁显著加厚；韧皮部窄，筛管群不显；形成层区2~3列，或不显；木质部宽，导管多边形，密集排列。髓大，常裂成腔。（附图3A）

粉末：黑绿色。导管较少见，径40~55 μm，多数碎断，多梯纹、网纹，纹孔排列整齐，非腺毛较多，常分枝成星状，厚壁表面多疣状突起。表皮碎片多见，细胞延长，胞壁强烈弯曲，气孔毛茛形。（附图3B）

【采集加工】6~7月花盛时采全草，以流水洗去泥土，除去枯枝残叶及根须，晾干。

【性味与功用】苦、寒；外用治疮疡、疔痈、疱疹、疥癣、牛皮癣等。

རྒྱ་བོས། （甲贝）

【考证】《晶珠本草》记载：甲贝治疠病、脾脏剧痛、白喉、干四肢脓水最为有效；生长在花园中，叶形如胡萝卜叶，呈品字形，花黄色有光泽，气味芳香。

各地藏医用豆科草木樨、十字花科红紫桂竹香和败酱科缬草、黑水缬草和毛节缬草入药。其中草木樨为庭院植物，掌状三小叶呈品字形，花黄色有光泽，气味芳香，均与上述记载相符，应为正品。其他各种花色均与原记载不尽符合，应均为代用品。

【原植物】

1. 草木樨 （图20）

Melilotus suaveolens Ledeb.

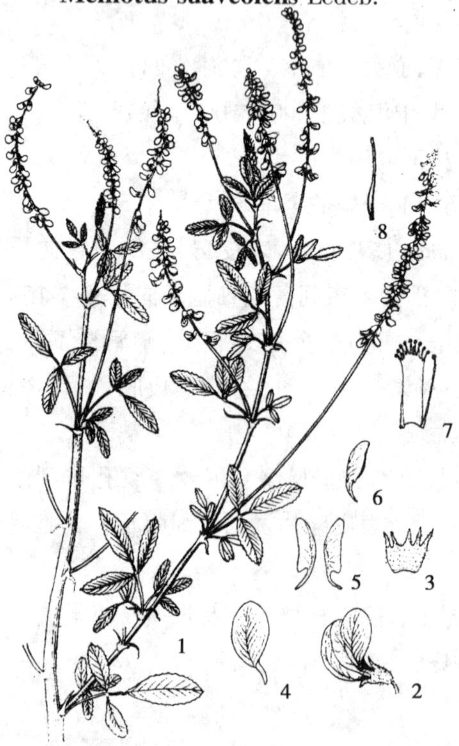

图20 草木樨 **Melilotus suaveolens** Ledeb.
1. 花枝；2. 花；3. 花萼；4. 旗瓣；5. 翼瓣；
6. 龙骨瓣；7. 雄蕊；8. 雌蕊。（阎翠兰绘）

一年生或二年生草本，高60~90 cm。茎直立，多分枝，无毛。叶具3小叶，小叶长椭圆形至披针形，长1~1.5 cm，宽3~5 mm，先端圆形或钝，具短尖头，基部宽楔形，边缘具细锯齿；托叶线形，长约5 mm。总状花序腋生，长7~10 cm，密生多数花；花黄色；花萼钟形，长约2 mm，萼齿5，披针形；旗瓣倒卵形，长3~4 mm，翼瓣、龙骨瓣皆短于旗瓣，均具长爪与耳。荚果卵球形，长约3 mm，无毛，有网脉，具1种子。种子卵球形，褐色。 花期6~8月。

产于我国北部及西南、华东等区，为广泛栽培的植物。在西部海拔2 000~3 000 m的田边、沟沿湿地有逸生。

2. 红紫桂竹香

Cheiranthus roseus Maxim.

多年生草本，高5~20 cm，全株被贴伏二叉毛。主根粗大。茎直立，单生，稀2~3（9）条丛生，基部被枯叶柄，常紫红色。叶基生与茎生，长圆状匙形、披针形或线形，长3~7 cm，宽2~5 mm，先端急尖，基部渐狭，全缘或有疏齿，略肉质，两面有毛。总状花序顶生，长达9 cm；花梗长5~10 mm，平展；花多数，粉红色或紫红色；萼片4，长圆状披针形，长7~8 mm，基部囊状；花瓣4，倒卵形，长12~18 mm，基部渐狭呈长爪，有深紫色脉纹；雄蕊6，花丝线形。长角果披针形，长2~3.5 cm，具4棱，稍弯曲，每室种子2列。种子卵形，褐色，先端有翅。　花果期6~9月。（图见《青藏高原药物图鉴》2:26）

产于西藏、青海、四川西北部、甘肃。生于海拔2 800~5 200 m的高山草甸、河滩、山坡草地。

3. 缬草

Valeriana officinalis L.

多年生草本，高1~1.5 m。根状茎纺锤形，具多数条状细长须根，芳香；茎直立，中空，被粗毛。基生叶丛生，早萎落或残存；茎生叶对生，奇数羽状全裂，裂片4~10对，顶裂片与侧裂片几乎同形且等大，常与其下裂片合生呈三深裂状，裂片披针形或条形，先端渐窄，基部下延，全缘或具极疏锯齿，两面和柄轴具毛；叶无柄包茎。伞房状三出聚伞圆锥花序顶生；苞片羽裂，小苞片条形，长约1 cm；花淡紫红色或白色；花萼内卷；花冠筒状，长约5 mm，上部稍五裂，裂片长圆形；雄蕊3，伸出花冠外；子房下位，长圆形。瘦果卵形，光滑，长约4 mm，基部近截形，顶端宿萼具多条羽状冠毛。　花期6~7月，果期7~8月。

产于我国东北至西南等区。生于高山山坡、林下和沟边。

【药材】干燥的根或带根全草。

【化学成分】草木樨含挥发油、香豆精，并含脂肪油3.5%~6.3%，果胶7.1%，木质素3.16%。干茎中含油2%~3%。预试法：含新豆碱。

在缬草的根状茎和根中含挥发油0.5%~2%（主要存于根状茎的内皮层及根的下皮细胞中），油的主要成分为异戊酸龙脑酯（Bornyl isovalerate），此成分在干燥时经酶逐渐分解成异戊酸而产生特异臭气，并含有蒎烯（L-pinene）、dl-柠檬烯（dl-Limonene）、L-龙脑（L-Borneol）、萜品醇（Terpineol）、马榄醇（Maaliol，$C_{15}H_{26}O$）、α-乙酰吡咯（即吡咯-α-甲酮，Pyrrol-a-methylketone可能是镇静作用的成分）、缬草酮（Valerianine，$C_{15}H_{26}O$）、缬草波吹（Valepotriate，$C_{22}H_{30}O_8$）；生物碱类：缬草恰碱（Chatinine，$C_{10}H_{22}O_2N_2$）、缬草碱（Valerianine）、N-（P-羟基苯乙基）-猕猴桃碱〔N-（P-hydroxyphenethyl）Actinidine，$C_{18}H_{22}NO$〕；有机酸类：缬草酸（Valeric acid，$C_{15}H_{22}O_2$）、异缬草酸、异阿魏酸（Isoferulic acid）；其他尚含有β-谷甾醇、树脂和鞣质等。

【采集加工】7~8月采带根全草，秋季采挖根，去掉茎叶和泥土，阴晾至干；品质以须根粗长、整齐，外面棕褐色、断面淡棕色、不带残茎、气味浓的为佳；用袋装好，置于干燥处保存。7~8月采全草，洗净，晾干。

【性味与功用】根和根茎辛、温；祛风，镇痛，治头痛、关节痛、时疫、肺痨脓肿、杨梅疮、急腹症（发痧）、心悸、失眠、腰腿痛、月经不调、漏经及其引起的体虚、食物中毒引起的发烧、扁桃体肿大、疮疖、溃疡和久治不愈的感冒。

地上部分苦、寒，无毒；对四肢脓水最有效，治疠病、脾脏剧痛、白喉等病。

以上5种植物检索表

1. 花瓣分离。

   2. 花瓣为蝶形；果为荚果 ···················· 草木樨 Melilotus suaveolens

   2. 花瓣不为蝶形；果为角果 ···················· 紫红桂竹香 Cheiranthus roseus

1. 花瓣合生。

    3. 苞片线状披针形；瘦果长卵形，扁平 ··········· 毛节缬草 Valeriana stubendorfi

    3. 苞片羽裂，稀线形；瘦果卵形或窄三角形。

      4. 苞片羽状全裂，稀条形；瘦果窄三角形 ········· 黑水缬草 V. amurensis

      4. 苞片羽裂；瘦果卵形 ···················· 缬草 V. officinalis

རྒྱ་སྐྱེགས། （甲吉）

【考证】《晶珠本草》记载：甲吉凉，轻，为止血药物，治血痨热、耳聋、耳炎、肾热、关节炎、去黄水。本药为冈徐嘎树的树脂，由于采收时间不同，又分红、黑两种：一种为卓翠，有光泽，一种为舒合。产甲吉的树像桦树，花瓣内红背黑，花蕊黄色。

现藏医所用的甲吉药材均为紫草茸。《四部医典系列挂图全集》中所绘甲吉药材图也为紫草茸。紫草茸不是树脂而是虫胶。

【原植物】

紫草茸

Laccifer lacca Kerr.

为胶蚧科昆虫紫胶虫（*Laccifer lacca* Kerr.）寄生在钝叶黄檀（*Dalbergia obtusifolia* Prain）、秧青（*Dalbergia yunnanensis* Franch.）、三叶豆［*Cajanus cajan* (L.) Millsp］、阔荚合欢（*Albizia lebbek* Benth.）等多种树枝上所分泌的树脂状胶质。药材呈半圆柱形或块状，紫褐或紫红色，表面凹凸不平，有皱纹及小虫眼孔隙，附着于树枝处呈凹沟状，边缘圆钝。干时质硬而脆，可折断，断面有平行排列的虫窝，由多室组成，室内有长卵形或类圆形死虫。

产于四川、云南。生于海拔1 000 m以下的热带、亚热带疏树林中。

【药材】干燥的紫胶。

【化学成分】含虫胶质74.5%，蜡4%~6%，色素6.5%，虫体及木片等夹杂物9.5%、水分3%~5%。虫胶质为虫胶酸（Shellolic acid，$C_{15}H_{20}O_6$）和虫胶桐酸（Aleuritic acid，$C_{16}H_{32}O_5$）等混合胶脂（Lactide）所组成的高分子化合物。蜡为二十五醇（Tachardiacerol，$C_{25}H_{52}O$）、三十二醇（Laccerol，$C_{32}H_{66}O$）等醇及三十二酸（Lacceric acid，$C_{32}H_{64}O_2$）、二十六酸（Tachardiacerinie acid，$C_{26}H_{52}O_2$）等酸所组成之酯。色素为虫胶红酸（Laccaic acid，$C_{20}H_{14}O_{10}$），是一种蒽醌衍生物的色素，其结晶与胭脂红酸（Carminic acid）、紫虫酸（Kermesic acid）近似。

【采集加工】7~8月份用利刀或剪将长有紫胶的树枝割下或剪下，注意尽量减少寄主植物损伤。将采回的紫胶放在干燥、阴凉通风的地方，每日翻动几次，至干燥、互不黏合。

【性味与功用】苦、寒；清热，凉血，治血痨热、肾热、耳聋及耳炎有脓，排黄水，适用于关节炎。

ཐལ་ཚ། （嘎察）

【考证】《晶珠本草》记载：嘎察，味辛，可温胃祛寒，攻溃去腐，消水肿，排黄水，治头昏、白喉、寒性疬块；生于沼泽草甸和阴凉湿地，叶若蛙爪，花黄色，光亮。

现藏医所用毛茛科高原毛茛和棉毛茛两种入药。前者小叶片分裂，有似蛙爪，花黄色，与《晶珠本草》所述颇一致，应为正品；后者之基生叶通常全缘，不太符合上述描述，应视为代用品。

【原植物】

高原毛茛（图21）

Ranunculus tanguticus（Maxim.）Ovcz.

多年生草本，高5~30 cm。须根基部稍增厚呈纺锤状。茎直立或斜升，分枝，被白柔毛。三出复叶，基生叶和下部茎生叶具长柄；叶片圆肾形或倒卵形，长1~4（6）cm，小叶片二至三回细裂，末回裂片披针形或线形，先端稍尖，两面或下面贴生柔毛；中、上部叶渐变小，3~5全裂，裂片线形，有短柄或无柄，基部具柔毛之膜质宽鞘。花较多，单生于茎顶或枝端，直径8~12（18）mm；花梗被白柔毛；花黄色；萼片椭圆形，长3~4（6）mm，被柔毛；花瓣5，倒卵形至长圆形，长5~9 mm，爪长0.8 mm，蜜槽点状；花托圆柱形，常生细毛；雄蕊10~25；雌蕊多数，无毛。聚合果长圆形，长6~8 mm；瘦果多数，卵球形，较扁，长1.5 mm，喙直伸或稍弯。　花期6~8月。

产于西藏、青海、四川西部、云南西北部、甘肃、陕西、河北、山西。生于海拔3 000~4 600 m的沼泽草甸和水边湿地。分布于印度北部、尼泊尔。

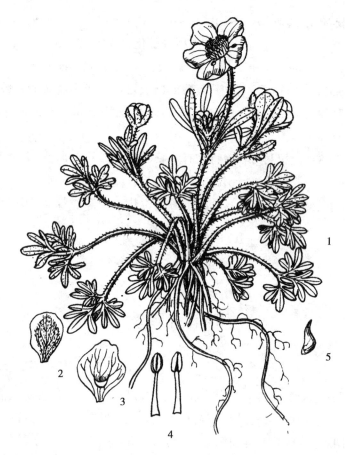

图21　高原毛茛　**Ranunculus tanguticus** (Maxim.) Ovcz.

1. 全株；2. 萼片；3. 花瓣；4. 雄蕊；5. 雌蕊。（王秀明、阎翠兰绘）

【药材】干燥的花。

【采集加工】6~7月采花，以流水洗净，晒干。

【性味与功用】辛、温；温胃祛寒，攻溃去腐，消痞块，排黄水；治脾胃虚寒、胃中胀满、寒性痞块、水肿、关节积黄水、淋病及白喉等。

以上2种植物检索表

1. 基生叶具长柄，为三出复叶，小叶片二至三回全裂或深裂，常具小叶柄；花瓣之蜜槽点状 ……
…………………………………………………………………… 高原毛茛　**Ranunculus. tanguticus**

1. 基生叶具短柄，为单叶，叶片通常全缘；花瓣之蜜槽袋穴状，具棱 …………………………………
…………………………………………………………………… 棉毛茛　**R. membranaceus**

ཟ་ཚིག་ནག་པོ། （嘎斗那保）

【考证】《晶珠本草》记载：嘎斗那保可引腹水，托引黄水；生长于干燥杂有碎石的土壤上，根如筋，叶状如虎耳，莲座叶丛被毛，茎如红香，先端有花7~9朵，花红色状如禽目，像天山报春花，仲夏开花。

各地藏医用报春花科狭叶点地梅、西藏点地梅、匍茎点地梅、糙伏毛点地梅、石莲叶点地梅、昌都点地梅、直立点地梅、玉门点地梅和裂叶点地梅入药。其中，仅狭叶点地梅的生长环境及形态特征符合上述记载，应为正品，而其他种类都在不同程度上不尽一致，仅为代用品。

【原植物】

1. 狭叶点地梅

Androsace stenophylla (Petitm.) Hand. -Mazz.

多年生草本，高10~20 cm。抽出条斜升或平铺地面；在每一节处由多数叶组成莲座丛。叶三型：外层叶狭倒披针形，长1~1.5 cm，淡褐色，具分节粗毛；中层叶灰绿色，线状舌形，短于外层，先端钝圆，具长约1 mm的分节毛并杂有少许腺毛；内层叶菱状长圆形，先端钝，基部渐狭成柄，被多数腺毛和贴伏的分节短毛。花葶被开展的分节粗毛和短腺毛；伞形花序具花5~9朵；苞片披针形，长达2 cm；花梗长达1.2 cm；花粉红色；花萼杯状半圆形，萼齿卵形，先端钝，边膜质，被腺毛；花冠管与花萼近等长，裂片近圆形，开展，径约7 mm，喉部微隆起。果实长圆形。种子呈不规则四面体，黑栗色，具蜂窝状小巢。　花期4~5月，果期6月。

产于西藏中部。生于海拔3 600~4 000 m的干旱山坡。

2. 石莲叶点地梅

Androsace integra (Maxim.) Hand. -Mazz.

莲座状草本，高10~15 cm。主根明显，褐色，直径3~5 mm。叶基生，匙形或倒卵状匙形，长1.5~4 cm，先端圆形并具小尖，基部骤缩下延成翅状叶柄，两面被短柔毛，边缘具密的短缘毛。花葶1至数枚，直立，近光滑；伞形花序具多数花；苞片线形，长4~6 mm，被稀疏柔毛；花梗长10~20 mm，被卷曲的柔毛；花深红色；花萼钟状，长约4 mm，五裂，裂片三角形或宽披针形，先端钝，边缘膜质，具纤毛；花冠直径约6 mm，裂片倒卵形或倒心形，边缘波状或二裂。蒴果卵圆形，高出花萼。种子褐色，扁卵形，长约2 mm。　花期4~6月，果期6~7月。

产于西藏东部、青海东南部、四川西部。生于海拔 2 500~3 500 m 的山坡灌丛中。

【药材】干燥的全草。

【采集加工】6~7月采全草，洗净晾干。

【性味与功用】苦、寒；引排黄水，解热，利尿；治热性水肿、肾虚、疗疮、炭疽。

以上9种植物检索表

1. 叶圆形，边缘深裂，基部心形，具明显叶柄 ·················· 裂叶点地梅　Androsace dissecta
1. 叶狭窄，全缘，基部渐狭成柄或无柄。
　2. 植株具明显直立的茎；叶在茎上互生；花序腋生 ························· 直立点地梅　A. erecta
　2. 植株无直立地上茎；花序顶生。
　　3. 一年生或二年生植物，植株单生，仅一莲座叶丛；叶匙形，先端近圆形，具骤尖头 ······
　　·· 石莲叶点地梅　A. integra
　　3. 多年生植物；莲座叶丛生于根出条或根出短枝上。
　　　4. 叶具软骨质边缘与尖头 ······················· 西藏点地梅　A. mariae var. tibetica
　　　4. 叶无软骨质边缘或尖头。
　　　　5. 内层叶与外层叶分化不明显，近等长或同型。
　　　　　6. 内层叶上面无毛，仅边具流苏状睫毛，外层叶膜质 ······ 玉门点地梅　A. brachystegia
　　　　　6. 内层叶被白色长柔毛，下面中肋突起，边缘外弯，外层叶与内层叶同型 ·········
　　　　　·································· 昌都点地梅　A. bisulca
　　　　5. 叶2~3型，内层叶明显长于外层叶。
　　　　　7. 叶2型，根出条；花梗被红褐色柔毛 ················ 匍茎点地梅　A. sarmentosa
　　　　　7. 叶3型。
　　　　　　8. 外层叶膜质，叶面被糙伏毛 ················ 糙伏毛点地梅　A. strigillosa
　　　　　　8. 外层叶草质，下面被柔毛和腺毛 ················ 狭叶点地梅　A. stenophylla

ག་སྒ།　（嘎加）

【考证】《晶珠本草》记载：嘎加破血，活血；状似曼嘎（原植物为山柰），皮红色或灰色，略厚，较松软，里面白色，内有纤维，根具节，如骨碎补，长5~6托，状如高良姜或黄精，气味芳香，干后坚硬，茎似青稞。

不同藏医所用嘎加的原植物不同：西藏多数藏医用姜科的姜，安多地区藏医多用山柰，少数藏医用长穗姜花入药。根据上述记载，姜基本上符合嘎加特征，不符合处仅为根状茎长5~6托，皮红色或灰色。山奈与长穗姜花的根却相差甚远，其中长穗姜花可视为代用品，而山奈系误用，它应为"曼嘎"的原植物。

【原植物】

1. 姜

Zingiber officinale Rosc.

多年生草本，株高可达1 m。根状茎肥厚，有分枝，干后坚硬，断面白色，具辛辣芳香气味；茎直立，不分枝，具节。叶片披针形或线状披针形，长约20 cm，宽约2 cm，无柄；叶舌膜质，长约3 cm，茎基部具鞘状叶。穗状花序卵状长圆形，长4~5 cm；苞片卵形，长2~3 cm，淡绿色，先端具小尖头；花黄绿色，花萼管状，长约1 cm；花冠管长达2.5 cm，裂片披针形，长约2 cm，唇瓣位于下方，三裂，中央裂片倒卵状长圆形，短于花冠裂片，有紫色条纹和黄色斑点，侧裂片小，卵形，长不及1 cm；雄蕊暗紫色，药隔有钻状附属体。蒴果长圆形，三瓣裂。　花期7~9月。

我国中部、东南部和西南部各省区广为栽培，为亚洲热带及亚热带的栽培植物。

2. 长穗姜花

Hedychium spicatum Ham. ex Smith

多年生草本，高约1 m。根状茎块状。叶片长圆形或长圆状披针形，长10~40 cm，宽3~10 cm，先端渐尖，基部楔形，仅沿叶背中脉微被柔毛；具极短叶柄；叶舌膜质，长1.5~2.5 cm，全缘。穗状花序多花，长达20 cm；苞片长圆形，长2.5~3 cm；单花腋生；花白色，芳香；花萼长2~3 cm，具3齿，先端1侧开裂；花冠淡黄色，管长达8 cm，裂片线形，长2.5 cm。唇瓣倒卵形，裂为2瓣，先端急尖，白色；侧生退化雄蕊匙形，白色，较花冠裂片梢长，花丝淡红色，较唇瓣为短。蒴果扁球形，直径1~2（3）cm，熟时开裂成3瓣。种子每室约6颗。　花期6~7月，果期10~11月。

产于西藏、四川、云南、贵州。生于海拔1 200~3 000 m的山坡密林中。分布于尼泊尔、印度。

【药材】干燥的根状茎。

【化学成分】姜的根状茎含姜醇（$C_{15}H_{26}O$）、姜烯（$C_{15}H_{24}$）、莰烯、金合欢醇、没药烯、α-水芹烯、β-水芹烯、α-姜黄烯、龙脑、1，8-桉油素等；另含姜辣素、姜酮、姜烯酚、二氢姜酚和六氢姜黄素等。

【采集加工】夏秋季挖取地下根状茎，除去茎叶及须根，洗净即为生姜；冬季挖取已老的根状茎，按上述方法，洗净晒干，则为干姜。藏医所用均为市售的干姜及姜片。

【性味与功用】皮苦、肉辛涩；破血，生火；治鼻塞、培龙病、培根病。

以上2种植物检索表

1. 侧生退化雄蕊大，花瓣状，与唇瓣分离；花序生于茎上 ················· 姜　**Zingiber officinale**

1. 侧生退化雄蕊与唇瓣合生，不呈花瓣状；花序着生在由根茎发出的花葶上 ┈┈┈┈┈┈┈┈
┈┈┈┈┈┈┈┈┈┈┈┈┈┈┈┈┈┈┈┈┈┈┈┈┈┈┈┈┈┈┈ 长穗姜花　**Hedychium spicatum**

སྐྱ་ཐོག་པ། （冈托巴）

【考证】《晶珠本草》记载：冈托巴清热，解肉毒，治肺病和血病；生于干旱河滩和田边，根细，茎单生，上部有分枝，枝顶开黄花，叶似萝卜叶，果实如松针，悬垂于一侧，种子像金砂。

各地藏医用十字花科垂果大蒜芥及山柳叶糖芥入药，其中仅垂果蒜芥果细而长，如松针，垂于一侧，符合上述记载，应为正品，而山柳叶糖芥却相差较远，应为代用品。

【原植物】

1. 垂果大蒜芥

Sisymbrium heteromallum C. A. Mey.

一年生或二年生草本，高10~90 cm。根粗，黄褐色。茎直立，下部单一，上部有分枝，具粗硬毛。叶轮廓长圆形或长圆状披针形，长4~12 cm，大头羽状分裂，裂片2~4对，顶裂片长圆状卵形，边缘有不整齐的齿，侧裂片长圆形，有疏齿或近全缘。总状花序生分枝顶端，果期长可达20 cm；花多数，密集，淡黄色；萼片4，长圆形，长2~4 mm，先端急尖，边缘膜质，无毛；花瓣4，匙形，长3~5 mm，先端圆形，基部具长爪；雄蕊6，花丝线形。长角果线形，长6~9 cm，径约1 mm，无毛；果柄长5~15 mm；果后期全部角果下垂；2室，每室1列种子。种子棕色，椭圆形。 花果期6~9月。 （图见《青藏高原药物图鉴》2:5）

产于青海、四川、云南、甘肃、陕西、新疆及华北、东北等区。生于海拔4 380 m 以下的山坡草地、田边、路边、水沟边、沟谷阶地。分布于蒙古、中亚地区、俄罗斯及印度北部、欧洲北部。

《青藏高原药物图鉴》第二册在"盖菜"项下垂果蒜芥作为原植物之一而记载。按《晶珠本草》记载，垂果蒜芥的特征与盖菜不符，而与冈托巴的描述相同，故加以改正。

2. 山柳叶糖芥

Erysimum hieracifolium L.

二年生或多年生草本，高30~60 cm，具2~4叉毛。直根肉质。茎直立，不分枝或分枝，单生或丛生。基生叶莲座状，椭圆形至倒披针形，长4~6 cm，宽3~7 mm，全缘或疏生波状齿，两面有毛；叶柄长1~1.5 cm；茎生叶小而无柄。总状花序多花，果期延长；苞叶线形；花鲜黄色，直径约1 cm；萼片4，长圆形，长5~6 mm，被叉状毛；花瓣4，倒卵形，长8~12 mm，下部有长爪；雄蕊6；子房被柔毛。长角果线状圆筒形，长3~6 cm，直立，被柔毛；果柄粗，长约1 cm；2室，每室种子1行。种子长圆形；子叶背倚。　花果期6~8月。

产于西藏大部分地区、新疆。生于海拔2 850~4 600 m的山坡草地、沙砾干山坡地。分布于欧洲及亚洲。

《西藏常用中草药》所载的糖芥种名有误，该种不产自西藏，其彩图351应是本种。

【药材】干燥的种子。

【采集加工】采集成熟种子，筛去杂质，晒干。

【性味与功用】甘、涩、寒；清血热，镇咳，强心，解肉毒；主治虚痨发热、肺结核咳嗽、久病心力不足等病。

以上2种植物检索表

1. 叶羽状分裂；长角果细长，下垂，无毛 ………………………… 垂果大蒜芥　Sisymbrium heteromallum

1. 叶不分裂；长角果较粗，直立，有毛 ………………………… 山柳叶糖芥　Erysimum hieracifolium

སྒོག་སྐྱ། （果夹）

【考证】《晶珠本草》记载：果夹祛风、杀虫、解毒，治麻风。可分为两种，其一，鳞茎白色，个大，味不甚辛辣；其二，鳞茎较小，分瓣多，皮红色，味甚辛辣。质最佳者为无瓣的鳞茎。

各地藏医用百合科大蒜入药。根据市售蒜的鳞茎种类，确有鳞茎不分瓣者，其味非常辛辣，但亦有鳞茎分瓣者，又有皮红或白色两种，但不像《晶珠本草》中所述，而是白、红两色都有大、小的区别。尽管颜色、大小不同，但功用基本一致，从植物种考虑，皆属同种大蒜。

【原植物】

大蒜

Allium sativum L.

鳞茎球状，通常由多数肉质、瓣状的小鳞茎紧密绕花葶基部排列而成，外面被数层白色或紫色膜质鳞茎外皮。叶扁平，长条状披针形或条形，短于花葶，宽达2.5 cm。花葶圆柱形，高达60 cm，中部以下具叶鞘；伞形花序顶生，具少数花；总苞条状披针形，长达20 cm，具长喙，早落；花间具多数珠芽；花梗纤细；小苞片卵形，膜质，具短尖；花淡红色；花被片披针形或宽披针形，长达4 mm，内轮花被片较短；雄蕊2轮，花丝短，基部合生，并与花被片贴生，内轮基部宽，并每侧各具1齿，齿端丝状，超过花被片；子房球形，花柱短于花被。 花期7月。

我国广泛栽培。

【药材】 干燥的全草。

【化学成分】 大蒜新鲜鳞茎每100 g中含水分70 g，蛋白质4.4 g，脂肪0.2 g，碳水化合物23 g，粗纤维0.7 g，灰分1.3 g，钙5 mg，磷44 mg，铁0.4 mg，硫胺素0.24 mg，核黄素0.03 mg，尼克酸0.9 mg，抗坏血酸3 mg。大蒜含挥发油约0.2%，内含蒜素或大蒜辣素 (Allicin) 以及多种烯丙基、丙基和甲基组成的硫醚化合物：$(CH_2:CHCH_2)_2S$、$(CH_2:CHCH_2)_2S_2$、$(CH_2:CHCH_2)_2S_3$、$(CH_3)_2S$、$(CH_3)_2S_2$、$(CH_3)_2S_3$、$CH_2:CHCH_2SCH_3$、$CH_3CH_2CH_2S_2CH_3$、$CH_2:CHCH_2S_3CH_3$等。此外，挥发油中尚含柠檬醛 (Citral)、α-水芹烯 (α-Phellandrene)、β-水芹烯、丙醛、戊醛、牻牛儿醇 (Geraniol)、芳樟醇 (Linalool) 等。

【采集加工】 7月采全草，洗净晒干。

【性味与功用】 辛、辣，锐；杀虫，解毒，开胃，止泻；治肉斑、麻风、肿瘤、痔疮、感冒、尿潴留等。

ཁྲག་ཤིང་ (仲兴)

【考证】 《晶珠本草》记载：仲兴治培龙病、黄水病、寒症，以及风病、水肿、肾腰疼痛等症；仲兴状如松树，叶长，形如野猪鬃排列，种子大，坚硬，树干渗出的树脂，色黄，有光泽，烧时有肉豆蔻气味。

藏医用松科油松、乔松、长叶云杉、喜马拉雅冷杉及红杉入药。其中油松叶直立而坚硬、种子大，树干能渗出黄色树脂，符合《晶珠本草》的记载，应视为正品，而乔松、长叶云杉、喜马拉雅冷杉及红杉的形态却不完全符合上述记载，应为代用品。另外，油松的近缘种——高山松 (*Pinus densata* Mast.) 及云南松 (*P. yunnanensis* Franch.) 也可考虑选用。

【原植物】

1. 油松

Pinus tabulaeformis Carr.

乔木，高6~8 m。树皮暗灰棕色，呈鳞片状纵裂，裂缝红褐色；枝轮生，小枝粗壮，淡黄色或灰黄色，鳞片状叶枕短或不存。叶针形，2~3针一束，粗壮而硬，长6~12 cm，两面有气孔带，树脂道边生。花单性，雌雄同株；雄球花圆柱形，长1~1.5 cm，淡黄色；雌

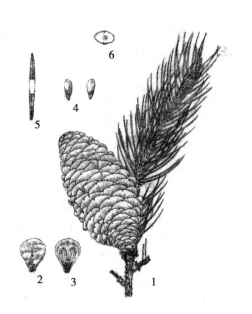

图22 长叶云杉 Picea smithiana（Wall.）Boiss.
1. 果枝；2. 种鳞背面及苞鳞；3. 种鳞腹面；4. 种子背腹面；5. 叶片；6. 叶片横切面。（刘进军绘，2~6图描自《中国植物志》）

球花卵形或卵球形，1~2个着生于当年生小枝顶端，无柄或具短柄；鳞片呈螺旋状排列，每一鳞片内生胚珠2枚。球果卵形，长5~8 cm，宿存枝上数年不落，果鳞楔形，质硬而厚，鳞盾有隆起的横脊，鳞脐突出。种子卵形或椭圆形，扁，具翅，长约5 mm，褐色。花期5月，果熟期次年9月。

产于青海、四川、甘肃、宁夏、陕西、内蒙古、河北、山西、吉林南部、辽宁、河南、山东。生于海拔3 200 m以下的山地半阴坡较干燥地方。

2. 长叶云杉（图22）

Picea smithiana（Wall.）Boiss.

乔木，高15~50 cm。树皮灰褐色，具浅沟，有长方形或圆形鳞片。小枝低垂，一年生枝淡黄色，细弱，无毛，有光泽；二年生枝灰色或灰褐色。芽卵形，芽鳞紧密覆盖，顶生芽的基部鳞片锥形，先端刺尖，具微毛。叶细长，长2.5~4.5 cm，稍内弯，有光泽，横切面四棱形，两面各有5条白色气孔线。球果圆柱形，具短柄，长18~20 cm，径3~6 cm，褐色，有光泽；种鳞宽卵叶，长约2 cm，宽约2.5 cm，革质，平滑而有光泽。种子暗褐色，倒卵形，翅匙状，长1 cm。花期5~6月。

产于西藏（吉隆）。生于海拔2 000~3 200 m的半阳坡之栎林中。分布于尼泊尔、阿富汗。

3. 喜马拉雅冷杉（图23）

Abies spectabilis（D. Don）Mirb.

乔木，高10~15 m。树皮暗灰色或灰褐色，粗糙，有裂缝；枝条开展，小枝红褐色，有深沟，沟内生褐色短柔毛；冬芽大，无毛，圆筒形，有树脂。叶片扁平，多而密集，呈螺旋式排列，由于柄的扭曲，枝条上的叶呈整齐的篦齿状，向两侧开展；叶浓绿色，线形，先端钝圆或二裂，腹面亮绿色，具凹槽，背面有两条宽的白色气孔带，各由数条气孔线组成，树脂道边生。球果圆柱状，长14~18 cm，宽4~6 cm，幼时紫蓝色，成熟后褐色，果鳞宽1.5 cm；苞鳞稍伸出。种子具翅，翅长6~7 mm，宽4~5 mm。 花果期5~10月。

产于我国西藏（吉隆、聂拉木、定日、定结）。生于海拔2 800~3 800 m的山坡林中。分布于阿富汗、尼泊尔。

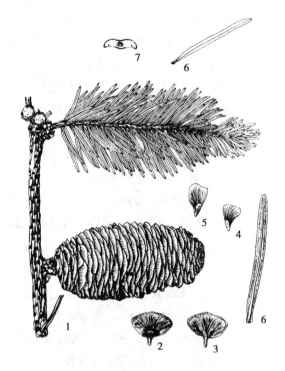

图23 喜马拉雅冷杉 Abies spectabilis (D. Don) Mirb.
1. 果枝；2. 种鳞背面及苞鳞；3. 种鳞腹面；4. 种子背面；5. 种子腹面；6. 叶片；7. 叶片横切面。（刘进军绘，2~7图描自《中国植物志》）

4. 红杉
Larix potaninii Batal.

落叶乔木，高10~30 m。树皮灰褐色，粗糙，有裂缝；小枝下垂，一年生长枝红褐色，无毛，有光泽，二年生枝暗灰色。叶在幼枝上螺旋状散生，在老枝上簇生；叶长针状，长2~3 cm，宽1.3 mm，柔软，上面中脉明显突起，灰绿色，先端尖，两面各有1~2条气孔线。雌雄同株；球果单生于短枝顶端，直立，长卵球状，长3.5~5 cm，无柄，成熟后紫褐色；种鳞多数，圆形或近方形，上缘平而中心微凹，稍内曲，背面有疏短毛，腹面含2枚种子。种子淡灰色，倒卵形，具长3~5 mm的翅；苞鳞较种鳞长，直伸，露出长5 mm的长尖。 花期4~5月，果期10月。

产于西藏、四川、云南、甘肃。生于海拔3 000~4 200 m的林中。

【药材】干燥的茎、枝。

【化学成分】松节主要含纤维素、木质素（Lignin）、少量挥发油和树脂。挥发油含α-蒎烯（α-Pinene）及β-蒎烯（β-Pinene）约90%以上，另有少量的L-莰烯。

【显微鉴别】油松小枝横切面：残存木栓组织宽，外部2~3列细胞径向排列，胞壁加厚；向里的细胞切向排列，薄壁稍弯曲。皮层较宽，细胞切向排列，含有颗粒状物；树脂道巨型，在韧皮部的外侧排成1环，下皮细胞薄壁、清楚。韧皮部显著，薄壁细胞多切向排列；射线单列，细胞径向排列。形成层不明显。木质部宽，轮界清楚，由纤维管胞和射线组成。纤维管胞四边形，切向、径向排列；射线单列，细胞径向排列；树脂道多沿晚材分布，较皮层中的小，下皮细胞显著增大，数量减少。髓小，薄壁细胞壁加厚。（附图4A）

粉末：浅棕色。纤维管胞随处可见，径30~38 μm，单个、2~3个成束，多碎断，具缘纹孔显著。薄壁细胞众多，径30~41.7 μm，胞壁厚，多碎断，细胞中充满颗粒状内含物。（附图4B）

【采集加工】7~8月采树枝，刮去粗皮，晒干备用。

【性味与功用】治筋骨疼痛、关节积黄水、黄水疮、消化系统疾患、肾炎、淋病等。

以上5种植物检索表

1. 叶螺旋状排列，单生。

  2. 球果单生枝端，下垂；叶近方形，每边有3~5条气孔线 ·············· 长叶云杉 **Picea smithiana**

  2. 球果单生叶腋，直立；叶近扁平，下面有2条粉白色气孔带 ···

  ·· 喜马拉雅冷杉 **Abies spectabilis**

1. 叶簇生。

  3. 落叶植物；枝有长枝和短枝之分；多数叶簇生于短枝上 ·············· 红杉 **Larix potaninii**

  3. 常绿植物；无长枝与短枝区别；叶仅2~5枚簇生。

    4. 叶2~3针一束，叶内具2条维管束；果梗很短 ·················· 油松 **Pinus tabulaeformis**

    4. 叶5针一束，叶内具1条维管束；果梗长达4 cm ·················· 乔松 **P. griffithii**

ཚ་ཚ་ཕྱེན་ཏེར་མོ། （鹅区森得莫）

【考证】《晶珠本草》记载：鹅区森得莫通三便；长在温暖山沟的石岩上，夏天全株舒展，秋冬全株缩如禽爪，叶如蛙掌，又称巴哇拉巴。

藏医用卷柏科垫状卷柏和卷柏入药，其形状均与上述记载相似，故均为原植物。

【原植物】

垫状卷柏（图24）

Selaginella pulvinata（Hook. et Grev.）Maxim.

丛生草本。无主茎，从地面处丛生多数小枝，辐射斜展，干后收缩如拳；小枝扇状，生成2~3次羽状分枝。叶异型，侧叶披针状钻形，长约3 mm，先端有长芒，下面中肋呈龙骨状凸起，远轴的一面全缘，膜质

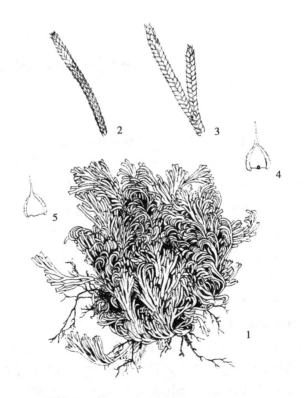

图24　垫状卷柏　**Selaginella pulvinata**（Hook. et Grev.）Maxim.

1. 全株；2. 着叶小枝腹面；3. 着叶小枝背面；4. 小孢子叶腹面；5. 小孢子叶背面。（刘进军绘）

边宽，近轴的一面膜质边极窄，有微锯齿，中叶两行，并行，卵圆状披针形，长约2 mm，先端有长芒，向前直伸，左右两侧不等，外侧边缘加厚，全缘，上面中肋下陷。孢子囊穗生于分枝顶端，有四棱；孢子叶三角形，有宽的膜质边缘，先端有长芒；孢子囊肾形。

产于我国各省区。生于海拔4 200 m以下的山坡岩石上。分布于朝鲜、日本。

【药材】干燥的全草。

【化学成分】卷柏的叶及全草含多种黄酮类成分，如阿曼托黄素（Amentoflavone）、苏特黄素（Sotetsuflavone）、芹菜黄素（Apigenin）、异柳杉素（Isocryptomerin）、扁柏双黄酮（Hinokiflavone）及酚类成分、氨基酸、海藻糖等多糖类与少量鞣质。

【采集加工】7~10月采收，剪去须根，洗净晒干。

【性味与功用】辛、平；破血（生用），止血（炒炭）；主治经闭、子宫出血、便血脱肛。

以上2种植物检索表

1. 中叶2行并行，外侧叶的边缘加厚 ································ 垫状卷柏 **Selaginella pulvinata**
1. 中叶不平行，外侧叶的边缘膜质 ································ 卷柏 **S. tamariscina**

ཝོང་བོ།（翁布）

【考证】《晶珠本草》记载：翁布性温、轻，能缓泻治黄水病；状如山萝卜，根似苦苣菜，折断后流乳状白液，叶小而碎，铺于地面，被淡蓝色细毛，花蓝色，4瓣。

各地藏医以桔梗科川西蓝钟花、光萼蓝钟花及龙胆科刺芒龙胆入药。其中，光萼蓝钟花及川西蓝钟花比较符合上述记载，但花冠不为4瓣，而是五裂，则不符。刺芒龙胆因根折断后无乳状白液、叶不铺于地面、花冠五裂完全，而与上述记载不一致，但因青海多数藏医用其作药，故视作代用品。花4瓣的蓝钟花，似本草记载，建议试用。

【原植物】

1. 光萼蓝钟花 （图25）

Cyananthus leiocalyx (Franch) Cowan

多年生草本，高5~15 cm。根肥厚，近萝卜形。茎纤细丛生，稀分枝，直立或斜上升，被白色柔毛。叶互生，上部叶较密，花下叶近轮生，基部近鳞片状，向上逐渐增大；叶片卵形，长4~6 (10) mm，宽3~4 (6) mm，先端钝圆或急尖，基部广楔形，全缘，表面亮绿色，无毛，背面灰绿色，密被白色倒伏毛；叶柄短，长2~3 mm，被毛。花单一顶生，花梗细，长约1 cm，被毛；花蓝紫色；花萼近钟状，长6~9 mm，下窄上宽，脉明显，无

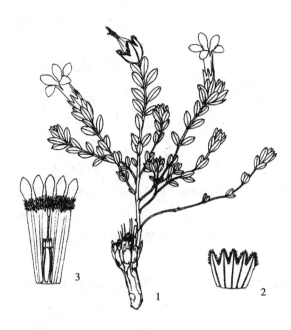

图25 光萼蓝钟花 Cyananthus leiocalyx
(Franch.) Cowan
1. 植株；2. 花萼；3. 花冠。（刘进军绘）

毛，裂片5，长卵形或钝三角形，具缘毛；花冠管状，长2~2.5 cm，裂片长卵形，直立或开展，内面喉部被毛；子房上位，无毛。花期6~8月。

产于西藏东部、四川、云南。生于海拔3 000~5 000 m的山坡草地。分布于印度东北部。

2. 刺芒龙胆

Gentiana aristata Maxim.

一年生小草本，高5~12 cm。茎从基部多分枝，呈丛生状。叶狭披针形，长5~12 mm，宽约1 mm，先端渐尖呈芒状，具狭膜质边缘，常对折，中脉在背部呈脊状，基部连合成短鞘，抱茎。花单生于茎顶；花萼钟形，萼裂片5，线状披针形，先端芒状；花冠钟形，上部蓝紫色或紫色，喉部具蓝色宽条纹，下部黄白色，长10~15 mm，裂片近三角形，背部带绿色，褶先端条裂状。蒴果伸出花冠外，上半部边具翅。种子小，具细网纹。花果期6~9月。（图见《青藏高原药物图鉴》1:26）

产于西藏东部、青海、四川西北部、甘肃。生于海拔1 800~4 600 m的河滩、沼泽草地、高山草甸及灌丛草地。

【药材】干燥的全草。

【采集加工】夏季采全草，流水洗净晾干。

【性味与功用】温、轻；缓泻；治黄水病、眼病、水肿病。

以上4种植物检索表

1. 叶对生，叶片线形，先端具尖头；一年生植物 ························· 刺芒龙胆 *Gentiana aristata*

1. 叶互生，叶片披针形或卵形，先端钝；多年生植物。

   2. 花4数 ·· 蓝钟花 *Cyananthus hookeri*

   2. 花5数。

      3. 叶片两面被毛，边缘反卷，或具2~3齿 ·················· 川西蓝钟花 *C. dolichosceles*

      3. 叶片下面被毛，边缘不反卷，全缘 ······················ 光萼蓝钟花 *C. leiocalyx*

ཚ་གང་། （居刚）

【考证】《晶珠本草》记载：居刚分3类，第一类生于园中种植的竹中，色白，微有黄色，状如滑石粉，光滑、油润、疏松，不沾手，含在口中无味，如久含则略有甘味，其味轻而淡，舌上融化、化后无迹者为上品；第二类为矿物，状如滑石粉，久置后略变黄，光滑，细绵，色白，无砂粒；第三类产于西藏康木一带，生在风吹日晒不到的潮湿石岩上，色白，无味，光滑，微透明，质轻，不磣牙，口含食久味略甘。

各地藏医所用上述3类药中，第一类药来自禾本科华箪笋竹受伤后流出的液体，在竹内自然干燥凝结成的块状物或竹内残余的片状髓部；其余二类虽从藏医处收集了些样品，但经矿物专家鉴定为蛋白石。审稿时，藏药专家认为是伪品。根据资料记载，为石灰华等矿物。因无法判断，故从略。

【原植物】

华箪笋竹

Schizostachyum chinense Rendle

华箪笋竹体枯死后，受伤流出的液体形成的凝结物为竹黄，多呈不规则块状或片状，直径1~6 cm，表面灰白色、乳白色、牙白色、灰褐色或灰蓝色，断面多光亮，用手摸之有滑感；另一为竹内髓部遗留的髓痕，髓痕微小，白色膜质，体轻呈碎片状，常附着在靠近节处的内壁上，竹节切开后现出，呈白色，久置略带黄色，一般在较大的竹内出现。

【药材】干燥的竹黄及髓痕。

【采集加工】全年可采，采集后晾干。

【性味与功用】性凉、湿；治肺热、疮热，利黄疸。云南德钦藏医，用其治眼黄病、肺热，为肺病良药。

ཇ་བ། （加哇）

【考证】《晶珠本草》记载：加哇辛、涩、温，治黄水病、肾病、腰痛、肿痛、肾腰寒气病。本药可分为3类，第一类生于阴面山坡，叶细裂似玉络，花红色，伞状，全身被刺或粗毛；第二类生于田边，茎叶如葛缕子，茎紫色，花白色，果像葛缕子果实；第三类生于石山或树林中，形状如第二种。

各地藏医主要用伞形科西藏白苞芹、西藏棱子芹、刺果峨参、迷果芹、牡丹叶当归、羽轴丝瓣芹入药。第一类药全身被毛，与上述7种无一相符；第二类药与迷果芹相符，该植物生于田边，茎、叶和果实极似葛缕子，花白色，但茎非紫色，青海藏医多用之，应为原植物；第三类药可能为西藏白苞芹，生于林中，叶细裂，花白色，但果实较葛缕子宽。

【原植物】

1. 迷果芹（图26）

Sphallerocarpus gracilis（Bess.）K.-Pol.

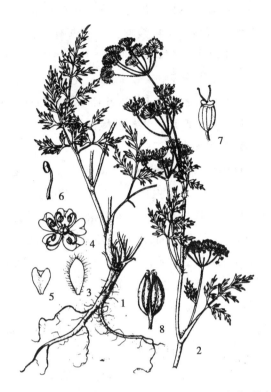

图26 迷果芹 **Sphallerocarpus gracilis**（Bess.）K.-Pol.
1. 植株下部；2. 花枝；3. 小总苞；4. 花；5. 花瓣；6. 雄蕊；7. 幼果；8. 成熟果。（阎翠兰绘）

多年生草本，高20~80 cm。根块状或圆锥形。茎直立，有细条纹，多分枝，下部多白毛。基生叶早落或凋存；茎生叶二至三回羽状分裂，末回裂片边缘羽状缺刻或齿裂，通常表面绿色，背面淡绿色，无毛或疏生柔毛；叶柄长1~7 cm，基部有阔叶鞘，鞘棕褐色，边缘膜质，被白色柔毛，具脉7~11。复伞形花序顶生和侧生；伞幅6~13，不等长；总苞片缺如，小苞片5，长卵形至广披针形，长1.5~2.5 mm，常反曲，边缘膜质，有毛；花白色；萼齿细小；花瓣倒卵形，长约1.2 mm，顶端具内折小舌片。双悬果椭圆状长圆形，长4~7 mm，宽1.5~2 mm，棱略突起，每棱槽内油管2~3，合生面油管4~6。 花期7月，果期8月。

产于我国西北、东北、华北等区。生于海拔4 000 m以下的河滩、田边路旁。

2. 西藏白苞芹

Nothosmyrnium xizangense Shan et T. S. Wang

多年生草本，高30~60 cm。根圆锥形，直径2~3 cm。茎直立，有分枝。叶片轮廓长椭圆形，长8~15 cm，宽2~2.5 cm，二至三回羽状分裂，末回裂片椭圆形，长约2 cm，羽状分裂，无毛；叶柄长5~6 cm，基部具鞘；茎上部叶二回羽状分裂。复伞形花序顶生或侧生；伞幅8~15，不等长，长1~3 cm；总苞片5，披针形，长约1 cm，小苞片5，椭圆形，长约2.5 mm；

花白色；萼齿不显；花瓣近圆形；花柱基扁圆锥形，花柱长。果实卵球形，长约2 mm，基部心形，背棱、中棱线形，每棱槽有油管1，合生面2。　花果期8~9月。

产于西藏（米林县、郎县）。生于海拔3 200 m的云杉林下或林区村边。

3. 西藏棱子芹

Pleurospermum hookeri C. B. Clarke var. **thomsonii** C. B. Clarke

其形态、产地、生长环境详见"杂"项记载。

4. 刺果峨参

Anthriscus nemorosa (M. Bieb.) Spreng.

二年生或多年生草本，高50~120 cm。茎直立，粗壮，中空，表面具纵沟纹，下部被短柔毛。叶片轮廓呈阔三角形，二至三回羽状分裂，长7~12 cm，末回裂片披针形或长圆状披针形，长3~7 mm，边缘有深锯齿，两面或背面脉上有毛；叶柄有或无，基部呈鞘状，先端和边缘被白柔毛。复伞形花序顶生；无总苞片，小总苞片3~7，卵状披针形或披针形，反折，边缘有白色柔毛；伞幅6~12，长2~5 cm，无毛；小伞形花序有花3~11；花白色；萼齿不明显；花瓣基部狭，先端有内折小尖头；花柱基圆锥形，花柱长于花柱基。双悬果线状长圆形，长7~8 mm，直径2~3 mm，表面有疣毛或细刺毛，宿存花柱外折。　花果期6~9月。

产于四川、甘肃、陕西、新疆、内蒙古、河北、吉林、辽宁。生于海拔1 620~3 800 m的山坡草丛及林下。分布于亚洲北部及欧洲东部。

5. 牡丹叶当归

Angelica paeoniaefolia Shan et Yuan

多年生草本，高50~150 cm。根长圆柱形，棕褐色，质地疏松，有香气。茎直立，带紫红色，无毛，有分枝。叶为一至二回三出羽状分裂，轮廓为卵状三角形，长达15 cm，带紫红色，无毛，小叶片约3对，末回裂片狭卵形，长2~4 cm，先端三深裂；叶柄长5~15 cm，基部膨大成管状鞘，抱茎。复伞形花序；伞幅17~30；总苞片数枚，线状披针形，膜质，小苞片线形，近等长于花梗；花黄绿色，带紫晕；萼片不明显；花瓣圆卵形，先端微凹；花柱基扁圆锥形，花柱短而外折。果实长圆形，长5~7 mm，仅侧棱具宽翅，膜质。果期9月。

产于西藏（波密、林芝、米林、比如、索县）。生于海拔3 500~4 000 m的河边石砾草丛中。

6. 羽轴丝瓣芹　　加瓦琼瓦（译音）

Acronema nervosum Wolff

多年生草本，高15~25 cm。块根卵形或圆锥形，直径约5 mm。茎单生，细弱，无毛。基生叶轮廓为阔三角形，一至二回羽状分裂，末回裂片近倒卵形或长椭圆状披针形，长5~8 mm，全缘或三浅裂；叶柄细长，向上逐渐简化而小。伞形花序顶生或腋生；伞幅4~5；无总苞片和小苞片；小伞形花序有6~9花，花梗不超过1 cm；花淡紫色；萼齿无；花瓣披针形或卵状披针形，基部楔形，先端丝状；花柱基扁，花柱外弯。双悬果卵形，棱丝状，无毛。　花期8~9月，果期9~10月。

产于西藏东部。生于4 100~4 700 m的山坡林下。分布于印度。

【药材】干燥的全草和根。

【采集加工】花期采全草，9~10月挖根，洗净晾干。

【性味与功用】辛、涩、温；治黄水病、肾痛、腰痛、肿痛、培根病、木布病、龙病及感冒、胃病、消化不良、腹寒。

以上6种植物检索表

1. 萼齿明显。

   2. 叶鞘、苞片边被白柔毛；果实长圆形，棱上无翅 ………… 迷果芹　Sphallerocarpus gracilis

   2. 叶鞘、苞片无白柔毛；果实卵圆形，棱上具翅 …………………………………………………

             ………………………………… 西藏棱子芹　Pleurospermum hookeri var. thomsonii

1. 萼齿无或不明显。

    3. 花瓣圆卵形，无内折小舌片。

     4. 果棱无翅，果实卵球形 ……………… 西藏白苞芹　Nothosmyrnium xizangense

     4. 果棱具宽翅，果实长圆形 …………… 牡丹叶当归　Angelica paeoniaefolia

    3. 花瓣近披针形，具内折舌片或先端丝状。

     5. 果实具疣毛或刺毛 ………………… 刺果峨参　Anthriscus nemorosa

     5. 果实无毛，光滑 ………………………… 羽轴丝瓣芹　Acronema nervosum

ཡག་རྒྱལ་པ།　（结居巴）

【考证】《晶珠本草》记载：结居巴味微苦，可清热解毒，治瘟疫、炭疽；生于阳山石隙，根黄色，含汁液，茎长，微黄，叶若绿松石碎片，花类似金色之荚，花蕊黄色，如麝毛，蓬松，果之先端弯似铁钩。《蓝琉璃》记载：莪真又名结居巴，生于阳山石隙，味微苦，除无燥湿作用外，功用同黄连；茎长，微黄，叶若绿松石碎片。

现藏医所用的结居巴（或莪真），其原植物主要有毛茛科狭序唐松草、芸香叶唐松草和腺毛唐松草。狭序唐松草和芸香叶唐松草，其瘦果先端之宿存花柱拳卷或反曲呈钩状，与《晶珠本草》所载的结居巴很相符，应为正品；而腺毛唐松草，其瘦果先端并非钩状，与所载不尽相符，可视为代用品。

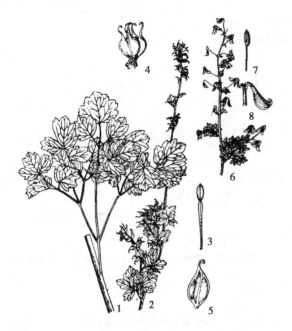

图27　1~5狭序唐松草　**Thalictrum atriplex** Finet et Gagnep.

1. 茎生叶；2. 花序；3. 雄蕊；4. 心皮；5. 瘦果。

6~8.芸香叶唐松草 **Thalictrum rutifolium** Hook. f. et Thomson.6. 果序；7. 雄蕊；8. 瘦果。（王颖抄绘自《中国植物志》）

【原植物】

1. 狭序唐松草 （图27）

Thalictrum atriplex Finet et Gagnep.

多年生草本，高40~80 cm。茎具细纵槽，上部分枝。茎生叶，下部者为四回三出复叶，叶片长约15 cm，小叶草质，顶生小叶楔状倒卵形、宽菱形或近圆形，长0.8~2.2 cm，顶端圆或钝，基部宽楔形至浅心形，三浅裂或深裂，边缘具粗齿，两面脉不突出，脉网不明显；叶柄长约12 cm，基部具狭鞘；中部以上者，则渐变小。花序似总状，狭长；花梗长1~5 mm；萼片4，白色或带黄绿色，椭圆形，长2.5~3.5 mm，早落；雄蕊7~10，长约4 mm，花药椭圆形，顶端具短尖头，花丝上部棒状，下部丝形；心皮4~5 (8)，花柱拳卷。瘦果扁卵球形，长约2.5 mm，具纵肋 (6) 8 (10) 条，基部无柄或微具柄，宿存花柱长1~2 mm，卷曲。　花果期6~9月。

产于西藏东部、四川西部、云南西北部。生于海拔2 300~3 600 m的林缘、疏林中或草坡。

2. 芸香叶唐松草

Thalictrum rutifolium Hook. f. et Thomson.

多年生草本，高11~50 cm。茎上部分枝。基生叶和下部茎生叶具长柄，为三至四回近羽状复叶；叶片长3.2~11 cm；小叶草质，顶生小叶楔状倒卵形，有时菱形、椭圆形或近圆形，长3~8 mm，宽2~7 mm，先端圆形，基部楔形至圆形，三裂或不裂。花序近总状，狭长；花梗长2~7 mm，在果期增长至8~14 mm；萼片4，淡紫色，卵形，早落；雄蕊4~18 (30)，长2~3 mm；花药椭圆形，长0.5~1.5 mm，顶端具短尖，花丝丝形；心皮3~5，基部渐狭成短柄，花柱短，腹面密生柱头组织。瘦果倒垂，稍扁，镰状半月形，长4~6 mm，具纵肋8条，宿存花柱长约0.3 mm，反曲。　花期6~8月。

产于西藏、青海、四川西部、云南西北部、甘肃中部及西部。生于海拔2 280~4 300 m的山谷、河滩或草坡。分布于克什米尔地区及尼泊尔、印度东北部。

【药材】干燥的带根全草。

【采集加工】6~8月，拔取全草，洗净，晒干。

【性味与功用】苦、寒；清热解毒，凉血止痢；主治眼结膜炎、传染性肝炎、痢疾及痈肿疔毒等。

以上3种植物检索表

1. 茎无毛或幼肘被短柔毛，后变无毛；小叶片上面之脉稍凹陷，下面之脉稍隆起，沿脉网生短柔毛和腺毛，稀无毛；花梗通常被柔毛和腺毛；萼片5，背面常疏生柔毛；子房疏生柔毛，无柄；瘦果被短柔毛，无宿存之卷曲或反曲花柱 …………………… 腺毛唐松草 **Thalictrum foetidum**

1. 茎无毛；小叶片两面脉近平，脉网不明显，无毛；花梗无毛；萼片4，无毛；子房无毛，无柄或具短柄；瘦果无毛，宿存花柱卷曲或反曲呈钩状。

2. 萼片白色或带黄绿色；花丝上部棒状，下部丝形；瘦果不倒垂，扁卵球形，具纵肋 (6) 8 (10) 条，宿存花柱长1~2 mm，卷曲 …………………… 狭序唐松草 **T. atriplex**

2. 萼片淡紫色；花丝丝形；瘦果倒垂，稍扁，镰状半月形，具纵肋8条，宿存花柱长约0.3 mm，反曲 …………………… 芸香叶唐松草 **T. rutifolium**

ལྕང་མ།（江玛）

【考证】《晶珠本草》记载：江玛有3种，第一种为乔木，树身高大；第二种为灌木，枝条细，直伸，叶细长，柔软而质薄；第三种又分黑、白两种，白的到处栽植可活，皮灰色；黑的种植不活，皮黑色。

各地藏医用杨柳科旱柳、白柳入药。我们又根据资料和形状确定以下两种可能入药，即筐柳和集穗柳。其中白柳为第一种药，旱柳为第三种药中的白者。笔者根据资料及植物形态分析，筐柳可能为第二种药，集穗柳为第三种药中的黑者，印度称此种为江玛（Changma，译音），但我国不产。

【原植物】

1. 白柳 （图28）

Salix alba L.

乔木，高达20 m。树皮暗灰色，较厚，深纵裂，分枝多数，开展，幼时被绢丝毛。叶披针形、倒披针形或倒卵状披针形，长7~15 cm，先端渐尖或长渐尖，边缘具齿，基部楔形，幼叶有银白色绢毛；托叶披针形，早落。柔荑花序有梗；雄花序长约4 cm，圆柱形；鳞片长圆形或倒卵状长圆形，具缘毛；腺体2；雄蕊2，稀稍多，花药鲜黄色；雌花序长

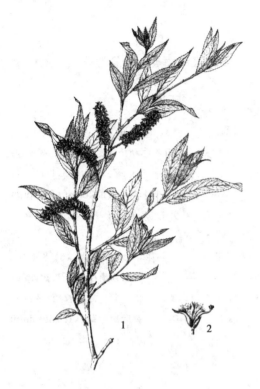

图28　白柳　**Salix alba** L.

1. 果枝；2. 果实。（王颖绘）

3~4.5 cm，雌花排列较雄穗中雄花排列稀疏；鳞片黄色，具缘毛；腹腺1，稀具不发达的背腺。蒴果卵状圆锥形，无果梗，被毛；宿存花柱短，二裂，花柱分枝先端又二裂。　花期4月。

产于西藏、新疆。生于海拔3 600~3 800 m的河滩、沟谷，栽培或野生。分布于中亚和欧洲。

2. 筐柳

Salix cheilophila Schneid.

灌木，稀小乔木。枝细，节间长，近直立，紫色，幼枝被柔毛，老后光滑；芽小，芽鳞有柔毛。叶狭长圆形、线形、披针形，长2~4 cm，先端渐尖或短渐尖，边缘平展或微外卷，具腺锯齿，表面疏被柔毛，背面被绢毛，呈灰白色，基部具短柄。柔荑花序圆柱形，花序梗短，着生2~3小叶；雄花序长1.5~2 cm，径约3.5 mm，雄花排列紧密；鳞片倒卵状长圆形，具柔毛；腹腺1；雄蕊1，花丝无毛；雌花序同于雄花序，较细；鳞片和腹腺与雄花同。蒴果近卵形，无柄，比鳞片长2~3倍，花柱短，柱头短，二裂。　花期4~5月，果期6月。

产于西藏、青海、四川、云南、甘肃、陕西、河北、山西、河南。生于山沟、水边渠道边。

3. 旱柳

Salix matsudana Koidz.

乔木，高达15 m。树皮灰栗色，深裂；枝条较粗壮，幼时黄绿色，无毛或具短柔毛。树冠广卵圆形。叶片披针形或狭披针形，长5~10 cm，宽1~1.5 cm，先端长渐尖，边缘有尖锐腺齿，基部广楔形或稍圆形，表面无毛，叶柄较短，长2~5 mm，被疏柔毛；托叶披针形，基部耳状，有腺齿，早落。花先叶开放或与叶同时开放；雄花序长约2 cm；花序梗短，基部有2~3枚小叶片；雄花序轴被毛；鳞片卵形或卵状披针形，黄绿色，基部微有短柔毛；腺体2，腹生、背生各1枚，近三角状，先端有时二至三裂；雄蕊2，花丝离生。雌花序与雄花序近等长或较短；花序梗基部有3~5枚小叶片，花序轴、苞片同雄花序；背腺较小；子房长圆形。　花果期3~5月。

产于青海、四川、甘肃、陕西、内蒙古、河北、山西、吉林、辽宁、河南、山东、安徽。生于河岸、渠边、村庄、城镇。

【药材】干燥的树皮。

【化学成分】白柳树皮含水杨苷；旱柳树皮含鞣质3.06%~7.49%；集穗柳树皮含葡萄糖苷和水杨苷。

【采集加工】春秋两季取其皮，洗净，晒干备用。

【性味与功用】解毒，消肿（脉肿），中皮止血；治腹水。

以上4种植物检索表

1. 乔木。

  2. 叶片边缘具齿；托叶披针形；花序基部无叶；雄、雌花的鳞片具缘毛 ········ 白柳　**Salix alba**

  2. 叶片边缘具腺齿；托叶基部耳状，具腺齿；花序基部有2~3枚小叶；雄、雌花的鳞片基部有短柔毛 ·· 旱柳　**S. matsudana**

1. 灌木。

  3. 叶片边缘具腺齿，两面被毛；鳞片全缘 ·············· 筐柳　**S. cheilophila**

  3. 叶片边缘具细锯齿，两面光滑；鳞片具流苏 ············· 集穗柳　**S. daphnoides**

ལྕམ་པ། （尖巴）

【考证】本药分3类，即雄尖巴，又名破尖木；雌尖巴，也称莫尖木；藏尖巴，又称玛能尖木巴。3种药中，前两种的功效彼此相同，而藏尖巴与前两种不同。

ཕོ་ལྕམ། （破尖木）

【考证】《晶珠本草》记载：破尖木的花能治遗精，根治体虚及胃口不开症；有白、紫两种，茎长，叶大，叶似冬葵，花有白色、粉红带紫色两种。

藏医用锦葵科蜀葵入药，其植物形态、茎、叶及花色均符合上述记载，故应为其原植物。

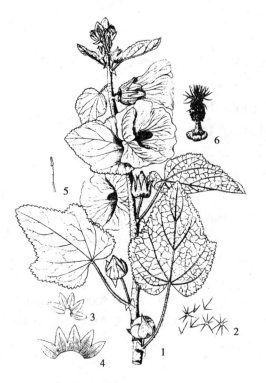

图29 蜀葵 Althaea rosea Cav.

1. 植株上部；2. 星状毛；3. 萼片；4. 苞片；5. 雄蕊；6. 雌、雄蕊。 (阎翠兰绘)

【原植物】

蜀葵（图29）

Althaea rosea Cav.

高大草本，高约2 m。茎粗壮，直立，圆柱形，不分枝，被白色茸毛和分叉毛。叶互生，宽卵形至卵状长圆形，长7~15 cm，先端圆形，边缘具五至七浅裂并具齿，基部心形；叶柄长5~10 cm，密被分叉毛；具托叶。花单生于叶腋，白色、粉红色或紫色；小苞片6~7，基部合生；花萼钟形，五中裂至深裂，裂片狭三角形，苞片和萼均密被分叉毛；花直径约9 cm，单瓣或重瓣，花瓣倒卵状三角形，基部有短爪、爪被长髯毛；雄蕊多数，花丝连合成筒状；子房多室，每室具1胚珠。果扁圆形，直径2~3 cm，成熟时每心皮由中轴分离，包于宿存的花萼内。种子棕色，斜肾形，长2~4 mm，较坚硬。花期6~9月，果期8~10月。

原产于我国。世界各地广泛栽培。

【药材】干燥的花和根。

【化学成分】蜀葵的花含一种黄色素，分解点261℃，具二苯酰甲醇（Dibenzoyl carbinol）型结构和山柰酚相关性物质。白花者可分离出二氢山柰酚（Dihydrokaempferol）的两种苷，一种无色结晶，分解点235℃，另一种为淡黄色结晶，分解点261℃；前一种苷元分解点为232℃，苷糖是葡萄糖。深黄色者可分离出一种含葡萄糖的蜀葵苷（Herbacin），水解则生成葡萄糖和蜀葵苷元（Herbacetin）。

【采集加工】花期采花，以纸遮蔽，晒干；秋季采果和根，晒干。

【性味与功用】咸、寒；花治月经过多、鼻衄不止、遗精，果治小便不通、腹泻、口渴等症，根治体虚和胃口不开。

མ་ལྭ་མ། （莫尖木）

【考证】《晶珠本草》记载：莫尖木栽培在花园中，功效与破尖木相同，植物形态也与后者相似；花有白色和淡紫色，干后变蓝色两种，但不同的是茎和叶较小。

藏医用锦葵科锦葵入药，它也为栽培花卉。花色如上述，但植株较蜀葵小。

【原植物】

锦葵（图30）

Malva sylvestris L.

高大草本，高1~1.5 m。茎有分枝，被茸毛和分叉毛。叶互生，圆卵形或肾形，直径7~10 cm，先端圆形，边缘有五至七浅裂和钝齿，基部圆形或微心形，两面脉上被稀疏的毛；叶柄细软，长5~13 cm，被茸毛和分叉毛。花簇生于叶腋；花梗长短不等，长者可达4 cm，密被毛；花通常紫红色，稀白色；小苞片狭卵形，分离；花萼杯状，裂片宽卵形，浅裂，被疏毛；花直径约5 cm，花瓣倒卵形或倒卵状长圆形，先端微凹；雄蕊多数，花丝结合成管

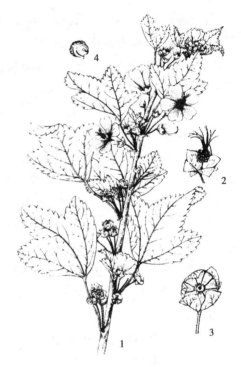

图30　锦葵　**Malva sylvestris** L.

1. 植株上部；2. 萼片和子房；3. 果实；4. 种子。（王颖绘）

状。果实扁圆形，直径约1 cm，心皮分离，平置呈马蹄状，具皱纹和细毛。　花期6~8月，果期8~10月。

我国广泛栽培。分布于北半球。

【药材】同破尖木。

【化学成分】锦葵的花含黏液质，紫色花含一种锦葵苷（Malvin）。

其采集加工、性味与功用二项同破尖木。但藏医用得较少。

མ་ནིང་ལྕམ་པ། （玛能尖木巴）

【考证】《晶珠本草》记载：玛能尖木巴甘、涩，能治尿闭，排疮脓；生于地势低的田边、地角，比破尖木及莫尖木的茎、叶小，花白色。

藏医用锦葵科冬葵入药，其形态和生长环境与上述记载相同。

【原植物】

冬葵

Malva verticillata L.

一年生草本，高25~90 cm。茎直立，被短毛。单叶互生，叶片近圆形，长3~8 cm，宽3.5~9.5 cm，掌状五浅裂，稀七浅裂，先端钝圆，边缘具钝锯齿，基部心形，两面均被毛，叶脉掌状，5条，稀7条；叶柄长3~10 cm，有毛。花簇生于叶腋；花梗较叶柄细而短，长0.5~2 cm；花淡紫色或粉红色，径约1 cm；小苞片3，绿色，离生，线状披针形，边具白色绿毛；萼片5，宽三角形，被毛；花瓣5，倒卵形，先端凹缺，略长于萼片；雄蕊多数，花丝下部连合成短筒状，上部分离；花柱10~12，白色，丝状，下部连合，上部分离；子房多室，每室含1胚珠。蒴果扁球形，径约1 cm，着生于宿存的萼内，成熟时心皮各自分离。花期6~9月。

产于我国各省区。生于平原旷野、村边、路旁、荒地。分布于欧洲及印度。

【药材】同破尖木。

【化学成分】冬葵的花含花青素类，种子含脂肪油及蛋白质。新鲜的还含单糖6.8%~7.4%，蔗糖4.1%~4.6%，麦芽糖4.5%~4.8%，淀粉1.2%。

【采集加工】花期将植物的花采回，以纸遮蔽，晒干；9~11月采果，晒干备用。

【性味与功用】甘、涩、凉、锐；利小便，止泻，强肾；治尿涩、尿闭、肾病和淋病。

以上3种植物检索表

1. 小苞片6~7片，基部合生 ································· 蜀葵 **Althaea rosea**

1. 小苞片3，分离。

  2. 花大，直径3~5 cm；果爿背面网状，被微柔毛 ············· 锦葵 **Malva sylvestris**

  2. 花小，直径5~15 mm；果爿边缘有条纹，背面无毛；花瓣爪部不具髯毛 ···················

    ·················· 冬葵 **M. verticillata**

ཆུ་མ་རྩི། （君扎）

【考证】《晶珠本草》记载：君扎味酸、苦，性寒，能排出毒热、腑热，叶和柄性温，可除培根病，可泻一切疾病。生于高山崖石、山坡等处。茎中空且长，红紫色，叶子铺地而生，花红色，聚生，籽颇多，呈三棱形，可分大、中、小3类：茎粗壮且长，具节者为大类药，又称君扎那保；无茎而叶小者为小类药，又称君扎嘎保；生长在山沟湿地者，茎多，似叉分蓼茎，叶像囊吾叶，无叶柄，籽易粘于衣服等物上，为中类药，又称曲本巴、曲君、肖邦巴等。各种君扎的根均为黄色。

根据藏医用药，君扎均为蓼科植物，符合上述大类药者，其原植物是掌叶大黄、鸡爪大黄、心叶大黄及藏边大黄；而小类药的原植物是卵叶大黄及丽江大黄；中类药的果实三棱形，花被边缘具直伸或先端钩状弯曲的齿，原植物是尼泊尔酸模、齿果酸模。

【原植物】

1. 掌叶大黄

Rheum palmatum L.

多年生草本，高1~2 m，径1.5~3 cm。根及根状茎粗壮肥厚，圆柱形或圆锥形，表皮棕褐色，横切面橙黄色，具多数星点排列的环圈。茎直立，圆柱形，中空，节部膨大，多枝。基生叶和下部茎生叶具长柄；叶片宽心形或近圆形，径30~50 cm，基部浅心形，掌状浅裂至半裂，裂片为较窄三角形，裂片再羽状分裂，上面疏生乳头状小突起，下面疏生短柔毛；上部叶渐小，具短柄；托叶鞘膜质，密被短柔毛。圆锥花序开展，长10~20 cm，具多次分枝，花序轴密被乳头状毛；花梗具关节；花红紫色或带红紫色，花被片6，排成2轮，内花被片椭圆形，全缘，长约1.5 mm，外花被片稍小，矩圆状椭圆形；雄蕊9，花药外露；花柱3，向下弯曲，柱头头状。瘦果椭圆形，长约10 mm，宽7~8 mm，顶端微凹陷，基部近心形，棕色。　花期6~7月，果期7~8月。

产于西藏、青海、四川、云南、甘肃、陕西、湖北。生于海拔1 700~4 400 m的山坡草地、山谷湿地、河滩及林缘。

2. 鸡爪大黄（图31）

Rheum tanguticum Maxim. ex Balf.

本种与掌叶大黄*Rheum palmatum* L.极为相近，但其叶为深裂，裂片窄长，三角披针形或窄条形，可以区别。

产于西藏东部、青海、甘肃。生于海拔1 700~4 300 m的山坡林缘、灌丛中及半阴坡

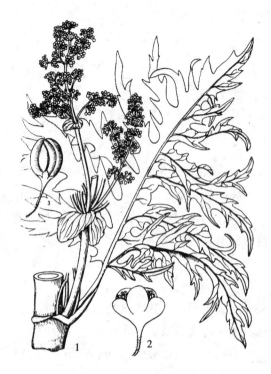

图31 鸡爪大黄 Rheum tanguticum Maxim. ex Balf.
1. 植株茎的一段示花序及叶片；2. 花；3. 果实。
（阎翠兰绘）

石堆中。

3. 卵叶大黄

Rheum ovatum C. Y. Cheng et T. C. Kao

多年生草本，高40~90 cm。根及根状茎粗壮，外皮栗褐色，内面褐黄色。茎直立，径约达1 cm，常红紫色。基生叶2~4片，叶片近革质，卵形至长卵形，长7~20 cm，宽6~14 cm，顶端钝，基部近圆形或浅心形，全缘或具微波，两面被稀疏的白色软骨质短毛；茎生叶2~3，较小。花序圆锥状，下部二回分枝，上部一回分枝；花梗近基部具关节；花粉红色或紫红色。瘦果宽卵形至近圆形，长8~9 mm。

产于西藏东部、青海（玉树）。生于海拔3 200~4 200 m的山坡草地。

4. 齿果酸模

Rumex dentatus L.

一年生草本，高10~100 cm。茎直立，有分枝，具沟纹，无毛或被微毛。叶片矩圆形或披针形，长2~6 cm，宽5~15 mm，先端钝或锐尖，基部圆形或心形，边缘波状或微皱波状，两面无毛；叶柄长1~3 cm；托叶鞘短筒状。花序圆锥状，顶生，多数花簇生于叶腋；花梗长3~5 mm，基部具关节；花黄绿色，花被片6，外花被片矩圆形，长1~1.5 mm，内花被片果时增大，卵形，长约4 mm，先端锐尖，具明显的网纹，各具1卵状矩圆形的小瘤，边缘具3~5对、长短不等的针刺状齿，齿直伸或稍弯曲；雄蕊6，排成3对，与外轮花被片对生。瘦果卵状三棱形。 花期4~6月，果期6~8月。

产于四川、云南、甘肃、陕西、内蒙古、河北、山西、河南、湖北、江苏、浙江、台湾。生于路旁湿地、渠岸及水边。分布于泰国、印度。

【药材】干燥根茎及根的切片。

【化学成分】掌叶大黄和鸡爪大黄根的成分，包括几种葡萄糖苷和苷元。苷元主要是蒽醌衍生物，包括大黄酚（Chrysophanol, $C_{15}H_{10}O_4$）、大黄素（Emodin, $C_{15}H_{10}O_5$）、芦荟大黄素（Aloe-emodin, $C_{15}H_{10}O_5$）、大黄酸（Rhein, $C_{15}H_8O_6$）和大黄素甲醚（Physcion, $C_{16}H_{12}O_5$），又含大黄鞣酸（Rheum tannic acids）及其相关物质，并含有脂肪酸。尼泊尔酸模的根含大黄酚（Chrysophanol）、大黄素（Emodin）、呢坡定（Nepodin, 2-乙酰-1, 8-二羟基-3-甲基

萘），还有一种降血糖成分（熔点103~104℃）。齿果酸模的根、叶含大黄酚、大黄素、芦荟大黄素和大黄素甲醚。

【显微鉴别】鸡爪大黄根（2.5 cm）横切面：残存木栓6~10列，细胞长短不等，切向、径向排列，胞壁栓化。皮层缺少。韧皮部较宽，由射线、筛管群、薄壁组织组成：射线1~2多列，细胞径向排列；筛管群做放射状排列；薄壁组织分布广，外侧多裂隙，细胞椭圆形、卵圆形，多切向排列，内侧细胞多径向排列。形成层3~4列，细胞稍切向排列。木质部宽广，由射线、木内维管束和薄壁组织组成：射线1至多列，弯曲，细胞径向排列；维管束呈同心层排列，导管多边形，韧皮部位置不定；薄壁组织细胞多切向排列。淀粉粒分布在皮层、韧皮部和木质部薄壁细胞中。（附图5A，B）

粉末：棕褐色。导管少见，径23~50μm，单个、碎断，多梯纹、网纹、纹孔窄。淀粉粒众多，多单粒，少3~4个复粒，球形、卵球形、盔帽形，径8~55μm，脐点飞鸟状、裂缝状，层不显。种子表皮碎片多见，褐黄色，细胞多延长，胞壁弯曲。（附图5C）

【采集加工】9月挖根，除去地上部分，洗净去粗皮，切片晾干备用。

【性味与功用】苦、寒；泻热攻下，行瘀化积；治中毒性发热、脏器发热、胆热病、培根病、实热便秘、湿热黄疸、血瘀经闭、痈肿疮毒。

以上8种植物检索表

1. 雄蕊6；柱头3，画笔状；果实无翅。

  2. 果被片边缘具7~10对针刺，刺先端钩状 ……………………… 尼泊尔酸模　**Rumex nepalensis**

  2. 果被片边缘具3~5对针刺，刺平展 …………………………………… 齿果酸模　**R. dentatus**

1. 雄蕊9；柱头3，膨大成头状；果实具翅。

  3. 叶5~7掌状裂。

    4. 叶浅裂至半裂，裂片通常为较窄三角形 ………………… 掌叶大黄　**Rheum palmatum**

    4. 叶深裂，裂片窄长，三角状披针形或窄条形 ………… 鸡爪大黄　**R. tanguticum**

  3. 叶全缘不分裂。

    5. 植株高大，高50~120 cm；叶纸质，基生叶大，长15~30 cm，宽10~25 cm；圆锥花序大型，分枝开展。

      6. 基生叶心形，顶端渐尖，边全缘；花序具一至二回分枝；瘦果较小，长6~7 mm …
　　　　　　　　　　　　　　　　　　　　　　　　　心叶大黄　**R. acuminatum**

      6. 基生叶宽卵形，顶端圆钝，边具弱皱波；花序具二至三回分枝，密生硬毛及小突起；瘦果较大，长9~10 mm ……………… 藏边大黄　**R. emodii**

    5. 植株较矮，高40~90cm；叶近革质，基生叶较小，长7~20 cm，宽6~14cm；圆锥花序较小。

      7. 花序无硬毛；花被片紫红色，较窄，宽约1.5 mm；叶片卵形至长卵形 ………
　　　　　　　　……………………………… 卵叶大黄　**R. ovatum**

      7. 花序密生硬毛；花被片淡绿色，较宽，宽约2 mm；叶片卵心形至宽卵形
　　　　　　　　…………………………… 丽江大黄　**R. likiangense**

ཆུ་མ་རྩི། （曲玛子）

【考证】《晶珠本草》记载：曲玛子泻黄水及泻恶性腹水病，解烦渴；生于泥土滩和田间，茎上有红色条纹，叶绿色，形状如剑，穗似镰形。《晶珠本草》又记载：曲玛子属于3种大黄中最小者，有高山、低地、山生、田生多种，但其形状相同，根似红铜针并列，茎细而味酸，花如白鸡入鸡架，如服此药，可将一切水液泻出。

多数地区的藏医用的曲玛子，原植物是蓼科的西伯利亚蓼，但西藏部分地区用的是塔黄，青海部分地区用的是小大黄。3种植物中西伯利亚蓼最符合上述记载，具有下述特征：常生于湖滨、河滩沙地、田间和路旁，根茎细长，红铜色，似红铜针并列，茎细而味酸，叶长披针形，基部戟形，具2叶耳，形状如剑；圆锥花序由数个细弱的花穗相集而成，穗稍下弯似镰形。塔黄及小大黄与上述记载差异较大，只能作为代用品。塔黄生于高山，花淡绿色，被膜质、淡黄色，大型叶状的苞片遮盖，却也似白鸡入鸡架，但茎粗壮，根也非铜针并列，所以不是曲玛子的正品。

【原植物】

1. 西伯利亚蓼 （图32）

Polygonum sibiricum Laxm.

多年生草本，高15~30 cm。根状茎细长。茎斜上或近直立，基部分枝，无毛。单叶互生，具短柄；叶片长椭圆形、狭披针形或宽线形，长4.5~12 cm，宽0.5~2 cm，无毛，先端锐或钝，基部戟形，具2个钝或尖头的叶耳；托叶鞘筒状，褐色，膜质，长0.5~2 cm，易破碎。圆锥花序顶生，由数个花穗相集而成，花穗细弱，具5~6花，有时间断；苞片白色膜质，漏斗状；花具短梗，长2~4 mm，在上部具关节；花被淡绿色，五深裂，上部覆瓦状排列；雄蕊7~8，着生在花盘上，2轮，花丝短；花柱3，柱头头状。瘦果卵状长圆形，黑色，具3棱，平滑有光泽，与

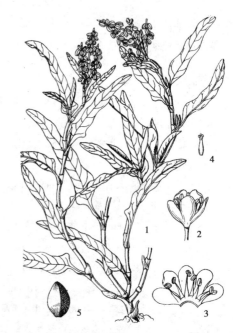

图32 西伯利亚蓼 **Polygonum sibiricum** Laxm.
1. 植株；2. 花；3. 花被展开示雄蕊；4. 雌蕊；5. 小坚果。（阎翠兰绘）

花被片等长，包被在宿存的花被内。　　花期7~8月。

产于我国西南、西北、华北、东北等区。生于湖滨沙砾地、河滩沙地、河滩草地的盐碱土上及田间、路旁。分布于蒙古及中亚地区、俄罗斯西伯利亚地区。

2. 塔黄　峻（译音）

Rheum nobile Hook. f. et Thoms.

多年生草本，高1~2 m。根长，粗壮，直径约7 cm。茎直立，粗壮，不分枝。基生叶卵圆形或近圆形，直径可达30 cm，先端圆钝，基部浅心形，革质，上面无毛，下面具小突起；叶柄粗壮，长8~15 cm，紫红色；茎生叶多数，似基生叶，向上渐小，托叶鞘膜质，红褐色，无毛；苞片叶状，大型，卵圆形或圆形，膜质，淡黄色，具网状脉，直径10~20 cm，向上渐小，反折，遮盖花序，老时脱落。花序圆锥状，自茎中部以上的叶腋生出，长约10 cm，具多数分枝，无毛；花梗细，长2~2.5 mm，中下部具关节；花密集，淡绿色，花被片6，基部联合，椭圆形，长2~3 mm；雄蕊6~9，花丝细长，外露；子房三棱形，花柱短，柱头头状。瘦果连翅成宽卵形，长6~7 mm。　　花期6~8月。

产于西藏。生于海拔3 900~5 000 m的湿草地和灌丛中。分布于尼泊尔、不丹。

【药材】干燥的根茎。

【化学成分】塔黄的根茎含蒽苷、鞣质。

【显微鉴别】西伯利亚蓼根茎横切面：类椭圆形。木栓2~3列，细胞多径向排列，外列细胞的外壁特别加厚。皮层较宽，薄壁细胞含丹宁物，少数细胞含草酸钙簇晶，胞壁弯曲。维管束鞘为厚壁组织，细胞多边形，胞壁加厚。12~14个外韧维管束径向排列成1环。韧皮部较宽，筛管群显著。形成层2~3列，细胞多切向排列。木质部较宽，导管多边形，单个、2~3个集合；木纤维位于导管之间，结构同于维管束鞘。髓大，通气薄壁组织显著，细胞含丹宁、少数草酸钙簇晶。茎的结构，除木栓外，基本同于根茎。 （附图6A）

粉末：黄绿色。导管少见，径18~63 μm，单个、数个束生，碎断，多螺纹、梯纹，少网纹、孔纹。纤维多见，径25~43 μm，束生，碎断，厚壁少纹孔。表皮碎片多见，细胞多边形，气孔不规则形。 （附图6B）

【采集加工】9~10月采挖其根茎，就近以流水洗去泥土，除去残茎及根的外皮，晾干。

【性味与功用】微辛、平；泻黄水；治恶性腹水、肿病。

以上3种植物检索表

1. 花被片5；叶片长椭圆形、狭披针形或宽线形，基部戟形，具2个叶耳 ……………………………
　……………………………………………………………… 西伯利亚蓼　**Polygounm sibiricum**

1. 花被片6。
　2. 苞片大型，卵圆形，淡黄色；叶片大，直径可达30 cm …………… 塔黄　**Rheum nobile**
　2. 苞片小，钻形或线形，棕褐色；叶片小，长不超过5 cm ………… 小大黄　**R. pumilum**

ཆུ་རུག་པ། （曲如巴）

【考证】《晶珠本草》记载：曲如巴解筋热，为筋断外敷之良药；生于水边，根若苍龙盘卧，叶如蛙掌；又说：本品冬季不凋，茎若竹，叶似萝卜叶。生旱地者，花带白较甚；生湿地者，花带红较甚，揉搓其叶，则发散芜菁气味。

现藏医所用的曲如巴，其原植物有两种，在西藏，用毛茛科水葫芦苗；在青海，则用十字花科紫花碎米芥。水葫芦苗，匍匐茎横走而细长，宛如苍龙盘卧，叶具3~7（11）圆齿，或3~5裂，有若蛙掌，与上述记载很相符，也与《四部医典系列挂图全集》曲如巴图颇相像，应为正品。而紫花碎米芥，也具细长横走根茎，且其叶揉搓后发散芜菁气味，与《晶珠本草》的记载也有共同之处，是否为曲如巴的另一种，有待考证。

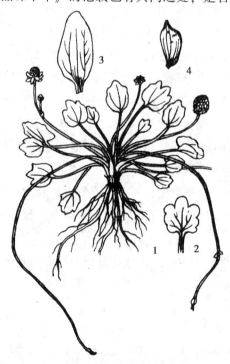

图33 水葫芦苗 *Halerpestes cymbalaria* (Pursh) Greene
1. 植株；2. 叶片；3. 花瓣；4. 果。（刘进军描绘自《中国植物志》）

【原植物】

1. 水葫芦苗 （图33）

Halerpestes cymbalaria (Pursh) Greene

多年生草本，高5~15 cm。匍匐茎细长，横走。叶多数；叶片纸质，近圆形、肾形至宽卵形，长0.5~2.5 cm，宽稍大于长，边缘具3~7（11）圆齿，或3~5裂，基部圆心形、截形或宽楔形，无毛；叶柄长2~12 cm，稍有毛。花葶1~4，无毛；花小，直径6~8 mm；萼片绿色，卵形，长3~4 mm，反曲，无毛；花瓣5，黄色，狭椭圆形，与萼片近等长，先端圆形，基部具长约1 mm之爪，爪上部具点状蜜槽；雄蕊多数，花药长0.5~0.8 mm，花丝长约2 mm；花托圆柱形，长约5 mm，被短柔毛。聚合果椭圆球形，直径约5 mm；瘦果极多，斜倒卵形，长1.2~1.5 mm，两面稍臌起，具纵肋3~5条，无毛，喙极短，呈点状。 花果期5~9月。

产于西藏、青海、四川西北部、甘肃、

陕西、新疆及华北、东北等区。生于沼泽地或湖边。广布于亚洲和北美洲温带。

2. 紫花碎米芥

Cardamine tangutorum O. E. Schulz

多年生草本，高30~100 cm。根茎粗而长，横走；茎直立，下部无叶，常紫色，上部有分枝，具3~6叶，疏被柔毛。奇数羽状复叶，长7~20 cm；小叶2~6对，长圆形或卵状披针形，长3~6 cm，宽1~2 cm，先端急尖，边缘有锯齿，基部圆形，两面被毛，总叶柄细而无翅，长1~3 cm。总状花序生分枝顶端，花期近伞房状；花萼长约6 mm，萼片4，卵形或长圆形，先端钝，边缘白色膜质，背面有柔毛，外侧两片基部囊状；花瓣4，淡紫色或红紫色，匙形，长约1.2 cm，先端钝圆，基部具长爪；雄蕊6，花丝扁平。长角果线形，长2.5~4.5 cm，光滑，2室，每室具1列种子。种子卵形，褐色。 花果期6~9月。 （图见《青海高原药物图鉴》2:48）

产于青海、四川、云南、甘肃、陕西、新疆、河北、山西。生于海拔2 400~4 200 m的河漫滩、灌丛、林下及石隙。

【药材】干燥的地上全草。

【采集加工】7~8月，割取地上全草，洗净，晾干。

【性味与功用】清热除湿，利水消肿；治关节炎、水肿；外敷筋腱断裂。

以上2种植物检索表

1. 单叶，叶片近圆形、肾形至宽卵形，边缘具3~7（11）圆齿，有时三至五裂，无毛；萼片5，无毛；花瓣5，黄色，狭椭圆形，具点状蜜槽；雄蕊多数，花丝细长；聚合果球形至长圆形 ⋯⋯⋯⋯
⋯⋯⋯⋯⋯⋯⋯⋯⋯⋯⋯⋯⋯⋯⋯⋯ 水葫芦苗 **Halerpestes cymbalaria**

1. 奇数羽状复叶，小叶片长圆形或卵状披针形，边缘有锯齿，两面被毛；萼片4，背面被柔毛；花瓣4，淡紫色或红紫色，匙形，无蜜槽；雄蕊6，花丝扁平；长角果线形 ⋯⋯⋯⋯⋯⋯⋯⋯⋯
⋯⋯⋯⋯⋯⋯⋯⋯⋯⋯⋯⋯⋯⋯⋯⋯ 紫花碎米芥 **Cardamine tangutorum**

ཆུ་རྩ། （曲扎）

【考证】《晶珠本草》记载：曲扎性缓、锐，泻疫疠，治疮；根像大黄，有皱纹，茎红色，叶大，圆形，粗糙，铺在地面，茎、叶、花等除大小的区别外，如同大黄。

现藏医用蓼科的穗序大黄、歧穗大黄及菱叶大黄入药。这3种植物根外皮栗褐色，有皱纹，花葶红色，叶大，圆形，下面密生小突起，叶全部基生，铺于地面。均符合上述记载。

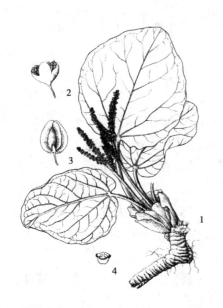

图34 歧穗大黄 **Rheum scaberrimum** Lingelsh.
1. 植株；2. 花；3. 果实；4. 雌蕊。 (阎翠兰绘)

【原植物】

歧穗大黄 （图34）

Rheum scaberrimum Lingelsh.

多年生草本，高15~25 cm。根及根茎粗壮，下端分枝，外皮黑褐色，里面黄色。无茎，花葶多数，无毛。叶基生，革质，宽卵形至菱状宽卵形或圆卵形，长10~20 cm，宽8~15 cm，先端圆钝，基部心形，上面无毛，下面叶脉疏生小突起，具5条基出脉，紫红色；网状脉较显著或不甚显著，有时呈紫红色；叶柄粗壮，红色，无毛或具小突起；托叶鞘褐色，膜质。花序为穗状总状花序，具2~3歧状分枝；花多而密集；花绿白色，花被片6，宽卵形，外轮较小，长1.5~2 mm；雄蕊9，与花被等长，花药紫红色；子房三棱形，花柱较长，下弯，柱头头状。瘦果连翅成长卵形，长8~10 mm，宽7~8.5 mm，顶端微凹，中上部狭缩，基部心形，翅粉红色或紫红色。　花果期7~9月。

产于西藏、青海、四川西部、甘肃。生于海拔3 900~5 000 m的高山流水滩及河滩沙砾地。

【药材】干燥根及根茎的切片。

【化学成分】穗序大黄的根及根茎含皂苷、蒽苷、鞣质、黄碱苷。

【采集加工】秋季挖根及根茎，取掉地上部分，洗净、切片、晒干备用。

【性味与功用】苦、酸、凉；消炎，泻下，愈创；治大便秘结、多种疠病、伤口不愈。四川德格藏医用以治腹痛、大便干燥，降血压，泻蛊热。

以上3种植物检索表

1. 花序具分枝；叶片宽卵形至菱状宽卵形 ………………………… **歧穗大黄** **Rheum scaberrimum**
1. 花序不分枝。
　2. 雄蕊6~7；叶菱形，顶端稍尖，基部宽楔形；花紫红色 ………… **菱叶大黄** **R. rhomboideum**
　2. 雄蕊8~9；叶宽卵形或圆卵形，顶端尖或圆钝，基部浅心形；花淡绿色 ……………………………
　　………………………………………………………………………… **穗序大黄** **R. spiciforme**

མཆིན་པ་ཞོ་ཤ (庆巴肖夏)

【考证】《晶珠本草》记载：庆巴肖夏解肝毒，治白脉病；产于南部炎热的地区，树身高大，荚有半托长，内有红色种子，种子大如拇指，形如牛眼，有紫色花纹。

藏医用豆科榼藤子入药，其形态与上述记载相符，应为原植物。

【原植物】

榼藤子

Entada phaseoloides (L.) Merr.

高大木质藤本。枝条无毛。二回羽状复叶，长10~25 cm，顶生一对羽片变为卷须，具羽片4，含小叶2~4对，长椭圆形，偏斜，长3~8 cm，宽1.5~4 cm，先端钝，微凹，基部楔形，革质，无毛。穗状花序，单生或排列成圆锥状，长12~25 cm，花序轴密生黄色绒毛；苞片线形，外面被短柔毛；花萼宽钟形，长约2 mm，萼齿5；花瓣5，淡黄色，有香味，矩形，长约3 mm，先端急尖，基部稍连合；子房无毛，具短柄，花柱丝状，柱头凹下，含多数胚珠。荚果木质，扁平，弯曲，无毛，由多数节组成，长30~100 cm，宽8~12 cm，成熟时逐节脱落，每节内含1粒种子。种子近圆形，直径4~6 cm，扁平。 花期3~4月，果期8~11月。

产于西藏、云南、台湾、广东、广西。生于海拔600~1 600 m的山坡灌丛和林中。分布于东半球热带地区。

【药材】干燥的种子。

【化学成分】榼藤子的种子含甾醇、黄酮类、酚性成分、氨基酸、有机酸。近年从种子中分离出抗肿瘤作用的皂苷元（$C_{45}H_{82}O_{27}$），酸解产生榼藤子酸（Entagenic acid）、阿拉伯糖、木糖。种子含油10%。

【采集加工】果熟时采集果实，晒干，打出种子，除去杂质，晾干。

【性味与功用】苦、平，有小毒；治肝中毒、白脉病。

ཏ་ཀྱེད (恰兴)

【考证】《晶珠本草》记载：恰兴清热。有3种，其一，产于我国热带，灌木，树皮白色，状如杜鹃，花白色，大小和形状如赛果（山刺梨）花，果实黄色，形状如豆；其二，称夏纳恰兴，树高大，叶厚，较前种窄；其三，称曲居恰兴，树形如杜鹃，叶细，青黑色。

藏医用茶叶入药，其原植物主要是茶及茶的两个变种［小叶变种*Camellia sinensis* var. *sinensis*及大叶变种*C. sinensis* var. *assamica*（Masters）Kitamura］，它们的形态、性状均符合上述记载。另外，藏医也用藤黄科的金丝海棠入药，但形态差异较大，仅为代用品。

【原植物】

1. 茶

Camellia sinensis O. Kuntze

落叶灌木或小乔木，高1~6 m。叶薄革质，椭圆状披针形或倒卵状披针形，长5~10 cm，先端短渐尖或急尖，边缘具锯齿，基部楔形；叶柄短，长3~7 mm。花腋生，1~4朵组成聚伞花序；具花梗，长约1 cm；花白色；萼片5，卵圆形，长约5 mm，边缘具睫毛，果时宿存；花瓣7~8，长约2 cm；雄蕊多数，外轮花丝合生成短管，无毛；子房3室，花柱三裂。蒴果扁球形，具三沟，果爿薄，每室有1种子。种子球形。　花期9~10月。

我国长江流域以南诸省广泛栽培。日本、尼泊尔、印度、中南半岛亦广泛栽培。

2. 金丝海棠　加向汪秀（译音）

Hypericum hookerianum Wight et Arn.

常绿或半常绿灌木，高2 m。小枝红褐色，圆柱形，有纵向细条纹，散生白色霜粉。单叶对生，叶片卵形至卵状披针形，长3~6（8）cm，宽1~2（3）cm，全缘，先端钝圆或微凸，基部楔形，上面绿色，背面有白霜，具透明或黑腺点，无柄。聚伞花序生于枝条顶端；花梗紫褐色，具白霜，长1.5~2 cm；苞片2，生于花梗中部稍下，椭圆状披针形，长0.5~2 cm，宽1~3 mm，全缘；花黄色，杯状，直径4~5 cm；萼片5，倒卵形，长6~8 mm，宽2.5~3 mm，先端钝，边缘膜质；花瓣5，阔倒卵形，稍偏斜；雄蕊多数，通常5束；花柱5，分离，柱头反卷。蒴果阔卵形，有沟槽。　花期7~8月，果期9~10月。

产于西藏、四川、云南、贵州。生于海拔2 400~3 600 m的林下。分布于尼泊尔、印度、缅甸、泰国。

【药材】干燥的幼叶。

【化学成分】茶的主要成分为咖啡碱（Caffeine，$C_8H_{10}O_2N_4 \cdot H_2O$）1%~5%、鞣酸（Gallotannic acid）10%~24%，另含可可豆碱（Theobromine）、异可可豆碱（Theophylline）、茶碱黄嘌呤（Xanthine）、黄酮类（Flavones）、维生素C和二氢麦角甾醇（Dihydroergosterol）等；灰分约占2.5%。

【采集加工】春季采嫩叶，采收数次。

【性味与功用】涩、凉、轻；清骨热。有的藏医用金丝海棠入药，该药苦，寒；清热解毒，祛风除湿，止血杀虫；治肝炎、感冒、痢疾、皮炎、蛔虫病等。

以上2种植物检索表

1. 外轮花丝连合成短筒，萼片边缘具睫毛；花腋生；叶缘具齿 ·················· **茶 Camellia sinensis**
1. 花丝结合成5束；萼片边缘膜质；花顶生；叶全缘 ············ **金丝海棠 Hypericum hookerianum**

འཛམ་འབྲས། （尖木折）

【考证】《晶珠本草》记载：尖木折生胃火，提胃温；树皮黑色，叶碎具刺，花黄色，荚果椭圆形，种子淡青灰色，形状如蛋，摇动时有响声。

各地藏医所用的尖木折，为豆科的大托叶云实。该植物的叶为二回羽状复叶，小叶轴具倒钩刺，花冠黄色，以及果实与种子特征均与上述记载相符，至于树皮黑色，系指热带和亚热带的植物，由于雨水多，使木本植物的枝干外表常呈黑色。

【原植物】

大托叶云实

Caesalpinia crista L.

藤本。枝条、叶轴、小叶轴具倒钩刺，并密被黄色柔毛。二回羽状复叶，长约8 cm，具羽片6~9对；小叶12~22，长圆形或椭圆形，长1.4~3 cm，宽8~17 mm，先端钝或圆形，具细尖，基部偏圆形，两面疏生黄色短柔毛；托叶大，叶状，羽状深裂或浅裂。总状花序腋生；花黄色；萼钟状，密被黄色绒毛，萼齿5，长圆形，长6~8 mm，先端圆形；花瓣倒披针形，稍长于萼；雄蕊10，分离；子房圆柱形，花柱短，柱头头状。荚果长圆形，长5~6 cm，宽3~4.5 cm，革质，密生针状刺，具2~3粒种子。 花期8~9月，果期11~12月。

产于广东、台湾。生于山谷、草地。分布于印度等地。

【药材】干燥的种子。

【化学成分】含苦味质（Phytosterinim bonducin）以及皂苷。

【采集加工】12月间果实成熟时采收种子，除去杂质，晒干，砸碎。

【性味与功用】辛、温；暖胃温肾；治胃寒、肾寒。

འཇིབ་རྩི་ཆེན་པོ། （吉子青保）

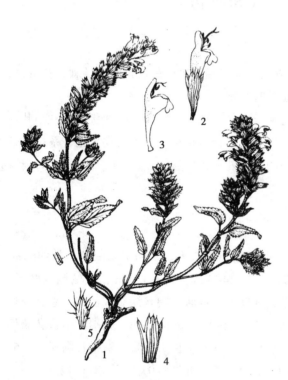

图35 异叶青兰 Dracocephalum heteropyllum Benth.
1. 植株；2. 花；3. 花冠；4. 花萼纵剖；5. 苞。 （王颖绘）

【考证】《晶珠本草》记载：吉子青保清肝热，治口腔病；茎方形，紫色，叶状如狗舌，花状如知羊哥（唐古特青兰），但略大，分白、青两色，气味芳香，吮吸花基部味很甜。

四川、青海藏医用唇形科异叶青兰、甘西鼠尾草及黄花鼠尾草入药，其茎、叶、花均与上述记载相符。花蓝色的甘西鼠尾草称为吉子莫保，而花白色和黄色的异叶青兰和黄花鼠尾草则称为吉子嘎保。

【原植物】

1. 异叶青兰 吉普嘎尔、吉普巴尕尔套合（译音） （图35）

Dracocephalum heterophyllum Benth.

多年生草本，高5~40 cm。茎直立或斜生，四棱形，密被倒向小柔毛，多分枝，常紫色或为绿色。叶对生，卵形至宽卵形，长1~4 cm，宽0.8~2.3 cm，先端钝，基部心形或截形，边缘具浅圆齿，两面无毛或下面被短柔毛，叶柄长达6 cm。轮伞花序具4~8花，在茎和枝顶排列呈穗状，其长可达11 cm；苞片较花萼短，倒卵状匙形，边缘有齿，齿端有长刺；花白色；花萼长15~17 mm，外被短柔毛，二唇形，萼齿5，不等大，先端具刺；花冠外被白色或淡黄色短柔毛，檐部稍带紫红色，二唇形，二唇近等长，上唇直立，二裂或微凹，下裂三裂；雄蕊4，花药无毛。小坚果黑色，长圆形。 花期6~8月。

产于西藏、青海、四川、甘肃、宁夏、新疆、内蒙古、山西。生于海拔5 100 m以下的田边、山坡、草地、河滩及柏林下。分布于中亚地区、俄罗斯。

在《青藏高原药物图鉴》第一册中，异叶青兰的藏药名是"奥嘎"。据《蓝琉璃》中记载："奥嘎生于阴山草甸，叶似鹿耳，厚而油腻，有光泽，花黄色。"显然与本种形态不符。"奥嘎"现已查证清楚，原植物是垂头菊。

2. 甘西鼠尾草 吉子恩保、知羊哥青、阿鲁达鲁（译音）

Salvia przewalskii Maxim.

多年生草本，高30~70 cm。茎从基部多分枝，密被短柔毛。叶对生或基部叶丛生，具柄，叶片三角状或长圆状戟形，稀卵状心形，长4~18 cm，宽3~14 cm，先端急尖，基部戟形或心形，边缘具疏齿，上面绿色，微被硬毛，下面密被灰白绒毛。轮伞花序具2~4花组成的疏离的、长达20 cm的总状花序；苞片卵形或椭圆形；花蓝紫色，花萼钟形，长1~1.5 cm，外面密被腺状长柔毛和红褐色腺点，内面有硬伏毛，二唇形，萼齿5，不等大，先端锐尖；花冠粗筒形，长2.5~4 cm，外被疏柔毛，内有毛环，二唇形，上唇长圆形，外面有红褐色腺点，下唇三裂；能育雄蕊2，花丝扁平，药隔弧形，上、下臂近等长，二下臂顶端各横生药室，并互相连合。小坚果倒卵形，光滑。 花期7~8月。（图见《青藏高原药物图鉴》2:51）

产于西藏、青海、四川、云南西北部、甘肃西南部。生于海拔2 100~4 500 m的林下、林缘、灌丛、山坡、沟边。

藏医把甘西鼠尾草作吉子莫保用，而在《青藏高原药物图鉴》第二册收载的吉子莫保原植物（粘毛鼠尾草）实际不产自西藏，而且它的花黄色，也与莫保（紫色）不符。

3. 黄花鼠尾草 草吉子嘎保 （译音）

Salvia roborowskii Maxim.

一年生或二年生草本，高30~70 cm。全株被黏腺长柔毛。茎直立，四棱形，多分枝。叶对生，戟形或三角状戟形，长3~8 cm，宽2~5.5 cm，先端急尖或钝，基部心形或截形，边缘具圆形齿，两面被粗伏毛，下面有黄色腺点；叶柄长2~6 cm。轮伞花序具4~6花，在茎或枝顶组成总状花序，由此形成大型圆锥花序；花黄色；花萼长6~8 mm，钟形，外被长硬毛和腺状短毛，并杂有腺点，二唇形，上唇先端具3个小尖齿，下唇二浅裂，裂齿钝三角形；花冠短小，长1.2~1.8 cm，外被疏柔毛或近无毛，内有毛环，二唇形，上唇盔状，下唇三裂；能育雄蕊2，药隔弧形，上下臂近等长，二下臂的药室连合。小坚果倒卵形，暗褐色。 花果期6~8月。（图见《青藏高原药物图鉴》2:50）

产于西藏、青海、四川西部及西南部、云南西北部、甘肃西南部。生于海拔2 500~4 000 m的山坡草地、林缘、沟边、滩地、田边。

【药材】干燥的全草。

【采集加工】花期全草，洗净晾干。

【性味与功用】辛、寒；治黄疸性发烧、肝热、热性病头痛、眼翳、口腔溃疡等症。近年经各地使用，确证吉子青保治疗支气管炎、咳嗽、感冒及淋巴结炎有显效。

以上3种植物检索表

1. 花白色；雄蕊4；叶卵形，较小 .... 异叶青兰 Dracocephalum heterophyllum

1. 花蓝色或黄色；能育雄蕊2，药隔弧形，上下臂等长；叶戟形或三角形。

  2. 植株被短毛；花蓝紫色 .... **甘西鼠尾草 Salvia przewalskii**

  2. 植株被黏腺毛；花黄色 .... **黄花鼠尾草 S. roborowskii**

ཉི་ཞོ་བས། （尼吉卜）

【考证】《晶珠本草》记载：尼吉卜治水火烫伤；生于平静和暖流水中，青绿色，状如棉花浸入水中，丝状，青色，轻漂。

藏医用藻类植物水绵入药。水绵种类很多，均与上述记载相符，仅举常见的异形水绵。

【原植物】

异形水绵

Spirogyra varians (Hassall) Kutzing

株体丝状，多数丝状体相绕状如棉花，绿色，漂在水中，营养细胞宽30~39（42）μm，长（33）41~160（260）μm，横壁平直；色素体1条，呈1~5（8）个螺旋；梯形结合；接合管由雌雄2配子囊构成；孢子囊向接合管侧膨大，有时不育细胞也膨大，直径49~70μm，接合孢子椭圆形，很少呈卵形或圆形，宽31~42（49）μm，长（38）44~82（93）μm；孢壁3层，中孢壁平滑，具孢缝，成熟后黄褐色或黄色。

产于西藏、青海、四川、云南、甘肃、河北、湖北、山东、江苏、江西、广西。分布于亚洲、非洲及澳大利亚、英国、美国。

【药材】干燥的全草。

【采集加工】夏季采收全草，阴干待用。

【性味与功用】凉；清疮热；治水火烫伤。

ཉུངས་མ། （妞玛）

【考证】《晶珠本草》记载：妞玛为作物类药物，其植物为芜菁（蔓菁）。

各地均以十字花科芜菁（又称蔓根）入药。

【原植物】

芜菁

Brassica rapa L.

二年生草本。块根肉质，球形、圆锥形或纺锤形，径达15 cm，内部白色、黄色或黄红色，根皮白色或土黄色。基生叶大头羽状分裂或为复叶，长20~40 cm，顶裂片大，侧裂片小，向下渐小，两面被白色硬毛；茎生叶长圆形或披针形，较小，无柄，边缘有齿。圆锥状总状花序或顶生总状花序；花小，黄色，直径4~6 mm，萼片4，长圆形；花瓣4，倒卵形，长达1 cm，具短爪。长角果圆柱状，长4~6 cm。种子球形，褐色。 花期5月，果期6月。

我国各地多有栽培。

【药材】种子或根。

【采集加工】果熟时采种子。鲜根随时可用，或经贮藏的根。

【性味与功用】味辛、性温；治培根病、龙病、生赤巴。蔓菁连叶滋补，种子解毒，可解诸种食物中毒。

ཉེ་ཤིང་། （泥兴）

【考证】《晶珠本草》记载：泥兴味苦、涩、甘，性辛、温；治风病、寒性黄水、剑突病，并清隐热旧热。有刺者药效大，无刺者药效小。生于阴阳坡交界处，茎细长被刺，叶像撒有铁粉，果实像铁小豆。

各地藏医用百合科的长刺天门冬、多刺天门冬、羊齿天门冬和长花天门冬入药。其中，仅羊齿天门冬无刺，果实黑色，符合上述特征，应为无刺者的正品，其余3种天门冬均被刺，但长刺天门冬及多刺天门冬叶状枝不具似铁粉的软骨质突起，长花天门冬果不为黑色，因而与上述都有所不同。西藏藏医多用长刺天门冬入药，青海藏医多用长花天门冬。

【原植物】

1. 羊齿天门冬 （图36）

Asparagus filicinus Ham. ex D. Don

多年生直立草本，通常高50~70 cm。根呈簇，纺锤状膨大，肉质，长2~4 cm，宽5~10 mm。茎近平滑，分枝常有棱，稍有软骨质齿；叶状枝5~8枚簇生，扁平，镰刀状，长3~15 mm，宽0.8~2 mm，有中脉。叶退化成鳞片状，基部无刺。花小，1~2朵腋生，单性，雌雄异株，花梗纤细，长12~20 mm，近中部具关节；花淡绿色，有时稍带紫色；雄花

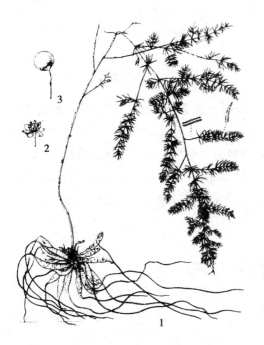

图36 羊齿天门冬 Asparagus filicinus Ham. ex D. Don
1. 全株；2. 花；3. 果实。（王颖绘）

花被片6，离生，长约2.5 mm，雄蕊6，花丝不贴生于花被片上，花药卵形，长约0.8 mm；雌花与雄花近等大或略大，具6枚退化雄蕊，花柱明显，柱头三裂，子房3室。浆果球形，直径5~6 mm，熟时呈黑色。种子2~3粒。 花期5~7月，果期8~9月。

产于西藏、青海、四川、云南、贵州、甘肃南部、陕西（秦岭以南）、山西西南部、河南、湖北、湖南、浙江。生于海拔1 200~3 000 m的丛林下或山谷阴湿处。分布于缅甸、不丹、印度。

2. 长花天门冬

Asparagus longiflorus Franch.

多年生草本，近直立，高20~170 cm。根较细，径约3 mm。茎具分枝，分枝平展或斜升，中部以下平滑，上部与分枝具纵凸纹和软骨质齿，嫩枝尤甚，很少齿不明显；叶状枝每4~12枚簇生，扁圆柱形，长6~15 mm，常直伸，略有棱，通常有软骨质齿，很少齿不明显。叶鳞片状，基部有长1~5 mm的刺状距，稀距不明显或具硬刺。花单性，通常2朵腋生；花梗长6~12（15）mm，近中部或上部有关节；花淡紫色；雄花的花被片6，离生，长6~7 mm，雄蕊6，花丝中部以下贴生于花被片上；雌花的花被片长约3 mm，花柱明显，柱头三裂，子房3室。浆果球形，直径7~10 mm，熟时红色。通常有4颗种子。 花果期5~8月。

产于青海、甘肃、陕西、河北、山西、河南、山东。其中，甘肃、青海生于海拔2 400~3 300 m处，其他地区多生于海拔2 300 m以下的山坡、林下或灌丛中。

【药材】干燥的根。

【采集加工】 10月采根，洗去泥土，以纸遮蔽，晒干。

【性味与功用】苦、涩、甘、辛、温；清隐热旧热；治"风"病、寒性黄水、剑突病。

以上4种植物检索表

1. 植株无刺；成熟果实黑色；叶状枝扁平，具有明显的中脉；花梗长12~20 mm ··················
·· 羊齿天门冬 **Asparagus filicinus**

1. 植株被刺。

  2. 叶状枝近圆柱形或稍压扁，绝不具中脉；主茎刺长1~5 mm，小枝和叶状枝通常有软骨质齿；花梗长6~12 mm ·················· 长花天门冬 **A. longiflorus**

  2. 叶状枝扁平，呈镰刀状或中脉明显隆起而呈三棱形，主茎刺长4.5 mm以上；小枝和叶状枝上无软骨质齿；花梗短于4 mm。

    3. 花梗长1.5~2.5 mm；叶状枝6~14枚呈簇，锐三棱形；主茎刺长4.5~8 mm ·····················
·················· 多刺天门冬 **A. myriacanthus**

    3. 花梗长约4 mm；叶状枝4~6枚呈簇，扁平，镰刀状；主茎刺长10 mm左右 ·····················
·················· 长刺天门冬 **A. racemosus**

ཉི་ལོ། （尼罗）

【考证】《晶珠本草》记载：尼罗味微苦、酸涩，清肠腑热，治内腔痼疾；生长在阴山，根红色，状如鹿角，茎红色，长而有节，叶像白柳叶，花白色，多如云集。

藏医所用的尼罗，原植物是蓼科的叉分蓼及叉枝蓼。它们多生于阴湿地或河滩沙地，根较长并具分枝，状如鹿角，茎红色，具膨大的节，叶片呈狭披针形，形状似柳叶，花白色或淡黄色，组成大型圆锥花序。有些藏医还把蓼科的萹蓄作尼罗用，但其形状与上述记载有很大差异，应作代用品。

【原植物】

1. 叉分蓼 （图37）

Polygonum divaricatum L.

多年生草本，高70~120 cm。块根肥大，径约20 cm；根茎细长，被褐色膜质鳞片。茎直立或斜上升，疏被柔毛，多分枝，枝开展，稍带红色，节膨大，被密柔毛。叶片狭披针形或椭圆形至尖卵形，长5~12 cm，宽0.5~2 cm，先端渐尖，基部渐狭，边缘具睫毛，两面有疏毛或无毛；叶具短柄或无柄；托叶鞘膜质，易

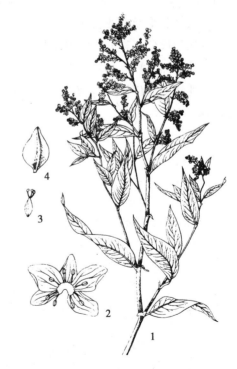

图37 叉分蓼 **Polygonum divaricatum** L.

1. 植株上部；2. 花被展开示雄蕊；3. 雌蕊；
4. 果实。 （王颖绘）

破碎脱落。圆锥花序顶生，大型，开展；苞片狭披针形，膜质，褐色，内生2~3朵具短梗的花；花白色或淡黄色，花被五深裂，裂片长圆形，脉纹明显，长2.5~3 mm，开展；雄蕊8，长约为花被长的一半；花柱3，短，柱头球形。瘦果椭圆形，具锐棱3，长3~5 mm，黄褐色，有光泽。 花期7~9月，果期8~10月。

产于青海、四川、内蒙古、河北、山西、吉林、辽宁。生于山坡草地、河岸及阴湿处。分布于苏联西伯利亚和日本、朝鲜、蒙古。

2. 叉枝蓼

Polygonum tortuosum D. Don

多年生半灌木，高30~50 cm。根粗壮木质。茎直立，密被短柔毛或近无毛，基部木质化，具叉状分枝。叶片卵形，长1.5~4 cm，宽1~2 cm，近革质，顶端尖或钝，基部圆形或近心形，两面密被短柔毛或近无毛，有时边缘略反卷；叶具短柄或无柄；托叶鞘偏斜，膜质，褐色。花序圆锥状，大型，顶生，开展；花密集，白色，花被五深裂，裂片椭圆形，长约3 mm；雄蕊8；花柱3，短，柱头球形。瘦果椭圆形，具3棱，黄褐色，有光泽，长约3 mm。 花果期6~9月。

产于西藏。生于海拔3 800~4 900 m的山坡草地、河滩沙砾地及阴暗潮湿林下和沟边。分布于印度西北部、尼泊尔、伊朗、阿富汗及巴基斯坦。

【药材】干燥根的切片。

【化学成分】叉分蓼的根含鞣质；叉枝蓼的根含鞣质、三萜式皂苷。

【采集加工】8~10月挖根，洗净，切片，晾干备用。

【性味与功用】叉分蓼酸、涩、寒；叉枝蓼辛、温；两者均涩肠止痢，治急慢性痢疾及肠炎。

以上3种植物检索表

1. 一年生，植株矮；茎平卧或斜上升；花1~5朵簇生叶腋 ·················· 萹蓄 **Polygonum aviculare**

1. 多年生，植株高大；茎直立；圆锥花序大型，顶生。

　2. 草本；叶片狭披针形或椭圆形至尖卵形，先端渐尖，基部渐狭 ·····································

　·· 叉分蓼 **P. divaricatum**

　2. 半灌木；叶片卵形，先端尖或钝，基部圆形或近心形 ·················· 叉枝蓼 **P. tortuosum**

སྙིག་པ་ （尼哇）

【考证】《晶珠本草》记载：尼哇治胸痛、感冒，并止呕逆，开胃；生长在阴面山坡，攀援他物而生，根如酥油皮袋，个大者，味甚甘，叶细，花如紫菀花，蓝色。

各地藏医用桔梗科的辐冠党参、鸡蛋参、大叶党参、大萼党参及百合科的甘肃贝母入药。其中，甘肃贝母因花黄色，植株直立，显然与上述记载不符。辐冠党参和鸡蛋参的植物习性、形态和生长环境均与上述记载符合，应列为原植物。所剩的大叶党参和大萼党参，虽不符合上述记载，但在西藏均为尼哇类药，估计为南方派用药，故予以保留。

【原植物】

辐冠党参（图38）

Codonopsis convolvulacea Kurz. subsp. **vinciflora**（Kom.）Hong

多年生缠绕性草本。根近球形，径2~2.5 cm，淡灰褐色，干时表皮呈不规则开裂。茎细软，线形，径约1 mm，分枝多数，平滑。叶小，长卵形或披针形，长1.5~2 cm，宽6~7 mm，先端钝，基部圆形或宽楔形，边缘具疏齿，表面绿色，背面淡绿色，两面无毛，脉羽状，背面脉较清晰；柄细而短，长2~3 mm。花单一，顶生，蓝色，花梗长，花期梗长约2 cm，细弱；花萼陀螺形，裂片5，开展，长圆形，顶端钝；花冠辐射状，基部连合，裂片椭圆形，长约1 cm，先端近圆形；雄蕊内藏，花丝极短而有毛，花药长3~4 mm；子房下位，倒圆锥状，柱头三裂，裂片卵状长圆形，被毛。 花果期7~9月。

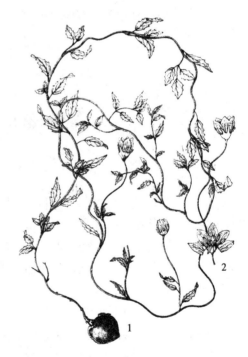

图38 辐冠党参 **Codonopsis convolvulacea** Kurz. subsp. **vinciflora**（Kom.）Hong
1. 全株；2. 花冠解剖。（王颖绘）

产于西藏东部、四川西部、云南西北部。生于海拔3 000~4 600 m的灌丛和草地上。

【药材】干燥的根。

【采集加工】9~10月挖根，洗净晒干。

【性味与功用】甘；开胃；止逆；治胸痛、感冒、脉寒症（考证中的后两种，藏名索罗年哇，甘、涩、温，无毒；滋补，利水；治肾炎、营养不良性水肿）。青海藏医用甘肃贝母做本药，苦，寒；其鳞茎清热润肺，化痰止咳，补血，治气管炎、感冒；叶治骨节积黄水；种子治头痛、由高烧引起的神经症状或颅内并发症。西藏藏医用辐冠党参作本药，治感冒、发烧、鼻塞不能辨味及打嗝等。

以上4种植物检索表

1. 根近球形；花冠辐状。
　2. 叶一型，披针状，叶缘具齿，叶脉羽状 ···
　　··· 辐冠党参 **Codonopsis convolvulacea** subsp. **vinciflora**
　2. 叶二型，下面叶卵形，上部叶披针形，全缘，叶脉网状 ············· 鸡蛋参　**C. convolvulacea**
1. 根胡萝卜状。
　3. 茎缠绕；花萼裂片全缘；花冠钟状 ································· 大叶党参　**C. affinis**
　3. 茎直立或近直立；花萼裂片具齿；花冠管状 ················· 大萼党参　**C. macrocalyx**

ཞིང་འཁྲ།（娘肖夏）

【考证】《晶珠本草》记载：娘肖夏清心热，治心脏病；生于温暖平川，低处的林中，树大叶厚，花白色而美丽，果实心形，产于珞瑜地区者，果肉呈圆块，扁平，肉厚质佳。
　　藏医用漆树科南酸枣入药，但其花为淡紫色或具褐色条纹，果实椭圆形，与上述记载不符，因藏医用药已久，故视作代用品。正品未见藏医所用，不知何物，有待考证。

【原植物】

南酸枣

Choerospondias axillaris (Roxb.) Burtt. et Hill.

落叶乔木，高8~20 m。树皮灰褐色，片状剥落，小枝无毛，有皮孔。叶互生，奇数羽状复叶，小叶3~6对，近纸质，卵状披针形或长圆状披针形，长4~12 cm，先端长渐尖，全缘或微有齿，基部楔形，两边不对称，背面脉腋有簇毛，小叶柄短。花单性或杂性异株，排成聚伞状圆锥花序；雄花长4~10 cm；雌花单生于上部叶腋；花淡紫色或具褐色条纹；花萼五裂，裂片阔三角形，两面被毛，边具红色腺睫毛；花瓣长圆形，长约3 mm；雄蕊10，与花瓣等长；子房卵圆形，花柱长约0.5 mm。核果椭圆形或倒卵状椭圆形，成熟后黄色，长2.5~3 cm，果核与果同形。　花期3~4月。
　　产于西藏、云南、贵州、湖北、湖南、浙江、广东、广西。生于低山林缘。分布于尼泊尔、印度、泰国、日本及中南半岛。

【药材】干燥的果实。

【采集加工】冬季采果，晒干备用。

【性味与功用】酸、涩、温；清热养心，祛心热，滋补身体，壮气；治心脏病。

དང་ཀུན། （当庚）

【考证】《晶珠本草》记载：当庚清热、解毒，治培根和龙的合并症；生于阴面山坡及山沟中，茎长，有弹性，分枝少，叶细，紫黑色，花似当归花，味辛，气味芳香。当庚分雌雄两种，根像独活根，茎粗壮，叶黑绿色，有光泽，花白色为雄；雌的叶略细，无花；雄的又称当庚那保，雌的又称当庚嘎保。

各地藏医用伞形科紫茎前胡、当归、松潘棱子芹和毛茛科升麻入药。按上述记载，紫茎前胡的根圆锥形，茎直立高大，叶的末回裂片线形，花白色，接近当庚嘎保。当归茎粗壮、高大，味辛，气味芳香，似当庚那保。松潘棱子芹近似上述两种，可能为代用品。升麻的形状与之出入极大且具臭味，不宜作本药。

【原植物】

1. 紫茎前胡　当庚嘎保（译音）

Peucedanum violaceum Shan et Sheh

多年生草本，高50~90 cm。根长圆锥形，根颈处存留多数枯鞘纤维。茎圆柱形，中空，基部紫红色，向上浅紫色，被毛。叶片轮廓卵形或长卵形，三至四回羽状全裂或深裂，长5~11 cm，末回裂片线形或倒卵形，长2~3.5 mm，先端钝，有尖头，边缘具齿而反卷，背脉突起，被短毛；柄长4~7 cm，基部有卵状披针形叶鞘，被短毛。复伞形花序顶生或侧生，中央伞形花序直径6~9 cm，侧枝上花序直径2~4 cm，被毛；总苞片少数，线形，小总苞片8~12，线形，长3~4 mm，均被毛；伞幅10~20，不等长，被毛；花白色；花萼不显；花瓣倒卵形，基部狭长；子房光滑无毛，花柱带紫色。果实椭圆形，长3~4 mm，背棱线形突起，侧棱狭翅状。　花果期7~9月。

产于西藏（米林、林芝）。生于海拔2 900~3 100 m的山坡草地和沙质山麓上。

2. 当归

Angelica sinensis (Oliv.) Diels

多年生草本，高达1 m。茎带紫红色，有分枝。下部叶卵形，长约10 cm，二至三回三出式羽状全裂，末回裂片卵形或狭卵形，长1~2 cm，三浅裂，脉上被毛，茎上部叶简化成羽状分裂。复伞形花序，无总苞片，伞幅9~13，不等长，具小总苞片2~4，线形；花梗12~34，密被毛；花白色。双悬果椭圆形，长4~6 mm，宽3~4 mm，扁平，侧棱具翅，翅边缘淡紫色。

产于四川、云南、贵州、甘肃、陕西、湖北。多栽培，稀野生。

3. 松潘棱子芹

Pleurospermum franchetianum Hemsl.

多年生草本，高40~60 cm。根萝卜状，下部具分枝。茎直立，粗壮，有条棱，不分枝。叶为三回三出式羽状分裂，轮廓卵形，长7~9 cm，末回裂片披针形，长1~2 cm，沿叶脉和边缘被毛，茎上部叶逐渐简化。复伞形花序顶生或侧生，顶生的花梗短，能孕，侧生的花梗长，不孕；总苞片8~10，狭长圆形，先端数裂，边缘白色；伞幅多数，长约5 cm；小总苞片8~10，先端全缘或具浅裂，具宽白色膜质边缘。花白色；萼片不显；花瓣倒卵形，长约1 mm，基部明显具爪。果实椭圆形，长4~5 mm，表面密生泡状突起，主棱波状，侧棱具翅。　花果期7~9月。

产于青海、四川、甘肃、宁夏、陕西、湖北。生于海拔2 500~4 500 m的山坡上。

【药材】干燥的全草。

【采集加工】花期采全草，洗净晾干。

【性味与功用】辛；清心热，解毒；治培根和龙的合并症。西藏地区还用此药治妇女龙察病。

以上3种植物检索表

1. 总苞片和小苞片具宽膜质边缘；果实表面生泡状突起 ……………………………………
　　…………………………… **松潘棱子芹** **Pleurospermum franchetianum**

1. 总苞片和小苞片不具宽膜质边缘；果实仅侧棱生狭翅。
　　2. 总苞片线形，小苞片8~12；果实不扁压，无芳香气味 ………………………………
　　　　…………………………… **紫茎前胡** **Peucedanum violaceum**
　　2. 无总苞片，小苞片少数；果实极扁压，具芳香气味 ………………… **当归** **Angelica sinensis**

ཅེ་ལུ་ས། （逮木萨）

【考证】《晶珠本草》记载：逮木萨称蓝色甘露，味微苦，可止血便，以酒送服，则治寒泻；阳山山麓至山顶均能生长，茎青色，细长，叶状若布尔（旋花），略青，花蓝红色，形似戴胜之首。依其形态、生长环境之不同可分3种，生山顶者，体矮叶厚，花多带白色，光泽不显，称洛赞青保；生山之中部者，花小而浅蓝，称玉龙哇；生于低处或湖畔者，株高中等，花蓝黑色，称下冈哇。

现藏医常用的逮木萨，其原植物为毛茛科翠雀属6种植物。其中，单花翠雀可生于海拔5 000 m的山巅，较矮，高不过7.5 cm，花通常灰白色至蓝色，与洛赞青保相似；白蓝翠雀通常生于海拔3 600~4 700 m的林下或高山草甸，花蓝白色至蓝紫色，与玉龙哇大体符合；而三果大通翠雀、蓝花翠雀、展毛翠雀和川甘翠雀均与下冈哇相似。在青海，玉树藏族自治州藏医认为展毛翠雀是洛赞青保，而黄南藏族自治州藏医却称其为下冈哇。我们同意黄南藏医的观点。

【原植物】

1. 单花翠雀（图39）

Delphinium candelabrum Ostf. var. **monanthum** (Hand. -Mazz.) W. T. Wang

多年生草本，高3~7.5 cm。茎紫色，具少数分枝。基生叶具柄，叶片直径1.3~2.4 cm，二回三出深裂，小裂片浅裂，腹面光滑，背面和边缘被微柔毛；叶柄长1.5~6.5 cm，被短柔毛。伞房花序具2~5花；花中等大，多少展开；萼片5，灰白色至蓝色，椭圆形，长2~2.5 cm，宽约1.3 cm，先端钝，全缘，背面具疏柔毛，后面一片延长成距；距长2~2.5 cm，略等于或稍长于萼片，被短柔毛；花瓣蓝色，宽线形，长约3 cm，宽约3 mm；退化雄蕊2，黑褐色，瓣片椭圆形，二裂，被金黄色髯毛，有鸡冠状突起，边缘具疏微毛，基部变狭成爪，爪背面具柔毛；雄蕊多数；雌蕊3，黄色，子房被黄色柔毛。蓇葖果3，顶端具喙。花期7~8月。

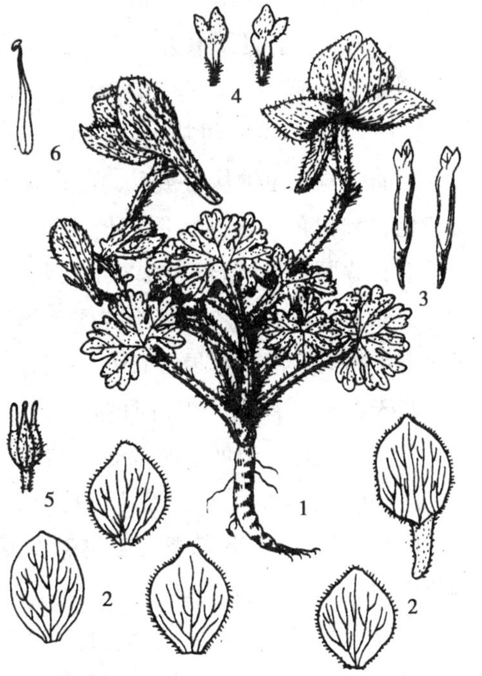

图39 单花翠雀 Delphinium candelabrum Ostf. var. **monanthum** (Hand.-Mazz.) W. T. Wang
1.全株；2.萼片；3.花瓣；4.退化雄蕊；5.雌蕊；6.雄蕊。（阎翠兰、宁汝莲绘）

产于西藏东北部、青海、四川西北部、甘肃西南部。生于海拔4 100~5 000 m的高山碎石隙。

2. 白蓝翠雀

Delphinium albocoeruleum. Maxim.

多年生草本，高10~26（100）cm。茎基部分枝，被反曲柔毛。基生叶和茎中下部的叶片三深裂，中裂片三浅裂，小裂片再二回浅裂，两侧裂片三深裂，小裂片浅裂，均具叶柄；柄长4.5~8 cm，疏生柔毛；茎上部叶渐小，渐无柄。伞房花序具2~7花；花蓝白色至蓝紫色，多少开展；萼片宿存，上萼片圆卵形，其他萼片椭圆形，长约1.4 cm，宽约7.5 mm，两面均被柔毛，萼距钻形，长约2 cm，外面密被柔毛；花瓣无毛；退化雄蕊黑褐色，瓣片椭圆形，长约1 cm，宽约8 mm，具鸡冠状突起，背面无毛，腹面具黄色髯毛，边缘疏生睫毛，基部变狭成爪，爪无毛；雄蕊长约1 cm，花药黑褐色，长约2 mm，花丝疏生柔毛；雌蕊3 (4)，子房密被白柔毛，花柱无毛。　花期7~9月。　(图见《青藏高原药物图鉴》1:75)

产于西藏东北部、青海、四川北部、甘肃。生于海拔2 850~4 700 m的林下或高山草甸。

3. 蓝花翠雀

Delphinium caeruleum Jacq.

多年生草本，高8~60 cm。茎通常分枝，与叶柄均被反曲短柔毛。基生叶片近圆形，宽1.8~5 cm，三全裂，中裂片菱状倒卵形，细裂，末回裂片线形，宽1.5~4 mm，顶端具短尖，侧裂片扇形，二至三回细裂，背面疏生较长柔毛，腹面密被短伏毛，叶具长柄；叶柄长3.5~14 cm；茎生叶与基生叶相似，但渐变小。伞房花序常呈伞状，具1~7花；花梗细，长5~8 cm，与花序轴均密被反曲的白色短柔毛，有时杂有开展白柔毛和黄色短腺毛；萼片紫蓝色，稀白色，椭圆状倒卵形或椭圆形，长1.5~2.5 cm，外面有短柔毛，有时基部密被长柔毛，萼距钻形，长1.8~2.8 cm，基部粗2~3 mm；花瓣蓝色，无毛；退化雄蕊蓝色，瓣片宽倒卵形或近圆形，顶端不裂或微凹，腹面被黄色髯毛；花丝疏生短毛或无毛；雌蕊5，子房密被短柔毛。蓇葖果长1.1~1.3 cm。　花期7~9月。

产于西藏、青海、四川西部、甘肃。生于海拔2 100~4 200 m的林下、林缘及草原等处。分布于不丹、印度东北部、尼泊尔。

【药材】干燥的全草，以花最佳。

【化学成分】白蓝翠雀含生物碱及氨基酸，黄酮反应不明显。蓝花翠雀含生物碱及黄酮化合物。

【采集加工】7~8月采全草，以流水洗去泥土，将花摘出，分别晾干。

【性味与功用】甘、平；消炎，止泻，敛疮；治热泻、寒泻、胆病、肝病，外敷疮口。

以上6种植物检索表

1. 退化雄蕊黑褐色，腹面具金黄色髯毛。

  2. 退化雄蕊爪部无毛；种子具鳞状横翅；雌蕊3 (-4) ⋯⋯⋯ **白蓝翠雀 Delphinium albocoeruleum**

  2. 退化雄蕊爪部背面被柔毛；种子沿棱生狭翅或近无翅；雌蕊3。

    3. 株高3~7.5 cm；小苞片叶状，三裂；种子沿棱生狭翅 ⋯⋯⋯⋯⋯⋯⋯⋯⋯⋯⋯⋯⋯⋯⋯⋯⋯⋯⋯⋯⋯⋯⋯⋯⋯⋯⋯⋯ **单花翠雀　D. candelabrum** var. **monanthum**

    3. 株高15~25 cm；小苞片线形或钻形，不分裂；种子沿棱近无翅 ⋯⋯⋯⋯⋯⋯⋯⋯⋯⋯⋯⋯⋯⋯⋯⋯⋯⋯⋯⋯⋯⋯⋯ **三果大通翠雀　D. pylzowii** var. **trigynum**

1. 退化雄蕊与萼片同色，即蓝色，腹面具髯毛或无髯毛。

4.总状花序；退化雄蕊顶端二浅裂，腹面疏生短粗毛，无髯毛；雌蕊3 ……………………………
…………………………………………………………………………… 川甘翠雀　**D. souliei**

4.伞房花序或总状花序；退化雄蕊顶端不裂或微凹，腹面具髯毛；雌蕊5或3。

　5.伞房花序常呈伞状；退化雄蕊顶端不裂或微凹；雌蕊5 ……………………………………
…………………………………………………………………………… **蓝花翠雀　D. caeruleum**

　5.总状花序；退化雄蕊顶端微凹；雌蕊3 …………………………………………………………
…………………………………………………… **展毛翠雀　D. kamaonense** var. **glabrescens**

ཙིག་ད། （滴达）

【考证】《晶珠本草》记载：滴达可清热，治胆病、血病。可分为3类，即迦滴、哇滴和窝滴，后者又包括6种。

རྒྱ་ཙིག（迦滴）

【考证】《晶珠本草》记载：迦滴近似灌木，全株有光泽，茎中空，有节，壁薄而硬，叶厚，黑绿色，味苦。

据印度、尼泊尔药用植物记载及见到的药材实物，迦滴的原植物是龙胆科的印度獐牙菜。该植物高大，分枝多，枝簇生，茎中空，干时黑色，形似灌木，与上述记载很相似，并被藏医尊为滴达之上品。

【原植物】

印度獐牙菜　Chireta，Chiraita（印度译音）

Swertia chirayita Buch. -Ham.

一年生草本，高60~150 cm。茎有棱，近圆形。茎生叶无柄，椭圆形，长约5 cm，宽约2 cm，比基生叶小，先端急尖，具5脉，全缘。圆锥花序较大，多花；花黄绿色；花梗长至1.9 cm，簇生；花萼裂片4，披针形，长约4 mm；花冠裂片4，卵形，长约6 mm，先端急尖，略带紫脉，裂片基部具2个有长毛的腺窝；雄蕊分离，花丝线形，花药长圆形。蒴果卵形，长约6 mm，急尖。种子小，光滑。（译自《印度植物志》）

产于喜马拉雅温带地区（从克什米尔到不丹）。生于海拔1 000~2 500 m的山地。

本种我国不产，多从尼泊尔带进西藏，作为印度滴达入药，再由西藏带往内地，又被称为西藏滴达。

本种在印度、尼泊尔等国也广为药用，治胃病、肝病、退烧及缓泻，并有滋补作用。

བལ་ཏིག（哇滴）

【考证】《晶珠本草》记载：本品比之迦滴色淡而软，叶微黄，其他相同。

据印度和尼泊尔药用植物记载及藏医用药，本药的植物主要是龙胆科獐牙菜属、喉毛花属植物。其中普兰獐牙菜、藏獐牙菜和长梗喉毛花3种多为藏医使用，其形状和药效符合上述，应为原植物。

【原植物】

1. 普兰獐牙菜（图40）

Swertia ciliata（D. Don ex G. Don）B. L. Burtt

一年生草本，高30~48 cm。根淡黄色。茎直立，常带紫色，四棱形，从下部起分枝。单叶对生，无柄或有短柄，披针形或卵状披针形，长0.8~4.5 cm，宽0.3~2 cm，先端急尖，全缘，边缘外卷。圆锥状聚伞花序开展，多花；花梗细，丝状；花5数，乌紫色，直径1~1.2 cm；花萼绿色，深裂，裂片披针形，先端渐尖，略短于花瓣；花冠深裂，裂片卵状披针形，长6~7 mm，先端渐尖，基部具一个腺窝，腺窝半圆形，裸露，无流苏；雄蕊与花冠近等长，花丝深紫色，下部极度扩大，联合成短筒包围子房，花药蓝紫色；子房近无柄，与雄蕊等长，花柱细长，柱头头状。蒴果具短梗，含多数细小的种子。花果期8~10月。

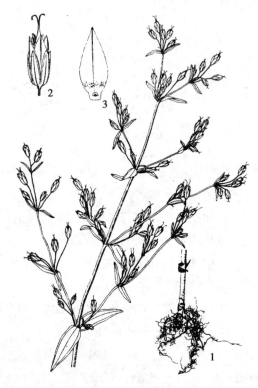

图40 普兰獐牙菜 **Swertia ciliata**（D. Don ex G. Don）B. L. Burtt
1. 植株；2. 花；3. 花冠裂片及腺窝。（刘进军绘）

产于西藏西南部。生于海拔3 700 m的山坡、田边及水沟边。分布于印度、尼泊尔。

本种在普兰县境内作"滴达"入药。原用学名*Swertia purpurascens* Wall. ex C. B. Clarke 经订正已成异名。在印度、尼泊尔也作为药用，功效与印度獐牙菜相同，名称也相同，称为"Chirettah"。

2. 藏獐牙菜　Tikta （尼泊尔译音）（图41）

Swertia racemosa (Griseb.) Wall. ex C. B. Clarke

一年生草本，高8~35 cm。茎直立，具条棱，从基部起分枝。叶无柄，披针形至线状披针形，长1.5~4 cm，宽3.5~16 mm，先端急尖，基部半抱茎，边缘密生睫毛，两面光滑，下面幼时被毛。聚伞花序顶生及腋生；花梗短，深紫色；花5数，淡蓝色或淡蓝紫色；花萼筒钟形，长3~3.5 mm，外面被糙伏毛，裂片三角状披针形，不等大，大者长于花冠，先端急尖，边缘有短睫毛；花冠钟形，长10~12 mm，外面上半部被糙毛，裂片卵状椭圆形，长6~7.5 mm，先端有小尖头，腺窝5个，囊状，先端具短流苏；雄蕊5，花丝基部合生成短筒；子房卵状披针形。蒴果卵状椭圆形。种子黄褐色，长圆形，光滑。　花果期8~9月。

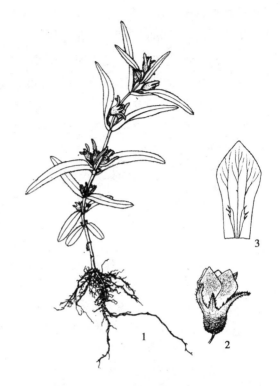

图41　藏獐牙菜　**Swertia racemosa**（Griseb.）Wall. ex C. B.Clarke
1. 植株；2. 花；3. 花冠裂片及腺窝。（刘进军绘）

产于西藏东南部。生于海拔3 200~4 400 m的山坡草丛或灌丛中。分布于印度、尼泊尔。

据日本学者报道，藏獐牙菜主要用于治疗消化系统疾病。

3. 长梗喉毛花　Teeta，Tida（印度译音）

Comastoma pedunculatum (Royle ex D. Don) Holub

一年生草本，高4~15 cm。茎直立，从基部起分枝，枝少而疏，四棱形。基生叶少，长圆状匙形，长5~16 mm，宽至3 mm，先端纯或钝圆，基部渐狭成柄；茎生叶无柄，椭圆形或卵状椭圆形，长2~8 mm，宽至3 mm，两端钝。花4~5数，单生分枝顶端，大小不等；花梗细长；花萼绿色，长为花冠之半，深裂近基部，裂片卵状披针形或披针形，先端急尖，基部有浅囊；花冠上部蓝色，下部黄绿色，具蓝色条纹，筒状，长8~18 mm，浅裂，裂片近直立，卵状长圆形，长3~6 mm，先端钝圆，基部具1束白色副冠；雄蕊生于冠筒中部，花丝白色；子房狭椭圆形，花柱不明显，柱头小。蒴果狭椭圆形。种子深褐色，长圆形，长约0.5 mm，光滑。 花果期7~10月。

产于西藏、青海、四川、云南、甘肃。生于海拔2 600~4 500 m的河滩、高山草甸。分布于欧洲、亚洲及北美洲。

据印度药用植物著作之记载，长梗喉毛花的全草煎剂有清热之功效。

【药材】干燥的全草。

【采集加工】花期采全株，洗去根部泥土，阴干。

【性味与功用】苦、寒；祛湿；治黄疸型肝炎、水肿等。

以上3种植物检索表

1. 花冠浅裂，裂片基部具1束白色副冠；花4~5数；植株矮小 ……………………………………
…………………………………… 长梗喉毛花 **Comastoma pedunculatum**
1. 花冠深裂近辐状，裂片基部有腺窝；花5数。
　2. 花冠乌紫色，裂片各具1个无流苏的腺窝；花萼光滑 ……… 普兰獐牙菜 **Swertia ciliata**
　2. 花冠淡蓝色；腺窝5个，着生冠筒上，与裂片对生，有流苏；花萼外面有毛 ………………
…………………………………… 藏獐牙菜 **S. racemosa**

ཝང་ཅིག (窝滴)

【考证】《晶珠本草》记载：窝滴种类很多，总计有6种：松滴、赛尔滴、俄滴、桑滴、机合滴、苟尔滴。现分述如下：

སུམ་ཅིག (松滴)

【考证】《晶珠本草》记载：松滴味苦性凉，清热，治肝、胆热症和创伤；生于石山、草坡、林下和岩隙，茎红色，被毛具有黏脂，叶小，基部如鸟喙，密集若莲座，花红黄色；分大、小两种，大者花黄色，味极苦，小者花红色，味苦较次。

现各地藏医所用的松滴，其原植物为虎耳草科植物，约有5种。在西藏和四川（阿坝），主要用篦齿虎耳草；在青海，则用爪瓣虎耳草（玉树藏族自治州）或青藏虎耳草和唐古特虎耳草（黄南藏族自治州）。前3种虎耳草，其基生叶密集呈莲座状，茎被腺毛（腺头黏脂状），花多少黄色，与上述记载颇一致；其中，篦齿虎耳草较高大，花瓣黄色，味极苦，与大松滴相符，也与《四部医典系列挂图全集》197页图（94）相似；藏中虎耳草和爪瓣虎耳草较矮小，花瓣黄色，中部以下具黑紫色斑点或橙黄色斑点，味不及前种苦，则与小松滴接近。据此可以确认篦齿虎耳草、藏中虎耳草和爪瓣虎耳草当为正品，而青藏虎耳草和唐古特虎耳草茎被褐色卷曲柔毛，但无腺（黏脂状物），与《晶珠本草》记载不符，可视为代用品。

【原植物】

篦齿虎耳草（图42）

Saxifraga umbellulata Hook. f. et Thoms. var. **pectinata** (Marq. et Shaw) J. T. Pan.

多年生草本，高5.5~10 cm。茎不分枝，与花序梗、花梗均被褐色腺毛。基生叶密集呈莲座状，匙形，长11.9~13.5 mm，宽2~3 mm，叶片边缘具软骨质睫毛；茎生叶长圆形至近匙形，长4.5~6.6 mm，宽1.5~2 mm，两面和边缘均具褐色腺毛。聚伞花序伞状或复伞状，长3~5.5 cm，具2~23花；花梗长0.7~1.7 cm，细弱；萼片通常直立，卵形至三角状狭卵形，长2.2~3.5 mm，宽约1.3 mm，背面和边缘或多或少具褐色腺毛，3脉于先端不汇合或汇合；花瓣黄色，提琴状长圆形至近提琴形，长6.5~9 mm，宽2.9~3.2 mm，先端钝或急尖，基部具长0.4~0.5 mm之爪，3~5脉，具2痂体；雄蕊长约3 mm；子房卵球形，长约1 mm，花柱长约0.5 mm。 花期7~9月。

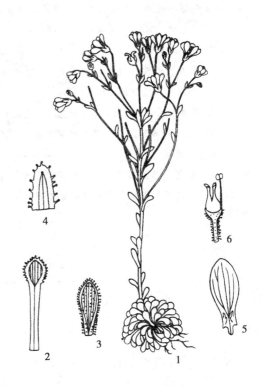

图42 篦齿虎耳草 Saxifraga umbellulata Hook. f. et Thoms. var. **pectinata** (Marq. et Shaw) J. T. Pan
1. 全株；2. 基生叶；3. 茎生叶；4. 萼片；5. 花瓣；6. 示花蕊。（潘锦堂、刘进军绘）

产于西藏东部。生于海拔3 000~4 100 m 的林下、灌丛和岩壁石隙。

【药材】干燥的全草。

【化学成分】篦齿虎耳草全草含生物碱、皂苷、鞣质、有机酸、甾醇、黄酮化合物，氨基酸反应不明显。青藏虎耳草全草含黄酮类，并有花青素；醛酮反应阳性，生物碱反应不明显。

抑菌效果：对金黄色葡萄球菌高敏，伤寒杆菌、甲型副伤寒杆菌、乙型副伤寒杆菌均中敏，大肠杆菌$O_{86}B_7$、宋内氏痢疾杆菌、福氏痢疾杆菌均低敏。

【采集加工】6~8月采全草，以流水洗去泥土，晾干。

【性味与功用】苦、寒；清肝胆之热，排脓敛疮；治肝炎、胆囊炎、流行性感冒发烧及疮热等。

以上4种植物检索表

1. 茎和花梗被褐色卷曲长柔毛；基生叶非莲座状，草质，叶片边缘具卷曲长柔毛；聚伞花序2~6花；花萼反曲 ······································· 青藏虎耳草 **Saxifraga przewalskii**

1. 茎和花梗多少具腺毛；基生叶密集呈莲座状，稍肉质，叶片边缘具软骨质睫毛或刚毛状睫毛。

  2. 茎生叶通常两面无毛，罕有下面疏被腺毛；单花生于茎顶，或聚伞花序2~8花；花瓣黄色，中部以下具橙黄色斑点 ······························· 爪瓣虎耳草 **S. unguiculata**

  2. 茎生叶两面均具腺毛；聚伞花序2~12花或2~23花；花瓣黄色，无斑点，或中部以下具黑紫色斑点。

    3. 花序具2~23花；萼片在花期直立，边缘多少具褐色腺毛，3脉；花瓣黄色，提琴状长圆形至近提琴形 ································ 篦齿虎耳草 **S. umbellulata** var. **pectinata**

    3. 花序具2~12花；萼片在花期开展，边缘下部具腺睫毛或无毛，3~5脉；花瓣黄色，中部以下具黑紫色斑点，披针形至长圆形 ································ 藏中虎耳草 **S. signatella**

གསེར་ཏིག（赛尔滴）

【考证】《晶珠本草》记载：赛尔滴味极苦，治培根、赤巴合并症，其独味汤可治瘟病初起；生于河滩、田边等处，茎似白芥子，叶和茎向上伸展，花红黄色，鲜艳，种子黄色，细小。

现西藏藏医所用的赛尔滴为龙胆科的苇叶獐牙菜及虎耳草科的爪瓣虎耳草和唐古特虎耳草。其中苇叶獐牙菜的形态基本上符合上述记载，应视为其原植物；爪瓣虎耳草及唐古特虎耳草的形态则与上述记载相差甚远，前者已放在松滴项下，后者已放在桑滴项下。

【原植物】

苇叶獐牙菜（图43）

Swertia phragmitiphylla T. N. Ho et S. W. Liu

多年生草本，高30~80 cm。具短根茎。茎直立，中空，不分枝。叶对生；基生叶多

对，叶片披针形或狭椭圆形，长3.5~14 cm，
宽2~3 cm，先端钝或急尖，基部渐狭成柄，
叶脉5~7条；叶柄扁平，长于叶片；茎生叶
无柄或有短柄，与基生叶同形，向上部渐小。
圆锥状聚伞花序狭窄，多花；花梗不等长，
果期强烈伸长；花5数，淡蓝色；花萼深裂，
裂片披针形或卵状披针形，长7~10 mm，具
3~5脉；花冠深裂，裂片披针形或椭圆状披
针形，长1.3~1.5 cm，先端钝，啮蚀状，基部
具2个囊状，顶端有流苏的腺窝；花丝基部
有短毛。蒴果无柄，椭圆状披针形，长1.2~
1.5 cm。种子黑褐色，表面有纵的脊状突
起。 花果期7~9月。

产于西藏东南部。生于海拔3 800~4 800 m
的山坡草地、灌丛中、林下及沼泽地。

【药材】干燥的根。

【采集加工】秋季挖根，洗去泥土，晒
干。

【性味与功用】苦、寒；清疫热和腑热；
治黄疸型肝炎、各种出血。

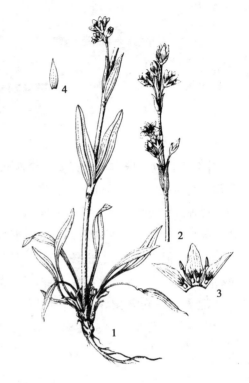

图43　苇叶獐牙菜　**Swertia phragmitiphylla**
T. N. Ho et S. W. Liu
1. 植株；2. 花序；3. 花冠纵切示腺窝；4. 花
萼裂片。（王颖绘）

དངུལ་ཏིག（俄滴）

【考证】《晶珠本草》记载：俄滴味苦性糙，治各种药毒病；茎、叶颇长，花白色。

现西藏藏医所用的俄滴，其植物为虎耳草科一种梅花草（*Parnassia sp.*），青海藏医则用
石竹科的簇生卷耳 [*Cerastium fontanum* Baumg. subsp. *triviale* (Link) Jalas var. *angustifolium*
(Franch.) Hara]、田野卷耳（*C. arvense* L.），它们的形态特征均与上述记载不吻合，且青
海藏医用卷耳属植物治疗肺结核，退烧，补阳，也与本药功用不同，故需进一步考证。

ཟངས་ཏིག (桑滴)

【考证】《晶珠本草》记载：桑滴味甘、苦，性温，可治并发风热之胆病；生于高山草甸，茎丛生，红色，叶无柄，簇生，被毛，花红黄色，密集。

现青海（玉树、果洛等州）所用的桑滴，其原植物为虎耳草科的唐古特虎耳草，与上述记载基本相符。但西藏及青海藏医更多地应用龙胆科獐牙菜属植物入药，虽与上述记载甚为不合，但使用已久，也较广泛。据调查记录，此类药物名称多，入药种类有唐古特虎耳草、紫红獐牙菜、抱茎獐牙菜、四数獐牙菜、华北獐牙菜、二叶獐牙菜、川西獐牙菜等。

《青藏高原药物图鉴》第一册所载的"代哇"原植物膜边獐牙菜是误定，其图及描述所依据的是青海标本，应定名为华北獐牙菜，此种作为"代哇"的原植物，与《晶珠本草》的记载不符。青海久治地区藏医将其作为"桑滴"的原植物入药，其性味功用也一致。

【原植物】

1. 唐古特虎耳草

Saxifraga tangutica Engl.

多年生草本，高3.5~31 cm。茎被褐色卷曲长柔毛。基生叶具柄，叶片卵形至长圆形，长0.6~3.3 cm，宽3~8 mm，仅边缘具褐色长柔毛；茎生叶披针形、长圆形至线状长圆形，长0.7~1.7 cm，宽2.2~6.5 mm，边缘和背面下部具卷曲柔毛。多歧聚伞花序具（2）6~22花；萼片起初直立，后变开展至反曲，卵形至椭圆形，长2.1~3.2 mm，宽1~2.2 mm，两面无毛，边缘具褐色卷曲柔毛，3~5脉分离；花瓣黄色或内面黄色，外面橙黄色至紫红色，阔卵形、卵形、椭圆形至披针形，长2.5~4.5 mm，宽1.1~2.5 mm，3~5（7）脉，具2痂体；雄蕊长1~2.2 mm；子房近下位。 花果期7~10月。 （图见《青藏高原药物图鉴》1:154）

产于西藏、青海、四川西部及北部、甘肃南部。生于海拔2 900~5 100 m的林下、灌丛、高山草甸和高山碎石隙。分布于不丹、克什米尔地区。

2. 川西獐牙菜 （图44）

Swertia mussotii Franch.

一年生草本，高15~60 cm。主根明显，黄褐色。茎直立，四棱形，从基部起分枝，呈塔形或帚状，枝斜展，有棱。叶无柄，卵状披针形或狭披针形，长0.8~3.5 cm，宽3~10 mm，先端钝，基部近心形，半抱茎。圆锥状聚伞花序；花紫红色，4数；花萼绿色，深裂，裂片线状披针形，长4~7 mm；花冠紫红色，深裂，裂片披针形，长7~9 mm，先端渐尖，具长尖头，基部具2个腺窝，腺窝边缘具短柔毛状流苏。蒴果长圆状披针形。种子深褐色，表面具细网状突起。 花果期8~10月。

产于西藏、青海、四川、云南（德钦）。生于海拔1 900~3 800 m的河滩草地、山坡草地、灌丛中、林下及水边。

【药材】干燥的全草或花。

【化学成分】川西獐牙菜已知有8种叫酮（Xanthones），其中藏茵陈叫酮（Zangyinchenin）是新发现的，其他还有齐墩果酸、芒果苷（Mangiferin）、苦龙胆苷、当药黄素（Swertisin）。抱茎獐牙菜含有7种叫酮、当药醇苷（Swertianolin）、当药黄素、齐墩果酸、芒果苷、苦龙胆苷（Amarogentin）。四数獐牙菜含三萜类、甾醇类、脂肪酸等多种化合物。

【显微鉴别】川西獐牙菜根横切面：木栓组织狭窄。皮层狭窄，多间隙，细胞多呈切向排列。韧皮部狭窄。形成层不明显。木质部宽，由木纤维和导管组成，木纤维分布面积大，细胞多边形，壁厚化；导管单个，3~5个成群，分散在木纤维中，多边形，多径向排列。中央为初生木质部，导管单个，2~3个成群，分散在薄壁组织中。（附图7A）

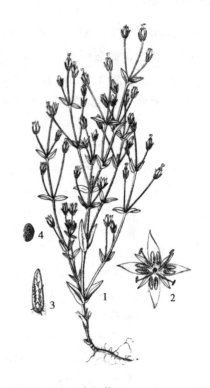

图44 川西獐牙菜 Swertia mussotii Franch
1. 植株；2. 花冠；3. 腺窝；4. 种子。（阎翠兰绘）

茎横切面：茎的组织由表皮、皮层、内皮层、韧皮部和木质部组成。周边有四短翅，由表皮延伸而成，其中充满薄壁组织。表皮1列，细胞切向排列，外壁加厚。皮层狭窄，多间隙，细胞多切向排列。内皮层1列，细胞切向排列，凯氏点显著。中柱为双韧管状中柱，外侧韧皮部较窄，筛管群明显。形成层不显。木质部宽由木纤维和导管组成，木纤维多边形，径向排列，胞壁厚化；导管多，2~5个成群，多径向排列，壁厚化。髓大，薄壁细胞增大，类圆形，中央常裂成空腔。（附图7B）

叶片横切面：表皮1列，上表皮细胞较大，外壁加厚。气孔平于表皮。栅栏组织2列，邻表皮的1列细胞较长；海绵组织具通气道；维管束位于海绵组织中。中脉稍向背面突起，维管束单个，双韧型。（附图7C）

粉末黄绿色。色素块随处可见，绿色、黄色。木纤维甚多，成束散在，多碎断，具斜生单纹孔。导管少见，径12~39 μm，多梯纹、少螺纹、网纹。薄壁组织块多见，细胞等径、延长，胞壁薄、加厚。表皮碎片较多，细胞延长，胞壁平直、弯曲，气孔不等形、不规则形。（附图7D）

【采集加工】在花期采全草，洗去根部泥土，阴干。

【性味与功用】同"滴达"。另据其他地区的用法，紫红獐牙菜主治消化不良、急性骨髓炎、急性黄疸型肝炎、急性菌痢、急性结膜炎、急性咽喉炎及烫伤，也用于治风火牙痛、热淋、胆囊炎。二叶獐牙菜主治血虚头晕、神经衰弱、高血压症、月经不调及肝病。川西獐牙菜、抱茎獐牙菜已正式投产，产品有片剂、针剂，对黄疸型肝炎有显效。

以上7种植物检索表

1. 离瓣花；子房上位或半下位，2室，基部连合，上部分离；花黄色 ……………………
……………………… 唐古特虎耳草　Saxifraga tangutica

1. 合瓣花；子房上位，1室，柱头二裂。

  2. 多年生植物；茎花葶状，不分枝；花5数。

    3. 花黄绿色 ………………………………………… 华北獐牙菜　Swertia wolfangiana

    3. 花蓝色 ……………………………………………… 二叶獐牙菜　S. bifolia

  2. 一年生植物；茎有多数分枝。

    4. 花紫红色。

      5. 花5数；腺窝边缘具长柔毛状流苏 ………………… 紫红獐牙菜　S. punicea

      5. 花4数；腺窝边缘具短柔毛状流苏 ………………… 川西獐牙菜　S. mussotii

    4. 花非上述颜色。

      6. 花5数，灰蓝色 ………………………………… 抱茎獐牙菜　S. franchetiana

      6. 花4数，黄绿色 ………………………………… 四数獐牙菜　S. tetraptera

ཁྱུག་ཆིག　（机合滴）

【考证】《晶珠本草》记载：机合滴味苦，解疮热及时疫热；生于水边草滩，所生之处一片蓝色，茎似铁筷，黑而细，叶蓝绿色，花淡蓝色，具金刚角，角果如胡麻，籽小，形似铁舍利子。

各地藏医多用龙胆科的湿生扁蕾入药。该植物分布广，生于湿地，常成片生长，茎细，花蓝色，花萼有棱角，果如胡麻（即芝麻），种子细小等，与上述记载一致。藏医还用龙胆科花锚、獐牙菜及肋柱花等属植物入药（常用的有椭圆叶花锚、少花獐牙菜、显脉獐牙菜、全萼獐牙菜、亚东肋柱花及大花肋柱花），它们的生长环境、花色、果形及种子之大小也均与上述记载相似，性味与功用相同，故作代用品。据现代医学证明，椭圆叶花锚的疗效优于湿生扁蕾。

【原植物】

1. **湿生扁蕾** (图45)

Gentianopsis paludosa (Hook. f.) Ma

一年生草本，高3.5~50 cm。茎直立，近圆形，有时带黑紫色，常在基部分枝。单叶对生，基生叶匙形，长0.4~3 cm，宽2~9 mm，先端钝圆，边缘微粗糙，基部渐狭成短柄；茎生叶无柄，长圆形或椭圆状披针形，比基生叶大。花单生茎或分枝顶端；花蕾稍扁；花萼筒形，具4条稍突起的棱，长为花冠之半，裂片4，2对，异形，不等长，内对卵形较短，外对狭三角形，长达12 mm；花冠蓝色或下部黄白色，上部蓝色，宽筒形，长达6.5 cm，裂片4，先端钝圆，边缘有微齿，下部两侧有细条裂齿；雄蕊4，着生于冠筒上，花丝线形，花药黄色；子房线状椭圆形，花柱明显，柱头二裂，裂片半圆形。蒴果椭圆形，与花冠近等长。种子多数，黑褐色，近圆球形，表面有泡状突起。花期7~8月，果期9~10月。

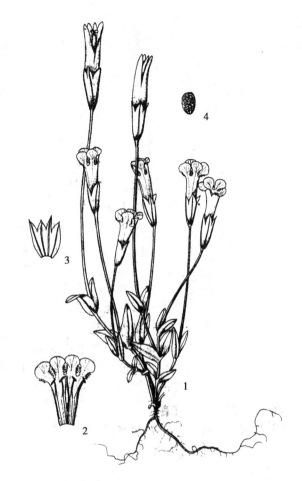

图45 湿生扁蕾 **Gentianopsis paludosa** (Hook. f.) Ma
1.植株；2. 花冠；3. 花萼；4. 种子。（阎翠兰绘）

产于西藏、青海、四川、云南、甘肃、宁夏、陕西及华北地区。生于海拔1 180~4 600 m的河滩、沼泽地、山坡草地及林缘。分布于印度、尼泊尔。

日本学者报道，尼泊尔人称湿生扁蕾为"Upa"，全草入药，镇咳、止痛。经现代医药学验证，湿生扁蕾冲剂对小儿腹泻疗效显著。

2. **椭圆叶花锚** 贾滴仁高玛（译音）、Sagdik（尼泊尔名译音） (图46)

Halenia elliptica D. Don

一年生草本，高15~50 cm。茎直立，不分枝或有时少数分枝，四棱形。基生叶具长柄，叶片椭圆形或匙形，长达4 cm，宽至2 cm，先端钝圆，基部楔形；茎生叶大，卵圆形至椭圆形，长1.3~9 cm，宽至4 cm，先端急尖，基部离生，常呈心形或圆形，具明显的5脉。聚伞花序顶生或腋生；花梗直立，四棱形；花浅蓝色；花萼四深裂，裂片卵形，长5~6 mm，先端急尖，有小尖头，具3脉；花冠钟形，长6~8 mm，四深裂，裂片椭圆形，先端

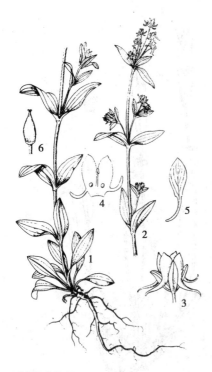

图46 椭圆叶花锚 Halenia elliptica D. Don

1. 植株下部；2. 植株上部；3. 花；4. 花冠裂片及腺窝；5. 花冠裂片及距；6. 果实。（阎翠兰绘）

钝，具尾尖，基部具一平展之距，距线形，较裂片长；雄蕊4，与花冠裂片互生，着生于花冠筒上，花药黄色；子房卵形，无花柱，柱头二裂。蒴果椭圆形，长8~10 mm。种子多数，褐色，卵圆形，平滑。 花果期6~10月。

产于西藏、青海、四川、云南、贵州、甘肃、陕西、新疆、内蒙古、山西、辽宁、湖北、湖南。生于海拔2 600~4 600 m的河滩、山坡草地、灌丛中及林缘。分布于印度、尼泊尔、不丹。

日本学者报道，藏医（Chamba Innye）把采自尼泊尔的样品确认为"Sagdik"，对消化系统及肝脏疾病有疗效。现代医药学也验证本种对肝炎有显效。

3. 少花獐牙菜（拟）贾滴尕保（译音）

Swertia younghusbandii Burk.

多年生草本，高5~30 cm。茎直立，上部紫红色，中空，近圆形，不分枝，基部被黑褐色枯叶柄。基生叶具柄，叶片线状椭圆形或宽线形，长2.5~4.5 cm，宽6~8 mm，先端钝，基部渐狭成柄，叶脉1~3条，细而明显，叶柄扁平，较细；茎生叶1~4对，与基生叶相似而小，无柄，半抱茎。单花顶生，稀2~3朵顶生；花梗直立，紫红色；花5数，直径2.5~3.2 cm；花萼长为花冠的2/3~3/4，裂片线形或线状披针形，长1.1~2 cm，先端渐尖；花冠黄色，背面中部蓝色，裂片椭圆形或卵状椭圆形，长2~2.5 cm，先端钝，基部有2个腺窝，腺窝囊状，顶端具流苏；花丝线形，基部背面有黄色短毛，花药蓝色；子房无柄，狭披针形，先端渐尖，柱头小，裂片近圆形。 花期9月。

产于西藏东南部及南部。生于海拔4 300~5 400 m的高山草甸及灌丛草甸。

4. 显脉獐牙菜（图47）

Swertia nervosa（G. Don）Wall. ex C. B. Clarke

一年生草本，高30~100 cm。根黄褐色，粗壮。茎直立，四棱形，有宽翅，上部有分枝。叶具短柄；叶片狭椭圆形或椭圆形，长1.6~7.5 cm，宽0.4~3.2 cm，先端急尖，基部渐狭，叶脉1~3，明显突起。圆锥状聚伞花序；花梗直立，具棱；花4数，径达1.8 cm；花萼绿色，叶状，深裂至基部，裂片线状披针形，长于花冠，长8~17 mm，先端渐尖；花冠黄绿色，

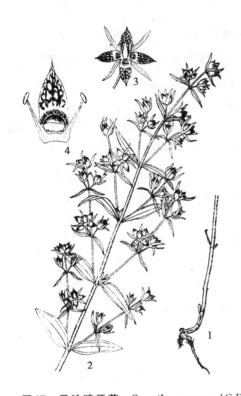

图47 显脉獐牙菜 Swertia nervosa（G.Don）
Wall. ex C. B. Clarke

1. 植株下部；2. 植株上部；3. 花的解剖；4. 花冠裂片示腺窝。（刘进军绘）

中部以上具紫红色网纹，深裂近基部，裂片椭圆形，先端钝，具小尖头，下部具1个腺窝，腺窝半圆形，上半部具流苏，基部有一个半圆形膜片盖于其上；雄蕊着生于冠筒上，花丝线形；子房卵形，花柱短，柱头裂片2，半圆形。蒴果无柄，卵形，长6~9 mm。种子小，深褐色，椭圆形。 花果期6~9月。

产于西藏、四川、云南、贵州、甘肃、陕西、广西。生于海拔460~2 700 m的山坡、灌丛中、疏林及混交林下、河滩和荒地。分布于印度、尼泊尔。

日本学者报道，本种被尼泊尔人称为"Gyati"，用于治疗消化系统的疾病，作用与迦滴相同。

5. 大花肋柱花

Lomatogonium macranthum Diels et Gilg

一年生草本，高7~35 cm。根细瘦。茎直立，常带紫红色，从基部分枝，近四棱形，节间长于叶。叶无柄，卵状三角形至披针形，长7~22 mm，宽2~12 mm，先端急尖。花多数，生于分枝顶端，不等大；花梗细，不等长，长至9 cm；花萼长为花冠的1/3~1/2，裂片线状披针形，长7~11 mm，先端尖，边缘粗糙；花冠蓝色，具纵的细脉纹，五深裂，冠筒长1.5~2 mm，裂片外部2色，长圆形或长圆状倒卵形，长1.3~2 cm，先端急尖，具小尖头，基部具2个管形，边缘具裂片状腺窝；雄蕊着生于冠筒上，花丝线形，仅下部稍加宽，花药蓝色；子房线状披针形，无花柱，柱头二裂，下延于子房下部。蒴果狭长圆形。种子深褐色，表面平滑。 花果期8~10月。

产于西藏、青海、四川、甘肃。生于海拔2 500~4 800 m 的河滩草地、山坡草地、灌丛中、林缘及高山草甸。

【药材】干燥的全草。

【化学成分】花锚已知全草含10种𠮿酮（Xanthones），其中有4种是新近发现的。还含有齐墩果酸、木樨草素等。少花獐牙菜经预试微呈生物碱反应，含酚性物质、黄酮苷、氨基酸及甾醇。

【显微鉴别】湿生扁蕾根横切面：木栓层3~4列，细胞椭圆形、圆形。皮层宽，薄壁细胞切向排列，多呈条纹状，或形成腔。中柱由外韧维管束组成。韧皮部窄，筛管群显著。形成层不明显。木质部宽，主要由木纤维和导管组成：木纤维多边形，多径向排列，胞壁厚化；导管少，分散在木纤维之间，单个，2~5个成群；射线缺少。中央为初生木质部，导管单个，3~5个成群，分散在薄壁组织中。（附图8A）

茎横切面：表皮1列，细胞切向排列，外壁加厚，外被厚的角质层。皮层较宽，多间隙，细胞多切向排列。维管束双韧型，外侧韧皮部较窄，筛管群显著。形成层不显。木质部宽，外侧由木纤维形成宽的环带，细胞多等径多边形，胞壁厚化；内侧主要是导管，多成群，细胞多边形，壁厚化。髓宽，薄壁细胞类圆形，中央多破成腔。（附图8B）

叶片横切面：中脉向下凸成三角形。表皮1列，细胞外壁加厚，外被厚的角质层。气孔器平于表皮。叶肉为海绵组织，多通气道。中脉维管束双韧型。

粉末浅黄绿色。纤维甚多，多束生，散在径5~15μm，常碎断，厚壁具稀疏单纹孔。皮下细胞浅黄色，细胞多边形、延长，厚壁多孔沟。根表皮细胞大，表面观呈类长方形，长180~300μm，壁稍弯曲，每个大细胞有5~10条横向壁将细胞分成6~11个小腔，小腔扁方形，某些小腔又由纵向壁分隔成2个。导管较多见，径7~18μm，多螺纹，少梯纹、网纹。螺纹管胞可见，长200~300μm，径5~12μm。（附图8C）

椭圆叶花锚茎横切面：茎的组织由表皮、皮层、内表层、维管中柱和髓组成。周边有翅两对，由表皮延伸而成，其中充满薄壁细胞。表皮1列，细胞切向，径向排列。皮层较宽，多裂隙细胞类圆形，多边形。内皮层1列，细胞切向排列，凯氏带显著。中柱鞘不显。中柱为双韧管状中柱，外侧韧皮部较窄，筛管群显著。形成层不显。木质部宽，7~10列木纤维在外侧形成环带，细胞多边形，壁厚化，紧密排列；导管位于内侧，其数量因环境而异，多边形。髓由薄壁组织组成，多裂隙，细胞类圆形，中央常裂成空腔。（附图9A）

叶片横切面：仅中脉向背面突起。表皮1列，长短细胞相同，切向排列。气孔稍突出表皮。栅栏组织2~3列，细胞长短不等，稍不规则排列；海绵组织少，多通气道。除中脉外，维管束中木质部不显著。（附图9B）

粉末：黄绿色。导管较多见，径15~39μm，长0.26~0.51 mm，多螺纹，少梯纹。纤维多见，径10~23μm，多结合、碎断，胞壁加厚，具少数单纹孔。薄壁组织多见，细胞延长或多边形。表皮碎片多见，细胞壁强烈弯曲，或平直显著延长，气孔不规则形、不等形。花粉粒较多见，多卵球形，径54~64μm，外壁厚，具颗粒状雕纹。（附图9C）

【采集加工】花期采全草，洗去泥土，晾干。

【性味与功用】苦、寒；清肝利胆，清热解毒，祛湿，消炎愈疮；治急性黄疸型肝炎、急性肾盂肾炎、流行性感冒、胆病引起的发烧及疮疖痈毒。

以上7种植物检索表

1. 花冠筒状，分裂较浅，冠筒长于裂片；花蓝色，4数；花萼裂片异形，不等大 ....

····························· 湿生扁蕾　Gentianopsis paludosa

1. 花冠辐射状，分裂较深；花萼裂片同形。
　　2. 花4数，花冠有4个距 ····························· 椭圆叶花锚　Halenia elliptica
　　2. 花5数，花冠无距。
　　　　3. 花冠裂片外面两色，一侧色深，一侧色浅；花柱柱头下延于子房上。
　　　　　　4. 花小；花萼裂片倒卵形或匙形 ················ 亚东肋柱花　Lomatogonium chumbicum
　　　　　　4. 花大；花萼裂片线状披针形 ················ 大花肋柱花　L. macranthum
　　　　3. 花冠裂片外面同色，基部腺窝有长柔毛；柱头明显。
　　　　　　5. 一年生草本；花冠黄绿色，中部以上有紫色网脉；腺窝圆 ························
　　　　　　　　　　　　　　　　　　　　　　　　　　　　 显脉獐牙菜　Swertia nervosa
　　　　　　5. 多年生草本；腺窝长圆形。
　　　　　　　　6. 花蓝色；花萼裂片匙形，开展；叶匙形 ················ 星萼獐牙菜　S. cuneata
　　　　　　　　6. 花黄色；花萼裂片及叶线形 ················ 少花獐牙菜　S. younghusbandii

གྱུར་ཤིག（苟尔滴）

【考证】《晶珠本草》记载：苟尔滴味甘，苦如胆汁，性平，润、凉，功效治血病、赤巴病、胆病，解疮热，是治肝胆病的良药，敷治诸疮的甘露；生于阳山森林荫处，茎短，丛生，如猪蹄，叶圆而厚，上面具银珠状斑点，花淡黄色，闭合状。

各地藏医均以唇形科薄荷入药，但该种生水边，叶无银珠状斑点，花淡紫色，与上述记载不完全符合，还需进一步考证。但可作代用品。

【原植物】

薄荷

Mentha haplocalyx Briq.

多年生草本，高20~60 cm。具匍匐根状茎。茎直立，四棱形，上部被倒向微柔毛，多分枝。叶对生，长圆状披针形、卵状披针形至披针形，长3~5 cm，宽0.8~3 cm，先端锐尖，基部楔形至圆形，边缘疏生粗锯齿，两面被微柔毛；叶柄长2~10 mm。轮伞花序腋生，近球形；花梗短且细；花淡紫色；花萼钟形，长约2.5 mm，外被微柔毛及腺点，内面无毛，萼齿5，狭三角状钻形，先端锐尖；花冠长约4 mm，外面略有微柔毛，檐部4裂，上方一裂片先端2裂，较大，其余3裂片近等大；雄蕊4，前对较长，均伸出花冠之外，花丝无毛。小坚果卵形，黄褐色，具小腺窝。　花果期7~10月。

产于我国各省区。生于海拔3 800 m以下的潮湿地、水边、沼泽地带。分布于中亚地区、俄罗斯、朝鲜、日本以及美洲。

本种也是常用中药，治感冒风热、喉痛、目赤、牙痛、皮肤瘙痒、麻疹不透。

【药材】干燥的地上部分。

【采集加工】花期割取地上部分，洗净，晾干。

【性味与功用】辛、凉；活血，祛瘀；治一切血脉病、胆病、疱块、创伤。

དིལ། （逮力）

【考证】《晶珠本草》记载：逮力镇风，增强体力；本晶分黑、白两种，仅颜色不同，而形状大小一样，种子呈椭圆形稍扁，上大下小，有棱，略像蒺藜子，用指甲挤有油性。

藏医用胡麻科芝麻入药，其性状与功用与上述记载相同。所谓黑、白两药，实为同种植物，不过种子有黑色、白色或淡黄色之分。

【原植物】

芝麻 胡麻（别称）

Sesamum indicum L.

一年生草本，高1 m。茎直立，四棱形，不分枝。叶通常对生，叶片阔卵形、卵形、长圆形至阔披针形，长5~10 cm，宽1~7 cm，先端急尖或钝，边缘中裂，浅裂至锯齿，两面被短柔毛，长3~5 cm，密被细柔毛。花单生于叶腋，有短柄，向侧方下垂；花白色或淡紫红色、黄色；花萼小，裂片5，披针形，长约5 mm，先端尖，被短柔毛；花冠二唇形，长约3 cm；雄蕊4，2长2短，短于花冠筒，花丝着生于筒的基部，花药略呈箭形；子房圆锥形，被短柔毛，柱头分裂。蒴果长圆形，长约2 cm，具钝棱，表面被灰褐色短柔毛和腺毛，熟时室间纵裂。种子多数，小而扁，卵状披针形，先端尖，黑色、白色或淡黄色，富油脂。 花期7~8月，果期8~9月。

我国各地广为栽培。世界各地多栽培。原产地不详。

【药材】干燥的种子。

【化学成分】芝麻含脂肪油47%~59%、蔗糖0.64%、多缩戊糖（Pentosan）、卵磷脂（Lecithin）0.56%、蛋白质等。油的主成分为油酸、亚油酸甘油酯。此外，尚含芝麻素（Sesamin）、芝麻酚（Sesamol）等。

【采集加工】8~9月采集果实取其种子，晒干，除去果皮和杂质即成。

【性味与功用】辛、重、温；强身体，祛风；治身体虚弱、阳痿，祛风湿等。

དངུལ (达木)

【考证】《晶珠本草》记载：达木可接骨，愈合脉管；生于石岩上，根似脉管，茎单一，叶似向日葵叶或报春花叶，被毛，花黄色，状如马驹蹄，果状如金刚。

各地藏医所用的达木为堇菜科植物。其中，花黄色者仅圆叶小堇菜和双花堇菜，而这两种形态非常近似，故均视为原植物。

【原植物】

圆叶小堇菜 （图48）

Viola rockiana W. Beck.

矮小草本，高2~5 cm。根状茎近直伸，具结节，细长，上部有鳞片，长约2 mm；地上茎细弱，具少数分枝。基生叶较厚，圆形或近肾形，长宽各1~1.5（2）cm，先端圆形，基部心形，具长叶柄；茎生叶常2枚，近圆形，较基生叶小，叶缘具钝齿，边缘被短粗毛；托叶草质，离生，长圆形或半卵形，长4~5 mm，先端尖，全缘或有疏锯齿。花常2，两侧对称；花梗高出叶，在上部有2枚苞片；花黄色；花萼5，宽线形，长约5 mm，先端钝，边缘膜质，基部附器不显著；花瓣5，上瓣和中瓣倒卵形，下瓣较短，距短囊状；雄蕊5；子房上位。果实为短三棱柱形，成熟时3瓣裂。 花果期6~8月。

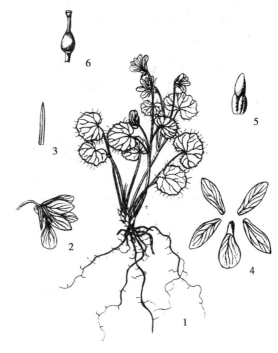

图48 圆叶小堇菜 **Viola rockiana** W. Beck.
1. 全株；2. 花；3. 花萼；4. 花瓣；5. 雄蕊；
6. 雌蕊。 （阎翠兰绘）

产于西藏东部、四川西部、云南。生于海拔3 500~4 300 m 的草坡、灌丛、林缘和石上。

【药材】干燥的地上部分及花。

【显微鉴别】圆叶小堇菜茎横切面：圆形，周边呈波状。表皮1列，细胞多切向排列，某些细胞突出表皮之上，外壁加厚。皮层宽，多胞间隙，细胞圆形、椭圆形，某些细胞含黏液、丹宁或草酸钙簇晶。内皮层1列，细胞呈切向排列。中柱位于根中央。中柱鞘3~5

列，胞壁显著加厚，细胞轮廓不清。3个外韧维管束排成1环；韧皮部窄，筛管群稍显，某些薄壁细胞壁加厚；形成层不显；木质部导管为卵状多边形，呈径向排列；薄壁细胞径向排列，胞壁加厚，非木质化。髓结构同于中柱鞘。

叶横切面：叶柄结构基本同于茎，不同之处在于维管束排成半环，缺少草酸钙簇晶。叶片中脉向背面突起，充满厚角组织。表皮1列，被较多的单细胞非腺体，细胞径向、切向排列，胞壁显著加厚。气孔器平于或突出表皮之上。栅栏2列，通过中脉，细胞柱状，密集排列；异细胞中含草酸钙簇晶。海绵组织少胞间隙，细胞圆形、椭圆形，切向排列，胞壁加厚。维管束较多，邻接栅栏组织，鞘细胞1列，厚角组织向远轴面，木质部导管少见。

粉末：深绿色。导管少见，束生，径20~35μm，多梯纹，少螺纹，裂缝长，排列整齐。草酸钙簇晶较多见，径48~75μm。淀粉粒常见，球形、卵球形，径4~11μm，脐点不显。（附图10）

【采集加工】6~7月采花和地上茎叶，洗净晾干。

【性味与功用】淡、平；益疮，止血，接骨，愈合脉管；治骨折、创伤。

以上2种植物检索表

1. 植株高不超过8 cm；叶长、宽各为1~1.5 cm，仅叶缘和沿脉被毛 ……………………………
……………………………………………………… 圆叶小堇菜　**Viola rockiana**

1. 植株常高8 cm以上；叶宽2~4 cm，两面多少被毛 ……………… 双花堇菜　**V. biflora**

ར྄ཞགར྄པ།（达巴巴）

【考证】《晶珠本草》记载：达巴巴分两种，能固骨脂，托引黄水，山生者称白色达巴巴，味甘苦，治风病；川生者称黑色达巴巴，性温、燥。不论山生还是川生，两者形态一样，茎方形，如标尺，叶圆形，厚，有疣状腺点，铺地而生，花序状如狗尾，花分紫色、黄色和白色3种。

各地藏医所用的达巴巴，其原植物与上述特征（如叶形、花色等）相符者有3种，即唇形科的独一味及美花筋骨草和玄参科的藏玄参。前一种花蓝紫色，生于平地，分布广，使用多，应为正品。后两种花黄色和白色，生于山坡，使用不广，应为代用品。

【原植物】

1. 独一味 (图49)

Lamiophlomis rotata (Benth.) Kudo

多年生无茎草本，高2.5~10 cm。根茎粗而长。叶片通常4枚，两两对称，菱状圆形、扇形、菱形、肾形至三角形，长4~13 cm，宽达12 cm，先端钝或急尖，边缘具圆齿，基部浅心形或楔形，叶脉在两面均明显，叶上面密被白色有节柔毛，下面仅脉上具有节短柔毛；叶柄长1~3 cm，被短毛。轮伞花序密集排列成短穗状花序；苞片披针形、倒披针形或线形；小苞片针状；花紫色；花萼漏斗形，长达10 mm，萼齿5，针状，被白色柔毛；花冠长约1.2 cm，二唇形，上唇近圆形，下唇三裂，内面均被短毛，冠筒外面被有节柔毛；雄蕊4，花丝被微毛。小坚果4，球形，光滑。 花果期6~9月。

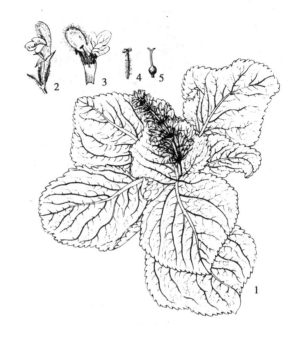

图49 独一味 **Lamiophlomis rotata** (Benth.) Kudo
1. 植株；2. 花；3. 花冠；4. 雄蕊；5. 子房。（王颖绘）

产于西藏、青海、四川、云南西北部、甘肃。生于海拔2 700~4 500 m的高山草甸、河滩草甸。分布于尼泊尔、印度东北部、不丹。

2. 美花筋骨草 (图50)

Ajuga ovalifolia Bur. et Franch. var. **calantha** (Diels) C. Y. Wu et G. Chen

多年生草本，高3~12 cm。根须状。茎直立，四棱形，不分枝，被白色长柔毛。叶对生，通常2对，具柄，叶片宽卵形或近菱形，长4~6 cm，宽3~7 cm，先端钝圆，边缘具不整齐圆齿，基部楔形，下延，上面被有节糙伏毛，下面仅脉上有糙伏毛，侧脉4~6对，在下面明显。聚伞花序顶生，近头状，长2~3 cm；苞片大，叶状，卵形或椭圆形；花紫红色至蓝色；花萼管状钟形，萼齿5，线状披针形，边缘有长毛；花冠筒状，长2~2.5 cm，外面被有节柔毛，内面基部有毛环，二唇形，上唇二裂，裂片圆形，下唇三裂，中裂片扇形；雄蕊4，花丝无毛；花盘环状，前端呈指状膨大。小坚果4，倒卵形，背部具网脉，侧腹面具宽大果脐。 花果期6~9月。

产于西藏、青海东南部、四川西部及西北部、甘肃西南部。生于海拔3 000~4 300 m的山坡草地及砂质山坡草地。

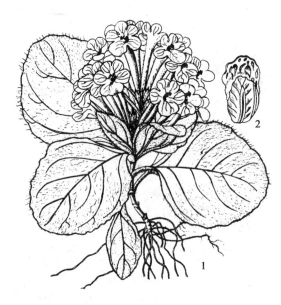

图 50 美花筋骨草 **Ajuga ovalifolia** Bur. et Franch. var. **calantha** (Diels) C. Y. Wu et G. Chen
1. 植株；2. 小坚果。（阎翠兰绘）

3. 藏玄参

Oreosolen wattii Hook. f.

多年生矮小草本，高不超过5 cm，全株被粒状腺毛。根粗壮。叶对生，在茎顶端集成莲座状，具极短而宽扁的叶柄；叶片大而厚，心形、扇形或卵形，长2~5 cm，边缘具不规则钝齿，基出掌状叶脉5~9条，网纹强烈凹陷。花数朵簇生叶腋；花梗极短，有1对小苞片；花黄色；花萼五裂，裂片条状披针形；花冠长1.5~2.5 cm，具长筒，檐部二唇形，上唇二裂，裂片卵圆形，下唇三裂，裂片倒卵圆形；雄蕊4，花丝粗壮，顶端膨大，退化雄蕊1，针状，贴生于上唇中央。蒴果卵球状，长约8 mm，顶端渐尖；种子椭圆状，暗褐色，表面具网纹，长约2 mm。花期6月。

产于西藏、青海。生于3 000~5 100 m的高山草甸。

【药材】干燥的全草。

【化学成分】经预试，独一味含生物碱、强心苷和皂苷。

【采集加工】在花期采全草，洗去泥土，晾干。

【性味与功用】苦、涩、甘、温；补髓，接骨，燥黄水；治浮肿后流黄水、关节积黄水、骨松质发炎、跌打损伤、骨折挫伤、筋骨疼痛和风湿关节痛。四川藏医还用美花筋骨草止血。

以上3种植物检索表

1. 花冠黄色；蒴果；种子多数；叶上面有皱纹；花数朵，生于叶腋 ………………………………
………………………………………………………………………… 藏玄参 **Oreosolen wattii**

1. 花冠紫色至蓝色；小坚果4个。

　　2. 植株较大；叶上面具皱纹；具短穗状花序 ……………… 独一味 **Lamiophlomis rotata**

　　2. 植株较小；叶无皱纹；具头状轮伞花序 ………… 美花筋骨草 **Ajuga ovalifolia** var. **calantha**

ཏག་དོ། （达鄂）

【考证】《晶珠本草》记载：达鄂味甘苦，滋补益寿，聪敏官窍，治胆病、血病，为无损血、胆之滋补佳品；块根似蕨麻，茎叶似松滴（篦齿虎耳草），茎泌露珠样物，花黄色。《晶珠本草》又记载：达鄂之白色者，较矮，无块根，叶扁，花白色，果红色，具二尖。

现藏医用的达鄂，其原植物为茅膏菜科的茅膏菜和虎耳草科的黑蕊虎耳草两种。前者叶具腺毛，分泌黏液（露珠样物），具球形块根，与上述的前类相符；后者花白色，蒴果，果爿2，中部以上分离（具二尖），与后面白色者基本相像。

【原植物】

1. 茅膏菜

Drosera peltata Smith var. **lunata** (Buch. -Ham.) C. B. Clarke

多年生草本，高6~25 cm。块茎直径6 mm，表面黑色，内部白色。茎直立，单一或上部具分枝，绿色，纤细。基生叶较小，开花时枯凋；茎生叶互生，叶片弯月形，长0.5~1 cm，径约3 mm，基部凹形，边缘和叶上面密生腺毛，分泌黏液；具细柄。总状花序短，着生枝头；花白色，直径0.7~1 cm；花萼钟状，长2~3 mm，绿色，裂片5，卵形，有不整齐的缘齿，边有腺毛；花瓣5，倒卵形，较萼片长，具淡紫色的纵纹；雄蕊5，花丝细长；雌蕊1，子房上位，无毛，胚珠多数，花柱3，指状四裂。蒴果长约2 mm，室背开裂。种子细小，椭圆形，两端尖；有纵条。 花期4~6月，果期6~8月。

产于我国西南、华中、华东等区。生于丘陵山坡潮湿地、松林下及山坡草丛中。分布于印度、马来半岛、大洋洲。

2. 黑蕊虎耳草

Saxifraga melanocentra Franch.

多年生草本，高4~19 cm，具短根茎。茎直立，疏生白色卷曲腺柔毛。叶均基生，具柄；叫片卵形、菱状卵形至长圆状卵形，长1.3~3.5 cm，宽0.9~1.9 cm，先端急尖，基部楔形至圆形，边缘有锯齿，两面无毛，边缘疏生腺睫毛或无毛。聚伞花序伞房状，长4.5~6 cm，具3~14花，或为单花；花梗紫色，密被白色卷曲柔毛；萼片于花期反曲，三角状卵形至披针状卵形，长3~6.5 mm，宽1.7~2.6 mm，无毛，或边缘疏具柔毛；花瓣白色，基部具2个橙黄色斑点，卵形、阔卵形至卵状椭圆形，长4~6.1 mm，宽2.5~5 mm，先端钝，基部具长0.5~1 mm之爪，多脉；雄蕊10，长4~5.5 mm，花药黑紫色，花丝钻形；雌蕊黑紫色，2心皮合生至中部，子房近上位，花柱2，长1.5~3 mm。 花果期7~9月。 （图见《青海高原药

物图鉴》2:83)

产于西藏、青海、四川西部、云南西北部、甘肃、陕西南部。生于海拔3 000~5 400 m 的灌丛、高山草甸和高山碎石隙。

【药材】 干燥的全草。

【化学成分】 茅膏菜的全草含矶松素即蓝雪醌 (Plumbagin, $C_{11}H_8O_3$)、茅膏醌 (Droserone, $C_{11}H_8O_4$)、羟基萘醌 (Hydroxynaphthoquinone, $C_{10}H_6O_3$)、氢化萘醌等多种醌类成分及脂肪酸、紫草素。腺毛分泌物含类似胰酶的蛋白质分解酶。叶含两种腐蚀性色素及氢氰酸。

【采集加工】 7~8月采收，晒干。

【性味与功用】 甘、辛、温；滋补明目，聪敏官窍；治血病、胆病、眼病等。

以上2种植物检索表

1. 块根球形；茎无毛；基生叶圆形，于花期枯凋，茎生叶弯月形或半圆形，下面和边缘密生长腺毛；雄蕊5；花柱3 ·················· **茅膏菜 Drosera peltata** var. **lunata**

1. 无块根；茎疏生白色卷曲腺柔毛；叶均基生，叶片卵形、菱状卵形至长圆状卵形，两面无毛，边缘疏生腺睫毛或无毛；雄蕊10；花柱2 ·················· **黑蕊虎耳草 Saxifraga melanocentra**

དག་ཤ (达夏)

【考证】 《晶珠本草》记载：达夏愈合疮口，利便，撒布疮伤，防止骨刺产生；治疬病，有除毒之效，内服止血，为止血要药，并能消肿，治炭疽病。生于干旱的平滩、山坡或阴山，叶厚而细，似碎松儿石，花紫色，似黄耆，气味大，闻到最后则有点香气，捏时则有黏液。本品分黑、白两种，二者形态基本相同，但体大，性温和者为白，体小；气味小者属黑。

各地藏医所用的达夏，其原植物为豆科的镰形棘豆、小叶棘豆和轮叶棘豆，三者叶较厚而细（小叶片），具黏液，有浓臭气味，味微苦，花紫色，似黄耆（蝶形花），与上述记载基本相符。其中，镰形棘豆和轮叶棘豆体形较大（高5~15 cm），应属于白的一种；小叶棘豆形体较小（高2~6 cm），应为黑的一种。

【原植物】

1. 镰形棘豆 （图51）

Oxytropis falcata Bunge

多年生草本，高5~15 cm，全株具腺黏液。主根圆锥形，稍木质化。奇数羽状复叶，基生，呈莲座状，具小叶37~45，小叶线状披针形，长0.5~1 cm，宽1~2 mm，先端钝，基部楔形，两面被白色粗毛；叶轴密被白色柔毛；托叶较大，膜质，密被白色粗毛。花序由叶腋生出，长5~15 cm，密被白色柔毛，花序总状，具3~7花；花萼筒状，长约1 cm，被黑、白色长柔毛；花紫红色；萼齿5，披针形，长约3 mm；花冠长1.5~2.7 cm，旗瓣倒卵形，长1.8~2.7 cm，宽0.8~1 cm，先端钝圆，基部缢缩成爪，翼瓣稍短于旗瓣，具长爪，耳钝，龙骨瓣短于翼瓣，顶部具长约2 mm的尖头；子房狭椭圆形，具短柄，被白色柔毛，花柱无毛，上部弯曲。荚果稍弯曲，镰形，长约3 cm，膨胀，革质，被白色短柔毛，具2室，每室含10枚种子。种子近心形。 花果期6~8月。

产于青海、西藏、四川、甘肃、新疆。生于海拔2 700~4 300 m的河滩、湖滨沙地、宽谷、山坡及灌丛草甸。

2. 小叶棘豆

Oxytropis microphylla (Pall.) DC.

多年生草本，高2~6 cm，密丛生，有恶

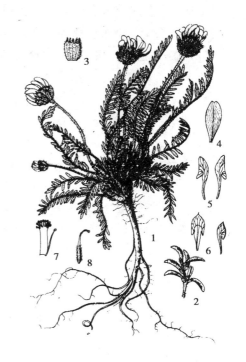

图51 镰形棘豆 **Oxytropis falcata** Bunge.
1. 全株；2. 果序；3. 花萼；4. 旗瓣；5. 翼瓣；
6. 龙骨瓣；7. 雄蕊；8. 雌蕊。（阎翠兰绘）

臭。根圆柱形，外皮黑褐色。茎极短，多分枝，基部木质化，被枯萎叶基。羽状复叶，长5~15 cm；托叶卵状披针形，近革质，与叶柄基部合生，彼此分离，外面被稠密的白色绵毛，并具腺点；叶柄与小叶柄密被白色绵毛，具腺点；小叶多数轮生，每轮2~4 (6) 枚，小叶片长椭圆形或卵形，长3~5 mm，宽约2 mm，边缘内卷，嫩叶上面疏被柔毛，两面密生腺点。总状花序，具5~15朵花；花序梗与叶轴几等长，密被白色绵毛；苞片条状长圆形，疏被毛和腺点。花蓝紫色；花萼管状，长1~1.3 cm，疏被黑色短柔毛，密生腺点，萼齿线形，长约3 mm，外面被黑白色相间的柔毛和腺体；花冠长约2 cm，旗瓣倒卵形或宽卵状长圆形，先端圆形，下部渐狭成爪；翼瓣宽倒卵形或倒卵状长圆形，比旗瓣稍短，先端圆形，下具耳和细爪，龙骨瓣近矩形，先端喙长约2 mm，下部具耳和爪；子房狭长卵形，无毛，具短柄，花柱上部弯曲，柱头头状，二裂，含胚珠多数。荚果镰状长圆形，外面无毛，密生疣状腺点，长1.5~2 cm，宽4~5 mm，具短柄，腹缝线有狭窄的隔膜。 花期6~7月，果期7~8月。

产于西藏、新疆。生于海拔4 000~5 000 m的山坡、草地、砾石地、河滩、田边。分布于印度西北部、克什米尔地区、蒙古和俄罗斯东西伯利亚。

【药材】干燥的全草。

【采集加工】夏季采集全草，洗净，除去枯叶及根须，略用棒砸，以纸遮蔽，晒干。

【性味与功用】微苦、寒、有毒；清热解毒，生肌愈创；治高烧、喉炎、黄水疮、便血、红白痢、炭疽、创伤流血；外敷可消肿止痛，祛腐生新，治刀伤。

以上3种植物检索表

1. 小叶对生，线状披针形，长0.5~1 cm，宽1~2 mm ························· 镰形棘豆 **Oxytropis falcata**
1. 小叶轮生，长椭圆形或卵形。
  2. 子房无毛；荚果无毛；托叶卵状披针形，近革质，被稠密的白色绵毛 ···
    ··· 小叶棘豆　**O. microphylla**
  2. 子房密被绢质长柔毛；荚果密被白色或白色与黑色混杂的长柔毛；托叶披针形，膜质，密被淡黄色长柔毛 ······························· 轮叶棘豆　**O. chiliophylla**

ལྡུག་མ།（达玛）

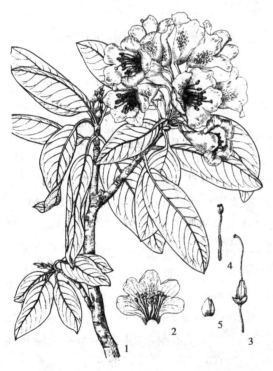

图52 陇蜀杜鹃 **Rhododendron przewalskii** Maxim.
1. 花枝；2. 花冠展开；3. 雌蕊；4. 雄蕊；5. 芽鳞。
（王颖绘）

【考证】《晶珠本草》记载：达玛是燥体内脓血之良药；生于阴山，茎质坚硬，皮和叶似槽状，被黄色绵毛，花白色或粉红色，大而美丽。

达玛是藏族地区人民对杜鹃花科杜鹃花属植物中大叶型常绿杜鹃的统称，种类多，大都可以药用。现各地藏医所用的达玛主要有陇蜀杜鹃、白毛杜鹃、凝毛杜鹃、软雪杜鹃、海绵杜鹃、光蕊杜鹃、粉红树形杜鹃等。这些杜鹃大都生于阴坡或半阴坡，为灌木或小乔木，木质坚硬，细腻而脆，叶片革质，边缘常反卷而似槽状，背面密被黄褐色或白色毛，花白色、淡粉色或淡紫红色，这些特征与上述记载基本一致，应作为达玛的原植物。

【原植物】

1. 陇蜀杜鹃 （图52）

Rhododendron przewalskii Maxim.

常绿灌木，高1~2 m。树皮灰黑色，纵裂；小枝粗壮，黄绿色，有皱纹。叶互生，多簇生于小枝顶端，革质，椭圆形至长圆形，长5~15 cm，宽2.5~4 cm，顶钝或急尖，具小尖头，边缘稍反卷，基部圆形或微心形，表面绿色而光亮，背面被浓密的黄褐色分枝绒毛和锈色腺鳞，老时毛被渐脱；叶柄无毛。伞房花序球形，有花10~15朵；花梗长1~1.5 cm；花白色或粉红色；萼短，有5枚宽卵形萼齿；花冠钟形，具紫色斑点，冠筒长约2.5 cm，裂片半圆形或肾形，长约1 cm；雄蕊10，花丝扁，向下渐宽，中部以下具短柔毛；子房绿色，卵圆形。蒴果卵状圆柱形，长0.8~1.5 cm，成熟时上部纵裂。种子多数，棕褐色，椭圆形。　花期5~6月，果期7~9月。

产于青海、四川、甘肃、陕西。生于海拔2 900~4 700 m的高山灌丛中。

2. 凝毛杜鹃 （图53）

Rhododendron phaeochrysum Balf. f. var. **agglutinatum** (Balf. f.et Forrest) Chamberlain

常绿灌木，高1~3 m。枝条短粗。单叶互生于小枝上部；叶片革质，长圆状长卵形，长4~7 cm，宽2~3.5 cm，顶端钝尖，基部圆形或截形，表面无毛，背面黄褐色，有薄的一层胶黏状绒毛，中脉隆起，多少有同样毛被或近无毛，侧脉隐没于毛被下；叶柄浅黄色，长约1.5 cm，近无毛。顶生伞形花序密集，有花10~15朵，花序梗长5 mm，有微毛；花梗长1.5 cm，有疏卷毛；花白色并带深红色斑点；花萼小，盘状，萼檐具5钝裂片，并有短睫毛；花冠漏斗状钟形，长约3.5 cm，先端五裂，裂片长约1.5 cm，边缘有缺刻；雄蕊10，花丝下部有毛；子房和花柱无毛。花期5~6月，果期9月。

产于西藏、四川、云南、甘肃南部。生于海拔3 200~3 800 m的冷杉林下和杜鹃灌丛中。

【药材】干燥的花、叶、种子。

【化学成分】据陇蜀杜鹃的分析资料，叶含微量挥发油，油中有杜鹃酮、黄酮苷，经水解后产生槲皮素。叶中桴

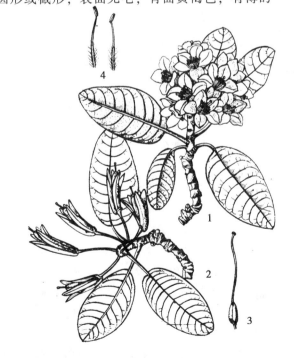

图53　凝毛杜鹃　**Rhododendron phaeochrysum** Balf. f. var. **agglutinatum** (Balf. f. et Forrest) Chamberlain.

1. 花枝；2. 果枝；3. 雌蕊；4.雄蕊。（阎翠兰绘）

木毒素I（Andrometoxinl，$C_{22}H_{36}O_7$）含量较高。此外，尚含有鞣质、糖类及蜡类等。

【显微鉴别】陇蜀杜鹃叶片横切面：中脉向两侧渐减薄，叶缘仅2~4列厚角组织细胞。大脉处有纵沟。表皮1列，细胞径向、切向排列，外被厚的角质层。气孔器平于表皮细胞。皮下层1~2列，细胞切向排列。栅栏组织4~6列，细胞柱状，密集排列，栅表比4.7~5.4；海绵组织宽，多大通气道，细胞多卵圆形。少数草酸钙结晶位于胞间隙中。中脉向背面突起，薄壁组织由薄壁细胞和含内含物的厚壁细胞组成。维管束单个，马掌状。维管束鞘1~3列厚壁细胞呈断续环。韧皮部宽，筛管群明显；形成层缺少；木质部导管、纤维密集径向排列，射线1~2个细胞宽。髓状组织包围在木质部间，细胞壁加厚。（附图11A）

粉末：棕褐色。石细胞常见，多束生，径8~20μm，胞壁厚，多单纹孔。纤维随处可见，多束生，径22~28μm，两端锐尖，胞壁厚，平直，中层清楚。表皮块较少见，细胞多边形，胞壁厚，平直。（附图11B）

【采集加工】6月采花，晾干；6~7月采叶，晾干；9~10月采果，晾晒干，撞击、振荡，取出种子备用。

【性味与功用】苦、寒，叶具小毒；清热凉血，拔毒干脓，止血调经，镇咳，祛痰平喘；治梅毒性炎症、肺脓肿、内脏脓肿、培根病、寒性龙病、气管炎、咳嗽痰喘等。外用可治皮肤瘙痒。

以上7种植物检索表

1. 子房具槽；花梗具腺体和毛；大灌木或小乔木。

  2. 花冠筒基部有5个腺体；子房有白色绒毛；叶柄下面有腺体；小枝有丛卷毛；花粉红色 …… ………………………………………………… 粉红树形杜鹃 **Rhododendron arboreum** var. **roseum**

  2. 花冠筒基部和叶柄下面无腺体；小枝幼时有毛，后无毛。

    3. 叶上面幼时有毛，后脱落而留有毛痕，下面具白色、灰白色至淡褐色海绵状毛，并散生腺点；花紫色至淡紫红色，花丝无毛，子房具分枝密毛 …………… 海绵杜鹃 **R. pingianum**

    3. 叶上面无毛，下面具灰白色至淡褐色薄层绒毛；花冠乳白色具红褐色斑点，花丝下部有毛，子房有槽 ………………………………………………… 光蕊杜鹃 **R. coryanum**

1. 子房无毛；花梗无腺体；灌木。

  4. 花丝下部有毛。

    5. 小枝黄绿色，具皱纹；叶椭圆形或矩圆形，下面被黄褐色星状绒毛和锈色腺鳞；蒴果卵状圆柱形，长6~8 mm ……………………………… 陇蜀杜鹃 **R. przewalskii**

    5. 小枝紫红色；叶卵形至阔椭圆状倒披针形，下面具黄绿色至淡黄褐色海绵状毛、具表膜；蒴果长圆柱形，长1.4 cm ……………………………… 软雪杜鹃 **R. aganniphum**

  4. 花丝无毛。

    6. 花粉红色；叶下面被灰白色至灰黄色海绵状厚绒毛，具表膜；叶柄有白色丛卷毛；花序梗长1 cm，有花15~20朵 ……………… 白毛杜鹃 **R. principis** var. **vellereum**

    6. 花白色或乳白色；叶下面黄褐色，有一层胶黏状绒毛；叶柄无毛；花序梗长0.5 cm ………………………………………… 凝毛杜鹃 **R. phaeochrysum** var. **agglutinatum**

སྤང་རི་ཞི་ལ་བ།（当日丝哇）

【考证】《晶珠本草》记载：当日丝哇止渴、清热，治瘟病、各种热病和火烧伤，并可治胆病。生在雪山麓，雪水旁。其中，生于石山和雪线附近，花白黄者称桑格丝哇；生于阴山碎石间，花黄色者称加达丝哇；生于高山，花蓝红色者称木琼丝哇；生于河川山沟，花蓝色者称玉珠丝哇；生于林间和温暖川地，花蓝青色者称木纳合丝哇；还有抓桑丝哇、孜玛尔丝哇和俄陈丝哇等多种；当日丝哇生于水和石崖交错之处，叶厚而细，茎中空，细长，化分绿（蓝?）、黄两种，其名称各异。《晶珠本草》又记载：花蓝紫色，有冰片状黑色斑点，味苦、性凉为嘎布尔那保司隆；花蓝色，具斑点并有冰片点状分泌物者称嘎布尔司隆；花红黄色，种子黑色如茴香，折断后有黄汁液者，性味同上，功效能消肿，称当若司巴；花黄色有斑点者称当日丝哇。

根据我们调查和现有一些资料记载，现在藏医所用当日丝哇常见的有以下6类，均为罂粟科植物。

当日丝哇的原植物有糙果紫堇、斑花黄堇、锥花黄堇、尖突黄堇、淡黄花黄堇5种，上述各种均生长于高山倒石堆下或高山灌丛草甸的上半段，其生长环境与《晶珠本草》记述的环境基本相符。藏医多用尖突黄堇入药，故以它为原植物。

桑格丝哇的原植物有革吉黄堇、黑顶黄堇，其形态与《晶珠本草》的记载相符合，其中黑顶黄堇更符合，应为本药原植物，革吉黄堇应为代用品。

加达丝哇的原植物有扇苞黄堇、粗糙紫堇和条裂黄堇，其中前两种的生长环境和花色符合《晶珠本草》记载，应为本药原植物，而条裂黄堇有部分不同，可能为代用品。

木琼丝哇的原植物为西藏高山紫堇，其生长环境和花的颜色比较符合《晶珠本草》记载，应为该药的原植物。

玉珠丝哇的原植物，各地藏医用草黄花紫堇、克什米尔紫堇、暗绿紫堇入药，其中克什米尔紫堇和暗绿紫堇与《晶珠本草》记载的生长环境、花的颜色基本相符，应为本药正品，而草黄花紫堇，仅具草黄色花与记载不符，故为代用品。

木纳合丝哇的原植物为钩状黄堇一种，虽其生长环境与《晶珠本草》的记载基本相近，但花为黄色或黄绿色与记载不符，可为代用品。

抓桑丝哇，藏医用拟锥花黄堇，因《晶珠本草》对抓桑丝哇无描述，无法考证，由于藏医使用，故仅描述，以备今后研究。

至于当日丝哇中的其他药，未见藏药使用，无法考证。

【原植物】

1. 尖突黄堇

Corydalis mucronifera Maxim.

多年生草本,铺散分枝。茎矮,高约5 cm。基生叶近圆形,长达5 cm,三出羽状分裂或掌状分裂,末回裂片长圆形,先端具短尖;茎生叶与基生叶似而略小。总状花序顶生或腋生,长约1 cm;花黄色;苞片扇状,条裂,先端具短尖和缘毛;上花瓣的瓣片具浅鸡冠状突起,其基部的距短于瓣片,下花瓣稍宽,亦具浅鸡冠状突起;子房卵圆形,长约2 mm,花柱纤细,柱头4裂。蒴果椭圆形,长约6 mm,成熟时在果柄顶端下弯。种子4枚,2列。 花果期7~9月。

产于西藏、青海东南部、甘肃南部。生于海拔4 200~5 300 m 的高山沙砾地和流石滩上。

2. 糙果紫堇　当日丝哇(译音)　(图54)

Corydalis trachycarpa Maxim.

多年生草本,高10~60 cm。块茎棒状纺锤形,簇生于茎基;茎丛生或单生。叶多生于茎的中上部,叶片椭圆形或卵形,二回羽状深裂,小裂片椭圆形或矩形;叶柄长0.5~4 cm,有时茎上部的叶近无柄。花序总状,具多花;苞片扇形或半圆形,羽状深裂;花梗长约为苞长的一半;花乳白色或灰白色,先端褐色;萼片半圆形,缘呈深撕裂状;花瓣4,2轮,长1~1.3 cm,外轮2瓣大,中间突起呈鸡冠状,两侧紫红色,距长2~2.5 cm,内轮2瓣小,紫红色,具鸡冠状突起,基部具瘤状突起;子房长椭圆形,长约3.5 cm,褐色,具胚珠10余枚,排列成2行,花柱圆柱形,长于子房,淡黄色,柱头二裂,具5~10圆齿。 花期7~8月。

产于青海、甘肃。生于海拔3 200~4 350 m 的高山草甸和圆柏林下。

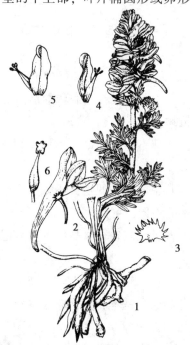

图54 糙果紫堇　Corydalis trachycarpa Maxim.
1. 植株的一部分; 2. 花; 3. 萼片; 4. 内轮花瓣及雄蕊; 5. 外轮花瓣及雄蕊; 6. 雌蕊。 (王颖描)

3. 黑顶黄堇　桑格丝哇(译音)

Corydalis nigro-apiculata C. Y. Wu

草本,高达30 cm。根圆锥形,束生。茎3~8丛生,下部渐细。基生叶阔卵形,长2~7 cm,三回羽状分裂,末回裂片倒卵形至长圆形,先端具软骨质的小尖头,背面被白粉;茎生叶3~4,小于基生叶且无柄。总状花序顶生,长2~10 cm,花15~

40朵，密生；苞片与上部茎生叶同形，最上部者全缘，披针形；花淡黄色；萼片极小，近圆形，膜质，先端条裂；上花瓣片舟状卵形，长约2 cm，背部具鸡冠状突起，其距圆筒形，短于花瓣，下花瓣片长约1 cm，圆形，先端具短尖，背部也具鸡冠状突起，基部具爪，内花瓣提琴形，顶部蓝紫色。蒴果下垂，圆柱形。种子黑色，近圆形。 花果期7~9月。

产于西藏东部、青海东南部、四川西北部。生于海拔3 600~4 300 m的山坡林下或高山沼泽中。

4. 粗糙紫堇　加达丝哇（译音）（图55）
Corydalis scaberula Maxim.

多年生草本，高6~20 cm。块茎棒状纺锤形；茎丛生或单生，常铺散地面。叶片轮廓呈卵形，二回羽状深裂，小裂片椭圆形和卵形，长4~9 mm，背面被短腺毛。总状花序具多花，排列极密，似卵球形；花梗长1~1.2 cm；苞片扇形或倒卵形，羽状深裂；花乳黄色、鲜黄色或橘黄色；萼片近半圆形，直径约2 mm，边缘呈撕裂状；花瓣4，2轮，外轮具高鸡冠状突起，内轮花瓣小，具2鸡冠状突起，前面黑褐色或紫色；子房椭圆形，花柱与子房近等长。 花果期6~8月。

产于西藏、青海、四川、甘肃。生于海拔3 900~4 800 m的高山砾石带。

5. 西藏高山紫堇　木琼丝哇（译音）
Corydalis tibeto-alpina C. Y. Wu et T. Y. Shu

多年生草本，高5~10 cm。根茎纤细，长3~5 cm；茎2~4簇生。叶片轮廓狭披针形，二回羽状全裂，小裂片披针形，长2~4 mm；叶柄略长于叶片。伞房形总状花序具花5~6朵；苞片下部者为羽状或楔形掌状分裂，稍长于花梗，向上渐过渡到三裂，与花梗近等长；花梗长约1 cm；花淡紫色；萼片2，扇形，上部具浅齿裂；花瓣4，2轮，长约1.6 cm，外轮2瓣大，瓣片顶端兜状渐尖，无鸡冠状突起，距圆筒形，近平直；内轮2瓣较小，瓣片倒卵形，长约8 mm，具浅鸡冠状突起；雄蕊6，花

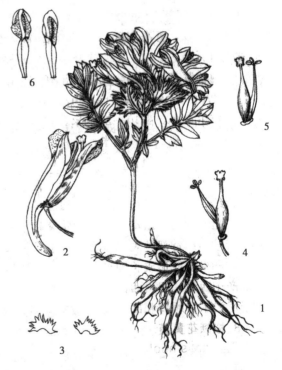

图55　粗糙紫堇　Corydalis scaberula Maxim.

1.植株的一部分；2.花；3.萼片；4~5.雄蕊及雌蕊；6.内轮花瓣。（王颖描）

丝连合成2束，雄蕊束披针形，具3脉，花药卵形或卵圆形；子房圆柱形，与花柱近等长，花柱细，上部稍弯，柱头矩形，具齿裂，下部具2个三角状突起。　花期6~7月。

产于西藏东部。生于海拔5 100~5 400 m的高山坡地。

6. 暗绿紫堇　玉珠丝哇（译音）

Corydalis melanochlora Maxim.

无毛草本，高5~8 cm。根多数成束，棒状增粗，长约6 cm。根颈短，具鳞茎；鳞片数枚，椭圆形，长约1.5 cm，宽约5 mm，覆瓦状排列，肉质；茎1~5，不分枝，上部具叶，下部裸露。基生叶2~4，叶片轮廓卵形或狭卵形，三回羽状全裂，末回裂片披针形或宽线形，具长柄；茎生叶2，生于茎上部，通常近对生，具柄或无柄，其他同基生叶。总状花序长2~3 cm，具4~8朵花，密集几呈伞形；苞片指状全裂，裂片多；花梗短于苞片；花天蓝色，上花瓣长2~2.5 cm，具鸡冠状突起，距圆筒形，占整个花瓣长的3/5，下花瓣长1~1.2 cm，内花瓣长约1 cm，先端深紫色；子房线形。　花期7~8月。

产于西藏、青海东部、四川西北部、甘肃西南部。生于海拔3 800~5 000 m的高山草甸或流石滩。

7. 钩状黄堇　木纳合丝哇（译音）

Corydalis hamata Franch.

多年生草本，高10~20 cm。根条形，长10~15 cm，簇生。茎铺散，不分枝。基生叶长圆形，长7~15 cm，叶片二回羽状全裂，小裂片线形或窄卵形，长约4 mm；叶柄与叶片等长或稍长。花多数，排列成紧密的总状花序，长2~6 cm；苞片倒卵形或匙形，下部者有时先端二至三裂；花梗长约4 mm；花黄色或淡绿色；萼片卵形，棕色，长约3 mm，宽约2 mm，边缘呈流苏状；花瓣4，长约1.7 cm，外轮2瓣大，鸡冠状突起伸出瓣片顶端，稀鸡冠状突起不明显，距长为花瓣的1/3，呈钩状向下弯曲，内轮2瓣较小，背部具鸡冠状突起；子房窄长椭圆形，花柱稍弯，柱头四方形，顶端具8乳突。蒴果披针形或长圆形。多数种子排列成2列。　花期6~7月，果期8~9月。

产于西藏、四川西部、云南西北部。生于海拔3 700~4 200 m的湿草地、溪边。分布于尼泊尔和缅甸北部。

8. 拟锥花黄堇

Corydalis hookeri Prain

铺散草本，高10~20 cm，全株被毛。茎多数，纤细，斜上升。基生叶具长柄，柄长4~5 cm，基部较窄，呈鞘状，叶片二回羽状全裂，小裂片窄卵形，具二至三浅裂；茎生叶柄较短，互生，叶片长4~7 cm，二回羽状全裂，一回裂片3~5对，长约2 cm，宽约1.5 cm，小裂片长约5 mm。总状花序，具多花，顶生或腋生，常组成复总状圆锥花序，花多而密集；苞片线形，长于花梗，最下部的苞片具缺刻，上面的苞片狭长呈线形；花梗较短而细，长5~10 mm；萼片2，早落；花瓣4，黄色，长约1.5 cm，2轮，外轮2瓣大，瓣片不具鸡冠状突起，距细长，圆锥形，短于瓣片，稍向下弯曲；子房卵形。　花期7~8月。

产于西藏东南部。生于海拔3 000~4 500 m的山地。分布于尼泊尔。

【药材】干燥的全草。

【化学成分】尖突黄堇用预试法：含生物碱。

【显微鉴别】糙果紫堇块茎横切面：类三角形。表皮1列细胞扁平或不定形，切向壁加厚。皮层4~6列细胞椭圆、卵圆形，切向排列。中柱占块茎的大部分；韧皮部宽，筛管群向3个角放射状排列，薄壁细胞比例大，卵圆形，切向排列，在木质部周围四边形；形成层不显；木质部居中央，后生木质部也向3个角放射，与原生木质部相间排列，导管直径不等，多边形，淀粉粒存在于筛管群和木质部周围，其余薄壁细胞中少或无。（附图12A）

粉末：浅黄色。淀粉粒众多，球形，径8~37μm，层纹和脐点不显。导管较多，数个结合或单个，多梯纹，径25~40μm，裂缝窄。薄壁细胞随处可见，多边形，充满淀粉粒。（附图12B）

粗糙紫堇块茎中柱横切面：类四边形。木栓层2~3列，细胞压扁，或轮廓稍不清。皮层5~25列；外部3~4列细胞椭圆或卵圆形，向里的细胞扁平，少数细胞失去轮廓，中柱占块茎的大部分；韧皮部宽，筛管群向4个角放射状排列，薄壁组织比例大，细胞类圆形或多边形；形成层不显；木质部居中央，后生木质部也向4个角放射，与原生木质部相间排列，导管直径不等，多边形；淀粉粒存在于全部薄壁细胞中，维管组织周围更丰富。（附图13A）

粉末：淡黄褐色。淀粉粒众多，单粒，卵圆形，椭圆形或肾形，长9~35μm，径6~11μm，层纹不清，脐点较少见，星状，人字状。导管较少，多梯纹径15~31μm，纹孔呈窄缝，多2~3列。薄壁细胞随处散在，多边形，无色或含有淀粉粒。（附图13B）

【采集加工】7~9月采带根全草，除去杂质，洗净，晒干，放于通风处，以防潮湿、霉烂变质。

【性味与功用】苦、寒；解热止痛，活血散瘀，利气止痛，祛风明目，退翳；治胃病、肠炎、溃疡、痢疾、肺痨咳喘、伤寒、跌打损伤、筋骨痛、流行性感冒、坐骨神经痛、烧伤及各种传染病引起的热症。

以上16种植物检索表

1. 花白色、蓝色或紫色。

 2. 花白色、乳白色或灰白色 ……………………………… 糙果紫堇　Corydalis trachycarpa

 2. 花蓝色或紫色。

  3. 花淡紫色 …………………………………………… 西藏高山紫堇　C. tibeto-alpina

  3. 花天蓝色。

   4. 苞片三浅裂或全缘 ……………………………… 克什米尔紫堇　C. cashmeriana

   4. 苞片指状全裂 ……………………………………………… 暗绿紫堇　**C. melanochlora**
1. 花黄色或橘红色。
   5. 花瓣具棕色斑点 ………………………………………… 斑花黄堇　**C. conspersa**
  5. 花瓣不具棕色斑点。
    6. 叶裂片条形 …………………………………………… 条裂黄堇　**C. linearioides**
   6. 叶裂片不为条形。
     7. 花呈"S"形 ………………………………………… 扇苞黄堇　**C. rheinbabeniana**
    7. 花不呈"S"形。
      8. 花较小，长不超过1 cm。
       9. 花长约8 mm；苞片扇形 ……………………… 尖突黄堇　**C. mucronifera**
       9. 花长0.5~1 cm；苞片椭圆形、倒卵形或披针形 …………………………
         …………………………………………… 草黄花紫堇　**C. straminea**
      8. 花较大，长度在1 cm以上。
       10. 内花瓣先端蓝紫色 ………………………… 黑顶黄堇　**C. nigroapiculata**
       10. 内花瓣先端不为蓝紫色。
        11. 花梗短于苞片。
         12. 苞片羽状深裂 ……………………………… 粗糙紫堇　**C. scaberula**
         12. 苞片不裂，具缺刻，有时顶端二至三裂。
          13. 苞片披针形，具缺刻 ……… 淡黄花黄堇　**C. octocornuta**
          13. 苞片倒卵状匙形，有时先端二至三裂 …………………………
            …………………… 钩状黄堇　**C. hamata**
        11. 花梗长于苞片。
         14. 叶的小裂片边缘具半透明乳突 ………………………
          …………………… 革吉黄堇　**C. moorcroftiana**
         14. 叶的小裂片边缘不具半透明乳突。
          15. 花瓣具鸡冠状突起 …… 锥花黄堇　**C. thyrsiflora**
          15. 花瓣不具鸡冠状突起 …… 拟锥花黄堇　**C. hookeri**

ཏར་ག（达尔嘎）

  【考证】《晶珠本草》记载：达尔嘎祛风，治痉挛；状如大叶杨树，果实较小，果壳和外皮能乌发和生发。

  各地藏医用胡桃科核桃（或称胡桃）入药，其树形和果实的功用同上述，可作本药。

【原植物】

核桃 (图56)

Juglans regia L.

落叶乔木，高10~15 m。树皮灰褐色，平滑，树干髓部片状，枝长横展，小枝被短柔毛。叶为奇数羽状复叶，长达24 cm；小叶5~13，卵形、卵状长圆形或椭圆状倒卵形，长5~13 cm，先端尖，全缘，有时具细疏锯齿，基部圆形，上面深绿色，下面淡绿色，仅侧脉腋内有一簇短柔毛；小叶柄甚短或无。花单性，雌雄同株；雄花序呈下垂的柔荑花序；雌花序1~3朵簇生，短小而直立。果实近球形，外果皮肉质，绿色，有短柔毛，干后纤维质，不规则开裂；内果皮骨质，表面凹凸或皱褶，纵棱2，先端具短尖头，隔膜较薄。子叶二裂，鲜时乳白色。花期4~5月，果期9月。

我国各地多栽培。分布于中亚、西亚、南亚及欧洲。

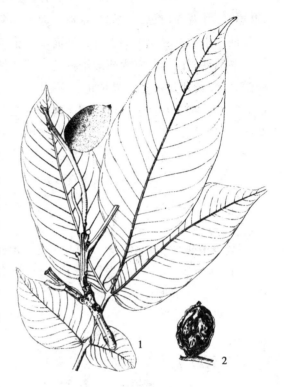

图56 核桃 **Juglans regia** L.
1. 果枝和叶；2. 果实纵切面。（刘进军绘）

【药材】干燥饱满的果仁。

【化学成分】核桃种仁内含大量脂肪油40%~50%，主要成分为亚油酸甘油酯，混有少量的亚麻酸、油酸甘油酯，尚有蛋白质15%~20%、五碳糖1%~1.5%。

【采集加工】剥取核仁，晒干备用。

【性味与功用】甘、涩、温；祛风，治痉挛，下奶，榨油外擦治脱发。外皮和果壳能染乌发和生发。

ད་ར་བུ། （达尔布）

【考证】《晶珠本草》记载：达尔布果锐、轻；治培根病、消化不良，化血，消除肺肿瘤、咽喉疾患，果膏亦治肺病；树皮黑，粗糙，有刺，果实如刚生下的鼠崽，表面红黄色，味酸刺舌。本药分3种，大者称纳木达尔，生于河谷川地，约有两层木屋高；中者称巴尔达尔，生山沟，树约人高；小者称萨达尔，生于高地的溪水畔、河滩，茎秆细小，高约一拃，叶背面白色，状如金露梅；大、小两种的果实均为黄色，状如黄水泡，刺破有黄色汁液，中者的果实大如青稞，硬而干，金黄色、益血。

各地藏医的达尔布为胡颓子科的柳叶沙棘、中国沙棘、江孜沙棘、肋果沙棘及西藏沙棘等。前3种树身高大，果黄色，多汁，与本药大的一类相符，其中中国沙棘、江孜沙棘最为常见；肋果沙棘生于高海拔地区的河滩，果小如青稞，肉质，干而硬，无汁液，果色黄绿，与中类相符；西藏沙棘也生于高海拔地区的河滩，矮小，高约20 cm，果大，黄色，多汁，与小的一类相似。

经植物化学分析，沙棘果实富含多种维生素、有机酸，确有保健作用。

【原植物】

1. 江孜沙棘 （图57）

Hippophae rhamnoides L. subsp. **gyantsensis** Rousi

落叶灌木或乔木，高达5 m。小枝纤细，灰色或褐色，节间较短。叶互生，狭披针形，长30~55 mm，宽3~5 mm，基部最宽，顶端钝形，边缘全缘，微反卷，上面绿色，或稍带白色，具散生星状白色短柔毛或绒毛，下面灰白色，密生银白色和散生少数褐色鳞片，有时散生白色绒毛，叶柄极短或无。单性花，雌雄异株，先叶开放；雄花花萼2裂；雄蕊4，花丝短，花药矩圆形。雌花具短梗；花萼囊状，顶端2齿裂；子房上位，花柱短，微伸出花外，急尖。果实为肉质化的萼管包围，呈核果状，椭圆形，长5~7 mm，直径3~4 mm，黄色多汁。种子椭圆形，甚扁，具沟槽，长4.5~5 mm，带黑色，无光泽。 花期4~5月，果期8~9月。

产于西藏。生于海拔3 500~3 800 m的河床石砾地或河漫滩。分布于印度东北部。

2. 肋果沙棘

Hippophae neurocarpa S. W. Liu et T. N. Ho

落叶灌木，高0.5~3 m。树皮黑灰色，小枝黄褐色，密被银白色或黄褐色鳞片和星状毛，老枝光滑，灰棕色，先端刺状，白色。叶互生，线形至线状披针形，长1.5~6 cm，宽

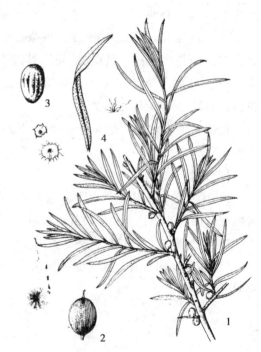

图57 江孜沙棘 **Hippophae rhamnoides** L. subsp. **gyantsensis** Rousi

1. 果枝；2. 果实及毛；3. 果核；4. 叶片和毛、垢鳞。（阎翠兰绘）

1.5~5 mm，先端尖，基部楔形或圆形，上面幼时密被银白色鳞片和星状毛，后逐渐脱落，下面密被银白色鳞片和星状毛或混生褐色鳞片，呈黄褐色。花序生于幼枝基部，簇生成短总状；雌雄异株；花小，先叶开放；雄花黄绿色；花萼二深裂，雄蕊4；雌花花萼上部二浅裂。果实圆柱形，弯曲，具5~7纵肋，长5~8 mm，径2~3 mm，肉质，密被白色鳞片，成熟时黄绿色或褐黄色。种子圆柱形。　花果期3~9月。

产于西藏、青海、四川、甘肃。生于海拔3 400~4 300 m 的河谷滩地、山坡下部。

3. 西藏沙棘　(图 58)

Hippophae thibetana Schlecht.

矮小灌木，高 4~60 cm，稀达 1 m；通常无棘刺。单叶，3 叶轮生或对生，稀互生，线形或长圆状线形，长 10~25 mm，宽 2~3.5 mm，两端钝，边缘全缘不反卷，上面暗绿色，幼时疏生白色鳞片，成熟后脱落，下面灰白色，密被银白色和散生少数褐色细小鳞片。雌雄异株，雄花先开放，黄绿色，生于早落苞片腋内；花萼二裂；雄蕊 4；花丝短，花药距圆形；雌花淡绿色，单生于叶腋，具短梗；花萼囊状，顶端二齿裂；子房上位，花柱短，微伸出花外，急尖。坚果为肉质化萼管包围，核果状，成熟时黄褐色，多汁，阔椭圆形或近圆形，长 8~12 cm，直径 6~10 mm，果梗纤细，褐色，长 1~2 mm。　花期 5~6 月，果期 9 月。

产于西藏、青海、四川、甘肃。生于海拔 3 300~5 200 m 的高原草地、河漫滩及岸边。

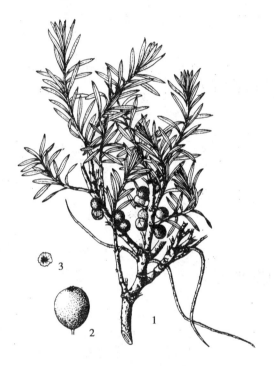

图 58　西藏沙棘　**Hippophae thibetana** Schlecht.
1. 果枝；2. 果实；3. 垢鳞。（阎翠兰绘）

【药材】干燥的果实。

【采集加工】8~10月采果，砸碎加水煎熬，待药汁溶于水中后，滤去渣。取滤液浓缩成膏。

【性味与功用】酸、温；补肺，活血；治月经不调、子宫病、胃病、肺结核、胃酸过多、胃溃疡。

以上 5 种植物检索表

1. 果圆柱形，弯曲，肉质，干燥，黄绿色；灌木 ………………………… 肋果沙棘　**Hippophae neurocarpa**
1. 果圆球形，浆汁，橘黄色；乔木或灌木。

2. 叶片上面具星状柔毛,下面密被灰绿色毡状短绒毛,无鳞片 …………… 柳叶沙棘　**H. salicifolia**
2. 叶片上面具银白色鳞片或星状毛,下面无毛,密被银白色或淡褐色鳞片。
　　3. 矮小灌木,高 4~60 cm,稀达 1 m,分枝帚状或少分枝;通常无棘刺;叶对生或三叶轮生;果实阔椭圆形,长 8~12 mm,顶端具 6 条放射状黑色条纹 …………… 西藏沙棘　**H. thibetana**
　　3. 灌木或小乔木,高 1~8 m,有时可达 18 m,具棘刺;叶近对生或互生;果实圆球形或椭圆形,长 5~7 mm,顶端无放射条纹。
　　　4. 叶通常近于对生;果实圆球形,宿存肉质萼片多汁 ……… 中国沙棘　**H. rhamnoides** subsp. **sinensis**
　　　4. 叶互生;果实椭圆形,宿存肉质萼片少汁 ……… 江孜沙棘　**H. rhamnoides** subsp. **gyantsensis**

ཐ་རམ།　（塔然姆）

【考证】 《晶珠本草》记载:塔然姆药分为 4 类,即塔然姆、纳然姆、然布和邦然姆,均可止寒泻,纳然姆还可止热泻。

ཐ་རམ།　（塔然姆）

【考证】 《晶珠本草》记载:塔然姆味甘、涩,止泻痢和寒泻;生于贫瘠、荒芜的田野和路旁;叶平铺地面而生,油绿,有花纹,状如驴耳,茎如豹尾,种子,果穗状如然布。

现藏医所用的塔然姆为车前科的平车前、车前、疏花车前等。它们均生于路旁、荒野和田边,叶椭圆形至长椭圆形似驴耳,亮绿色,网脉明显,叶基生,常平贴地面,花葶及花穗细长而稍弯曲,状如豹尾,与《晶珠本草》记载相符,应为塔然姆原植物。

【原植物】

平车前 (图 59)

Plantago depressa Willd.

多年生草本。直根圆柱状,不分枝或少分枝。叶基生,莲座状,常平铺地面或稍斜生,叶片椭圆形,长 5~10 cm,宽 2~3 cm,全缘,先端钝尖,基部渐窄成柄,两面具疏柔毛。花葶多枚自叶丛中抽出，高 10~20 cm；穗状花序细瘦，稍弯曲；苞片卵形，顶端渐尖，边缘干膜质；花淡绿色；萼片 4，边缘具较宽的干膜质，中部具绿色隆脊；花冠筒状，干膜质，喉部细狭，缘部四裂；雄蕊 4，较雌蕊后熟；雌蕊 1，柱头具短毛。蒴果圆锥形，外壳薄膜质，具宿存的花柱，盖裂，2 室，各室含 2 枚种子。种子黑棕色，长圆形。 花果期 5~7 月。

产于我国各省区。常生于田园地边、路边、沟旁等荒地。分布于蒙古、中亚地区、俄罗斯（亚洲地区）、朝鲜、日本和印度北部。

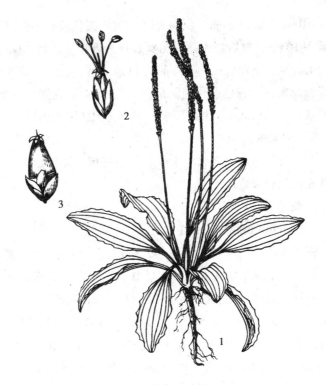

图 59　平车前　Plantago depressa Willd.
1. 植株；2. 花；3. 果实。（王颖描自《西藏植物志》）

ན་རམ། （纳然姆）

【考证】《晶珠本草》记载：纳然姆味苦、涩，止寒泻和热泻；生长在沼泽草甸，叶像塔然姆，茎、果穗褐黄色，粗糙而紧密，有油样光泽，茎向上生长。

现藏医所用的纳然姆主要有水麦冬科的海韭菜和车前科的大车前。海韭菜生于沼泽或浅水湿地，茎和果穗的形态与《晶珠本草》记载相符，并有土腥味，应为纳然姆的原植物。大车前叶宽大，生于水边、湿地，与《晶珠本草》记载也近似，可作代用品。

【原植物】

1. 大车前

Plantago major L.

多年生草本，高 15~20 cm。根茎短粗，有须根。叶基生，直立；叶片卵形或宽卵形，长 4~10 cm，宽 3~6 cm，顶端钝圆，边缘波状或有不整齐锯齿，两面被柔毛或几无毛；叶柄长 3~10 cm，宽扁，无毛。花葶数枚，近直立，长 10~30 cm，上端穗状花序长 4~15 cm；花穗上部密，下部较疏，花序轴有数条凹槽；苞片较萼片短，卵形，二者均有绿色龙骨状突起，花无柄；花萼裂片椭圆形，长约 2 mm；花冠裂片椭圆形或卵形，长约 1 mm。蒴果圆锥状，长 3~4 mm，中部环裂。种子 6~10 枚，长圆形，长约 1.5 mm，黑棕色。 花期 6~7 月，果期 8 月。

产于我国西南、西北、华中、华东等区。生于路旁、沟边、田边潮地或湿草地。广布于欧亚大陆温带地区。

2. 海韭菜

Triglochin maritimum L.

多年生湿生草本。须根肥厚，较粗壮。根茎粗短，外被残存的纤维状叶鞘。叶基生，斜上升，线形或带状，下半部圆柱状，稍中空，上部扁平，基部加宽成鞘，边缘膜质；叶舌短而宽，膜质。花茎高 5~30 cm，上部为密集的穗状总状花序；花小，具短柄，无苞片；花黄绿色，花被片 6，卵形，长 1~2 mm，排列为 2 轮，鳞片状，边缘膜质；雄蕊 6，与花被片对生，几无花丝；雌蕊心皮 6，无花柱，柱头羽毛状。果实长圆形或近球形，长 3~5 mm，径 2~3 mm，具纵沟，成熟后由下向上开裂为 6 瓣，每瓣含 1 细长种子；果柄长 1~3 mm。花期 6~7 月。（图见《青藏高原药物图鉴》1:54）

产于西藏、青海、四川、云南、甘肃、陕西及华北、东北等区。生于海拔 4 700 m 以下的河边、湖滨湿草地、沼泽草甸和浅水凹地中。广布于北半球温带和南美洲。

རམ་བུ། （然布）

【考证】《晶珠本草》记载：然布味甘、涩、酸，功效止泻，镇肠寒痛；生长在阴山坡和滩地，叶黑绿色，状如宝剑，茎红色，如鸽腿色，花序白色，形似狗尾，种子细小，红色，状如珊瑚，根红色，如同绳拧。本品分山生和川生两种，上述为山生，川生然布则生长在河川和石崖草甸交界处，叶状如高山柳叶，茎长，花序白色，有红色光泽，锤状，根红色，坚硬，横生，状如僵尸。

现各地藏医所用的然布均为珠芽蓼。该种广布，生于山坡草地、河滩及林缘灌丛间。块根，扭曲，断面紫红色，茎红色，叶卵状披针形似宝剑，穗状花序白色带粉红色，种子细小，红色，与《晶珠本草》所述完全相符，应为然布的原植物。

【原植物】

珠芽蓼

Polygonum viviparum L.

多年生草本，高 10~35 cm。根状茎粗短，肥厚，具黑褐色纤维状表皮，内部淡紫红色，密生须根。茎直立，不分枝，淡红褐色或紫红色，基部常具纤维状叶鞘。基生叶与下部茎生叶具长柄，叶片近革质，长圆形，卵形或披针形，长 2~7 cm，宽 1~2 cm，先端钝或渐尖，基部浅心形、圆形或楔形，叶缘具增粗而隆起的脉端，且反卷，茎上部叶渐窄，渐小；托叶鞘管状，先端斜形，无毛。穗状花序细瘦，棒状，长 3~7.5 cm；苞片膜质，淡褐色，宽卵形，先端急尖，具 1~2 花或 1 枚珠芽；珠芽卵圆形，长约 2.5 mm，褐色，常生于花序下部；花被白色、粉色至紫红色，五深裂；雄蕊 8，花药暗紫红色；花柱 3，基部合生，柱头头状。瘦果深紫褐色，有光泽，卵状三棱形，长 2.5~3 mm。花期 5~8 月，果期 7~9 月。（图见《青藏高原药物图鉴》1:128）

产于西藏、青海、四川、云南、甘肃、陕西、新疆、内蒙古、河北、山西、吉林。生于温凉的湿润山坡草地、林缘、灌丛及河滩草地。

ཕུང་རིལ། （邦然姆）

【考证】《晶珠本草》记载：邦然姆止寒泻，性温，养血，味甘、涩；生于坚硬的高山草甸，叶细，状如锉，茎细，短，花白色，状如川生然布而小，种子细小，黄色，有光泽，三棱形，状如荞麦粒，根白色，又似川生小然布。

现藏医所用的邦然姆主要为蓼属的圆穗蓼、狭叶圆穗蓼、长梗蓼等。上述几种蓼多生于高山草甸、乱石山坡，根状茎粗大，块状，叶披针形至狭长圆形或椭圆形，穗状花序粉白色至淡紫红色，种子黄褐色，三棱形如荞麦，有光泽。与《晶珠本草》记载较为一致，均可为邦然姆原植物。

【原植物】

圆穗蓼

Polygonum macrophyllum D. Don

多年生草本，高 5~30 cm。根状茎粗短，肉质，圆块状，被残存的纤维状基生叶柄。茎直立，不分枝，常 1~3 条自根状茎发出。基生叶具柄，柄长 1~2.5 cm；叶片长圆形或宽披针形，长 2.5~9 cm，宽 0.5~2 cm，顶端急尖，基部浅心形、圆形至楔形，边缘反卷，具增粗隆起的脉端，上面光滑，下面无毛或疏生白色柔毛，茎生叶少，较小，狭披针形，无柄或有短柄；托叶鞘筒状，顶端偏斜。穗状花序顶生成圆头状或短圆柱状，长 1~2.5 cm，径 0.5~2 cm；苞片褐色，膜质，内含 1~3 花，花梗细，先端具关节；花被粉红色至白色，长约 2 mm，五深裂；雄蕊 8，伸出花被，花药常为紫黑色，花柱 3，线形，伸出花被外，柱头头状。瘦果三棱形，褐色，具光泽。　花期 7~8 月，果期 9~11 月。（图见《青藏高原药物图鉴》1:7）

产于西藏、青海、四川、云南、甘肃、陕西、湖北。生于海拔 2 700~5 000 m 的山坡草地、高山草甸和灌丛中。

【药材】干燥的地上部分；根茎和种子（珠芽蓼及圆穗蓼）。

【化学成分】车前含桃叶珊瑚苷（Aucubin）、车前苷（Plantaginin）、熊果酸（Ursolic acid）、三十一烷、β-谷甾醇、棕榈酸 β-谷甾醇酯、棕榈酸豆甾醇酯、维生素 B_1、维生素 C 等。大车前叶中含桃叶珊瑚苷、车前果胶（Plantaglucide）、维生素 A、维生素 C。海韭菜地上部分含氢氰酸和少量的乙醛和乙醇。

【显微鉴别】平车前叶横切面：叶柄飞鸟状，自中脉至边缘渐减薄。9 个大的外韧维管束嵌在薄壁组织中。维管束鞘 1 环，细胞切向排列。厚角组织位于维管束上下两侧，胞壁特别加厚。韧皮部窄。形成层不显。木质部导管单个，2~4 个群集。叶片仅中脉向背面凸起。表皮 1 列，被较多毛状体，细胞外壁加厚。气孔器拱出表皮之上。栅栏组织 2~3 列，细胞柱状，密集排列；海绵组织通气道小；维管束位于叶肉中央，中脉的结构同于叶柄。（附图 14A）

粉末：灰绿色。非腺毛多细胞，径 25~65 μm，表面粗糙，或密生疣状突起，基部多边形，表皮细胞辐射排列。表皮碎片随处可见，细胞延长或不规则形，胞壁弯曲，气孔毛莨型。花粉粒多见，球形，径 28.2~33.3 μm，花粉孔散生，4~8 个，外壁表面具颗粒状雕纹。（附图 14B）

【采集加工】6~9 月采割地上部分，9 月以后采收果实（种子）并挖取根，除去泥沙须根和纤皮等杂质，洗净，晾干备用。

【性味与功用】苦、涩、微甘、寒；清热，止泻，利水，行血去瘀；治胃病、消化不良、肠热腹痛、腹泻、肾脏病、尿血、水肿及月经不调等。

以上 9 种植物检索表

1. 基生叶较窄，线形，下半部圆柱状，上部扁平，具叶舌。花葶单 1；柱头羽状⋯⋯⋯⋯⋯⋯⋯⋯⋯⋯⋯⋯⋯⋯⋯⋯⋯⋯⋯⋯⋯⋯⋯⋯⋯⋯⋯⋯⋯ 海韭菜　**Triglochin maritimum**

1. 基生叶卵形、椭圆形、长圆形至披针形，无叶舌；茎或花葶 1~3；柱头非羽状。
　2. 茎节膨大，具茎生叶；托叶鞘筒状，抱茎；瘦果三棱形。

  3. 穗状花序细长，下部具珠芽 ……………………………… 珠芽蓼 Polygonum viviparum

  3. 穗状花序粗壮，下部无珠芽。

    4. 花序松散圆柱形或圆锥形，弯垂，花梗长 8~15 mm，中部具关节 …… 长梗蓼 P. griffithii

    4. 花序密集成圆球状或短柱状，直立，花梗长 4~5 mm，顶端具关节。

      5. 叶长圆形或披针形，宽 1~2 cm ……………………… 圆穗蓼 P. macrophyllum

      5. 叶线形，宽 1.5~2.5 mm ……………… 狭叶圆穗蓼 P. macrophyllum var. stenophyllum

  2. 无茎生叶；小花近无梗；蒴果环裂。

      6. 具圆柱状直根；胚珠 5；基生叶常平贴地面 …………… 平车前 Plantago depressa

      6. 具粗短根颈和线状须根；胚珠 6 枚以上。

      7. 花无梗；蒴果中部环裂 ……………………………… 大车前 P. major

      7. 花具短梗；蒴果卵圆形近基部环裂。

        8. 穗状花序密集，或下部较疏上部密；龙骨状突起在萼片中不达顶端；种子常 5~7 枚，稀 7~8 枚 …………………………………………… 车前 P. asiatica

        8. 穗状花序稀疏，龙骨状突起在萼片中十分明显，直达顶端；种子 9~14 枚；幼叶两面被毛 …………………………………………… 疏花车前 P. erosa

བང་ཚོམ། （唐冲姆）

【考证】《晶珠本草》记载：唐冲姆分唐冲嘎保、唐冲那保、莨菪泽 3 类；第一类杀诸虫，第二类杀肠虫，第三类使人狂躁。本药因性味功用不同，株形各异，现分别考证。

བང་ཚོམ་དཀར་པོ། （唐冲嘎保）

【考证】《晶珠本草》记载：唐冲嘎保可治痈疽、白喉、乳蛾等病。有性烈和性缓两种，性烈者生于山顶碎石和草山之间，根粗壮，无茎，叶皱而厚，平铺地面，花白，微带黄色，具光泽，果荚似白布小袋，种子小，黑色，形状如肾脏，成熟后有油腻性；性缓者生于草坡及旧畜圈旁，植株不大，高约一拃，根细，叶小，薄而软，平铺地面，花白黄色，薄而均匀，果实白色，光滑，具青绿色光泽，比橡实微大，种子白色，细小，形状如舍利子，有黏液。

藏医所用的唐冲嘎保为茄科的马尿泡和青海茄参。马尿泡具有与性烈者相似的形态特征，如根粗，茎极短，叶平铺于地面，花冠淡黄色或黄色，花萼在花后强度增大似白布小袋状，种子黑褐色，肾形，略扁平。青海茄参具有与性缓者相似的形态特征，如植株高 3~6 cm，叶长 2.5~6 cm，平铺地面，花冠黄色，浆果球形，略大于橡实。

【原植物】

1. 马尿泡 (图60)

Przewalskia tangutica Maxim.

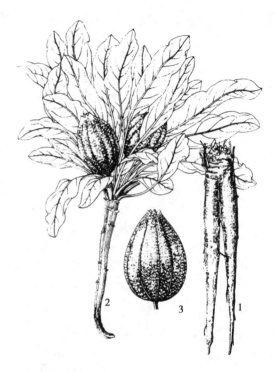

图60　马尿泡　**Przewalskia tangutica** Maxim.
1. 根；2. 植株地上部分；3. 果。（王颖绘）

多年生草本，高 4~15（35）cm，全体生腺毛。根粗壮，肉质，长 20~30 cm，直径 3~6 cm。茎极短。叶呈莲座状簇生，长椭圆形至长椭圆状卵形，通常连同叶柄长 10~15（20）cm，宽 2~4 cm。花数朵腋生，黄色或淡黄色；花萼筒状钟形，顶端浅五裂，裂片钝圆，花后极度增大成膀胱状而包围果实；花冠筒状漏斗形，外面生短腺毛，檐部五浅裂，裂片卵形，长约 4 mm，筒部紫色，长约 2 cm；雄蕊 5，生于花冠喉部，花丝极短，花药长圆形；子房 2 室，胚珠多数。蒴果球形，长 1~2 cm，直径 1~1.5 cm。宿存果萼长 8~13 cm，具纵肋和明显凸起的网脉，顶端平截，不闭合。种子肾形，黑褐色，略扁平。　花果期 6~9 月。

产于西藏、青海、四川、甘肃南部。生于海拔 3 400~4 900 m 的高山沙砾地及较干旱的草原、路旁等处。

2. 青海茄参　唐冲嘎保雍娃（译音）

Mandragora chinghaiensis Kuang et A. M. Lu

多年生草本，高 3~6 cm。根肉质，多分叉，圆柱状或纺锤状。根茎短缩，密生鳞片状叶。茎圆柱状。叶集生于茎顶端，长椭圆形或铲状椭圆形，长 2.5~6 cm，顶端钝圆，基部渐狭，边缘微波状或全缘，密生缘毛，两面疏生柔毛。花黄色，单生于叶腋，俯垂；花梗粗壮，疏生柔毛；花萼钟状，长约 7 mm，外面疏生白色柔毛，五中裂；花冠钟状，长约 1 cm，五浅裂，裂片宽卵形，顶端钝圆；雄蕊 5，花丝丝状，基部疏生柔毛，花药长约 1 mm；子房近球形，花柱长约 4 mm。浆果球状，直径 1~1.5 cm。种子肾形，长约 2 mm，表面有网纹凹穴。　花果期 5~8 月。

产于西藏、青海。生于海拔 3 650~4 000 m 的河滩草地或岩石缝中。

【药材】干燥的根和种子及全草。

【化学成分】马尿泡根含莨菪碱（Hyoscyamine）、东莨菪碱（Scopolamine）、山莨菪碱（Anisodamine）0.4%~0.9%。

【采集加工】9~10月挖出马尿泡的根，洗净阴干备用。同时将成熟的果实采下，取种子，晾干，研细备用。青海茄参采带根全草，去掉枯叶杂质，洗净阴干备用。

【性味与功用】苦、寒，有毒；镇痛散肿；治毒疮、瘤癌痈疽、乳蛾、白喉、腹痛、体痛及皮肤病。内服慎用。

以上2种植物检索表

1. 花萼在花后显著增大，完全包围果实；花冠漏斗状 ………………… 马尿泡 **Przewalskia tangutica**

1. 花萼在花后不显著增大，不包围果实而仅宿存于果实的基部；花冠钟状………………………………… **青海茄参 Mandragora chinghaiensis**

ཐང་ཕྲོམ་ནག་པོ། （唐冲那保）

【考证】《晶珠本草》记载：唐冲那保可杀虫，治炭疽病；根肥大，茎分九枝，叶绿黑而厚，形状像鹰翅，花紫黑色，有毒气味，果荚厚而较坚硬，形状如口袋，内盛许多小而黑、扁平、肾脏形的种子。

藏医所用唐冲那保为茄科山莨菪和铃铛子。两者均具有粗壮、肥厚的根，茎多分枝，叶长圆形或狭距圆状卵形，似鹰翅状，花为紫红色或紫色，花萼在果期增大，似口袋状，种子多数，圆形，略扁平，黑褐色，似肾形，与上述记载相符，应为其原植物。

【原植物】

山莨菪（图61）

Anisodus tanguticus（Maxim.）Pascher

多年生草本，植物粗壮，高40~80（120）cm。根粗大，肥厚，圆柱状或长圆锥形，长30~60 cm，直径10~30 cm。茎直立或斜升，多数丛生，中部以上多分枝。单叶互生，茎生叶长圆形、狭长圆状卵形或卵圆形，长8~15 cm，宽2.5~5 cm，先端渐尖或急尖，边缘波状或具啮蚀状细齿，上面深绿色，下面淡绿色，两面无毛。花紫褐色或紫红色，单生于叶腋，俯垂或直立；花萼钟形，坚纸质，长2.5~4（6）cm，外面无毛或稀被微毛，脉显著粗壮劲直，果期增大成杯状；花冠钟形，长2.5~3.5 cm，顶端五浅裂，花冠筒里面被柔毛；雄蕊5，花丝粗短；子房上位。蒴果球状或近卵状，包藏于宿存的花萼内，中部环裂。种子多数，圆形，略扁平，棕褐色。 花果期6~9月。

产于西藏东部、青海、四川、云南西北部、甘肃。生于海拔 2 200~4 200 m 的山坡、村庄附近、路旁、河滩、沟旁及避风向阳的山谷。

【药材】干燥的根及种子。

【化学成分】山莨菪全草含多种生物碱，主要含山莨菪碱（Anisodamine）。根含樟柳碱（Anisodine）、莨菪碱（Hyoscyamine）、东莨菪碱（Scopolamine）、红古豆碱（Cuscohygrine）、托品碱（Tropine）等生物碱，其中，红古豆碱最多，莨菪碱次之，东莨菪碱最少。铃铛子根除含天仙子胺、红古豆碱、托品碱外，还含阿托品（Atropine）及少量的东莨菪碱、核拉定（Helleradine）、莨菪品碱（Scopine）等。茎、叶含天仙子胺。茎、叶、种子含东莨菪碱、阿托品、红古豆碱。

【采集加工】9~10 月挖根，就近以流水洗去泥污，除去外皮及须根，切碎，晒干，或将切碎的根入水煎熬，去掉渣，浓缩成膏。7~10 月采籽，晒干研细备用。

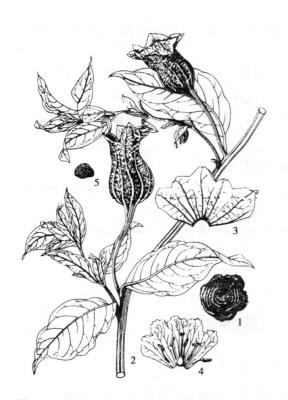

图61　山莨菪　*Anisodus tanguticus* (Maxim.) Pascher
1. 根横切面；2. 果枝；3. 花萼展开；4. 花冠展开；
5. 种子。（王颖绘）

【性味与功用】甘、辛、温，有毒；有麻醉镇痛作用；治病毒恶疮。种子细末塞牙中治牙痛。内服宜慎。

以上 2 种植物检索表

1. 植株不被毛；花萼无毛或稀被微毛，脉劲直；叶边缘具啮蚀状细齿或波状 ························
　·· 山莨菪　**Anisodus tanguticus**
1. 植株被绒毛和星状毛；花萼密被柔毛，脉弯曲；叶边缘全缘或波状 ········· 铃铛子　**A. luridus**

ལང་ཐང་ཙེ།（莨菪泽）

【考证】《晶珠本草》记载：莨菪泽能除虫；生长在园中，茎细而长，果实微圆，像水瓶，八九个如头一样，排列在一起，种子如芝麻，表面有像锉一样的纹理。

藏医用茄科天仙子入药。天仙子的花萼在花后增大，包围果实，基部圆形，顶端裂片开张，其下略收缩似水瓶，种子多数，表面具波状网纹，与上述记载一致。

【原植物】

天仙子（图62）

Hyoscyamus niger L.

二年生草本，高15~70 cm，有特殊臭味，全株被黏性腺毛。根粗壮、肉质，直径2~3 cm，茎直立或斜上升，密被柔毛。单叶互生，叶片长卵形或卵状长圆形，顶端渐尖，边缘羽状浅裂或深裂，基部半抱茎，两面生黏性腺毛，茎下部的叶具柄。花淡黄绿色，基部带紫堇色，在茎中部以下单生于叶腋，常偏向1侧，在茎上端单生于苞状叶腋内而聚集成蝎尾式总状花序；花萼筒状钟形，顶端五浅裂，花后增大成坛状，基部圆形；花冠钟状，长约2 cm，顶端五裂，裂片钝圆，具紫色网状脉纹；雄蕊5，花药深紫色；子房略呈椭圆形。蒴果包藏于宿存萼内，长卵圆形，盖裂。种子多数，近圆盘形或近肾形，淡黄棕色或褐色，表面具波状网纹。　花果期5~10月。

产于我国西南、西北、华北，华东有栽培或逸为野生。生于住宅附近、路旁、山坡及河滩沙地。蒙古、中亚地区、俄罗斯、欧洲、印度也有分布。

【药材】干燥的种子、根及叶。

【化学成分】天仙子各部分均含生物碱。种子含生物碱0.06%~0.2%，主要为莨菪碱（Hyoscyamine），次为东莨菪碱（Scopolamine）及阿托品（Atropine），即莨菪碱的消旋体，又

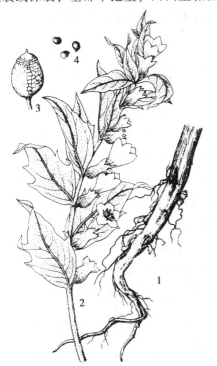

图62　天仙子　**Hyoscyamus niger** L.

1.根；2.花果枝；3.果；4.种子。（王颖绘）

含脂肪油可达 25%，甾醇。叶含生物碱 0.045%~0.14%，其中主要是莨菪碱，其次含东莨菪碱及阿托品，另含 1 种天仙子苦苷 (Hyospicrin)，还含灰分 20%。根含生物碱多于叶，除含天仙子胺和东莨菪碱外，尚含去水阿托品 (Atropamine)、托品碱 (Tropine)、四甲基二胺丁烷 (Tetramethyl diaminobutane)、红古豆碱 (Cuscohygrine)。

【采集加工】9~10 月，果实成熟时拔取全草，切下根部，洗净晒干；打下种子，除去杂质，晒干；在立夏后采收叶，晒干即可。

【性味与功用】甘、温，有毒；治鼻疳、梅毒、头神经麻痹、皮内生虫、虫牙。配伍能驱虫。内服慎用。

བལ་ག་རྡོ་རྗེ། （塔嘎多杰）

【考证】《晶珠本草》记载：塔嘎多杰味微苦，治癔症、癣症，托引黄水，有滋补功效；茎细而小，花黄色有皱纹，叶和荚果均小，荚果长，如狗生殖器。

根据藏医用药，本药的原植物为豆科决明。该植物茎细，花黄色，果实形状均与上述记载基本相同。

【原植物】

决明

Cassia tora L.

一年生半灌木状草本，高 1~2 m。羽状复叶，具小叶 6，小叶倒卵形或倒卵状长圆形，长 1.5~6 cm，宽 0.5~3 cm，先端急尖或圆形，具细尖，基部圆形，一边倾斜；叶柄无腺体，在叶轴上两小叶之间具一腺体，嫩时两面疏被长柔毛。花通常 2 朵生于叶腋；总花梗极短，被柔毛；苞片线形；花黄色；萼片 5，分离，倒卵状长圆形，长约 8 mm，先端圆形，外面被柔毛；花瓣倒卵形，长约 1.2 cm，宽约 6 mm，最下面的两个花瓣稍长；发育雄蕊 7，花丝较长，花药较大；子房被白毛，具柄。荚果条形，长约 15 cm，直径 3~4 mm。种子多数，近菱形，淡褐色，具光泽。 花果期 7~9 月。

产于西藏、云南、河北、山东、安徽、浙江、福建、台湾、广东、广西。生于海拔 800~1 600 m 的砂质土壤、河边或小坡；亦有栽培。

【药材】干燥的种子。

【化学成分】新鲜的种子含大黄酚 (Chrysophanol)、大黄素 (Emodin)、芦荟大黄素 (Aloe-emodin)、大黄酸 (Rhein)、大黄素葡萄糖苷、大黄素蒽醌、大黄素甲醚 (Physcion)、决明素 (Obtusin 即 1, 7-二羟基-2, 3, 8-三甲氧基-6-甲基蒽-9, 10 二酮)、橙黄决明素（Aurantio-obtusin 即 1，3，7-三羟基-2，8-二甲氧基-6-甲基蒽-9,10 二酮），以及新月孢子菌玫瑰色素（Rubrofusarin）、决明松（Torachryson）、决明脂（Toralactone）。

【采集加工】9~10 月采收成熟果实，晒干，打出种子，除去杂质。

【性味与功用】苦、咸，微寒；清肝明目，利水，润肠，通便；治肝热头痛、眩晕、目赤肿痛、便秘。

ཐར་ནུ། （塔奴）

【考证】《晶珠本草》记载：塔奴味辛，治皮肤炭疽；生于阴阳两坡；根、茎、叶折断后有白色乳汁，茎红色，长如箭秆，叶厚，枝顶开花，花与叶同色，果 3 枚聚生。

各地藏医用大戟科的疣果大戟、大果大戟及青藏大戟入药。其中，疣果大戟与上述描述基本一致，笔者认为可视为正品；青藏大戟的根大，但茎，花、果非红色；大果大戟虽茎、叶显红色，叶厚，植株粗壮，但果实非红色，茎不呈箭秆状，均与上面记载相差较远，但青藏大戟在青海广泛应用，大果大戟西藏藏区也用之，故作代用品。

【原植物】

疣果大戟（图 63）

Euphorbia micractina Boiss.

多年生草本，高 15~35 cm。块根肥厚，肉质。茎 1 至数条自根颈处发出，无毛，基部被鳞片，上部分枝。叶互生，椭圆形或长椭圆形，长 1~2 cm，先端钝圆、急尖或微凹，基部楔形，边缘一般全缘，稀具浅齿，中脉宽而背面的脉稍凸起，无叶柄；花序基部的叶通常 3 枚轮生，叶片菱状圆形或长圆形，长 8~10 mm；伞梗 7~9 条，与基部的叶同数；总苞钟状；腺体 4，横长圆形；裂片与腺体互生，全缘。

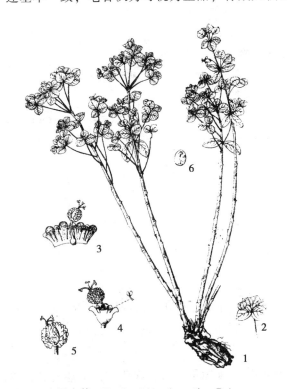

图63 疣果大戟 **Euphorbia micractina** Boiss.

1. 全株；2. 分枝花序；3. 苞的解剖和雌花；4. 苞和解剖外形；5. 果实；6. 种子。（王颖绘）

花单性，数朵雄花与 1 朵雌花藏于杯状总苞内；无花被片；雄蕊与总苞近等长，花药近球形；花柱基部合生，先端通常浅二裂。蒴果圆球形，表面具小的疣状凸起。种子卵形，光滑，黑色。　花果期 5~9 月。

产于西藏、青海东南部、四川西北部。生于海拔 3 800~5 000 m 的山坡和河谷草地。分布于克什米尔地区。

【药材】为干燥的块根及全株。

【显微鉴别】疣果大戟根（1.2 cm）横切面：木栓组织 18~25 列细胞显著切向延长，端壁整齐。皮层窄，多乳汁裂隙腔和胞间隙，细胞卵圆形、椭圆形，切向排列。韧皮部窄，多乳汁裂隙腔，筛管群较显著，射线 1 个细胞宽。形成层区 2~3 列，细胞平周排列。木质部宽，由残存形成层区、射线、导管、薄壁组织组成。木间残存形成层区 2~4 列，细胞切向排列；射线 1~3 个细胞宽，与韧皮射线相连；导管单个或 2 个结合，分散在薄壁组织中；薄壁组织面积大，多乳汁裂隙腔，细胞多切向排列。（附图 15A、B）

粉末：红棕色。导管多见，径 67.5~87.5 μm，结合，单个，多碎断，多网纹，少梯纹，纹孔延长。淀粉粒众多，多包在薄壁细胞中，球形，径 5~35 μm，脐点不显。　（附图 15C）

【采集加工】秋后挖根，就近以流水洗去泥土，除去根须，晒干备用。

【性味与功用】辛、糙、温；治疮、癣疹、皮肤炭疽、时疫病等。

以上 3 种植物检索表

1. 果实表面具小的疣状凸起，腺体 4 ………………………………… 疣果大戟　**Euphorbia micractina**
1. 果实表面光滑，腺体 5。
　　2. 叶片边缘具波状锯齿；种阜突起 ………………………………… 青藏大戟　**E. altotibetica**
　　2. 叶全缘；无明显突起的种阜 ………………………………… 大果大戟　**E. wallichii**

དངྲིག（达周）

【考证】《晶珠本草》记载：达周止寒热泄泻、昏晕、呕吐，治四肢血脉；生于热带林中，树大，皮灰色，叶圆、花小，红色，果如羊虱卵，味甘、酸，或果红色，如扁萝卜子，油润。

藏医用五味子科的滇藏五味子和漆树科漆树属一未知植物果实入药。按上述记载，滇藏五味子形态显然与上述描述不符，但可作代用品。根据实物，这种漆树属的果实是一种核果，红褐色或暗紫色，卵形，直径为 5~6 mm，扁压，外果皮薄，易碎，近似于羊虱卵，有不甚清楚的纵纹，果实的基部和脉腋间有棕褐色短绒毛，无毛部分有光泽，果核坚硬，棕褐色，在花序分枝上密被深褐色短绒毛。但仅从实物判断，无法确定种类，有待研究。

【原植物】

1. 漆属一种

Rhus sp.

乔本，具树脂。叶互生羽状或为三小叶，稀单叶，无托叶。花小，白色或带绿色，雌雄异株，圆锥花序顶生或腋生。花萼5，基部联合，覆瓦状排列，外层2，内层2，中间1枚；花瓣5，与花萼互生，脱落，着生于花盘基部；花盘肉质，与花萼基部联合，全缘或五裂，裂片与花瓣对生；雄蕊5，着生于花盘上且与花瓣互生，花药纵裂。雌花中子房卵形或球形，无柄，花柱3，胚珠1。果实为干燥核果，内果皮骨质或革质，无胚乳，子叶扁平，胚根内弯。

产于我国暖温带或亚热带。

2. 滇藏五味子

Schisandra neglecta A. C. Smith

落叶木质藤本，无毛。先端小枝红紫色；芽小，芽鳞近圆形。叶互生，卵状椭圆形，长约8 cm，宽约4 cm，先端渐尖，基部宽楔形并沿柄下延，边缘具腺齿，侧脉4~6对，叶背稍凸起，叶柄长约2 cm。花黄色，腋生，单1，花梗长4~5 cm，纤细，下垂；雄花花被片6~8，椭圆形或宽椭圆形；雄蕊多数，药隔宽达1.5 mm；雌花花被片与雄花相同；雌蕊多数，组成多心皮的球状雌蕊群，心皮20余颗，聚生于花蕊轴上，雌蕊轴肉质，长7~10 cm，宽2~3 mm。种子肾状椭圆形，褐色，种脐凹入。　花期5~6月，果期9~10月。

产于西藏、四川、云南。生于海拔2 400 m左右的山坡灌丛或杂木林中。分布于尼泊尔、锡金、不丹、印度。

【药材】为干燥的种子或果实。

【采集加工】秋季果实成熟时采摘，去掉杂质，晒干备用。

【性味与功用】凉、平、燥；活血，止热痢，止泻，止吐呃逆；治气病。

以上2种植物检索表

1. 乔木；花序圆锥状；羽状复叶；花5数，子房不生于花蕊轴上 …………… 漆属一种　**Rhus** sp.

1. 木质藤本；花单生；单叶；雌蕊多数，聚生于肉质的花蕊轴上 ……………………………………… 滇藏五味子　**Schisandra neglecta**

ད་ཅན། （达干）

【考证】《晶珠本草》记载：达干为作物类药物，治喉头病、皮肤病。

藏医用燕麦入药，燕麦在青藏高原常见，不易误用。

【原植物】

燕麦

Avena sativa L.

一年生，高 60~120 cm。须根较坚韧。秆直立，光滑无毛，具 2~4 节。叶鞘松弛，光滑或基部被微毛；叶舌透明膜质，长 1~5 mm；叶扁平，长 10~30 cm，宽 4~12 mm，微粗糙，或上面和边缘疏生柔毛。圆锥花序开展，金字塔形，长 10~25 cm，分枝具棱角，粗糙。小穗长 18~25 mm，含 1~2 小花，小穗轴近于无毛或疏生短毛，不易断落；颖草质，几相等；外稃质地坚硬，第一外稃长约 20 mm，背部无毛，基盘仅具少数短毛或近于无毛，无芒，或仅背部有 1 较直的芒；第二外稃无毛，通常无芒。颖果被淡棕色柔毛，长 6~8 mm。 花果期 4~9 月。

我国西南、西北、华北、东北、华中等区及广东、广西多栽培。

【药材】干燥的果实。

【采集加工】秋季果成熟后采集，晒干备用。

【性味与功用】祛痰，利咽喉，除风湿；治喉中痰病、皮肤病。

ད་ལིས། （塔勒）

【考证】《晶珠本草》记载：塔勒生于阴山高处，分黑、白两类，白的叫塔勒嘎保，又称巴鲁；黑的称塔勒那保。

དལིས་དཀར་པོ། （塔勒嘎保）

【考证】《晶珠本草》记载：塔勒嘎保性温而平，味甘、苦、涩，能除龙病、赤巴病、培根病以及喑哑和肺病刺痛，并能延年益寿，也可开胃；茎白色，叶淡黄色，花白色，内结果实。

现藏医所用的塔勒均为杜鹃花科的常绿、小叶型具鳞片杜鹃，已知有17种以上，它们都生长在青藏高原的山地阴坡、半阴坡的高山灌丛带。其中，枝条白色或灰白色，叶表面淡绿黄色，背面淡黄色或淡褐色，花冠白色、乳白色至淡黄色或带粉红色的种类有10种（见检索表）。它们的枝条、叶和花色均较符合《晶珠本草》中塔勒嘎保的记载，应视为原植物。

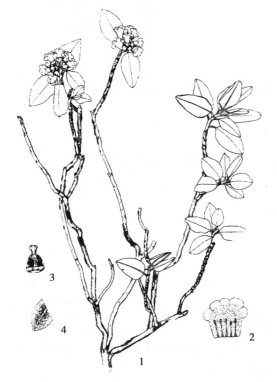

图64　烈香杜鹃　**Rhododendron anthopogonoides** Maxim.
1.花枝；2.花冠纵剖；3.雌蕊；4.叶背面。（刘进军绘）

【原植物】

1. **烈香杜鹃**　大勒嘎博（译音），巴鲁（译音）（图64）

Rhododendron anthopogonoides Maxim.

灌木，高1.2~2 m。树皮淡黄褐色或灰白色，帚状分枝，幼枝灰黑色密生垢鳞，并具疏柔毛。叶近革质，卵状椭圆形或宽椭圆形，长1.6~4.3 cm，宽0.8~2.3 cm，先端钝而具小尖头，基部圆形，表面黄绿色，光滑，背面褐黄绿色，被疏或密的棕色鳞片，中脉在表面微凹，在背面隆起；叶柄长6~8 mm，被垢鳞。伞房花序密集成半球状；小花梗短，疏生微柔毛；花淡黄色，花萼黄绿色，五深裂，裂片卵状披针形，长达5 mm，具缘毛；花冠筒状细杯形，五浅裂，冠筒长0.8~1.1 cm，宽4 mm，外面无毛，内面密生长柔毛，裂片肾形；雄蕊5，花药红色，花丝扁，锥形，中部以下被微柔毛；子房绿色，阔卵形，被微柔毛，花柱及柱头红褐色，具柔毛。花期6~8月，果期8~10月。

产于四川、青海、甘肃。生于海拔3 000~3 500 m的高山灌丛带。

2. 髯毛杜鹃 (图65)

Rhododendron anthopogon D. Don

灌木，高40~150 cm。枝条微具小刚毛，幼时具鳞片。叶椭圆形或倒卵状椭圆形，长2.5~3.8 cm，宽1.3~1.9 cm，上面光滑或微具鳞片，下面密被鳞片，多呈红褐色；叶柄长约6 mm，有鳞片。花序顶生，近伞形，有数花；花梗长2~4 mm，有鳞片；花白色、粉红色或黄色；花萼杯状，五深裂，裂片宽椭圆形，长3~5 mm，有鳞片或无鳞片，边缘具睫毛；花冠筒状喇叭形，长1.3~1.9 cm，冠檐五裂，裂片倒卵形，外面无毛，花冠筒内面密生白色柔毛；雄蕊5~9枚，内藏，长约为花冠管的一半，无毛；子房卵球形，有鳞片，花柱光滑，与子房近等长。蒴果长约3 mm，包于宿萼内。

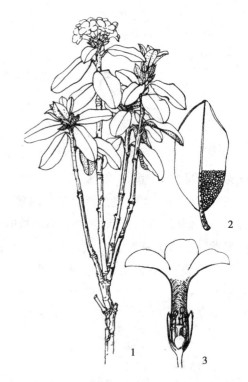

图65 髯毛杜鹃 **Rhododendron anthopogon** D.Don
1.花枝；2.叶片（背面鳞片）；3.花纵剖面。（王颖描自《西藏植物志》）

花期5~6月，果期7~8月。

产于西藏南部。生于海拔3 000~4 900 m的山坡灌丛中，有时与高山桧柏混生。分布于克什米尔地区、尼泊尔、不丹、印度北部。

【药材】干燥的花、叶和嫩枝。

【化学成分】烈香杜鹃等上述多数种的花叶和嫩枝中含有芳香油、黄酮苷、杜鹃素、鞣质等，并含有不同量的梫木毒素，以照白杜鹃中含量较高。

【显微鉴别】烈香杜鹃叶片横切面：表皮1列，近轴面细胞切向排列，外被厚的角质层，腺毛早脱落；远轴面细胞多形成锯齿状突起，密生星芒状、盾状腺毛。栅栏组织4~5列，细胞柱状，排列整齐；海绵组织多通气道，细胞多椭圆形。维管束位于海绵组织中。中脉明显向背面突起，经过厚角组织和薄壁组织分别同上、下表皮相连。维管束鞘1~2裂，细胞多边形，胞壁厚化。韧皮部宽，几乎包围木质部，筛管群明显；形成层缺少；木质部呈扇形，导管、纤维径向排列，射线单列。在韧皮部间是螺纹管胞带和髓状组织。草酸钙簇晶分布在叶肉和维管束周围的薄壁细胞中。（附图16A）

粉末：黄绿色。色素块随处可见，浅黄色，大小、形状不一。叶碎片较多见，黄绿色，表皮和皮下层各 1 列，细胞切向排列，栅栏组织 2~3 列，细胞垂直表皮排列。腺毛多见，微黄色，径 245~250 μm，周边细胞辐射状排列，中央细胞 8~16 个。表皮碎片较少见，细胞长方形、多边形，胞壁平直。（附图 16B）

【采集加工】6~8 月采其花、叶和嫩枝，晾干，切碎备用。

【性味与功用】苦、涩、寒；清热消炎，止咳平喘，健胃，强身，抗老；治龙、赤巴、培根诸病及肺病、喉炎暗哑、水土不服的气喘、气管炎、肺气肿、脾胃虚寒、消化不良、胃下垂、胃扩张、胃癌、肝脾肿大、水肿；外用消炎散肿。照白杜鹃具毒性，应烧焦去毒。

以上 12 种植物检索表

1. 花冠较小，短钟形，长 8 mm 以下，雄蕊 10 枚伸出花冠外 ……………………………
………………………………………………… 照白杜鹃　**Rhododendron micranthum**
1. 花冠细长，管状漏斗形或细杯状，长 1 cm 以上，雄蕊 5~9 枚，藏于花冠管内不伸出。
　2. 雄蕊 5~9 枚。
　　3. 花冠较短，长约 1 cm，内外均具柔毛 ………………… 米林杜鹃　**R. mainlingense**
　　3. 花冠筒外部无毛，内生白色柔毛，花冠较长，长 1.3~2 cm。
　　　4. 叶芽鳞早落；叶下面密被红褐色鳞片；花白色，先端带红色 ‥‥‥ 髯毛杜鹃　**R. anthopogon**
　　　4. 叶芽鳞宿存。
　　　　5. 叶下面淡黄褐色至黄褐色鳞片；花白色、粉色或黄色；花梗具鳞片……………
　　　　………………………………………………… 毛喉杜鹃　**R. cephalanthum**
　　　　5. 叶下面暗红褐色；花乳白或黄色；花梗无鳞片 ‥‥‥‥ 毛花杜鹃　**R. hypenanthum**
　2. 雄蕊 5 枚。
　　　6. 花冠外部具柔毛。
　　　　7. 子房下部有毛；花梗长 5~6 mm；叶上面幼时有鳞片，后脱落而留痕迹……………
　　　　………………………………………………… 毛冠杜鹃　**R. landandum**
　　　　7. 子房无毛；花梗长 2~4 mm；叶上面密被鳞片，或光滑。
　　　　　8. 叶上面有密鳞片；花萼长 1~2 mm，花冠红色、粉红色或白色；花柱与子房近等
　　　　　　长 ………………………………………… 林芝杜鹃　**R. nyingchiense**
　　　　　8. 叶上面光滑，具光泽，网脉明显；花萼长 3~5 mm，花冠白色具黄色筒部；花柱
　　　　　　极短，陀螺状 ……… 微毛樱草杜鹃　**R. primulaeflorum** var. **cephalanthoides**
　　　6. 花冠外部无柔毛。
　　　　9. 花丝中下部有柔毛；子房、花柱及柱头被疏或密柔毛；花冠淡黄色……………
　　　　………………………………………………… 烈香杜鹃　**R. anthopogonoides**
　　　　9. 花丝无毛，或基部稍有微柔毛；雌蕊无毛，或仅子房基部具疏短柔毛。
　　　　　10. 花冠白色，筒部淡黄色，下部带橙黄或红色：萼长 3~5 mm；叶上面光滑，
　　　　　　网脉明显 ………………………………… 樱草杜鹃　**R. primulaeflorum**
　　　　　10. 花冠白色，淡粉色或蔷薇色；萼小，长 1~2.5 mm；叶上面具鳞片或无。

11. 小枝密被鳞片和小刚毛；花梗长 1~5 mm；花冠喉部有长柔毛…………
  ……………………………………………… **毛嘴杜鹃 R. trichostomum**
11. 小枝疏被鳞片和微柔毛；花梗长 1 mm；花冠内面密被柔毛，子房基部
  有疏短柔毛 ……………………………… **长管杜鹃 R. tubulosum**

དབྱིས་ནག་པོ། （塔勒那保）

【考证】《晶珠本草》中记载：塔勒那保性温、微辛，能除寒症，叶治白喉、炭疽等病；叶黑，花红。

现藏医所用杜鹃花科小叶型杜鹃中，枝、叶颜色灰暗发黑，叶表面为墨绿色或黑灰绿色，两面密被深色鳞片，花为深紫红色至紫蓝色的种类入药，主要有头花杜鹃、雪层杜鹃、散鳞杜鹃、隐蕊杜鹃和千里香杜鹃（见检索表）。这几种杜鹃比较符合《晶珠本草》塔勒那保的记载，应视为其原植物。

【原植物】

1. 头花杜鹃 塔勒那赫（译音）（图 66）

Rhododendron capitatum Maxim.

常绿小灌木，高达 1 m，多分枝。枝条直立，小枝密生鳞片；叶芽鳞早落。叶近革质，有香气，椭圆形，长达 1.8 cm，宽 6~8 mm，顶端圆钝，基部宽楔形，两面密被淡绿色和深棕色鳞片；叶柄长 2~3 mm，有鳞片。花序顶生头状，有花 5~8 朵；花梗极短，有鳞片；花蓝紫色；花萼发达，五深裂，裂片长约 3 mm，椭圆形，光滑；花冠短筒状漏斗形，长约 1.5 cm，外面无毛，五裂，裂片圆形，开展，基部覆瓦状；雄蕊 10，伸出花冠外，花丝下部有柔

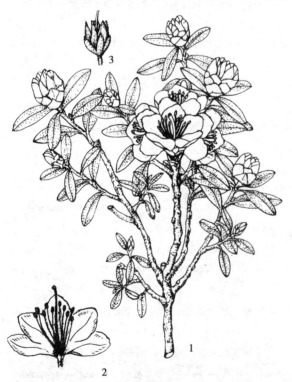

图66 头花杜鹃 **Rhododendron capitatum** Maxim.
1. 花枝；2. 花冠展开；3. 果实。（王颖描绘《青海常用中草药手册》）

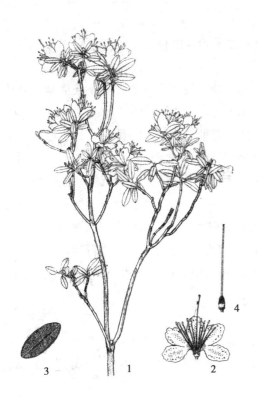

图67 散鳞杜鹃 Rhododendron bulu Hutch.
1. 花枝；2. 花放大；3. 叶片（背面）；4. 雌蕊
（子房上部具鳞片）。（刘进军绘）

毛；子房有鳞片，花柱与雄蕊近等长或稍短，无毛。蒴果卵形，长约 4 mm，径约 3 mm，有鳞片和宿存花萼。　花期 5~6 月，果期 7~8 月。

产于青海、甘肃。生于海拔 2 500 m 的山地阴坡灌丛中。常为优势种而形成高山灌丛。

2. 散鳞杜鹃（图 67）

Rhododendron bulu Hutch.

常绿小灌木，高达 1.6 m。当年幼枝亮褐色，有深褐色垢鳞。叶散生小枝上部或集生枝端，叶片椭圆形或长圆状椭圆形，长 8~16 mm，宽 4~6 mm，先端圆，基部宽楔形，上面暗绿色，具彼此相邻或分开的无色至淡黄色或金色鳞片，或鳞片脱痕，下面淡绿色，具与上面相同的鳞片或鳞痕，并散生较大型的褐色鳞片；叶柄长 1~3 mm，具黄褐色鳞片。花序具 1~3 (5) 花；花梗长 1~2 mm，被柔毛和淡色鳞片；花淡紫红色或紫红色；花萼小，五深裂，

长 1~2 mm，有淡色鳞片；花冠管短漏斗形，冠筒长 2.5~3 mm，裂片长 7~10 mm，外部有淡色鳞片，喉部有短柔毛；雄蕊 (8) 10，花丝基部有毛；子房长 2~2.5 mm，上面有鳞片，基部有狭的柔毛带；花柱长 12~17 mm，基部有柔毛和少许鳞片。蒴果卵形，长约 5 mm，有鳞片。　花期 5~6 月，果期 7~8 月。

产于西藏东部。生于海拔 3 000~3 600 m 的桦木林或针阔混交林下。

3. 隐蕊杜鹃

Rhododendron intricatum Franch.

常绿矮小灌木，高达 50 cm，具繁密分枝。小枝细短，有鳞片；叶芽鳞早落。叶小，革质，矩圆状椭圆形，长约 8 mm，宽 4~5 mm，顶端圆，两面被密鳞片，下面鳞片覆瓦状，淡绿灰色；叶柄极短，有鳞片。顶生花序近球形，有花 2~5 朵；花芽鳞在花期宿存；花梗极短，有鳞片；花紫堇色或丁香紫色；花萼极短，萼裂片三角形，不等大，外面有鳞片，边缘有睫毛；花冠狭短筒状漏斗形，长约 8 mm，外面无鳞片，冠筒里面有柔毛，先端五裂，裂片长圆形，先端钝圆，开展；雄蕊 10，不伸出，花丝基部有毛；子房密被鳞片，花柱极短而粗，无毛。蒴果卵球形，长约 3 mm，被鳞片，果柄长于蒴果。　花期 5~6

月，果期 7~8 月。

产于四川西部和云南北部。生于海拔 4 000 m 以上的草原和草甸灌丛中。

【药材】干燥的花、叶和嫩枝。

【化学成分】头花杜鹃、千里香叶杜鹃等的花、叶和枝条中含芳香油、杜鹃素、鞣质和少量桉木毒素。

【显微鉴别】头花杜鹃叶片横切面：表皮 1 列，近轴面细胞切向排列，外被厚的角质层，腺毛位于槽内，远轴面细胞向外形成锯齿状突起，覆盖腺毛。栅栏组织 2~4 列，细胞柱状，密集排列，栅表比值 5.1~8.2；海绵组织较宽，多通气道。草酸钙簇晶位于栅栏组织的胞间隙中。维管束位于海绵组织中，鞘细胞 1~2 环，在每个维管束的近轴面为 1~3 列螺纹管胞。中脉维管束单个，经过小的厚角组织细胞和大的薄壁组织细胞分别同上下表皮相连。薄壁细胞有较多草酸钙簇晶。维管束鞘 2~3 列细胞；维管束上方为带状排列的管胞带，向里是少数髓状细胞。木质部较宽，导管和纤维切向、径向排列，射线 1 个细胞宽；形成层缺少；韧皮部窄，筛管群明显。（附图 17A）

粉末：黄绿色。花粉粒较多，常四分体，球形，径 42~51 μm，表面光滑。腺毛常见，圆盘状，破碎，径 63~83 μm，中央细胞等径多边形，周边细胞显著辐射延长。表皮碎片较多，细胞多边形，壁平直或弯曲，覆盖厚的角质层，多纵向条纹，色素块众多，多细胞组成，绿色或黄绿色，呈颗粒状。（附图 17B）

【采集加工】6~8 月采花、枝，去枝外皮，切段，遮阴晾干。

【性味与功用】苦、寒、温；清热消炎，止咳平喘，健胃，散肿，补肾强身，抗老；治肺痛、喉炎。

以上 5 种植物检索表

1. 雄蕊和雌蕊不伸出花冠外；花柱短粗，短于子房 ············ 隐蕊杜鹃　**Rhododendron intricatum**

1. 雄蕊与雌蕊伸出花冠；花柱细长，显著长于子房。

  2. 花冠蓝紫色，内外无毛；花柱紫色，短于雄蕊；叶两面密被银白色鳞片 ························

    ···························· 千里香杜鹃　**R. thymifolium**

  2. 花冠紫红色或紫蓝色；花柱长于雄蕊或与之等长；叶两面鳞片为淡绿色、淡黄色或褐色。

    3. 头状花序具 5~8 花，花冠蓝紫色，花梗无毛；叶两面密生淡绿色和深褐色鳞片 ···············

      头花杜鹃　**R. capitatum**

    3. 顶生花序具 1~3 花，花冠洋红色至紫红色，花梗有柔毛；叶下面密生淡绿色鳞片并散生大型褐色鳞片。

      4. 花柱下部有短微柔毛；叶片一般长于 10 mm，下面深色鳞片少而分散 ····················

        散鳞杜鹃　**R. bulu**

      4. 花柱无毛；叶片较小，长 3~8 mm，下面深色鳞片较多而分布均匀 ····················

        雪层杜鹃　**R. nivale**

དབའི་རྩ་བ། （踏危扎哇）

【考证】《晶珠本草》记载：踏危扎哇味辛、性温，可杀虫，治骨病、胃病和虫症；叶油绿而厚，花白色，有光泽，果实像珊瑚堆；分山生及田生两类，山生者称踏果，田生者称踏嘎逊。

藏医用天南星科的多脉南星、一把伞南星及黄苞南星入药。三者均为野生植物，故应属达果类。其中，多脉南星的苞片有紫色条纹，与上述记载不符，只能作代用品；而后两种却较符合上述所载，特别是黄苞南星酷似《四部医典系列挂图全集》中所画的图，为此，我们可把它视为本药的正品。田生药物我们未见藏医使用，有待研究。

【原植物】

1. 黄苞南星 （图 68）

Arisaema flavum (Forsk.) Schott.

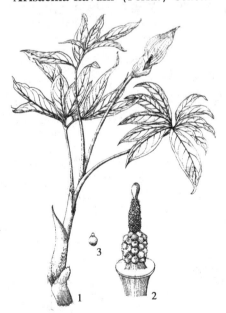

图68　黄苞南星　**Arisaema flavum**（Forsk.）Schott.
1. 植株地面部分；2. 肉穗花序；3. 果实。（王颖绘）

多年生草本，高约 30 cm。块茎近球形，直径约 2 cm；茎单一，直立。叶互生，叶片鸟足状全裂，裂片 7，卵状椭圆形至狭状披针形，长 4~6 cm，全缘，顶端急尖，基部楔形，叶柄长约 3 cm，其下有长鞘。佛焰苞长约 4.5 cm，内部黄色，外部绿色，具纵条纹，管部钟形，长约 1.5 cm，宽约 1.5 cm，上部向前弯曲，三角形，长 2.3 cm，先端具 8 mm 的尾；肉穗花序两性，长约 2 cm，下部为雌花，上部为雄花；雌花的子房倒卵形，柱头盘状，扁平；雄花的雄蕊 2，顶孔开裂；附属器长倒卵形或椭圆形，长 2~3 mm，浅黄色。浆果倒卵形，顶部宽 3~5 mm。种子 3。 花期 5~6 月，果期 7~10 月。

产于西藏、四川西南部、云南西北部。生于海拔 2 200~4 400 m 的碎石坡和灌丛中。分布于阿拉伯、阿富汗、克什米尔、印度、尼泊尔、不丹。

2. 一把伞南星

Arisaema erubescens（Wall.）Schott.

多年生草本，高约 42 cm，光滑无毛。地下茎扁球形，直径可达 6 cm。茎单一，直立，具紫斑。鳞片 2 枚，最内的长约 18 cm；叶片 1，放射状全裂，裂片无定数，长 8~12 cm，宽约 7 mm，顶端渐尖，有长尾；叶柄长约 12 cm，其下有长叶鞘。佛焰苞绿色，有明显的纵条纹，管部淡绿色，圆筒形，长约 4 cm，喉部边缘截形或稍外卷；上部通常颜色较深，三角状卵形，长约 4.5 cm，其上有 4.5 cm 长的尾；肉穗花序单性异株，附属器棒状，长约 3.5 cm，有或无中性花；雄花序长约 2.5 cm，花密，无花被，具短柄，雄花具 4~6 花药，花药近球形，顶孔开裂；雌花序长约 2 cm，子房卵圆形，柱头无柄。浆果红色。种子 1~2。 花期 5~7 月，果期 9 月。

产于除内蒙古、东北、山东、江苏以外的各省区。生于海拔 2 100~3 300 m 的山坡及沟谷常绿阔叶林中。

【药材】干燥的全草及块茎（西藏藏医用）。

【采集加工】果期采全株或块茎，洗净晾干。

【性味与功用】辛、温，微毒；消肿，祛腐肉，驱虫，止胃痛，消炎，解毒；治鼻息肉、骨肿瘤、胃风、骨病；外用治疥癣恶疮。在印度，其果实用作治风湿关节病的外敷药。

以上 3 种植物检索表

1. 叶片掌状三裂；附属器上部长鞭状，伸出佛焰苞很长，基部盘状，具柄 ····································

···································· **多脉南星　Arisaema costatum**

1. 叶片鸟足状或放射状分裂。

  2. 附属器长 2 mm；叶片鸟足状分裂；花序两性 ···················· **黄苞南星　A. flavum**

  2. 附属器长 3.5 cm；叶片放射状分裂；花序单性 ···················· **一把伞南星　A. erubescens**

དན་རོག（谈饶合）

【考证】《晶珠本草》记载：谈饶合为泻药。可分 3 类：第一类称谈饶合，生于温暖之地，根粗而长，茎大体像大黄，色绿带红，节间短于大黄，叶柄和茎中空，叶大小如蜀葵叶，五至九裂，微粗糙，花白色，多数生于茎顶，遍被刺毛，果如三角相对，内有黑色种子，小而圆滑；第二类称谈查，生于阴山林间，茎长，缠绕他树生长，叶略粗，果实与第一类相同，内有花色种子，状如去头甲虫；第三类称茹巴玛，产于门隅，比谈查的植株大，粗糙，种子龟形。

藏医用大戟科的蓖麻入药，按其性状，与第一种药相同。青海藏医用巴豆入药，仅功能相同，并非原植物，至于第二和第三类药，因未见实物，无法考证。

【原植物】

蓖麻

Ricinus communis L.

一年生草本或在热带为多年生灌木，高约 2 m。茎直立，圆柱形，中空，无毛，具白粉，节明显，中部以上分枝。叶互生，叶片近圆形，直径 20~40 cm，掌状半裂至深裂，裂片 5~7（11），卵状披针形或长圆状披针形，先端渐尖，边缘具腺齿，两面无毛；叶柄长 10~15 cm，具腺体；有托叶。花单性雌雄同株，顶生或与叶对生的总状花序或圆锥花序，雄花在下部，雌花在上部；花黄绿色，萼片 3~5，披针形，无花瓣，雄蕊多数，合生成束，花丝细长，有分枝；雌花的子房为卵状长圆形，被肉质刺，花柱 3，红色，先端二裂，叉开。蒴果椭圆形，通常有刺，三片裂，每室有 1 种子。种子椭圆形，有光泽，一端有白色种阜。　花期 6~8 月，果期 7~10 月。

我国各地都有栽培，适应性强。

【药材】干燥的种子。

【化学成分】种子含脂肪油 50%~70%，蛋白质约 20%，尚有蓖麻毒素、蓖麻碱及解脂酶，在脂肪油中含蓖麻油酸（Ricinolic acid）甘油酯、油酸甘油酯。

【采集加工】8~10 月间采集成熟的果实，晒干，去掉果皮，收集种子。

【性味与功用】辛、苦、甘、重；滑肠通便，止吐。

དར་ཡ་ཀན།　（达尔亚干）

【考证】《晶珠本草》记载：达尔亚干能干脑腔瘀血和黄水，接补头骨，固骨脂；生长在石岩隙里，根黄色，叶细，三裂，花状如旗帜悬挂或像剑悬挂，有白、黄、蓝或红色，荚果细长，种子小，黑色。

青海藏医用罂粟科条裂黄堇入药，其花及果的性状与达尔亚干的描述比较相似；此外，也用东俄洛黄芪入药，与上述记载也相仿。

【原植物】

条裂黄堇 (图 69)

Corydalis linearioides Maxim.

多年生草本，高 12~40 cm。块根 3~6，长约 1.5 cm。茎直立，不分枝，中部以上疏生数叶。无基生叶；茎生叶具短柄或无柄，叶片长 1.5~6.5 cm，羽状全裂，裂片条形，长 1~4.5 cm，宽 1~2.5 mm。总状花序长 2~9 cm；苞片线形或狭披针形，全缘或疏生小裂片；花黄色；萼片极小；花瓣 4，外层 2 瓣较大，呈唇形，上花瓣长 1.2~2.2 cm，矩圆筒形，比瓣片短，下花瓣稍短，内层 2 瓣较小，先端愈合，爪与外层 2 瓣合生；雄蕊 6；花柱线形，柱头膨大。蒴果条形，下垂。种子黑色。 花果期 7~8 月。

产于西藏、青海、四川、甘肃、陕西西部。生于海拔 3 200~4 200 m 的灌丛下、山坡草地。

【药材】 干燥的全草。

【采集加工】 6~7 月采全草，洗去泥土，除去杂质，用纸遮盖，晒干。

【性味与功用】 苦、甘、辛；消炎接骨；治关节痛；外用消肿止痒。

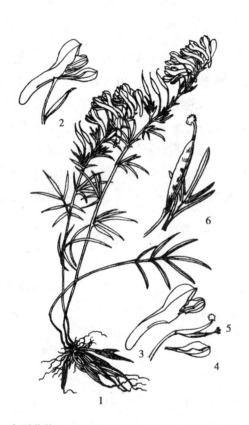

图69　条裂黄堇　**Corydalis linearioides** Maxim.

1. 全株；2. 花和苞片；3. 花（示上花瓣片）；4. 下花瓣片；

5. 雄蕊和雌蕊；6. 果实。（王颖描自《西藏植物志》）

以上 2 种植物检索表

1. 荚果；蝶形花冠；羽状复叶 ························ 东俄洛黄芪　**Astragalus tongolensis**

1. 蒴果线形；花冠有距；叶羽状分裂 ··············· 条裂黄堇　**Corydalis linearioides**

དར་ཤིང་། （塔兴）

【考证】《晶珠本草》记载：塔兴治骨热病，汁液熬膏治妇科如磙病；长在温暖的川水地方，树干高大，树皮灰色，木材淡金黄色，老时金黄色。

藏医用桑科的鸡桑和桑入药。两种植物的树皮、木材以及生长环境等均符合上述记载。

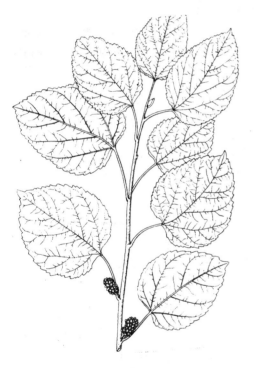

图70 桑 Morus alba L.
果枝（刘进军绘）

【原植物】

桑（图70）

Morus alba L.

落叶乔木，高达 15 m。树皮灰色，纵裂。叶互生，卵形或宽卵形，长 7~15cm，宽 5~12cm，顶端急尖或渐尖，基部圆形、平截或心形，边缘有锯齿或圆齿；有时不规则分裂；叶柄长 2~3 cm；托叶早落。穗状花序单性。雄花序下垂，长 2~3.5 mm，密生细硬毛，花序梗长达 10 mm；雄花绿色，细小，直径约 3 mm；花被片 4，卵形或宽椭圆形，钝头，外面具稀毛，边具纤毛；雄蕊 4，与花被片对生，长于花被。雌花序长 12~20 mm，具毛，花序梗长 4~8 mm；雌花绿色，直径约 2 mm，倒卵形，外面及边具毛；无花柱，柱头二裂，长约 1 mm。聚花果圆柱形，长达 2.5 mm，紫黑色，间有白色者，宿存花被转为肉质多汁，包被瘦果。花期 4 月，果期 5 月。

原产于我国，仅较冷及高山地区尚有野生。我国各地均有栽培。朝鲜、日本、蒙古、中亚地区、高加索及欧洲也有分布和栽培。

【药材】干燥的果实。

【化学成分】桑的种子含有脂及脲酶（Urease），根的内皮有鞣质（Tannin）；枝条有琥珀酸（Succinic acid）。叶含芸香苷（Rutin）、槲皮素（Quercetin）、异槲皮苷（Isoquercitrin）、槲皮素-3-三葡糖苷（Moracetin，即 Quercetin-3-Triglucoside）、微量的 β-谷甾醇（β-Sitosterol）和菜油甾醇（Campesterol）、β-谷甾醇-β-D-葡糖苷（β-Sitosterol-β-

D-Glucoside)、蛇麻脂醇 (Lupeol)、内消旋肌醇 (Myoinositol) 0.18%、昆虫变态激素牛膝甾酮 (Inokosterone) 和蜕皮甾酮 (Ecdysterone)、溶血素 (Hemolysin)、绿原酸。挥发油成分中有乙酸、丙酸、丁酸、异丁酸、戊酸、异戊酸、己酸、异己酸、水杨酸甲酯、愈创木酚 (Guaiacol)、酚 (Phenol)、邻苯甲酚、间苯甲酚、丁香油酚 (Eugenol) 等。又含草酸、延胡索酸、棕榈酸乙酯、三十一烷、羟基香豆精 (Hydroxycoumarin)。并含维生素 C、谷胱甘肽、叶酸 (Folic acid)、5-甲酰四氢叶酸 (Folinic acid)、维生素 B_1、维生素 B_2、腺嘌呤、胆碱、葫芦巴碱，以及铜、锌、硼、锰等。

【采集加工】果期采取成熟果实，晒干。

【性味与功用】治骨热病。汁液熬膏治妇科如磲病

以上 2 种植物检索表

1. 无花柱；叶不分裂 ······································· 桑　**Morus alba**
1. 有花柱；叶三至五裂 ······································· 鸡桑　**M. australis**

དག་མོ་ཉུང་། （毒毛妞）

【考证】《晶珠本草》记载：毒毛妞治赤巴病，止热痢，治胆病；生于土山、沟滩和林间，茎缠绕其他树木而生，常与被缠绕的树等高，不缠绕的长约尺许，叶状如卓木兴（锦鸡儿），但较大，花小、黄色，荚果圆而嘴长，种子状如鹦鹉舌，外有兀鹰羽毛状物包裹；产自印度、尼泊尔等地的质佳或种子细小者质佳，但无论何种，以味苦者质佳。

青海及西藏藏医多用萝藦科的大理白前、老瓜头、竹灵消及牛皮消入药。其中，前 3 种茎直立、花黄色，后者茎缠绕，它们的果实都为长圆柱形或披针状圆柱形，具长喙，种子顶端具羽状种缨，与上述所载基本相同，可为其原植物。西藏拉萨藏医院还用从印度进口的种子入药。经鉴定，该种子为夹竹桃科植物种子，可能为止泻木 (*Holarrhena antidysenterica* Wall. ex A. DC.) 或络石。止泻木为大乔木，与上述记载不符。络石为木质藤本，果实、种子也似上述，但其药性、功效又与本药相差甚远，可否作代用品，值得进一步考证。另外，青海藏医还用柳叶菜科的沼生柳叶菜作毒毛妞用，但该植物与上述记载的形态差异大，仅可视为代用品。

【原植物】

1. 老瓜头

Cynanchum komarovii Al. Iljinski

多年生草本，高 22~45 cm。根状茎斜生，紫红色。茎直立，光滑，上部有分枝。叶对生，具短柄或无柄；叶片线状披针形或椭圆形，长 1~8 cm，宽 0.3~1.5 cm，先端急尖或渐尖，全缘，革质，光滑。聚伞花序生于顶部叶腋；花多数，紫褐色；花萼五深裂，光滑，裂片卵形或长圆状三角形，全缘；花冠五深裂，裂片卵形或长圆形，长约 3 mm，宽约 2 mm；副花冠五深裂，裂片鳞片状，褐色，肉质，长约 2 mm；雄蕊短，花粉块每室 1 个，下垂，暗黄色。蓇葖果长角状，先端渐尖，长 3~6.5 cm；种子扁平，具白色种毛。 花果期 6~8 月。

产于青海、甘肃、河北、内蒙古。生于海拔 2 100 m 以下的山麓、路旁、河边沙滩。《青藏高原药物图鉴》所载豆毛娘的原植物即为本种，图 49 也可参考。

2. 大理白前 莪毒毛妞（译音）（图 71）

Cynanchum forrestii Schltr.

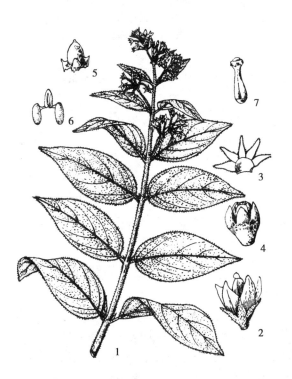

图71 大理白前 **Cynanchum forrestii** Schltr.
1. 植株上部；2. 花；3. 花萼展开；4. 副花冠及合蕊柱；5. 子房及副花冠裂片；6. 花粉器；7. 雌蕊。

（王颖描自《西藏植物志》）

多年生直立草本，高 25~60 cm。根茎短粗，近木质，向下簇生多数条状细根。茎单 1 稀 2~4 枚由根茎发出丛生，通常不分枝，被曲卷柔毛。叶对生，卵形至宽卵形，长 3~7 cm，宽 2~4 cm，顶端渐尖，基部圆形或微心形，侧脉每边 5 条，具短柄。聚伞花序伞形，顶生和腋生，花序梗及花梗均被柔毛；花黄色，辐状，径 3~6 mm；花萼五裂，裂片披针形，裂口基部具腺体；花冠五裂，裂片卵状长圆形，内面基部被柔毛，边缘有睫毛；副花冠肉质，五裂片三角形，与合蕊冠等长；雄蕊 5，花丝短而联合成环状，花药互相连接，围绕并贴生于盘状五角形柱头上；花柱 2。蓇葖果纺锤形，长约 6 cm，成熟后 1 侧开裂。种子多数，褐色，扁平，1 端具白色簇生的种毛，毛长约 2 cm。 花期 4~7 月，果期 6~10 月。

产于西藏、四川、云南、贵州、甘

肃。生于海拔 3 800 m 以下的山麓、
路边灌丛间或林缘干燥山坡。

3. 络石 （图 72）

Trachelospermum jasminoides
(Lindl.) Lem.

常绿木质藤本，长达 10 m。茎
赤褐色，圆柱形，有皮孔，小枝被
黄色柔毛。叶椭圆形至卵状椭圆形，
近革质，长 2~10 cm，宽 1~4.5 cm，
顶端骤狭，锐尖或钝尖，基部渐狭
至短柄，叶柄内和叶腋外腺体钻
形，长约 1 mm。二歧聚伞花序腋
生或顶生；总花梗长 2~5 cm，被
柔毛；苞及小苞片狭披针形，长 1~
2 mm；花白色；花萼五深裂，内面
基部有 10 枚鳞片状腺体；花冠筒中
部膨大，长 5~10 mm，檐部裂片开
展，冠筒内面中部被短柔毛；花药
内藏，箭头状；花盘五裂，与子房
等长；子房离生，柱头卵形。蓇葖
果双生，线状披针形，长 10~20 cm，
直径 3~10 mm。种子多数，褐色，线
状矩圆形，长 1.5~2 cm，宽约 2 mm，顶端簇生白色绢质毛。　花期 3~7 月，果期 7~12 月。

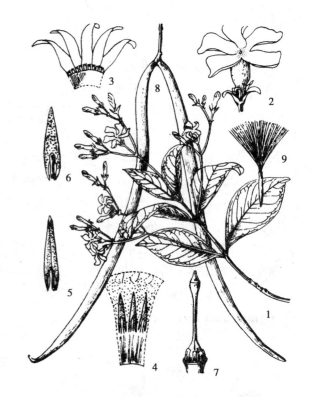

图 72　络石　**Trachelospermum jasminoides**（Lindl.）
Lem.
1. 花枝；2. 花；3. 花萼展开（示腺体）；4. 花冠筒展开；
5~6. 雄蕊；7. 雌蕊及花盘；8. 蓇葖果；9. 种子。（王颖
描自《西藏植物志》）

产于西藏（墨脱）、四川、云南、陕西南部及华中、华东等地区。生于山野、溪边、
路边阔叶林缘和林中，缠绕于树上或攀援于崖壁上。日本、朝鲜、越南也有分布。

4. 沼生柳叶菜

Epilobium palustre L.

多年生草本，高 20~50 cm。主根圆锥形，不分枝，侧生多数须根。叶在茎下部对
生，在上部互生；叶片线状披针形至披针形，长 2~5 cm，宽 4~10 mm，具短柄或近无
柄。花两性，单生于上部叶腋，在茎上部组成总状花序。花粉红色或淡紫红色，长 4~
7 mm；花萼浅钟形，萼筒短，包围子房上部，紫褐色，被短柔毛，萼檐四裂，裂片披针
形；花瓣 4，倒长卵形，顶部凹陷，基部具爪；雄蕊 8，2 轮排裂，4 长 4 短，着生于花
冠基部；雌蕊单 1，柱头棒状，四浅裂沟槽状，花柱与柱头几乎等长，子房下位，长 2~
3 cm，宽 1~1.5 mm，被细曲柔毛。蒴果长圆柱形，长 4~6 cm，柄长 1~2 cm。种子纺锤

形，长 1~1.5 mm，顶端具白色簇毛。 花期 6~7 月，果期 8~9 月。（图见《青藏高原药物图鉴》2：40)

产于西藏、青海、甘肃及华北、东北。生于河边、湖岸、林下、林缘、水沟边湿草地。日本、欧洲广布。

【药材】干燥的种子及全草。（大理白前、竹灵消、沼生柳叶菜等）

【采集加工】9 月以后采集果实，剥开取出种子晒干，除去种毛。大理白前、竹灵消、卵叶白前、沼生柳叶菜等全草药用者于 7~8 月采集全草，洗净、晾干、切碎备用。

【性味与功用】苦、涩、寒，无毒；清热解毒；治胆病和胆病引起的头痛、热性腹泻、发烧、恶心、呕吐、腹泻等。

以上 6 种植物检索表

1. 多年生草本，无乳汁；总状花序，花 4 数，花瓣离生，淡紫红色，子房下位，花柱与柱头近等长；叶线形，上部互生，下部对生 ························· 沼生柳叶菜 **Epilobium palustre**

1. 植物体有乳汁；聚伞花序伞房状，花 5 数，花瓣连合，子房上位。

  2. 雄蕊 5，分离，花粉粒也分离，花冠高脚杯状，中部膨大，白色；缠绕灌木 ···················· ························· 络石 **Trachelospermum jasminoides**

  2. 雄蕊 5，连合，花药连合成花粉块；花冠辐状或短钟状。

   3. 直立草本；叶线状披针形；花紫褐色；具根状茎 ············ 老瓜头 **Cynanchum komarovii**

   3. 直立或缠绕草本；叶卵形或宽卵形；花白色或黄色；具块根或须状根。

    4. 缠绕草本；具块根；叶基部心形；花白色 ················· 牛皮消 **C. auriculatum**

    4. 直立草本；具须根；花黄色。

     5. 花冠有毛 ··· 大理白前 **C. forrestii**

     5. 花冠无毛 ··· 竹灵消 **C. inamoenum**

དར་བྱིད། （图尔其）

【考证】《晶珠本草》记载：图尔其泻诸病，引吐培根病；生于平滩，多汁，形状似塔奴（大戟），根细者有较大功效。分 3 类，一为夏玛，根和茎均红色者质佳；二为质西达，根白色，多脂者最优；三为固达拉那，根大坚硬且汁少。

各地藏医稀用此药。根据发表资料，本药为喜马拉雅大戟和绿腺大戟，但藏医多用当地植物入药，而绿腺大戟不产自我国，故不可能为藏医使用，而产于西藏的喜马拉雅大戟具粗壮的木质根，与本药的"固达拉那"相近，可能为其原植物。

【原植物】

喜马拉雅大戟 (图 73)

Euphorbia himalayensis Boiss.

多年生草本，高约 30 cm，具乳汁。根粗大。茎直立，基部常紫色，上部具白色微柔毛。下部叶鳞片状，膜质，长卵形，上部叶无柄，长圆形或卵状长圆形，长 1~3 cm，先端圆钝或急尖，基部楔形，中脉宽扁，下面被微柔毛；花序基部的叶 3~4 枚轮生，阔卵形或卵形，长 1~1.5 cm。总苞钟状，两面被白色微柔毛，内面较密，腺体横长圆形；花柱基部多少合生，先端多少膨大成头状，不分裂。果实近圆形，直径 5~6 mm，光滑或微具毛。具柄，稍长于总苞，被短微毛。种子长圆形或狭椭圆形，长 3~4 mm，被白色蜡质；具种阜。　花果期 6~8 月。

产于西藏（米林、林芝、聂拉木）。生于海拔 3 100~4 200 m 的路旁、山坡灌丛中。分布于印度东北部。

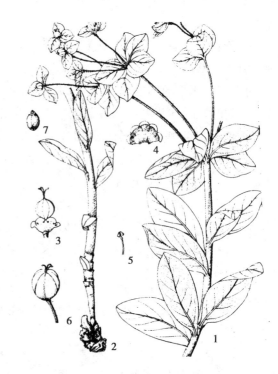

图73　喜马拉雅大戟　**Euphorbia himalayensis** Boiss.
1. 植株上部；2. 植株下部；3. 总苞；4. 总苞展开图；5. 雄蕊；6. 蒴果；7. 种子。（王颖绘）

【药材】干燥的根状茎或根。

【采集加工】 8~9 月采根或根状茎，除去泥沙、枯枝残叶及须根，洗净，待干后备用。

【性味与功用】温、锐；引吐，泻引，止痛；治炭疽病。

¢Ï£¼ （东嘎）

【考证】《晶珠本草》记载：东嘎味甘，微辛，生火、效重，为上品，解毒，功效泻诸病，为泻肝毒的良药；生于僻静温暖之地，缠绕于他树而生，叶大，花大，果实紫色，如灌血之肠，每室有 1 粒白色种子，有光泽。

根据资料记载以及我们的调查，在西藏、青海和四川藏医所用的东嘎，其植物为豆科腊肠树。该植物为小乔木，而非藤本，与上述记载不符，但叶、花、果实及种子形态却与上述记载基本一致，故可能它就是本药的原植物。

【原植物】

腊肠树

Cassia fistula L.

小乔木，高达 15 m，全株无毛。羽状复叶，长约 30 cm，小叶 8~16，卵形、长卵形或椭圆形，长 5~15 cm，宽 3~8 cm，先端渐尖或钝，基部楔形，革质，叶脉明显，具柄。总状花序下垂，具多花，长可达 30 cm 以上；花梗纤细，长 6~8 cm；花黄色；萼片 5，分离，卵形，外面密生短柔毛；花瓣 5，卵圆形，长约 2 cm；雄蕊 10，下面 2~3 枚花药较大。荚果圆柱状，长 30~60 cm，直径 1~2 cm，黑褐色，下垂。有 3 条槽纹，种子间有横隔，不开裂。 花期 5~6 月，果期 6~7 月。

我国南方各省有栽培。原产印度。

【药材】干燥成熟的果实。

【化学成分】腊肠树的果肉含不饱和蜡、芦荟大黄素苷 (Barbaloin)，含羟甲氧基蒽醌的葡萄糖苷。种子含树胶约 27%，其组成为半乳糖 24%，甘露糖 76%。

【采集加工】果熟时采果，除去杂质，使其干燥。

【性味与功用】甘、微辛、热；清热，平肝，缓下；治肝病、便秘等。

མདའ་རྒྱས། （打据）

【考证】《晶珠本草》记载：打据通脉、催产、治妇科病、破胆腑痞瘤；木质爬藤植物，茎、叶绿色如豆叶，果如豆荚，种子上部红色如珊瑚，脐的一端黑色。

根据我们调查鉴定打据的实物，其植物为豆科相思子。本种为缠绕藤本，果实为豆荚，以及种子色泽特征均一一相符，应为原植物。

【原植物】

相思子

Abrus precatorius L.

缠绕藤本。枝柔细，被平伏短柔毛。小叶 16~40，膜质，长椭圆形或长椭圆状倒卵形，长 9~22 mm，宽 3.5~8 mm，先端圆形或截形，具细尖，基部近圆形或宽楔形，上面无毛，下部疏生平伏短柔毛。总状花序密集成头状，生于短枝上；花序轴短而粗，肉质；花小，紫色，长约 8 mm；萼钟状，被平伏短柔毛，萼齿短，牙齿状；旗瓣卵形，基部近心形，具窄三角形爪，翼瓣与龙骨瓣狭窄；子房被毛，花柱无毛。荚果矩形，长 2~3 cm，宽

1.1~1.3 mm，稍膨胀，密被平伏状短柔毛，先端具弯曲的喙，含 1~6 粒种子。种子椭圆形，长约 6.5 mm，在脐的一端黑色，上端朱红色。 花期 3~5 月，果期 5~6 月。

产于云南、台湾、广东、广西。生于疏林中或灌木丛中。分布于泰国、爪哇、菲律宾、越南和印度。

【药材】干燥的种子。

【化学成分】相思子的种子含相思子碱（Abrine）、相思子灵（Abraline）、下箴刺酮碱（Hypaphorine）、N，N－二甲基色氨酸甲酯的甲阳离子（Methylester of N，N－Dimethyltryptophan methocation）、相思豆碱（Precatorine）、胆碱（Choline）、葫芦巴碱（Trigonelline），又含相思子毒蛋白（Abrin）、角鲨烯（Squalene）、β-谷甾醇、菜油甾醇（Campesterol）、5β-胆烷酸（5β-Cholanic acid）、相思子酸（Abrussic acid）以及黄酮化合物。种子灰分中含铁、铅、钙、硅、镁、硫酸盐及磷酸盐。种皮含 0.6%~0.8% 没食子酸（Gallic acid）及相思子苷（Abranin）。

【采集加工】夏、秋季采摘成熟的荚果，晒干，打出种子，除去杂质后晒干。

【性味与功用】辛、苦、平，有毒；通脉催生；治妇女病，并能破胆痞瘤。

འདམ་བུ་ཀ་ར། （旦布嘎拉）

【考证】《晶珠本草》记载：旦布嘎拉味甘，可清肝热、肺热、脉热、骨热，可排除坏血，并能治水保病及肺部外伤；生长在水中，茎似镰状，中空，叶子如青稞叶，穗似珠芽蓼。

根据各地藏医用药，青海地区用禾本科沿沟草，西藏地区用杉叶藻科杉叶藻。沿沟草叶似青稞叶，茎形如镰状，中空，穗似珠芽蓼，与上述记载相符，应视为正品；而杉叶藻茎直立，实心，叶轮生于茎的各关节上，与上述记载不尽一致，仅应为代用品。

【原植物】

1. 沿沟草

Catabrosa aquatica (L.) Beauv.

多年生草本，高 20~60 cm。秆较柔弱，直立或于基部平卧，并于节处生根。叶鞘松弛；叶舌透明膜质；叶片柔软，扁平，平滑无毛，长 5~15 cm，宽 4~8 mm。圆锥花序开展，长 10~20 cm，分枝细，微点状粗糙，上升或伸展，在基部各节多成半轮生，主轴节长 2~2.5 cm；小穗长 2~3 mm，含 1~2 小花；两颖不等长，第一颖长约 1 mm，第二颖长约 2 mm，均短于小花，具一不明显的脉纹，顶端钝圆或近于截平，且呈齿蚀状；外稃长约 2 mm，顶端无芒，截平或呈齿蚀状且干膜质，背部具隆起的平行而顶端不汇合的 3 脉，脉间及边缘质薄；内稃约等长于外稃，具 2 脉；花药黄色，长约 1 mm。颖果纺锤形。　花果期 3~8 月。（图见《青藏高原药物图鉴》2:67）

产于青海、四川、云南、甘肃、内蒙古。生于河边、池沼等水湿处。广布于亚洲、欧洲、美洲的温带区域。

2. 杉叶藻

Hippuris vulgaris L.

多年生草本，高 20~60 cm，全株光滑无毛；具匍匐状根茎；水生或生于泥中。茎圆柱形，直立，粗壮，不分枝，径 3~5 mm，绿色或带紫色，有细条纹，具多数节。叶条形或狭长圆形，全缘，无柄，（4）6~12 枚轮生于茎的各节上，长 6~15 mm，宽 1~2 mm，茎下部叶较短小，沉于水中者质薄、柔软，露出水面者肉质，多水分。花小，无花被，两性或稀单性，着生于茎上部的叶腋；雄蕊 1，花丝甚短，被疏毛或无毛，花药椭圆形，长约 1 mm；子房下位，椭圆形，花柱稍长于花丝，被疏毛，顶端常靠在花药背部两药室之间。核果椭圆形，平滑，长 1.2~1.5 mm，直径约 1 mm，不开裂。　花果期 6~7 月。（图见《青藏高原药物图鉴》2:66）

产于西南高山、西北、华北、东北等区。生于海拔 1 900~4 500 m 的浅水、沼泽、河旁水草地处。

【药材】干燥的全草。

【采集加工】6~8 月采全草，洗净晒干。

【性味与功用】甘、凉；清血热，舒肝利肺；治肺痨咳嗽、小儿肺炎、肝痛、心痛、痨热骨蒸等。

以上 2 种植物检索表

1. 单子叶植物；单叶互生，长 5~15 cm；圆锥花序开展；果为颖果 …… 沿沟草　**Catabrosa aquatica**

1. 双子叶植物；叶片（4）6~12 枚轮生于茎关节上，长 6~15 mm；花小，无花被；果为核果 ……

…………………………………………………………… 杉叶藻　**Hippuris vulgaris**

འབྲི་ཚེར་མ།　（折才玛）

【考证】折才玛在《晶珠本草》中无记载，但西藏和青海的多数藏医把茄科的枸杞和宁夏枸杞子当作折才玛用，其主要功效是治贫血、咳嗽。虽然少数藏医仅把枸杞子作旁庆

（如青海省黄南州藏医院）或作旁玛用，但藏
医专家认为，折才玛的原植物仅为枸杞子，
旁玛的原植物应为忍冬科忍冬属植物。

【原植物】

枸杞（图 74）

Lycium chinense Mill.

多分枝灌木，高 0.5~1 m。枝条细长，柔
弱，常弯曲下垂，淡灰色，有棘刺，刺长 1~
1.5 cm。叶互生或簇生于短枝上，卵形或卵状
披针形，长 1.5~5 cm，宽 5~17 mm，全缘，
叶柄长 3~10 mm。花淡紫色，单生或 2~4 朵
簇生于叶腋；花梗细，长 5~20 mm；花萼钟
状，长 3~4 mm，通常三中裂或四至五齿裂；
花冠漏斗状，筒部短于檐部裂片，五深裂，
裂片卵形，顶端圆钝，平展或稍向外反曲，
边缘有缘毛，基部耳显著；雄蕊 5，花丝在
近基部处密生一圈绒毛并交织成椭圆状的毛
丛；花柱稍伸出雄蕊，柱头绿色。浆果红色，
卵状或长椭圆状卵形，长 5~15 mm，多
汁液。种子肾形，黄色。　花果期 6~10 月。

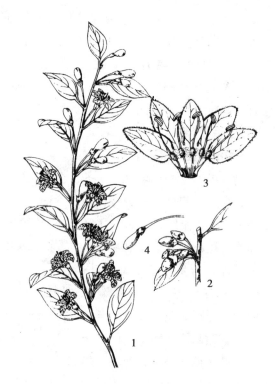

图74　枸杞　**Lycium chinense** Mill.
1. 花枝；2. 果枝；3. 花冠展开；4. 果
实。（王颖描自《中国植物志》）

产于甘肃南部、陕西、河北、山西及西南、东北、华中、华东、华南等区。除野生
外，各地也栽培。生于山坡、荒地、丘陵地、路旁、村边宅旁。朝鲜、日本、欧洲有栽培
或逸为野生。

【药材】干燥的果实。

【化学成分】果实含甜菜碱（Betaine，$C_5H_{11}O_2N$）约 0.1%，微量胡萝卜素（维生素 A
原）、硫胺素（维生素 B_1）、核黄素（维生素 B_2）、抗坏血酸（维生素 C）、菸酸及钙、磷、
铁等。果皮含酸浆果红素（Physalien，$C_{72}H_{116}O_4$）为棕榈玉蜀黍黄质酯。

【采集加工】8~10 月果实成熟时，采果晾干或烘干，不宜曝晒。

【性味与功用】甘、温；治贫血、咳嗽及由心热引起的头痛、健忘、失眠、情绪反常
和妇科病。

以上 2 种植物检索表

1. 花萼通常三中裂或四至五齿裂；花冠筒稍短于花冠裂片，裂片密生檐毛；叶卵形或卵状披针形 …
　…………………………………………………………………………… 枸杞 **Lycium chinense**

1. 花萼通常二中裂；花冠筒常明显长于裂片，裂片无檐毛；叶通常为披针形或长椭圆状披针形 …
……………………………………………………………… 宁夏枸杞 * **L. barbarum**

སྟུག་ནག་དོམ་མཁྲིས། （冬那端赤）

【考证】《晶珠本草》记载：冬那端赤味苦而微甘，能治疗疮，生肌，止血，清疮热；生长于阴坡黑土地上，根小茎长，叶绿，厚而具毛，花蓝色，聚生一起。

各地藏医所用的冬那端赤，其植物是玄参科的长果婆婆纳、毛果婆婆纳、光果婆婆纳及唇形科的蓝花荆芥、甘露子、穗花荆芥。这些植物均生于阴坡潮湿地、灌丛或林中；根须状，茎细长，叶绿色，两面被毛，其中长果婆婆纳花蓝紫色，几乎密集成头状花序，与上述记载最为相符，应为本药正品。毛果婆婆纳及光果婆婆纳花序有 2~4 分枝，疏密不等，后 3 种植物花序长，非聚生一起，均与上述记载不尽相符，但可视作代用品。有的藏医把长果婆婆纳作怕下嘎，但仅为次品。

【原植物】

1. 长果婆婆纳 （图 75）

Veronica ciliata Fisch.

多年生草本，高 5~40 cm，具须状根。根茎短；茎直立，密被灰白色长柔毛。叶对生，叶片卵圆形至披针形，长 1.5~4.5 cm，宽 0.5~2 cm，全缘或中段具尖锯齿，两面均被疏柔毛；上部者无柄，下部者具短柄。总状花序短；花蓝紫色，密集，几乎呈头状，除花冠外各部分被多细胞长柔毛；花梗长 1~3 mm；苞片宽线形，果期伸长；花萼五深裂，后方 1 枚小，其余线状披针形，长 1.5~2 mm；雄蕊 2，稍短于花冠，花丝分离；子房 2 室，被长硬毛，花柱长 1~3 mm，宿存。蒴

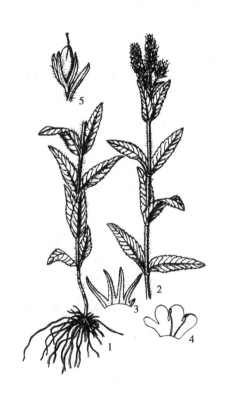

图75 长果婆婆纳 **Veronica ciliata** Fisch.
1. 植株下部；2. 植株上部；3. 花萼展开；
4. 花冠展开；5. 果实。（阎翠兰绘）

---

* 《青藏高原药物图鉴》第一册中宁夏枸杞（*L. halimifolium* Mill.）为异名。

果长圆状卵形或卵状锥形，长 5~8 mm，被多细胞硬毛。 花果期 6~9 月。

产于西藏、青海、四川、云南、甘肃、陕西、内蒙古、河北。生于海拔 2 500~4 500 m 的高山草甸、河滩及灌丛下或田野旁。喜马拉雅山区、蒙古、中亚地区和俄罗斯西伯利亚地区也有分布。

2. 甘露子

Stachys sieboldii Miq.

多年生草本，高 30~120 cm，具根茎。根茎白色，节上有鳞状叶，顶端有念珠状或螺蛳状肥大的块茎；茎直立，单一或分枝，四棱形，具硬毛。叶对生，卵形或卵状椭圆形，长 3~12 cm，宽 1.5~6 cm，先端渐尖，基部平截或浅心形，边缘有圆锯齿，两面被硬毛。轮伞花序具 6 花，组成疏离的顶生穗状花序；小苞片线形；花梗长约 1 mm；花粉红色至紫红色；花萼狭钟形，长约 9 mm，外面被腺柔毛，萼齿 5，三角形，先端具刺；花冠长约 1.3 cm，冠筒筒状，近等粗，檐部二唇形，上唇长圆形，外面被毛，下唇有紫斑，三裂，中裂片近圆形；雄蕊 4，前对较长，花丝有微柔毛。小坚果卵形，先端钝，黑褐色，具小瘤。 花果期 7~9 月。

产于青海、四川、云南、甘肃、陕西、河北、山西、辽宁、湖南、山东、江苏、江西、广东、广西，其他各地均有栽培，野生于华北及西北等地区。生于海拔 3 200 m 以下的沟边、田间及潮湿地上。欧洲、日本及北美也有栽培。

3. 蓝花荆芥

Nepeta coerulescens Maxim.

多年生草本，高 13~35 cm。茎多数，丛生，直立，四棱形，被短毛，稀有分枝。叶对生，卵形至披针状长圆形，长 1.3~5 cm，宽 0.5~2.1 cm，先端急尖或钝，基部截形或浅心形，边缘具钝锯齿，两面密被短毛和腺点；下部叶具柄，上部者近无柄。轮伞花序在茎或枝端密集成穗状花序，其长可达 12 cm；苞片小，披针形至线形；花蓝色；花萼钟形，长 6~7 mm，外面被短毛和腺点，二唇形，上唇三裂，裂齿三角状披针形，下唇二裂，裂齿线状披针形；花冠长 10~12 mm，外面被短柔毛，二唇形，上唇二裂，裂片近圆形，下唇三裂，中裂片内面具髯毛，冠筒细，藏于萼内；雄蕊 4，后对较长。小坚果卵形，暗黄色。花果期 7~9 月。 (图见《青藏高原药物图鉴》1:53)

产于西藏、青海、四川西部、甘肃西部。生于海拔 2 900~4 800 m 的山坡、灌丛中、河滩及高山流石滩。

【药材】 干燥的全草。

【化学成分】 长果婆婆纳含皂苷及香豆精，并呈不明显的生物碱反应。

【采集加工】 7~8 月采全草，洗净晾干。

【性味与功用】 苦、寒，无毒；清热解毒，消炎，止血，止痛，排脓，杀菌；治肝炎、高血压、血热、肝胆火旺；外用生肌愈创，治疖痈。

以上 6 种植物检索表

1. 花冠深裂，辐状；雄蕊 2；花柱宿存，柱头头状；蒴果。

  2. 花序疏花而长，穗状；花冠具长筒，筒部占全长 1/2~2/3；花柱长 2~3.5 mm；叶片披针形至线

    状披针形 ·· 毛果婆婆纳　**Veronica eriogyne**

  2. 花序在花期呈头状或否；花冠筒较短；花柱长不过 2 mm；叶片卵圆形至披针形。

    3. 子房及蒴果无毛 ·· 光果婆婆纳　**V. rockii**

    3. 子房及蒴果被毛 ·· 长果婆婆纳　**V. ciliata**

1. 花冠二唇形；雄蕊 4；花柱先端二裂；小坚果；茎明显四棱。

    4. 植株具白色念珠状或螺蛳状块茎；花紫红色，下唇有斑点 ······ 甘露子　**Stachys sieboldil**

    4. 植株不具白色块茎；花蓝紫色，下唇无斑点。

      5. 花小，外面有短柔毛 ·· 蓝花荆芥　**Nepeta coerulescens**

      5. 花大，外面无毛 ·· 穗花荆芥　**N. laevigata**

སྡུམ་རྡུག (敦达)

【考证】《晶珠本草》记载：敦达又称高西拉，为汤药之君药，味苦，性燥，是治中毒病的良药，能治急性中毒、急性热病；生于南方温暖川地，树大（乔木）或爬藤而生（木质藤本），茎白色，有青色光泽，叶厚而长，花小、淡黄色或白色，果实黄色，内含扁楔种子，种子坚硬有毛，稀扁而少毛。

现各地藏医院所用的敦达为从印度或斯里兰卡进口的，或从国内市场购进或自采的马钱科植物种子，常见的有马钱、尾叶马钱、牛眼马钱和马金长子等。前两种主要产于印度、斯里兰卡等南亚地区，印度当地群众称此植物为 Kuchla，与本药之名的藏语音（高西拉）相同；后两种在我国海南岛和云南南部有少量分布。以上几种马钱都为小乔木或木质藤本，叶革质，卵形至长椭圆形；花小，白色至黄绿色，果实黄色至橙色；种子扁圆形，被毛，有花纹，与《晶珠本草》记载相符，可作为敦达的原植物。

【原植物】

马钱　高西拉（译音）　（图 76）

Strychnos nux-vomica L.

常绿中小乔木，高 8~13 m。树皮白色或浅灰色，具皮孔，小枝光滑。叶对生，革质，广卵形或阔椭圆形，长 8~16 cm，宽 6~12 cm，先端急尖或微凹，基部宽楔形至截形，两面光滑，基出 5 脉；叶柄长 7~12 mm。复聚伞花序生于枝端，长 3~5 cm，被短柔

毛；花白色或淡绿色，几无梗；萼小，杯状，具柔毛，先端五齿裂；花冠高脚碟形，长 1~1.2 cm，冠檐五裂瓣，裂瓣长为管部的 1/3；雄蕊 5，着生于花冠管喉部；花柱细长，柱头丝状，微二裂。浆果球形，直径 6~13 cm，橙黄色，具硬皮。种子 3~5 枚或更多，圆盘形，径 1.5~2.5 cm，表面灰黄色，密被银白色丝光茸毛，种脐位于一面的中央，另一面凹入。 花期 3~5 月，果熟期 7~8 月。

我国云南南部、海南岛有少量栽培。原产于印度、斯里兰卡、越南、缅甸、泰国等东南亚热带地区。

【药材】干燥的种子。

【化学成分】马钱种子含总生物碱 2%~5%，主要为番木鳖碱（土的宁，

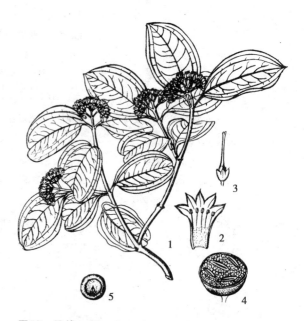

图76　马钱　**Strychnos nux-vomica** L.
1. 花枝；2. 花展开；3. 花萼及雌蕊；4. 果实（横切面）；5. 种子。（阎翠兰抄绘）

Strychnine，$C_{21}H_{22}O_2N_2$）、马钱子碱（Brucine，$C_{23}H_{26}O_4N_2$）各 1%~1.4%、微量的番木鳖次碱（Vomicine）、伪番木鳖碱（Pseudo-Strychnine，$C_{23}H_{26}O_5N_2$）、伪马钱子碱（Pseudo-Brucine，$C_{21}H_{22}O_3N_2$）、奴伐新碱（Novacine，$C_{24}H_{28}O_5N_2$）、土屈新碱（Struxine，$C_{21}H_{30}O_4N_2$）、脂肪油约 3%、蛋白质约 11% 以及绿原酸（Chlorogenic acid）等。番木鳖碱为马钱子的主要药用成分。

【采集加工】将成熟的果实采下（9月至翌年1月）堆放，使果皮、果肉变软后用水冲洗，掏出种子晒干。本品毒性较大，需经炮制方可使用。制马钱子：将沙子放入锅内炒热，再加入干净的马钱子，炒至外面呈棕黄色并膨起时取出，筛去沙子，去毛后即可备用。油马钱子：将干净的马钱子用水煮沸后取出，再用清水浸泡，捞出，刮去皮毛，稍凉，切成薄片，用少许烧热的麻油炒至微黄色，取出晾凉即可备用。奶制马钱子：将马钱子除去外皮的毛后放入牛奶中煮沸 1 小时后捞出晒干备用。

【性味与功用】苦、糙；清热解毒；治热症、中毒症。

以上4种植物检索表

1. 常绿中小乔木；叶基出 5 主脉 ………………………………… 马钱　**Strychnos nux-vomica**

1. 攀援状木质藤本或藤状灌木；叶基出或近基出 3 主脉，若基出 5 脉，则仅 3 主脉明显。

  2. 藤状灌木，卷须与小枝对生；叶基出 5 脉，仅 3 主脉明显；花冠较小，长不超过 6 mm ………

…………………………………………………………………………… 牛眼马钱　**S. angustiflora**

2. 攀援状木质大藤本，卷须生于叶腋；叶基出 3 主脉或离基 3 出主脉；花冠较大，长 10 mm 以上，外有乳突状突起。

3. 叶倒卵形、椭圆形至长卵形，基出 3 主脉；花序顶生，花冠长 11 mm…………………………………
………………………………………………………………………… 尾叶马钱 **S. wallichiana**

3. 叶卵形或椭圆形，离基 3 出主脉；花序腋生，花冠长 15~17 mm ……… 马金长子 **S. ignatii**

ན་ལེ་ཤམ། （那勒宪）

【考证】《晶珠本草》记载：那勒宪治培根寒症，升胃火。分黑、白两种，黑的有皱纹，形状如干豆子，味甚辛辣；白的无皱纹，似鼠粪，味较和缓。

藏医用胡椒科的胡椒入药。根据胡椒果实特征，形状如豆子，黑色，表面有皱纹，应为黑类药。而白类药是胡椒去皮后的加工品。

【原植物】

胡椒

Piper nigrum L.

藤本，全株无毛。茎长达 5 m，具多节，节处膨大。叶互生，一般与小枝对生；叶片革质，圆卵形或卵状长椭圆形，长 8~16 cm，先端渐尖或急尖，基部近圆形，叶脉 5~7，在背面隆起；叶柄长约 2 cm，上面有浅槽。花单性，雌雄异株，呈穗状花序，穗长约 10 cm；小花无梗，花下有盾状或杯状苞片 1 枚；陷入花序轴内；花序有柄，与叶柄等长；花无花被，雄蕊 2，花丝短，藏于苞片内；子房圆形，无花柱，柱头 3~5，被毛。浆果球形，直径 4~5 mm，成熟后黑色，外皮有皱纹。 花期 4~10 月，果期 10 月至次年 4 月。

我国云南、广西、海南岛有栽培。生于荫蔽的树林中。原产于马来西亚、印度尼西亚、泰国、越南和印度。

【药材】干燥的果实。

【化学成分】胡椒含 5%~9% 的结晶性胡椒碱（Piperine，$C_{17}H_{19}O_3N$），其水解生成胡椒环（Piperidine，$C_5H_{11}N$）及胡椒酸（Piperic acid，$C_{12}H_{10}O_4$）；并含 0.8% 的油状胡椒脂碱（Chavicine，$C_{17}H_{19}O_3N$），能水解生成胡椒环和胡椒脂酸（Chavicinic，$C_{12}H_{10}O_4$）及左旋水芹烯（L-Phellandrene）、石竹烯（Caryophyllene）、二戊烯（Dipentene）。此外，尚含 8% 的脂肪油、36% 的淀粉及 4.5% 的灰分。

【采集加工】果红黄色时采果穗，待变为黑褐色时取下果实，晒干备用，即成黑胡椒；

白的是果穗在水中浸泡，数天后擦去外果皮，洗净，晒干，则呈灰白色备用。

【性味与功用】辛、燥；温中开胃，除痰；主治寒症和痰病、脾胃虚寒等。

ने་ས།（乃玛）

【考证】《晶珠本草》记载：乃玛味甘、苦，补碎愈疮，消肿。分为 3 类，即乃玛加尔玛、乃玛门布、乃玛吉尔毛。乃玛加尔玛生在温暖的地方，茎方形，较长，叶蓝色，粗糙而黏，花碧蓝色，花被状如牛犊角尖，种子簇生，圆形；乃玛门布生在大河岸上，比乃玛加尔玛稍绵软且大，叶铺地面，种子状如莨菪；乃玛吉尔毛生在田地埂，茎如松儿石绳缠绕，叶小而粘，花白色有蓝色光泽，种子状如蛙卵，遇物即粘。

在西藏藏医中，乃玛加尔玛被常用，原植物为紫草科倒提壶（蓝布裙），叶粗糙，花蓝色，种子（小坚果）近圆形，与上述记载比较相似。但上述记载中的花被如牛犊角尖，果实近圆形又与长柱琉璃草有点相像。其他两类药从描述分析像紫草科植物或茜草科的拉拉藤属植物，还需进一步考证。

【原植物】

倒提壶（图 77）

Cynoglossum amabile Stapf et Drumm.

多年生草本，高 20~50 cm。根肉质，圆柱形。基生叶具长柄，长圆形或长圆状披针形，长 5~20 cm，宽 1.5~4 cm，两面密生短柔毛；茎生叶无柄，较小。聚伞花序单一或锐角分叉，无苞片；花梗长 2~3 mm；花蓝色；花萼长 2.5~3.5 mm，外面密生短毛，五裂，果期增大；花冠漏斗状，喉部具 5 个附属物，五裂，长 5~6 mm，裂片圆形，长约 2.5 mm；花丝着生冠筒中部；花柱与花萼等长。小坚果卵形，长 3~4 mm，密生锚状刺。 花果期 3~10 月。

产于西藏、四川、云南、贵州、甘肃南部。生于海拔 3 500 m 以下的山坡草地、山坡灌丛及林缘。分布于不丹。

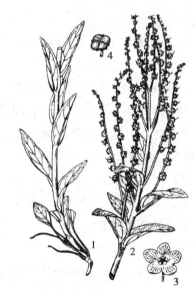

图77 倒提壶 **Cynoglossum amabile** Stapf et Drumm.

1. 植株下部；2. 植株上部；3. 花；4. 果。（刘进军描自《西藏植物志》第四卷）

【药材】干燥的全草或根。

【采集加工】花期采全草,秋季挖根,洗净,晾干。根切片晒干。

【性味与功用】苦、甘;化脓消肿;治骨折、骨痛、疖疮。内用外敷均可。

དྲས། (奈)

【考证】《晶珠本草》中将奈分为 7 类药,其性味与功用均有些不同。第一类察玛,性凉、轻、糙,功效开胃口;第二类那沙尕,味甘、性糙、凉、重,食后胃中略嘈杂,功效开通下气,壮阳,治尿中下脂病、培根病、赤巴病、感冒、祛痰、顺气;第三类奈完,治小儿肺热闭塞症、肠绞痛;第四类奈那,治疮、黄水疮;第五类其他青稞,性重、凉、润,味甘,生肌增力;第六类木美奈折,性糙而热;第七类奈果的功效比其他种次,为下品。

各地藏医均用禾本科青稞的不同农家品种入药,而青稞在植物分类学上仅是变种等级,而种以下类群不再细分。

【原植物】

青稞

Hordeum vulgare L. var. **nudum** Hook. f.

一年生栽培作物。植株的高矮随栽培措施而异,通常高 80~100 cm,基部直径 4~6 mm。秆直立、光滑,具 4~5 节。叶鞘光滑,顶端两侧具叶耳;叶舌膜质,长 1~2 mm;叶片长短及宽窄因栽培的措施及水分条件的不同而有异,通常长 9~25 cm,宽约 1 cm,微粗糙。穗状花序直立,呈四棱形,成熟后黄褐色或为紫褐色,长 4~8 cm(芒除外)。小穗长约 1 cm;颖线状披针形,先端渐尖呈芒状,芒细弱,长约 1 cm,背部被短毛;外稃光滑,两侧具细刺毛,先端延伸成长 10~13 cm 的芒,芒粗糙,强壮,基部扁。颖果成熟后易于脱出稃体,长约 7mm。 花果期 6~7 月。

我国西北、西南各省高寒地区常栽培。农家品种多,有白青稞、蓝青稞、黑青稞、红青稞等。

【药材】干燥的颖果。

【采集加工】果熟时采颖果,晒干备用。

【性味与功用】甘、凉而重;益精壮阳,除尿中油脂,清热化湿,祛风寒,宁肺定喘;治阳虚肾亏、油脂过多、"胆"病、"痰"病、感冒、咳嗽气喘。蓝青稞又治小儿肺热、痢疾、小肠刺痛;黑青稞又治疮疡、疱疹等皮肤病。

ক্ৰ্যাম্ব'ঘ্ব (那卡布洒)

【考证】《晶珠本草》记载：那卡布洒清热；产门隅地区，树干和叶像核桃树，花序轴具刺，花芽向一侧排列，花红色，花丝如断马尾，果实开裂后裂片如铜壳。

藏医用木棉科木棉入药，因其花萼厚而坚硬，合生，似铜壳，花丝多数，如断马尾，仅叶不同，核桃的叶为奇数羽状复叶，而木棉为掌状复叶，但两者的小叶相似。总体说来，木棉符合上述记载，应为本药正品。印度把铁力木（*Mesua ferrea* L.）称那卡布洒，但花白色，叶为单叶，花萼厚但有膜质边缘不同。

【原植物】

木棉

Bombax malabaricum DC.

落叶乔木，高达 25 m。幼树干和老树枝条具短粗的圆锥状刺，侧枝平展。掌状复叶，小叶 5~7，长圆形或狭椭圆形，长 10~16 cm，两端渐尖，全缘，两面光滑，具长 12~18 cm 的叶柄。花簇生于枝端，先叶开放，红色或橙红色，直径约 10 cm；花萼杯状，厚而坚硬，常五浅裂；花瓣长 8~10 cm；雄蕊多数，合生成短管，排成 3 轮，最外轮的集生成 5 束；子房 5 室。蒴果椭圆形或长圆状椭圆形，长 10~15 cm，木质，成熟后五片裂，内面有棉毛。种子倒卵形，光滑。 花期春季。

产于四川、云南、贵州、江西、福建、台湾、广东、广西。生于丘陵和低山次生林中。分布于越南、印度、大洋洲。

【药材】干燥的花。

【化学成分】木棉的花萼含水分 85.66%，蛋白质 1.38%，碳水化合物 11.95%，灰分 1.09%，总醚抽出物 0.44%，不挥发的醚抽出物 0.18%。

【采集加工】春季采收盛开花朵，晒干或烘干备用。

【性味与功用】凉、糙；花萼清肺热，花瓣治心热，花丝清肝热。

ཟེར། (奈吾)

【考证】《晶珠本草》记载：奈吾可分成加奈吾及保奈吾两类，加奈吾可祛风，治感冒，生长在园中或沼泽滩、灰堆旁，根、茎、叶均红色，其汁液可将纸染成红色，茎状如曲玛子（西伯利亚蓼），叶很厚、圆形，种子饱满，状如甘露珠；保奈吾味甘，微辛，内服治疮伤，与磁石配伍内服，外敷，退入骨镞头，生长在田间，茎、叶匍匐于地面，叶状如玉扇，背面有露状泌粒。

现藏医用的奈吾均系藜科植物，有藜、灰绿藜、小藜和小果滨藜等。藜、灰绿藜、小藜常为田园中杂草，也常生于干旱、贫瘠的荒地以及垃圾灰堆旁；茎枝常斜升或铺散，带红色，叶片厚，密被粉粒，边缘或上部常带紫红色，胞果或种子细小而呈扁球状，与上述记载的加奈吾颇为相似，但叶汁不能将纸染成红色。小果滨藜一般生于高山湿草地或高山灌丛间，但也生于河谷、河滩，茎自基部分枝而平卧，铺散于地面，叶片卵形至宽卵形，稍肥厚，与《晶珠本草》记载的保奈吾基本一致，可视为原植物。

【原植物】

1. 藜 加奈吾（泽音） （图78）

Chenopodium album L.

一年生草本，高 20~40 cm。茎直立或斜升，具绿色或紫红色条棱，多分枝；枝条斜升或开展。叶片菱状卵形至卵状披针形，长 2~4 cm，宽 1.5~3 cm，先端钝或急尖，基部楔形至宽楔形，上面深绿色，幼时常有带紫红色的粉粒，背面密被白色糠皮状白粉，边缘常带紫红色，具不整齐疏浅齿，叶柄与叶片近等长或稍短。花两性，数朵集成团伞花簇，花簇于枝条上部排成穗状或穗状圆锥状花序；花被片5，宽卵形至椭圆形，背部具纵隆脊，有粉粒，基部连合；雄蕊5，花药伸出花被；子房球形，顶部稍扁，

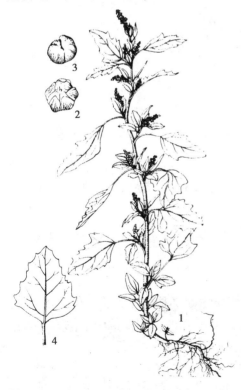

图78 藜 Chenopodium album L.
1. 植株；2. 胞果；3. 种子；4. 叶。（王颖绘）

花柱不明显，柱头 2，丝状。胞果扁球形，果皮薄膜质与种子贴生。种子扁球形，直径 1.2~1.5 mm，黑色，有光泽，表面有浅纹；胚环形。花期 6~8 月，果期 9~10 月。

产于我国各省区。生于田园、路边及荒地。分布于全世界温带地区。

2. 小果滨藜 保奈吾（译音）
（图 79）

Microgynoecium tibeticum Hook. f.

一年生小型草本，高 8~20 cm。茎自基部分枝，通常斜倾或平卧。叶宽卵形，卵形至菱状卵形，稍肥厚，长 6~12 mm，宽 5~7 mm，先端急尖或钝，基部楔形，全缘或稍三浅裂，叶脉不明显；叶柄长 4~15 mm。雌雄异花；雄花隐于枝端叶腋；花被长约 0.8 mm，浅褐色，五裂至中部，裂片三角形，有粉粒，雄蕊 1~4，着生于花被基部，花丝伸出花被外，花药宽椭圆形，长约 0.5 mm；雌花 1~7 枚簇生于叶状苞片的腋部，仅 1~3 枚发育，花被极小，裂片丝状。

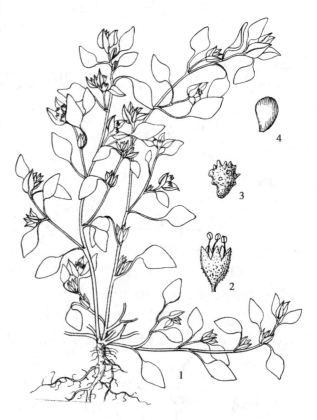

图 79　小果滨藜　**Microgynoecium tibeticum** Hook.f.
1. 植株；2. 花；3. 果实；4. 种子。（阎翠兰绘）

胞果斜卵形，长 1~1.5 mm，黑褐色，膨胀而稍背腹扁，表面有少数鸡冠状突起。种子直立，种皮硬壳质，黑褐色，具点纹，有光泽；胚细瘦，马蹄形，淡绿色或褐色；胚乳粉质。　花期 7~8 月，果期 9 月。

产于西藏、青海、甘肃各地。生于海拔 3 500~4 500 m 的高山草地、河谷及河滩。分布于帕米尔和我国天山西部地区。

【药材】干燥的地上部分。

【化学成分】藜和小藜等全草含挥发油。叶的脂质中 68% 是中性脂肪，内含棕榈酸、二十四烷酸（Carnaubic acid）、油酸、亚油酸、甾醇、二十九烷（Nonacosane）、油醇（Oleylalcohol）、蜡质等。根含甜菜碱（Betaine）、氨基酸、甾醇、油脂等。

【采集加工】5~9 月采割地上部分全草，洗净晾干，切碎备用。

【性味与功用】藜、小藜、灰绿藜甘、平；发散风热，祛风，清热；治感冒。小果滨藜、齿苞等甘、微辛；内服治疮伤，外敷治疮毒，退入骨镞头。

以上 4 种植物检索表

1. 花单性，雌花花被极小，裂片丝状，子房由苞片包覆，苞片三裂，侧裂片内折，每苞片腋内有雌花 3~7；胞果表面具鸡冠状突起 ………………………………… 小果滨藜 **Microgynoecium tibeticum**
1. 花两性或兼有雌性，花被明显；花下无小苞。
  2. 花被片 3~4，仅基部合生；种子横生兼有直立或斜生；叶片较窄，矩圆状卵形至披针形，边缘有齿状缺刻 ………………………………… 灰绿藜 **Chenopodium glaucum**
  2. 花被片常为 5；种子全部横生；叶片较宽，菱状卵形或卵状矩圆形。
    3. 叶片菱状卵形，顶端急尖或渐尖；种子表面有浅沟纹 ………………………… 藜 **C. album**
    3. 叶片卵状矩圆形，明显三裂，中裂片条状矩圆形，与侧裂片均有疏锯齿 …… 小藜 **C. serotinum**

པ་ཏྲ་ལ། （巴多拉）

【考证】《晶珠本草》记载：巴多拉性锐、味甘、辛涩，开胃，治虫病；生于山地与滩地间，人们常挖取其根栽于花园中，一般叫曲透巴；根如大象足背，也像黄精，更像野姜，互相连生，根毛多；叶扁平如宝剑。

云南藏医用鸢尾科射干，青海藏医用菊科鸦葱，西藏藏医用兰科白芨入药，也有人说是苦苣菜等。根据上述记载，叶形似剑，根如大象足背，似野姜者，为射干和白芨比较合适，应为正品。至于鸦葱，青海藏医多用之，故也收录于后。

【原植物】

1. 射干

Belamcanda chinensis (L.) DC.

多年生草本，高达 1 m。根状茎粗壮，呈不规则块状，黄褐色；须根多数，带黄色。茎圆柱形，实心。叶互生，剑形，长达 50 cm，宽 2~4 cm，先端渐尖，基部鞘状抱茎，脉明显。花序顶生，两歧式分枝，枝顶聚生数花；花梗细，长约 1.5 cm；苞片膜质，披针形。花橙红色，具紫褐色斑点；花被片 6，外轮花被片长椭圆形，长约 2.5 cm，先端钝圆，内轮花被片较外轮的稍短而狭；雄蕊 3，花药线形，花丝基部扁；子房下位，倒卵形，花柱三裂，裂片稍外卷，被短毛。蒴果倒卵形或长椭圆形，长约 3 cm，径约 2 cm，无喙，残存宿存花被。种子球形，暗紫色，有光泽。 花期 6~8 月，果期 7~9 月。

产于我国各省区。生于林缘或山坡草地。分布于朝鲜、日本、越南、印度、中亚地区、俄罗斯。

2. 鸦葱

Scorzonera austriaca Willd.

多年生草本，高 10~40 cm，有乳汁。根肥厚，圆柱形，颈部密被褐色纤维状枯叶柄。茎丛生，直立，不分枝，条棱显著，光滑。基生叶多数，线形，长 7~24 cm，宽 3~7 mm，先端渐尖，边缘波状，基部近鞘状，半抱茎，内面密生白色绵毛；茎生叶 1~5 片，鳞片状，先端长渐尖，基部抱茎。头状花序单生茎端；总苞圆柱形，总苞片 5 层，光滑，外层卵状三角形，长 7~9 mm，内层狭披针形，长达 3 cm，先端渐尖；花全部舌状，舌片内面黄色，有 5 条紫色脉纹，外面淡紫色，长约 10 mm，先端具 5 齿，管部细，被白色长柔毛，长约 10 mm。瘦果线形，略弯曲，长约 15 mm；无毛，具细棱及小疣点；冠毛淡棕色，2 层，羽毛状，长约 17 mm，侧毛细丝状。　花果期 6~8 月。（图见《青藏高原药物图鉴》1:55）

产于西北、华北、东北等区。在青海生于海拔 1 600~3 100 m 的山坡草地及黄土崖上。分布于中亚地区、俄罗斯。

3. 白芨

Bletilla striata (Thunb.) Rchb. f.

多年生草本，高 15~50 cm。假鳞茎扁球形，具荸荠状节呈环状。茎粗。叶 4~5，狭长圆形或披针形，长 8~20 cm。花序具 3~8 花，苞片花期凋落；花紫色或淡红色；萼片长约 3 cm，狭长圆形；花瓣长约 25 mm，较萼片阔，唇瓣稍短，淡粉色具紫脉，中部以上三裂，侧裂片合抱蕊柱，先端具细齿，中裂片边缘具波状齿，中部凹陷；蕊嘴细长，稍短于侧裂片。　花期 5~6 月。

产于长江流域诸省。分布于朝鲜、日本。

【药材】干燥的全草及根状茎。

【化学成分】射干根状茎含射干定（Belamcandin）、鸢尾苷（Iridin）、鸢尾黄酮苷（Tectoridin）、鸢尾黄酮（Tectorigenin）；花、叶含芒果苷（Mangiferin）。

【采集加工】花期采全草，秋季采根状茎，洗净晾干。

【性味与功用】射干甘、辛、涩、锐；开胃；治虫病。鸦葱淡、寒；消炎散肿，解毒，接骨；治齿龈炎。白芨治虫病。

以上 3 种植物检索表

1. 双子叶植物，植物有乳汁；头状花序 ……………………………………… 鸦葱　**Scorzonera austriaca**
1. 单子叶植物，植物无乳汁；不为头状花序。
　2. 雄蕊与雌蕊分离；无唇瓣 …………………………………………… 射干　**Belamcanda chinensis**
　2. 雄蕊与雌蕊合生成蕊柱；具唇瓣 …………………………………………… 白芨　**Bletilla striata**

དང་ཚོ། （班扎）

【考证】《晶珠本草》记载：班扎荣色，补元气，治丹毒、皮炎；班扎为园中植物"那扎若扎"根或"冈拉"（班扎的别名）根，其植物每年栽种一次，开红花或白花，开红花者称冈拉，开白花者称那扎若扎。

据访问藏医，此药为荷花。在印度，称荷花为 Kamal 或 Kanwal，其音近似"冈拉"。荷花为常见园中栽培植物，为采莲藕故每年种植，很可能班扎的原植物就是荷花。另外，西藏某些藏医也以罂粟科的虞美人入药，可为代用品，该植物系庭院植物，一年生或两年生，花紫红色。

【原植物】

1. **荷花** 莲（别称）

Nelumbo nucifera Gaertn.

多年生水生草本。根茎肥厚横走，外皮黄白色，节部缢缩，生有鳞叶与不定根，节间膨大，内白色，内有许多纵行的管。叶片圆盾形，高出水面，直径 30~90 cm，全缘或稍呈波状，表面暗绿色，光滑具白粉；叶柄着生于叶背中央，圆柱形，长达 1~2 m，中空，表面散生刺毛。花梗与叶柄等高或略过之；花大，单一顶生，具芳香；花粉红色或白色，直径 12~23 cm；萼片 4 或 5，小而早落；花瓣多数，长圆状椭圆形或倒卵形，先端钝；雄蕊多数，花药线形，药隔先端呈一棒状附属物，花丝细长；心皮多数，藏于花托内，花托倒圆锥形，顶部具 20~30 孔，每孔内具一椭圆形子房，花柱很短。坚果椭圆形或卵形，长 1.5~2.5 cm，内有 1 长椭圆形种子。 花期 7~8 月，果期 9~10 月。

产于四川、云南、贵州、陕西、河北、山西、辽宁及华中、华东、华南等区。栽培于池塘中。

2. **虞美人**

Papaver rhoeas L.

一年生草本。茎高 30~80 cm，有分枝，被硬毛。叶互生，羽状深裂，裂片披针形或长披针形，先端急尖，边缘具粗锯齿，两面被毛。花单生，具长梗，花蕾卵球形，下垂。花紫红色；花萼绿色，椭圆形，长约 1.8 cm，早落；花瓣 4，基部常具紫色斑点，宽倒卵形或近圆形，长约 3.5 cm；雄蕊多数，花丝深紫红色；雌蕊倒卵球形，长约 1 cm，柱头辐射状。 花期长。

原产于欧洲；我国各地有栽培。

【药材】干燥的花、果和叶。

【化学成分】莲花的种子含有多量的淀粉和棉子糖（Raffinose，$C_{18}H_{32}O_{16} \cdot 5H_2O$），以及蛋白质 16.6%，脂肪 2%，碳水化合物 62%，钙 0.089%，磷 0.285%，铁 0.006 4%；胚含有生物碱；花托含蛋白质 4.9%，脂肪 0.6%，碳水化合物 9%，胡萝卜素 0.000 02%，核黄素 0.000 09%，抗坏血酸 0.017%。

睡莲的根和叶含氨基酸及生物碱。

【采集加工】花期采花和叶，晒干备用；秋季采果。

【性味与功用】润色，补元气；治丹毒、皮炎。

以上 2 种植物检索表

1. 陆生植物；无根状茎；叶片近长圆形，羽状深裂 ………………………… **虞美人** **Papaver rhoeas**

1. 水生植物；具根状茎；叶片近圆形，全缘；叶与花高出水面；花柱短，花托倒圆锥形 …………
………………………………………………………………………… **荷花** **Nelumbo nucifera**

བར་བ་ད། （巴尔巴达）

【考证】《晶珠本草》记载：巴尔巴达味苦性凉，清血热、瘟热和毒热，生于黑土和畜圈，叶小，绿色，铺于地面，花白色，四片，如集在一起的小贝齿，果细长，种子细小，如小米粒。

各地藏医用罂粟科的细果角茴香和角茴香入药。其中，细果角茴香茎铺散在地面，花淡蓝色至白色，而角茴香茎直立，花黄色。故前者比后者更接近于上述记载，应为本药的正品，而后者仅为代用品。

【原植物】

细果角茴香 （图 80）

Hypecoum leptocarpum Hook. f. et Thoms.

一年生矮小草本，高 10~30 cm。根圆锥状，多分枝。茎丛生，分枝较多，常铺散地上，无毛。基生叶多数，铺散，奇数羽状复叶，叶片蓝绿色，羽状分裂，小裂片卵形至长卵形，宽 2~3 mm，无毛，叶柄长 2~14 cm，无毛，基部宽大，扁平；茎生叶似基叶，具短柄，向上渐无柄。花排裂为二歧聚伞花序，花淡蓝紫色或白色；萼片 2，无毛，绿色；花瓣 4，宽倒卵形，长约 6 mm，宽约 4.5 mm，外面 2 片全缘，先端带紫色，内面 2 片近三中裂，中裂片椭圆形，侧裂片长卵形；雄蕊 4，分离，与花瓣对生，花丝黄褐色，花药黄

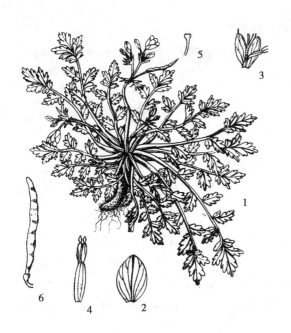

图80　细果角茴香　**Hypecoum leptocarpum** Hook. f. et Thoms.

1. 全株；2. 外面花瓣；3. 内面花瓣；4. 雄蕊；5. 雌蕊；6. 荚果。（阎翠兰绘）

色；雌蕊长约 5 mm，宽约 1 mm，无毛；子房 1 室，具多数胚珠，生于侧膜胎座上，柱头二裂。蒴果细长，长达 2 cm，内具横隔。种子扁平，宽倒卵形。 花果期 6~9 月。

产于我国北部和西南地区。生于海拔 4 300 m 以下的草原、草甸和沙砾地上。

【药材】干燥的全草。

【显微鉴别】细果角茴香根横切面：木栓组织 3~4 列，细胞切向排列，薄壁木化。皮层窄，细胞显著切向排列。韧皮部窄，筛管群较显著。形成层不显。木质部宽，导管单个或 2~3 个结合，分散在木质中；木纤维呈同心层，细胞多边形，胞壁厚化；木薄壁组织细胞分布广，多边形。中央的导管和薄壁细胞显著变小。（附图 18A）

茎横切面：表皮 1 列，细胞径向排列，外壁加厚。皮层宽，邻接表皮的 4~6 列细胞含有叶绿体。8~9 个外韧维管束排成 1 环；韧皮部窄；形成层不显；木质部较宽，导管多 2 至数个群集。束间薄壁细胞增大，多边形。髓大，常裂成腔。（附图 18B）

叶柄横切面：半圆形，背面多凹陷。表皮 1 列，上表皮细胞拱起，形成众多的分泌孔。薄壁组织宽，细胞多延长，不规则排列。6~7 个外韧维管束，大小相间排列。厚角组织位于维管束的内外两侧。韧皮部窄。形成层不显。木质部较宽，导管单个或排成切向图案。

粉末：黑绿色。导管多见，径 9~36 μm，多网纹，少螺纹，梯纹，纹孔呈狭缝，或稍宽。纤维少见，单个或束生，径 5~19 μm，长 0.13~6.3 mm，端壁锐尖，厚壁稍弯曲，常黏结薄壁细胞碎片。厚角组织细胞多见，常碎断成短束，径 8~29 μm，厚壁平直，具少数单纹孔。薄壁细胞多，无色，等径或显著延长，草酸钙结晶未观察到。（附图 18C）

【采集加工】夏季采全草，洗净，切碎，晾干备用。

【性味与功用】苦、寒，有小毒；清热，解毒，消炎，镇痛；治流感、肺炎咳嗽、关节疼痛、咽喉肿痛、解食物中毒，并适应各种传染病引起的热症。

以上 2 种植物检索表

1. 花淡蓝紫色；蒴果成熟时在关节处分离，种子倒卵形 ······ **细果角茴香** **Hypecoum leptocrpum**

1. 花淡黄色；蒴果成熟时裂为 2 果瓣，种子近四棱形 ·················· **角茴香** **H. erectum**

པི་པི་ལིང་། （毕毕林）

【考证】《晶珠本草》记载：毕毕林治寒症，壮阳，治培龙合并症、痰症等。分 5 类：特品果色青黑，果穗小，果突出，产于印度；上品果色黑，如鼠粪，清晰，也产于印度；佳品果穗长约一拃，果粒圆滑，黄褐色，穗轴开裂，干燥，产自我国南方；次品果褐色，果粒密而紧凑，果穗长约 4 指，产于珞瑜、门隅之地；劣品果穗细而短，果红色，果粒清晰，产于工布的平川。

藏医用胡椒科的荜拨及具柄胡椒入药。根据荜拨的果实和果穗形态，笔者认为可能是前两类药之一，因前两药仅果色有区别，故难区分；具柄胡椒可能为第四类药，因它生长在西藏门珞地区，且果穗的长短相似，果实为黄褐色且密生于果序轴上。第三和第五类药未见藏医使用，无法考证。

【原植物】

1. 荜拨

Piper longum L.

多年生草质藤本。根状茎直立，多分枝。茎下部横卧，质地柔软，具棱，幼时密被短柔毛。叶互生，叶片长圆形或卵形，全缘，表面近光滑，具 5~7 条掌状叶脉，脉上被短毛。花单性，雌雄异株，多数花组成穗状花序；雄穗长约 6 cm，直径约 3 mm，花序梗长 2~3 cm；花小；苞片 1，近圆形；无花被，雄蕊 2，花丝粗而短。雌花序长 1.5 cm，梗长 1.5 cm；花小，直径约 1 mm；苞片和花被同雄花；子房倒卵形，无花柱，柱头 3。浆果卵形，黑色，直径约 1 mm，质坚硬，先端急尖，基部陷入花序轴中且与之结合。果期 9~10 月。

产于云南、广东、广西。多栽培。分布于印度、越南、菲律宾、印度尼西亚。

2. 具柄胡椒

Piper petiolatum Hook. f.

藤本。茎木质，具稍膨大的节，有多数分枝，光滑无毛。叶卵状椭圆形、圆卵形、卵状长圆形，长 7~11 cm，宽约 5 cm，先端渐尖，全缘，基部圆形或广楔形，具 5~7 条弧形脉；叶柄明显，长 1~2 cm。花小，单性，雄花序长 4 cm，呈穗状花序；雄花的苞片圆盾形；无花被，雄蕊 2~4 枚，从花序轴的下部向顶部逐渐开放。果序长 6~9 cm，有多数雌花不育，果梗长约 1 cm。浆果卵球形，基部平并与果序轴贴生，表面具微小的突起，成熟后为黄褐色。　花果期 6~9 月。

产于西藏（墨脱、察隅）。生于海拔 800~1 750 m 的山坡阔叶林中。分布于印度上阿萨姆地区。

【药材】干燥的果实。

【化学成分】荜拨果实中含 4%~6% 的胡椒碱（Piperine，$C_{17}H_{19}O_3N$）、10% 的氮六环（Piperidine，$C_5H_{11}N$），以及 1% 的挥发油。

【采集加工】一般 9~10 月间果实由黄变黑时摘下，晒干、簸净杂质即成。

【性味与功用】辛、甘、涩、温；散寒，祛痰，提胃温，助消化，平喘；治一切寒症、培根和龙的合并症、气不顺、下泻、咳嗽及风寒引起的气闷、肾脏虚寒等。

以上 2 种植物检索表

1. 果序长 1~2 cm，果实黑色；雌花序中花大都结实 ……………………… 荜拨　**Piper longum**

1. 果序长约 9 cm，果实黄褐色；雌花序中花有明显不孕现象 …………… 具柄胡椒　**P. petiolatum**

དུ་ཤེལ་ཚྭ།（布胁则）

【考证】《晶珠本草》记载：布胁则止呕吐，退培根病发烧。有 3 类，一类生长在河边滩地，状如冰草，茎顶端生 3~4 枚小穗，根状茎横向生长，坚硬，气味芳香，为白布胁；另一类生长于高山地区，状如嫩竹，表皮多层，又称考吉；第三类生于印度，气味如冰片。

各地藏医用兰科的细茎石斛、金耳石斛及卵叶贝母兰（*Coelogyne occultata* Hook. f.）入药。金耳石斛的形状与本药的第二类相同，可为其原植物。细茎石斛，因不产自青藏高原，又无冰片气味，故仅视作代用品。至于卵叶贝母兰，因形状差异太大，本文不再叙述。关于第一和第三类药，我们未见藏医使用，无法确定植物。但藏医推荐几种植物作参考：第一类药为白羊草 [*Bothriochloa ischaemum* (L.) Keng]，外形虽酷似，但根状茎不芳香；第三类药为由印度带来的样品，该样品为一节残茎，该茎黄色，光滑，节长 3.5~4 cm，直径约 1.5 cm，四棱形，有 2 面深凹，每面有 2 条明显纵纹，无味，可能是四棱石斛（*Dendrobium guadrangulare* Parish.）或聚石斛（*Dendrobium aggregatum* Roxb.），因无冰片气味，所以也难以确认。

【原植物】

金耳石斛

Dendrobium hookerianum Lindl.

多年生附生草本，高 30~50 cm。茎丛生，稍压扁，具节，节间长 3~4 cm。叶二列，斜开展，长圆状披针形，长 7~8 cm，宽约 1.5 cm，先端急尖，基部稍楔形。总状花序生于茎的中上部，长 10~12 cm，疏生 2 至数花；总花梗水平伸展；基部具鞘状苞片 2~3 枚，长约 5 mm；小苞片膜质，卵状披针形，长约 5 mm；花梗长 3~3.5 cm；花金黄色；中萼片长圆形，长约 3 cm，先端急尖，侧萼片与中萼片相同，但较窄；花瓣椭圆形，与萼片等长，宽约 1.6 cm，先端稍钝，唇瓣肾状圆形，先端微凹，边缘具流苏，上面被短柔毛，具 2 血色斑块；萼距短圆锥状。

产于西藏东部、云南。生于海拔 1 600~2 300 m 的山坡常绿阔叶林中的树上和岩石上。分布于印度东北部。

【药材】干燥的地下部分。

【化学成分】细茎石斛含石斛碱 (Dendrobine)、石斛胺 (Dendramine) 及 N–甲基石斛碱 (N-Methyldendrobium)。

【采集加工】采集地下部分，除去残枝枯叶，洗净晒干。

【性味与功用】凉、轻；止吐；治消化不良、培根病引起的发烧、痔疮等。

以上 2 种植物检索表

1. 叶狭，宽达 5 mm，先端二圆裂 ……………………………… 细茎石斛　**Dendrobium moniliforme**
1. 叶宽，宽 1~1.5 cm，先端钝或急尖 ……………………………… 金耳石斛　**D. hookerianum**

པུ་ཥྐ་མུ་ལ།　（布嘎木拉）

【考证】《晶珠本草》记载：布嘎木拉味辛，治胁痛，生肌脂，清培根热；为园中栽植的木香类植物，茎叶比土木香小，独根白色，坚硬，状如羊蹄。

西藏藏医用菊科的川木香入药，根粗壮，单一，坚硬，茎叶较小，与上述记载相符。四川藏医称川木香为"如达"，但它的特征与《晶珠本草》的记述不合（见如达项下）。根据已有资料，"如达"的原植物是广木香，故本药的原植物应以西藏藏医用药为准。

【原植物】

川木香

Vladimiria souliei (Franch.) Ling

多年生草本。根粗壮，圆柱形，直径达 2.5 cm，外皮褐色。无茎。叶基生，莲座状，长圆状披针形，长 10~19 cm，宽 3~13 cm，羽状分裂，裂片 5~7 对，卵状披针形，边缘有锯齿，基部有小裂片，两面被粗伏毛，下面有腺体及蛛丝状毛；叶柄长 4~12 cm。头状花序 6~8 个，直径 2~3 cm，生于叶丛中央，密集成半球形；总苞杯状，长 2.5~3 cm，总苞片多层，革质，卵形至披针形，宽 6~10 mm，先端渐尖，边缘紫色，具缘毛；小花全部管状，紫色，长 3.5~4 cm，管部长为檐部的 3~4 倍，檐部五裂，具腺体；花药基部具长而撕裂的尾部；花柱分枝细长。瘦果具四棱及纵肋，无毛；冠毛刚毛状，多层，淡棕黄色，外层皱曲于果实周围向下，再向上反折，内层直立，与管状花花冠等长。 花果期 7~9 月。

产于西藏东部、四川西部及西北部。生于海拔 3 500~4 200 m 的阳坡草地、山顶草地及灌丛中。

【药材】干燥的根。

【化学成分】川木香根的顶端俗称胶头，含橡胶 13.39%。还含有生物碱及鞣质。

【采集加工】秋季挖根，除去须根，洗去泥沙，长者横断，粗者纵切，晒干。

【性味与功用】苦、辛、温；温中和胃，行气止痛；治风湿疼痛、高血压、腹胃胀满、食欲不振、胃溃疡。

ཕོ་ངའི་འབྲས་བུ། （普德折吾）

【考证】《晶珠本草》记载：普德折吾可催产，治男女淋病、泻痢；也为僧人的素珠，又名布召孜巴。

西藏和四川德格藏医用壳斗科的灰背栎、川滇高山栎和高山栎的果实入药，亦用作念珠。《四部医典系列挂图全集》所载"普德折吾图"，也颇似具壳斗的栎树果实；汉族民间亦用栎树皮、叶等治肠炎、痢疾，因此，以灰背栎等栎树果实作普德折吾可能无误。此外，青海藏医拿来由印度进来的普德折吾样品，该果实样品坚硬，棕栗色，球形，直径约 1 cm，表面具瘤突和沟槽，酷似杜英科植物南亚杜英的果实。南亚杜英的果实，印度僧人用作念珠，与《晶珠本草》所载亦无所悖，故用作普德折吾也可。

【原植物】

1. 南亚杜英

Elaeocarpus ganitrus Roxb.

直立乔木。叶着生在小枝顶端，互生，卵状披针形，长 10~13 cm，宽约 4 cm，先端急尖，边缘具细锯齿；叶柄短，长约 1.2 cm，幼时被丝状毛，以后光滑；托叶锥形，小，脱落。总状花序着生在二年生枝条上，下垂，较叶短；苞片早落；花白色，直径 1 cm；萼片 5，披针形，急尖，有丝状毛，具 1 肋；花瓣 5，长圆形，撕裂成多数锥形裂片；雄蕊35~40，短，着生在明显突起的花盘上；子房卵形，表面被柔毛，5 室，花柱长于雄蕊。核果圆形，如樱桃大小，紫色，内果皮球形，厚，很坚硬，表面具美丽的瘤和五明显的槽。种子每室 1 个。

我国不产；原产于尼泊尔和印度。

2. 高山栎

Quercus semecarpifolia Smith

常绿乔木，稀为灌木状，高 5~20（30） m。树皮深灰褐色，幼枝有锈色柔毛。叶椭圆形或长椭圆形，长 3~7 cm，宽 3~4.5 cm，先端钝圆，基部心形或圆形，边全缘或具波状齿，幼时有锈色柔毛，老后上面光滑无毛，下面密被褐色短柔毛，侧脉 6~12 对；叶柄长2~4 mm 或近无柄。果实 1~3，生于长达 1 cm 的总梗上；壳斗盘形，包围坚果基部，径0.9~1.2 cm，高 0.4~0.5 cm，内面密生绒毛；壳斗外层苞片薄，披针形或卵状椭圆形，钝头，基部被绒毛，相互紧密贴生，顶端与壳斗分离，开展。坚果当年成熟，球形，具短尖，无毛。 花果期 6~10 月。

产于西藏南部边缘地区。生于海拔 2 100~3 600 m 的山坡或纯林或混交林。分布于印度。

【药材】干燥的果实。

【采集加工】果期采集，晒干备用。

【性味与功用】涩、平；催产，清热解毒；主治淋病、痢疾等。

以上 4 种植物检索表

1. 花具花被；果实外无壳斗状总苞 ………………………………………… 南亚杜英　**Elaeocarpus ganitrus**

1. 花无花被；坚果外有壳斗状总苞包围。

　　2. 叶背、小枝、壳斗被灰白或灰黄色星状毛 ……………………… 灰背栎　**Quercus senescens**

　　2. 叶背被褐色鳞秕及星状毛。

　　　　3. 坚果近球形，直径 2~3 cm ………………………………… 高山栎　**Q. semecarpifolia**

　　　　3. 坚果卵形，直径达 1.5 cm，稀 2 cm ……………………… 川滇高山栎　**Q. aquifolioides**

ལྗོ་ཡང་དཀར། （知羊格）

【考证】《晶珠本草》记载：知羊格味甘、苦，清胆热，止血、愈疮、燥黄水；阴阳两坡都生，花及叶均蓝色。

各地藏医所用的知羊格，其原植物为唇形科唐古特青兰，其叶蓝绿色，花蓝色，与上面记载基本相符。

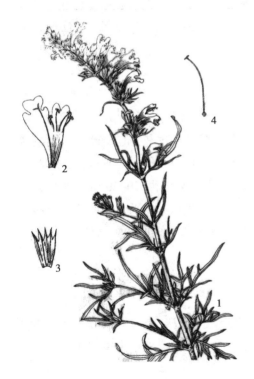

图81 唐古特青兰 **Dracocephalu tanguticum** Maxim.

1. 植林上部；2. 花冠纵剖；3. 花萼纵剖；4. 雌蕊。（王颖绘）

【原植物】

唐古特青兰（图81）

Dracocephalum tanguticum Maxim.

多年生草本，高 20~55 cm。茎直立，有分枝，上部被倒向小毛，下部近无毛。叶对生，轮廓椭圆形，长 1~7.5 cm，宽 0.5~3 cm，羽状全裂，裂片 2~3 对，线形，长达 3.5 cm，宽 1~3.5 mm，顶裂片较大，上面无毛，下面被灰白色短柔毛，边缘内卷。轮伞花序具 4~6 花，腋生，在茎、枝顶端形成间断的穗状花序；苞片似叶而小；花蓝紫色或暗紫色；花萼长 1~1.4 cm，外面被短毛及腺体，萼齿 5，不等长，宽披针形或披针形；花冠长 2~2.7 cm，二唇形，外被短毛，上唇先端微缺，下唇三裂；雄蕊 4，花丝有毛。小坚果长圆形，光滑。 花期 7~8 月。

产于西藏、青海、四川西部、甘肃西南部。生于海拔 1 900~4 600 m 的阳坡、干燥谷地、田边及林缘。

【药材】干燥的全草。

【化学成分】唐古特青兰经预试，含黄酮苷、甾类、挥发油及氨基酸。

【采集加工】花期采全草，洗净晾干。

【性味与功用】辛、寒；清肝胃之热，止血，燥黄水；治胃炎、神疲、头晕、关节炎及疗疮；也可结血管。经试验，与风毛菊、龙胆为伍，预防和治感冒有效。

དཔའ་བོ། （巴保）

【考证】《晶珠本草》记载：巴保清热解毒。分白、黄、红3种，白的产自印度和我国内地，根如萝卜，内含姜状纤维，味苦；黄的长在土质松软地方，根中空，根内黄色，叶与茎似紫茉莉，花小，黄色；红的来源于市售，根块状，可串成念珠状。

藏医多用商陆科商陆作白巴保，该植物的产地、形状及性味均符合上述记载。云南德钦藏医用黄秦艽（*Veratrilla baillomii* Franch.）作黄巴保，但少用。红巴保未见实物，无法考证。

【原植物】

商陆

Phytolacea acinosa Roxb.

多年生草本，高 80~150 cm，无毛。根肥大，萝卜状，外皮灰褐色，断面白色或淡黄色。茎圆柱形，具分枝，绿色或淡紫色。叶卵状长圆形、长椭圆形或长圆形，长达 30 cm；叶柄长 1.5~3 cm，粗壮。总状花序顶生或腋生，直立，圆柱状，长 10~20 cm；花多数，排列密集，具短花梗；花白色、黄色或淡红色不等；花被片椭圆状长圆形或卵状长圆形，长约 4 mm，先端钝尖；雄蕊约 10 枚；心皮离生。果实由分果组成的浆果，外形为扁球形，熟时黑色。 花果期 6~10 月。

产于西藏、四川、甘肃。生于林下、路旁及宅旁。分布于日本、印度。

【药材】干燥的根。

【化学成分】商陆的根含商陆碱、商陆毒素、氧化肉豆蔻酸、皂苷、硝酸钾及淀粉等。

【采集加工】一般在 8~11 月挖根，有的地方则在春季挖取，然后去掉茎叶、须根及泥土，切成片，阴干备用。

【性味与功用】苦、寒，有毒；治感冒及热性水肿。

སྤ་འབྲུ་ཤིང། （巴珠木）

【考证】 《晶珠本草》记载：巴珠木为柏树的果实，能收敛"赤巴"扩散病，治皮肤瘙痒、痔疮。

根据访问藏医，巴珠木为匍匐于地面的柏树果实，没有香气，或用刺柏的果实代替。笔者认为，柏树种类多，其果实形状十分近似，难以区别，且诸柏树均可入药，其中有些柏树已分别在"徐巴"和"徐巴才见"两味药中作了形态描述，此处不再详加论述。

སྤ་ཡག་པ། （巴丫巴）

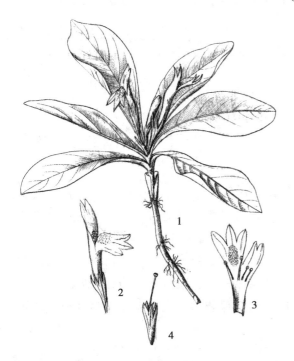

图82 肉果草 *Lancea tibetica* Hook. f. et Thorns.
1. 全株；2. 花；3. 花冠展开；4. 花萼及雌蕊。 （阎翠兰绘）

【考证】 《晶珠本草》记载：巴丫巴味甘、微苦，根补肺，排肺脓，可愈合脉管，涩脉止血，生脂，且能生肌消肿，果实可治各种心脏病，叶治诸疮胜似甘露；叶反折铺于地面，花为蓝色微带红，果实状如动物心脏，成熟后变红紫色。

根据以上形态描述和藏医用药，玄参科的肉果草叶铺地面，花紫色，果实卵状球形，状如动物心脏，成熟时紫红色，应是巴丫巴的原植物。

【原植物】

肉果草 巴牙合、哇牙巴、巴雅杂瓦（译音） （图82）

Lancea tibetica Hook. f. et Thoms.

多年生草本，高 3~7 cm，仅叶柄有毛。根状茎细长，达 10 cm，地面横走或斜伸地下，节上有 1 对膜质鳞片。叶基生，几呈莲座状，叶片倒卵形至匙形，近革质，长 1.5~7 cm，顶端钝或有小尖头，全缘，基部渐狭成有翅的短柄。花 3~5 朵簇生，或伸长成总状花序；花梗长 0.5~2 cm；苞片钻状披针形；花紫色，喉部稍带黄色或蓝紫色斑点；花萼钟状，革质，长约 1 cm，萼齿 5，钻状三角形；花冠长 1.5~2.5 cm，二唇形，上唇直立二裂，下唇较大，三裂，喉部稍隆起，被白色短毛；雄蕊 4，2 强，着生于近花筒中部；子房无毛，柱头二裂。果实卵状球形，长约 1 cm，成熟时紫红色，被包于宿存的花萼内。 花期 5~7 月，果期 7~9 月。

产于西藏、青海、四川、云南、甘肃。生于海拔 1 700~4 500 m 的山坡草地、疏林中或河滩及沟谷旁。分布于印度。

【药材】干燥的全草。

【化学成分】肉果草经预试，全草含有生物碱、黄酮类、酚性化合物、有机酸、蒽醌类化合物。

【采集加工】6~7 月采全草，将根、叶、花分开；花晾干，叶、根就近以流水洗去泥污，去残茎须根，晾干；秋末采果，晒干。

【性味与功用】微甘、苦、寒；全草有养肺排脓、清热止咳作用；治肺炎，肺脓肿、哮喘、咯血、咳嗽失音、痈肿疮疡。花、果能治心脏病，血性肿瘤（血癌）、肠绞痛、肠粘连、妇女症瘕积聚。

སྤང་རྒྱན། （邦见）

【考证】《晶珠本草》记载：邦见治毒病，各种热症，喉炎热闭；按花色可分为白、蓝和黑 3 类。《蓝琉璃》中说：邦见按花可分白色、蓝色和杂色三类，白色者为上品。

各地藏医以龙胆科龙胆属植物作邦见。按现代藏医的通称，上述白、蓝、黑三类应分别是"邦见嘎保""邦见温保"及"邦见那保"。杂色类则是"邦见察保"，杂色可能指的是花冠有明显异色条纹和斑点，后者与那保相似，也与温保不易区分，故不再论述。

སྦང་རྒྱན་དཀར་པོ། （邦见嘎保）

【考证】《晶珠本草》记载：邦见嘎保生于高山雪线附近，深秋开花，无茎，叶似秦艽叶，花开于地面，色白而带红色光泽，4~5 朵簇生，或生于山坡草地，叶小，花繁。

各地藏医及尼泊尔所用的邦见嘎保，其原植物是高山龙胆，叶似秦艽，花数朵簇生，淡黄色，与上述相符。另有条纹龙胆、短柄龙胆及岷县龙胆也入药。

【原植物】

高山龙胆 （图 83）

Gentiana algida Pall.

多年生草本，高 4~8 cm，具短根茎。根须状，肉质。茎 2~4 丛生，直立，低矮，基部被黑褐色枯叶。叶大部基生，常对折，线状椭圆形，长 2~6 cm，宽 7~9 mm，先端钝，基部渐狭；叶柄膜质，长 2~3.5 cm；茎生叶 1~2 对，狭长圆形，较基生叶小。花 1~3 朵，稀 5 朵，顶生；无花梗或具短花梗；花萼倒锥形，长 1.4~1.7 cm，萼筒草质，萼齿 5，直立，狭长圆形或披针形，长 4~5.5 mm；花冠淡黄色，具蓝色条纹，筒状钟形，长 3.3~4.5 cm，裂片宽卵形，长 3~3.5 mm，先端钝圆，有细齿，褶截形；雄蕊生于冠筒中部，整齐。蒴果椭圆状披针形，长达 2.2 cm，果梗长至 2 cm。种子黄褐色，表面具蜂窝状网隙。 花果期 8~10 月。

产于西藏、青海南部、四川、新疆、吉林（长白山）。生于海拔 1 200~5 300 m 的高山草甸和流石滩。分布于中亚地区、俄罗斯、日本以及北美洲。

《青藏高原药物图鉴》第二册，所载的无茎龙胆（*Centiana algida* Pall. var.

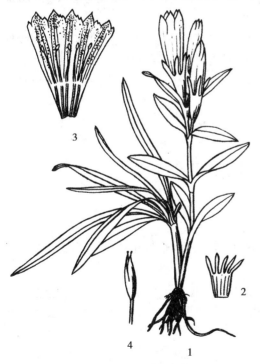

图83 高山龙胆 **Gentiana algida** Pall.
1. 植株；2. 花萼；3. 花冠；4. 子房。（刘进军抄绘自《中国高等植物图鉴》第三册）

parviflora Kusenez.），经考证，拉丁名、藏药名均系误用，但图文依西藏标本而来，可用。

《西藏常用中草药》所附的黄花龙胆（*G. algida* Pall. var. *przewalskii*（Maxim.）Kusnez.）（彩图 145），种名有误，此变种的花蓝色，非黄花，具蓝条纹。但彩图所指的为本种。

另，平龙胆（*G. depressa* D. Don）西藏虽产，但无访问记录，暂不编入。据日本学者在尼泊尔的考察，也入药，称 "Pangiyall-Karpo"，治咳嗽、喘急、咽喉痛。

【药材】干燥的花。

【采集加工】花期采花，除去杂质，阴干。

【性味与功用】苦、寒；清湿热，泻肝胆实火，镇咳，利喉，健胃；主治感冒发烧、目赤咽痛、肺炎咳嗽、胃炎、脑膜炎、气管炎、尿道炎、阴痒及阴囊湿疹、天花等。

以上 4 种植物检索表

1. 一年生植物，从基部起多分枝；花冠黄色，具黑色条纹 ……………… 条纹龙胆　Gentiana striata
1. 多年生植物。
　　2. 花浅蓝色；植株具粗大主根；花茎多数，斜升围于莲座叶丛四周 …… 短柄龙胆　G. stipitata
　　2. 花黄色；植株具短根茎；花茎单生，直立。
　　　　3. 花茎具少数花；花冠的蓝色条纹少而粗；茎生叶 1~2 对 ……………… 高山龙胆　G. algida
　　　　3. 花茎具多数花，呈圆锥状聚伞花序；花冠的蓝色条纹多而细；茎生叶 3~5 对 ………………
　　　　…………………………………………………………………………… 岷县龙胆　G. purdomii

སྤང་རྒྱན་ནག་པོ། （邦见那保）

【考证】《晶珠本草》记载：邦见那保生于高山草地，形态与邦见嘎保相同，但花蓝色鲜艳，较大。

各地藏医用龙胆科的云雾龙胆入药，该植物花大，蓝色，生于高山，与上述基本相符。

【原植物】

云雾龙胆　（图 84）

Gentiana nubigena Edgew.

多年生草本，高 7~20 cm，基部被黑褐色枯老叶鞘。须根，略肉质，茎丛生，花茎1 个，直立，中空。叶大部基生，常对折，狭椭圆形、倒披针形至匙形，长 2.5~6 cm，

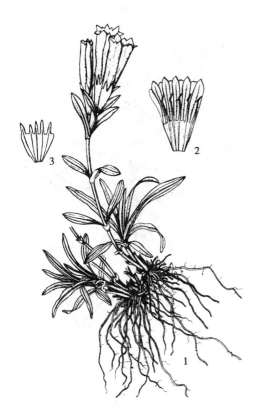

图84 云雾龙胆 *Gentiana nubigena* Edgew.
1. 植株；2. 花冠；3. 花萼。 （阎翠兰绘）

宽 5~11 mm，先端钝，基部渐狭，叶脉 1~3
条，明显；叶柄膜质；茎生叶 1~3 对，无柄，
狭椭圆形或椭圆状披针形，长 2~3 cm，宽 4~
7 mm。花 1~3 朵顶生；无花梗或具短柄；花
萼筒状钟形，长 2~2.7 cm，萼筒具绿色或蓝
色斑点，不开裂，裂片直立，狭长圆形，长
5~8.5 mm，花冠上部蓝色，下部黄白色，
具深蓝色细条纹，筒状或狭倒锥形，长
4~6 cm，裂片卵形，长 4~4.5 mm，先端
钝，褶偏斜，边缘有细齿。蒴果椭圆状披针
形，长 2.5~3 cm，具长柄。种子黄褐色，表
面具海绵状网隙。 花果期 7~9 月。

产于青海、四川西部、云南、甘肃。生于
海拔 3 000~5 300 m 的高山灌丛、高山草甸及
高山砾石滩草甸。分布于克什米尔地区、印度
东北部一带。

【药材】干燥的花。

【采集加工】7~9 月采花，晾干。

【性味与功用】同邦见嘎保，并可治痘疹。

སྦང་རྒྱན་སྔོན་པོ། （邦见温保）

【考证】《晶珠本草》记载：邦见温保与邦见嘎保相似，生在非常潮湿的沼泽草滩，
叶较小，花淡蓝色。

各地藏医所用的邦见温保，其植物为龙胆科蓝玉簪龙胆。该种花蓝色，叶小与上述记
载一致。另有大花龙胆、倒锥花龙胆和青藏龙胆也入药。

【原植物】

蓝玉簪龙胆 （图 85）

Gentiana veitchiorum Hemsl.

多年生草本，高 3~10 cm。须根多数，肉质，淡黄色。茎多数，丛生，平卧或斜上升。
莲座丛叶发达，线状披针形，长 3~6 cm，宽 2~5 mm，基部渐宽，叶柄膜质；茎生叶多对，

向上渐长，下部叶卵形，长 2.5~7 mm，中部叶狭椭圆形或椭圆披针形，长 7~13 mm，上部叶宽线形，长 10~15 mm，全部叶宽 2~4.5 mm。花单生茎顶，下部包围于叶丛中，无花梗；花萼长为花冠的 1/3~1/2，萼筒常紫红色，筒形，长 1.2~1.4 cm，裂片 5；花冠上部深蓝色，下部黄绿色，具深蓝色斑点和条纹，漏斗形，长 4~6 cm，裂片卵状三角形，长 4~7 mm，褶整齐，宽卵形；雄蕊整齐，花丝基部合成短筒。蒴果椭圆形，长 1.5~1.7 cm，具长柄。种子多数，黄褐色，表面有蜂窝状网隙。 花果期 7~10 月。

产于西藏、青海、四川、云南、甘肃。生于海拔 2 500~4 800 m 的河滩、山坡草地、高山草甸、灌丛。分布于尼泊尔。

另，《西藏常用中草药》记载的蓝花龙胆，拉丁学名有误，按彩图 176 所示的植物，花深蓝色，叶小，椭圆形就是倒锥花龙胆。与上述极为相近的龙胆还有十几种，各地也在使用，不再一一列举。

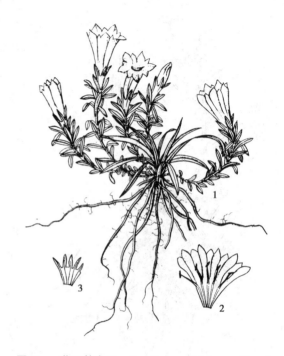

图85　蓝玉簪龙胆　**Gentiana veitchiorum** Hemsl.
1. 植株；2. 花冠；3. 花萼。（阎翠兰绘）

【药材】干燥的花或全草。

【采集加工】花期采花或全草，洗去泥土，晾干。

【性味与功用】与邦见嘎保相同，但青海藏医的用法稍有差异；花用于治天花、气管炎、咳嗽；全草治目赤头痛、咽炎、湿热黄疸等症。

以上 4 种植物检索表

1. 植株具粗大主根；莲座丛叶宽而长；花冠上部蓝色或蓝紫色，下部黄色，具蓝色宽条纹而无斑点，花筒状钟形 ·· 大花龙胆　**Gentiana szechenyii**
1. 植株具多数肉质须根；莲座丛叶窄而短。
　　2. 花冠深蓝色，宽倒锥形，基部径 2~3 mm，喉部径达 27 mm，茎下部卵形 ·· 倒锥花龙胆　**G. obconica**
　　2. 花冠上部深蓝色，下部黄绿色，具深蓝色斑点和条纹。
　　　　3. 茎下部叶卵形；花冠漏斗形 ······················ 蓝玉簪龙胆　**G. veitchiorum**
　　　　3. 茎下部叶狭长圆形；花冠倒锥状筒形 ··········· 青藏龙胆　**G. futtereri**

སྦང་ཚན་བུ་རུ། （邦参布柔）

【考证】《蓝琉璃》记载：邦参布柔性凉，味苦，愈合脏器，接脉络，干燥肺脓肿；生于高山，根较大，茎上密布两面有毛的叶子，叶像巴巴达（独一味）叶，毛像丝棉。

青海藏医用唇形科绵参入药，其叶菱形或圆形，两面有密绵毛，在茎上密集，与上述记载十分相符。西藏藏医用唇形科扭连钱及褪色扭连钱入药，虽然它们的叶形及大小、毛被等与上述记载不甚吻合，但却与《四部医典系列挂图全集》中"邦参布柔"的图完全相符，使人一目了然。

【原植物】

1. 绵参

Eriophyton wallichii Benth.

多年生草本，高 10~20 cm，全株密被绵毛。根肥厚，圆柱形，侧根细长，黄褐色。茎下部常埋于砂石中，白色，具小披针形的苞片状叶，茎上部直立，四棱形，常带紫红色。叶对生，交互重叠，菱形或圆形，长宽各 3~5 cm，先端钝或急尖，在中部以上呈圆形，基部楔形，两面密被白色绵毛，叶脉掌状。花通常 6 朵，轮生于上部叶腋内；小苞片刺状，花粉红色或淡紫色；花萼宽钟形，具 10 脉，膜质，长 1~1.2 cm，萼齿 5，狭披针形；花冠长 2~2.8 cm，二唇形，上唇宽大，盔形，外面被毛，下唇小，三裂；雄蕊4，花药有毛。小坚果 4，倒卵状三棱形，光滑。 花期 7~9 月。 （图见《青藏高原药物图鉴》2：77）

产于西藏、青海、四川、云南。生于海拔 3 400~4 700 m 的高山流石滩中。分布于尼泊尔、印度东北部。

2. 扭连钱 （图 86）

Phyllophyton complanatum (Dunn) Kudo

多年生草本，高 13~25 cm，具褐色的木质根茎。茎多数，基部分枝，四棱形，被白色长柔毛和小腺点，下部紫红色。叶对生，覆瓦状密集于茎上部，叶片宽卵状圆形、圆形或肾形，长 1.5~2.5 cm，宽 2~3 cm，先端钝圆或圆形，边缘具圆形齿及缘毛，基部楔形至近心形，两面被白色柔毛；叶柄短或无叶柄。聚伞花序通常有 3 花，生于叶腋内；苞叶与叶同形；小苞片钻形；花淡紫红色；花萼管状，略呈二唇形，长 0.9~1.2 cm，外面密被白色长柔毛，内面中部有毛环，上部有疏柔毛，萼齿 5，卵形或卵

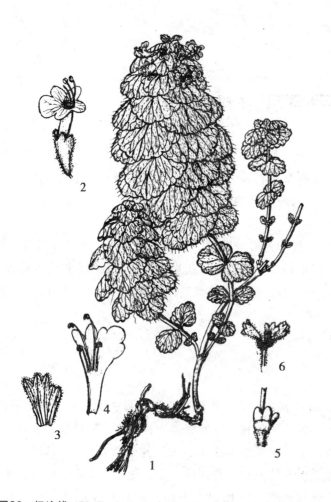

状三角形；花冠长 1.5~2.3 cm，外面被微柔毛，内面无毛，冠筒向上膨大，檐部二唇形，倒扭，上唇二裂，下唇三裂；雄蕊 4，花丝无毛。小坚果 4，光滑。花果期 7~9 月。

产于西藏东部、青海西南部、四川西部、云南西北部。生于海拔 4 130~5 000 m 的高山流石滩。

《青藏高原药物图鉴》第二册收载的西藏扭连钱系误定，图也误绘，该种仅产西藏西部，也不入药。

【药材】干燥的全草。

【采集加工】花期采全草，洗去泥沙，晾干。

【性味与功用】苦、凉；清热利肺；治肺脓肿、肺结核。

图86　扭连钱　**Phyllophyton complanatum**（Dunn）Kudo
1. 植株；2. 花；3. 花萼纵剖；4. 花冠纵剖；5. 小坚果；6. 花序。
（阎翠兰抄绘自《中国植物志》）

以上 3 种植物检索表

1. 根肉质，圆柱形，粗大；叶两面被长绵毛；花冠不倒扭 …………… 绵参　**Eriophyton wallichii**

1. 根茎木质，多分枝；茎丛生；叶两面被柔毛；花冠倒扭，上唇与下唇易位。

2. 花萼内除中部有毛环外，中部以上被疏柔毛，花冠上唇（倒扭后成下唇）裂片长圆形 ………
…………………………………………………………………… 扭连钱　**Phyllophyton complanatum**

2. 花萼内仅中部有密毛环；花冠上唇（倒扭后成下唇）裂片圆形 ……… 褪色扭连钱　**P. decolorans**

བང་ཙི་དོག (邦子拖吾)

【考证】《晶珠本草》记载：邦子拖吾治瘟病时疫，清心热、血热。分为3种，即邦子拖吾、鲁子拖吾和邦子加尔巴合见，邦子拖吾功效清新旧热，治瘟病、时疫、风湿性关节炎、血机亢进、肠绞痛，生长在高山的山沟处，茎长，叶片不裂，花白色，老后状如老人头；鲁子拖吾功效清热，治瘟病时疫，生长在土质好的高山草甸，叶片不裂，被毛，花黑花色，有斑点，气味芳香；邦子加尔巴合见生长在土质好的山坡，叶有黏液，深裂，又名敦布如达。经考证，以下植物入药。

【原植物】

1. 翼首花 (图87)

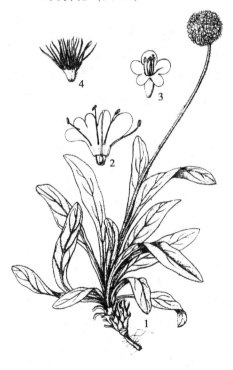

图87 翼首花 Pterocephalus hookeri (C. B. Clarke) Diels
1. 全株；2. 花展开（内面观）；3. 花（侧面观）；4. 花萼。（阎翠兰绘）

Pterocephalus hookeri (C. B. Clarke) Diels

多年生草本，高 5~35 cm。根圆锥形、粗壮肉质，上部密被褐色残存叶柄。叶基生，匙形至长圆状倒披针形，长 3~20 cm，宽 1~4 cm，通常全缘，或具弯曲粗齿或大头羽状浅裂，基部渐窄成柄，中脉明显，两面被粗短毛。花葶单 1，稀 2~3，密生倒向粗毛；头状花序球形，直径 2~3 cm；总苞 1~2 层，卵状长圆形至三角状披针形，密被白色柔毛；苞片似总苞，但狭小；花白色或粉红色；副萼筒状，长约 5 mm，有柔毛；萼全裂成羽状冠毛；花冠漏斗状，长 8~12 mm，先端四至五裂，冠筒内外均有柔毛；雄蕊 4，稍伸出；子房包藏于副萼内，花柱伸出。瘦果成熟后藏于副萼内，并冠以花萼全裂而成的羽状冠毛。 花期 6~7 月，果期 8~9 月。

产于西藏、青海，四川西部和北部、云南西北部。生于海拔 3 200~5 700 m 的向阳山坡、草地、草甸、林间、林缘。分布于尼泊尔、不丹和印度北部。

2. 裂叶翼首花　邦子加尔巴合见（译音）

Pterocephalus bretschneideri (Batal.) Pretz.

多年生草本，高 5~30 cm。根圆柱状、肉质，稍硬；根颈常较细而具分枝，分枝顶端生叶丛。叶片长圆状披针形或倒披针形，长 5~20 cm，一至二回羽状深裂，裂片宽线形，无毛。每叶丛常具 1 花葶。头状花序单 1，球形，径 1.5~2.5 cm；总苞 1 层或无，线状披针形，被短毛；苞片狭小，倒披针形，长不足 5 mm；花白色或淡粉红色；副萼管状钟形，长约 3 mm，顶端 4 齿，外密被柔毛；花萼全裂成紫红色的刚毛状冠毛；花冠管状漏斗形，长约 9 mm，外被柔毛，顶具不等四裂瓣；雄蕊 4，伸出花冠外；子房下位，藏于副萼内，但不与之贴合，花柱伸出，与雄蕊近等长。瘦果包藏于宿存的副萼内，并冠以由花萼分裂而成的刚毛状冠毛。　花期 7~8 月，果期 9 月。

产于西藏东部、四川西部及西南部、云南北部和西北部。生于海拔 3 000 m 左右的山坡草地和林下、林间草坡。

3. 唐古特雪莲　鲁子拖吾（译音）

Saussurea tangutica Maxim.

多年生草本，高 7~30 cm。根颈部密被褐色枯存叶柄。茎直立，淡紫色，具细条棱。叶长圆形，长 2~6 cm，宽 1~3 cm，先端急尖，边缘具细锯齿，齿间密生头状腺体和白色柔毛，两面密生腺毛；基生叶的叶柄细长，长 2~5 cm，茎生叶的柄短，扁平，淡紫色，半抱茎并下延成短翅；最上部的茎生叶淡紫红色，膜质，心状卵形，边缘有细尖锯齿，齿间具腺体和缘毛，两面有腺毛。头状花序 1~5，簇生茎端，稀单生，外被苞叶；总苞片黑紫色，4层，线状披针形，不等长，先端渐尖成尾状，背部被白色长柔毛；花全部管状，蓝紫色，长约1.2 cm，花药基部有尾。瘦果有棱，被粗毛，冠毛黄色，2 层，外层短，粗毛状，内层羽毛状，长约 1.3 cm，基部结合成环。　花果期 7~9 月。　（图见《青藏高原药物图鉴》1:142）

产于西藏、青海、四川、甘肃。生于海拔 3 800~4 400 m 的高山流石滩草甸、冰斗间草甸及高山草甸。

【药材】干燥的全草或根。

【显微鉴别】翼首花根横切面：木栓组织 10~12 列，细胞薄壁栓化。皮层窄或缺少。韧皮部较宽，无裂隙，细胞四边形、多边形，多切向排列，偶尔可见草酸钙簇晶；筛管群少见。形成层区显著，细胞 6~10 列，切向排列，端壁整齐。木质部宽，生长层显著。导管自中央向周边形成 4~5 条辐射带，单个，2~7 个集合，多径向排列；薄壁组织分布面广，结构相似韧皮部，草酸钙簇晶大量存在。　（附图 19A）

叶片横切面：表皮 1 列，外密被单细胞毛，细胞切向、径向排列，外壁加厚。气孔器平于表皮。栅栏组织 3~4 列，分布到叶缘，细胞柱状，排列整齐，栅表比值 2.4~4.3；海绵组织多道气道，细胞延长，多径向排列，胞稍弯曲；维管束位于海绵组织中。中脉凸

起，单个维管束，筛管群显著；导管密集，径向排列。（附图19B）

粉末：灰绿色。冠毛多见，多细胞组成，顶端多分枝，形成丛枝毛，胞壁厚。导管较多见，径15~57μm，多成束，碎断，多梯纹、网纹。草酸钙簇晶随处散在，或包在薄壁细胞中，径15~29μm。非腺毛众多，单细胞碎断胞壁厚，表面光滑或具疣状突起。（附图19C）

唐古特雪莲茎横切面，圆形。表皮1列，细胞径向排列，外壁加厚，皮下层1列，细胞类似表皮。皮层窄，细胞多边形，切向排列，少数细胞含草酸钙针结晶束。树脂道少见。34~35个外韧维管束排成1环，内外两侧为维管束鞘。韧皮部显。形成层缺少。木质部宽，导管多边形，密集排列。束间、髓缘薄壁细胞壁常厚化，少见树脂道。髓大，少数薄壁细胞含草酸钙针结晶束。（附图20A）

叶片横切面：叶柄宽，自中脉向边缘渐减薄。表皮1列，细胞切向排列，外壁加厚。薄壁组织多裂隙腔。10~17个维管束排成1列，结构类似于茎。树脂道位于维管束外侧，含金黄色内含物。叶片中脉向背面凸起，表皮1列，细胞切向排列，下表皮向外延伸形成众多腺毛。叶肉少胞间隙：栅栏组织2列，外列细胞较长，密集排列；海绵组织细胞多延长，排列方向不定；维管束位于海绵组织中。中脉薄壁组织具大裂隙，6个维管束排成1列，结构同于叶柄。树脂道位于韧皮部外侧。（附图20B）

粉末：灰褐色。非腺毛随处散在，径12~31μm，单细胞，常碎断，壁厚。导管少见，束生，径6~35μm，多梯纹、梯一网纹，少螺纹，表皮碎片常见，细胞多边形，壁平直或弯曲，气孔毛茛型。纤维较多见，束生，少单个，碎断，径7~15μm，壁厚，纹孔密生或稀少。薄壁组织块多见，细胞多边形，椭圆形胞壁薄或加厚，纹孔少数或缺少。（附图20C）

【采集加工】7~8月采挖带根全草（翼首花、裂叶翼首花、紫苞风毛菊），10月挖根（美丽风毛菊），洗净，晾干，切段备用。

【性味与功用】苦、辛、寒，有小毒；清热解表，解毒，退烧，清心凉血，祛风湿，止痛；可治感冒发烧、肠炎、风湿性关节炎、传染病引起的热症、痢疾、麻疹、荨麻疹及食物中毒等。唐古特风毛菊和紫苞风毛菊还有镇静麻醉作用。

以上4种植物检索表

1. 叶全部基生；花葶细长，头状花序单生，圆球形，花白色至淡粉色。

  2. 叶全缘，有时具弯曲状齿或大头羽状浅裂；冠毛灰白色；花冠裂片通常5，稀4⋯⋯⋯⋯⋯⋯⋯⋯⋯⋯⋯⋯⋯⋯⋯⋯⋯⋯⋯⋯ **翼首花 Pterocephalus hookeri**

  2. 叶一至二回羽状深裂；冠毛红紫色；花冠裂片4 ⋯⋯⋯⋯⋯⋯ **裂叶翼首花 P. bretschneideri**

1. 叶基生和茎生；无花葶；头状花序生于茎顶，不为圆球形；花深紫红色或蓝紫色。

  3. 头状花序下的苞叶紫红色；总苞被密长毛 ⋯⋯⋯⋯⋯⋯⋯ **唐古特雪莲 Saussurea tangutica**

  3. 头状花序下的苞叶黄色；总苞被腺毛和短毛，稀光滑 ⋯⋯⋯⋯⋯⋯ **大苞雪莲 S. obvallata**

སྤང་སྤོས། （邦贝）

【考证】《晶珠本草》记载：邦贝性凉、轻，清热解毒，消肿；生于阴山草坡，形态似嘎斗那保（点地梅），茎紫红色，叶状如松儿石小槽，花红色，香气满沟。

现藏医用的邦贝多为败酱科甘松。甘松生于草地或山坡草地，根茎具浓烈香气，茎带紫红色，叶片常上折似沟槽状，花紫红色，与《晶珠本草》记载颇为相符。

青海和甘肃藏医也用败酱科小缬草作知贝（译音），其性味与功能与邦贝相同。

【原植物】

甘松　（图88）

Nardostachys jatamansi（D. Don）DC.

多年生无茎草本。主根稍肉质，单一或分叉，具少数侧根。根状茎粗短，斜生，圆柱状，密被叶鞘纤维，具浓烈香气。叶丛生于根状茎端，长匙形、倒披针形至窄条状倒披针形，长短不齐，连柄长 5~15 cm，宽 5~20 mm，顶端钝尖，基部渐窄成柄，全缘，主脉平行三出。花葶由根茎旁出，高 10~30 cm，具披针形或宽线形；苞叶 2~4 对，顶生聚伞花序密集成圆头状，花序下具卵形至披针形，总苞 2~3 对，每花下有苞片 1，小苞片 2；花紫红色；花萼五齿裂，裂齿卵状披针形或卵状三角形；花冠管状钟形，基部微偏突，顶端不等五裂，裂片卵圆形；雄蕊 4，伸出；子房下位，花柱与雄蕊等长。瘦果倒卵形，长约 3 mm，扁平，顶端宿存花萼。种子 1 枚。

产于西藏、青海、四川、云南、甘肃。生于湿润山坡、草地和疏林中。分布于印度、尼泊尔。

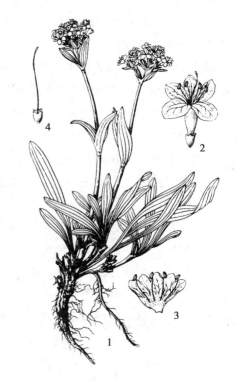

图88　甘松　Nardostachys jatamansi（D. Don）DC
1. 植株；2. 花；3. 花冠展开；4. 花萼及雌蕊。（王颖绘）

花期 6~7 月，果期 8~9 月。

【药材】干燥的根和根茎。

【化学成分】甘松根茎和根中含挥发油，含量达 2.5%~5.5%。其主要成分为戊酸香叶酯（$C_{15}H_{26}O_2$）、戊酸香草酯（$C_{15}H_{28}O_2$）、倍半萜类。

【显微鉴别】甘松根（0.5~1 cm）横切面：木栓组织 3~4 列，细胞多边形，径向、斜向或切向排列，薄壁栓化，皮层 4~6 列，细胞卵圆和椭圆形，切向排列。韧皮部宽，多裂隙腔，筛管群分散在薄壁组织中，薄壁细胞卵圆和椭圆形。形成层区 5~7 列，细胞多四至五边形，切向排列。木质部由薄壁组织和导管组成，薄壁细胞卵圆和椭圆形，多径向排列；初生木质部四原型，排成四边形，次生木质部中的导管成小束和断续的径向列。淀粉粒分布所有薄壁组织的细胞中。（附图 21A、B）

在多年生根中，木栓组织在韧皮部、木质部和髓中形成，将中柱劈成数个独立的外韧维管束。

粉末：棕褐色。淀粉粒众多，球形和卵球形，径 3.5~15 μm，多单粒，脐点。导管较多，多束生，碎断，具网纹、梯纹，网纹多数，径 40.1~57.5 μm。石细胞少见，显著延长或类四边形胞壁厚，腔小，具少数单纹孔，径 70~130.2 μm。（附图 21C）

【采集加工】9~10 月挖取根和根茎，就近以流水洗去泥沙，除去须根及根之枯残纤皮，晾干，收藏于干燥、阴凉处备用。

【性味与功用】苦、寒；清热解毒，祛寒消肿，接骨，排脓；治流感，久治不愈的热病及骨折；外用擦治皮疹、突然红肿，也可熏治昏厥。

以上 2 种植物检索表

1. 叶全缘；花冠长 5 mm；雄蕊 4；花萼五齿裂；瘦果倒卵形，无冠毛 ……………………………………………………… 甘松　Nardostachys jatamansi

1. 叶片大头羽状深裂；花冠较小，长 3 mm；雄蕊 3；花萼 9~10 裂；瘦果圆柱形，具羽状冠毛 ……………………………………………… 小缬草　Valeriana tangutica

སྦྲང་མ། （班玛）

【考证】《晶珠本草》记载：班玛主治消化不良和肺病，其炭能干涸黄水；班玛为小灌木，大小如黄花杜鹃，茎黄棕色，叶小。分黑、白两类，白者花白色，称班嘎，能保护牙齿；黑者花黄色，称班那，尚治妇女乳房病。黑者又分大、小两种，大者生在较高的阴山和阳山，高如上述的白者；小者生于水边和沼泽草甸，高仅一拃许，细而绵软。

　　藏医常用的班玛是蔷薇科的银露梅、金露梅及小叶金露梅。这 3 种均为小灌木，茎红褐色，叶较小。其中，银露梅的花白色，应为白者，金露梅及小叶金露梅的花黄色，应为黑者。另外，垫状金露梅及铺地小叶金露梅，植株低矮，多为垫状，生于流石滩上及砾石坡上，可能是小者。

　　【原植物】

1. 银露梅　班嘎（译音）　（图 89）

Potentilla glabra Lodd.

　　小灌木，高 0.3~2 m。皮灰褐色，纵向剥落；小枝棕褐色，被稀疏柔毛。羽状复叶，小叶片 3~5，椭圆形、倒卵状椭圆形或卵状椭圆形，长 5~15 mm，宽 4~8 mm，先端钝圆，具短尖头，基部楔形或近圆形，全缘，边缘向下稍反卷，两面被疏柔毛；托叶膜质，淡黄棕色；叶柄被疏柔毛。花常单生叶腋，或数朵成伞房状花序；花梗长 0.8~2 cm，被疏长柔毛；花白色，直径 1.5~3 cm；萼片 5，卵形，长约 4 mm，副萼片披针形或倒卵状披针形，长约 3 mm，外被疏柔毛；花瓣 5，宽倒卵形；雄蕊约 20 枚，花药 2 室；雌蕊多数，着生在微凸起的花托上，花柱近基生，棒状，无毛，柱头头状，子房密被长柔毛。　花期 6~8 月，果期 8~10 月。

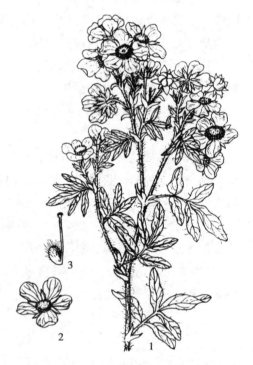

图89　银露梅　**Potentilla glabra** Lodd.
1. 花枝；2. 花；3. 雌蕊。　（阎翠兰绘）

　　产于西藏、青海、四川、云南、甘肃、陕西、湖北、安徽及华北、东北等区。生于海拔 2 300~4 500 m 的高山山坡、河滩及林缘。分布于朝鲜、中亚地区、俄罗斯、蒙古。

2. 金露梅　班那（译音）

Potentilla fruticosa L.

　　灌木，高 30~130 cm，多分枝。皮灰褐色，片状剥落，小枝红褐色，被长柔毛。羽状复叶，小叶 3~7，通常 5，长椭圆形、长圆状倒卵形或倒披针形，长 7~25 mm，宽 4~10 mm，先端微凸，基部楔形，全缘，边缘平坦或稍反卷，两面被毛；叶柄短，被柔毛，与小叶片接合处有关节。花单生叶腋或数朵成伞房状花序；花梗长 6~12 mm，被绢毛。花黄色，直径 1.5~3 cm；萼片 5，披针状卵形，副萼片 5，线状披针形，两者几等长，外面被疏长柔毛和绢毛；花瓣 5，宽倒卵形或近圆形，比萼片长 1 倍。瘦果多数，近卵形，密被长柔毛，褐棕色。　花期 6~8 月。　（图见《青藏高原药物图鉴》1:60）

产于西藏、四川、云南、河南、山东及西北、华北、东北等区。生于海拔 4 800 m 以下的高山灌丛或高山草甸及山坡、路旁等处。广布于北温带。

3. 铺地小叶金露梅

Potentilla parvifolia Fisch. apud Lehm. var. **armerioides** (Hook. f.) Yu et Li

本变种为矮小垫状灌木，小叶 5~7，两面密被绢毛，叶边显著反卷。

产于西藏。生于海拔 4 230~5 500 m 的山坡草地、山坡流石滩上、阳坡草甸及灌丛中。分布于印度东北部。

【药材】干燥的花和叶。

【化学成分】金露梅的叶含三萜 2% 和熊果酸（Ursolic acid）0.7%。

【采集加工】7~8 月采花，叶随时可采，阴干备用。

【性味与功用】微苦、寒；花治妇女病、赤白带下、消化不良和肺病；叶固齿，治风热牙痛，烧成炭可外敷治乳腺炎，但化脓后勿用。

以上 5 种植物检索表

1. 花白色，直径 1.5~3 cm；羽状复叶常有小叶 3~5，椭圆形或倒卵状椭圆形，边缘向下稍反卷 ······
······ 银露梅　**Potentilla glabra**

1. 花黄色；羽状复叶有小叶 (3) 5~7。

　2. 小叶通常 5，明显羽状排列，边缘平坦或反卷；花直径 1.5~3 cm。

　　3. 植株高 0.5~2 m；小叶长 7~25 mm，宽 4~10 mm，边缘平坦或稍反卷；花梗较长，长 0.8~4 cm
······ 金露梅　**P. fruticosa**

　　3. 植株低矮，垫状，高 5~10 cm；小叶长 3~5 mm，宽 3~4 mm，边缘向下反卷；花梗极短或近无梗 ······ 垫状金露梅　**P. fruticosa** var. **pumila**

　2. 小叶 5~7，稀 3，常靠拢近似掌状，边缘明显反卷；花直径 1~2 (2.5) cm。

　　4. 植株高 15~150 cm；小叶 3~5，两面被绢毛或下面粉白色，有时被疏柔毛 ······
······ 小叶金露梅　**P. parvifolia**

　　4. 植株低矮，为垫状；小叶 5~7，两面密被绢毛 ······
······ 铺地小叶金露梅　**P. parvifolia** var. **armerioides**

སྦྲང་དུག་པ།　（江斗巴）

【考证】《晶珠本草》记载：江斗巴治各种毒症；茎灰白色，叶边缘有锯齿，背面有疹粒状突起，花黑紫色，下垂，植株周围一拃处的草会被此药毒死，如将叶搓揉后放于人或狗的鼻内，则会使其晕倒。

藏医以菊科的公英叶风毛菊入药。该植物茎灰白有毛，叶缘有锯齿，花蓝紫色，与上述记载相符，但植物无毒，叶能使人和狗晕倒之说，又使人生疑，因而此药需要进一步考证。

【原植物】

公英叶风毛菊

Saussurea taraxacifolia Wall.

多年生草本，高达 50 cm。根茎粗壮，颈部密被褐色纤维状枯存叶柄；茎直立，单一，紫褐色，疏被白色绵毛，基生叶线状披针形，长 3~15 cm，宽 1~1.8 cm，倒向羽状分裂，裂片长圆形、椭圆形或三角形，边缘有齿，先端有小尖头，有时顶裂片较大，三角形，叶上面绿色，近光滑，下面密被白色绒毛；叶柄细，紫红色，疏被白色绵毛；茎生叶小，几无柄。头状花序单生茎端；总苞钟形，基部圆形，径 1.2~2 cm，光滑或疏被白色绵毛，总苞片革质，多层，不等长，外层卵状披针形，先端尾状渐尖，多弯曲，内层线状披针形，长 1.5~2 cm，先端渐尖，弯曲；花托托片粗毛状；花管状，蓝紫色，长 1.5~2 cm，管部长约 1 cm。瘦果黑色，倒披针形；冠毛淡褐色，2 层，外层短，粗毛状，内层羽毛状，长 1.2~1.4 cm。 花果期 8~9 月。

产于西藏。生于海拔 3 800~4 700 m 的山坡草地、灌丛中及河谷阶地。分布于印度北部、尼泊尔。

【药材】干燥的全草。

【采集加工】花期采全草，洗净晾干。

【性味与功用】辛、涩、寒，无毒；清热解毒；治食物中毒有特效。

ཇྭང་ཚེར། （江才）

【考证】《晶珠本草》记载：江才能引吐；治疮疥、肿瘤。分黑、白两类，黑的能消肿，春季挖根内服可吐诸病；黑的又分性缓（家生）和性烈（山生）两种，性缓的生长于旧的畜圈、黑土地带和荒地，叶裂而边缘具刺，铺于地面，叶丛中间开红花，花头的刺（冠毛）簇生，老后绒毛如小雀飞满天，一遇大风则向各方飘散，种子椭圆形，褐色，扁。性烈者生于山沟和荒地，茎长约箭许、有节及羽状刺，顶端开花，花形似马脖下挂的红缨，叶与种子则与性缓者相似，两者均为独根，长一拃以下则变细；白的是引吐良药，生于山地、平滩及河滩，植株全形略似荨麻，根似山羊腿蹄，茎白、中空、圆而直立，叶边缘具尖锐而粗糙的齿状刺，花白色，花顶端的刺（花萼）集生，平截如切，花瓣从中发出。

　　按各地藏医用药，江才的原植物为菊科飞廉属、蓟属、黄冠菊属及绵刺头属，以及川续断科的刺参属（见检索表）。这些植物的形态与前面的记载大体相符。黑色性缓者（江才那保）是聚头蓟、黄冠菊等；性烈者是飞廉、绵刺头菊等，白色者（江才嘎保）是川续断科刺参属植物，虽藏医用4种刺参属植物入药，但同上述记载相符者，应为青海刺参和圆萼刺参。

【原植物】

1. 飞廉

Carduus crispus L.

　　多年生草本，高40~150 cm。根圆柱形。茎直立，粗壮而质软，中空，疏被白色柔毛或光滑，具纵棱及茎翅，翅缘密生细刺，上部有分枝。叶无柄，两面光滑，稀下面疏生白色柔毛；基生叶及茎下部叶长圆状披针形，长达30 cm，宽2~5 cm，羽状深裂，裂片三角形，边缘具缺刻状齿及硬针刺；茎上部叶较小，羽状浅裂，裂片边缘具硬针刺。头状花序少数，单生或丛生枝端；总苞钟形或半球形，总苞片多层，外层短，卵状披针形，先端具硬针刺，内层较长，线状披针形，长约1.5 cm，先端渐尖，略带紫色；花托有托毛；花全部管状，紫红色，长约15 mm，花丝有白色柔毛，花药基部具尾。瘦果扁平，光滑；冠毛白色，糙毛状，1层，长约10 mm。　花果期6~9月。（图见《青藏高原药物图鉴》1:61）

　　产于我国各省区。生于海拔3 280 m以下的山坡、农田、河滩。分布于欧洲、伊朗、日本、北美。

2. 聚头蓟（图90）

Cirsium souliei（Franch.）Mattf.

　　多年生无茎草本。叶全部基生，呈莲座状，叶柄短，叶片狭披针形或长圆状披针形，长10~30 cm，宽2~6 cm，先端急尖，羽状浅裂或深裂，裂片长卵形，边缘具小刺，两面被白色长柔毛，上面绿色，下面淡绿色。头状花序多数，无花序梗或有短梗，簇生于莲座状叶丛中；总苞半球形，总苞片多层，披针形，不等长，长2~3 cm，先端及边缘有刺；花全部管状，紫红色，长达2.5 cm，花丝有毛，花药基部有尾；花托有托毛。瘦果倒卵形，近四棱形，光滑；冠毛白色，多层，羽状。　花

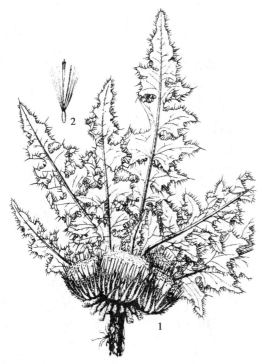

图90　聚头蓟　Cirsium souliei（Franch.）Mattf.

1. 植株，2. 管状花。（刘进军绘）

果期 7~9 月。

产于西藏、青海、四川、甘肃。生于海拔 2 900~4 800 m 的山坡草地、河滩荒地等潮湿处。

3. 绵刺头菊

Cousinia thomsonii C. B. Clarke

多年生草本，高 15~100 cm。茎直立，上部有分枝，被白色蛛丝状毛。基生叶有柄，叶片长圆状披针形，长 12~13 cm，宽 3~5 cm，羽状分裂，裂片披针形，先端具针刺，上面被蛛丝状毛，下面被密的白色绵毛，中脉粗壮，突起；茎生叶无柄，与基生叶同形，较小，基部抱茎。头状花序具花序梗，单生分枝顶端，在茎上部排成伞房状；总苞球形，总苞片多层，披针形或狭披针形，长 1.8~2.2 cm，先端具针刺；花托有托片；花全部管状，紫红色，长约 2 cm，花丝无毛，花药基部有尾。瘦果倒卵形，无毛；冠毛短，糙毛状，早落。 花果期 7~9 月。

产于西藏西南部。生于海拔 3 750~4 400 m 的山坡草地、河滩碎石地。分布于阿富汗、克什米尔地区、印度西北部。

《西藏常用中草药》记载的金针大蓟，其中文名与拉丁名均有误。按图及文字应为本种。拉丁名所指为菊科蓝刺头属，该属西藏不产。

4. 黄冠菊 (图 91)

Xanthopappus subacaulis C. Winkl.

多年生无茎草本，高 5~7 cm。根粗壮，圆柱形，直径 1.5~2 cm，根颈处密被枯存叶柄。叶基生呈莲座状，革质，叶片长圆形至长圆状披针形，长达 30 cm，宽 2~8 cm，羽状深裂，裂片三角形或三角状披针形，先端急尖成针刺，边缘具不规则锯齿及针刺，上面绿色，无毛，下面灰白色，密被白色蛛丝状毛；叶柄短，基部扩大。头状花序大，径 3~5 cm，长 3~6 cm，具短花序梗，8~10 个簇生；总苞钟形，长约 4 cm，总苞片多层，近革质，不等长，外层狭披针形，先端渐尖成针刺，长为内层的 1/2，结果时外反，内层披针形或狭披针形；花全部管状，黄色，长约 3.7 cm；花药基部有长尾。瘦果倒卵形，光滑，具褐色斑点；冠毛多层，淡黄

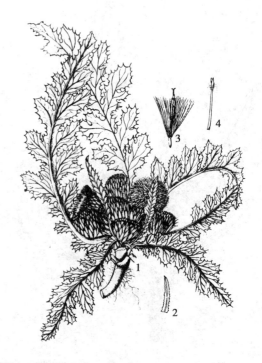

图91 黄冠菊 Xanthopappus subacaulis Winkl.
1. 植株；2. 总苞片；3. 小花；4. 花柱。 (阎翠兰绘)

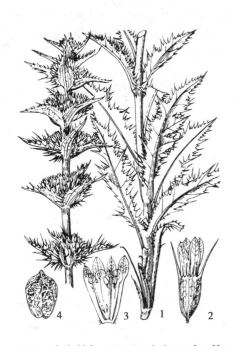

图92 青海刺参 **Morina kokonorica** Hao
1.植株；2. 花（花萼及苞）；3. 花展开；
4. 种子。（王颖描绘自《西藏植物志》）

色，粗毛状，长约 3 cm，基部结合成环。 花果期 7~9 月。

产于青海、四川、云南、甘肃、新疆。生于海拔 2 900~4 000 m 的阳山坡、荒地及干河滩。

5. 青海刺参 （图 92）

Morina kokonorica Hao

多年生草本，高 20~50 cm。根肉质粗壮，具分枝，上端具根状茎，围以褐色、纤维状枯萎叶鞘。茎圆柱形或稍有四棱，淡绿色；不育枝由根状茎发出，短，顶端具丛生叶。叶 3~4 枚轮生，倒披针形，长 6~15 cm，宽 1~2 cm，先端尖，边缘具不规则羽状齿裂，裂片具不规则齿刺，叶基联合成鞘。轮伞花序 4~8 轮于茎上部组成间断穗状花序；苞片叶状，4 枚 1 轮，尖卵形，具不等齿刺；花淡绿色或黄白色；副萼筒状，长约 7 mm，具 12~14 条不等长的刺芒；花萼筒状，长 4~7 mm，深二裂似二唇形，裂片再二裂，似不等四裂；花冠状二唇形，不伸出萼外，上唇二浅裂，下唇三裂；能育雄蕊 2，生于冠筒上部，不育雄蕊 2，位于下部；花柱与雄蕊等高。瘦果倒卵形，略扁，具短喙。 花果期 6~9 月。

产于西藏、青海、四川。生于海拔 3 400~4 900 m 的山坡草地、灌丛或河谷砾石地。

【药材】干燥的种子、根或带根幼苗。

【采集加工】春季挖根或带根幼苗，洗去泥土，果期采种子（果实），除去杂质，晒干。

【性味与功用】辛、甘、微苦、温；健胃，催吐；治关节疼痛、小便失禁、腰痛、眩晕及口眼歪斜；外用治疖疮、化脓性创伤、肿瘤。

以上 10 种植物检索表

1. 轮伞花序；花药离生；花下具筒状副萼。

  2. 花序具多节轮伞花序；花冠不伸出萼筒之外。

    3. 花萼裂片深裂，具 4 个小裂片，小裂片先端具尖刺；花冠白色至黄白色 ·····················
························· 青海刺参　**Morina kokonorica**

    3. 花萼裂片浅裂，小裂片先端圆形，无刺；花冠紫褐色 ··············· 圆萼刺参　**M. chinensis**

  2. 花序具 1~2 节轮伞花序；花冠伸出花萼筒之外。

4. 花冠白色 ·· 白花刺参　**M. alba**

4. 花冠紫红色至粉红色 ·· 刺参　**M. nepalensis**

1. 头状花序具多数同形管状花；花药合生；花不具副花萼。

5. 花丝无毛。

6. 高大草本；头状花序密被绵毛，单生分枝顶端；冠毛1层，短而分离，早落·········
··· 绵刺头菊　**Cousinia thomsonii**

6. 无茎草本；头状花序光滑，多数，簇生于莲座叶丛中间；冠毛多层，基部合生······
·· 黄冠菊　**Xanthopappus subacaulis**

5. 花丝有毛。

7. 冠毛粗毛状。

8. 叶两面近光滑；总苞片先端不外反，具短刺 ············· 飞廉　**Carduus crispus**

8. 叶下面被长毛；总苞片先端外反，具长硬刺 ··········· 刺飞廉　**C. acanthoides**

7. 冠毛羽毛状。

9. 无茎草本；头状花序多数，簇生于莲座状叶丛中间；冠毛白色 ··············
··· 聚头蓟　**Cirsium souliei**

9. 高大草本；头状花序生枝顶；冠毛淡褐色 ········· 绵头蓟　**C. eriophoroides**

སྒྲ་ཐོག་པ། （扎托巴）

【考证】《晶珠本草》记载：扎托巴治瘟病时疫，解石毒，治肉瘤。可分性烈、性缓和小扎托3种，性烈的生于山地，冠毛厚而短，似花形；性缓者生于草滩和沼泽边缘，花黄灰色。《蓝琉璃》中称：扎托巴性平，止血，治背部肿块，清瘟病和石毒；生于沼泽草地，叶重叠，绿灰色，具毛，花黄灰色。

从上述描述很难判断药用原植物是什么。今各地藏医大都用菊科火绒草属植物作扎托巴。常用的是火绒草、分枝火绒草和香芸火绒草等。

【原植物】

1. 火绒草

Leontopodium leontopodioides (Willd.) Beauv.

多年生草本，高 10~25 cm，全株密被灰白色绵毛。根茎粗，有分枝；茎丛生，有花茎和不育茎，直立或斜升。叶互生，长圆形或线状披针形，长 1.5~3 cm，宽 2~6 mm，先端急尖，具小尖头，全缘，基部楔形，两面被毛，表面较疏呈灰绿色，背面较密呈灰白色。

头状花序 3~5 个集生于茎顶，其下围生 2~4 个苞叶，苞叶披针形或椭圆形，通常直立，两面密生绵毛；总苞半球形，总苞片 2~3 层，长圆状披针形，上部褐色，干膜质；雌雄异株或头状花序杂性，边缘有少数雌花，中央为雄花；雌花细管状，结实，长 2~3 mm，花冠基部稍膨大；两性花管状，不结实，长约 3 mm，檐部膨大。瘦果长圆形，被短柔毛；冠毛白色，1 层，粗毛状，长约 5 mm。 花果期 7~8 月。

产于我国西北、华北、东北等区。在青海生于海拔 2 200~3 760 m 的阳坡、干河滩。分布于中亚地区、俄罗斯、蒙古、朝鲜、日本。

2. 分枝火绒草

Leontopodium dedekensii（Bur. et Franch.）Beauv.

多年生草本，高 10~30 (80) cm，全株密被白色蛛丝状绵毛。根茎木质化，短而有分枝；花茎和不育茎少数丛生，直立，多分枝。叶互生，线状披针形，长 1.5~3 cm，宽 2~5 mm，先端渐尖，有小尖头，全缘，边缘略反卷，基部耳状抱茎，两面有毛，背面较密，呈灰白色，叶腋有芽或短枝。头状花序常多数，集生于茎顶，其外围生数个苞叶，苞叶较叶小，长于花序，开展呈星状苞叶群；总苞片 2~3 层，外层卵状披针形，先端褐色，边缘宽膜质；雌雄异株或小花异形，有少数雌花；小花白色或粉红色，雌花细管状，结实，长约 2 mm；雄花管状长约 3 mm。瘦果被短毛；冠毛白色，1 层，粗毛状。 花果期 6~8 月。（图见《青藏高原药物图鉴》1:64）

产于西藏、青海、四川、云南、贵州、甘肃、陕西、湖南。生于海拔 2 900~4 400 m 的山谷阳坡、草地、灌丛中和林缘。

【药材】干燥的花序和地上部分。

【采集加工】花期采花序或地上部分，晒干。

【性味与功用】淡、微寒；治流行性感冒、瘟疫、背部肿块、骨内痛、筋痛，止伤口血。新鲜花序砸成泥外敷消肿。干燥植株搓成团，作针灸用。

以上 3 种植物检索表

1. 苞叶少，直立，不形成明显的苞叶群；叶窄而短，被白毛 ·· 火绒草 **Leontopodium leontopodioides**

1. 苞叶多，形成明显、开展的苞叶群；叶较宽且长，被灰色毛。

  2. 叶基部扩大，心形抱茎；叶腋有芽或短枝；无腺毛 ················ 分枝火绒草 **L. dedekensii**

  2. 叶基部不扩大，也无短枝或芽；全株有黑色腺毛 ················ 香芸火绒草 **L. haplophylloides**

ཞུ་མ། （珠玛）

【考证】《晶珠本草》记载：珠玛杀虫，治溃疡、麻风、疠疮，止血。生于阴坡、阳坡和草滩，形如察尔旺（黄花蒿），根均似迷果芹根，但较大，质地松软，茎中空，节处生枝，枝开展，果实似芫荽，扁平如纸。可分白、黑、黄三种，白色者，茎长有弹性，叶青色而薄，花白色；黑色者，茎红色被毛，叶黑绿而有光泽，花白色；黄色者花黄色；黑色者气味香，白色者香味次之，黄色者气味刺鼻，为下品；黑色者在内地称当归，用以做香，用嫩枝叶熏鼻，可预防传染病。

各地藏医用作珠玛的植物主要是伞形科的羌活、宽叶羌活、白亮独活和粗糙独活，以及败酱科阔叶缬草。然而，根据这些植物的形态，特别是果实均非扁平如纸，都在不同程度上不符合上述记载，但因它们被藏医沿用已久，故可视为代用品。又据上述记载，黑色者在内地称当归，笔者认为当归为中药，果实虽扁平如纸，但性味功用却多有不同，因此，真正的珠玛原植物，尚待进一步考证。

【原植物】

1. 粗糙独活　珠嘎（译音）

Heracleum scabridum Franch.

多年生，高 60~110 cm，被粗糙的细刺毛。根纺锤形，下部分枝。茎圆柱形，中空，上部多分枝。叶二回羽状深裂，长 5~20 cm，宽 5~7 cm；裂片宽卵形至长椭圆形，长 2.5~5 cm，表面粗糙而皱，边缘具不等的齿牙，下部叶具长 2~4 cm 的叶柄，基部具宽阔的叶鞘。复伞形花序顶生或侧生；伞梗长 14~18 cm；总苞缺或 1~3 枚，有伞轴 13~17，小总苞片 4~5，线形，长约 5 mm；每小伞形花序有花约 30 朵；花白色；萼齿线状三角形；花瓣 5，大小不等，倒卵形，长约 2 mm，先端具内折的小舌片，花序外围的花瓣成辐射瓣。双悬果倒卵形或卵形，长 7~8 mm，槽内有 4 油管，侧棱有翅。　花期 5~6 月，果期 8~9 月。

产于云南、四川。生于海拔 2 000 m 以上的高山灌丛下和草丛中。

2. 羌活　朱那（译音）　（图 93）

Notopterygium incisum Ting ex H. T. Chang

多年生草本，高达 80 cm。根状茎肥大，有浓郁的气味。茎圆柱形，紫红色，直径约 0.7 mm。叶三回三出式羽状复叶，末回小叶长圆状卵形或披针形，长 1.5~3 cm，浅裂或羽状深裂，有或无叶柄；叶具柄，叶鞘长而明显抱茎。复伞形花序顶生或腋生，顶生的直径

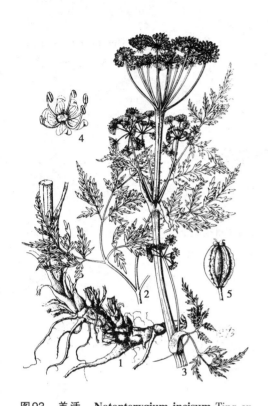

图93 羌活 **Notopterygium incisum** Ting ex H. T. Chang
1.根状茎；2.茎生叶片；3.植林上部；4.花；
5.果实。（阎翠兰绘）

7.5 cm，辐射枝长约 4 cm；小伞形花序直径约 1 cm，花多数，小总苞不明显；腋生花序不育；花白色；萼齿三角形；花瓣 5；花柱基隆起。双悬果长圆状，长约 3.5 mm，背腹面稍压扁，中棱，侧棱均发展成翅，每棱槽有油管 3，合生面 6。 花期 7 月，果期 8~9 月。

产于西藏、青海、四川、甘肃、陕西。生于海拔 4 000~4 900 m 的山坡和林缘中。

3. 阔叶缬草

Valeriana fauriei Brig.

多年生草本，高 40~80 cm。根茎短，具须根，有强烈香气；茎直立，圆柱形，中空，被白色短绒毛，节处毛密。叶羽状全裂，长 7~12 cm，裂片披针形至卵状披针形，全缘或具波状齿，两面均被短绒毛；具长柄；茎生叶 3~8 对，越向上越小。聚伞花序呈半球形；花序梗被白色贴伏毛；苞片披针形，膜质，具缘毛；花粉红色后变白色，直径 3~5 mm；花萼筒状，裂片 10~12，果期宿存成羽状冠毛；花冠筒状钟形，近基部一侧膨大成短矩，先端五裂，裂片椭圆形；雄蕊 3，着生于花冠筒中部；子房长椭圆形，具成行的白柔毛。瘦果扁平，长约 3 mm，深黄色。 花果期 7~9 月。（图见《青藏高原药物图鉴》1:67）

产于青海、四川、山西、湖北。生于阴坡林下或灌丛中。

【药材】干燥的根。

【采集加工】9~10 月挖根，洗净晒干。

【性味与功用】苦、辛，温；消炎祛寒，除风镇痛，止血杀虫；治各种炎症、麻风、丹毒、头痛、关节病、溃疡、疖疮等。

以上 5 种植物检索表

1. 果为瘦果；聚伞花序 ······································· 阔叶缬草　**Valeriana fauriei**

1. 双悬果；伞形花序或复伞形花序。

　2. 伞形花序的外缘花无辐射瓣；油管达分生果的基部。

　　3. 小叶边缘有缺刻状裂片至羽状深裂 ························· 羌活　**Notopterygium incisum**

　　3. 小叶边缘仅有锯齿 ································· 宽叶羌活　**N. forbesii**

2. 伞形花序的外缘花具辐射瓣；油管不达分生果基部。

    4. 植株被白绒毛 ··· 白亮独活　**Heracleum candicans**

    4. 植株被细刺毛 ··· 粗糙独活　**H. scabridum**

ཕུར་མོང་། （普尔芒）

【考证】《晶珠本草》记载：普尔芒杀虫除邪，治痈疽疔疮，干燥黄水或脓水；可分为白、黑、紫三类，分别称为普尔芒嘎保、普尔芒那保及普尔芒莫保。

ཕུར་མོང་དཀར་པོ། （普尔芒嘎保）

【考证】《晶珠本草》记载：普尔芒嘎保生于高山阴坡和阳坡，茎长，叶绿白色，搓揉如艾叶气清香，有花为雄，无花为雌，花白色，气味芳香。《蓝琉璃》中称：一根多茎，叶青白色。

西藏藏医所用的普尔芒嘎保原植物为菊科的毛莲蒿（结血蒿）。

【原植物】

毛莲蒿

Artemisia vestita Wall. ex DC.

半灌木或灌木状草本，高 30~80 cm。根茎木质，多分枝。茎多数，丛生，常紫红色，被蛛丝状毛。下部叶和中部叶卵形或卵状椭圆形，叶片长 1.5~2.5 cm，宽 1~2 cm，两面密被白色绒毛或上面毛少，绿色，二回栉齿状羽状深裂，每侧裂片 4~6 枚，小裂片栉齿状，叶轴有栉齿；叶柄长 0.8~2 cm，基部常有假托叶；上部叶小，一回栉齿状羽状深裂或浅裂。头状花序多数，球形或半球形，直径 2~3 mm，在侧枝上排列成总状或复总状花序，并在茎上部组成大型圆锥花序；总苞背面有灰白色绒毛，总苞片多层，边缘膜质。花托无托毛；雌花 6~10 朵；两性花 13~20 朵，结实。瘦果无毛；冠毛不存在。　花果期 7~11 月。

产于我国大部分省区（华南及沿海地区除外）。在青藏高原上，生于海拔 2 600~4 300 m 的山坡、荒地、砾石滩地、灌丛、林间及草原。分布于巴基斯坦、蒙古及朝鲜。

སྤྲ་མོང་ནག་པོ། （普尔芒那保）

【考证】《晶珠本草》记载：普尔芒那保生低处阴坡，基生叶圆形，深裂，被绒毛花青紫色，气臭。《蓝琉璃》中称：叶细而多，如坎巴，墨绿色，无毛，以植株丛生高大者为好。

西藏、青海的藏医用牛尾蒿和藏龙蒿入药。

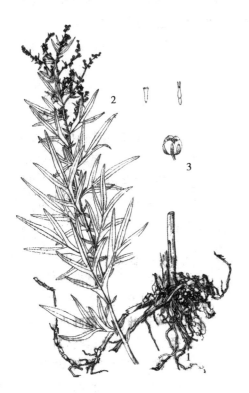

图94　牛尾蒿　Artemisia subdigitata Mattf.
1. 植株；2. 头状花序；3. 小花。（刘进军绘）

【原植物】

1. 牛尾蒿 （图94）

Artemisia subdigitata Mattf.

多年生草本，高50~100 cm。根状茎粗，有分枝；茎直立，丛生，常紫褐色，有分枝，基生叶和茎下部叶在花期枯萎；茎中部叶指状或羽状分裂，长5~10 cm，宽3~5 cm，侧裂片1~2对，长圆状披针形，全缘，上部光滑，下面被绢状柔毛；叶柄短，基部两侧具托叶状裂片；上部叶小，三深裂或不裂。头状花序多数，在茎枝顶端排列成圆锥状花序；总苞卵形或球形，直径约2 mm，总苞片3~4层，卵形，边缘膜质；边花雌性，细管状，结实；中央花两性，管状，不结实，长约2 mm。瘦果小，无毛；冠毛不存在。　花果期7~9月。

产于我国西南、西北、华北、东北等区。生于海拔1 800~3 700 m的田边、河谷山坡、山坡草地。

2. 藏龙蒿

Artemisia waltonii J. R. Drumm. ex Pamp.

半灌木状草本，高30~60 cm。根茎粗，木质；茎直立，丛生，常带紫褐色，无毛，有腺点，上部多分枝。基生叶和茎下部叶有柄，叶片长圆形或卵形，长2~4 cm，宽至2 cm，两面无毛，二回羽状全裂或深裂，小裂片披针形或线状披针形；中部叶一回羽状全裂，无柄，具假托叶状的裂片；上部叶三至五裂或不裂。头状花序球形或半球形，径2.5~4 mm，有短梗，在茎、枝顶端排列成圆锥状花序；总苞光滑，总苞3~4层；花托无托毛；小花紫红色；边花雌性，结实；中央花两性，不结实。瘦果长圆形，无毛；冠毛不存在。　花果期 7 月。

产于西藏、青海南部、四川西部和云南西部。生于海拔 3 000~4 000 m 的路边、河滩、灌丛、山坡、干河沟等。

ཕུར་མོང་སྨུག་པོ།　（普尔芒莫保）

【考证】《晶珠本草》记载：普尔芒莫保生高山石岩阴、阳坡，茎高大而坚硬，皮薄，褐黄色或棕色，叶紫色，花白黄色或紫黑色，花穗如虎豹尾，气味浓烈。

各地藏医均以菊科的粘毛蒿及蒙古蒿入药，它们的形态特征与上述记载比较相似。

【原植物】

1. 粘毛蒿

Artemisia mattfeldii Pamp.

多年生草本，高 30~70 cm，全株被黏质腺毛。根茎长，分生多数不育枝；茎直立，仅上部花序有分枝。下部叶花期常枯萎，中部叶长圆形，长 4~5 cm，二至三回羽状全裂或深裂，小裂片披针形至线状披针形，长 2~3 mm，两面有腺毛，下面有白色绒毛；上部叶羽状分裂。头状花序多数，在茎枝顶端排列成圆锥状花序；总苞钟形，长 4~5 mm，径 3~4 mm，总苞片黄褐色，有腺毛；小花紫红色；边花雌性，结实；中央花两性，不结实；花托无托毛。瘦果小，无毛；冠毛不存在。　花果期 7~9 月。

产于西藏、青海、四川、甘肃。生于海拔 3 100~4 770 m 的山地阴坡、林缘及林下。

2. 蒙古蒿

Artemisia mongolica Fisch. ex Bess.

多年生草本，高 50~150 cm。茎直立，上部有分枝，紫红色，被白色蛛丝状毛。基部叶在花期枯萎；茎中部叶长 3~10 cm，宽 1~5 cm，羽状深裂，侧裂片通常 2 对，再羽状浅裂或不裂，顶裂片大，常三裂，稀为二回羽状深裂，上面近无毛，下面密被蛛丝状毛；上部叶小，三至五全裂或不裂。头状花序多数，在茎枝顶端排列成狭长的圆锥状总状花序；总苞长圆形，长 3~5 mm，宽 2~2.5 mm，总苞片被密茸毛，边缘宽膜质，外层卵形，内层长圆形；中央小花黄色；边花雌性，细管状，结实；中央花两性，管状，不结实，长约 2 mm；花托无毛。瘦果深褐色，无毛；冠毛不存在。　花果期 7~9 月。

产于我国西北、华北、东北等区。生于海拔 3 400 m 以下的河谷山坡、荒地、林缘、田边、水边。分布于中亚地区、俄罗斯、蒙古、朝鲜。

【药材】干燥的地上部分。

【采集加工】花期割取地上部分，切段，阴干。

【性味与功用】甘、苦、寒；抗菌，解毒，清虚热，健胃，祛风止痒，止痛，消炎；治发烧、瘟疫内热、四肢酸痛、骨蒸发烧、疮疡肿痛、肺病发热盗汗。

以上 5 种植物检索表

1. 中央花两性，不结实；花柱长不及花冠一半，开花时不伸长，也不叉开；花托无托毛。
　　2. 多年生草本，根茎细长，不木质化；叶上面有毛，三至五深裂；总苞卵形，直径约 2 mm ……
　　…………………………………………………… 牛尾蒿 **Artemisia subdigitata**
　　2. 半灌木，根茎木质化；叶光滑，二回羽状分裂，裂片向下弯曲；总苞半球形，径 2.5~4 mm …
　　…………………………………………………… 藏龙蒿 **A. waltonii**
1. 头状花序中央的花两性，结实；花柱与花冠等长，开花时花柱叉开。
　　3. 多年生草本或半灌木，根茎木质化；叶轴有栉齿形裂片 ………… 毛莲蒿 **A. vestita**
　　3. 多年生草本；叶轴无栉齿形裂片。
　　　　4. 植株有粘毛；总苞卵形 ………… 粘毛蒿 **A. mattfeldii**
　　　　4. 植株无粘毛；总苞筒形 ………… 蒙古蒿 **A. mongolica**

འཕང་མ། （旁玛）

【考证】《晶珠本草》记载：旁玛可清心热，治疗妇科病；茎较高大，树皮灰色，枝多而横生，叶细小而薄，簇生，果实紫红色，大小如豌豆；分黑、白两种，黑的称旁那，白的称旁加。

藏医所用旁玛其植物为忍冬科的越桔叶忍冬、小叶忍冬、陇塞忍冬、齿叶忍冬、袋花忍冬、华西忍冬及红脉忍冬等。对照这些植物的形态特征与上述旁玛的记载基本相符。

【原植物】

1. 越桔叶忍冬

Lonicera myrtillus Hook. f. et Thoms.

灌木，高 1~3 m。小枝淡紫褐色至深紫褐色，通常光滑，稀有柔毛。叶大小、形状变化较大，常倒卵形、长圆状倒卵形或椭圆形，长 0.5~1.5 cm，宽 2~4 mm，顶部圆形，基部楔形，表面亮绿色，背面淡绿色，网脉明显。总花梗长 2~5 mm；苞片长圆状披针形；小苞片不同程度联合或分离，长为萼筒之半；相邻两萼筒联合至中部以上，萼齿微小，卵状三角形；花白色或粉色；花冠筒状钟形，内生柔毛，顶端具 5 枚宽卵形裂片；雄蕊 5，花丝与花药近等长，着生于花冠筒中部；花柱极短，长约为花冠筒的一半。浆果橘红色，近球形，径约 6 mm。　花期 6~7 月，果期 9 月。　(图见《青藏高原药物图鉴》2：88)

产于西藏、四川、云南。生于海拔 3 000~4 300 m 的云杉、桦木林下和灌丛中。分布于阿富汗到不丹、印度北部和缅甸北部。

2. 小叶忍冬 (图 95)

Lonicera microphylla

Willd ex Roem. et Schult.

灌木，高 2~2.5 m，具灰白色旱生外貌。分枝劲直而光滑，表皮棕黑色，易剥落。叶密集近束状生于当年短枝上，倒卵形或椭圆状倒卵形，长 1.2~1.5 cm，宽 6~8 mm，上面灰绿色，下面灰白色，疏生微柔毛。总花梗细瘦，长 10~15 mm；苞片线形，长约 3.5 mm，具开展的柔毛，小苞片缺；相邻两花的萼筒全部合生，萼檐环形，截平；花黄白色；花冠长 10~15 mm，里面生柔毛，基部 1 侧具浅囊，中部以上扩大呈二唇形，上唇四裂，开花时唇瓣开展；雄蕊 5，与有毛的花柱均伸出花外。浆果红色，直径 5~6 mm。　花期 5~6 月，果期 8~9 月。

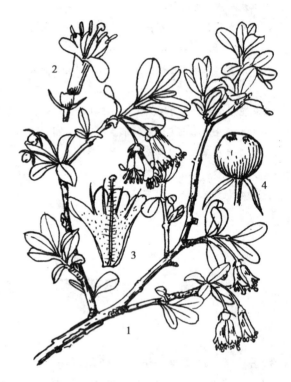

图95　小叶忍冬　**Lonicera microphylla** Willd ex Roem. et Schult.
1. 花枝；2. 花；3. 花剖开示雄蕊、雌蕊；4. 果实。(阎翠兰抄绘自《中国高等植物图鉴》)

产于西藏、青海、四川、甘肃、宁夏、新疆、内蒙古。生于干旱山坡和河谷疏林下。分布于中亚地区、俄罗斯西伯利亚地区。

【药材】干燥的果实。

【采集加工】8~10 月果实成熟时，采果，晾干或晒干备用。

【性味与功用】微甘、温，无毒；治心热病、心脏病、月经不调、停经等。

以上 7 种植物检索表

1. 花冠筒基部不向一侧肿胀或隆起，也无袋囊；花柱长仅为花冠筒的一半。

2. 冬芽具 2 至多对外鳞片；相邻 2 花的萼筒合生近顶部；花冠筒状钟形；叶倒卵形或椭圆形，长 3~15 mm，全缘，在小枝顶部常集生 ················· **越桔叶忍冬 Lonicera myrtillus**

2. 冬芽具 1 对外鳞片；相邻 2 花的萼筒分离；花冠喇叭形；叶长圆状披针形，边缘浅波状或具不等浅裂 ················· **齿叶忍冬 L. setifera**

1. 花冠筒基部一侧多少肿胀或隆起成囊；花柱伸出花冠外。

　　3. 花冠管状，非二唇形，黄色或淡黄色，具 5 枚等大而比筒短的裂片。

　　　　4. 花药藏于花冠筒内或最多达花冠裂片基部；苞片狭小，比萼短或稍长；总花梗长 1.5~4 cm，弯垂；小枝无毛或具 2 列小卷毛 ················· **陇塞忍冬 L. tangutica**

　　　　4. 花药顶端伸出花冠筒，有时超过花冠裂片；苞片长为萼的 2~3 倍；总花梗长约 1.5 cm；小枝密生柔毛和腺毛 ················· **袋花忍冬 L. saccata**

　　3. 花冠二唇形，或花冠管中部以上扩大成二唇形，淡紫红色或黄色，裂片比筒长或近等长。

　　　　5. 花黄白色，中部以上扩大成二唇形；叶小，倒卵形，集生于小枝上部 ·················
　　　　················· **小叶忍冬 L. microphylla**

　　　　5. 花淡紫红色或粉红色，裂片明显长于花冠筒。

　　　　　　6. 内芽鳞在小枝伸长时增大，且反折；小苞片线形，分离；叶长圆状披针形，两面具腺毛和疏毛 ················· **华西忍冬 L. webbiana**

　　　　　　6. 内芽鳞在小枝伸长时增大而不反折；小苞片卵形，联合至中部以上；幼枝和叶两面无毛 ················· **红脉忍冬 L. nervosa**

ང་རུ་ར། （巴如拉）

【考证】《晶珠本草》记载：巴如拉治培根、赤巴、黄水等病；树高大，皮淡黄色，叶扁，无明显光泽，花小，白色。

各地藏医用使君子科毗黎勒入药。该植物高大，叶无光泽，花小，白色，基本符合上述记载。

【原植物】

毗黎勒 毛诃子（别称）

Terminalia bellirica (Gaertn.) Roxb.

大乔木，高约 20 m。树皮暗灰色，木材淡灰黄色；幼枝具锈褐色毛，叶宽椭圆形或倒卵椭圆形，长达 19 cm，革质，先端钝或急尖，基部不对称，幼被疏毛，后光滑，侧脉 5~8 条；叶柄长为叶的 1/3。穗状花序柔弱，腋生或叶下生，长 7~15 cm；雄花、两性花混生；苞片线形，早落；花小，污灰色或黄绿色；花萼杯状，五中裂，裂片三角形，急尖，被褐色长毛；花丝着生于花萼裂片下部，长于裂片 2 倍。果实卵形，长约 2 cm，具不明显的槽。 花期 2~3 月。

产于云南南部。生于海拔 540~1 350 m 的山坡向阳地方及疏林中。分布于缅甸、印度。

【药材】干燥的果实。

【化学成分】毗黎勒的果实内含 5%~17% 单宁，并含脂肪油、皂素及 1 种树脂和 3 种无定形的可湿性的葡萄糖苷化合物。

【采集加工】秋、冬季果成熟时采果，晒干备用。

【性味与功用】辛、甘、平；消热祛湿，利目生发；治培根病、赤巴病、黄水病，对龙病也有一定疗效。

བ་ལེ་ག (帕勒嘎)

【考证】《晶珠本草》记载：帕勒嘎清肺、肝和腑热；木质藤本，皮厚，灰黑色，像枯老的叶濛（铁线莲），无花无果。

藏医用马兜铃科大果马兜铃和淮通马兜铃入药。但这两种植物均具花果而与上述记载不符，仅为代用品。据说青海部分藏医用中药木通入药，显然也不符合上述记载，因而正品需待考证。

【原植物】

1. 大果马兜铃

Aristolochia macrocarpa C. Y. Wu et S. Y. Wu

藤本。芽苞大，长约 6 mm，宽约 8 mm，密被褐色绢柔毛，腋生。叶互生，阔心形，长 18~23 cm，宽 17~20 cm，先端微凹，基部深心形呈耳状，表面灰绿色，具稀疏短柔毛，在网脉上尤其明显，叶背色淡，密被茸毛，脉上更密；具叶柄，柄长 8~9 cm。花两性，常具腐臭味；花被单层，花被筒管状，弯曲，花被檐部扩大为喇叭形，内面暗紫色，边缘三裂；雄蕊 6 至多数；子房下位或半下位，4~6 室。蒴果圆柱形，长达 1.3 cm，直径 4~6 cm，具 6 条明显的棱，沿腹缝线开裂成 6 果爿。种子极多，排成 6 纵列，小而轻，长约 5 mm，宽约 2.5 mm，淡肉色，薄壳状，微卷，先端渐尖，易碎。

产于西藏（察隅）。生于海拔 2 100 m 的山坡阔叶林中。

2. 淮通马兜铃

Aristolochia moupinensis Franch.

攀援状半灌木，长 3~4 m。幼枝和芽密被黄色茸毛，老时被柔毛。单叶互生，叶片卵状心形，长 10~12 cm，宽 6~10 cm，顶端锐尖至短渐尖，表面疏生短柔毛，背面毛较密；叶柄长 3~7 cm，被柔毛。花单生于叶腋；花梗长 2~4 cm，近中部具 1 卵形苞片；单被花，左右对称，管状，长约 5 cm，弯曲，密生黄柔毛，顶端三裂，裂片带紫色；雄蕊 6，环绕花柱排列，并与花柱贴生；子房下位，长约 1.5 cm，6 室。蒴果圆柱形，长约 5 cm，直径约 2 cm，黑褐色，沿背缝线具 6 条较宽的翅状棱，开裂为 6 瓣。花期 7~9 月。

产于四川、云南、贵州、湖北。生于峡谷林下阴湿处。

【药材】干燥的地上部分。

【化学成分】淮通马兜铃的藤含 β- 谷甾醇（β-Sitosterol）、马兜铃酸（Aristolochic acid）、木兰花碱（Magnoflorine）和酸性成分等。

【采集加工】花果期采集地上部分，洗净晾干。

【性味与功用】味苦，性凉、轻；治肺肝腑热、血病、时疫及清热，并能止痛，治培根病。

以上 2 种植物检索表

1. 叶片大，阔心形，长 18~23 cm，宽 17~20 cm；蒴果长 13 cm，直径 4~6 cm ·····················
······························· 大果马兜铃 **Aristolochia macrocarpa**
1. 叶片小，卵状心形，长 10~12 cm，宽 6~10 cm；蒴果长 5 cm，直径 2 cm ·····················
······························· 淮通马兜铃 **A. moupinensis**

ང་ཤ་ག （帕下嘎）

【考证】《晶珠本草》记载：帕下嘎味苦性凉，可止痛，清除血热，治肝热和血胆病。树身高大，像幼核桃树，枝内松软，在生枝处有如鸟爪一样的节，叶厚，有光泽，花白黄色，枝端嫩叶可做菜肴，此为上品，分白、红、蓝三种；西藏产的为次品，茎和叶像切柔（黄香薷），开黄花和蓝花，不产此品的地方，可用玉东赛果（紫堇）代替，叶和花状如丝哇（糙果紫堇），但花黄色，茎方形，较长，味苦。

根据《中国民族药志》，帕下嘎的原植物应是爵床科的鸭嘴花，此种为较高的灌木，叶厚纸质，似幼核桃树，枝有髓，节膨大，如鸟爪的肢节，花白色，应为帕下嘎的正品，其药材为市售。西藏不产鸭嘴花，藏医将开蓝花、茎和叶像黄香薷的玄参科婆婆纳属的长果婆婆纳作帕下嘎用，但为次品。青海藏医将花黄色的赛北紫堇作帕下嘎代用品；而西藏察隅地区的藏医将花淡蓝色的察隅紫堇作帕下嘎代用品。

【原植物】

1. 鸭嘴花

Adhatoda vasica Nees

常绿灌木, 高 2~3 m, 全株各部揉搓后有特殊臭气。茎上有毛, 节膨大。叶对生; 叶片厚纸质, 长椭圆形至披针形, 长 5~20 cm, 先端渐尖, 基部楔形, 全缘, 两面被短柔毛; 具短叶柄。花序穗状, 长 4~7 cm, 生于枝顶或叶腋, 花稠密; 苞片椭圆形至宽卵形, 小苞片披针形, 稍短于苞片。花白色, 有紫红色条纹; 花萼裂片 5, 长圆状披针形, 长约 6 mm; 花冠长约 2.5 cm, 外有短柔毛, 二唇形, 花冠筒稍短于唇瓣, 下唇稍宽而三深裂, 上唇二微裂; 雄蕊 2, 着生处有一圈毛, 2 药室基部有一短尖头。蒴果近木质, 长约 2.5 cm, 上部具 4 颗种子, 下部实心似短柄状。

产于云南、广东、广西。生于山岭林荫下、荒地草丛或栽培。原产于墨西哥及中美洲, 分布于印度至中南半岛。

2. 赛北紫堇 (图 96)

Corydalis impatiens (Pall.) Fisch.

多年生草本, 高 20~65 cm。主根细长, 根茎被少数残枯的叶基; 茎直立, 具分枝。叶片轮廓卵形, 二至三回三出羽状分裂。总状花序多花, 先密后疏; 花梗与苞片等长或稍短。花黄色, 上花瓣长 0.7~0.8 cm, 鸡冠状突起矮, 其边缘微缺刻, 长圆筒形, 短于花瓣片, 下花瓣长约 0.7 cm; 子房线状长圆形, 柱头二裂。蒴果线状长圆形, 长 1~1.2 cm。种子排成 1 列。

产于西藏、青海、四川、甘肃、内蒙古、黑龙江。生于山地疏林中、草坡上或河谷。分布于蒙古、俄罗斯西伯利亚地区。

3. 察隅紫堇

Corydalis tsayulensis C. Y. Wu et H. Chuang

多年生草本, 高 40~50 cm。茎具棱, 上部具分枝。叶片轮廓卵形, 三回羽状全裂。总状花序生于茎及分枝的先端; 花梗短于苞片; 花淡蓝色, 平伸, 上端花瓣具鸡冠状突起, 长圆筒形。蒴果倒卵状长圆形。种子排列成 2 列。

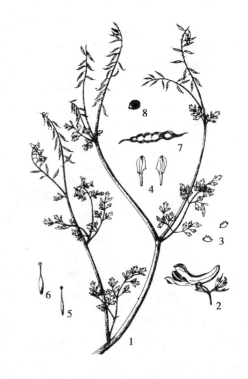

图96 赛北紫堇 **Corydalis impatiens** (Pall.) Fisch.

1. 植株上部; 2. 花; 3. 萼片; 4. 内轮花瓣; 5. 雄蕊; 6. 雌蕊; 7. 果实; 8. 种子。 (王颖绘)

产于西藏。生于海拔 3 700~4 100 m 的草丛中或林缘。

【药材】干燥的根、茎或全草。

【化学成分】鸭嘴花的根含生物碱鸭嘴花酚碱（Vasicinol），叶和花中含鸭嘴花碱（Vasicine）和鸭嘴花酮碱（Vasicinone）。鸭嘴花碱在干叶中含量为 0.79%，干花中含量为 0.47%。鸭嘴花碱经氧化后大部分可以转变成鸭嘴花酮碱。叶还含 1 种中性无氮成分鸭嘴花钦（Vasakin）及胡萝卜素、维生素 C 等。花还含生物碱鸭嘴花宁（Vasicinine）及甜菜碱（Betaine）等。此外，本植物中还有 4 种喹唑啉生物碱：鸭嘴花考林碱（Vasicoline）、鸭嘴花定碱（Adhatodine）、鸭嘴花考里酮（Vasicolinone）和安尼索碱（Anisotine）。

【采集加工】鸭嘴花的根和茎，全年可采，晒干备用。其他植物 4~5 月前采收，洗净，晒干，置于干燥处备用。

【性味与功用】苦、寒；除湿止痛，活血散瘀；治高血压病、瘫痪、肝炎、胆囊炎、流感、跌打损伤；外敷治疮疖肿毒。

以上 4 种植物检索表

1. 叶不分裂；花萼 4~5 裂片；雄蕊 2。
 2. 常绿灌木；叶片大，厚纸质；花白色 ………………………… 鸭嘴花 **Adhatoda vasica**
 2. 草本；叶片较小，薄草质；花蓝紫色 ……………………… 长果婆婆纳 **Veronica ciliata**
1. 叶羽状分裂；花萼 2；雄蕊 6。
 3. 花黄色；花梗与苞片等长或稍短；叶片二至三回羽状分裂 …… 赛北紫堇 **Corydalis impatiens**
 3. 花淡蓝色；花梗短于苞片；叶片三面羽状分裂 ………………… 察隅紫堇 **C. tsayulensis**

ཚོང་ང་དཀར་པོ། （庞阿嘎保）

【考证】《晶珠本草》记载：庞阿嘎保性凉，解瘟毒，清胆热，洗毒蛇咬伤；生高山碎石隙和高山草甸，其块根状如小象犬牙，叶翠绿，花螺状，甚美。

现藏医所用的庞阿嘎保，其原植物为毛茛科船盔乌头和唐古特乌头，与上述记载相符。

【原植物】

1. 船盔乌头

Aconitum naviculare（Brühl.）Stapf

草本，高 5~50 cm。块根小，胡萝卜形或纺锤形，长 1.8~4 cm，常 2~3 连在一起，表皮褐色，内部白色。茎下部无毛，上部疏生反曲而紧贴的短柔毛。基生叶片肾状五角形或肾形，长 1~2 cm，宽 1.4~3 cm，三裂近中部，中央裂片菱状倒梯形，侧裂片斜扇形，不等二裂，表面疏被短柔毛，背面无毛；叶柄长 2.5~14 cm，无毛；茎生叶 1~3，具短柄。总状花序 1~5 花；花序轴和花梗均被反曲短柔毛；花梗长 2~6 cm；萼片堇色或紫色，外面疏被短柔毛，上萼片船形，自基部至喙长约 1.6 cm，宽约 5 mm，下缘稍凹或近直，侧裂片长约 1.6 cm，花瓣无毛，爪细长；瓣片小，长约 2.5 mm，唇长约 1.5 mm，微凹，距近头形，长约 1 mm，稍向前弯；花丝疏生短毛，全缘或具 2 小齿；心皮 5，子房疏生短柔毛。蓇葖果长 1~1.2 cm。 花期 9 月。 （图见《青藏高原药物图鉴》2：95）

产于西藏南部。生于海拔 3 200~5 000 m 的灌丛或高山草甸。分布于不丹、印度东北部。

2. 唐古特乌头 （图 97）

Aconitum tanguticum (Maxim.) Stapf

多年生草本，高 8~50 cm。块根小，纺锤形或倒圆锥形，长约 2 cm。茎疏生反曲短柔毛，有时分枝。基生叶 7~9，叶片圆形或圆肾形，长 1.1~3 cm，宽 2~6.8 cm，三深裂，深裂片稍相覆压，再浅裂，边缘具圆齿，两面无毛；叶柄长 3.5~14 cm，基部具鞘，无毛；茎生叶 1~2 (4)，较小，通常具短柄。总状花序具 3~5 花；花序轴和花梗被反曲短柔毛；萼片蓝紫色，偶尔淡绿色，外面被短柔毛，上萼片船形，宽 6~8 mm，下缘稍凹或近直，长 1.4~2.2 cm，侧萼片长 1.1~2.1 cm，下萼片宽椭圆形或椭圆状卵形；花瓣无毛，稍弯，瓣片小，长 0.6~1.5 mm，唇不明显，微凹，距短直；花丝疏生柔毛，全缘或具 2 小齿；心皮 5，无毛。蓇葖果长约 1 cm。 花期 7~8 月。

产于西藏东部、青海、四川西部、云南西北部、甘肃南部、陕西 (秦岭)。生于海拔 3 200~4 800 m 的林下、灌丛中、高山草甸和高山碎石隙。

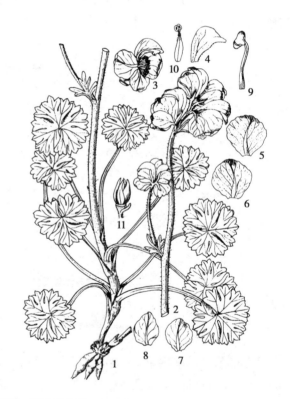

图97 唐古特乌头 **Aconitum tanguticum** (Maxim.) Stapf
1. 植株下部；2. 花序；3. 花；4. 上萼片；5. 侧萼片腹面；6. 侧萼片背面；7. 下萼片腹面；8. 下萼片背面；9. 花瓣；10. 雄蕊；11. 雌蕊。 （王秀明、阎翠兰绘）

【药材】干燥的全草。

【化学成分】船盔乌头含生物碱及三萜皂苷。唐古特乌头含生物碱、醛酮及酚。

【显微鉴别】船盔乌头茎横切面：表皮 1 列，细胞多径向排列、胞壁厚、弯曲。皮层窄，多裂隙，细胞多切向排列，胞壁厚化。维管束鞘显著，细胞多边形，胞壁厚化。14~16 个外韧维管束排成 1 环。韧皮部窄。形成层不显；木质部导管群集，多边形，径向排列。髓常裂成腔。（附图 22A）

叶片横切面：叶柄扁平，多凹陷。表皮 1 列，细胞径向排列，胞壁弯曲。皮层 5~6 列，细胞四边形。维管束鞘结构同于茎。4 个外被维管束排成 1 环，结构同茎。髓裂成腔。叶片表皮 1 列，细胞扁平，外被厚的角质层、单细胞毛。栅栏组织 1 列，细胞柱状，疏松排列，栅表比值 2.0~2.5；海绵组织具大的通气道，细胞柱状不规则排列。维管束结构同于叶柄。（附图 22B）

粉末：绿带紫色。导管较常见，多螺纹，径 15~30 μm。表皮毛随处可见，单细胞，径 30~40 μm，胞壁平直或弯曲，某些表面具疣状突起。色素块常见，橙黄或绿黄色，细胞常鼓起形成宽的突起。花粉粒众多，球形至长球形，径 25~43 μm，具 3 沟，表面具网状雕纹。（附图 22C）

【采集加工】7~8 月采全草，洗净，晾干。

【性味与功用】苦、微寒；清胆热，解瘟毒；治肝炎、胆囊炎、肺热、肠热、流行性感冒、食物中毒及蛇咬伤等。

以上 2 种植物检索表

1. 叶片上面疏生柔毛，下面无毛；花瓣的瓣片长约 2.5 mm，唇明显，长约 1.5 mm，距近头形，长约 1 mm，稍向前弯；子房疏生短柔毛；种子倒金字塔形，生横膜翅 ………… **船盔乌头 Aconitum naviculare**
1. 叶片两面无毛；花瓣的瓣片长 0.6~1.5 mm，唇不明显，距短直；子房无毛；种子倒卵形，仅沿棱生狭翅 ……………………………………………………………… **唐古特乌头 A. tanguticum**

བོང་ང་དམར་པོ། （庞阿玛保）

【考证】《晶珠本草》记载：庞阿玛保味苦，解毒消热，尤解乌头之毒卓效，治喉病特效；产西藏扎热山和印度，其块根红色，萝卜状，若羊粪或拇指大小，断面有光泽，坚硬，红紫色，油润，花淡紫色，炮制水银，也用本品；次品较大，生阴山，黑色，坚硬，粗糙，味劣，块根红而长，叶红色，分裂，茎、花均似庞阿玛保，花紫红色，被茸毛，可作代用品。

现青海果洛藏医所用的庞阿玛保原植物为毛茛科褐紫乌头，其花褐紫色或灰紫色，具块根，与《晶珠本草》记载较近似，是否有毒，且能否解毒，尚待研究。但青海黄南藏医所用庞阿玛保却是密花翠雀（*Delphinium densiflorum* Duthie ex Huth），无块根，系误用。至于产自西藏及印度的为何种，尚有待考证。

【原植物】

褐紫乌头（图 98）

Aconitum brunneum Hand.-Mazz.

草本。块根椭圆球形或近圆柱形，长 1.5~3.5 cm。茎高 22~88 cm，中下部近无毛，上部疏生短柔毛。叶片肾形或五角形，长 1.9~5.8 cm，宽 3.4~6.4 cm，三深裂，中央裂片倒卵形、倒梯形或菱形，又三浅裂，侧裂片扇形，不等二裂，两面无毛；基生叶与茎生叶均具长柄，下部叶柄长 20~25 cm，具鞘，中部以上者，渐变短。总状花序长 20~50 cm，具 15~30 花；花序轴和花梗多少被反曲短柔毛；花梗长 0.5~2.5（5.8）cm；萼片褐紫色或灰紫色，外面疏生短柔毛，上萼片船形，向上斜展，自基部至喙长约 1 cm，下缘稍凹，与斜的外缘形成喙；花瓣长约 1 cm，疏生短柔毛，瓣片顶端圆，无距，唇长约 2.5 mm；雄蕊无毛，花丝全缘；心皮 3，疏生短柔毛或无毛。蓇葖果长 1.2~2 cm，无毛。 花期 7~9 月。

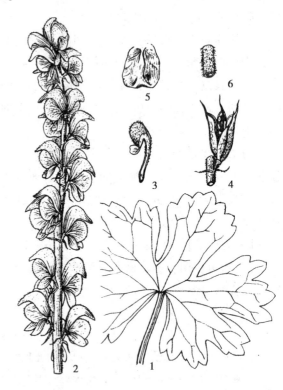

图98 褐紫乌头 **Aconitum brunneum** Hand.-Mazz.
1.基生叶；2.花序上部；3.花瓣；4.蓇葖果；5.种子；6.茎的一部分。（刘进军描绘自《中国植物志》）

产于青海东南部、四川西北部、甘肃西南部。生于海拔 3 000~4 250 m 的林下、灌丛中和高山草甸。

【药材】干燥的块根。

【采集加工】9~10 月挖块根，以流水洗净，晾干。

【性味与功用】苦、微寒；治肉食中毒及乌头中毒等。

ཐང་ང་ནག་པོ། (庞阿那保)

【考证】《晶珠本草》记载：庞阿那保为不流动毒之首，若不炮制去毒，入药甚险。生高地畜圈旁和石山坡，根茎及叶均细小，叶具小露珠者称都子洛玛；花多白色及根白色者称曾嘎尔或都子洛玛；花淡蓝色或蓝色者称拉斗或曾巴达哲；红黑色者称江斗；黑色或菜色者称庞阿那保。

现藏医所用的庞阿那保，其原植物有毛茛科铁棒锤、伏毛铁棒锤、伏毛直序乌头和工布乌头等，与上述记载基本相符。其中，铁棒锤的花，有时蓝色，似为拉斗或曾巴达哲；伏毛铁棒锤的花黄色而带绿，或暗紫色，似为庞阿那保；伏毛直序乌头，花蓝紫色，似为江斗；工布乌头，花白色而带紫，或淡紫，似为曾嘎尔。

【原植物】

1. 铁棒锤 (图 99)

Aconitum pendulum Busch

草本，高 26~100 cm。块根倒圆锥形。茎不分枝或分枝，仅上部疏生短柔毛。茎生叶，下部者具长柄，在花期枯萎，中部者叶片阔卵形，长 3.4~5.5 cm，宽 4.5~5.5 cm，三全裂，裂片再细裂，小裂片线形，宽 0.6~2.2 cm，两面无毛；叶柄长 4~5 mm。总状花序长 6~20 cm，具 8~35 花；花序轴和花梗密被伸展黄色短柔毛；花梗长 2~6mm；萼片黄色，常带绿色，有时蓝色，外面被近伸展的短柔毛，上萼片船状镰刀形或镰刀形，具爪，下缘长 1.6~2 cm，弧状弯曲，外缘斜，侧萼片圆状倒卵形，长 1.2~1.6 cm，下萼片斜长圆形；花瓣无毛或具柔毛，瓣片长约 8 mm，唇长 1.5~4 mm，距长不及 1 mm，向后弯曲；花丝全缘，无毛或疏生短毛；心皮 5，无毛或子房被伸展短柔毛。蓇葖果长 1.1~1.4 cm。 花期 7~9 月。

产于西藏、青海东部及南部、四川西部、云

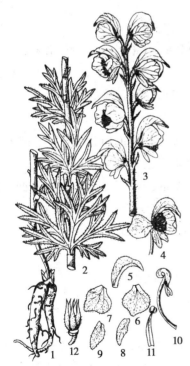

图99 铁棒锤 Aconitum pendulum Busch
1.植株下部；2.植株中部；3.花序；4.花；5.上萼片；6.侧萼片腹面；7.侧萼片背面；8.下萼片腹面；9.下萼片背面；10.花瓣；11.雄蕊；12.雌蕊。（王秀明、阎翠兰绘）

南西北部、甘肃南部、陕西南部、河南西部。生于海拔 2 800~4 500 m 的林缘或山坡石隙。

2. 伏毛铁棒锤

Aconitum flavum Hand.-Mazz.

草本，高 35~100 cm。块根胡萝卜形。茎通常不分枝，中部以上具反曲紧贴的短柔毛，密生多数叶。无基生叶；茎生叶，下部者在花期枯萎，中部者叶片宽卵形，长 3.8~5.5 cm，宽 3.6~4.5 cm，基部浅心形，三全裂，全裂片再细裂，末回裂片线形，两面无毛，边缘疏生短睫毛，叶柄长 3~4 mm。总状花序长约 15 cm，具 12~25 花；花序轴与花梗密被紧贴短柔毛；花梗长 4~8 mm；萼片黄而带绿，或暗紫色，外面被短柔毛，上萼片盔状船形，具短爪，高 1.5~1.6 cm，下缘斜开，上部向下弧状弯曲，外缘斜，侧萼片长约 1.5 cm，下萼片斜长圆形；花瓣疏被短毛，瓣片长约 7 mm，唇长约 3 mm，距长约 1 mm，向后弯曲；花丝无毛或疏生短毛；心皮 5，无毛或疏被短毛。蓇葖果无毛，长 1.1~1.7 cm。 花期 7~8 月。 (图见《青藏高原药物图鉴》2：121)

产于西藏北部、四川西北部、宁夏南部、内蒙古南部、青海、甘肃。生于海拔 2 000~4 600 m 的林下、灌丛和高山草甸。

3. 伏毛直序乌头

Aconitum richardsonianum Lauener var. **pseudosessiliflorum** (Lauener) W. T. Wang

草本，高 70~120 cm。块根圆柱形，长达 10 cm，粗约 1 cm。茎上部具反曲短柔毛。叶片圆五角形，长 5~10 cm，三全裂，中央裂片菱状倒卵形，又三裂，小裂片狭卵形至线形，顶端具短尖，两侧裂片斜扇形，比中央裂片宽约 2 倍，不等二深裂；叶柄与叶片近等长。花序总状，长约 60 cm；花序轴和花梗被反曲或近开展的白色短柔毛；花梗长约 3 cm；小苞片线形，长 3~5 mm，生花梗中部；萼片蓝紫色，外面被白色短柔毛，上萼片船形，具短喙，高 1.6~1.8 cm，由基部至喙长 1.5~2 cm，内面无毛，下缘稍凹，侧萼片长约 1.3 cm，下萼片长约 7 mm；花瓣无毛，爪细，距近球形，长约 1.4 mm，唇长约 4 mm，末端微凹；雄蕊无毛，花丝有牙齿或全缘；心皮 5，子房密被柔毛。 花期 8~9 月。

产于西藏。生于海拔 3 960~4 700 m 的灌丛、高山草甸或溪边。

4. 工布乌头

Aconitum kongboense Lauener

草本，高达 180 cm。块根近圆柱形，长约 8 cm，粗约 1.5 cm。茎粗壮，上部与花序均密被反曲短柔毛，不分枝或分枝。叶心状卵形，长约 15 cm，三全裂，中央裂片菱形，基部狭楔形，自中部向上近羽状深裂，深裂片狭披针形至披针形，两侧裂片斜扇形，深裂近基部，两面无毛或沿脉疏生短柔毛；最下部叶柄与叶片等长，其他则较叶片短。总状花序长达 60 cm，具多花；下部苞片叶状，其余苞片披针形至钻形；花梗长 1~10 cm；小苞片生花梗中部附近；萼片白色而带紫或淡紫色，外面被短柔毛，上萼片盔形或船状盔形，具短爪，高 1.5~2 cm，喙三角形，长约 5 mm，侧萼片长 1.5 cm，下萼片长 1.3~1.5 cm；花瓣疏生短毛，瓣片长约 8 mm，唇长约 3.5 mm，末端微凹，距长约 2 mm，向后反曲；雄蕊无毛；心皮 3~4，无毛或疏生短柔毛。　花期 7~8 月。

产于西藏、四川西部。生于海拔 3 050~3 650 m 的灌丛或草甸。

【药材】干燥的幼苗及块根。

【化学成分】工布乌头含生物碱、皂苷、黄酮苷、氨基酸、酚性物质和甾醇。

【采集加工】春季采幼苗，秋季挖块根，以流水洗净，晾干。

【性味与功用】苦、寒，有大毒；清热退烧，止痛，祛风除湿；治流行性感冒及各种传染病引起的发烧、风湿、跌打损伤及疮疖肿毒等。

以上 4 种植物检索表

1. 叶片两面无毛或沿脉疏生短柔毛；心皮 3~4 ………………… 工布乌头　**Aconitum kongboense**

1. 叶片两面无毛；心皮 5。

　　2. 花瓣无毛，距近球形，长约 1.4 mm；花丝具牙齿或全缘，无毛 ………………………………

　　……………………… **伏毛直序乌头**　**A. richardsonianum var. pseudosessiliflorum**

　　2. 花瓣无毛或具柔毛，距向后弯曲，长不超过 1 mm；花丝全缘，无毛或疏生短毛。

　　　3. 花序轴和花梗被伸展短柔毛 …………………………………… **铁棒锤**　**A. pendulum**

　　　3. 花序轴和花梗被紧贴短柔毛 ………………………………… **伏毛铁棒锤**　**A. flavum**

ㄅ་ཕོ་རྩི་རྩི།　（恰泡子子）

【考证】《晶珠本草》记载：恰泡子子调经，治淋病；生于低地和浅山灌木林中，或生于沟中阴阳坡交界处，状如贝母，根盘结，高度如矮小鞭麻（金露梅），叶小，粗糙，老时变红色，被糙毛，花小，淡蓝色，状如邦见花（龙胆）。《蓝琉璃》记载：恰泡子子又叫兴觉路玛，花蓝色，果实色红。

各地藏医主要用蓝雪科小角柱花、紫金标、荆苞紫金标等入药。有些藏医也用石竹科女娄菜、蔓麦瓶草，罂粟科弯花紫堇及豆科豌豆入药。以上几种植物中，蓝雪科的 3 种植物为小灌木或亚灌木，通常生于干旱、温暖的河谷阶地和低山坡，外观似金露梅灌丛，叶片较小，有粗毛、锯齿和芒刺，老时部分或全部变红，花冠小，蓝色或紫蓝色，似龙胆花，与上述记载的恰泡子子十分相符，应为其原植物。其余 4 种植物均为草本，与上述记载不符，只能是代用品或误用。

【原植物】

1. 小角柱花 兴觉路玛（译音）
（图 100）

Ceratostigma minus Stapf ex Prain

小灌木，高 10~50 cm。小枝带红色，有棱或无棱，被羽状糙伏毛并夹以星状柔毛或腺毛，芽鳞基部宿存。叶倒卵形至匙形，长 0.5~3.5 cm，宽 0.5~2 cm，顶端钝，基部楔形下延，叶面无毛或疏被糙伏毛（有时为短糙毛），背面被糙毛，两面常满布白色钙质鳞片，边缘具刺状睫毛。头状聚伞花序顶生和腋生，外苞片卵形，黄褐色，长 2~4.5 mm，沿龙骨被糙伏毛，具缘毛；花萼筒状，长 6.5~9 mm，萼筒长 2~3 mm，无毛，裂片龙骨状，具红色条纹，边缘白色，有硬毛；花冠高脚碟状，长 14~17 mm，花冠筒细长、红紫色，裂片 5，蓝紫色，开

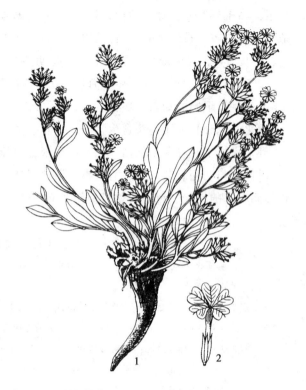

图100　小角柱花　**Ceratostigma minus** Stapf ex Prain
1. 植株；2. 花。 （王颖绘）

展；雄蕊下位，与花冠筒合生至中部；花柱合生，柱头 5，内侧具角状腺体。蒴果盖裂。　花期 5~11 月。

产于西藏、四川、云南、甘肃。生于海拔 1 000~4 000 m 的干旱河谷阶地和干旱山坡及坡麓灌丛。

2. 女娄菜

Melandrium apricum (Turcz.) Rohrb.

直立草本，高 20~70 cm。茎丛生或单生，密被短柔毛，通常下部多分枝。叶线状披针形、披针形或匙形，长 4~7 cm，宽 2~8 mm，两面密被短柔毛。花序圆锥状聚伞形，具数花至多花；苞片披针形或线状披针形，长 1~2 cm，宽 1.5~3 mm，具缘毛；花梗长 0.5~1.5 cm；花白色或上部紫红色；萼筒状，外面被柔毛，长 8~9 mm，先端具 5 齿，萼齿卵状三角形，先端急尖，边缘窄膜质，萼脉 10，绿色或黑色；花瓣 5，等于或微短于萼，瓣片顶端二深裂，裂片三角形，喉部具 2 椭圆形小鳞片；基部渐狭缩成爪；雄蕊 10，花丝稍短于花瓣；子房卵圆形，花柱 3，线形。蒴果长卵圆形，与萼片近等长。种子肾脏形，长约 0.5 mm，表面具瘤状突起，黑褐色。　花期 6~7 月，果期 8~9 月。 （图见《青藏高原药物图鉴》1:76）

产于青海、甘肃、宁夏、陕西及华北、东北和华东的部分地区。生于海拔 1 500~
3 500 m 的河谷、林下和草甸、草原地带。

3. 蔓麦瓶草

Silene repens Patr.

多年生草本，高 25~60 cm，全株被柔毛，具细长的根茎。茎由基部分枝，丛生，直立
或斜上升。叶线状披针形，长 2.5~5 cm，宽 2~8 mm，先端锐尖，半抱茎，通常两面密生
柔毛。花序密聚伞状，对生的花梗上通常各具 1~3 花；苞片线状披针形；花梗短，长 2~
4 mm，密生柔毛；花黄色；萼筒状棒形，有时上部微膨胀，长 1~1.5 cm，宽 2~6 mm，外
面密生短柔毛，萼脉 10，萼齿 5，卵圆形，先端钝，边缘窄膜质，萼外面带紫色；花瓣
5，先端二深裂，喉部具 2 鳞片，爪细长；雄蕊 10，花丝线形；子房椭圆形，长 3.5 mm，
花柱 3，线形，子房柄密被短柔毛。蒴果卵状长圆形，长 6~8 mm。种子肾形，长约 1 mm，
具皱纹。 花期 6~7 月，果期 8~10 月。 （图见《青藏高原药物图鉴》1:77）

产于西藏、青海、甘肃、陕西、新疆及华北、东北等区。生于海拔 800~3 700 m 的疏
林、高山灌丛及其边缘的农田。

4. 弯花紫堇　恰泡子子巧（译音）

Corydalis curviflora Maxim.

多年生草本，高 10~30 cm。块根纺锤形或棒状。茎 1~3，不分枝。基生叶的叶片五角
形，长 0.5~1.5 cm，宽 1~2.5 cm，三全裂，中央裂片三深裂，小裂片椭圆形或披针形，侧
裂片不等程度的二深裂；具长柄，柄长 2~7 cm，细弱；茎生叶近指状全裂，裂片线形，长
1~2.5 cm，宽 1~3 mm，无柄。总状花序，长 2~7 cm；苞片披针形或窄披针形；花蓝色；
萼片 2，宽卵形，指状分裂，白色膜质，早落；花瓣 4，2 轮，长 0.8~1.5 cm，外轮两瓣
大，呈唇状，前瓣平展，后瓣基部成距，距向斜上方伸展，长 6~8 mm，内轮两瓣较小，
先端愈合，爪与外轮花瓣合生；雄蕊 6，花丝连合成 2 束；子房长椭圆形。 花期 6~7
月。 （图见《青藏高原药物图鉴》2:102）

产于西藏、青海、四川西部、云南西北部、甘肃、陕西（秦岭）、山西南部。生于海
拔 3 400~4 300 m 的高山草甸和灌丛中。

5. 豌豆　恰泡子子曼巴（译音）

Pisum sativum L.

一年生攀援草本，全株光滑，无毛，被白霜。茎高 50~80（100）cm。偶数羽状复叶，
具小叶 2~6；小叶椭圆形或长圆形，长 2~3 cm，宽 1~2 cm，先端急尖，基部斜形；叶轴顶
端具羽状分枝卷须，托叶比小叶片大，下部具细齿，基部抱茎。花单生于叶腋，或数朵排
列为总状花序；花白色或粉红色；花萼钟形，萼齿 5，披针形，与萼筒等长或稍长于萼
筒；旗瓣宽卵形，先端深凹，基部缢缩，翼瓣与龙骨瓣均具爪和耳；子房无柄，花柱扁，
内面具髯毛。荚果矩形，长 3~6 cm，内有坚纸质衬皮，含种子 2~10。种子圆形，青绿色，

干后变为淡青色或黄色。 花果期 7~9 月。

我国各地均有栽培。

【药材】干燥的全草及浸膏制成品（小角柱花和紫金标）或花、果（女娄菜、蔓麦瓶草、弯花紫堇、豌豆）。

【化学成分】小角柱花、紫金标植物体中含皂苷、萘醌类化合物（可能为蓝雪素）、多量的鞣质。

【采集加工】7~8 月采挖全株或割取带花的地上部分，切段，晒干备用或熬制成流浸膏备用；7~8 月采花，9 月摘果，晾晒干备用。

【性味与功用】小角柱花、紫金标涩、平；豌豆的花和果，甘、温；女娄菜和蔓麦瓶草的花、果、淡、温；凉血，止血，调经；治鼻衄、月经过多。前者还可治淋病、高血压、风湿病、跌打痨伤、腮腺炎等。

以上 7 种植物检索表

1. 小灌木或亚灌木；小枝常带红色；叶片粗糙；花冠高脚碟状。
  2. 芽鳞环生，刺状宿存；茎皮劈裂，脱落，直立亚灌木；叶两面无毛；小枝，茎被短硬毛 ……
  ………………………………………………………… 荆苞紫金标 **Ceratostigma ulicinum**
  2. 芽鳞卵形；茎皮不劈裂；直立灌木。
    3. 小枝圆柱形，稀具棱，被糙伏毛及羽状柔毛，叶倒卵形、匙形，上面无毛或近无毛 ………
    ………………………………………………………… 小角柱花 **C. minus**
    3. 茎及小枝明显具棱，棱上具刺状伏毛；叶片椭圆形、菱形或倒卵状菱形，两面被糙伏毛 …
    ………………………………………………………… 紫金标 **C. willmattianum**
1. 草本；茎绿色，细弱；花冠非高脚碟状。
  4. 茎末端具卷须；花冠碟形 ………………………………………… 豌豆 **Pisum sativum**
  4. 茎末端不为卷须；常为花序，花不成蝶形。
    5. 花冠两侧对称，花瓣具距 ………………………………… 弯花紫堇 **Corydalis curviflora**
    5. 花冠辐射对称，花瓣无距。
      6. 花瓣短于花萼，子房 1 室 ………………………………… 女娄菜 **Melandrium apricum**
      6. 花瓣长于花萼，子房 3 室 ………………………………… 蔓麦瓶草 **Silene repens**

ཁྱི་རོག་ཅུངས་མ། （恰绕妞玛）

【考证】《晶珠本草》记载：恰绕妞玛益伤，治疮疖；生于沙地，根皮和茎皮红

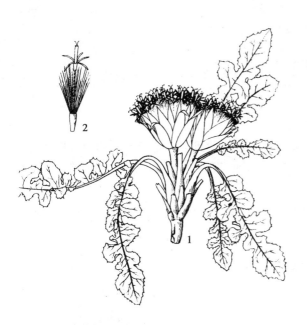

图101　南藏菊　**Dolomiaea wardii**（Hand.-Mazz.）Ling
1. 植株；2. 花。　（刘进军绘）

色，叶扁，如萝卜叶，平铺地面，深裂，背面灰白色，误食本品根，可使人神经迷乱。

西藏藏医所用的恰绕妞玛其植物为菊科南藏菊和美叶藏菊，叶羽状分裂，平铺地面，背面密被白色绒毛，与上述描述一致。

【原植物】

南藏菊（图 101）

Dolomiaea wardii（Hand.-Mazz.）Ling

多年生无茎草本。根直下，根端红色。叶多数，平铺地面，莲座状，长圆状披针形，长 5~15 cm，宽 2~4 cm，大头羽状分裂，顶裂片卵形，大于侧裂片，边缘有齿，侧裂片 2~6 对，长圆形或近方形，边缘有齿，上面绿色，被腺毛及糠秕状毛，下面密被白色绒毛，叶柄及中脉紫色，柄长 3~7 cm，基部扩大。头状花序 5~10 个密集于莲座叶丛间，直径 1.5~2 cm；总苞倒卵形，长 2~2.5 cm，总苞片 5 层，革质，外层长圆形，上端有蛛丝状毛，比内层短 2~3 倍，紫红色或黄绿色，内层披针形，顶端具小刺；花托有钻形托片；小花全部管状，紫红色，长 1.6~2 cm，管部与檐部近等长；花丝无，花药基部有长而撕裂的尾，花柱分枝短，顶端圆形。瘦果倒卵状长圆形，稍扁，具棱，有横皱纹，灰褐色，长约 7 mm；冠毛多层，白色，刚毛状，基部结合成环，与花冠等长。　花果期 7~9 月。

产于西藏。生于海拔 3 800~4 500 m 的山坡灌丛和河边沙砾地。

【药材】干燥的全草。

【采集加工】花期采全草，洗净晾干。

【性味与功用】本品味甘；治疮疖，愈伤。

以上 2 种植物检索表

1. 叶大头羽状全裂，顶裂片大于侧裂片，上面被腺毛 ………………… 南藏菊　Dolomiaea wardii
1. 叶羽状全裂，顶裂片小于侧裂片，上面被蛛丝状毛 ………………… 美叶藏菊　D. calophylla

ब་ཚོད་སྲུག་པ། （恰羔素巴）

【考证】《晶珠本草》记载：恰羔素巴治头部创伤、炭疽病，消除热病引起的刺痛及中风症；生高山雪线及少草之地，全体被绵毛，形似苏尔公（绢毛菊），顶部略圆，其状如秃鹫落于岩石上，茎中空，花淡紫色。

各地藏医均以菊科水母雪兔子及黑毛雪兔子入药。其中，水母雪兔子全株密被绵毛，顶部圆形，密生叶及头状花序，茎下部无密叶，全形似秃鹫之腿，花蓝紫色，与上述记载一致。

水母雪兔子 (图 102)

Saussurea medusa Maxim.

多年生草本，高 5~20 cm，全株密被白色绵毛。根肉质，粗壮。茎直立，顶端稍膨大；基部和地下部被褐色枯存叶柄，径约 1 cm。茎中下部叶具长柄，叶片圆形或扇形，长宽几乎相等，长 2~2.5 cm，边缘具条裂状齿，叶柄宽，长 2~5 cm；茎上部叶菱形或披针形，羽状浅裂，下反；最上部叶线形。头状花序多数，在茎端密集成半球形；总苞筒状，宽约 5 mm，总苞片多层，膜质，线状长圆形，近等长，内层长 1~1.1 cm，先端黑紫色，钝或急尖。小花全部管状，蓝紫色，长 1~1.2 cm，管部比檐部略长；花药基部有尾。瘦果线状

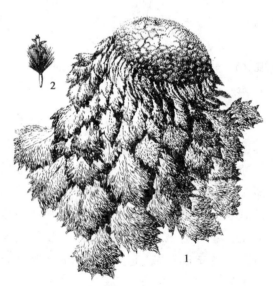

图102　水母雪兔子　**Saussurea medusa** Maxim.
1. 植株；2. 管状花。（王颖绘）

倒披针形，长约 9 mm，黑褐色，光滑；冠毛白色，2 层，外层短，粗毛状，内层羽毛状，与小花等长或稍长。　花果期 7~9 月。

产于西藏、青海、四川、云南、甘肃。生于海拔 3 900~5 600 m 的高山流石滩。分布于克什米尔地区。

【药材】干燥植株的地上部分。

【采集加工】花期采地上部分，洗净，晾干。

【性味与功用】苦、凉；清热解毒，祛风湿，通经络；主治炭疽病、中风、风湿关节

炎、胎衣不下、高山反应等。

据药理实验报道，水母雪兔子有强心作用；对动物动情期的子宫具有强大的选择性兴奋作用，这与临床用于月经不调、崩带、胎衣不下、终止早期妊娠等相适应。此外，它还能对抗甲醛引起的大鼠后脚掌炎，这与临床治疗风湿性关节炎有关。

以上 2 种植物检索表

1. 植物高大，全株被白色绵毛；叶扇形或圆形；冠毛白色，外层不下反 ……………………
…………………………………………………………… 水母雪兔子　**Saussurea medusa**

1. 植物低矮，上部被黑色绒毛；叶狭倒披针形或狭匙形；冠毛黑色，外层下反 ……………
………………………………………………………………… 黑毛雪兔子　**S. hypsipeta**

ཁ་ཚར་གོས། （恰羔贝）

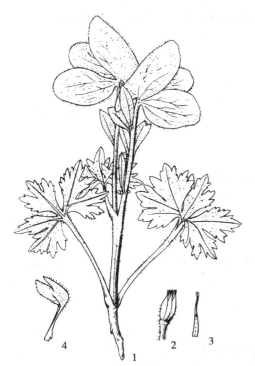

图103　囊距翠雀　**Delphinium brunonianum**
Royle

1. 植株；2. 雌蕊；3. 雄蕊；4. 退化雄蕊。

（刘进军绘自《中国植物志》）

【考证】《晶珠本草》记载：恰羔贝解热毒，祛瘟疫，治皮肤病、温热、疫毒及胆热有良效；生高山，茎长，紫色，叶黑色，粗糙，状如狗舌，花蓝色，被细毛，状如长耳鸮之首，有麝香气味。

现藏医用毛茛科囊距翠雀，与《晶珠本草》记载基本相同。也用细裂高河菜。

【原植物】

1. 囊距翠雀 （图 103）

Delphinium brunonianum Royle

多年生草本，高 10~34 cm。茎被开展短柔毛并混有黄色腺毛，有时变无毛。叶片肾形，长 2.2~4.2 cm，宽 5.2~8.5 cm，基部突呈楔形，掌状深裂至近全裂，一回裂片彼此稍覆压或邻接，有缺刻状小裂片和粗牙齿，两面疏被短柔毛；叶柄长 3~9.5 cm。伞房花序具 2~4 花；花梗直伸，长 5.5~7 cm，密被白色短柔毛和黄色短腺毛；萼片宿存，蓝紫色，上萼片船状圆卵形，长 1.8~3 cm，宽 1.7~2.2 cm，两面均被绢状柔毛，距短，囊状或圆锥状，长 6~10 mm，稀达 2 cm，基部粗 6~9 mm，末端钝；花瓣顶端二浅裂，疏被糙毛；退化雄蕊具长爪，瓣片长约 7 mm，宽约 3.5 mm，二深裂，腹面有黄色髯毛；雄蕊无毛；雌蕊 4~5，子房被疏柔毛。蓇葖果长约 1.6 cm。　花期 7~8 月。

产于西藏南部。生于海拔 4 500~6 000 m 的高山石隙。分布于尼泊尔、阿富汗。

2. 细裂高河菜

Megacarpaea delavayi Franch. var. **angustisecta** O. E. Schulz

多年生草本，高 30~80 cm，全株有白色长柔毛。根肉质，圆柱状，顶端径达 2.5 cm。茎直立，上部花序有分枝。羽状复叶，长 6~12 cm，小叶 6~9 对，常不对生，线状披针形，长达 3.5 cm，宽 2~4 mm，全缘或有锯齿；基生叶和茎下部叶有长柄，不抱茎，常紫红色，中上部叶无柄，耳状抱茎。总状花序生分枝顶端，组成圆锥花序；花序梗和花梗有长柔毛；花两性；萼片 4，狭长圆形，长约 3 mm；花瓣 4，紫红色，倒卵形，长 6~8 mm，先端圆形，下部有长爪；雄蕊 6，近等长。短角果，二全裂，裂瓣斜卵形，长约 10 mm，宽约 6 mm，周缘有翅，平扁，无毛。　花果期 6~9 月。

产于青海东南部、四川。生于海拔 2 600~4 200 m 的河滩、山谷、半阴坡灌丛中。

【药材】干燥的全草。花为最佳。

【化学成分】囊距翠雀含生物碱、醇式皂苷、鞣质。

【采集加工】8~9 月花果期采集地上部分，洗净晾干。

【性味与功用】苦、涩、寒；凉血解毒，祛风止痒，内服治流行性感冒、各种传染病及胆病，外用治疥癣、皮疹、皮肤痒及蛇咬伤等。

以上 2 种植物检索表

1. 蓇葖果；上萼片具短距；花 5 数，具退化雄蕊；叶片肾形，掌状深裂 ………………………………
…………………………………………………………… 囊距翠雀　**Delphinium brunonianum**
1. 短角果；萼片无距；花 4 数，雄蕊 6；叶片长圆形，羽状复叶 …………………………………………
………………………………………………… 细裂高河菜　**Megacarpaea delavayi** var. **angustisecta**

ཤ་དང་ག　（齐灯嘎）

【考证】《晶珠本草》记载：齐灯嘎味辛，性锐，杀虫，提升胃温，治灰色浮肿，也是治虫病的药物；茎细长，叶灰色，小，粗糙，花蓝红色而小，果实如霜打后的豌豆粒，淡红色，味酸甘，摇动有响声。

各地藏医用的齐灯嘎，大都为紫金牛科酸藤子属植物的果实，其来源多数是市场销售，也有少数就地采集。据从青海藏医院所得样品鉴定，至少有 2 种，一种棕紫色，圆粒状，径 4~5 mm，表面有纵向皱纹或少数腺点，摇动时有响声，为酸藤子的果实；另一种果实较小，卵球形，棕红色或深紫色，径约 3 mm，表面皱缩，并具腺点，似白花酸藤子的果实。从拉萨藏医院和四川德格藏医院所得到的样品也为几种酸藤子植物果实的混合物，其中较大者径 4~8 mm，棕红色或黄褐色，表面平滑，无皱纹而具深色皮孔状腺点，或有网状皱纹和腺点者似矩叶酸藤子和长叶酸藤子，果实红色或红褐色，略扁，具腺点者似密齿酸藤子的果实。此外，在西藏东南部也有用铁子属的针齿铁子果实为齐灯嘎，作驱虫药。印度民间也用白花酸藤子果实入药，当地称 Vidanga，发音与齐灯嘎近似，用干燥的果实治各种发烧、胸腔或皮肤的疾病。以上这些植物茎、叶、果实的形状、颜色、大小均符合《晶珠本草》的记载，都为原植物。

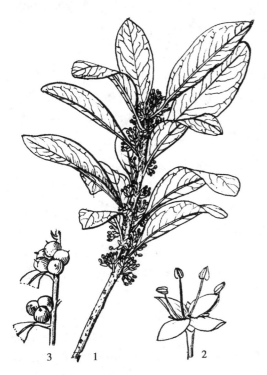

图104 酸藤子 Emblia laeta (L.) Mez.
1. 花枝；2. 雄花（放大）；3. 果枝。（阎翠兰抄绘自《广州植物志》）

【原植物】

1. 酸藤子 （图 104）

Embelia laeta (L.) Mez.

攀援灌木或藤本，稀为小灌木，长 1~3 m。茎、枝纤细，赤褐色，无毛而有点状皮孔。单叶互生；具短柄；叶片坚纸质，倒卵形或长圆状倒卵形，长 3~6 cm，宽 1~2.5 cm，顶钝或圆，有时微凹，背面灰绿色常被白粉。总状花序侧生或腋生，长 5~8 mm，被微细柔毛，有花 3~8 朵，基部具 1~2 轮苞片；花 4 数，白色，长约 2 mm；花萼四裂，深达 1/2~2/3，裂片卵形或三角形，具腺点；花瓣白中带黄色，分离，里面密生乳头状突起，具腺点；雄蕊在雌花中退化，长达花瓣的 2/3，在雄花中超出花瓣；雌蕊在雄花中退化或几无，在雌花中比花瓣略长。果球形，红色或紫黑色，酸甜，径 5~6 mm，平滑或有纵皱条纹，干时果皮与果仁分离。花期 12 月至翌年 3 月，果期 4~6 月。

产于云南、江西、福建、台湾、广东、广西。生于阳坡、路边、丘陵或疏林中。分布于越南、泰国、老挝、柬埔寨。

2.针齿铁子　龙加兴（译音）

Myrsine semiserrata Wall.

大灌木或小乔木，高 3~7 m。小枝细弱，圆柱形，常具叶柄下延而成的棱角。叶互生，坚纸质，椭圆形至披针形，长 5~9 cm，宽 2~2.5 cm，顶端长渐尖或长急尖，边缘中部以上具尖细锯齿，基部楔形，背面中脉隆起，侧脉弯曲上升，网脉明显，有疏腺点。伞形或簇状花序腋生，有花 3~7 朵，每花具 1 卵形苞片；花梗长约 2 mm；花 4 数，长约 2 mm，花萼基部微连合，萼片卵形或三角形至椭圆形，具腺点和缘毛；花冠白色至淡黄色，基部 1/3 联合成短管，裂片长圆形或舌形，中部以上有腺点，具缘毛；雄蕊与花冠等长或较长，在雌花中退化；雌蕊在雄花中退化，在雌花中较雄蕊短或略长，柱头二裂，流苏状。果球形，径 5~7 mm，红色变紫黑色，具密的腺点，干时果仁与壳分离。　花期 2~4 月。果期 10~12 月。

产于西藏东南部、四川、云南、贵州、湖北、湖南、广东、广西。生于海拔 1 100~2 400 m 的山坡、路旁及阔叶林下。分布于印度、缅甸。滇西北藏医常采用。

【药材】干燥的果实。

【化学成分】白花酸藤子果实中含信筒子醌和威兰精（Embelin，$C_{17}H_{26}O_4$ 和 Vilangin，$C_{35}H_{52}O_{18}$）、酸金牛醌（Rapanone，$C_{19}H_{30}O_4$）等。其中，所含的酸金牛醌钠（Rapanone-Na）有驱猪蛔虫、马蛔虫和马蛲虫的作用。但有引起肠胃炎的副作用。

【采集加工】果实成熟后采果，铺于席上晒干备用。

【性味与功用】酸、辛、甘、锐；驱虫，提胃温，助消化；治肾脏病引起的浮肿、皮肤病、皮肤发痒等。印度民间用以治各种发烧。

以上 6 种植物检索表

1. 花序簇生腋生；通常为大灌木或小乔木；叶椭圆形至披针形，长 5~9 cm，宽 2~2.5 cm，叶缘沿中部以上具刺状细锯齿 ⋯⋯⋯⋯⋯⋯⋯⋯⋯⋯⋯⋯⋯ 针齿铁子　**Myrsine semiserrata**

1. 花序总状，侧生或腋生；常为攀援灌木，稀为藤本。

　2. 花被 4 数。

　　3. 叶宽 2~3 cm；花序长约 1 cm；果径 1~1.5 cm ⋯⋯⋯⋯ 长叶酸藤子　**Embelis longifolia**

　　3. 叶宽 1.5 cm 以下；花序长 3~8 mm；果径约 5 mm ⋯⋯⋯⋯ 酸藤子　**E. laeta**

　2. 花被常 5 数。

　　4. 叶全缘；圆锥花序，顶生或腋生，花序梗长 4 cm 以上，被微柔毛 ⋯⋯ 白花酸藤子　**E. ribes**

　　4. 叶缘有齿；总状花序，花序梗长 4 cm 以下。

　　　5. 叶卵形或卵状长圆形，叶缘具细锯齿，有时呈重锯齿，基部楔形或圆形，下面有明显的腺点 ⋯⋯⋯⋯⋯⋯⋯⋯⋯⋯⋯⋯⋯ 密齿酸藤子　**E. vestita**

　　　5. 叶长圆状卵形至椭圆状披针形，叶缘中部以上具粗而疏的锯齿，基部心形或微心形，两面无腺点 ⋯⋯⋯⋯⋯⋯⋯⋯⋯⋯⋯⋯ 矩叶酸藤子　**E. oblongifolia**

ཁྱི་འབྲང་། （齐嵩）

【考证】《晶珠本草》记载：齐嵩有破痞块，除结石、舒脉之效；生于田边和园中，茎高，中空，叶大，茎端开有像邦子拖吾（翼首花）一样的花（头状花序），但较之大7倍，花（头状花序）红色，形如铁刷子，在铁钩一样的刺中包着棕色、长而扁的种子，状如布嘎尔木拉（川木香）种子，白褐色。

各地藏医均以菊科牛蒡入药，它的茎高大，具头状花序，总苞片先端有钩状刺，小花红色，与上述记载十分吻合。

【原植物】

牛蒡

Arctium lappa L.

多年生草本，高 50~150 cm。根肉质，纺锤形，直径达 8~10 cm。茎直立，具纵棱，被微毛，上部有分枝。基生叶丛生，大型，长卵形、宽卵形或心形，长 30~50 cm，宽至 40 cm，先端钝，具小尖头，基部心形，全缘或有波状小齿，上面绿色，疏被短毛，下面密被灰白色绒毛；叶柄粗壮，具纵沟，被绒毛；茎生叶互生，与基生叶同形，较小，具短柄。头状花序多数簇生茎端或排列成伞房状，直径 2~4 cm，花序梗长 3~10 cm；总苞球形，总苞片长 1~2 cm，线形，先端钩状，多层，不等长；全部小花管状，紫红色，长约 1 cm；托片毛状。瘦果倒卵形或长圆形，长 5~7 mm，有显著纵肋，灰褐色；冠毛白色，糙毛状，长约 3 mm，分离脱落。 花果期 6~9 月。 （图见《青藏高原药物图鉴》2:105）

我国各地广为栽培。分布于欧、亚两洲大陆。

【药材】干燥的根和果实。

【化学成分】根含 45%的 Inulin。根及叶含挥发油。种子含牛蒡苷 $C_{27}H_{34}O_{11}$、脂肪油 25%~30%、甾醇、维生素 A、维生素 B。

【采集加工】果熟时采果序，晒干，除去杂质，筛出果实。秋季挖根，洗净晒干。

【性味与功用】甘、辛、苦、寒；疏散风热，透疹，利咽，消肿解毒；治风热感冒，麻疹、风疹、咽痛、痈肿疮毒。青海藏医用根治妇科炎症，外用治神经痛。

ཛ་རྩི། (齐柔)

【考证】《晶珠本草》记载：齐柔味辛，防伤口感染，治肛门虫、胃虫、阴道虫，防虫蝇。分黄、黑两类，黑者又分为蓝、紫两种，黄齐柔生长在高山草甸、泉边、沼泽草甸，叶状如荨麻叶，花穗状如虎豹尾，花黄色如稷花；黑齐柔生长在黑土、畜圈周围，茎方形，如标尺，叶状如玉佩，花像青金石瓶。《晶珠本草》又记载：齐柔生于田边、地埂、河滩、沟边及滩地，茎方形，有节，节上生枝，叶像母鹿耳朵，花穗状如虎豹尾，花有蓝、紫、黄3种颜色。

各地藏医均用唇形科香薷属植物（见检索表）入药。这些植物的叶长圆形，有锯齿，穗状花序被密毛似虎尾，与上述记载相近。因此，黄花香薷可能为本药黄色类的正品，其他香薷为黑色类的正品。

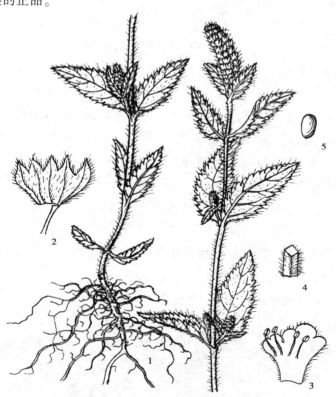

图105 黄花香薷 **Elsholtzia eriostachys** (Benth.) Benth.

1. 植株；2. 花萼纵剖；3. 花冠纵剖；4. 茎与毛被；5. 种子。（阎翠兰绘）

【原植物】

1. 黄花香薷　齐柔赛保（译音）（图105）

Elsholtzia eriostachys (Benth.) Benth.

一年生草本，高15~45 cm。茎直立，分枝或不分枝，被白色柔毛。叶对生，长圆形或卵状长圆形，长0.8~4 cm，宽0.4~1.5 cm，先端急尖或稍钝，基部楔形，边缘有锯齿，两面被柔毛；叶柄短，被柔毛。穗状花序圆柱状，长1.5~5 cm，生于茎和枝顶端；苞片宽卵形，长约1.5 mm；花多而小，黄色，长2~3 mm；花萼钟形，长约1.2 mm，外面密被淡黄色有节柔毛，萼齿5，三角形，近相等，果时花萼圆筒形，长达4 mm；花冠外面被柔毛，二唇形，上唇直立，先端微缺，下唇三裂。小坚果椭圆形。花果期7~9月。

产于西藏、四川、云南、甘肃。生于海拔3 200~5 000 m的山坡草地、灌丛、河边沙地及高山流石坡。分布于尼泊尔、印度。

2. 密花香薷（图106）

Elsholtzia densa Benth.

一年生草本，高20~60 cm。茎直立，多分枝，茎、枝均为四棱形，被柔毛。叶对生，长圆披针形至披针形，长1~7 cm，宽0.4~1.5 cm，先端急尖，基部楔形或近圆形，边缘有锯齿，两面被短毛；叶柄短，被柔毛。穗状花序长圆形或圆柱形，长1~6 cm，直径达1.8 cm，密被紫色有节柔毛；苞片圆卵形，长约1.5 mm，先端圆形；花小，多数，淡紫色或粉红色；花萼钟形，外被紫色有节柔毛，在果期长达4 mm，萼齿5，近三角形；花冠长约2.5 mm，外面被紫色有节柔毛，二唇形，上唇直立，下唇稍开展，三裂；雄蕊4，微露出。小坚果椭圆形，暗褐色，被极细微柔毛，顶端具疣状突起。花果期7~9月。

产于西藏、青海、四川、云南、

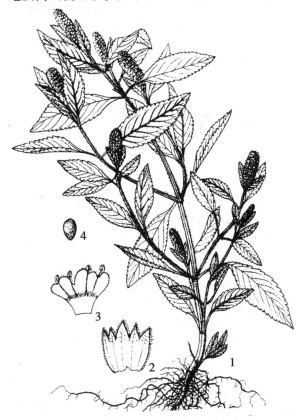

图106　密花香薷　*Elsholtzia densa* Benth.

1.植株；2.花萼纵剖；3.花冠纵剖；4.小坚果。

（阎翠兰绘）

甘肃、陕西、新疆、河北、山西。生于海拔 4 100 m 以下的高山草甸、林缘、河边、荒地及田间。分布于阿富汗、巴基斯坦、尼泊尔、印度、中亚地区、俄罗斯。

【药材】干燥的地上部分。

【采集加工】花期采地上部分,洗净晾干。

【性味与功用】辛;治培根病、胃病、梅毒性鼻炎、喉炎及寄生虫病,外用治疮疖及皮肤瘙痒。

以上 4 种植物检索表

1. 穗状花序不偏向一侧,呈圆柱状。
  2. 花冠黄色;花萼外面被淡黄色毛 ······················· 黄花香薷　Elsholtzia eriostachys
  2. 花冠紫红色;花萼外面被紫红色毛 ······················· 密花香薷　E. densa
1. 穗状花序偏向一侧。
  3. 花小,淡紫色;叶较大,宽达 4 cm,两面被小硬毛 ······················· 香薷　E. ciliata
  3. 花大,紫红色;叶较小,宽达 1.4 cm,两面被短柔毛 ······················· 高原香薷　E. feddei

ཕྱི་གནང་དཀར་མོ། (齐相嘎毛)

【考证】《晶珠本草》记载:齐相嘎毛味苦,内清肺热,外消肿瘤,如制成药丁,塞入创口,可破体外肿块;生于草甸,植株丛生,叶片如野兽须,花白色。

据我们调查,各地藏医所用的齐相嘎毛,其植物为石竹科禾叶繁缕、云南繁缕及狭叶具毛无心菜。这些植物形态均与上述记载相近,并沿用已久,可用作正品。青海藏医所用的齐相嘎毛,除上述各种外,还有眼子菜科龙须眼子菜,但其生长于沼泽、池塘或水渠中,花淡黄色,叶与上述记载不符合,应为代用品。

【原植物】

1. 禾叶繁缕 (图 107)

Stellaria graminea L.

多年生草本,高 15~30 cm。茎具 4 棱,无毛或被极疏的柔毛。叶线形或线状披针形,长 1~3 cm,宽 1~3 mm,先端锐尖,基部较窄,被极疏的缘毛,下面中肋显著。花多数,生成圆锥状聚伞花序;苞片膜质,卵状披针形,长 3~4 mm;花梗长 0.5~2 cm,果期伸长,可达 2~4 cm;花白色;萼片 5,披针形,长 5~6 mm,宽约 1.5 mm,先端渐尖,基部较宽,边缘窄膜质,具 3 脉;花瓣 5,二裂至基部,与萼片

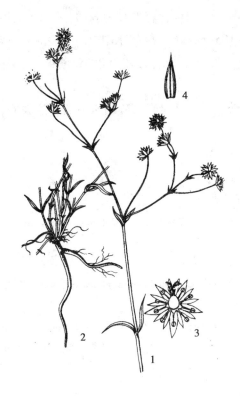

图107 禾叶繁缕 Stellaria graminea L.
1. 植株上部；2. 根；3. 花；4. 萼片。（王颖绘）

等长或稍长；雄蕊 10，扁线形，长 3mm；子房卵圆形，长约 1.5 mm，花柱 3，细线形，稍长于子房。蒴果长圆状卵形，与花萼近等长，六齿裂。种子心形，表面具皱纹。 花期 6~7 月，果期 8~9 月。

产于西藏、青海、四川西部、甘肃南部、陕西。生于海拔 3 000~4 800 m 的山坡草地和水渠边。分布于阿富汗、克什米尔地区、不丹、中亚地区、俄罗斯、蒙古。

2. 狭叶具毛无心菜

Arenaria trichophora Franch. var. **angustifolia** Franch.

多年生草本，高 10~30 cm。根纺锤形或圆锥形。茎数个由根头发出或单生，被硬毛。叶椭圆状披针形或披针形，长 1~2.5 cm，宽 5~6 mm，两面被伏生毛。花序聚伞状，具数花；花白色；萼片卵状披针形或披针形，长 6~7 mm，疏生白色柔毛；花瓣 5，倒卵形，长约 1 cm，先端缲状齿裂；雄蕊 10，花药紫红色；子房具 2 花柱。花期 6~7 月。

产于四川西部和云南西北部。生于海拔 3 200~3 600 m 的林间或林缘草地。

3. 龙须眼子菜

Potamogeton pectinatus L.

多年生草本，丛生，全体沉于水中。根状茎纤细，淡黄白色，在节处生多数不定根；茎细弱，丝状或呈毛发状，淡黄色，具多数节，节部叉状分枝，且上部分枝较多。叶丝状或线形，互生，长 3~10 cm，宽0.5~2 mm，全缘，顶端尖；托叶鞘状，绿色，抱茎，长 1~3 cm，顶端分离部分白色膜质，长约 1 cm。穗状花序长 1.5~3 cm，间断而少花，由 2~6 轮生间断的花簇组成；花序梗细弱，淡黄色，长 3~10 cm，花被 4，绿色，镊合状排列；雄蕊 4，无花丝，着生于花被基部，花药向外开展；心皮 4，无柄，分离。果实棕褐色，斜宽倒卵形或椭圆形，长 3~4 mm，顶端具短喙，背部具脊或圆形，腹部直或略凹。 花果期 6~9 月。（图见《青藏高原药物图鉴》1：80）

产于我国大部分地区。生长于沼泽、池塘和渠沟水中。分布于亚洲、欧洲、北美洲、非洲及大洋洲温暖地区。

【药材】干燥的全草及其药膏。

【化学成分】龙须眼子菜全株含粗蛋白 7.55%~15.21%，粗脂肪 0.60%~1.89%，粗纤维素 19.11%~23.67%，胡萝卜素（Carotene）105 mg/kg，盐类 16.17%~18.26%，钙 2.5%~5.3%，磷 0.45%~0.78%等（均以干重计）。另有全株含淀粉 0.8%和蔗糖等，并含硼。

【采集加工】6~7 月采全草，洗净晾干备用。外用时，将全草切碎用水煎熬，滤去渣，熬液成膏。

【性味与功用】微苦、寒；内服治肺炎；熬膏外用治疮疖。

以上 4 种植物检索表

1. 子叶 1 个；花为 3 出数 ……………………………………… 龙须眼子菜 Potamogeton pectinatus
1. 子叶 2 个，花为 5 出数。
  2. 花瓣先端缲状齿裂；叶椭圆状披针形或披针形 …………………………………………………………………… 狭叶具毛无心菜 Arenaria trichophora var. angustifolia
  2. 花瓣二裂至基部；叶线形或线状披针形。
    3. 萼脉绿色；花瓣与萼片等长或稍长 ……………………… 禾叶繁缕 Stellaria graminea
    3. 萼脉褐色；花瓣短于萼片 ……………………………… 云南繁缕 S. yunnanensis

ཕྱི་ལ་ཕུག（齐乌拉卜）

【考证】《晶珠本草》记载：齐乌拉卜对肉食中毒有益；生于河滩，叶色绿而厚，花白色，花梗细，高约四指，气味如萝卜，分性烈与性缓两类，叶大者性烈，叶小而毛多者性缓。

上述描述比较简单，而各地藏医用的原植物种类又较多，故难以确定其正品。仅以生于河滩、植株较高、花白色等来判断，十字花科的蚓果芥、涩荠、腺毛异蕊芥、双脊荠、喜山葶苈及葶苈比较符合上述记载。

【原植物】

1. 蚓果芥（图 108）

Torularia humilis (C. A. Mey.) O. E. Schulz

二年或多年生草本，高 5~30 cm，全株被单毛或分叉毛。茎多分枝，平铺地面或斜上升。叶基生与茎生，倒卵状椭圆形至狭椭圆形，长 5~30 mm，宽至 10 mm，先端钝，边缘具疏齿或全缘，基部楔形；叶柄长 1~2 cm。总状花序生分枝顶，幼时密

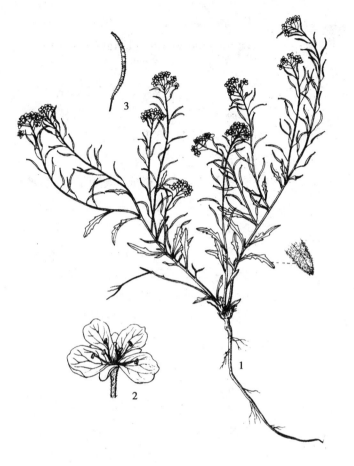

集，后伸长；花多数，白色或淡紫红色；萼片4，直立，长圆形，长约2 mm，背部有叉状毛；花瓣4，倒卵形，长3~5 mm，先端圆形，基部具爪；雄蕊6，花丝线形；柱头较粗，近二裂。长角果线状圆柱形，常呈各种扭曲或直伸，长达2 cm，密被叉状毛和单毛，2室，每室有种子1列；种子淡褐色，椭圆形，长约1 mm。子叶背倚。花果期6~8月。

产于西藏、青海、甘肃、宁夏、陕西及华北区。生于海拔5 000 m以下的河滩、荒地、山坡草地、灌丛中。分布于中亚地区、俄罗斯西伯利亚、蒙古、阿富汗、巴基斯坦。

图108 蚓果芥 *Torularia humilis* (C. A. Mey.) O. E. Schulz
1. 植株；2. 花；3. 果实。（王颖绘）

2. 涩荠

Malcolmia africana (L.) R. Br.

二年生草本，高8~35 cm，全株被单毛或叉状毛。茎直立或铺地。叶长圆形、倒披针形或近椭圆形，长1.5~8 cm，宽5~18 mm，先端有小尖头，基部楔形，全缘或边缘有齿；叶柄短或近无柄。总状花序疏散，生分枝顶端，在果期延长；花紫红色或粉红色，萼片4，长圆形，长4~5 mm；花瓣倒披针形，先端近圆形，下部渐狭，长8~10 mm；雄蕊6，离生，花丝线形。长角果圆柱形或细线形，长3.5~7 cm，宽1~2 mm，近四棱形，密生短或长分叉毛，稀无毛。种子长圆形，长约1 mm，浅棕色。 花果期6~8月。

产于西藏、青海、四川、甘肃、宁夏、陕西、新疆、河北、山西、河南、江苏、安徽。生于海拔3 000 m以下的荒滩、田间和路边。分布于亚洲、欧洲和非洲。

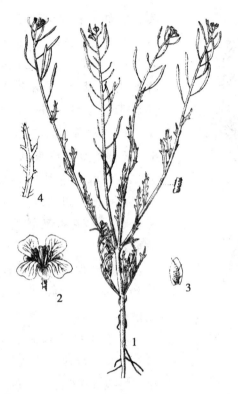

**图 109　腺毛异蕊芥 Dimorphostemon glandu‑
losus**（Kar. et Kir.）Golubk.
1.植株；2.花；3.萼片；4.叶。（刘进军绘）

3. 腺毛异蕊芥　（图 109）

Dimorphostemon glandulosus（Kar. et
Kir.）Golubk.

一年或二年生草本，高 5~25 cm，全株
被头状腺毛和单毛。茎直立，不分枝或基部
多分枝。叶轮廓长圆形，长 1.5~2 cm，羽状
深裂或边缘有羽状锯齿，裂片 2~3 对，线
形，在茎上部叶或全缘或有波状齿，两面有
腺体或单毛。总状花序顶生，果期伸长；花
小，多数，淡红色或白色；萼片 4，椭圆形，
长 1.5~3 mm，具白色膜质边缘；花瓣宽楔
形，长 3~4 mm，基部渐狭成爪；雄蕊 6，长
雄蕊花丝内方有翅，短雄蕊花丝两侧各具 1
个新月形侧蜜腺。长角果线形，长 15~20
（30）mm，直立，外面被腺体；2 室，每室
种子 1 列。种子长圆形，长约 1 mm。　花
果期 6~8 月。

产于西藏、青海、甘肃、宁夏、新疆。
生于海拔 2 700~5 300 m 的河滩、山坡草地。
分布于中亚地区、俄罗斯、印度东北部。

4. 双脊芥　（图 110）

Dilophia fontana Maxim.

多年生草本，高 3~6 cm。茎多数丛生，有单毛。基生叶在花期枯萎，茎生叶肉质，
匙形或线形，长 6~10 mm，宽 2~5 mm，全缘或每侧有 1 个齿，两面无毛，叶柄长 5~
15 mm，扁平，无毛。总状花序生茎和枝顶，花期密集，果期稍伸长，具叶状苞片，呈头
状或伞房状；花小，白色或淡紫色；萼片 4，卵形，长约 2 mm，具白色膜质边缘，背部光
滑；花瓣 4，匙形，长约 5 mm，先端近平截，微缺，基部具长爪；雄蕊 6，花丝线形。短
角果倒心形，两侧压扁，长约 3 mm，具不整齐的小刺或小瘤，果瓣舟形，背部囊状，常
有 2 脊，中央凹缺处有宿存花柱。种子小，2 行，长圆形；子叶背倚。　花果期 6~8 月。

产于西藏、青海、四川、甘肃、新疆。生于海拔 5 000 m 以下的河滩、湖边沙地。

5. 喜山葶苈

Draba oreades Schrenk

多年生丛生草本，高 1.5~10 cm。根状茎细长有分枝。基生叶莲座状，倒卵状披针形
或线形，长 8~19 mm，宽 2~5 mm，先端钝或急尖，全缘，边缘具缘毛，基部下延，两面

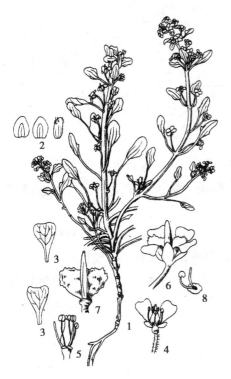

图 110 双脊荠 *Dilophia fontana* Maxim.

1. 植株；2. 花萼；3. 花瓣；4. 花解剖；5. 雌雄蕊；6. 花；7. 果实；8. 雄蕊。(阎翠兰抄绘自《唐古特植物志》)

被单毛和叉状毛。花葶无叶或具 1 叶，被单毛、叉状毛；总状花序密集，近头状，果期不伸长；花多数，黄色；萼片 4，椭圆形，长约 1 mm，背部密被单毛；花瓣 4，椭圆形，长为萼片的 2 倍，先端钝圆，微凹，两面有柔毛；雄蕊 6，花丝扁平，基部扩大。短角果宽卵形，长 4~6 mm，宽 3~4 mm，无毛，2 室，每室种子 2 列。种子黄褐色，倒卵圆形，长约 1 mm。花果期 6~7 月。（图见《青藏高原药物图鉴》1:81）

产于西藏、青海、甘肃、新疆。生于海拔 4 000~4 800 m 的高山草甸、沼泽草地、沙砾地及高山碎石带。分布于喜马拉雅高山地区、中亚地区以及俄罗斯、巴基斯坦、蒙古。

【药材】干燥的全草。

【采集加工】花期采全草，洗净晾干。

【性味与功用】辛、苦、温；解毒，健胃；治食物中毒、消化不良。

以上 6 种植物检索表

1. 长角果。

  2. 叶两面有头状腺体，羽状分裂 ························· 腺毛异蕊芥 **Dimorphostemon glandulosus**

  2. 叶两面被单毛或叉状毛，无腺体，全缘或边缘有疏齿。

    3. 果实念珠状，常弯曲；花小，长 3~5 mm ················ 蚓果芥 **Torularia humilis**

    3. 果实直伸；花大，长 8~10 mm ··························· 涩芥 **Malcolmia africana**

1. 短角果。

  4. 植株无毛；果倒心形，果瓣背部有脊 ·············· 双脊荠 **Dilophia fontana**

  4. 植株有毛；果宽卵形长圆形。

    5. 多年生草本，全株被单毛或叉状毛，具根茎 ·············· 喜山葶苈 **Draba oreades**

    5. 一年生草本，全株被星状毛 ··························· 葶苈 **D. nemorosa**

བྱི་ཚེར། （齐才）

【考证】《晶珠本草》记载：齐才性平，利时疫、传染病，退肾脏高热，治一切风病，平胃气；生于干旱的沙地等处，植株占地一脚掌，根长，状如甘草，叶小，黑色，肥厚，果能黏附衣裤，刺竖生。

各地藏医以菊科苍耳入药，叶肥厚，果有竖刺，与上述记载相近。菊科鬼针草属植物狼把草、柳叶鬼针草（切才曼巴），与上述记载略有差异，但果有刺，能粘衣裤，也很相像，可视为代用品。按《晶珠本草》记载，本品列于树枝类药物中，但至今未收集到作药的植物属于灌木一类的资料。

【原植物】

1. 苍耳

Xanthium sibiricum Patr.

一年生草本，高 30~50 cm。茎直立，被短毛，常从基部分枝。叶互生，宽卵形或心形，长 5~12 cm，宽 4~7 cm，先端急尖，基部浅心形，边缘具三至五浅裂和不规则细齿，两面均粗糙；叶柄长。头状花序腋生和顶生；花单性，雌雄同株；雄花序球形，总苞片 1 层，离生，花多数，管状，五齿裂；雌花序卵形，总苞片 2~3 层，内层 2 枚大，结合成 2 室的囊状体，革质，外面被细毛及钩刺，长 8~10 mm，内有小花 2 朵，无花冠，子房卵形，花柱线形。瘦果 2，卵形，藏于纺锤形的囊状体内。种子 2。无冠毛。 花果期 6~10 月。（图见《青藏高原药物图鉴》2:111）

产于我国各省区。生于海拔 3 700 m 以下的水边、荒地、农田及路边。分布于欧洲及亚洲。

2. 狼把草

Bidens tripartita L.

一年生草本，高 20~50 cm。茎直立，圆柱形或呈方形，光滑。上部有分枝，叶对生；下部叶小，不分裂，边缘有齿，在花期枯萎；中部叶具短柄，叶片长圆状披针形，不分裂，基部浅裂成 1 对侧裂片，或三至五深裂，侧裂片披针形或狭披针形，长 2~4 cm，宽至 1 cm，顶裂片大，披针形，全部裂片边缘具齿；上部叶小，不分裂或三裂。头状花序单生茎枝顶端；总苞杯状，总苞片 2 层，长 1~1.5 cm，外层倒披针形，叶状，内层披针形，膜质，有纵条纹及透明的边缘；托片狭披针形，膜质。花全部管状，黄色，管部细长，檐部膨大。瘦果扁，倒卵形或楔形，长约 1 cm，两面中央各具 1 条纵肋，两侧边缘密生倒

刺；顶端芒刺（冠毛）2 个，具倒刺。 花果期 7~8 月。（图见《青藏高原药物图鉴》2：112）

产于我国大部分省区。生于海拔 3 600 m 以下的水沟边、山坡草地。广布于北温带地区。

【药材】干燥的全草。

【采集加工】8~9 月采全草，洗净晾干。

【性味与功用】苦、寒，无毒；清热解毒，治瘟疫、肾炎等。

以上 3 种植物检索表

1. 叶互生；雌雄同株；果包于具刺的囊内 ………………………………… 苍耳 *Xanthium sibiricum*

1. 叶对生；花两性；果实不包于囊内，先端具芒刺。

　2. 叶三至五裂；头状花序无舌状花；果实具 2 个芒刺 ………………… 狼把草 *Bidens tripartita*

　2. 叶不分裂；头状花序有舌状花；果实具 4 个芒刺 ………………… 柳叶鬼针草 *B. cernua*

བག་དུ། （查乌）

【考证】《晶珠本草》记载：查乌为栽培作物，性凉、轻，治龙、赤巴、培根病，敛疮，破血，治疖疮；茎熬汤或煮酒，消食；带壳果实味涩、甘，能涩脉，止腹泻，化后性辛，轻凉，外敷或涂抹有益于肌脂、血液和赤巴。分黑、白两种。

藏医用蓼科荞麦和苦荞麦入药，两者相近，难分黑白。

【原植物】

1. 荞麦

Fagopyrum esculentum Moench.

一年生草本，高 30~70 cm。茎直立，淡绿色或带红色，有少数细弱分枝，光滑或在茎节处和小枝上具乳头状突起。下部茎生叶三角形或戟形，长 2~8 cm，宽 2~4 cm，先端常渐尖，稀圆形，基部微凹，近心形，两面沿叶脉和叶缘具乳头状突起，具 7 条基出叶脉，具长柄；茎上部叶小，无柄；托叶鞘短筒状，长约 5 mm，膜质，先端斜而截平。总状花序腋生或顶生，花紧密着生；总花梗细长，不分枝；苞片卵形，生于细长的花梗基部；花梗中部或中上部具关节；花白色或粉红色，两性；花被五深裂，裂片卵形或椭圆形，长 3~4 mm，宽约 2 mm；雄蕊 8，与花被片近等长；花盘具腺状突起；花柱 3，柱头头状。瘦果卵状三棱形，长 5~7 mm，先端渐尖，基部稍钝，棕色，有光泽。 花果期 7~9 月。

我国各地均有栽培。

2. 苦荞麦

Fagopyrum tataricum Gaertn.

一年生草本，高 15~40 cm。茎直立，有细弱分枝，具纵沟纹，绿色或微带紫色，无毛或上部小枝一侧具乳头状突起，节间中空。下部茎生叶戟形或宽三角形，长 2~5 cm，先端渐尖，基部近心形，全缘或微波状，两面沿叶脉具乳头状毛；叶柄与叶片近等长或过之；上部茎生叶较小，具短柄；托叶鞘三角形，长 5~10 mm，膜质，淡棕色。总状花序顶生或腋生，细长而开展，疏生花；花梗短，长 3~4 mm；苞片锥形至宽卵形；花白色或淡粉红色，两性；花被五裂，裂片椭圆形，长不及 2 mm，被疏柔毛，果期宿存；雄蕊 8，较花被片短；花柱 3，柱头头状。瘦果圆锥状卵形，长 3~5 mm，黑褐色，具 3 棱，每面中央具纵沟，上端角棱锐利，下端平钝，波状。　花果期 7~9 月。

产于西藏、青海、四川、云南、甘肃、陕西、河北、山西。生于海拔 4 000 m 以下的田边、林缘、沟旁。

【药材】干燥的果实或茎秆。

【采集加工】8~9 月采果或茎秆，晒干。

【性味与功用】茎秆凉、轻；主治疖疮。果实涩、甘；止腹泻。

以上 2 种植物检索表

1. 花密集着生于总状花序上；果实具 3 锐棱，每面无纵沟 ············ 荞麦　Fagopyrum esculentum

1. 花稀疏排列于总状花序上；果实具 3 棱且有 3 条纵深沟 ·················· 苦荞麦　F. tataricum

ཁ་མ།　（查玛）

【考证】《晶珠本草》记载：查玛味苦，性凉，可清各种肌肉热和脉热，能排脉病并有催吐作用；叶和刺遍生于茎，花黄色，形似豌豆花，荚长，内有籽似豆，但较长，嚼之有豆面味。

各地藏医所用的查玛，其植物为豆科短叶锦鸡儿、黄刺条、多刺锦鸡儿、二色锦鸡儿及甘蒙锦鸡儿五种。上述植物的叶和刺遍生于茎，花、果及种子也与上述记载相符，应为查玛的原植物。

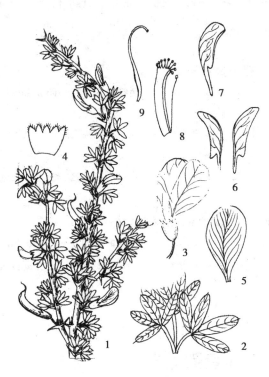

图 111　短叶锦鸡儿 Caragana brevifolia Kom.
1. 花枝；2. 叶放大；3. 花；4. 花萼；5. 旗瓣；6. 翼瓣；7. 龙骨瓣；8. 雄蕊；9. 雌蕊。（阎翠兰绘）

【原植物】

1. 短叶锦鸡儿　（图 111）

Caragana brevifolia Kom.

灌木，高 30~150 cm，全株无毛。老枝灰褐色，其皮龟裂；幼枝黄褐色，具棱。叶具小叶 4，小叶假掌状着生，披针形或倒卵状披针形，长 4~9 mm，宽 1~2 mm，先端钝，具短尖，基部楔形；托叶与老叶轴硬化成刺。花单生于叶腋；花梗长 5~7（10）mm；花黄色；花萼钟形，长 5~6 mm，基部偏斜，带褐色，萼齿 5，宽三角形，长约 2 mm，宽约 1 mm；花冠旗瓣倒卵形，长 1.2~1.6 cm，宽 0.8~1 cm，先端微凹，基部楔形，翼瓣具细爪和短耳，耳白色，龙骨瓣短于翼瓣；子房近无柄，花柱下弯。荚果圆柱形，成熟后黑色。　花果期 7~8 月。

产于青海、四川、甘肃。生于海拔 2 700~4 100 m 的林缘及山地半阴坡。

2. 多刺锦鸡儿

Caragana spinosa（L.）DC.

灌木，高 25~40 cm。茎多分枝，枝直立或弯曲。羽状复叶，生于长枝上的小叶 2~4 对，生于短枝上的 2 对，假掌状着生，小叶长椭圆状倒卵形或狭倒披针形，长 7~10 mm，先端具短尖头，疏被柔毛；托叶三角形或卵形，有些宿存并硬化成针刺，长 3~6 mm；叶轴也宿存并硬化成针刺，长 1.5~3 cm。花单生；花梗长 2~4 mm，被毛，具关节；花黄色；萼筒状，长 7~10 mm，萼齿三角形，长为萼的 1/4~1/5，具尖头；花冠长约 2 cm，旗瓣倒卵形，具长 3~4 mm 短爪，翼瓣宽线形，爪与瓣片近等长，具短耳，耳长 1~2 mm，龙骨瓣先端具弯曲的尖喙，爪较瓣片稍长；子房椭圆状卵形，无毛。荚果椭圆状圆筒形，具细尖头，长 2~2.5 cm，宽约 4 mm。　花期 7~8 月，果期 9 月。（图见《青藏高原药物图鉴》2:19）

产于西藏、新疆。生于海拔 3 000 m 的山坡灌丛中。分布于俄罗斯西伯利亚、蒙古。

【药材】干燥的根内皮或茎枝内皮。

【采集加工】5~6 月间采集茎、枝内皮，晾干，10 月间采根，洗净，除去粗皮，根须，切段晾干。

【性味与功用】苦、寒；根解肌肉热和脉热；茎、枝内皮祛风活血，止痛利尿，补气益肾。

以上 5 种植物检索表

1. 花冠黄色，旗瓣带紫红色；荚果被毛 …………………………………………… 二色锦鸡儿 **Caragana bicolor**
1. 花冠黄色；荚果无毛。

  2. 小叶 4~8，生于长枝上者羽状排列，生于短枝上者假掌状着生 ……… 多刺锦鸡儿 **C. spinosa**
  2. 小叶 4，全部假掌状着生。

    3. 叶倒卵形，长 1~2 cm，硬纸质或革质 …………………………… 黄刺条 **C. frutex**
    3. 叶披针形或倒卵状披针形，长 0.4~2 cm，草质。

      4. 叶披针形或倒卵状披针形；旗瓣倒卵形，长 0.4~1.6 cm；荚果黑色 …………………… ………………………………………………… 短叶锦鸡儿 **C. brevifolia**
      4. 叶倒卵状披针形；旗瓣近圆形，长约 2 cm；荚果带紫色 ……… 甘蒙锦鸡儿 **C. opulens**

བག་ཕྱི་དག (查架哈吾)

【考证】《晶珠本草》记载：查架哈吾味苦、甘，治精囊病和肾脏病，愈疮，解诸毒，治乌头中毒和牲畜食草木中毒有特效，也止热性腹泻；生于岩石上，叶扁，青色而有光泽，背面被黄色毛，夏季贴生于岩石上，冬季缩成爪状，花蓝色，老后变白色。

藏医通常用的查架哈吾，其植物为苦苣苔科的卷丝苣苔、石花和凤毛蕨科的银粉背蕨。这三种植物均生于岩石上或岩石缝隙，前两种花为紫蓝色，叶上面呈蓝绿色，下面被黄褐色柔毛；后一种无花，为孢子繁殖，叶上面深绿色有光泽，下面被黄色粉末及边缘具黄褐色的孢子囊群，与上述记载有差异，因此卷丝苣苔、石花为本药的正品，而银粉背蕨为代用品。

【原植物】

1. 卷丝苣苔 （图 112）

Corallodiscus kingianus（Craib）Burtt

多年生草本，高约 30 cm。根茎肥厚粗短，表面黑褐色。叶多数，基生，叶丛外部的有柄，内部的无柄，平铺岩石上；叶片革质，菱状披针形，长 2~9 cm，宽 1.4~3.8 cm，顶端微钝，基部渐狭，边缘有不明显浅齿，上面深绿色，无毛，脉下陷，下面密被褐色细长丝状毛；叶柄宽而扁，长 2.5~4.5 cm。花葶 2~6 条，紫黑色，高 4~11 cm，密被褐色绒毛；

聚伞花序顶生，具多数花；花紫蓝色；花萼五浅裂，长约 2.6 mm，与花梗密被褐色绒毛；花冠长 10~14 mm，上唇二浅裂，下唇三深裂，花冠筒筒状，外面无毛；能育雄蕊 4，内藏，二强，花药成对连着，退化雄蕊 1，小；花盘环状；子房近条形，柱头小。蒴果狭长圆形，长约 1.4 cm，无毛。 花期 7~8 月。

产于西藏。生于海拔 3 200 ~ 4 900 m 的山坡崖石上。

2. 石花

Corallodiscus flabellatus（Franch.）Burtt

多年生草本，高 10~20 cm。须根黄褐色。叶多数，基生，呈莲座状铺生于岩石上，叶丛外部的有柄，内部的无柄；叶片革质，菱状宽倒卵形或扇状菱形，长宽各 1.1~2.2 cm，顶端圆钝，边缘有小牙齿，上面疏被长柔毛，脉下陷，下面沿脉密被淡褐色绵毛；叶柄扁，长 2~2.5 cm。花葶约 2 条，从叶丛中抽出，长 6~9 cm，上部与花梗、花萼均密被褐色柔毛；聚伞花序顶生，具多数花；花紫蓝色，其结构同卷丝苣苔的花。 花期 6 月。

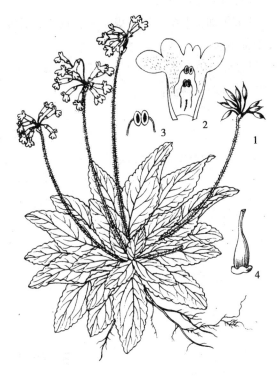

图 112 卷丝苣苔 Corallodiscus kingianus（Craib）Burtt
1. 植株；2. 花冠展开示能育雄蕊 2 对及退化雄蕊 1；
3. 成对连生花药；4. 雌蕊。（王颖绘）

产于西藏（察隅）、四川西部、云南西北部。生于海拔约 3 100 m 的高山林中石山或山坡的阴湿岩壁上。

3. 银粉背蕨

Aleuritopteris argentea（Gmel.）Fee

多年生草本，高 8~40 cm。根状茎横走或斜上升，密被线形或披针形黑褐色鳞片。叶丛生；叶柄长 6~20 cm，紫褐色或黄褐色，具光泽，基部被鳞片；叶片纸质，掌状，五角形，长 3~8 cm，二至三回羽状深裂，叶脉羽状，下面被乳白色或黄色粉末，羽轴紫褐色。孢子囊群着生于裂片边缘，黄色或黄褐色；囊群盖黄绿色，线形，内缘呈疏圆齿状。（图见《青藏高原药物图鉴》1:83）

产于西藏、青海、云南、甘肃、陕西及华北、东北、华东、华南等区。生于海拔 3 900 m 的山坡岩石上或石缝中。分布于俄罗斯西伯利亚、日本、朝鲜、印度、缅甸北部。

【药材】干燥的全草。

【采集加工】6~8 月采集全草，就近以流水洗去泥污，除去残叶及根的粗皮、根须等，晾干备用。

【性味与功用】苦、寒；解毒，退烧，愈疮，补肾；治热泻、早泄、肉食中毒、乌头中毒、肾病及疖疮等。

以上 3 种植物检索表

1. 无花，孢子繁殖；叶片二至三回羽状深裂，下面被黄色粉末，边缘具黄褐色孢子囊群 ………… ………………………………………………… **银粉背蕨 Aleuritopteris argentea**
1. 花紫蓝色；叶片不裂，革质，下面被黄褐色柔毛。

 2. 外部叶长 7~9 cm，菱状披针形；花葶密被褐色绒毛 ……… **卷丝苣苔 Corallodiscus kingianus**
 2. 外部叶长 2.5~5.5 cm，菱状宽倒卵形或扇状菱形；花葶上部、花梗及花萼被褐色柔毛 ……… ………………………………………………………… **石花 C. flabellatus**

ཐ་ག་ཤ་འཛེར། （查尖木）

【考证】《晶珠本草》记载：查尖木愈疮；生于石岩畔，叶圆形，质厚油润，蓝色，叶面具露状泌汁，花白色或红色。

藏医用报春花科白粉圆叶报春和圆叶报春入药。两种植物叶圆形，叶片较厚，前种花黄色，后种花红色，较符合上述记载和生长环境，可视为原植物。有的藏医用大圆叶报春（*Primula rotundifolia* Wall.），因叶片质薄，近膜质，与上述记载不符。另外，有的也用款冬（*Tussilago farfara* L.）入药，但生长环境与性味功用也均与上述记载不符，不能作为该药的原植物。

【原植物】

1. 白粉圆叶报春 　（图 113）

Primula littledalei Balf. f. et Watt

多年生草本，高 10~15 cm，具枯死花葶和叶柄宿存。根状茎短而粗，生有多数褐色不定根。叶莲座状丛生，叶片心状圆形，直径 (3) 4~5 cm，灰绿色，稍肉质，具三角形锯齿，基部心形弯缺程度约为叶片长度的 1/5；叶柄长 5~8 cm；全叶被短毛和粉，边缘和叶柄均具短腺毛。花葶直立，藏于叶丛中，与叶近等高，密被短毛和粉；伞形花序含花 3~7 朵；苞片线状披针形，被粉；花梗丝状，长 1~1.5 cm；花黄色，花

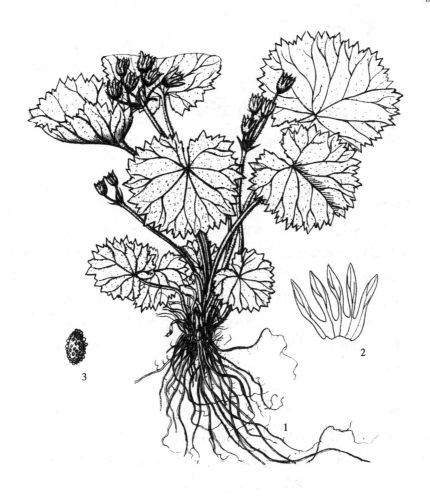

图 113　白粉圆叶报春 Primula littledalei Balf. f. et Watt

1. 全株；2. 花萼；3. 种子。　（阎翠兰绘）

萼钟状，长约 6 mm，被白粉，具五深裂，裂片宽线形。蒴果与花萼近等长。　花果期 7~8 月。

产于西藏（南木林）。生于海拔 4 800~5 000 m 的阴坡石隙中。分布于尼泊尔。

【药材】干燥的全草及花序。

【采集加工】夏季采挖全草，去掉残留物，洗净，花初期采花序，阴干。

【性味与功用】苦、甘、平、润、凉；愈疮。

以上 2 种植物检索表

1. 花冠裂片全缘；花序密被白粉 ·· 白粉圆叶报春　**Primula littledalei**

1. 花冠裂片凹缺；花序无粉 ·· 圆叶报春　**P. baileyana**

བྲག་ཞུན། （查贝）

【考证】《晶珠本草》记载：查贝愈疮，涩精、固骨髓；长在岩石缝隙中，根如豹尾，有气味，叶青绿色，硬而粗糙，叶背有金色斑点。

各地藏医用蕨类植物入药，即川西瓦韦、棕鳞瓦韦、宽带蕨及毡毛石韦。其中，毡毛石韦的根状茎短而粗，非长而细似豹尾状，叶表面虽有粗糙感，但叶子背面的金色斑点不明显，故与上述记载不符，因西藏藏医用之，故视作代用品。其余3种的根状茎细长而横走，类似豹尾状，与上述记载相符，特别是棕鳞瓦韦的根茎直径为5~6 mm，长而较粗，最为符合，可视为本药正品。然而，《四部医典系列挂图全集》中所画的查贝图，其形态颇似宽带蕨，但根状茎细长而不同，故此种也可视作代用品。另外，川西瓦韦为青海的藏医多用，也视为代用品。

【原植物】

1. 棕鳞瓦韦

Lepisorus scolopendrium（Ham. ex D. Don）Mehr et Bir

多年生草本，高达50 cm。根状茎长而横走，径5~6 mm，密被淡棕色鳞片；鳞片卵状披针形，先端长渐尖，边缘近全缘。叶披针形，长达40 cm，宽约2 cm，先端渐狭，中部最宽，基部渐狭而下延至叶柄处，两面光滑，表面具一深纵沟，背面中肋隆起且叶脉明显，被少数鳞片；叶柄禾秆色，长4~6 cm。孢子囊群圆形，稍靠近中肋，排成一行；隔丝圆形；孢子椭圆形，表面有云状纹饰。

产于西藏、云南。生于海拔2 000~2 800 m的松林和阔叶林下。分布于印度、尼泊尔、泰国。

2. 宽带蕨

Platygyria waltonii（Ching）Ching et S. K. Wu

多年生草本，植株高约10 cm。根状茎细而横走；其上的鳞片卵圆状披针形，先端长渐尖，边缘有刺状长齿。叶片长3~8 cm，戟形，基部掌状或三叉，有时二叉，有时一侧裂片不发育，仅呈耳状突起，中部一片最大，先端急尖或钝，全缘，两侧裂片远较短，中脉两侧的小脉网结，在叶缘和中肋之间形成3~4行网眼，多数为五角形。孢子囊群近圆形，靠近中肋，囊群间相距较远；隔丝五角形，棕色，边缘呈不规则的撕裂。

产于西藏（萨迦和南木林以东、雅鲁藏布江两岸诸县）。生于海拔3 500~4 600 m的河谷石缝中。

3. 毡毛石韦

Pyrrosia drakeana (Franch.) Ching

多年生草本，株高 20~45 cm。根状茎短而横卧，木质，径约 1 cm，表面密被鳞片；鳞片棕色，披针形，边缘有睫毛。叶簇生；叶柄麦秆黄色，长于叶片，密被锈褐色星状毛；叶片长圆状披针形或宽披针形，长 12~16 cm，基部宽 6~8 cm，先端钝或急尖，基部一般截形，常不对称，中脉明显，侧脉略清晰，薄革质，上面深绿色，近光滑，有黑色水囊体，背面密被星状毛，星状毛二型，上层的棕色，长针状，下层的短而多，呈毡毛状。孢子囊群小，圆形，布满叶面并隐没于星状毛下。

产于西藏、四川、云南、贵州、陕西、河南、湖北。生于海拔 1 200~2 500 m 的路边、石上。

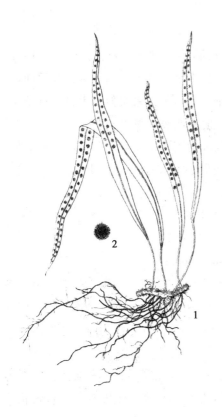

图 114　川西瓦韦 Lepisorus soulianus (Christ.) Ching et S. K. Wu

1. 全株；2. 隔丝。（王颖绘）

4. 川西瓦韦　（图 114）

Lepisorus soulianus (Christ.) Ching et S. K. Wu

多年生草本，株高 10~20 cm。根状茎横走，径 2~3 mm，密被黑色或深栗色鳞片；鳞片由多细胞组成，卵状披针形，先端渐尖，边缘具长齿，膜质，网眼粗筛孔状。叶柄灰绿色，长 1~1.5 cm，无鳞片；叶片线状披针形，长 8~12 cm，宽 5~8 mm，先端渐尖，全缘，基部渐狭呈楔形，上面深绿色，光滑，下面淡绿色，幼时被鳞片，中脉明显，网状脉不明显。孢子囊群大，圆形，黄色或黄褐色，着生于中脉和叶缘之间。

产于西藏、青海、四川、云南、甘肃。生于海拔 2 800~4 000 m 的林缘石缝中。

【药材】干燥的地上部分及根状茎。

【采集加工】6~9 月采全草，就近以流水洗去污泥，除去残叶及根状茎外皮，切成数段，晾干。

【性味与功用】苦、涩、微寒；清热解毒，干脓愈疮，涩精固髓，接骨；主治脓疮、外伤、骨伤、烧伤等。

以上 4 种植物检索表

1. 叶片下面密被星状毛，星状毛两型，上层针状，下层毡毛状；孢子囊群小，布满叶面 …………
………………………………………………………… **毡毛石韦 Pyrrosia drakeana**
1. 叶片无毛；孢子囊群较大，排成一行。
 2. 叶片戟形或基部一侧呈耳状突起，隔丝五角形 ……………… **宽带蕨 Platygyria waltonii**
 2. 叶片披针形，隔丝圆形。
  3. 根状茎粗 5~6 mm；叶片先端渐尖，脉明显 ……… **棕鳞瓦韦 Lepisorus scolopendrium**
  3. 根状茎粗 2~3 mm；叶片钝或急尖，脉不明显 ……………… **川西瓦韦 L. soulianus**

ཁྲ་ག་པ། （查嘎哇）

【考证】《晶珠本草》记载：查嘎哇性温、燥，清肺热、肾热，开胃，消四肢块肿；生于田间和松土上，茎似竹而枝多，叶绿而厚，有光泽，花小，白色，果实似小手鼓，种子小，红紫色，表面有明显的斑点和花纹。

各地藏医均用十字花科菥蓂入药，果圆形，有果柄，确似小手鼓，种子有花纹，与上述描述十分相符。

【原植物】

菥蓂 （图 115）

Thlaspi arvense L.

一年生草本，高 20~60 cm，全株无毛。茎直立，单一或有分枝。叶互生，基生叶倒卵状长圆形，长 3~5 cm，宽 1~1.5 cm，先端钝或急尖，基部楔形；茎生叶长圆状披针形或倒披针形，长 1~5 cm，宽 0.5~1 cm，先端钝，基部箭形，边缘具疏齿，无柄，耳状抱茎。总状花序顶生，果期可长达 20 cm；花梗长 0.5~1.8 cm；花白色；萼片 4，黄绿色，椭圆形，长约 2.5 mm，宽约 1 mm，边缘白色膜质；花瓣 4，匙形，长约 3.5 mm，宽约 1.2 mm，先端钝圆，

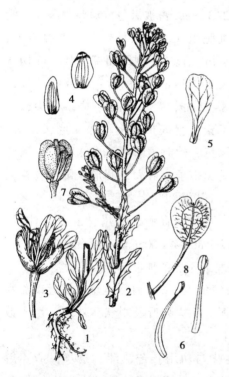

图 115 菥蓂 Thlaspi arvense L.

1~2. 植株；3. 花；4. 萼片；5. 花瓣；6. 雄蕊；7. 雌蕊；8. 果实。（刘进军仿绘）

基部变狭呈爪；雄蕊6，4强。短角果扁平，近倒心形，先端凹缺，周围具宽翅，翅宽约2 mm，基部圆形，长1.3~1.6 cm，宽0.9~1.3 cm，2室，每室有种子5~10粒。种子红褐色，倒卵形，表面有同心圆状花纹。子叶缘倚胚根。 花果期5~8月。

产于我国大部分地区。生于海拔4 100 m以下的田边、村宅附近、沟边及山谷草地。分布于亚洲温带、欧洲至非洲北部。

【药材】干燥的种子。

【化学成分】葶苈含硫甙、芥子甙、卵磷脂、脂肪油等。

【采集加工】7~8月采种子，筛净即可。

【性味与功用】辛、温；安神定志，清肾、肝、肺之热，燥四肢黄水；主治肾炎、肺炎、淋病等。

ནེ་ཚཾ་འབར། （贝珠牙扎）

【考证】《晶珠本草》记载：贝珠牙扎治腹水，消水肿；生于高而干净的山草坡，茎短，叶如莲叶，扁，分三尖，被小毛，铺在地面，花紫黑色，小，像孔雀开屏，枯老状如兀鹰，浸入水中有蓝琉璃光泽，种子扁小，黑色，坚硬。

西藏藏医用菊科长毛风毛菊入药，与上述记载的前半部相似，而青海藏医曾用水麦冬科水麦冬入药，其形态与上述记载不符合。以上均为代用品。

【原植物】

长毛风毛菊 俄吉秀（译音）

Saussurea hieracioides Hook. f.

多年生草本，高5~10 cm。根颈部密被褐色枯存叶柄。茎直立，单一，被白色长柔毛。基生叶莲座状，椭圆形，长2.5~6.5 cm，宽0.8~2.2 cm，先端急尖，基部楔形，渐狭成柄，全缘，边缘密生睫毛，疏具骨质小齿，两面密被长柔毛；茎生叶线状长圆形，最上部叶小，苞叶状。头状花序单生茎顶，径1.5~1.7 cm；总苞钟形，总苞片黑紫色，多层，外层卵状披针形，长1~1.6 cm，先端渐尖，背部被长柔毛，内层线状披针形，长2~2.2 cm，先端长渐尖；花管状，紫色，花冠长约1.7 cm，管部比檐部短。瘦果倒卵形，光滑；冠毛淡褐色，2层，外层短，粗毛状，内层羽毛状，比花冠短，基部结合成环；花托托片短，刚毛状。 花期8~9月。

产于西藏、青海、四川、云南、甘肃、湖北。生于海拔4 450~5 200 m的高山草地、碎石山坡地。分布于印度东北部。

【药材】干燥的全草。

【采集加工】6~8 月采全草，洗净晾干。

【性味与功用】苦、寒；清热利湿，治各种水肿、膀胱炎、小便不利及腹水等。

དབང་པོ་ལག་པ། （忘保拉巴）

【考证】《晶珠本草》记载：忘保拉巴增力生精。分两类，一类生于阴、阳干湿之地，根状如人手，茎如供蜡，叶如宝剑，花如寺院中银色云纹，干旱之地生者白色，潮湿之地生者红色；另一类为次品，各部均较前者小，根的分裂数目少，茎箭状。

藏医用兰科植物入药，即手参、凹舌兰、红门兰、绶草、角盘兰、玉凤花和头蕊兰等属植物。其中与第一类药（即块茎状如手掌）相符者为前 3 属植物，共 5 种。手参叶狭长圆形，状如宝剑，花红色，如银色云纹（指唇瓣大于其他裂片，先端三裂，中裂大，似云纹），与上述描述最为符合，应为正品，其他 4 种为代用品。与第二类药相符者为绶草、裂瓣角盘兰，应为第二类原植物。

青海藏医也用四川玉凤花（*Habenaria szechuanica* Schultz.）（称汪拉曼巴）、西藏藏医用长叶头蕊兰 [*Cephalanthera longifolia* (L.) Fritsch]（称汪然）入药，由于它们的形态与上述记载不尽相同，故不收录。

此外，在尼泊尔用红门兰（*Orchis incarnata* L.）入药，称 Ongu lakpa，与忘保拉巴近似，有滋补作用。

【原植物】

1. 手参 （图 116）

Gymnadenia conopsea (L.) R. Br.

多年生草本，高 20~40 cm。块茎肉质，掌状分裂；茎直立。叶线状舌形或披针形，3~5 枚，着生于茎的中部以下，长 8~10 cm，斜上升，先端稍外倾，钝或急尖。花序顶生，由

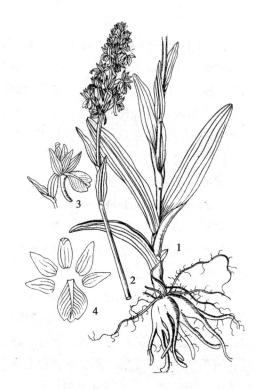

图 116　手参 Gymnadenia conopsea （L.）R. Br.
1. 植株下部；2. 花序；3. 花；4. 萼片、花瓣及唇瓣。（阎翠兰绘）

多数密集的小花组成穗状，轮廓呈圆柱形；苞片披针形，长渐尖，等于或稍长于花；花粉红色，稀白色；中萼片卵状长圆形或长圆形，先端钝或略成兜状，长 5~8 mm，侧萼片斜卵形，边缘外卷，稍长于中萼片；花瓣卵状三角形，与中萼片近等长，先端钝，全缘或有稀疏细锯齿；唇瓣阔倒卵形，长达 1 cm，先端三裂，中裂片稍大，距线形，细瘦，长过子房内弯。　花期 6~7 月，果期 7~8 月。

产于西藏东部、青海东部、四川西部、云南西北部、甘肃、陕西及华北、东北等区。生于海拔 1 300~3 600 m 的山坡林下或草地上。分布于朝鲜、日本、俄罗斯西伯利亚和欧洲。

与本种近似的尚有短距手参、西南手参，也入药。

2. 宽叶红门兰

Orchis latifolia L.

多年生陆生草本，高约 22 cm。块茎粗大，肉质，下部三至五掌裂；茎直立，不分枝。叶 3~6 枚互生，卵状披针形，长 7~9 cm，宽 1~2 cm，全缘，先端渐尖，基部成鞘，半抱茎。总状花序顶生，长约 5 cm，直径约 2 cm，具 10 朵以上花，密集；苞片紫红色，披针形，长 1~2 cm，全缘；花紫红色；萼片 3，近等长，宽披针形，长约 1 cm，全缘；花瓣卵形，长约 6 mm，先端渐尖；唇瓣扇形，长约 7 mm，宽约 1 cm，基部距长 1.2 cm；子房扭曲。　花期 6~8 月。（图见《青藏高原药物图鉴》1:86）

产于西藏、青海、四川、甘肃、新疆、内蒙古、黑龙江。生于海拔 630~3 600 m 的山坡及沟边草丛中。广布于亚洲温、寒带地区。

3. 凹舌兰

Coeloglossum viride (L.) Hartm. var. **bracteatum** (Willd.) Richter

多年生陆生草本，高约 26 cm。块茎肥大，呈掌状分裂；茎直立，不分枝，显红褐色。叶片 5，互生，椭圆形或椭圆状披针形，长 5~7 cm，全缘，先端渐尖。花序顶生，长约 9 cm，径约 2 cm，多花密生；苞片叶状，披针形，长 1~2.5 cm；花梗长 4~7 mm；花黄绿色；花萼基部合生，裂片卵状披针形，长约 6 mm；花瓣披针形，长约 4 mm，全缘；唇瓣肉质，倒披针形，深褐色，长约 8 mm，先端三裂，侧裂片大；长约 1.5 mm，基部具 1 囊状距，长约 4 mm。蒴果直立，椭圆形。　花期 6~7 月。（图见《青藏高原药物图鉴》1:88）

产于西藏、青海、四川、云南、甘肃、陕西、新疆及华北区。生于海拔 1 200~3 600 m 的林下或林缘湿地。分布于朝鲜、日本、俄罗斯西伯利亚地区、欧洲、北美洲。

4. 绶草　（图 117）

Spiranthes lancea (Thunb.) Backer, Bakh.f. et Steenis

陆生草本，高达 50 cm。根数枚簇生，肉质，呈圆锥状。茎细瘦直立，近基部生 2~4 枚叶。叶条状倒披针形或条形，长 10~15 cm。穗状花序顶生，具多数密生的小花，呈螺旋状排列；苞片卵形，先端长渐尖；花白色或淡红色；中萼片条形，长 5 mm，顶钝，侧

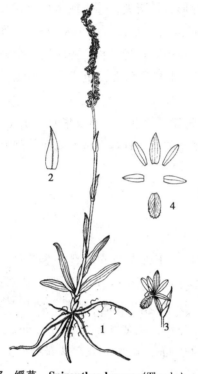

图 117 绥草 Spiranthes lancea (Thunb.)
Backer, Bakh. f. et Steenis
1. 全株；2. 苞片；3. 花；4. 花的解剖。(阎翠兰绘)

萼片等长但较狭；花瓣与中萼片等长，质地薄，先端极钝；唇瓣近长圆形，长 4~5 mm，伸展，基部至中部全缘，中部以上具明显皱波状齿，其上表面皱并具长硬毛，基部稍凹陷，呈浅囊状。 花期 6~8 月。

产于我国各省区。生于海拔 400~3 200 m 的山坡林下或草地。分布于朝鲜、日本。

5. 裂瓣角盘兰

Herminium alaschanicum Maxim.

陆生草本，高 15~30 cm。块茎圆球形，直径约 1 cm；茎直立，下部有 2~4 枚密生的叶，上部有 3~5 枚苞片状的小叶。叶狭椭圆状披针形，长 4~15 cm，急尖或渐尖，基部渐狭抱茎。总状花序长 4~27 cm，具多数小花；苞片披针形，先端尾状；花小，绿色，稍下垂；中萼片卵形，长约 4 mm，侧萼片卵状披针形，等长，微急尖，花瓣近中部稍肉质增厚，不明显三裂，稍长于萼片，先端钝；唇瓣近长圆形，近中部三裂，侧裂片线形，中裂片线状三角形，急尖，稍较侧裂片短而宽，基部距明显，长圆形，长约 1.5 mm；子房无毛。 花期 7 月。

产于西藏、四川、云南及西北、华北等区。生于海拔 1 800~4 500 m 的山坡草地。

【药材】干燥的块茎。

【化学成分】手参的块茎含黏液质 50%，淀粉 27%，蛋白质 3%，糖 5%。此外，尚有草酸钙和无机盐等。

【采集加工】秋季挖块茎，就近用流水洗去泥污，除去残茎，阴干备用。

【性味与功用】甘、微苦、温；增力生精，大补元气，安神增智；治阳痿不举。

以上 7 种植物检索表

1. 总状花序螺旋状扭转 ································· 绥草 **Spiranthes lancea**
1. 总状花序不扭转。
  2. 花小，长不到 5 mm；块茎卵形或圆球形，不分枝 ······ 裂瓣角盘兰 **Herminium alaschanicum**
  2. 花大，长超过 5 mm；块茎掌状分裂。
    3. 花绿色或黄绿色；花萼基部结合 ············ 凹舌兰 **Coeloglossum viride** var. **bracteatum**

3. 花紫红色，稀白色；花萼分离。

    4. 唇瓣先端不裂，距成直筒状 ················· 宽叶红门兰　Orchis latifolia

    4. 唇瓣先端三裂，距弯，细长，或呈囊状。

      5. 距短于子房 ················· 短距手参　Gymnadenia crassinervis

      5. 距长于子房。

        6. 叶宽 1~2 cm ················· 手参　G. conopsea

        6. 叶宽 2.5~4.5 cm ················· 西南手参　G. orchidis

དབྱར་པ། （恰巴）

【考证】《晶珠本草》记载：恰巴收敛扩散病；比山柳高大，有果穗，成熟时果穗白色如棉花。

上述记载简单，无法确定何属何种，又未见藏医使用，毛继祖等译注的《晶珠本草》（1986），说该药为白杨树皮。杨树（Populus）种类多，何者为恰巴，尚难肯定，有待今后研究。

དབྱི་མོང་། （叶濛）

【考证】《晶珠本草》记载：叶濛味辛微甘，能温胃，消痞块，攻痼疾，为降伏寒性痞块之甘露，可除疬，止泻，利痰；分叶濛嘎保和叶濛那保，两者在阴山、阳山均可生长，茎可缠绕他树，叶黑色，粗糙，花后，两者之果若老人之首；叶濛嘎保，花白色，瓣薄，较小，闭合若铃；叶濛那保，花黄色，瓣厚。上述虽为两种，但通常还可分为 3 种：一为叶濛嘎保，其花白色，较小，若铃，祛寒而不生热；二为叶濛那保，其花内面微白，外面黄色带红，祛寒，但生胆病；三为叶濛茶保，其花若余甘子果核，功效次。

藏医所用的叶濛，为毛茛科植物，约有 8 种（见检索表）。其中，短尾铁线莲花白色，小型，与叶濛嘎保相符；唐古特铁线莲花黄色，内面有时疏生白色柔毛，外面稍带红色，与叶濛那保甚相符；而叶濛茶保的原植物尚待进一步考证。

【原植物】

1. 短尾铁线莲

Clematis brevicaudata DC.

藤本。枝有棱，小枝疏生短柔毛或近无毛。一至二回羽状复叶或二回三出复叶，具5~15 小叶，有时茎上部为三出叶；小叶片狭卵形、卵形至披针形，长 (1) 1.5~6 cm，宽0.7~3.5 cm，顶端渐尖或长渐尖，基部圆形、截形至浅心形，有时楔形，边缘疏生粗锯齿或牙齿，有时三裂，两面疏生短柔毛。聚伞花序圆锥状，顶生或腋生；花梗长 1~1.5 cm，被短柔毛；花直径 1.5~2 cm；萼片 4，开展，白色，狭倒卵形，长约 8 mm，两面均被短柔毛，内面毛较疏；雄蕊无毛，花药长 2~2.5 mm。瘦果卵形，长约 3 mm，宽约 2 mm，密被柔毛，宿存花柱长 1.5~3 cm。 花果期 7~10 月。

产于西藏东部、青海东部、四川、云南、甘肃、宁夏、陕西及华北、东北、华中、华东等区。生于海拔 460~3 200 m 的疏林、灌丛河边或道旁等处。分布于朝鲜、蒙古、中亚地区、俄罗斯、日本。

2. 唐古特铁线莲 （图 118）

Clematis tangutica （Maxim.） Korsh.

多年生攀援藤本。茎长 0.5~4 m，紫褐色，具棱和凹槽，被白色短柔毛。叶对生，一回羽状复叶，长 15~22 cm；小叶片基部常浅裂至全裂，中裂片较大，狭长圆形至披针形，长 2~5 cm，顶端具短尖头，基部楔形，边缘具缺刻状锯齿，两面多少被柔毛，侧裂片较小，通常椭圆形；叶柄长 2~4 cm，疏生短毛。花单生或聚伞花序具 3 花，腋生；花梗长 15~20 cm，被柔毛；萼片 4，黄色，外面稍带紫色，狭卵形至长圆形，长 2~2.5 cm，基部楔形，顶端渐尖或急尖，外面边缘具短绒毛，内面无毛或疏生柔毛，雄蕊多数，花丝褐色，被开展柔毛。瘦果倒卵形，长约 4 mm，被长柔毛，宿存花柱长约 4 cm，具长柔毛。花期 6~9 月，果期 9~10 月。

产于四川西部、甘肃南部及东部、西藏、青海、陕西、新疆。生于海拔1 370~4 900 m 的林下、林缘、灌丛中和高山草甸。分布于中亚地区。

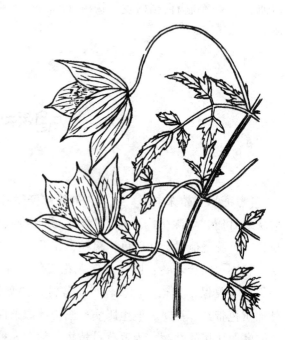

图 118 唐古特铁线莲 Clematis tangutica（Maxim.）Korsh.

部分茎示花和叶。 （刘进军描）

3. 西南铁线莲

Clematis pseudopogonandra Finet et Gagnep.

木质藤本，高约 1 m。幼枝被柔毛，老枝无毛，表面棕红色。二回三出复叶，连叶柄长 7~9 cm；小叶片纸质，卵状披针形，长 2~5 cm，顶端尾状渐尖，边缘通常三裂或具 1~2 对齿牙，幼时两面疏生柔毛，后变无毛；小叶柄长 0.3~1.2 cm，叶柄长 3~7 cm，幼时被毛。单花腋生，稀 2 花束生；花梗纤细，长 2.5~7 cm，顶端疏生柔毛；无苞片；萼片 4，淡紫红色至紫黑色，卵状披针形或长圆形，长 2~3 cm，宽 6~10 mm，顶端渐尖，外面被稀疏柔毛，内面上部被绒毛，下部毛较疏，边缘密被黄色绒毛；雄蕊长为萼片之半，花丝条形，长约 1 cm，上部与药隔背面密被柔毛，基部无毛，花药黄色；雌蕊与雄蕊等长，被淡黄色绢毛。瘦果狭卵形，被金黄色短柔毛，宿存花柱被长柔毛。花期 6~7 月，果期 8~9 月。

产于西藏东南部、四川西部、云南西北部。生于海拔 2 700~4 300 m 的林下、灌丛中或山沟溪边等处。

【药材】干燥的枝、叶和花。

【化学成分】绣球藤含氨基酸、酚性物质，皂苷呈阳性反应，生物碱反应不明显。

【显微鉴别】唐古特铁线莲茎横切面：呈"梅花状"。表皮 1 列，脊处细胞径向排列，其余细胞切向排列，胞壁加厚，皮层窄，3~5 列薄壁细胞切向排列。维管束鞘显著，细胞自里至外渐变小，胞壁渐加厚。木栓组织 2~3 列，细胞切向，径向排列，薄壁栓化。韧皮部宽，呈连续环，筛管群显著；形成层区 1~5 列，细胞切向排列，端壁较整齐；木质部宽，导管大小不一，多边形，木薄壁细胞小，胞壁特别加厚。髓大，髓缘厚 3~4 列，细胞切向排列，胞壁显著加厚。髓中央薄壁细胞增大，多边形，胞壁加厚。（附图 23A、B）

粉末：黄绿色。柔毛随处可见，2~4 个细胞，径 5~8.8 μm，薄壁弯曲。种子毛多，多细胞，顶端多分叉，细胞锐尖，胞壁稍加厚。表皮硬毛多，径 5.8~10 μm，多碎断，单细胞壁厚，顶端尖；表皮碎片较多，胞壁加厚，平直或稍弯曲，多乳状突起，气孔不规则形。花粉粒常见，椭球形，长 67.5~70 μm，径 55~62.5 μm，具 3 沟，表面光滑。（附图 23C）

【采集加工】6~7 月采枝叶及花，以流水洗去泥污，除去枯枝残叶，晾干。

【性味与功用】微苦、辛、温；温体祛寒，健胃消积，止泻利痰，排脓散痈，消痞块，攻瘤疾；主治胃中胀满、消化不良、呕吐、肠痈、痞块；外用除疮排脓。

以上 8 种植物检索表

1. 雄蕊无毛。

　2. 一至二回羽状复叶或二回三出复叶；聚伞花序圆锥状，顶生或腋生；萼片白色，两面均被短柔毛
……………………………………………………………… 短尾铁线莲　**Clematis brevicaudata**

2. 三出复叶；花 1~6 朵与叶簇生；萼片白色或外面带红色，内面无毛，外面疏生短柔毛…………
　………………………………………………………………………… **绣球藤 C. montana**

1. 雄蕊具毛。

　　3. 退化雄蕊多数，蓝紫色，花瓣状，条形 ……………………… **长瓣铁线莲 C. macropetala**

　　3. 无退化雄蕊。

　　　4. 萼片顶端钝；小叶片羽状深裂 ………………………………… **芹叶铁线莲 C. aethusifolia**

　　　4. 萼片顶端渐尖；小叶片非羽状深裂。

　　　　5. 二回三出复叶 …………………………………… **西南铁线莲 C. pseudopogonandra**

　　　　5. 一回羽状复叶或一至二回羽状复叶。

　　　　　6. 一回羽状复叶，小叶中间裂片边缘具缺刻状锯齿 ……… **唐古特铁线莲 C. tangutica**

　　　　　6. 一至二回羽状复叶，小叶中间裂片全缘或具少数齿牙。

　　　　　　7. 小叶中间裂片狭卵形至线状披针形；萼片内面有时疏生柔毛 …………………
　………………………………………………………………………… **黄花铁线莲 C. intricata**

　　　　　　7. 小叶中间裂片椭圆形、长圆形至狭卵形；萼片内面无毛 …… **粉绿铁线莲 C. glauca**

འབུ་སུ་ཧང་། （布苏夯）

【考证】《晶珠本草》记载：布苏夯能清热，愈合疮口，对肾有裨益，尤其是对毒病与热病初期有卓越效果；生于田边，枝弯曲叶粗糙，形似豌豆叶，花黄色，果似豆荚。

藏医用豆科花苜蓿和天蓝苜蓿入药，其形状与上述记载颇为符合，应为正品。

【原植物】

1. 花苜蓿 （图 119）

Trigonella ruthenica L.

多年生草本，高 8~10 cm。茎铺散或斜上升，近四棱形，疏被白色短柔毛。叶具 3 小叶；小叶倒卵形，长 3~10 mm，宽 2~6 mm，先端截形、圆形或微凹，具小尖头，基部圆形，边缘具锯齿，背面被柔毛，侧生小叶与顶生小叶同形而略小；小叶柄长约 5 mm，被柔毛；托叶披针形，先端尖，基部较宽，被柔毛。总状花序，腋生，具 3~8 花；总花梗长 1~1.5 cm；小花梗长 2~4 mm，被柔毛；花萼钟形，长约 4 mm，被白色短柔毛，萼齿 5，披针形，稍短于萼筒；花冠黄色，具紫色脉纹，长约 7 mm，旗瓣倒卵形，先端微凹，翼瓣与旗瓣等长或稍短，具长耳和爪，龙骨瓣短于翼瓣，耳钝，具长爪；子房椭圆形，具短柄，花柱下弯，柱头头状。荚果扁平，卵圆形，长 0.8~1 cm，先端具短尖，表面有横纹，含种子 2~4。 花期 6~7 月，果期 7~8 月。

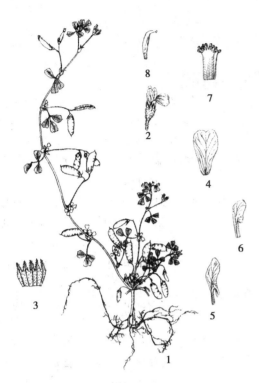

图 119 花苜蓿 Trigonella ruthenica L.
1. 植株；2. 花；3. 花萼；4. 旗瓣；5. 翼瓣；6. 龙骨瓣；7. 雄蕊；8. 雌蕊。（刘进军绘）

产于西藏、青海、四川、甘肃、陕西及华北、东北等区。生于海拔 2 000~3 500 m 的山坡草地。

2. 天蓝苜蓿
Medicago lupulina L.

一年生草本，高 5~10 cm。茎疏被毛，基部分枝。叶具 3 小叶，小叶倒卵形或菱形，长 8~10 mm，宽 6~7 mm，先端圆形或微凹，上部边缘具齿，基部楔形，两面被白色柔毛；叶柄长 3~6 mm，被毛；托叶斜卵形，长 5~8 mm，宽 2~5 mm，先端锐尖，被柔毛。头状花序具 10~15 花；花黄色；花萼钟状，被柔毛，萼齿披针形，与萼筒等长或长于萼筒；花冠长于萼，长达 2 mm，旗瓣倒卵形，先端微凹，翼瓣、龙骨瓣均短于旗瓣，皆具爪与耳；子房无毛，花柱针形，柱头头状。荚果弯曲，肾形，成熟时黑色，具纵纹，无刺，疏被柔毛，具 1 种子。种子甚小，黄褐色。 花期 6~7 月，果期 7~8 月。

产于西藏、青海、四川、云南、贵州、甘肃、陕西及华北、东北、华中等区。生于海拔 2 200~4 000 m 的山坡谷地。分布于印度、巴基斯坦、尼泊尔及亚洲其他地区和欧洲、非洲南部。

【药材】干燥的全草及药膏。

【化学成分】天蓝苜蓿的全草中含有雌激素成分，种子含皂苷、半乳糖配甘露聚糖。荚果含油 0.8%，硬蛋白类 15.66%，纤维素 24.63%，灰分 8.05%，可溶性碳水化合物 40.21%。

【采集加工】夏、秋季采集全草，洗净，晾干。外用药则需切碎加水煎熬，待药汁尽溶于水中后，滤去渣质，再熬浓缩成膏。

【性味与功用】苦、寒，无毒；愈创伤，清肺热，解毒，止血；内服治肺热咳嗽、赤痢；外用止血。

以上 2 种植物检索表

1. 荚果劲直，无毛 ……………………………………………… 花苜蓿 **Trigonella rutenica**

1. 荚果弯曲，疏被柔毛 ……………………………………… 天蓝苜蓿 **Medicago lupulina**

འབྲས། （折）

【考证】《晶珠本草》记载：折性润、柔、凉、轻，功效治三灾病，壮阳润色，止吐，止泻。

本品在《晶珠本草》中归于作物类药物。藏医用禾本科稻米入药。

【原植物】

稻

Oryza sativa L.

一年生栽培作物，高约 1 m。秆直立。叶鞘无毛，通常幼时有明显的叶耳；叶舌膜质而较硬，披针形，基部两侧下延与叶鞘边缘相结合，长 8~25 mm；叶片扁平，长短和宽度随栽培措施及品种而有变化。圆锥花序疏松，成熟时下垂，分枝具角棱，常粗糙；小穗长圆形，两侧压扁，长 6~8 mm，含 3 小花；下方 2 小花退化仅存极小的外稃而位于一两性小花之下，颖强烈退化，在小穗柄的顶端呈半月状的痕迹，退化外稃锥状，长 3~4 mm；两性小花外稃与内稃遍被细毛，稀无毛，无芒或具长达 7 cm 之芒；内稃具 3 脉；鳞被 2，卵圆形，长约 1 mm，雄蕊 6，花药长约 2 mm。颖果平滑。　花果期夏秋季。

我国普遍栽培；全世界广为栽培。

【药材】干燥的颖果。

【采集加工】果熟期采果，去稃后晒干。

【性味与功用】润、柔、凉、轻；壮阳润色，轻身舒心，止吐泻，健脾和胃，治龙、培根、赤巴病及脾胃虚弱、血气亏损、呕吐、泄泻、肾亏等。

འབྲི་ཏ་ས་འཛིན། （直打萨曾）

【考证】《晶珠本草》记载：直打萨曾味微甘，可排脓液、块血和治痰胆病，治头昏有卓效，对四肢病有益；生长于平滩和潮湿地方，茎红色，铺于地面，叶似齐柔（香薷），花为白红色，少光泽，果实成熟后状如密集的珊瑚小粒团。《蓝琉璃》又记载：直打萨曾味甘，能将疾病引出；茎红色，遍铺于地面，叶如香薷叶而小，花小，白黄色，果实似荞麦果，或如那任木（海韭菜）的果。另外，《甘露滴注解》记载：萨曾分3种，直打萨曾茎长如细绳，铺于地面，叶绿，花白，果红而多；子子萨曾茎和上面的一样，叶如草玉梅，果红如大枣，但有皱纹，味甘很甜；卓老萨曾如前述，系另一味药。

根据各地藏医用药，《晶珠本草》中记载的直打萨曾和《甘露滴注解》中记载的子子萨曾，其原植物是蔷薇科的东方草莓、西南草莓、西藏草莓及黄毛草莓。它们的匍匐枝红色，铺地而生，具3（5）小叶，花白色，瘦果小，成熟时着生在球形或椭圆形肥厚肉质，红色的花托凹陷内，形似密集的珊瑚小粒团。《蓝琉璃》记载的直打萨曾经考证，其原植物应是蓼科的萹蓄，该植物的叶绿而小，茎基部和下部平卧地面，花小，花被片绿色，边缘白色或淡红色，瘦果具3棱似荞麦果和珠芽蓼的果。在《甘露滴注解》中所说的直打萨曾，经考证原植物是玄参科的短穗兔耳草，此植物匍匐茎红色，细长如细绳，铺生地面，仅花淡紫色，干时呈粉红色，与其记载有些不同。此外，西藏藏医还将蓼科的多穗蓼作直打萨曾用，该种具有似荞麦或珠芽蓼的果实，但其他形态特征与上面描述差异很大，且性味也不同，应是代用品或是误用，有待进一步考证。

【原植物】

1.东方草莓 子子萨曾（译音）（图120）

Fragaria orientalis Lozinsk.

多年生草本，高2~15 cm。根茎横走，褐色，具多数须根；匍匐枝红色，细长。叶基生，掌状三出复叶；小叶近无柄，宽卵形或菱状卵形，长1~3.5 cm，宽0.5~3 cm，先端稍钝，基部宽楔形或歪宽楔形，边缘有粗圆锯齿，上面为草绿色，疏生伏柔毛，下面为灰绿色，被绢毛；叶柄长2~12 cm，密被开展的长柔毛；托叶膜质；褐色，条状披针形，被长柔毛。聚伞花序具花1~4朵；总花梗与花梗均被开展的长柔毛；花白色，直径1~2 cm；副萼5，条状披针形，长约4 mm，萼片5，卵状披针形，与副萼近等长或稍长，均被长柔毛；花瓣5，倒卵形或近圆形，长4~6 mm；雄蕊与雌蕊均多数；花托在果时增大，肉质，成熟时红色。瘦果多数聚生于花托上。 花期5~7月，果期6~8月。

产于青海、甘肃、陕西及华北、东北等

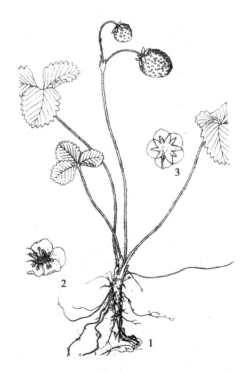

图120 东方草莓 Fragaria orientalis Lozinsk.
1. 植株；2. 花正面观示花瓣，雄蕊；3. 花背面观示花萼及副萼。（刘进军绘）

区。生于海拔 3 800 m 以下的山坡草地、林缘灌丛、林下及河滩草甸。分布于朝鲜、日本、蒙古、中亚地区、俄罗斯。

《青藏高原药物图鉴》第一册的结根草莓（*Fragaria filipendula* Hemsl.）应为本种。

2. 西藏草莓

Fragaria nubicola (Hook. f.) Lindl. ex Lacaita

多年生草本，高 4~26 cm。匍匐枝纤细，茎被紧贴白色绢状柔毛。掌状 3 小叶；叶柄长 4~10 cm，被白色紧贴绢状柔毛，稀开展；小叶片椭圆形或倒卵形，上面贴生疏柔毛，下面贴生白色绢状柔毛，沿脉较密，小叶具短柄或无柄。花 1 至数朵成聚伞花序；花梗被白色紧贴绢状柔毛；花白色；副萼片与萼片相似，外面均被疏柔毛；花瓣 5，倒卵椭圆形；雄蕊和雌蕊多数。聚合果卵球形，宿存萼片紧贴果实；瘦果小，卵球形，成熟时着生在球形肥厚肉质花托凹陷内。

产于西藏、云南。生于海拔 2 000~4 000 m 的河谷草丛中、山坡杜鹃灌丛边。分布于缅甸北部、不丹、印度东北部、尼泊尔、克什米尔地区、巴基斯坦、阿富汗。

3. 短穗兔耳草

Lagotis brachystachya Maxim.

多年生草本，高 2~8 cm。根多数，簇生，线形，肉质。根状茎短，外面为多数棕褐色纤维状鞘包裹。匍匐茎带紫红色，长达 30 cm 以上。叶稍肉质，基生莲座状；叶片宽条形至披针形，长 2~9 cm，边全缘。花葶数条，高不超过叶；穗状花序密集，卵圆形，长 1~1.5 cm；苞片长圆形或卵状披针形，长 4~7 mm；花萼约与花冠筒等长或稍短，前方开裂至基部，后方开裂至 1/3 以下；花冠二唇形，内面淡蓝色，外面淡紫色，花冠管长 5~6 mm，上唇全缘，约与下唇裂片等长，下唇二裂，裂片卵形；雄蕊 2，花丝短或无；子房 2 室。核果红色，球形，光滑。　花期 6~7 月，果期 7~9 月。（图见《青藏高原药物图鉴》1:95）

产于西藏、青海、四川、甘肃。生于海拔 2 300~5 150 m 的高山草原、雪山沟谷、河滩、沟边及柏林空地。

4. 多穗蓼　直打萨曾（译音）

Polygonum polystachyum Wall. ex Meisn.

半灌木，高 80~100 cm。茎直立，多分枝，被柔毛。叶片宽披针形或长圆状披针形，长 6~15 cm，宽 3~5 cm，顶端尾状渐尖，基部截形或近戟形；叶柄粗壮，长约 1 cm；托叶鞘膜质，筒状，上部偏斜，被短柔毛。圆锥花序大型开展；花白色或淡红色，花被片 5，外面 2 个较小，内面 3 个较大，近圆形，长约 4 mm。瘦果卵形，具 3 棱，长约 2.5 mm，黄褐色。　花果期 6~10 月。

产于西藏、云南。生于海拔 3 000~4 500 m 的山坡灌丛、林下。分布于阿富汗、巴基斯坦、印度北部、不丹。

【药材】干燥的全草。

【化学成分】黄毛草莓含鞣质、甾醇、酚性物质、黄酮、氨基酸，有机酸反应不明显。萹蓄全草含萹蓄苷（Avicularin，$C_{20}H_{18}O_{11}$）为槲皮素-3-阿拉伯糖苷，另含微量大黄素、糖2%~3%和少量鞣质及蜡等。

【显微鉴别】短穗兔耳草茎横切面：椭圆形。周边有浅凹陷。表皮1列，细胞多斜向排列，胞壁加厚。皮层6~9列，细胞四至五边形，密集排列。内皮层显著，细胞切向排列，具凯氏点。中柱鞘2~3列细胞切向排列，胞壁薄。维管组织为外韧管状中柱。韧皮部较窄，筛管群明显。形成层不显。木质部较宽，导管、纤维状细胞混生，多边形，排成径向列，射线单列，细胞径向排列，含浓的内含物。髓较大，形成多的裂隙腔，髓线细胞多边形。（附图24A）

叶片横切面：表皮1列，细胞切向排列，外壁加厚。叶肉为栅栏组织，多通气道，上下各为2~3列，细胞柱状。维管束位于叶肉中央，鞘细胞1环，大且薄壁。中脉外增厚，维管束单，结构同于茎。（附图24B）

粉末：暗褐色。表皮碎片随处散在，细胞壁弯曲，或细胞多边形，胞壁平直，气孔不规则形或不等形。导管多见，单个，多碎断，径8~23 μm，具梯纹、网纹、少螺纹，裂缝呈卵圆形、椭圆形。纤维状细胞多见，束生，碎断，径8~16 μm，胞壁加厚，单纹孔稀少或无。色素块随处可见，绿色、黄绿色，多条纹。薄壁组织碎片多见，细胞多边形，胞壁薄或加厚，平直或弯曲。（附图24C）

【采集加工】6~8月采全草，就近以流水洗去泥污，除去枯枝残叶及根须，晾干。多穗蓼高大，须切段后，再晒干。

【性味与功用】东方草莓、西南草莓、西藏草莓3种甘、温、无毒；黄毛草莓、多穗蓼2种甘、苦、寒；短穗兔耳草、萹蓄2种苦、平。止血排脓；治肺胃瘀血、子宫出血、肺结核、胸腔脓血、培根与赤巴合并症、血热型化脓症、黄水病等。

以上6种植物检索表

1. 单叶；核果或具3棱的瘦果。

  2. 草本；叶基生，呈莲座状；花紫色，具花萼与花冠；穗状花序密集；核果 ……………………………………………………………………………………………… **短穗兔耳草 Lagotis brachystachya**

  2. 半灌木；叶互生；花白色，仅具花被片；圆锥花序大型开展；瘦果具3棱 ……………………………………………………………………………………………………… **多穗蓼 Polygonum polystachyum**

1. 叶为3叶或5小叶；瘦果小形，成熟时着生在球形或椭圆形肥厚肉质花托凹陷内。

  3. 茎和叶柄被紧贴的毛；小叶3；萼片在果期紧贴果实 ………… **西藏草莓 Fragaris nubicola**

  3. 茎和叶柄被开展的毛；小叶5或3。

    4. 小叶5，稀3，质地较薄；植株被银白色毛 …………………… **西南草莓 F. moupinensis**

    4. 小叶3。

5. 植株被白色柔毛；萼片在果期反折 ……………………………… 东方草莓　**F. orientalis**

5. 植株被棕黄色毛；萼片在果期紧贴于果实 …………………… 黄毛草莓　**F. nilgerrensis**

འབྲི་མོག （知毛）

【考证】《晶珠本草》记载：知毛清肺热，止吐血；生于土质坚硬的旱滩，根红色，叶灰白色，很粗糙，花蓝红色，以生于不是很潮湿的白绵沙土中，根细色浓者质佳；本品分滩生与田生两种，滩生者如上所述，田生者根很细，红色，称为西毛合。

根据上述描写，花蓝红（紫）色、叶灰白色且粗糙、根红色等特征，与紫草科滇紫草属相符；西藏藏医则以细花滇紫草及其变种入药。

【原植物】

1. 细花滇紫草　（图 121）

Onosma hookeri C. B. Clarke

多年生草本植物，高 20~30 cm。根直下，圆柱形，外皮紫红色。茎直立，不分枝，单生或数个丛生。基生叶倒披针形，长 5~15 cm，宽 0.5~1.5 cm；茎生叶披针形或狭披针形，长 3~8 cm，宽至 1 cm，两面密生长粗毛。聚伞花序多花，密集呈头状，果时稍伸长；花蓝色、紫色或淡红蓝色；花萼五裂，裂片钻形，长 1~1.5 cm，花后增大；花冠长 1.7~ 2.2 cm，喉部直径 7~8 mm，筒状钟形，五裂，喉部无附属物，具腺体，内面无毛；花药基部合生，花丝着生于冠筒中部或稍上。小坚果 4，着生面位于基部。花果期 6~9 月。

产于西藏。生于海拔 3 100~4 100 m 的山坡草丛及山谷草地。分布于印度东北部、不丹。

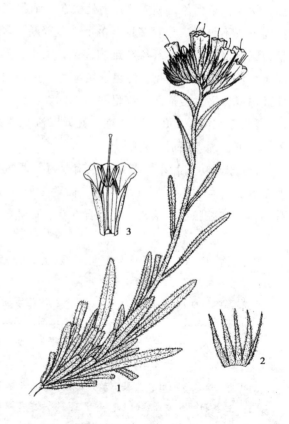

图 121　细花滇紫草　**Onosma hookeri** C. B. Clarke
1. 植株上部；2. 萼展开；3. 花展开。　（刘进军绘）

2. 长花滇紫草

Onosma hookeri var. **longiflorum** Duthie

本变种与细花滇紫草极为相似，仅以花冠较长，通常长 3~3.3 cm，花丝着生于冠筒上部而不同。

产于西藏大部分地区。生于海拔 3 020~4 700 m 的山坡石砾地、沙地及山坡灌丛中。

【药材】干燥的根。

【采集加工】秋季挖根，洗净，晒干。

【性味与功用】甘、微苦；治肺病，吐血。

ཙྪལ་ཞགས་པ། （竹下巴）

【考证】《晶珠本草》中无竹下巴药的记载，但拉萨、青海和云南西北部的藏医都用旋花科的菟丝子属植物作竹下巴药。该药味苦辛，性寒，治肺炎、热性头痛。常用的植物有菟丝子、金灯藤、欧洲菟丝子及大菟丝子等。它们的植物形态与《晶珠本草》中记载的赛固有些相似，因此四川、青海部分地区藏医又将其归入赛固类药。经考证，此系误用，赛固的原植物为地衣类的松萝。

【原植物】

菟丝子 （图 122）

Cuscuta chinensis Lam.

一年生丝状寄生草质藤本，长达 1 m。茎细柔，直径不足 1 mm，左旋缠绕，以吸器固着寄主，黄色，光亮无毛，无叶。花多数簇生成团伞花序，花梗粗壮；苞片 2，有小苞片；花白色；花萼杯状，长约 2 mm，五裂，裂片卵形或长圆形；花冠短钟状，长为萼的 2 倍，顶端五裂，裂片先端钝，向外反

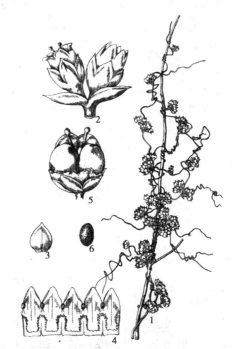

图 122 菟丝子 Cuscuta chinensis Lam.
1. 果期植株一部（缠绕其他植物茎干）；2. 花；3. 萼片；4. 花冠展开；5. 果实；6. 种子。（王颖描自《中国北部植物图说》）

曲；雄蕊 5，与花冠裂片互生，花丝短；鳞片 5，着生于雄蕊之下的花冠筒基部，近长圆形，边缘流苏状；雌蕊露出花冠外，子房 2 室，花柱 2 叉，柱头头状，果时宿存。蒴果球形，略扁，成熟时被包藏在花冠内，长约 3 mm，盖裂。种子 2~4 枚，淡褐色，表面粗糙，长约 1 mm。 花期 7~8 月，果期 9~10 月。

产于西藏（八宿）、云南及我国大部分省区。生于路边、沟边以及山坡荒地草丛中，以吸盘附着（寄生）于草本植物上，常以豆科、菊科、藜科植物为甚。分布于日本、朝鲜、伊朗、阿富汗、马达加斯加、斯里兰卡、澳大利亚。

【药材】干燥的全草。

【化学成分】菟丝子全草含淀粉酶、维生素。种子含黄酮类和糖类。日本菟丝子的种子含糖树脂、赤霉素、维生素 A 类。

【采集加工】花期时采集全草，晾干。

【性味与功用】苦、辛、寒；治肝、肺、筋脉发热、中毒性发热、肺炎、热性头痛等。

以上 4 种植物检索表

1. 茎较粗壮似细绳，常寄生于灌木；总状或穗状的聚伞花序；花柱 1，比柱头长得多，柱头头状二裂；花冠长 3~5 mm ·················· 金灯藤 **Cuscuta japonica**
1. 茎纤细，毛发状，通常寄生于草本植物；花通常簇生成小伞形或小团伞花序；花柱 2。
　2. 柱头球状或头状，不伸长 ·················· 菟丝子 **C. chinensis**
　2. 柱头伸长，棒状。
　　3. 花柱和柱头比子房长或等长；萼片背部以至顶端肉质增厚 ········· 杯花菟丝子 **C. cupulata**
　　3. 花柱和柱头比子房短很多；花萼膜质；花通常 4 数 ················· 欧洲菟丝子 **C. europaea**

མ་གལ། （玛卡）

【考证】《晶珠本草》记载：玛卡治肺病，痘疹；状如柳，高大，皮像柳树皮，有柳树味，叶背面灰色，有蜡质。

藏医用杨柳科 3 种植物入药，即银白杨、山杨和清溪杨。银白杨背面有毛，不显蜡质；山杨背面近黄绿色，非灰色；清溪杨比较靠近上述描述，故暂定该种为正品，银白杨和山杨可作代用品。

【原植物】

1. 清溪杨

Populus rotundifolia Griff. var. **duclouxiana**（Dode）Gomb.

乔木，高达 20 m。树干直，灰白色，老枝灰色，幼枝初时有毛，后光滑，暗褐色；芽卵形或圆锥形，褐色，有黏质，芽鳞具白色柔毛。叶卵圆形或广卵形，长 6~8 cm，宽 5~8 cm，先端短渐尖或急尖，基部圆形或浅心形，边缘具波状齿，表面绿色，背面灰绿色，微有光泽；叶柄细长，长 4~7 cm，扁压；萌发条的叶较大，呈宽卵状圆形，基部楔形或近圆形，具短叶柄。柔荑花序细长，雌雄异株；果序长约 10 cm，下垂，序轴有毛。蒴果卵形或长卵形，先端尖，二爿裂。

产于西藏东部、四川、云南、贵州、甘肃、陕西；拉萨有栽培。在西藏多生于海拔 3 500~3 800 m 的山地、常成林。

2. 山杨

Populus davidiana Dode

乔木，高约 20 m；树冠圆形。树皮灰绿色，光滑，老时下部色暗，粗糙，皮孔明显，幼枝无毛，灰褐色；叶芽卵圆形，褐色，微有黏液，先端钝，微有细毛。叶三角状卵圆形或近圆形，长 3~6 cm，长宽近等，先端钝尖、急尖或短渐尖，基部圆形、截形或浅心形，边缘有波状浅齿；叶柄扁平，软而韧。雄花序长 5~9 cm，花序轴被疏毛或密毛；苞片棕褐色，掌状条裂，边缘密被长丝状毛；雄蕊 5~12，花药紫红色；雌花序一般同雄花序，比雄花序稍短，长 4~7 cm，果期花序延长，长达 12 cm；子房圆锥形，柱头 2，深裂，稍带红色。蒴果卵状圆锥形，长约 3 mm，有短柄，二爿裂。 花期 3~4 月，果期 4~5 月。（图见《青藏高原药物图鉴》1:96）

产于我国西南、西北、华北、东北等区。生于海拔 3 000 m 以下坡地和沟谷。分布于朝鲜、俄罗斯远东地区和东部西伯利亚。

【药材】干燥的树皮。

【显微鉴别】山杨的茎皮部横切面：木栓组织 8~10 列，细胞切向排列，含金黄色内容物，胞壁平直、整齐。皮层窄，多裂隙，细胞多切向排列。石细胞群分散在薄壁组织中，周围的薄壁细胞和某些纤维中含有草酸钙棱形结晶；某些薄壁细胞中含有草酸钙簇晶。韧皮部较宽，被射线分成径向块，射线 1~2 列，细胞径向排列；筛管群少而明显；薄壁细胞切向排列。石细胞群、纤维特征、草酸钙结晶类型及分布同于皮层。形成层区 6~8 列，细胞切向排列，胞壁弯曲。（附图 25A、B）

粉末：纤维较常见，径 25~35 μm，多碎断，胞壁厚，某些纤维含草酸钙棱形结晶。草酸钙棱形结晶随处可见，散在或包含在薄壁细胞中，长 10~40 μm，径 7~25 μm。草酸钙簇晶众多，散在，径 38~63 μm。石细胞较少见，淡绿色、等径、延长，有时分支，径 38~57 μm，胞壁厚，具稀少单纹孔。（附图 25C）

【采集加工】春秋两季取其皮，刮去粗皮洗净，晒干备用。

【性味与功用】苦、寒；治肺病、痘疹、荨麻疹。

以上 3 种植物检索表

1. 长枝上叶 3~5 掌状深裂，短枝叶具深波状牙齿，叶下面幼时被白色绒毛……………………
 …………………………………………………………………… 银白杨 **Populus alba**
1. 长枝上叶不具掌状深裂，短枝叶具波状齿。
　　2. 小枝暗褐色或灰绿色；叶近圆形或三角状圆形，先端短渐尖，基部微心形…………………
 ………………………………………………… 清溪杨 **P. rotundifolia** var. **duclouxiana**
　　2. 小枝红褐色；叶近圆形，先端急尖，基部圆形 ………………………… 山杨 **P. davidiana**

མ་ཆུ་བ་ཛ། （玛奴巴扎）

【考证】《晶珠本草》记载：玛奴巴扎味甘、苦辛，治风血病、胃痛症；栽于园中，根像贝壳纹，叶色如松儿石，向上伸展，背面被白毛，花黄色，有光泽，气味芳香浓郁。

各地藏医均用菊科土木香入药，其特点与上述记载相比，仅栽培，叶背有毛，花黄色，气味等特点与之相符。

【原植物】

土木香

Inula helenium L.

多年生草本，高达 2 m。根圆锥状或块状，木质化。茎直立，上部常有分枝，密被长毛。基部和下部叶椭圆状披针形，长 20~50 cm，宽 10~20 cm，先端急尖，边缘具不规则齿，基部渐狭成柄，上面被糙毛，下面密被白色绒毛，叶柄长而有翅；中上部叶长圆形或卵状长圆形，比基部叶小。头状花序无或有长达 4 cm 的梗，排列成总状花序，直径 5~8 cm；总苞半球形，长 1.8~2.2 cm，宽 2.5~3 cm；总苞片 5~6 层，外层叶质，宽卵形，顶端钝，常反折，被绒毛，宽 6~9 mm，内层长圆形，干膜质，最内层线形；舌状花黄色，舌片线形，长 2~3 cm，宽 2~2.5 mm；管状花长 9~10 mm，花药基部有细长的尾部。瘦果圆柱形，有 4~5 棱；冠毛白色，糙毛状，与管状花花冠等长。 花果期 6~9 月。

野生于新疆天山及阿尔泰山。西藏、青海、四川、甘肃、陕西、河北、湖北等地常有栽培；喜马拉雅西部、克什米尔地区也有野生或栽培。

【药材】干燥的根。

【化学成分】土木香的根含 3% 的挥发油，其主要成分为土木香内酯（Helenine，$C_{15}H_{20}O_2$）。鲜根中尚含有异土木香内酯、双氢异土木香内酯、双氢土木香内酯、土木香醇（Alantol，$C_{10}H_{16}O$）、土木香酸（Alantic acid）、土木香古素、达马二烯醇、乙酸酯、豆甾醇、无羁萜、β-谷甾醇、羽扇醇及 40% 左右的菊糖。

【采集加工】秋末挖根，洗去泥土，切片晒干。

【性味与功用】甘、苦、辛；平逆降压，和胃安胎，理气；治血热、高血压、胃及六腑热症、妇女病中与血有关的疾病、胃出血、胃炎、消化不良、肝病。

本品也是常用中药。有理气止痛、开胃驱虫之功效。

མ་རུ་རྩེ། （麻如则）

【考证】《晶珠本草》记载：麻如则味苦，可除虫病；生于炎热地区，茎细，叶大，色青，花基部蓝色，上部黄色，果实被毛，种子红黄色，形如鼠肝。

据我们调查，藏医所用的麻如则的植物为豆科紫铆。其生长环境、形态与上述描述十分符合，故应为原植物。

【原植物】

紫铆

Butea monosperma (Lamk.) O. ktze.

乔木，高 13~17 m。枝条被灰色或棕色绢状短柔毛。羽状复叶，具 3 小叶，顶生小叶较大，常呈宽楔形，一般为宽倒卵状菱形，长 10~15 cm，宽 7~11 cm，革质，网状脉明显，上面无毛，具光泽，下面密被绢毛，小叶柄长 7~13 mm；托叶小，外弯，被短茸毛；小托叶钻形。总状花序顶生或腋生；花梗长约 2.5 cm，密被茸毛；苞片线状披针形，早落；小苞片与苞片同形，也早落；花橘红色；花萼宽钟形，长约 1.3 cm，被茸毛，萼齿三角形，上面 2 齿合生；花冠外面密被银色绒毛，旗瓣卵形，长约 2.5 cm，先端急尖，外弯，翼瓣镰形，贴生于龙骨瓣上，龙骨瓣半圆形，与旗瓣等长或稍长，急内弯，先端具喙。荚果矩形，长 15~20 cm，宽 3~5 cm，被银色毛，具柄。 花期 3~4 月，果期 5~6 月。

产于云南（南部）。生于海拔 1 300 m 以下的山坡或庭园栽培。分布于印度、缅甸、泰国、越南。

【药材】干燥的种子。

【采集加工】夏季荚果成熟时采收种子，除去杂质，捣碎备用。

【性味与功用】苦、甘、凉；驱虫，收黄水，止痒；治寄生虫病、黄水病、皮肤瘙痒等。

ষ্টিঁত্ত্নাষ্টেনার্মা (明见赛保)

【考证】《晶珠本草》记载：明见散肿止痛，治热性炭疽、疔疮、痈疖。分为赛保和那保两类；赛保无形态、生长环境的描述；明见那保生于崖石与沙地，根木质化，茎基部有枯存的叶柄如铜针，被秃鹫毛般的小毛，叶厚，花黄色，气味大，手握之则有黏液粘手。《蓝琉璃》记载：明见赛保味微苦，能治炭疽病，明见那保可除疠疫、白喉和炭疽等病；生于阴山，茎长约一拃，叶如莲而厚，油腻而带黏液，有气味，花如金色车轮，花蕊色黑如紫菀。

西藏藏医用臭蚤草入药，该植物有恶臭，茎基部有毛，全株有黏液，花黄色，与"明见那保"的描述相符合，应为正品。青海藏医也用小垂头菊、熏倒牛入药，熏倒牛虽有恶臭，但花非金色车轮，花蕊色黑如紫菀，故可作为代用品。《藏医标准》一书中，将条叶垂头菊和小垂头菊作为"芒见赛保"的标准，显然与上述记载不符，亦可作代用品。

【原植物】

1. 臭蚤草 (图 123)

Pulicaria insignis Drumm. ex Dunn

多年生草本，高 5~25 cm。根茎粗而长，多分枝，颈部有密集的分枝和白色长毛，并为枯存叶柄所包被。茎直立或斜升，密被长粗毛。基生叶倒披针形，基部渐狭成长柄，茎生叶长圆形或卵状长圆形，无柄，半抱茎，全部叶长 4~8 cm，宽 1.2~2 cm，先端钝或急尖，全缘，两面密被长粗毛。头状花序单生茎或枝端；总苞宽钟形，径 2~2.5 cm，总苞片多层，线形或线状披针形，长达 2 cm，先端渐尖，外层及内层上部草质，密被长粗毛，最内

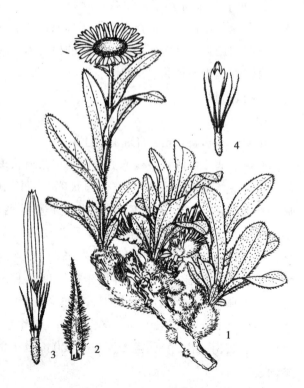

图 123 臭蚤草 Pulicaria insignis Drumm. ex Dunn
1. 植株；2. 总苞片；3. 舌状花；4. 管状花。（刘进军抄绘自《中国植物志》）

层膜质；舌状花黄色，外面有毛，舌片狭长，长达 2 cm，宽约 1.5 mm；管状花长约 7 mm，花药基部有长尾。瘦果近圆柱形，被浅褐色绢毛；冠毛白色，外层有 5 个膜片，膜片狭披针形，长约 1 mm，内层有 5 个羽状毛，上端较粗，与管状花花冠等长。 花果期 7~9 月。

产于西藏。生于海拔 4 000~4 600 m 的山脊岩石、石砾山坡和草丛中。

2. 小垂头菊 （图 124）

Cremanthodium humile Maxim.

多年生小草本，高 5~15 cm。须根肉质，长达 20 cm。茎直立或斜升，黑紫色，有条棱，疏被白色绵毛，近头状花序下混生黑褐色柔毛。叶茎生，卵形、长圆形、稀圆形，不等大，长 0.5~3 cm，宽 0.2~2 cm，先端钝或钝圆，边缘略反卷，具钝齿或波状齿，基部楔形或圆形，上面光滑，下面密生灰白色绵毛，叶脉

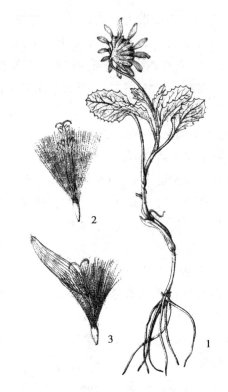

图 124 小垂头菊 **Cremanthodium humile** Maxim.
1. 植株；2. 管状花；3. 舌状花。（王颖绘）

明显，掌状，3~5 条；叶柄扁平，略带紫色，下部者长达 6 cm，向上渐短。头状花序单生茎顶，下垂，直径约 4 cm；总苞半球形，总苞片 1 层，披针形，长 7~11 mm，宽 2~3 mm，先端渐尖，背部密被黑褐色长柔毛和白色绵毛；舌状花 1 层，黄色，舌片长圆形，长达 2.2 cm，宽至 0.7 cm，具褐色平行脉纹；管状花多数，黄色或橘黄色。瘦果光滑；冠毛白色，2~3 层，粗毛状，长 6~7 mm。 花果期 7~9 月。

产于西藏、青海、四川、云南西北部、甘肃。生于海拔 3 700~5 300 m 的高山流石滩地。

3. 熏倒牛

Biebersteinia heterostemon Maxim.

多年生直立草本，高 60~100 cm，全身被黑色腺毛和白色长柔毛，具浓厚的特殊臭味。根粗壮，纺锤形，稀分枝。茎有明显的纵棱，圆柱状，中空，具多数残留的膜质叶鞘，下部微红色，上部绿色。叶互生，长 12~30 cm，宽 4~16 cm，叶片轮廓矩圆状倒披针形，向基部渐狭，二至三回羽状深裂或全裂，小裂片线状披针形，两面有柔毛；叶柄长 5~10 cm，被黄褐色腺毛和柔毛；托叶膜质，分离，卵状披针形。圆锥花序顶生，大型，长达 40 cm；花黄色，多数，排列紧密，下部苞片叶状，上部苞片近膜质；萼片 5，长 4~

5 mm，卵形，先端渐尖，覆瓦状排列，花瓣 5，淡黄色，倒卵形，稍长于萼片，顶端波状，下面有短爪，基部有 5 个互生的腺体；雄蕊 10，花丝基部合生，具长柔毛；子房深五裂，5 室，花柱离生。蒴果圆球形，不开裂，顶端无喙。　花期 6~7 月，果期 7~9 月。

产于西藏、青海、四川、甘肃、宁夏、新疆。生于海拔 1 600~3 200 m 的荒坡、路旁。

【药材】干燥的全草或花。

【显微鉴别】小垂头菊茎横切面：类圆形，多凹陷。表皮 1 列，细胞径向排列，外壁加厚。皮下层 1 列，类似表皮，细胞稍增大。皮层窄，多裂隙，胞壁弯曲。厚角组织位于维管束顶；树脂道少见。12~13 个外韧维管束排成不规则环。韧皮部窄；形成层不显；木质部导管密集排列。髓中多裂隙腔，髓缘细胞多卵圆形。（附图 26A）

叶片横切面：中脉宽，向叶缘渐薄。表皮 1 列，近轴面细胞切向排列，远轴面细胞排成波齿状，外壁加厚。叶肉多通气道，栅栏组织 2~3 列，细胞柱状、哑铃状；海绵组织细胞延长，不规则排列。维管束位叶肉中央，鞘细胞 1 列；树脂道少见。中脉 3 个外韧维管束排成新月形。外顶有厚角组织和单个树脂道；束中木质部导管多单个，不规则排列。（附图 26B）

粉末：灰绿色。非腺毛随处可见，径 40~130 μm，多细胞，常碎断，薄壁，横壁内缢。导管较多见，径 16.7~46.7 μm，单个、束生，多梯纹、少螺纹、网纹，裂缝较宽。花粉粒多见，球形，径 55~60 μm，3 萌发孔，表面突起不规则，顶端钝圆，少尖。冠毛多见，碎断，圆柱状，分枝少，尖短。（附图 26C）

【采集加工】花期采全草，洗净或采花序，晾干。

【性味与功用】苦、辛、寒；消炎止痛，清热解毒，清血热，祛风毒；治各种炎症、炭疽、痈疖、丹毒、疟疾、牙痛、喉痛、胃痛、全身水肿、中风、虫蛇咬伤等。

以上 3 种植物检索表

1. 花多数，排列成圆锥状花序；花瓣离生；全株有黑色头状腺体 ………………………………
………………………………………………………… 熏倒牛 **Biebersteinia heterostemon**
1. 头状花序具舌状花和管状花。
　 2. 植株基部有枯存叶柄及密长毛；叶两面有长毛；冠毛 2 层，外层有 5 个膜片，内层有 5 个羽状毛
　 …………………………………………………………………… 臭蚤草 **Pulicaria insignis**
　 2. 植株基部无密长毛；叶下面被密绵毛，上面光滑；冠毛同形，粗毛状 ………………………
　 ………………………………………………………… 小垂头菊 **Cremanthodium humile**

མེ་ཏོག་ཁྱབ་ཞི།（美多浪那）

【考证】《晶珠本草》记载：美多浪那可干燥骨黄水，能愈合疮口，并有利尿作用，可治小便不通。生于阴山和阳山草滩，茎和根都是独生，叶子色紫而薄，气味芳香，花细小，紫红色，似大象鼻，可分5种：1. 神象鼻花（拉浪）——叶较大而圆，白色，光泽明显，花管有光泽；2. 鬼象鼻花（哲浪）——花红黑色，鼻较短，微突；3. 雄花象鼻（破浪）——体形短，花瓣大，而薄，鼻粗壮而短；4. 雌象鼻花（毛浪）——花长而细，花瓣小，鼻子细而短；5. 中性象鼻花（玛囊浪那）——茎长而细，鼻子特长。神象鼻花营养丰富，气香；雄象鼻花用于女性；雌象鼻花用于男性；中性象鼻花，男女均可用，为佳品；鬼象鼻花一般不用。

根据藏医用药，浪那的原植物是玄参科马先蒿属的植物。该属植物花冠盔部有伸长似大象鼻子的喙，有长，有短，是区分不同种的重要特征之一。神象鼻花为全叶马先蒿，常用上品，茎和根常单一，花深紫色，喙细长似大象鼻，S形弯曲；鬼象鼻花为甘肃马先蒿、碎米蕨叶马先蒿，盔端无喙，微突，少用下品；雄象鼻花为鹅首马先蒿，体形短，喙粗壮而短，下唇大而薄；雌象鼻花为绒舌马先蒿，花紫红色，长细，下唇小，喙细而较短；中性象鼻花为大唇马先蒿，茎长而细，喙特长。

【原植物】

1. 全叶马先蒿 （图125）

Pedicularis integrifolia Hook. f.

多年生草本，高5~12 cm，干时变黑。根茎粗壮，根纺锤形，肉质；茎多倾斜向上，密被短毛。叶对生，叶片狭长圆状披针形或长圆状三角形，长1~2 cm，两面被毛，边缘波状圆齿；基生

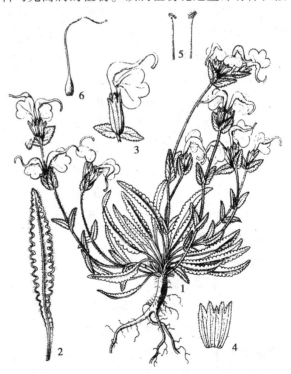

图125 全叶马先蒿 **Pedicularis integrifolia** Hook. f.
1. 植株；2. 叶片；3. 花；4. 花萼展开；5. 雄蕊；6. 雌蕊。（阎翠兰绘）

叶具长柄；柄长 2~4.5 cm，具狭翅，茎生叶无柄。花对生，无柄，花轮少数，聚生茎端；花紫红色；萼圆筒状钟形，被腺毛，前方开裂 1/3，长 12~15 mm，齿 5，不等，边缘具波齿，常反卷；花冠具直立管，管长约 20 mm，下唇三裂，侧裂椭圆形，中裂近圆形，盔直立部分高约 4 mm，端以直角转折并含有雄蕊部分，长约 7 mm，前方骤狭成 S 形长喙，长约 15 mm；花丝均有毛；柱头不伸出喙端。蒴果卵圆形，为宿萼所包。　花期 7~8 月。

产于西藏、青海。生于海拔 3 500~4 850 m 的高山阳坡草甸、砾石草原及林下。

2. 甘肃马先蒿　吉子玛保（译音）

Pedicularis kansuensis Maxim.

一年或两年生草本，全株多毛，高 30 cm 以上，干时不变黑。茎多条，自基部发出，中空，方形，有 4 条成行之毛。叶基生者具长柄，有密毛；茎生者叶柄较短，4 叶轮生；叶片长圆形，锐头，羽状全裂。穗状花序具多数花轮，顶端花密集，下部疏离；下部苞片叶状，上部苞片亚掌状三裂；萼膨大近球形，前方不裂；花冠紫红色，长约 1.5 cm，其管在基部以上向前膝屈，全部花冠几置于地平的位置上，其长为萼的 2 倍，下唇长于盔，三裂，盔略呈镰状弓曲，额高凸，常有具波状齿的鸡冠状凸起；花丝 1 对，具毛，柱头略伸出。蒴果斜卵形。　花期 6~8 月。（图见《青藏高原药物图鉴》1:31）

产于西藏、青海、四川、甘肃。生于海拔 2 500~4 600 m 的山坡草地、田埂上、溪流旁、云杉林下或灌丛中。分布于尼泊尔东部。

3. 鹅首马先蒿

Pedicularis chenocephala Diels

多年生草本，高 7~13 cm。根稍粗，肉质。茎单出或 2~3 条。上部茎生叶对生或轮生，基生叶具长柄；叶片羽状全裂。花序头状，长 3~4 cm；花玫瑰色；萼薄膜质，长达 9 mm，齿 5；花冠管长约 1cm，盔直立部分很长，其前缘高 8~9 mm，端约以 45°角转向前上方并含雄蕊部分，前端具指前方的短喙，下唇大，三裂，侧裂片斜倒卵形，中裂宽卵形，各裂的顶端均有小凸尖，沿边有啮痕状齿及缘毛；花丝前方 1 对有疏毛。　花期 6~8 月。

产于西藏、青海、四川、甘肃。生于海拔 3 600~4 300 m 的山坡上及沼泽性草地中。

4. 绒舌马先蒿

Pedicularis lachnoglossa Hook. f.

多年生草本，高 20~50 cm，干时变黑。茎多条，被褐色柔毛。叶多基生成丛；叶片披针状线形，长达 16 cm，羽状全裂；茎生叶互生，上部者多变为极其狭细。花序总状，有间歇。花紫红色；萼圆筒状长圆形，前方开裂，齿 5；花冠长约 16 mm，花冠管中部以上稍向前弓曲，下唇三深裂，卵状披针形，有长而密的浅红褐色缘毛，盔的颏部与额部及下缘均密被浅红褐色长毛，喙细直，长约 4 mm，下缘有长毛，而端有刷状的毛一丛；花丝无毛。　花期 6~8 月。

产于西藏、青海、四川、云南。生于海拔 2 500~5 300 m 的高山草原、高山灌丛草甸、

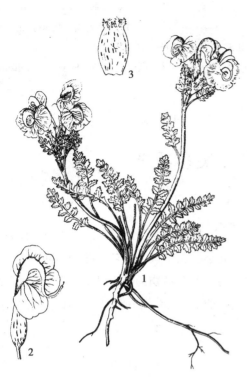

图 126 大唇马先蒿 Pedicularis rhinanthoides
Schrenk. subsp. **1abellala**（Jacq.）Tsoong
1. 植株；2. 花；3. 花萼展开。（王颖绘）

河滩及林缘和林下。分布于印度东北部。

5.大唇马先蒿 （图 126）

Pedicularis rhinanthoides Schrenk sub-
sp.**labellata**（Jacq.）Tsoong

多年生草本，高 10~40 cm。根成丛，胡萝卜状肉质。根茎极短；茎不分枝或由根茎发出数条。叶基生者具长柄；叶片线状长圆形，羽状全裂；茎生叶互生，具短柄。缩短的总状花序顶生，长达 8 cm；花玫瑰色；萼长卵形，长 1.2~1.5 cm，前方开裂至 1/2，具疏毛，常具美丽的色斑；花冠管长于萼 1 倍，外面有毛，盔具长 8~10 mm 的喙，常向下以后又在近端处转向前方作 "S" 形卷曲，下唇宽 25~28 mm，基部宽心脏形，三裂；前方 1 对花丝有毛。蒴果披针状卵形，端有小凸尖。 花果期 6~9 月。

产于西藏、青海、四川、云南、甘肃、陕西、河北、山西。生于海拔 2 100~5 000 m 高山草甸、河滩沼泽及山谷潮湿处。分布于喜马拉雅西部山区。

【药材】干燥的花或全草。

【采集加工】6~8 月采花或全草，就近以流水洗去泥上，除去根须，晾干备用。

【性味与功用】甘、温，无毒；清热解毒，祛湿利尿，愈疮，燥黄水，滋补； 治水肿、疮疖、急性胃肠炎、肉食中毒、小便不通和骨黄水病等。

以上 6 种植物检索表

1. 茎叶互生。
  2. 花冠密被长的浅红褐色毛，其喙端有一丛刷状毛 ········ **绒舌马先蒿** Pedicularis lachnoglossa
  2. 花冠不被浅红褐色毛。
    3. 花冠大，喙细长而半环状卷曲，下唇三裂片端圆形·····················
    ··· **大唇马先蒿** **P. rhinanthoides** subsp. **labellata**
    3. 花冠稍小，喙短且直，下唇三裂片端具小凸尖 ················· **鹅首马先蒿** **P. chenocephala**
1. 茎叶轮生或对生。
    4. 茎叶对生，叶缘具波状圆齿；喙长，S 形弯曲 ················· **全叶马先蒿** **P. integrifolia**
    4. 茎叶轮生，叶羽状全裂；盔端无喙或有极短的喙。

5. 花序长，花轮极多；花萼常膨大为亚球形，前方不裂；叶片长圆形 ························
·· **甘肃马先蒿　P. kansuensis**

5. 花序短，亚头状；花萼长圆状钟形，前方开裂 1/3；叶片线状披针形 ····················
··· **碎米蕨叶马先蒿　P. cheilanthifolia**

སེ་ཏོག་ལྷུག་མིག　（美多罗米）

【考证】《晶珠本草》记载：美多罗米，味苦、清热解毒，治瘟病时疫；生于沼泽草地、阴山和阳山等地，茎高、色紫，叶圆、灰绿色而小，花瓣多、蓝色，花药黄色。

各地藏医用菊科紫菀属和飞蓬属的 7 种植物入药，这些植物的形态彼此比较相似，性味与功用相同，均符合《晶珠本草》的上述记载，然而各地藏医却使用了不同的药物名称。因此，为了统一起见，我们选用《晶珠本草》的"美多罗米"一名。

【原植物】

1. 柔软紫菀　（图 127）

Aster flaccidus Bunge

多年生草本，高 5~30 cm。根茎长达 5 cm，根细，多数；茎直立，常紫褐色，不分枝，被白色柔毛及腺毛。基生叶有长柄，倒卵形，连柄长 2~10 cm，宽达 1.5 cm，先端微凹或圆形，基部渐狭，两面被白色短粗毛；茎生叶无柄，长圆形或线状披针形，较小。头状花序单生，径 1~2.5 cm；总苞半球形，总苞片 2 层。线状长圆形或披针形，先端急尖，背面密生白色长柔毛，并混生紫色柔毛和腺毛；舌状花 2 层，蓝紫色，舌片长 1~2 cm；管状花黄色，长 4~6 mm。瘦果长圆形，被白色粗毛；冠毛淡灰黄色，2 层，外层短，膜片状，内层粗毛状，长 5~7 mm。花果期 6~8 月。

产于西藏、青海、四川、云南、甘肃、陕西、新疆及华北区。在青藏高原生于海拔

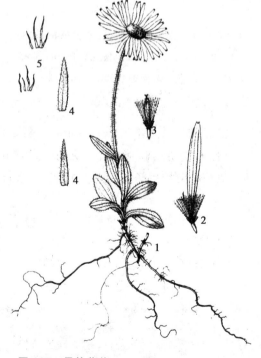

图 127　柔软紫菀 Aster flaccidus Bunge
1. 植株；2. 舌状花；3. 管状花；4. 总苞片；
5. 毛。（阎翠兰绘）

2 900~5 200 m 的高山草地、流石滩草甸、灌丛、河滩。分布于印度、尼泊尔、中亚地区、俄罗斯。

2. 短葶飞蓬

Erigeron breviscapus (Vant.) Hand. –Mazz.

多年生草本，高 10~20 cm。根茎短，粗壮，有分枝；茎单一或数个丛生、不分枝或上部有分枝，被短柔毛和具柄腺毛。叶大部分基生，呈莲座状，叶片倒卵状长圆形或匙形，长 2~11 cm，宽 0.5~2.5 cm，先端钝圆或钝，基部渐狭成柄，两面有短柔毛；叶柄长 1~2.5 cm；茎生叶小而狭，线状长圆形至线形，无柄，半抱茎。头状花序单生茎或枝顶；总苞半球形，直径 1~1.7 cm，总苞片 3 层，线状披针形，长 5~7 mm，宽约 1 mm，先端渐尖，外层较短，背面密被白色柔毛和腺毛，内层边缘狭膜质，无毛；舌状花 2 层，蓝色，舌片线形，长约 7 mm；管状花多数，黄色，长约 4 mm，花柱分枝短三角形。瘦果长圆形，密被短粗毛；冠毛 2 层，淡褐色，外层短，长约 1 mm，内层与管状花等长。花期 5~8 月。

产于西藏、四川、云南、贵州、湖南、广西。生于海拔 2 200~3 100 m 的山坡草地、林缘及干山坡。

【药材】干燥的头状花序。

【采集加工】花期采头状花序，晾干。

【性味与功用】苦、寒，无毒；清热解毒；治瘟病时疫、头痛、眼病等。

以上 7 种植物检索表

1. 总苞片 3 层，狭长，呈覆瓦状排列；冠毛 2 层，外层极短，淡褐色·· 短葶飞蓬 **Erigeron breviscapus**

1. 总苞片 2~3 层，等长或外层稍短；花柱分枝披针形。

  2. 冠毛 1 层，淡褐色或紫褐色，长为管状花的 1/3~1/2；叶及总苞片边缘有缘毛 ·· 缘毛紫菀 **Aster souliei**

  2. 冠毛 2 层，外层膜片状，内层与管状花等长，白色或淡黄色。

    3. 植株具纺锤形块根 ·· 块根紫菀 **A. asteroides**

    3. 植株具根状茎。

      4. 植株高大；基生叶连柄长 4~12 cm，宽达 1.8 cm，线形或线状披针形。

        5. 总苞被白色有节柔毛 ·· 线叶紫菀 **A. farreri**

        5. 总苞被黑色具柄腺体及白色柔毛 ·· 重冠紫菀 **A. diplostephioides**

      4. 植株低矮；基生叶倒卵形，通常较小，先端圆形。

        6. 全株被白色柔毛；总苞被白色和紫色，有节柔毛和腺体；管状花上部无柔毛 ·· 柔软紫菀 **A. flaccidus**

        6. 全株及总苞密被白色棉毛；管状花先端密被灰褐色柔毛 ······ 棉毛紫菀 **A. prainii**

སྱུང་ཚེ་ལྟ་བས། （娘孜折）

【考证】《晶珠本草》记载：娘孜折治痈肿疔毒、皮肤炭疽、肠热泻痢及一切热病；产自热带地域，生于山坡密林；根茎黄色，密生根毛，可作黄色染料，折断后则流乳汁，茎长、柔软，叶细油绿，形似草玉梅叶，花黄色。

现今藏医所用娘孜折，即中药黄连，其原植物主要有毛茛科云南黄连、峨眉黄连和黄连。此 3 种植物均与上述记载相符，也与《四部医典系列挂图全集》206 页图 (9) 相像。

【原植物】

1. 云南黄连

Coptis teeta Wall.

多年生草本，高 15~30 cm。根茎黄色，节间密，生多数须根。叶片卵状三角形，长 6~12 cm，三全裂，中央全裂片卵状菱形，宽 3~6 cm，3~6 对羽状深裂，深裂片斜长圆状卵形，顶端急尖，彼此疏离，边缘具锐锯齿，侧全裂片斜卵形，长 3~7 cm，二深裂，两面叶脉隆起，仅腹面沿脉被短柔毛；叶柄长 8~19 cm，无毛。花葶 1~2；多歧聚伞花序具 3~4(5) 花；苞片椭圆形，三深裂或羽状深裂；花黄色；萼片黄绿色，椭圆形，长 7.5~8 mm；花瓣匙形，长 5.4~5.9 mm，顶端圆或钝，中部以下渐狭成细爪，中央具蜜槽；雄蕊多数，花丝长 2~2.5 mm；雌蕊 11~14，花柱外弯。蓇葖果长 7~9 mm，宽 3~4 mm。 花期 5~7 月，果期 7~9 月。

产于西藏东南部、云南西北部。生于海拔 1 500~2 300 m 的林下，也有栽培。分布于印度东北部、缅甸。

2. 黄连

Coptis chinensis Franch.

多年生草本，高 20~35 cm。根状茎黄色，常分枝，密生须根。叶片稍带革质，卵状三角形，宽达 10 cm，三全裂，中央全裂片卵状菱形，长 3~8 cm，宽 2~4 cm，顶端急尖，具长 0.8~1.8 cm 的细柄，3 或 5 对羽状深裂，在下面分裂最深，深裂片彼此疏离，边缘具锐锯齿，侧全裂片具长 1.5~5 mm 的柄，斜卵形，不等二深裂，两面脉隆起，仅腹面沿脉具短柔毛；叶柄长 5~12 cm，无毛。花葶 1~2；二歧至多歧聚伞花序，具 3~8 花；苞片披针形，3 或 5 羽状深裂；花黄色；萼片黄绿色，长圆状卵形，长 9~12 mm，宽 2~3 mm，花瓣线形或线状披针形，长 5~6.5 mm，顶端渐尖，中央具蜜槽；

雄蕊约 20，花药长约 1 mm，花丝长 2~5 mm；雌蕊 8~12，花柱微外弯。菁葖果长 6~8 mm。种子 7~8 粒，长圆形，长约 2 mm，宽约 0.8 mm，褐色。 花期 2~3 月，果期 4~6 月。

产于四川、贵州、陕西南部、湖北、湖南、浙江。生于海拔 500~2 000 m 山地林下或山谷阴处，也有栽培。

【药材】干燥的根茎。

【化学成分】3 种黄连的根茎均含小檗碱、黄连碱、甲基黄连碱、掌叶防己碱等。

【采集加工】9~11 月挖根茎，洗净，剪除地上部和须根，晒干。

【性味与功用】苦、寒；清热燥湿，排脓愈疮；治传染病、炭疽、痢疾、脓疮、黄水疮及刀伤等。

以上 3 种植物检索表

1. 叶片披针形至狭卵形，中央全裂片比侧全裂片长 3~3.5 倍；花葶通常单一；萼片狭披针形……………………………………………………………………… 峨眉黄连　Coptis omeiensis

1. 叶片卵状三角形，中央全裂片比侧全裂片稍长；花葶 1~2；萼片椭圆形或长圆状卵形。

  2. 萼片椭圆形，花瓣匙形，雌蕊 11~14 ……………………………………… 云南黄连　C. teeta

  2. 萼片长圆状卵形，花瓣线形或线状披针形 ……………………………… 黄连　C. chinensis

སྨག（玛）

【考证】《晶珠本草》记载：玛可治寒热痢疾。为玛奈珠木树的树干，树有老幼之分，故分红、白两种，白的状如生面粉色；红的状如蓖麻粉色，在火中烧时膨胀发泡，煮时如胶。

藏医用棕榈科西谷椰子、短穗鱼尾葵及桄榔入药；这 3 种植物树干的髓部都含有大量的淀粉，与上述记载相同，但上述记载过于简单，无法完全肯定其原植物，为了研究，仅分述如下。

1. 桄榔

Arenga pinnata（Wurmb.）Merr.

乔木，高达 12 m。茎粗壮，有疏离的环状叶痕。叶簇生于茎顶，长 6~7 m，羽状全裂，裂片多数，线形，长约 1 m，先端具不整齐齿，基部两侧具耳。肉穗花序腋生，花序梗粗壮，下垂，分枝多，佛焰苞 5~6，披针形；雄花萼片近圆形，相互叠成杯状，花瓣革质，长圆形，长约 2 cm，雄蕊多数；雌花萼片长约 4 mm，花瓣阔卵状三角形，长约 1 cm，子房具 3 棱。果倒卵状球形，长 3.5~5 cm。 花期夏季。

产于西藏（墨脱）、云南、广东、广西。生于海拔 1 200~1 500 m 的林内。分布于印度、斯里兰卡、马来西亚、菲律宾、澳大利亚。

2. 短穗鱼尾葵

Caryota mitis Lour.

小乔木，高 5~8 m。树干圆柱形通直。叶为二回羽状全裂，长 1~3 m，裂片淡绿色，似鱼尾部，长 10~20 cm，先端近截平或斜截平，内侧边缘有齿缺，外侧边缘延伸成一短尖或尾状尖头；叶柄和叶鞘被黑棕色鳞秕。花序短粗，多分枝，长达 40 cm，下垂，佛焰苞和花序分枝具鳞秕。花很小，雄花长约 6 mm，雄蕊 15~25，有退化雄蕊 3，先端具腺体。果球形，直径达 1.8 cm，紫黑色，内有种子 1。种子球形，种皮疏松。

产于广东、广西。生于山谷林中或栽培于庭院中。分布于亚洲热带地区。

【药材】树干髓部。

【采集加工】取其树干的髓部，晒干。

【性味与功用】涩、微寒；止泻，治寒热诸痢。

以上 3 种植物检索表

1. 花两性；羽状复叶；雄蕊 6 ·················· 西谷椰子 **Metroxylum sagus**
1. 花单性；叶片羽状全裂；雄蕊多数。
  2. 一回羽状全裂，裂片线形 ·················· 桄榔 **Arenga pinnata**
  2. 二回羽状全裂，裂片鱼尾状 ·················· 短穗鱼尾葵 **Caryota mitis**

སྨུག་པད། （麻蝎）

【考证】《晶珠本草》记载：麻蝎以叶和花入药，能排黄水，愈创伤；灌木细而直，树皮红色，叶小而稀少，花白色，簇生。

根据调查资料和藏医用药，麻蝎的原植物是蔷薇科的蒙古绣线菊。该植物为落叶灌木，枝细，幼时红褐色，叶小，花白色，组成伞形总状的花序，似簇生。但青海藏医仅用花入药。

【原植物】

蒙古绣线菊（图 128）

Spiraea mongolica Maxim.

落叶灌木，高 0.5~3 m。小枝细瘦，有棱角，幼时无毛，红褐色，老时灰褐色；冬芽长卵形，顶端长渐尖，较叶柄稍长，外被棕褐色鳞片 2 枚，无毛。单叶互生，具短叶柄；叶片椭圆形或长圆形，长 8~20 mm，宽 3~7 mm，顶端钝圆或微尖，基部楔形，全缘，上面无毛，下面色较浅，无毛稀具短柔毛。花序伞形总状，具花序梗，有花 8~15 朵；花梗长 5~10 mm，无毛；花白色；萼筒近钟状，外面无毛，内面有短柔毛，萼片 5，三角形，顶端急尖；花瓣近

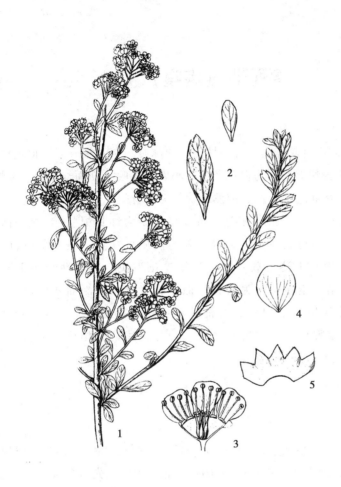

图 128 蒙古绣线菊 Spiraea mongolica Maxim.
1. 花枝；2. 叶片；3. 花纵剖面；4. 花瓣；5. 花萼展开示内面被短柔毛。（阎翠兰绘）

圆形，顶端钝，稀微凹，长与宽各为 2~4 mm；雄蕊多数，与花瓣近等长；花盘具 10 个圆形裂片，排列成环形；雌蕊 5，离生，花柱短于雄蕊，子房具短柔毛。蓇葖果直立，沿腹缝线开裂，并沿腹缝线被柔毛。 花期 5~7 月，果期 7~9 月。

产于西藏、青海、四川、甘肃、陕西、新疆、河南及华北区。生于海拔 1 600~4 700 m 的河滩、山坡灌丛中或林下及林缘。

【药材】干燥的花和叶。

【采集加工】7~8 月采花和叶，晾干备用。

【性味与功用】微甘、温；生津止渴；治腹水、创伤等。

སྨན་སྒ། （满嘎）

【考证】《晶珠本草》记载：满嘎味辛、甘，性热，化味甘、苦；提升温、促进食欲，治培根和龙的合并症，一般认为块茎断面为白色、油性小者为满嘎；断面红褐色、油性多者为东扎，前者为未成熟品，后者为成熟品，成熟的状如无腿青蛙。

藏医用姜科山柰、长穗姜花、姜和高良姜入药。高良姜为细长根状茎，表面暗红棕色，断面灰棕色，略红，显然与上述记载不符。姜为肉质根状茎，表面灰白色或黄白色，断面淡黄色以及功用均与上述记载有异。长穗姜花为块茎，虽性味功用近似，但也难为本药的原植物。根据山柰地下茎为块状，似无脚青蛙状，断面灰白色，中间为粉白色，光滑而细腻，反映出断面白色，有油汁状，干燥时白色。另外，山柰辛辣，有散寒、健胃、去湿、温脾胃、辟恶气的功效，均与上述记载相符，可能为本药的正品。

【原植物】

山柰

Kaempferia galanga L.

多年生草本。根状茎块状，单生或数枚连接，淡绿色，断面灰白色，芳香。有粗壮的根；无茎。叶2枚，近无柄，圆形或宽卵形，长10~14 cm，质薄，先端急尖或钝，基部宽楔形并下延成鞘；基部尚有退化叶，退化叶鳞片状，长圆形，膜质。穗状花序，自叶鞘中抽出，具花4~10朵；苞片披针形，长约2.5 cm，绿色；花白色，花萼等长于苞片；花冠管细长，管状，长2.5~3 cm，裂片狭披针形，长达1.5 cm，唇瓣宽大，深裂，裂的先端微凹，喉部紫红色；退化雄蕊花瓣状，可孕雄蕊药隔宽；花柱细长，基部具二细长棒状附属物，柱头盘状，具缘毛。 花期8~9月。

我国云南、台湾、广东、广西有栽培。

【药材】干燥的根状茎。

【化学成分】山柰含挥发油，油的主要成分为龙脑、甲基对位邻羟基桂皮酸乙酯、桂皮酸乙酯、十五烷及少量桂皮醛等。

【采集加工】10~12月采其块茎，去掉泥土和根，洗净，晒干备用。

【性味与功用】辛、甘、热；生胃火、回阳，促进食欲，止泻，舒胸，止呕；主治培龙病。

སྐྱུག་ཆུང་འདྲེན་ཡོན། （木穹典云）

【考证】《晶珠本草》记载：木穹典云有人叫木穹畏果，味微苦，可治头骨骨折；生于高山和山沟上部，形态与欧摆完保（五脉绿绒蒿）相似，叶和茎被刺毛，叶形如剑，花梗如才完（总状绿绒蒿），通常单一，花紫色、下垂，花瓣如匙形。

各地藏医用罂粟科单叶绿绒蒿入药，其形态和生长环境与上述记载完全相符，应为本药正品。

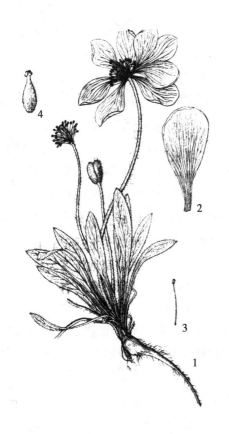

图 129 单叶绿绒蒿 Meconopsis simplicifolia
(D. Don) Walp.
1. 全株；2. 花瓣；3. 雄蕊；4. 雌蕊。（王颖绘）

【原植物】

单叶绿绒蒿 （图 129）

Meconopsis simplicifolia （D. Don） Walp.

一年生或多年生草本，高 20~50 cm。主根圆锥形，长 10~15 cm，直径约 5 mm。茎粗短，密被金黄色或棕色分枝刚毛，外被残存枯萎叶基。叶基生，莲座状，叶片卵状披针形、倒卵形或卵状披针形，长 8~15 cm，宽 2~5 cm，先端钝或急尖，基部渐狭，边缘全缘，稀具不规则的齿裂，两面被分枝长柔毛；叶柄长 10~20 cm。花葶 1~5，被刚毛；花天蓝色或紫色、红紫色；萼片 2，早落；花瓣 5~8，倒卵形，长 4~5 cm，宽 3~4 cm；雄蕊多数，花丝丝状，与花瓣同色，花药长圆形，橘黄色；子房窄椭圆形或长圆状椭圆形，长 1~2 cm，被刚毛或无毛，花柱细；蒴果被反折的刚毛。种子椭圆形至肾形，具较密的乳突。 花果期 6~9 月。

产于西藏、青海。生于海拔 3 300~4 500 m 的灌丛草甸和山坡石隙中。分布于尼泊尔、不丹。

【药材】干燥植株的地上部分。

【化学成分】预试法：含生物碱。

【采集加工】7~8 月割取地上部分，除去杂质，洗净晾干。

【性味与功用】微苦；可治头骨骨折。

ཤུག་ཐོག་ཚི་བ། （牛翁次哇）

【考证】《晶珠本草》记载：牛翁次哇清胸腔疮热，妇女痼热，固肾。
藏医用竹沥或竹沥膏作牛翁次哇。

【原植物】

淡竹

Phyllostachys nigra (Lodd.) Munro var. **henonis** (Mitf.) Stapf ex Rendle

多年生植物，高 7~18 m。地下茎圆筒形，节间长 2~4 cm，中空。秆约 30 节，圆筒形，具多级分枝；秆环及箨环均甚隆起，两者相距 6~7 mm，秆箨一般长于节间，硬纸质，间有灰黑色的点斑及条纹；箨耳生有流苏状继毛；箨舌发达，具纤毛；箨叶长披针形，绿色，先端渐尖；叶鞘长 22~35 mm，仅边缘上部生纤毛；叶舌长约 1 mm，棕色；叶片狭披针形，长 8~16 cm，先端渐尖，基部具短柄。花序长 40~80 cm，每节具 2~3 枚分枝，最终小枝长 3~5 cm，其上生 2~3 枚小穗丛；小穗丛具多数小穗；小穗含 2~3 花，顶花退化，颖片披针形，被毛；稃片被毛，外稃先端锐尖，内稃先端具 2 齿；鳞被披针形，长约 3 mm，具纤毛。 花期 10 月至次年 5 月。

产于我国长江流域诸省。一般庭园栽培。朝鲜、日本也有分布。

【药材】竹沥或竹沥膏。

【采集加工】将嫩竹皮削成薄片，装在罐中，倾斜放置，罐下烧以微火，一端置以容器，罐口最初滴入容器之水即为竹沥，水滴尽后，继出的油液为"竹油"。"竹油"加以饴糖，搅匀，即成黑色的竹沥膏。

【性味与功用】甘；固肾，清胸腔疮热，治妇女痼热症。

ཙན་དན་དཀར་པོ། （旃檀嘎保）

【考证】《晶珠本草》记载：旃檀嘎保性凉，效缓、轻、燥，有香气；滋补，清热；治心肺虚热，外敷利皮肉热病；具油质而气味芳香者为佳。分3种，一种白色，质坚，木纹短，如瓷器破裂，称蛇心旃檀；一种色微黄，如破碎桦木，称高西拉卡旃檀；印度产的色很黄，比小檗略褐，称哇纳嘎木或邦尕旃檀，藏语称作多合见或旃檀赛保；一种如松木块，红色，木纹清楚，称作洒乔合旃檀。3种均有油脂，干燥，木质坚硬，重，有香气，舌舔时清凉，点燃时烟气芳香浓郁，余香如同黄蜡味。民间常用以点燃敬神。

各地藏医所用，以及肖培根关于藏药研究记载，旃檀嘎保的原植物为檀香科檀香，檀香市售，一般不再分类。

青海藏医用暴马丁香作代用品。

【原植物】

1. 檀香 （图130）

Santalum album L.

常绿小乔木，高 6~9 m。具寄生根。树皮褐色，粗糙或有纵裂纹；多分枝，枝条柔软，开展，幼枝圆柱形，无毛。单叶对生，叶片薄革质，椭圆状卵形或卵状披针形，长 3.5~5 cm，宽 2~2.5 cm，先端渐尖，基部楔形，全缘，上面绿色，下面苍白色。三歧或聚伞圆锥花序生于小枝顶端或叶腋，花具梗；花被淡黄色，后变血红色至锈紫色，管状钟形，先端四裂，裂片卵形，蜜腺4枚，近圆形，着生于花被管中部，与花被裂片互生；雄蕊4，与雌蕊近等长；子房下位，柱头三裂。核果球形，成熟时黑色，肉质多汁；内果皮坚硬，具3短棱。种子圆形，光滑无毛。 花期8月至翌年1月。

我国台湾有栽培。原产于印度、印度尼西亚、马来半岛。多寄生于常春花、茉莉、台湾相思子等植物的根上。

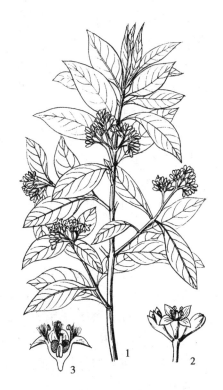

图130 檀香 Santalum album L.

1. 花枝；2. 花；3. 花纵剖面。（阎翠兰抄绘自《中药志》）

2. 暴马丁香 （图 131）

Syringa reticulata (Bl.) Hara var. **mandshurica** (Maxim.) Hara

灌木或小乔木，高 3~8 （10） m。树干表皮暗灰褐色，有横纹，薄牛皮纸质，易环形剥落；木质含油脂，坚脆，边材淡黄白色，心材红棕色，有香气；小枝灰褐色，皮孔明显，扁椭圆形，外凸；冬芽小，卵圆形，被多数鳞片。叶对生，近革质，圆卵形、卵形或卵状披针形，长 4~8 cm，宽 2.5~6.5 cm，先端急尖，渐尖或钝，基部楔形、圆形或截形，全缘，脉明显突起。圆锥花序大而密集，长 10~15 cm；小花梗长 1~2 mm；花白色或黄白色，管状钟形，檐部直径 4~5 mm；花萼钟形，长约 1 mm，4 齿；花冠四裂，筒部稍比萼长，裂瓣卵形；雄蕊外露，花丝较花冠裂片长 2 倍。蒴果长圆形，长 1~2 cm，先端急尖，平滑或有疣状突起，淡黄褐色，成熟后二裂。 花期 5~6 月，果期 8 月。

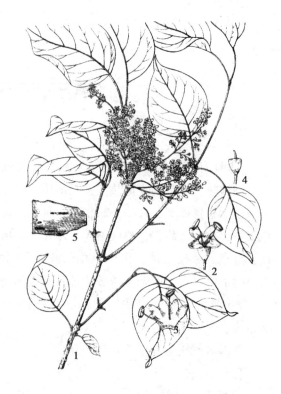

图 131 暴马丁香 Syringa reticulata (Bl.) Hara var. **mandshurica** (Maxim.) Hara
1. 花枝；2. 花；3. 花冠展开；4. 花萼及花柱；
5. 树干外皮。（王颖绘）

产于甘肃、宁夏、陕西、内蒙古、河北、山西及东北地区，青海有栽培。生于山坡混交林中及林缘。分布于日本、朝鲜、中亚地区、俄罗斯。

【药材】干燥的心材。

【化学成分】檀香含挥发性白檀油 1.6%~6%、檀香色素 （Santalin，$C_{24}H_{22}O_8$） 以及去氧檀香色素 （Deoxysantalin，$C_{24}H_{24}O_7$） 等。挥发性白檀油的主要成分为 α 及 β-檀香醇 （α, β-Santalol，$C_{15}H_{24}O$） 占 90% 以上，并有檀烯酮 （Santenone，$C_9H_{14}O$）、檀香萜酮 （Santalone，$C_{11}H_{16}O$）、α 及 β-檀香烃 （Santanene，$C_{15}H_{24}$）、檀香醛 （Santalal）、檀香酸 （Santalic acid，$C_{15}H_{22}O_2$）、对檀香酸 （Teresantalic acid，$C_{10}H_{14}O_2$） 等。

【采集加工】采伐木材后，取心材劈切成段，晾干即成。加工檀香木器具、工艺品等所余下的碎材、锯末等也可收集供药用。

【性味与功用】辛、凉、缓、轻、燥；滋补，清热；主治心肺虚热；外用治皮肤红赤发炎。

以上 2 种植物检索表

1. 常绿寄生灌木或小乔木；花单被，分离，无花萼，红色或锈紫色，核果，黑色，多汁……………

………………………………………………………………………… 檀香 **Santalum album**

1. 落叶灌木；花有花萼；花瓣合生，钟形；蒴果 ……… 暴马丁香 **Syringa reticulata** var. **mandshurica**

ཙན་དན་དམར་པོ། （旃檀玛保）

【考证】《晶珠本草》记载：旃檀玛保清诸热，治气血并症，其膏消四肢肿胀；坚如兽角，气味芳香，具晶石光泽者为佳，色黑若燎焦，外带白色者为劣。

根据藏医所用旃檀玛保的药材样品及肖培根对其所做的研究，确认该药的原植物为豆科的印度黄檀和降香檀。

【原植物】

1. 印度黄檀

Dalbergia sisso Roxb.

乔木。树皮灰色，厚而深裂；木部心材褐色，具香气；分枝多，平展，幼枝及叶轴曲折而略呈"之"字形。奇数羽状复叶，长 12~15 cm；小叶 3~5，近革质，近圆形，长 3.5~6 cm，顶端圆而具短尾尖，幼时有毛后变无毛。圆锥花序腋生，为叶长的一半，分枝直而平展，被短柔毛；苞片及小苞披针形，早落；花黄或白色，长 8~10 mm，芳香；萼短筒状，长 6~7 mm，外面被短柔毛，上部二裂齿稍合生，近圆形，其余的披针形；旗瓣倒卵形，顶端微凹。翼瓣和龙骨瓣狭窄，线状倒披针形；雄蕊 9，1 组；子房长椭圆形，具长柄，被柔毛，花柱极短。荚果线状披针形，膜质，具柄，淡褐色，长 4~10 cm，无毛，含种子 1~4 枚；种子肾形，略扁平。 花期 3~4 月，果期 6~8 月。

我国海南省海口市有栽培。主要分布于伊朗东部至印度，现热带各地区均有栽培。

2. 降香檀

Dalbergia odorifera T. Chen

常绿乔木，高 10~15 m。根部木质红褐色质坚而重，具香气。树干及分枝木部心材红褐色，纹理致密，质坚而重，有香气，小枝近平滑，有微小、苍白色而密集的皮孔。奇数羽状复叶，长 12~25 cm；小叶 9~13，互生，近革质，卵形或椭圆形，基部小叶通常较小而为阔卵形，长 4~7 cm，宽 2~3 cm，顶端急尖，基部圆形或椭圆形；叶柄长 1.5~3 cm；托叶早落。圆锥花序腋生，由多数聚伞花序组成，长 8~10 cm，宽 6~7 cm；花序梗长 3~5 cm；苞片和小苞片阔卵形，长约 1 mm；花淡黄色或乳白色；花萼钟形，长约 2 mm，不等五裂；花冠蝶形，各瓣近等长，具爪；雄蕊 9，1 组；子房狭椭圆形，具长约 2.5 mm 的柄。荚果舌状长圆形，长 4.5~8 cm，宽 1.5~1.8 cm，基部略被毛，骤窄面与子房柄相接。种子 1，稀 2。 花期 4~6 月，果期 8~9 月。

产于我国海南岛。多生于山坡疏林、林边或村旁旷地。

【药材】干燥的心材。

【采集加工】采根或茎干，切成段，除去边材即可。制造器具时，所剩碎材也可收用。

【性味与功用】清热，活血化瘀；治气血并症、四肢肿胀及饮酒过度引起的肝热等。

以上 2 种植物检索表

1. 小叶 3~5，近圆形，有时倒心形，先端具短尾尖；荚果线状披针形，无毛，含种子 1~4 粒…………
………………………………………………………………………… 印度黄檀 **Dalbergia sisso**

1. 小叶 9~13，卵形或椭圆形，基部小叶阔卵形，先端急尖；荚果舌状长椭圆形，基部略被毛，含种子 1 粒，稀 2 粒 …………………………………………………………… 降香檀 **D. odorifera**

ཙམ་པ་ཀ། （赞巴嘎）

【考证】《晶珠本草》记载：赞巴嘎可清各种热病；产于印度，果皮坚硬，状如胡兀鹰尾，宽约 4 指，长约箭许，每瓣中有白色种子，状如蒶蒉果，七八百粒。

藏医所用的赞巴嘎是紫葳科的木蝴蝶。此植物的果为蒴果，果爿木质，阔线形，状如胡兀鹰尾，种子多数，为半透明的膜质翅包围，状如边缘具宽翅的蒶蒉果，与上述记载颇相近。

【原植物】

木蝴蝶

Oroxylum indicum (L.) Vent.

高大乔木，高达 12 m。叶对生，一至四回羽状复叶，长 40~160 cm，宽 20~80 cm；小叶片卵形或椭圆形，长 6~14 cm，宽 4.5~9 cm，先端急尖或渐尖，全缘，基部近圆形；小叶柄长 5~10 mm。花序总状，顶生，具长花序梗；花淡紫色；花萼钟状，肉质；花冠钟形，长约 6 cm，先端五浅裂；雄蕊 5，稍伸出花冠外，基部被绵毛；花盘大，肉质；柱头二裂。蒴果扁平，下垂，阔线形，长 30~90 cm，宽 5~8 cm，先端短尖，基部楔形，边缘稍内弯似船形；果爿木质，成熟后沿腹缝裂开。种子多数，为半透明的膜质翅所包围而成很薄的片状体。 花期 7~8 月，果期 10~12 月。

产于四川、云南、贵州、福建、台湾、广东、广西。生于海拔 1 800 m 以下的山坡草地、溪边、河谷、疏林或灌木丛中。分布于越南、老挝、泰国、缅甸、印度、马来西亚、斯里兰卡。

【药材】干燥成熟的种子。

【化学成分】木蝴蝶的种子含脂肪油 20%，其中油酸占 80%；并含黄芩苷元 (Baicalein)、特土苷 (Tetuin)、木蝴蝶苷 B (Oroxin B)、白杨素 (Chrysin) 等。叶含黄芩苷元、黄芩素 (Scutellarein)、黄芩苷元–6–葡萄糖酸苷、黄芩苷元–7–葡萄糖醛酸苷、黄芩素–7–葡萄糖醛酸苷。

【采集加工】10~12 月采摘成熟果实，晒至开裂，取出种子，晒干备用。

【性味与功用】苦、寒；解诸热。

ཙིཙི། （仔仔）

【考证】《晶珠本草》记载：仔仔性凉、轻，益气开胃，治培根病、赤巴病；仔仔状如谷子而粗糙。

藏医用禾本科稷入药，俗称糜子，此为北方栽培作物，不易误认。

【原植物】

稷

Panicum miliaceum L.

一年生栽培作物，高 60~120 cm，通常有分枝。秆直立，节处密生髭毛，节下具疣毛。叶鞘松弛，被疣毛；叶舌短，具长约 2 mm 的纤毛；叶片线状披针形，长 10~30 cm，宽 7~20 mm。圆锥花序开展或较紧密，成熟后下垂，长约 30 cm，分枝具棱，棱边缘具糙刺毛，下部裸露，上部密生小枝与小穗；小穗卵状椭圆形，长 4~5 mm。颖纸质，无毛，第一颖长为小穗的 1/2~2/3，顶端尖或锥尖，具 5~7 脉；第二颖近等长于小穗，具 11 脉，脉于顶端汇合，呈喙状。第一外稃形似第二颖，约具 13 脉；内稃薄膜质，长 1.5~2 mm；第二外稃革质，成熟后乳白色或褐色，边缘包卷同质的内稃。谷粒圆形或椭圆形。 花果期秋季。

我国西北、华北各地栽培甚广。

【药材】干燥的种子。

【采集加工】秋季稷成熟时采果，取出种子，晒干备用。

【性味与功用】性凉、轻；益气开胃，治培根和赤巴病。

ཙི་ད་ག (孜扎嘎)

【考证】《晶珠本草》记载：孜扎嘎的功效如火，提升胃温，治水肿、痔疮、虫病、麻风病。本药可归并为4类，第一类产于印度，状如木通，皮微黑，味辛辣刺舌；第二类产于西藏，生于温暖之地，叶扁而裂，果实红黄色，内有种子，味辛辣，尚能祛寒气，治肿瘤；第三类产于温暖川地，又称司巴尼扎，果实红黄色，内有扁而小的种子，嗅时气味辣，使人流泪；第四类产于印度及尼泊尔川地，又称孜达，为灌木，状如荨麻，味很辣。

藏医用茄科小米辣入药，其植株灌木状，果很辣，与本药第四类描述相符；第三类可能为茄科普通辣椒，因记载中的果实为红黄色，种子扁而小，似与辣椒中的橙色果实同，笔者仅暂作如此推断。至于第一类和第二类药，有待今后研究，西藏用胡椒属植物入药，但与上述记载不符。

【原植物】

小米辣

Capsicum frutescens L.

灌木或亚灌木，分枝略呈"之"字形曲折。叶互生，叶片卵形，长3~7 cm，中部以下较宽，先端渐尖，全缘，基部楔形，中脉在背面隆起，侧脉每边约4条，两面无毛；叶柄短。花淡绿色或绿白色；具花梗；花萼杯状，边缘近截形，似无明显的5齿，果时稍增大宿存；花冠辐状；五中裂，裂片近卵形；雄蕊5，贴生于花冠筒基部；花柱细长，常超过花药或近等长。果实纺锤状，长7~14 cm，成熟时红色；果梗直立，向顶端增粗，味极辣。

产于云南东南部、南部及西南部热带地区。生于山腰、路旁，野生或栽培。印度、南美及欧洲有栽培。

【药材】干燥的枝条和果实。

【采集加工】初花期采枝，果熟时采果，晒干。

【性味与功用】温胃祛寒、解毒杀虫，治胃火不足、痔疮、虫病和麻风病。

ཙོང་སྒོག་ (宗果)

【考证】《晶珠本草》记载：宗果味辛，安眠，杀虫，助消化；分田生和山生两类，叶状如大蒜，中空呈筒状，无鳞茎。

藏医用百合科葱入药，根据上述记载，笔者认为田生的为葱，山生的为黄花葱，它们都具中空的叶，但无明显鳞茎。

【原植物】

1. 葱

Allium fistulosum L.

鳞茎圆柱形，单生，不肥大，外皮白色、稀淡红紫色，膜质，不破裂。叶圆筒状，中空，径在 5 mm 以上，先端渐尖。花葶圆柱状，中空，高 30~50 cm，或更高，中部以下粗，向上渐狭，叶着生于葶的 1/3 以下。伞形花序球形，多花；总苞膜质，二裂；花梗纤细，长于花被片，或为它的 2~3 倍长，基部无小苞片或珠芽。花白色，花被片近卵形，长 6~8 mm，先端渐尖，稍外折，花被片筒形，仅外轮稍短；花丝锥状，长于花被片，可达花被长的 2 倍，下部渐阔，基部合生并与花被片贴生；子房倒卵形，腹缝腺基部具不明显的蜜穴，花柱细长，伸出花外。 花果期 4~7 月。

我国各地广泛栽培。

2. 黄花葱

Allium chrysanthum Regel

多年生草本，高 20~50 cm。鳞茎圆柱形或狭卵状圆柱形，径达 1.5 cm，外皮红褐色至褐色，薄革质，常条裂。叶圆柱形，中空，短于花葶，径达 4 mm。花葶中空，下部被叶鞘；伞形花序近球形，含多数花；总苞膜质，二裂；花梗细，近等长，一般长于花被片，基部无小苞片；花黄色或淡黄色；花被片卵状长圆形，长约 6 mm，先端钝，外轮稍短；花丝锥状，无齿，稍长于花被片，在基部合生并与花被片贴生；子房倒卵球形，无凹陷的蜜穴，花柱伸出花外。 花果期 7~9 月。

产于西藏、青海、四川、云南、甘肃、陕西、湖北。生于海拔 2 000~4 500 m 的山坡上。

【药材】干燥的全草。

【化学成分】葱的鳞茎含挥发油，油中主要成分为蒜素（Allicin），又含二烯丙基硫醚（Allyl sulfide）。叶鞘和鳞片细胞中含草酸钙结晶体，还含有维生素 C、维生素 B_1、维生素 B_2、烟酸、极微量的维生素 A 原、脂肪油和黏液质。脂肪油中含棕榈酸（Palmitic acid）、硬脂酸（Stearic acid）、花生酸（Arachidic acid）、油酸（Oleic acid）和亚油酸（Lenoleic acid），黏液质的主要成分为多糖类，其中有 20% 的纤维素、3% 的半纤维素、41% 原果胶（Protopectin）及 24% 的水溶性果胶（Pectin）。

【采集加工】 8~9 月采全草，洗净晾干。

【性味与功用】 辛；安眠，祛寒，杀虫，助消化，治脚气病、黄水病、失眠、消化不良等。

以上 2 种植物检索表

1. 花白色；鳞茎皮不破裂；叶直径 5 mm 以上 ·················· 葱　**Allium fistulosum**

1. 花黄色或淡黄色；鳞茎皮破裂；叶直径约 4 mm ·················· 黄花葱　**A. chrysanthum**

ཚོད། （宗）

【考证】 《晶珠本草》记载：宗可清除血病和劳伤热，并可清大、小肠热；红色小灌木，分大、中、小三类，小者称为缠玛，中者断面红色，汁好者为佳品，用根结入药。

现藏医用茜草科茜草属和拉拉藤属植物的根和根茎入药，主要有心叶茜草、钩毛茜草、中华茜草、膜叶茜草、茜草、长叶茜草、红花茜草和蓬子菜、六叶葎等 9 种。这些植物都为多年生草本，非小灌木，直立或缠绕，根茎和根常为红色，与《晶珠本草》记载基本相符。按其植株和叶的大小，前 7 种植株较高大，叶较宽大，分属于宗的大类和中者；蓬子菜和六叶葎植株矮小，叶也狭小，为本药的小类。《西藏常用中草药》中所载的心叶茜草学名系误定，该种西藏不产，西藏所用的应为茜草。此外，西藏扎达地区河滩中所产的西藏茜草（*Rubia tibetica* Hook. f.）为亚灌木，高 20~30 cm，叶菱状卵形而较小，根茎粗达 2 cm，表面棕红色，断面橘红色。很像上述记载。是否为本药，需进一步考证。

【原植物】

1. 心叶茜草 （图 132）

Rubia cordifolia L.

多年生攀援草本，长 15~100 cm。根茎和根紫红色或橙红色；茎基部坚硬，上部细弱，具 4 棱，沿棱生倒钩刺，有时有长刺毛，叶 4 枚轮生；叶片近革质，卵形或狭卵形，长 2~6 cm；宽 1~4 cm，先端长渐尖，边缘密生刺毛，基部心形，上面粗糙，下面有粗毛，基出脉 3~5 条，背面脉上有倒钩刺或刺毛；叶柄长 2~5 cm，有倒钩刺或刺毛。聚伞花序圆锥状，腋生和顶生；总苞狭卵形；花小，淡黄色，具短梗；花萼小，卵形，端具5齿；花冠钟形，先端五裂，裂片披针形；雄蕊5，生于花冠管喉部；子房下位，扁球形，花柱短，二裂，柱头头状。浆果球形，红色，干后变黑。 花果期6~9月。

产于四川西部及西北、华北、东北等区。生于山坡草地、林缘、灌丛和田边。分布于亚洲北部。

2. 茜草

Rubia manjith Roxb. ex Fleming.

攀援草本植物；根紫红色或橙红色。分枝有明显的4棱，棱上有倒刺，有时具长刺毛。叶4枚轮生，叶柄长可达10 cm，短的仅1 cm，被倒刺及刺毛；叶片心状卵形至心状披针形，长2~9 cm，宽可达4 cm，先端急尖或长渐尖，上表面粗糙，背面被短粗毛，脉上有倒刺或密生长刺毛，基出脉3~5（7）条。花序为聚伞花序组成的圆锥花序，长10~20 cm，毛被与茎和叶柄相同；总苞片卵

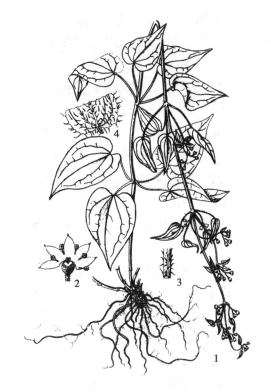

图132 心叶茜草 Rubia cordifolia L.
1. 植株；2. 花展开；3. 茎的一段（示棱和钩刺）；4. 叶背面（钩刺及刺毛）。（阎翠兰绘）

圆形，长约4 mm，花具长2~3 mm的梗；花冠小，直径2~3.5 mm，橙红褐色，裂片5，披针形，长约1.5 mm；雄蕊生花冠基部，花药近球形；花柱短，柱头2，球形。果球形或双球形，橙色或红色，干后黑色。 花果期6~9月。

产于西藏、青海、四川、云南。生于海拔1 300~3 600 m的松栎林、常绿阔叶林、河谷灌丛、沟边湿地或农田中。分布于喜马拉雅山区西部至东部及印度东北部。

3. 蓬子菜

Galium verum L.

多年生直立细弱草本，高20~40 cm。根紫红色。茎及分枝略呈四棱形，粗糙，密被白色短粗毛，上部多分枝。叶4~8（10）枚轮生，线形或窄线形，主茎上的长达3 cm，分枝上的长5~10 mm，宽1~1.5 mm，先端急尖，有小尖头，边缘反卷，背面中脉隆起，两面均被粗短毛或上面稍有光泽，干时变黑，无叶柄。聚伞花序腋生或顶生，通常在茎顶部或分枝上部组成带叶的圆锥花序，花序轴及分枝被灰白色短粗毛；花梗长2~5 mm，无小苞；花小，黄色，径1.2~2 mm；花萼与子房合生，萼齿不显；花冠辐状，四裂，裂片卵形；蜜腺2；雄蕊4，与花冠裂片互生且等长；子房下位，蒴果双生，球形，径约2 mm，无

毛，不开裂。　花期 6~7 月，果期 8~9 月。　（图见《青藏高原药物图鉴》1:105）

产于我国各省区。生于农田附近、水沟边荒草地和半固定沙丘下。广布于北温带。

【药材】干燥的根及全草。

【化学成分】心叶茜草根含紫茜素（Purpurin，$C_{14}H_8O_5$）、茜根酸（Rubierythrinic acid，$C_{26}H_{28}O_{14}$）、茜素（Alizarin，$C_{14}H_8O_4$）。此外，还含有假茜紫素（Pseudopurpurin，$C_{15}H_8O_7$）、甲花茜素（Rubiadin，$C_{15}H_{10}O_4$）等。

【显微鉴别】心叶茜草根（径 0.5 cm）横切面：木栓组织数列，细胞切向、径向排列，胞壁栓化。皮层 4~5 列，细胞多切向排列，胞壁稍弯曲。韧皮部较宽，薄壁组织相似皮层，筛管群不显。形成层不明显。木质部宽：导管 2~6 个集合，切向线排列，卵圆形、肾形，多含有侵填体，较小的导管位于大导管的两顶端；薄壁组织较少，细胞四至五边形，径向、切向排列。（附图 27A）

茎横切面：类四边形，四角处形成半圆形。表皮 1 列，细胞多切向排列，外壁加厚，被较多的非腺毛。皮层较宽，四角形处为厚角组织；薄壁细胞多边。中柱排列成四边形；韧皮部较宽，筛管群较显著；形成层不明显；木质部导管多边形，径向排列；射线 1~2 列，细胞四至五边形。髓大，由圆形、椭圆形细胞组成。草酸钙针晶囊分布皮层、韧皮部的某些薄壁细胞中。（附图 27B）

叶片横切面等厚。表皮 1 列，结构同于茎；气孔口突出表皮。栅栏组织 2 列，细胞柱状，外列较长；海绵组织较宽，多通气道；维管束位于海绵组织中，木质部导管不显。草酸钙针晶束存在于叶肉的某些细胞中。

粉末：红棕色。表皮毛较多，多碎断，径 $32.1~107\,\mu m$，胞壁稍加厚，表面具长椭圆形疣突，顶尖。导管多见，多束生，碎断，径 $40.1~66.8\,\mu m$，具网纹、梯纹、少数网纹、孔纹、裂缝排列整齐或不规则。石细胞少见，长 $67.4~245.9\,\mu m$，径 $32~64.2\,\mu m$，胞壁厚、腔小，纹孔不显。表皮多成块，细胞显著延长，端壁平或斜生，胞壁厚，具少数气孔器。（附图 27C）

【采集加工】7~8 月份开花时采集全草，9~10 月挖根，除去泥沙、须根和枯叶，洗净晒干备用。

【性味与功用】味苦，甘、性寒；清热止血，活血祛瘀；根主治吐血、衄血、便血、血崩、尿血（炒炭用）、月经不调、经闭腹痛、瘀血肿痛、跌打损伤、赤痢；全草治肺炎、肾炎及阴道滴虫等病。

以上 9 种植物检索表

1. 叶 6~10 枚轮生，线形或倒披针形，花 4 数；果干燥，外被钩毛。

2. 叶 6~10 枚轮生，线形或宽线形，干时变黑；圆锥花序紧密；花黄色 ······ 蓬子菜 **Galium verum**

2. 叶常 6 枚轮生，倒卵状椭圆形或倒披针形；花序疏散；花白色··· 六叶葎 **G. asperuloides** var. **hoffmeisteri**

1. 叶 4 枚轮生，心状卵形至心状披针形；花 5 数；果肉质。

   3. 叶片较厚，多少为革质，干后绿色、淡绿色，有时带红色。

     4. 茎明显的 4 条纵棱，棱上具倒刺或光滑；叶具 3~5 脉；花橙红带褐色 ··············
·· 茜草 **Rubia manjith**

     4. 茎具多条纵棱，有小倒刺和少数硬毛；叶脉 5~7；叶表面粗糙，背面脉上常具硬毛，其余
被粉末状短粗毛；花黄色 ······················· 钩毛茜草 **R. oncotricha**

   3. 叶片较薄，膜质至纸质，干后变黑色、绿黑色。

     5. 叶片较窄，披针形，具 3 脉；花冠红色或紫红色 ·············· 红花茜草 **R. podantha**

     5. 叶片较宽，卵形或卵状披针形，具 3~5 脉；花冠黄白色或黄绿色。

       6. 叶片膜质，上面疏生短柔毛，下面密生白色柔毛，叶脉无倒刺 ··············
·· 膜叶茜草 **R. membranacea**

       6. 叶片革质或纸质，二面无毛或下面疏生柔毛，叶脉背面疏生小倒刺。

         7. 叶片二面无毛，边缘有极少倒刺毛 ··············· 中华茜草 **R. chinensis**

         7. 叶片上面粗糙，下面疏生短柔毛，边缘密生刺柔毛。

           8. 叶片心状卵形至狭卵形，较大 ·············· 心叶茜草 **R. cordifolia**

           8. 叶片披针形或卵状披针形，较小 ········ 长叶茜草 **R. cordifolia** var. **longifolia**

ཙ་མ་ཁྲིག (杂赤)

【考证】《晶珠本草》记载：杂赤味苦，对脉病及胆病有益。杂赤分黑、白两类，白色杂赤为上品，生于田边，茎高一拃，细软，折断后流乳汁，叶子绿而光滑，细长，花黄色，花瓣 4 或多数，似蒲公英，但较小；黑色杂赤生于山地，茎高一指许，叶子细长，折断后有白毛，搓揉时像火绒草叶，花如贝只牙扎（长毛风毛菊），紫色。

各地藏医所用的杂赤为菊科的山苦荬、岩参、细叶苦荬及几种风毛菊。其中山苦荬、岩参及细叶苦荬，植株有乳汁，叶细长，花黄色，似蒲公英，与白色杂赤的记载相符。风毛菊属的几个细叶种类，如矮丛风毛菊、禾叶风毛菊、沙生风毛菊及披针叶风毛菊，因叶细长，背面密被白毛，折断后有白毛，头状花序，又与黑色杂赤的记载相同。

【原植物】

1. 山苦荬 （图 133）

Ixeris chinensis (Thunb.) Nakai

多年生草本，高 10~25 cm，全株光滑，有乳汁。根棕色，圆锥形。茎丛生，斜升，上部有分枝。叶多基生，线形或线状披针形，长 5~15 cm，宽 3~10 mm，先端渐尖，全缘

或边缘具羽状齿，基部渐狭成柄；茎生叶与基生叶相似而小，基部具2耳，半抱茎。头状花序小，直径8~10 mm，有总梗，在茎端排列成伞房状花序；总苞狭钟形，总苞片2层，外层很小，卵形，长约1 mm，内层线状披针形，长6~8 mm，先端渐尖，边缘狭膜质；小花全部舌状，结实，黄色或淡黄色，稀外面略带淡紫色，舌片长6~8 mm；花药黑色，花柱分枝细长，外弯成环。瘦果棕色，狭披针形，有条棱，具细短刺，先端渐狭成明显的喙，喙长约2 mm，喙端具冠毛盘；冠毛白色，1层，粗毛状。花果期6~8月。

产于我国大部分地区，在西藏、青海生于海拔2 200~4 000 m的农田边、山坡、水沟边、荒地及柏树林下。分布于日本、越南。

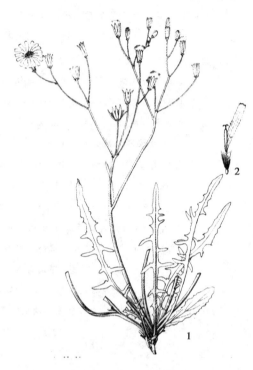

图133　山苦荬　*Ixeris chinensis* (Thunb.) Nakai
1. 植株；2. 舌状花。　（刘进军绘）

2. 岩参

Cicerbita macrorhiza (Royle) Beauv.

多年生草本，高20~40 cm，有乳汁。主根圆锥状，肉质。茎多数，从根端发出，有分枝。茎生叶长6~12 cm，大头羽状全裂，具1~4对侧裂片，顶生裂片广卵形至椭圆形，先端钝，基部心形，长2~3 cm，宽至2 cm，全部叶裂片边缘波状至全缘，叶柄长2~5 cm，基部膨大抱茎。头状花序多数，生分枝顶端；总苞筒状钟形，长12~15 mm，总苞片2层，外层卵状披针形，无毛或有硬毛及腺体，内层狭长圆形；花全部舌状，蓝色、淡紫色至紫红色，舌片长约10 mm，冠筒长约7 mm，顶端有一圈柔毛。瘦果纺锤形，长4~5 mm，极扁平，侧面各有3~5条纵肋，肋上有微毛，先端有长2~3 mm的喙；冠毛2层，外层极短，宿存于冠毛盘上，内层长，易落。　花果期7~9月。

产于西藏、云南西北部。生于海拔2 700~4 600 m的林下、草地及山坡岩石上。分布于克什米尔地区、印度北部。

3. 矮丛风毛菊　巴冒卡（译音）　（图134）

Saussurea eopygmaea Hand.-Mazz.

多年生草本，高5~40 cm。根颈部密被褐色枯存叶柄；茎直立，单一，常紫褐色，被白色绢状毛。叶线形，先端钝，全缘，边缘常反卷，基部鞘状，被白色长绢毛，叶上面绿色，光滑，下面密被白色绒毛；叶大部基生，不育叶丛的叶长达18 cm，基生叶长2.5~

15 cm，全部叶宽 1~2 mm；茎生叶小，基部扩大，鞘状，半抱茎。头状花序通常单生茎端；总苞半球形，直径 1~2.5 cm，总苞片多层，外层披针形至卵状披针形，先端长渐尖，背面被白色粗毛，内层披针形，长 1.5~2 cm，先端渐尖，被白色粗毛；小花管状，蓝紫色，长 1~1.5 cm，管部长 5~10 mm，花药基部的尾具棉毛；托片长为外层总苞片的 1/2。瘦果圆柱形，光滑；冠毛褐色，2 层，外层短，内层羽状，长约 1 cm。花果期 2~9 月。

产于青海、甘肃。生于海拔 3 400~5 000 m 的高山草地和灌丛中。

4. 禾叶风毛菊　巴冒卡（译音）

Saussurea graminea Dunn

多年生草本，高 3~25 cm。根茎多分枝，颈部被褐色残存叶鞘；茎直立，密被白色绒毛。叶线形；基生叶长 3~15 cm，宽 1~3 mm，基部呈鞘状，全部被绢毛或上面脱毛，下面密被白色绒毛；茎生叶少而小。头状花序单生茎端，直径 1.5~2.5 cm；总苞钟形，长 1.5~1.7 cm；外层总苞片卵状披针形，先端长渐尖，被绢状长柔毛，反折，内层线形，直立，先端弯曲，紫红色；花全部管状，紫色，长 1.7~1.9 cm；花药基部有尾。瘦果圆柱形，光滑；冠毛淡黄褐色，外层短，粗毛状，内层与花冠等长，羽毛状。花果期 7~9 月。

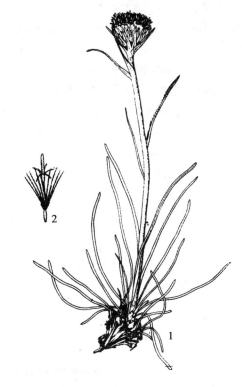

图 134　矮丛风毛菊　**Saussurea eopygmaea** Hand.-Mazz.

1. 植株；2. 管状花。（刘进军绘）

产于西藏、四川、云南、甘肃。生于海拔 4 200~5 350 m 的高山草甸、山坡沙砾草地、灌丛中。

【药材】干燥的全草或头状花序。

【化学成分】经预试，细叶苦荬含甾醇、酚性物质、黄酮苷及氨基酸。

【采集加工】花期采全草，洗去根部泥土，晾干或采头状花序，晾干。

【性味与功用】凉、苦、微甘；主治黄疸、胆囊炎、脉病、结膜炎、疖肿及传染病引起的热病。

以上 7 种植物检索表

1. 头状花序全部为舌状花；植物体有乳汁。

　　2. 花蓝色至紫红色；具肉质粗根 ………………………………………… 岩参　**Cicerbita macrorhiza**

2. 花黄色；无肉质粗根。

    3. 伞房状圆锥花序，作 2~3 歧叉状分枝；头状花序含 5 朵小花；冠毛淡黄褐色·················· ·· 细叶苦荬　Ixeris gracilis

    3. 伞房状聚伞花序；头状花序含 10 朵小花；冠毛白色 ························· 山苦荬　I. chinensis

1. 头状花序全部为管状花，植物体无乳汁。

    4. 叶狭长圆形，边缘有齿，宽在 7 mm 以上；总苞片不反折 ··· 沙生风毛菊　Saussurea arenaria

    4. 基生叶线形或线状披针形，宽 1~3 mm。

      5. 无茎草本，叶高于头状花序；头状花序小；总苞片不反折；冠毛白色·················· ·· 披针叶风毛菊　S. minuta

      5. 有茎草本；头状花序较大，径 1~2.5 cm；外层总苞片先端渐尖。

        6. 外层总苞片不向外反折；茎生叶基部鞘状抱茎；冠毛褐色 ·················· ·· 矮丛风毛菊　S. eopygmaea

        6.外层总苞片反折；茎生叶不抱茎；冠毛淡黄褐色,基部常紫色 ·················· ·· 禾叶风毛菊　S. graminea

ཚེར་མ་པ། （杂然巴）

【考证】《晶珠本草》记载：杂然巴有解毒利尿、止血、延年益寿之功用，也有解蝎毒、虫毒、水银毒之功效；生长于田边、河滩及山沟，根多节，中空，叶绿色，叶柄细，穗紫色，具芒；生长在山沟者根较短，生于川地河边者，根粗细如食指，长可达三四拃，茎如冰草，长约一拃，叶如竹叶。

西藏藏医常用禾本科白茅根，青海藏医用禾本科白草入药。两种植物的形态基本上符合上述记载，可视为本药的原植物，不符者仅根茎实心，较细而非空心，粗如食指。

【原植物】

1. 白茅

Imperata cylindrica (L.) Beauv. var. **major**（Nees）C. E. Hubb. ex C.E.Hubb. et Vaugh.

多年生草本，高 25~80 cm。具长而横走的密生鳞片的根茎，根状茎白色，有节，节处生须根。秆直立，光滑无毛，节具长 4~10 mm 的柔毛。叶鞘无毛，或上部及边缘和鞘口具纤毛；叶舌干膜质，叶多集于基部；叶片长 5~60 cm，宽 2~8 mm，线状披针形，扁平。圆锥花序圆柱状，长 5~20 cm，宽 1.5~3 cm，分枝短缩密集；小穗长 3~4 mm，基部密生长 10~15 mm 的丝状柔毛；两颖近相等，膜质或背面基部略呈草质，边缘具纤毛，背部疏生丝状柔毛，第二颖较第一颖宽；第一外稃卵状长圆形，先端钝，长约 1.5 mm；内稃缺如；第二外稃披针形，长约 1.2 mm，先端尖；内稃约与第二外稃等长。雄蕊 2，花药黄色，长约 3 mm。 花果期夏秋季。

产于我国各省区。多生长于山坡、路旁、草地。分布于亚洲的热带与亚热带、东非及大洋洲。

2. 白草 （图 135）

Pennisetum flaccldum Griseb.

多年生草本，高 30~120 cm。具横走根茎。秆直立，平滑。叶鞘无毛或于鞘口和边缘具纤毛；叶舌短，具长 1~2 mm 的纤毛；叶片长 10~40 cm，宽 3~15 mm，无毛或有柔毛。圆锥花序呈圆柱形，长 5~20 cm，宽 5~10 mm（刚毛除外）；总梗极短，长约 0.5 mm，刚毛长 1~2 cm，多呈灰白色，稀带淡褐紫色；小穗通常单生，也可 2 或 3 枚簇生成束，长 5~7 mm；第一颖长 0.5~2 mm，脉不明显，第二颖长 3~5 mm，具 3~5 脉；第一外稃与小穗等

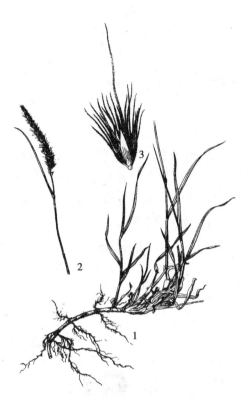

图 135　白草　Pennisetum flaccidum Griseb.
1. 植株下部，2. 花序，3. 小穗。（王颖绘）。

长，具 7~9 脉；内稃膜质或退化；雄蕊 3 或退化，花药顶端无毛。谷粒与小穗等长。 花果期 7~10 月。

产于我国西南、西北、华北、东北等区。生于山坡和较干燥之处。

【药材】干燥的根茎和种子（白草）。

【化学成分】白茅含多量蔗糖、葡萄糖，少量果糖、木糖及棕檬酸、草酸、苹果酸等，又含 21% 的淀粉，还分离出白头翁素（Anemonin）。

【采集加工】秋季挖取根茎，除去杂质、洗净、晾干备用。同时采白草的种子，晒干备用。

【性味与功用】白草味淡、性平；解毒，利尿，有滋补作用。白茅味甘、性寒；清热利尿，凉血止血，也可解毒。

以上 2 种植物检索表

1. 小穗基部密生细长的丝状柔毛；颖片背部疏生丝状柔毛 ········ 白茅　**Imperata cylindrica** var. **major**

1. 小穗基部围以长 1~2 cm 的刚毛；颖片背部平滑无毛 ·················· 白草　**Pennisetum flaccidum**

ᰠᰢ（杂）

【考证】《晶珠本草》记载：杂治中毒症；茎直立，叶青色，细而光滑，花白黄色，细小，果实小，常发出檀香、麝香或冰片香味，产于南方和尼泊尔的为上品，茎黑色，叶形似山矾叶，果实绿色，吃时有花椒气味；产于西藏的，生于草坡，根像迷果芹，但细而小，茎细，叶似葛缕子叶，细而深裂，花白色，状如茴香，并有茴香味。

各地藏医用伞形科美丽棱子芹、西藏棱子芹、长茎藁本、舟瓣芹入药。根据上述记载，上述 4 种植物都各有出入，故需进一步研究，但为了使用，暂将 4 种植物都收于本书。

【原植物】

1. 西藏棱子芹 （图 136）

Pleurospermum hookeri C. B. Clarke var. **thomsonii** C. B. Clarke

多年生草本，高 20~40 cm。具根状茎；茎单一或丛生。叶大部分基生，二回羽状复叶，叶片长卵圆形，长 5~8 cm，宽 3~5 cm；小叶 5~7 对，长圆形，长 2~3 cm，宽 1~1.5 cm；羽片 3~5 对，近圆扇形，径 5~8 mm，不规则掌状分裂。复伞形花序顶生，径 3~6 cm；总苞片 3~5，长 1~2 cm，宽 3~5 mm，具白色宽膜质边缘；伞辐 7，长 2~4 cm；小总苞片 7~12，与总苞片同形；花白色；花柄长约 5 mm，扁平；萼齿 5，狭三角形，长约 1 mm；花瓣近圆形，直径 1~1.2 mm，顶端有内折的小舌片，基部有短爪。分生果卵圆形，长 3~4 mm，果棱有狭翅，每棱槽有油管 3，合生面 6。 花期 7~8 月，果期 9~10 月。

产于西藏、青海、四川、云南、甘肃。生于海拔 3 500~4 700 m 的河滩灌丛、高山

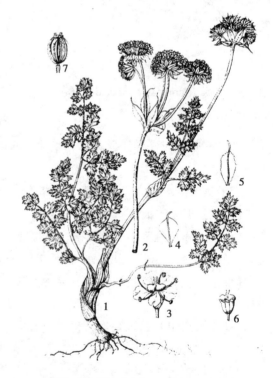

图 136 西藏棱子芹 Pleurospermum hookeri C. B. Clarke. var. **thomsonii** C. B. Clarke
1. 全株；2. 花序；3. 花；4. 花瓣；5. 小苞片；6. 幼果；7. 成熟果。（阎翠兰绘）

碎石带及山梁草坡上。

2. 长茎藁本

Ligusticum thomsonii C. B. Clarke

多年生草本，高 20~90 cm。根多分枝，长达 15 cm，直径约 2 cm。茎丛生。基生叶狭长圆形，长 2~12 cm，宽 1~3 cm，羽状全裂，裂片 5~9 对，卵形至长圆形，长 5~20 mm，宽 5~10 mm，边缘具锯齿至深裂，脉上被毛；叶柄长 2~7 cm，基部成鞘；茎生叶 1~3，向上渐简化，无柄。复伞形花序顶生，稀侧生，顶生者直径 4~6 cm，侧生者常小或不发育；总苞片 5~6，线形，长约 5 mm，具白色膜质边缘；伞辐 12~20，长 1~2.5 cm；小苞片 10~15，与总苞片同形；花白色；萼齿微小；花瓣卵形，长约 1 mm，先端具内折小舌片。分生果长圆状卵形，长约 4 mm，宽约 2.5 mm，主棱突起，侧棱较宽，每棱槽有油管 3~4，合生面 8。 花期 7~8 月，果期 9 月。

产于西藏、青海、甘肃。生于海拔 2 200~4 200 m 的林缘、灌丛及草地。分布于印度、巴基斯坦。

3. 舟瓣芹

Sinolimprichtia alpina H. Wolff

多年生草本，高 15~30 cm。根圆锥形，粗壮。茎直径 2.5~3 cm。基部及茎下部叶多数，呈阔卵状长圆形至长圆形，长 4~6 cm，宽 2.5~4 cm，三出式二回羽状分裂或羽状多裂，裂片狭；叶柄细弱，长约 10 cm，下部成鞘。复伞形花序顶生或腋生，无总苞片；主枝上的伞辐 15~27，长 3.5~8 cm；小总苞片多数，线形至线状披针形，边缘膜质；小伞形花序有多花，密集；花淡黄色或白色；萼齿明显，卵形、卵圆形或卵状三角形；花瓣舟形、卵形或倒卵形，长约 2 mm，基部狭窄；花丝长于花瓣，花药熟时紫黑色；花柱长约 3 mm。分生果略侧扁，背棱丝状，侧棱有翅状边缘，每棱槽有油管 2~3，合生面 2。 花果期 5~7 月。

产于青海、四川、云南。生于海拔 4 600 m 的沙地上、山坡石缝中。

【药材】干燥的全草。

【采集加工】7~9 月采收，洗净晾干。

【性味与功用】味苦，性糙；治毒病、热病，解宝石毒、丹毒、梅毒、接触毒等。

以上 4 种植物检索表

1. 花瓣先端无内折小舌片；无总苞片；叶为三出式二回羽状分裂……………………………………
………………………………………………………………… 舟瓣芹　**Slnolimprichtia alpina**

1. 花瓣先端有内折的小舌片；具总苞片。

　　2. 总苞和小苞片边缘具窄白膜质边缘；叶一回羽状全裂 ……… **长茎藁本**　**Ligusticum thomsonii**

　　2. 总苞片和小总苞边缘具宽白膜质边缘；叶二至四回羽状全裂。

　　　　3. 花白色；叶二至三回羽状全裂 ……… **西藏棱子芹**　**Pleurospermum hookeri** var. **thomsonii**

3. 花紫红色；叶三至四回羽状全裂 ·························· 美丽棱子芹　**P. amabile**

ཚར་པ་མེན། （察巴兴）

【考证】《晶珠本草》记载：察巴兴能敛散四肢的黄水。本品有 3 类：白的，皮呈红色，生于山沟中；黑的，皮黑，具刺，是一种坚硬的木材，人们常做斧把或锤把等；第三类，生长于高山崖石旁。

据访问藏医，本药又称察尔正或察尔列，其植物是蔷薇科的灰栒子、水栒子及耐寒栒子。灰栒子及水栒子的枝呈红褐色，生于山沟、林缘等处，耐寒栒子的枝紫褐色或灰褐色，枝不具刺，均应是白色药类；生于高山崖石旁的匍匐栒子应为第三类药物。以上 4 种植物均以果实入药，但有的藏医也用小叶栒子及散生栒子的叶和嫩枝条，这两种植物的枝呈红褐色至黑褐色，属于白色药类。黑色类尚不知何种。

1. 水栒子　察尔钟（译音）（图 137）

Cotoneaster multiflorus Bunge

灌木，高 1~4 m。枝常弓形弯曲，红褐色或棕褐色，幼时具短柔毛，后脱落。叶片卵形或宽卵形，长 2~4 cm，宽 1.5~3 cm，顶端圆钝或急尖，基部宽楔形，下面幼时稍有绒毛，后脱落。花 5~21 朵组成疏松的聚伞花序，花序梗和花梗无毛；花梗长 4~6 mm；花白色，直径 1~1.2 cm；萼筒钟状，裂片5，三角形；花瓣 5，近圆形，先端圆钝或微缺，基部有短爪，内面基部有白色细柔毛；雄蕊约 20，稍短于花瓣；花柱常 2，离生，比雄蕊短，子房先端具柔毛。果实近球形或倒卵形，红色，具由 2 心皮合生而成的 1 小核。　花期5~6 月，果期 8~9 月。

产于西藏、青海、四川、云南、甘肃、陕西、新疆、河南，以及华北、

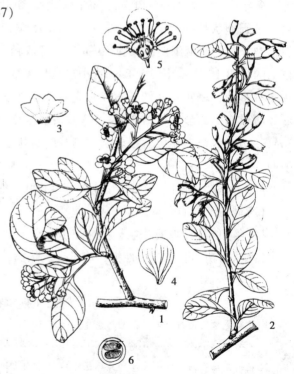

图 137　水栒子 Cotoneaster multiflorus Bunge
1. 花枝；2. 果枝；3. 花萼；4. 花瓣；5. 花纵剖示雄蕊、雌蕊；6. 果实横切面。（阎翠兰绘）

东北等区。生于海拔 1 200~3 800 m 的沟谷、山坡杂木林中。分布于俄罗斯的高加索、西伯利亚及亚洲中部和西部。

2. 匍匐栒子

Cotoneaster adpressus Bois.

匍匐灌木。茎不规则分枝，平铺地上；小枝细瘦，圆柱形，红褐色至暗灰色。叶片宽卵形或倒卵形，稀椭圆形，长 5~15 mm，宽 4~10 mm，顶端圆钝或稍急尖，基部楔形，边全缘而呈波状；托叶钻形，脱落；花 1~2 朵，几无梗，花粉红色，直径 7~8 mm；萼筒钟状，外被稀疏短柔毛，萼片 5，卵状三角形，先端急尖，外面被稀疏短柔毛，内面无毛；花瓣 5，直立，倒卵形，长约 4 mm，宽几与长相等，先端微凹或圆钝；雄蕊 10~15，短于花瓣；花柱 2，离生，子房顶端被短柔毛。果实近球形，直径 6~8 mm，鲜红色，具 2 小核，稀 3。 花期 5~6 月。果期 8~9 月。

产于西藏、青海、四川、云南、贵州、甘肃、陕西、湖北。生于海拔 1 900~4 600 m 的山坡灌丛、杂木林缘及岩石山坡、河滩草地。分布于缅甸、尼泊尔、印度东北部。

3. 小叶栒子　察尔列（译音）

Cotoneaster microphyllus Wall. ex Lindl.

常绿矮小灌木，高达 1 m。枝条开展，小枝圆柱形，红褐色至黑褐色。叶片厚革质，倒卵形至长圆状倒卵形，长 4~10 mm，宽 3.5~7 mm，顶端圆钝，稀微凹或急尖，基部宽楔形，边缘反卷，上面无毛或具稀疏短柔毛，下面被灰白色短柔毛；叶柄具短柔毛。花常单生，稀 2~3 朵；具短花梗；花白色，直径约 1 cm；萼筒钟状，外面被稀疏短柔毛，萼片 5，卵状三角形；花瓣 5，近圆形，长与宽各约 4 mm；雄蕊 15~20，短于花瓣，花柱 2，离生，稍短于雄蕊，子房先端具短柔毛。果实球形，红色，内常具 2 小核。 花期 5~6 月，果期 8~9 月。（图见《青藏高原药物图鉴》2:130）

产于西藏、四川、云南。生于海拔 2 500~4 500 m 的多石山坡、山谷灌丛中、针叶林或针阔叶混交林内及林缘。分布于缅甸、不丹、尼泊尔、印度北部及欧洲。

【药材】干燥的果（灰栒子、水栒子、匍匐栒子）或地上部分制成的流浸膏（小叶栒子）。

【化学成分】小叶栒子的叶含山梨糖醇和氰基原葡萄糖苷、月桂樱叶苷；嫩枝含山梨糖醇和氢氰酸。

【采集加工】用果者在 9~10 月采果，洗净，晒干备用；用枝者在 7~8 月采嫩枝、叶，洗净，熬膏备用。

【性味与功用】果酸、甘、温，无毒；祛风除湿，健胃消食，降血压，化瘀滞，治关节炎、关节积黄水、肝病、腹泻、肉食积滞、高血压病、月经不调。流浸膏性温，味甜微酸涩；凉血，止血，收敛，治鼻衄、月经过多及各种出血。

以上6种植物检索表

1. 叶片长在2 cm以上。

  2. 复聚伞花序；叶片狭椭圆形至卵状披针形，下面密被绒毛 ········ 耐寒枸子 Cotoneaster frigidus

  2. 聚伞花序；叶片卵形或宽卵形至长圆卵形，下面无毛或有柔毛。

    3. 果红色，具1个由2心皮合成的小核；花瓣白色，在开花时平铺展开··············

·· 水枸子 C. multiflorus

    3. 果黑色，2~3小核，花瓣白色带红晕，开花时直立 ················ 灰枸子 C. acutifolius

1. 叶片长在2 cm以下。

    4. 常绿矮小灌木；花瓣白色，在开花时平铺展开；叶边微卷············

·· 小叶枸子 C. microphyllus

    4. 落叶灌木；花瓣红色，在开花时直立；叶边平坦。

      5. 茎平铺地面；花1~2朵；叶片宽卵形或倒卵形，顶端圆钝············

·· 匍匐枸子 C. adpressus

      5. 茎直立；花2~4朵；叶片椭圆形或宽椭圆形，顶端急尖 ······ 散生枸子 C. divaricatus

ཚར་བོང་། （察尔榜）

【考证】《晶珠本草》记载：察尔榜可清热消肿，治喉炎、热症和肺病。茎多分枝，花果状如老人头，分白、紫及黑3类，白类气味较大；紫类气味较小，果实与一般蒿子相同；黑类为半灌木，与要毛相似。《蓝琉璃》记载：察尔榜分两类，上品为紫色，株高，分枝多，气味浓，果实如一般蒿子；下品为白色。

西藏及青海藏医所用的察尔榜为菊科蒿属植物，但这些蒿属植物彼此的形态差异小，很难区分，再加上上述记载过于简单，很难与之比较，故下面仅择其代表种描述如下。

【原植物】

1. 错那蒿 （图138）

Artemisia conaensis Ling et Y. R. Ling

多年生草本，高30~80 cm。根粗壮，木质化，颈部有分枝。茎丛生，直立，被疏毛或近光滑，上部有分枝，紫红色。基生叶常三裂或羽状分裂，裂片线状披针形，先端急尖，两面被绒毛，背面毛较密，花期枯落；茎下部叶与基生叶同形，羽状分裂；茎中上部叶线状披针形或线形，全缘，无柄或近无柄，向上渐小，长6~14 mm，宽1.5~2 mm，两面被绒毛，背面毛较密，呈灰白色。头状花序多数，直立或下垂，具短花序梗，在茎枝上部组成圆锥状总状花序；总苞球形或半球形，径2~3 mm，总苞片3~4层，长圆形，近等

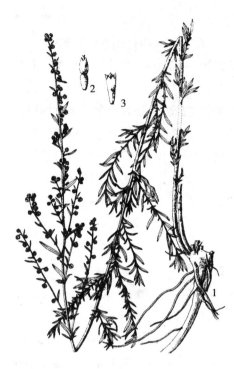

图 138 错那蒿 Artemisia conaensis Ling et Y. R. Ling

1. 植株；2. 雌花；3. 两性花。（宁汝莲绘）

长，长约 2 mm，先端钝圆，外层边缘宽膜质，背部草质，绿色，无毛，内层膜质；小花黄色，边花雌性，细管状，结实；中央花两性，管状，不结实。花托无托毛。瘦果光滑；冠毛不存在。花果期 7~10 月。

产于西藏。生于海拔 3 200~4 000 m 的田边、滩地和山坡草地。

《青藏高原药物图鉴》第二册所收载的灰蒿，拉丁学名依据印度植物志而定，但该种（*Artemisia glauca* Pall.）全株有星状毛，不产西藏，随改用今名。

2. 猪毛蒿

Artemisia scoparia Waldst. et Kit.

二年生草本，高 20~90 cm。根粗，略木质化。茎直立，多分枝，常紫褐色，被白色绒毛。基生叶具柄，一至二回羽状分裂，裂片短，线状披针形，两面被密白色长柔毛，花期常枯萎，茎生叶无柄，羽状分裂，裂片短毛发状，密被长柔毛，先端具软骨质小尖头。头状花序小而多数，下垂，在茎上部排成圆锥状总状花序；总苞球形，径约 1 mm，总苞片 3~4 层，无毛，外层卵形，先端急尖，边缘膜质，背部草质，绿色，长约 1 mm，内层膜质，卵状长圆形，先端钝，长约 2 mm；花黄色，边花雌性，细管状，结实；中央花两性，管状，不结实；花托无托毛，突起，锥状。瘦果小，无毛；冠毛不存在。花果期 7~9 月。（图见《青藏高原药物图鉴》2:128）

产于我国各省区。在青藏高原上多生于海拔 2 200~3 800 m 的草原、山坡、滩地、田间。分布于欧亚两洲的温带地区。

3. 劲直蒿

Artemisia edgeworthii Balakr.

一年生或二年生草本，高 10~40 cm，全株初时被白色柔毛，后脱毛，光滑。根圆柱状。茎直立，老时紫红色，上部分枝或基部形成多数分枝而呈丛生状。基生叶或茎下部叶二回羽状分裂，裂片细线形，宽不超过 1 mm，叶柄长 1~3 cm，基部稍膨大，花期枯萎；茎中部叶与下部叶同形，叶柄基部有假托叶；茎上部叶小，无柄，常一回羽状分裂。头状花序多数，形成密的圆锥状穗状花序；总苞近球形，径 2~3 mm，总苞片 2~3 层，外层卵形，长 1~2 mm，背部绿色，无毛，边缘白色膜质，内层长圆形，膜质，长约 3 mm；花黄色，边花雌性，细管状，结实；中央花两性，管状，不结实。花托锥状突起，无托片。瘦果褐色，光滑；冠毛不存在。　花果期 7~9 月。（图见《青藏高原药物图鉴》2：129）

产于西藏、青海、四川、云南、新疆。生于海拔 2 200~4 700 m 的河滩、田边、灌丛中及荒地。分布于克什米尔地区、印度东北部、尼泊尔。

《青藏高原药物图鉴》第二册所载的劲直蒿，拉丁学名经最近考证系异名，而改用现在的拉丁名。《西藏常用中草药》记载，本种藏药名又称"岳琼"，似与"要毛"相近，但其体态非半灌木，性状与艾也不同。所以，将其仍置于"察尔榜"项下，留待进一步订正。

【药材】干燥的根或全草。

【采集加工】秋季挖根，夏季采全草，洗净晒干或晾干。

【性味与功用】苦、寒；治气管炎、肺病及痈疡。

以上 3 种植物检索表

1. 多年生草本，具横生根茎，头状花序径 2~3 mm ·················· 错那蒿　**Artemisia conaensis**
1. 一年或二年生草本，具伸直立根；头状花序小，直径 1~3 mm。
　2. 头状花序径 1~2 mm，排成复总状花序；叶裂片毛发状 ·················· 猪毛蒿　**A. scoparia**
　2. 头状花序径 2~3 mm，排成密的穗状花序；叶裂片线形 ·················· 劲直蒿　**A. edgeworthii**

ཚེ་ཚོད།　（才温）

【考证】《晶珠本草》记载：才温味苦，可清骨中之热，是治头骨骨折的甘露；叶子、茎、花和果实均具刺，茎如木穹典云，花如欧摆完保。

各地藏医用罂粟科多刺绿绒蒿和总花绿绒蒿入药。其中，多刺绿绒蒿与上面记载的形态比较符合，应为本药的正品；总花绿绒蒿因茎具多花，应为代用品。

【原植物】

多刺绿绒蒿　（图 139）

Meconopsis horridula Hook. f. et Thoms.

多年生草本，高 10~30 cm。圆锥根长 10~20 cm，乳白色。叶基生，莲座状，叶片椭圆状披针形或倒披针形，长 2~6 cm，先端钝，基部楔形，全缘，两面被淡黄色的毛状刺；具长柄，柄长 3~6 cm。花茎数个至十余个，由叶丛中抽出，被淡黄色毛状刺；花单生于花葶顶端，蓝色；萼片 2，被淡黄色毛状刺，早落；花瓣 6~8，倒卵形；雄蕊多数，花丝丝状，花药黄色；子房卵形，密被淡黄色硬刺。　花期 7~8 月。

产于西藏、青海、四川、云南、甘肃。生于海拔 3 800~5 400 m 的高山草甸和高山流石滩。分布于尼泊尔、不丹、缅甸。

与多刺绿绒蒿形态相似、产地相同的种还有总花绿绒蒿。

【药材】干燥的花或全草。

【化学成分】多刺绿绒蒿含几种生物碱，其中主要生物碱为原阿片碱。

【显微鉴别】多刺绿绒蒿粉末：浅褐色。石细胞常见，浅黄色，多数个结合成块，细胞长 125~300 μm，径 50~90 μm，胞壁加厚，中层清楚，单纹孔较多。导管较多见，径 25~75 μm，多碎断，具螺纹、梯纹、网纹。淀粉粒随处可见，散生，或贴着细胞壁分布，球形，径 3~7 μm，脐点不显。（附图 28）

【采集加工】7~8 月采花或全草，晾干后置于通风干燥处。

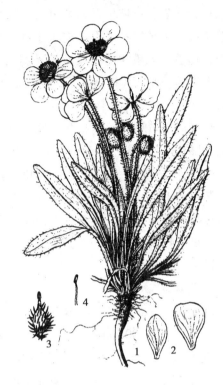

图 139 多刺绿绒蒿 Meconopsis horridula Hook. f. et Thoms.

1. 全株；2. 花瓣；3. 雌蕊；4. 雄蕊。（阎翠兰绘）

【性味与功用】淡、微寒、苦凉；接骨，清热，止痛，活血化瘀；治头伤、骨折、骨蒸、跌打损伤、胸背疼痛。

以上 2 种植物检索表

1. 花单生于花葶顶端 ································· 多刺绿绒蒿 **Meconopsis horridula**
1. 花数朵，排列成总状花序 ···················· 总花绿绒蒿 **M. horridula** var. **racemosa**

མཚེར་ལྡུམ། （才屯）

【考证】《晶珠本草》记载：才屯止血，清脾热。本药由于生长环境不同分为 4 类：岩石才屯生于石岩上，长约 33 cm，粗细如麦秆；坡生才屯生于山坡、旱滩，粗细如针，果红色，核黑色；坡生无果才屯，比坡生的茎粗硬，无果实；水生才屯生于潮湿的河滩，比坡生无果才屯光滑而软，茎三棱形；无论哪一种，其状如竹，有节，无叶，捣时有汁液。

藏医用麻黄科麻黄属植物入药。西藏藏医用的岩生才屯为藏麻黄，茎粗达3 mm，似麦秆粗细；坡生才屯为单子麻黄，茎粗约 1 mm，似大针粗；坡生无果才屯可能为异株矮麻黄，茎粗达 1.5 mm；水生才屯未见藏医使用，无法考证。

【原植物】

1. 藏麻黄 （图 140）

Ephedra saxatilis Royle ex Florin

小灌木，高 20~60 cm。茎直立，粗壮，绿色小枝密集于节上，节间长 2~3 cm，直径 1.5~3 mm，纵槽纹明显。叶膜质，约 1/2 合生成鞘状，二裂，裂片三角形，长约 3 mm。雄球花对生于节上，常2~3 组成复穗状，苞片 5~6 对；雌球花通

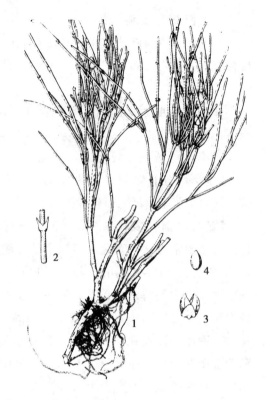

图 140 藏麻黄 **Ephedra saxatilis** Royle ex Florin
1. 植株一部；2. 枝条节部；3. 雌球果；4. 种子。
（刘进军绘）

常单个对生于节上，无梗或有短梗，苞片 2~3 对，基部 1/5~1/2 合生；雄花有膜质假花被，大部合生，仅先端分离，具 8 枚雄蕊，花丝全部合生，外伸；雌花 2（稀 1），珠被管长约 0.5 mm，直立，顶端开口，成熟雌球花的苞片肉质红色。种子常露出苞片之外，卵圆形，长约 6 mm，灰黑色，被白粉，边缘常有棱肋。 花果期 7~9 月。

产于西藏。生于海拔 3 300~4 600 m 的山坡、河边砾石滩、沙滩及风积沙丘上。分布于喜马拉雅其他地区。

2. 单子麻黄

Ephedra monosperma Gmel. ex Mey.

矮小灌木，高 5~15 cm。木质茎较短，有分枝，有节结状膨大，草质茎细弱，节间长1~2 cm，多少开展，常微曲，表面有细纵肋。叶鞘状，长 2~3 mm，下部 1/3~1/2 合生，上部二裂，裂片呈短三角形。雄球花生于小枝中上部，对生于节上或单生于枝顶，呈复穗状；苞片 3~4 对，花丝合生；雌球花无梗，苞片 3 对，基部合生，雌花通常 1，珠被管长而弯曲，成熟时雌球花的苞片肉质红色，微被白粉，最上一对苞片约 1/2 合生，含种子 1枚。种子棕褐色，具棱，外露。 花期 6 月，果期 7~8 月。

产于西藏、青海、四川、甘肃、宁夏、新疆、内蒙古、河北、山西、黑龙江。生于海拔 3 300~4 600 m 的山坡、河边砾石滩、沙滩及风积沙丘上。喜马拉雅其他地区也有分布。

3. 异株矮麻黄

Ephedra minuta Florin var. **dioeca** C. Y. Cheng

小灌木，高 8~18 cm。木质茎无，草质茎与矮麻黄近似。叶长 2~2.5 mm，下部合生成鞘状，上部二裂，裂片三角形，先端尖。雌雄异株。雄球花位于茎的中上部，在节上对生，通常在开花时有长达 1 cm 的花梗，稀无梗；苞片 3~6 对；雄花具 6~8 枚雄蕊，花丝合生。雌球花顶生或腋生，有明显的花梗；苞片 2~3 对，最上一对最大，内含 2 枚种子。种子暗褐色，长圆形或近倒卵形，长 6~8 mm。　花果期 7~8 月。

产于四川西部及西南部。生于海拔 3 000~4 000 m 的山地或草丛中。

【药材】干燥的全株。

【采集加工】8~9 月挖根采枝，洗净晾干。

【性味与功用】苦、涩、寒，无毒；清热，解表止咳；外用止血。

以上 3 种植物检索表

1. 雌雄异株；无木质茎 ·································· **异株矮麻黄** **Ephedra minuta** var. **dioeca**

1. 雌雄同株；具木质茎。

　2. 植株高 20~60 cm；珠被管短而直立 ·································· **藏麻黄** **E. saxatilis**

　2. 植株高 5~15 cm；珠被管细长而弯 ·································· **单子麻黄** **E. monosperma**

མཛོ་མོ་ཤིང་། （作毛兴）

【考证】《晶珠本草》记载：作毛兴能化瘀血，清血热，其作用与紫檀香相同；小灌木，全株被刺，形如狐尾，其根和皮坚韧如筋，可做绳子，其心材红如檀香，叶子碎小，不太显露，花白色，有红光泽，形如豌豆花。

根据我们调查和有关资料，藏医用豆科川青锦鸡儿、云南锦鸡儿和鬼箭锦鸡儿入药。在这些植物中，鬼箭锦鸡儿花为粉红色，与上面所述的形态稍有差异，但花白色具红光泽，则也属于粉红色的范畴，所以鬼箭锦鸡儿应为本药的正品。西藏锦鸡儿与云南锦鸡儿，其他形态与原描述也基本相符，但花为黄色，与"白色，具红光泽"相差较远，但在藏医中沿用很久，可作代用品。

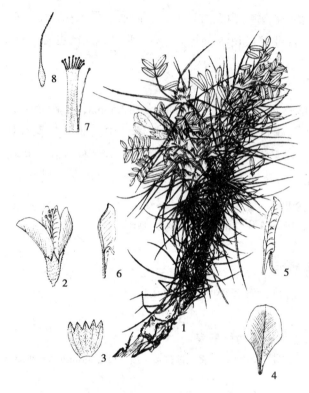

图 141　鬼箭锦鸡儿 Caragana jubata (Pall.) Poir.
1. 植株；2. 花；3. 花萼；4. 旗瓣；5. 翼瓣；6. 龙骨瓣；
7. 雄蕊；8. 雌蕊。（刘进军绘）

【原植物】

鬼箭锦鸡儿　（图 141）

Caragana jubata (Pall.) Poir.

灌木，高 20~150（200）cm。茎直立或斜上升，基部分枝，枝的外皮绿色或黑灰色，密具由老叶轴硬化成的针刺。偶数羽状复叶，具小叶 4~6 对；小叶线状长圆形，长 7~10 mm，宽 2~5 mm，先端具小尖头，基部圆形，被长柔毛。花单生叶腋，花梗短，长 1~2 mm，基部具关节；花粉红色；花萼管状钟形，长约 1 cm，被长柔毛，萼齿 5，披针形或三角形，长 1.5~2 cm；旗瓣倒卵形，先端钝圆或微凹，基部渐狭成爪，翼瓣、龙骨瓣皆短于旗瓣，并具长爪与耳；子房椭圆状卵形，花柱长约为子房的 3 倍，均被短柔毛。荚果圆筒形，长约 2 cm，被白色长柔毛，先端具长尖头。花期 6~7 月，果期 8~9 月。

产于西藏、青海、四川、甘肃、宁夏、新疆、内蒙古、河北、山西、辽宁。生于海拔 3 000~4 700 m 的阴坡、半阴坡。分布于蒙古、俄罗斯西伯利亚、中亚地区、尼泊尔、不丹。

【药材】干燥的红色木质部分或干燥全植物制成的浸膏（鬼箭锦鸡儿）。

【化学成分】在鬼箭锦鸡儿中含生物碱、苷类、鞣质、皂苷、黄酮类、挥发油和糖类。嫩枝中含杨梅树皮素（Myricetin）、槲皮素（Quercetin）、异鼠李素（Isorhamnetin）、槲皮素-3-α-L-鼠李呋喃糖苷（Quercetin-3-α-L-Rhamnofuranoside）、异鼠李素-3-α-L-鼠李呋喃糖苷、槲皮素-3-β-D-半乳吡喃糖苷（Quercetin-3-D-Galactopyranoside）、异鼠李素-3-β-D-半乳吡喃糖苷、槲皮素-3-β-D-木吡喃糖苷（Quercetin-3-D-Xylopyranoside）和异鼠李素-3-α-L-阿喃糖苷（Isorhamnetin-3-α-L-Arabofuranoside）。

【采集加工】9~11 月间，采集红色木质部分，晾干。6~7 月份，采集鬼箭锦鸡儿的全植物洗净，晾干，切碎（切前除去枯枝、残叶、根的外皮和须根等渣质），加水熬煎，待药汁尽溶于水中后，过滤，将滤液熬成膏。

【性味与功用】涩、寒，无毒；活血散瘀，排内脏瘀血，破血、降压，用于多血症、高血压病及月经不调。外用消毒散肿，治疖疮痈疽。

以上 3 种植物检索表

1. 花冠粉红色 ·· 鬼箭锦鸡儿　*Caragana jubata*

1. 花冠黄色。

   2. 茎匍匐；翼瓣具 1 耳 ······································ 川青锦鸡儿　*C. tibetica*

   2. 茎直立；翼瓣具 2 耳 ······································ 云南锦鸡儿　*C. franchetiana*

ཟ་ཏི། （杂地）

【考证】《晶珠本草》记载：杂地治心脏病，助消化；大小如槟榔，断面白紫相间，燃烧时气味芳香，外皮较容易剥落，其花色甚红，花芽状如铜瓶，有大、小两类，一为个大而略润，一为个小而成团。

各地藏医用肉豆蔻科肉豆蔻入药，其花、花萼、果实均与上面描述相同，应为其原植物。

【原植物】

肉豆蔻

Myristica fragrans Houtt.

高大乔木，全体无毛。叶常绿，革质，椭圆状披针形或长圆状披针形，长5~15 cm，先端尾状，基部急尖，全缘，表面淡黄棕色，背面色较深并有红棕色叶脉；叶柄长 6~12 mm。雄花的总状花序长 2.5~5 cm；花疏生，红色，椭圆形或壶形，长 6~7 mm，下垂；花被三裂；花药 9~12 个，连合成圆柱状的雄蕊群；小苞片鳞片状，生在无毛的花被下。果实梨形或近于圆球形，悬挂，长 3.5~5 cm，淡红色或淡黄色，成熟后纵裂成 2 瓣，显出绯红色的假种皮。种子长球形，种皮红褐色，木质，断面有暗棕色和白色的纹理。

我国不产；产于马来西亚、印度、巴西等地。在热带有引种栽培。

【药材】干燥的果实。

【化学成分】肉豆蔻的果实含挥发油 2%~9%、脂肪油 27%~43%、淀粉 23%~32%、蛋白质及少量蔗糖、多缩木糖（Xylan）、多缩戊糖（Pentosan）、色素、解脂酶（Lipase）、果胶及一种皂苷。挥发油中含右旋蒎烯及右旋樟脑烃约 80%、二戊烯约 8%、肉豆蔻醚（Myristicin）4%、右旋沉香油醇（Linalool）、右旋龙脑（D-Borneol）、松油醇（Terpineol）及牻牛儿苗醇（Geraniol）约 6%、丁香酚（Eugenol）和异丁香酚（Isoeugenol）0.2%、黄樟醚（Safrole）0.6%等。脂肪油主要成分为固体的肉豆蔻酸甘油酯（Myristin）40%~73%、液体的油酸甘油酯（Olein）约 3%。肉豆蔻醚为黄色结晶，具生药特有的香味，过量有致幻作用，大量使用有毒。

【采集加工】该植物栽培约 7 年后开始结果。每年采收 2 次，一次在 11~12 月，一次在 4~6 月。早晨采集成熟果实，剥去果皮和假种皮，洗净晒干。

【性味与功用】味辛，性重、润；祛风，治各种心脏病，帮助消化，与其他药配伍除疫病。

ཞིམ་ཐིག་ལེ།（兴托里）

【考证】兴托里是一类药物的总称，分为大、中、小 3 类，每类又分两种，总计 6 种。大者分白、黄两种；中者分红、蓝两种；小者分白、蓝两种，因记载过于简单，划分较为困难。现根据藏医意见，仅分兴托里嘎保和兴托里那保。

ཞིམ་ཐིག་ལེ་དཀར་པོ།（兴托里嘎保）

【考证】《晶珠本草》记载：兴托里嘎保性温，味甘，治眼病，云翳。分 4 类，第一类生田间和黑土地带，茎方形，叶色黑，粗糙，花白色，风吹时，状如一片白绫飘摇，种子黑色，四粒簇生，三角形，状如荞麦；第二类茎四棱多节，节上生叶，叶伸向四方，叶片状如荨麻叶，但不蜇手，花白黄色，种子黑色如跳蚤；第三类生于和沼泽交界的旱地，茎矮，长 3~4 拃，叶小，黑色，花多，灰白色，种子黑色如芝麻籽或茎红色，叶深裂，花白色，5 瓣，果实之柄 5 个一丛，果心形，尖长，如白腰草鹬的鸟喙；第四类茎方形，叶小，圆形，浅裂，油润，有疹粒，花蓝色。

各地藏医用唇形科白花玲子香、夏至草，玄参科短腺小米草和牻牛儿苗科牻牛儿苗入药。前 3 种植物的形态、花色和种子与上述记载相近，应为原植物。后一种的果实与上述记载的鸟喙状果实十分相似，但花蓝紫色，值得进一步考证。第四类不知何物，也未见使用。

【原植物】

1. 白花玲子香　（图142）

Chelonopsis albiflora Pax. et Hoffm.

灌木，高 0.7~1.8 m。老枝土黄色，幼枝褐色，被微柔毛。叶轮生或对生，披针形，长 3~5 cm，宽 0.8~1.3 cm，先端渐尖，基部近圆形或宽楔形，边缘有小锯齿，两面被毛及腺点，叶柄长约 2 mm，有毛。聚伞花序腋生，1~3 花，通常 1 花；总花梗长约 3 mm；花梗长 1~2 mm；苞片2 个，线形，长 5~7 mm；花白色或乳黄色；花萼长约 2 cm，钟形，外面被毛及腺点，萼齿 5 个，长三角形，长 8~10 mm，先端刺状渐尖，顶端有时弯曲；花冠长 1.5~3 cm，外面有毛，二唇形，上唇直立，全缘或微凹，下唇三裂，中裂片最大；雄蕊 4，前对花丝有毛，花药前方具须毛；花柱具相等的二裂片。小坚果背腹扁，顶端具斜向伸长的翅。　花期 7 月。

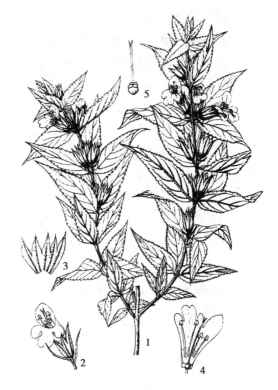

图 142　白花玲子香　Chelonopsis albiflora Pax. et Hoffm.
1. 花枝；2. 花；3. 花萼纵剖；4. 花冠纵剖；5. 雌蕊。
（阎翠兰绘）

产于西藏东南部、四川西部。生于海拔 3 100~3 700 m 的灌丛潮湿处、林缘、路边、河边。

《青藏高原药物图鉴》第二册所载的轮叶铃子香系误定，应是本种。

2. 短腺小米草

Euphrasia regelii Wettst.

植株干时几乎变黑。茎直立，高 3~35 cm，不分枝或分枝，被白色柔毛。叶和苞叶无柄，下部的楔状卵形，顶端钝，每边有 2~3 枚钝齿，中部的稍大，卵形至卵圆形，基部宽楔形，长 5~15 mm，宽 3~13 mm，每边有 3~6 枚锯齿，锯齿急尖、渐尖，有时为芒状，同时被刚毛和顶端为头状的短腺毛，腺毛的柄仅 1 个细胞，少有两个细胞。花序通常在花期短，果期伸长可达 15 cm；花萼管状，与叶被同类毛，长 4~5 mm，果期长达 8 mm，裂片披针状渐尖至钻状渐尖，长 3~5 mm；花冠白色，上唇常带紫色，背面长 5~10 mm，外面多少被白色柔毛，背部最密，下唇比上唇长，裂片顶端明显凹缺，中裂片宽至 3 mm。蒴果长矩圆状，长 4~9 mm，宽 2~3 mm。　花果期 5~9 月。

产于四川、云南、湖北及西北、华北等区。生于亚高山及高山草地、湿草地及林中。

3. 夏至草

Lagopsis supina (Steph.) IK.-Gal.

多年生草本，高 20~80 cm。茎直立，四棱形，被灰白色短毛，多分枝。叶对生，近圆形或菱形，长 0.9~2.6 cm，宽 0.7~2.4 cm，掌状三深裂，裂片再二或三浅裂，两面被短柔毛和腺点；叶柄长 0.2~1 cm，被短柔毛。聚伞花序腋生，呈轮伞状花序；花白色；苞片小，针状，被短毛；花小；花萼钟形，长约 7 mm，外面被短毛和腺点，萼齿 5，三角形，长约 3 mm，先端芒状，边缘具短毛；花冠外面被短毛，冠筒长约 3.5 mm，檐部二唇形，长约 3.2 mm，上唇直立，全缘，下唇短，三裂；雄蕊 4，花丝无毛。小坚果 4，倒卵形，黑色，光滑。 花果期 4~8 月。（图见《青藏高原药物图鉴》1:112）

产于我国西南、西北、华北、东北等区。生于海拔 3 300 m 以下的田边、宅边、道旁及湿地。分布于中亚地区、俄罗斯、朝鲜。

4. 牻牛儿苗

Erodium stephanianum Willd.

一年或二年生草本，高 15~50 cm。根直立，细圆柱形。茎有分枝，被柔毛。叶对生，长卵形或长圆状三角形，长达 6 cm，二回羽状深裂，裂片 5~9 对，小裂片线形，全缘或有齿；叶柄长 4~6 cm。伞形花序腋生，总花梗长 5~15 cm，具 2~5 花，花梗长 2~3 cm；萼片长圆形，先端有长芒，长约 7 mm；花瓣 5，蓝紫色，与萼片等长；能育雄蕊 5，与不育雄蕊 5 互生。蒴果被毛，长约 4 cm，基部膨大部分长约 7 mm，顶端具长喙，成熟五裂，果瓣与中轴分离，喙螺旋状卷曲。 花期 6~7 月。

产于西藏（左贡、贡觉）、云南西部及西北、华北、东北等区。生于海拔 4 000 m 以下的河滩、草地、田间。分布于中亚地区、克什米尔地区、俄罗斯、阿富汗、尼泊尔、蒙古。

【药材】干燥的花、叶。

【采集加工】在花期采花、叶，晾干。

【性味与功用】藏医习用于消炎、利尿；治翳障沙眼、结膜炎及遗尿症。

以上 4 种植物检索表

1. 灌木；花大，长 1.5~3 cm，白色或黄白色，花冠二唇形 ······ 白花玲子香 **Chelonopsis albiflora**

1. 草本；花小，长 6~8 mm。

  2. 花瓣离生，辐射对称，蓝紫色；蒴果具长喙，五裂，喙螺旋状卷曲 ···································· 牻牛儿苗 **Erodium stephanianum**

  2. 花冠合生，二唇形，白色或淡紫色。

    3. 一年生草本，具短腺毛；蒴果无喙 ················· 短腺小米草 **Euphrasia regelii**

    3. 多年生草本，被柔毛，小坚果 4 个 ················· 夏至草 **Lagopsis supina**

ཞིམ་ཐིག་ལེ་ནག་པོ། （兴托里那保）

【考证】《晶珠本草》记载：兴托里那保可治眼病；生于阴山坡的下部，外形与兴托里嘎保相似，茎四棱而坚硬，高约一肘，叶柔软油润，花蓝色而有紫色光泽或花红紫色，花萼呈紫色，味油腻似黄蒿（或如茴香），花瓣边缘朱红色。

西藏及青海藏医用唇形科川藏香茶菜、山地香茶菜、小叶香茶菜和益母草入药。它们的茎四棱形，花淡紫色，有气味，与上述记载略为相近。

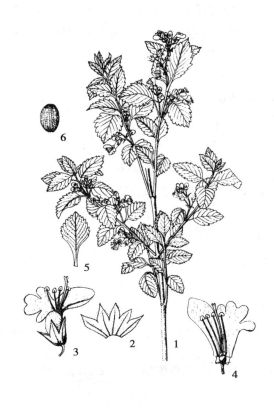

图 143 川藏香茶菜 Rabdosia pseudo–irrorata C. Y. Wu

1. 花枝；2. 花萼纵剖；3. 花；4. 花冠纵剖；5. 叶片；6. 小坚果。（阎翠兰绘）

【原植物】

1. 川藏香茶菜 （图143）

Rabdosia pseudo –irrorata C. Y. Wu

小灌木，高 30~50 cm，多分枝。幼枝四棱形，被短柔毛。叶对生，长圆状披针形或卵形，长 0.7~2.5 cm，宽 0.6~1.5 cm，先端钝，基部楔形，边缘在中部具圆齿，两面贴生极短的柔毛及腺体；叶柄短，被短柔毛，长 1~4 mm。聚伞花序有 3~7 花，腋生；总花梗长 0.3 ~1.5 cm，花梗长 2 ~3 mm；苞片与叶同形，向上渐小而全缘，小苞片卵形至线形，短于花梗；花淡紫色；花萼钟形，长约 3 mm，外被短柔毛及腺点，萼齿 5，二唇形，下唇 2 齿较大，卵形；花冠长约 9 mm，外被短柔毛，二唇形，上唇外翻，先端具 4 个圆齿，下唇较长，开花时下翻；雄蕊 4，花丝扁平，无毛。小坚果 4，卵状长圆形，灰白色。 花果期 7~9 月。

产于西藏南部及东部、四川西南部。生于海拔 3 000~4 300 m 的山坡、灌丛中、沟边、沙砾地。

《青藏高原药物图鉴》第二册收载的丽江香茶菜不产西藏，鉴定有误，应是本种。《西藏常用中草药》所载的香茶菜虽未写出拉丁名称，但彩图 419 所绘，即为本种。

2. 益母草

Leonurus japonicus Houtt.

一年或二年生草本，高达 120 cm。茎直立，棱形，被倒向糙伏毛，多分枝。叶对生；茎下部叶掌状三裂，裂片再分裂，上面被糙伏毛，下面被疏柔毛及腺点；叶柄长 2~3 cm；茎上部叶小，通常三裂，裂片线状长圆形；苞片状叶线形，全缘或有疏齿。轮伞花序腋生，具 8~15 花，组成疏松的穗状花序；小苞片刺状；花粉红色至淡紫红色；花萼管状钟形，长 6~8 mm，外面有贴生微柔毛，5 脉，萼齿 5，宽三角形，前 2 齿靠合，长于后 3 齿，先端刺状；花冠长 1~1.2 cm，伸出萼筒的部分被柔毛，冠筒长约 6 mm，内面基部有鳞毛毛环，冠檐二唇形，上唇直伸，长圆形，全缘，下唇三裂，中裂片倒卵形；雄蕊 4，前对较长，花丝扁平，被鳞毛。小坚果长圆状三棱形，顶端平截，淡褐色。 花果期 6~10 月。

产于我国各省区。生于海拔 3 400 m 以下的荒地、阳坡、田边。分布于中亚地区、俄罗斯、朝鲜、日本、非洲及美洲。

【药材】干燥的全草或叶、花及种子。

【化学成分】益母草含益母草碱、益母草定（$C_6H_{12}O_3N_2$）、益母草宁（$C_{10}H_{14}O_3N_2$）、水苏碱、甾醇、月桂酸、亚麻酸、油酸及维生素 A 原等。种子含益母草宁、脂肪（37%）及维生素 A 原。

【采集加工】采全草或叶及花、种子，洗净或择净，晾干。

【性味与功用】同兴托里嘎保。主治角膜炎、沙眼、祛翳及驱蛔虫。

以上 4 种植物检索表

1. 多年生草本；叶掌状分裂 ………………………………………… 益母草 Leonurus japonicus
1. 小灌木；叶不分裂。
  2. 叶无皱纹；叶及花萼被疏的短柔毛 …………………… 川藏香茶菜 Rabdosia pseudo-irrorata
  2. 叶有明显的皱纹；叶及花萼被极密的毛。
    3. 叶及花萼被星状短毛及单毛 …………………………………… 山地香茶菜 R. oresbia
    3. 叶及花萼被短绒毛或腺微毛 …………………………………… 小叶香茶菜 R. parvifolia

ཤུ་མ་ཁ། （徐砍）

【考证】《晶珠本草》记载：徐砍祛热。分两类，叶厚，带黄色，有光泽者质佳，称邦徐；叶薄，带黑色，光滑者质劣，称那合徐。

藏医用山矾科白檀叶入药，其树叶为黄绿色，背面脉上被毛，但无明显光泽，可能称邦徐；至于后一种，我们未见实物，无法肯定。

【原植物】

白檀

Symplocos paniculata (Thunb.) Miq.

落叶灌木或乔木。嫩枝、叶柄和花序轴被黄褐色柔毛；小枝细弱，淡褐色。叶纸质，卵状椭圆形或倒卵形，长 3~6 cm，宽约 3 cm，先端渐尖，基部阔楔形或近圆形，边缘有细锯齿，叶脉表面平或凹下，背面凸起，侧脉 4~8 对，表面无毛，背面沿脉上被柔毛，叶柄长 3~5 mm。圆锥花序生于新枝顶端，长 4~8 cm，花梗细；花白色；花萼黄褐色，长 2~3 mm，常有疏柔毛，裂片半圆形或阔卵形，与萼筒近等长；花冠长 4~5 mm，有芳香，五裂，裂片深达基部；雄蕊 40~60 枚，基部合生；子房上部圆锥状，2 室，花盘五裂。核果蓝色，卵形，稍偏斜，长 5~8 mm。 花期 4~6 月，果期 7~8 月。

产于我国华北、东北以及长江以南地区。生于山坡、河谷、路边和密林中。分布于朝鲜、日本、印度。

【药材】干燥的树叶。

【采集加工】6~7 月采叶，晒干备用。

【性味与功用】苦、涩；祛热，对肺热、肾热有良效。

ཟངས་རྩི་བ། （桑子哇）

【考证】《晶珠本草》记载：桑子哇性温，治黄疸，接骨，治头伤，燥水，接继血脉。分黑、白两类，黑的称桑子那保，白的称桑子嘎保。桑子那保生于松软的黑土地带，状如牛犊尾，高一指至一肘，又似田生大麻，气味大，如黄花蒿，叶黑色，嫩软，深裂，花果像红坎巴（蒿）；桑子嘎保生长环境不固定，河滩边、田间、地埂、草丛、林间均可生长，茎缠绕他物上，四棱形，粗糙，叶在节上形如莲，花白而小，果实粗糙，二果联生，形如狮子口齿，衣物一挨就粘；次品的基生叶细长，叶较大，色黑。

各地藏医均以菊科臭蒿作为桑子那保入药，该植物的地上部分呈帚状，与牦牛犊尾巴的外形相似，又因多生于黑土滩，呈纯群落，远观也似大麻，气味大，叶深裂，花紫色，与上述记载吻合。藏医以茜草科猪殃殃属 3 种植物作为桑子嘎保入药。这些植物的茎四棱形，和叶一样均被钩刺毛或粗糙，叶多枚轮生在节上，似莲座状，果实双球形，密被钩毛，像狮子开口露齿；其中猪殃殃和北方拉拉藤的花白色或黄绿色，与《晶珠本草》的记载完全相符，可视为正品；而红花拉拉藤除花红色与上述记载有不合外，其余性状也都相同，可视为代用品。

【原植物】

1. 猪殃殃 桑子嘎保（译音） （图 144）

Galium aparine L.

一年生蔓性或攀援草本。根细，红褐色。茎细弱，长 30~50 cm，具节，节间长1.5~5 cm，分枝多，四棱形，棱角呈乳白色骨质状突起，并具倒生钩刺，余部无毛。叶6~8枚在节部轮生，无柄，叶片线状倒披针形，近膜质，长 1~3 cm，宽1~3 mm，比节间短，先端急尖并具芒状尖突，基部渐窄，边缘向背面反卷并具倒生刺毛，两面散生短刺毛，背面具 1明显中脉，脉上具倒刺。聚伞花序生于上部和下部叶腋，花序含 3花，花梗长 2~5 mm，总花梗及花梗均具白色倒刺；花黄绿色，径 1.2~2 mm；花萼小，与子房联合，檐部近截平，被钩刺毛；花冠辐状，四深裂，裂片长圆状卵形，长不及 1 mm；雄蕊 4，与裂片互生；雌蕊 2，离生。蒴果双球形或双肾球形，密被钩毛，不裂。 花期 6~7 月，果期 8~9 月。

产于西藏、青海及其他各省区。生于山地林缘草地、田边、路旁草丛中。分布于欧亚大陆、北美。

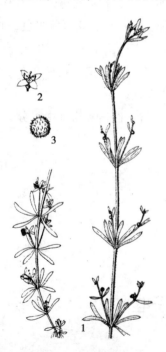

图 144 猪殃殃 Galium aparine L.
1. 植株地上部分；2. 花；3. 果实。（刘进军绘）

2. 臭蒿 桑子那保（译音）

Artemisia hedinii Ostenf.

一年生或二年生草本，高 5~120 cm，全株密被腺毛，具强烈臭味。主根圆柱形，直伸。茎直立，多粗壮，径达 8 mm，具多数条棱，上部常紫色，由基部或上部分枝，分枝斜上升，密集。叶无柄，长圆形或披针状椭圆形，绿色，背面密生腺体；基生叶和下部叶二回羽状分裂，叶轴宽约 1.5 mm，裂片下部的小，上部的大，线状披针形，先端尖，边缘齿状；上部叶羽状分裂，裂片具羽状锯齿。头状花序径 2~4 mm，组成圆锥状总状花序，具短花序梗；总苞半球形，总苞片 3~4 层，椭圆形或近圆形，先端钝圆，边缘褐色膜质，背面绿色；花小，紫红色，密生腺体；边花雌性，细管状；中央花管状，檐部膨大，近球形，全部小花结实；花托光滑，不突起。瘦果倒披针形，光滑，先端一侧显著突起，偏斜。 花果期 7~9 月。 (图见《青藏高原药物图鉴》2:136)

产于西藏、青海、四川、云南、甘肃、新疆。生于海拔 3 100~4 800 m 的荒地、河滩、村庄、田边、湖边及林缘。分布于中亚地区、俄罗斯。

【药材】干燥的植株地上部分。

【化学成分】猪殃殃含槲皮素半乳糖苷、车叶草苷、蒽醌色素和鞣质等。

【采集加工】6~9 月采地上部分，洗净，晾干。

【性味与功用】苦、辛、微寒；清热解毒，利尿消肿，止血愈疮；治胆囊炎、黄疸肝炎、水肿、外伤出血、痢疾、痞块、痈肿疔疮、虫蛇咬伤等。

以上 4 种植物检索表

1. 叶互生；全株被腺毛，有恶臭；头状花序；花冠五浅裂 ···················· **臭蒿** **Artemisia hedinii**

1. 叶轮生；植株具刚毛或钩刺；聚伞花序；花冠四深裂。

  2. 花红色；叶小，长不逾 10 mm ···························· **红花拉拉藤** **Galium baldensiforme**

  2. 花白色至黄绿色；叶较大。

    3. 叶 6~8 枚轮生，线状倒披针形 ························· **猪殃殃** **G. aparine**

    3. 叶 4 枚轮生，狭披针形 ······························ **北方拉拉藤** **G. boreale**

ཟར་མ། （萨尔玛）

【考证】《晶珠本草》记载：萨尔玛味甘、苦，性润、重、温，祛风，生"培根""赤巴"，伤精，外敷能消肿，熟脓；本药为作物类药。

藏医用亚麻科垂果亚麻和宿根亚麻入药，二者状似亚麻，但为野生植物，故可作代用品；正品为栽培植物亚麻。

【原植物】

亚麻

Linum usitatissimum L.

一年生草本，高达 1 m。茎直立，上部分枝，基部稍木质。叶互生，无柄，线形或线状披针形，长 2~3 cm，先端渐尖，全缘，叶脉通常三出，两面无毛。花单生于枝顶和上部叶腋间，具 2~3 cm 细柄，下垂或稍弯；花蓝色；花萼片 5，卵形，边缘无黑色腺体；花瓣 5，倒卵形，长 5~10 mm，易凋落；雄蕊 10，5 枚退化，仅留齿状痕迹，与可孕雄蕊相间而生，花丝基部合生；子房 5 室，花柱 5，分离。蒴果球形，直径 6~7 mm，顶端阔锥状，成熟时从顶端裂为 5 瓣。种子小，10 枚，扁平，长圆形，有光泽。

我国各地均有栽培。

【药材】干燥的种子。

【采集加工】秋季果熟时收割，打下种子，晒干备用。

【性味与功用】涩、苦、温；治神经性头痛，外敷治伤口红肿。

以上 3 种植物检索表

1. 一年生植物 ··· 亚麻 Linum usitatissimum

1. 多年生植物。

  2. 花蓝色，腺体 10；花萼背部具 1 脉；种子长 3 mm ····················· 垂果亚麻 L. nutans

  2. 花淡蓝色，腺体 5；花萼背部具 3 脉；种子长约 5 mm ·································

   ··· 宿根亚麻 L. perenne var. sibiricum

ཇི་ར་དཀར་པོ། （司拉嘎保）

【考证】《晶珠本草》记载：司拉嘎保清肺热，开胃火；生于园中，叶细，深裂，花序伞状，花白色，种子状如果鸟（葛缕子）。

现藏医用的司拉嘎保，其植物是 5 种伞形科植物，即孜然芹、茴香、宜昌东俄芹、松潘棱子芹、竹叶柴胡和茜草科北方拉拉藤。这 6 种植物中，生于园中的孜然芹，虽然果实被刚毛，宿存花萼细长，不似葛缕子，但其他特征则基本上符合《晶珠本草》所述，藏医认为应是本药的正品，而其余 5 种植物在不同程度上与上述记载不符，均应为代用品。北方拉拉藤也作桑子嘎保的正品（见桑子哇项下）。

【原植物】

1. 茴香

Foeniculum vulgare Mill.

二年生或多年生草本，高可达 2 m，全体无毛，具浓郁的茴香气味。茎直立，上部有分枝，粉绿色，有明显的纵棱。叶互生，三至四回羽状细裂，末回裂片丝状，长 4~40 mm，宽约 0.5 mm，下部叶柄成鞘抱茎。复伞形花序顶生或腋生，直径 6~15 cm，无总苞及小苞片，伞辐 8~30 个，不等长，长者可达 7 cm；小伞形花序多花，花梗长约 6 mm；花小，黄色；萼齿不明显；花瓣倒卵形，长约 1.5 mm，宽 1 mm，内卷，无小舌片；雄蕊 5，花丝长于花瓣；花柱 2，长约 0.3 mm，花柱基圆锥形。果实卵状椭圆形，长 3.5~5 mm，宽 1.5~2 mm，两侧压扁，主棱明显，不成翅，尖锐；每棱槽内有油管 1，合生面油管 2。胚乳腹面近平直或微凹。　花期 5~6 月，果期 7~9 月。

我国各地均有栽培。原产地中海地区。

2. 孜然芹

Cuminum cyminum L.

一年生或二年生植物，高 20~40 cm，全株(除果实外)光滑无毛。叶片三出式二回羽状全裂，末回裂片狭线形，长 1.5~5 cm；叶柄长 1~2 cm 或近无柄，基部有狭披针形的鞘，边缘白色膜质。复伞形花序多数，多呈二歧式分枝，伞形花序直径 2~3 cm；总苞片 3~6，线形或线状披针形，反折，长 1~5 cm，边缘膜质，白色，先端有时三深裂，具长芒状的刺；伞辐 3~5，不等长；小伞形花序通常有 7 朵花；小总苞片 3~5，较小，长 3.5~5 mm，与总苞片相似；花粉红或白色；萼齿钻形，长超过花柱；花瓣长圆形，先端微缺，有内折的小舌片；花柱基圆锥形，花柱短，叉开。双悬果不易分开，分生果长圆形，长约 6 mm，宽约 1.5 mm，两端狭窄，密被白色刚毛。　花期 4 月，果期 5 月。

我国新疆有栽培。原产于埃及、埃塞俄比亚。中亚地区、俄罗斯、地中海地区、伊朗、印度及北美也有栽培。

【药材】干燥的果实或全草（青海藏医用）。

【化学成分】茴香的果实含挥发油 3%~8%，其主要成分为茴香醚（Anisole）50%~60%、右旋小茴香酮（D-Fenchone）18%~20%、右旋及左旋柠檬烯、蒎烯、二戊烯、茴香醛等。胚乳中含脂肪油约 15%、蛋白质约 20%。此外，尚含有维生素 A 样物质、淀粉、糖类及黏液质等。叶含槲皮素-3-L-阿拉伯糖苷、山柰酚-3-阿拉伯糖苷、山柰酚-3-葡萄糖醛酸及槲皮素-3-葡萄糖醛酸。

【采集加工】9~10 月采果，花期采全草，洗净，晾干备用。

【性味与功用】辛、甘、微寒，无毒；清解肺热，消食开胃；治培根病、肺炎等。

以上 6 种植物检索表

1. 叶 4 枚轮生，聚伞花序；花冠四裂 ························· 北方拉拉藤　Galium boreale
1. 叶互生；伞形花序；花瓣离生。
  2. 果实和子房密被白色刚毛 ························· 孜然芹　Cuminum cyminum
  2. 子房和果实无白色刚毛。
    3. 叶全缘，茎生叶无柄 ························· 竹叶柴胡　Bupleurum marginatum
    3. 叶分裂，茎生叶有柄。
      4. 具总苞片和小总苞；花瓣先端有内折的小舌片；果棱有翅···························
         ············ 松潘棱子芹　Pleurospermum franchetianum
      4. 无总苞片和小总苞；花瓣先端无内折的小舌片；果棱无翅。
        5. 花金黄色；果棱槽内油管 1；无萼齿 ················· 茴香　Foeniculum vulgare
        5. 花白色；果棱槽内油管 2~3；萼齿明显 ················· 宜昌东俄芹　Tongoloa dunni

ཐར་ནག་པོ། （司拉那保）

【考证】《晶珠本草》记载：司拉那保味甘，微辛，性腻，治胃疾；茎细长，叶油腻，花小，蓝色，种子黑色，状若铁屑，或形如猪虱，黑色，粗糙，三棱形。有些医生不详加鉴别，误认其为黑芝麻或绿绒蒿种子。

藏医所用司拉那保主要为毛茛科 3 种植物。其中，腺毛黑种草叶背面被短腺毛，给人以油腻感，萼片白色或带蓝色，种子黑色，三棱形，有似铁屑，与《晶珠本草》记载颇一致，系正品；而短梗箭头唐松草和长柄唐松草，则与上述记载不符，应视为代用品。

【原植物】

1. 腺毛黑种草 （图 145）

Nigella glandulifera Freyn et Sint.

一年生草本，高 35~50 cm。茎上部分枝，被短腺毛和短柔毛。叶互生，二回羽状细裂；茎中部叶片卵形，长约 5 cm，羽片约 4 对，近对生，末回裂片线形或线状披针形，宽 0.6~1 mm，腹面无毛，背面疏被短腺毛。花直径约 2 cm，萼片白色或带蓝色，卵形，长约 1.2 cm，基部有短爪，无毛；花瓣通常 8，长约 5 mm，具短爪，唇形，上唇小，稍短于下唇，披针形，下唇二裂过中部，裂片宽菱形，顶端近球状变粗，基部具蜜槽，边缘具少数柔毛；雄蕊长约 8 mm，无毛，花药椭圆形；心皮 5，子房合生至花柱基部。蒴果长约 1 cm，具圆鳞状突起，宿存花柱与果实近等长。种子三棱形，长约 2.5 mm，具横皱。

我国新疆有栽培，中亚地区也有栽培。

2. 长柄唐松草

Thalictrum przewalskii Maxim.

多年生草本，高 0.3~1 m。根茎短，须根细长，褐色；茎具棱，无毛，通常分枝。基生叶和最下部茎生叶在花期时枯萎，茎下部叶长达 25 cm，为四回三出复叶，顶生小叶卵形，菱状椭圆形、倒卵形至近圆形，长 1~3 cm，先端钝或圆形，基部圆形、浅心形或宽楔形，三裂常达中部，具粗齿，背面脉被短毛；叶柄长约 6 cm，基部具膜质鞘。圆锥花序多分枝，无毛；花梗长 3~5 mm；萼片白色或稍带黄绿色，狭卵形，长 2.5~5 mm，具 3 脉，早落；雄蕊多数，长 4.5~10 mm，花药长圆形，花丝白色，上部线状倒披针形，下部丝形；心皮 4~9，具子房柄，花柱与子房等长。瘦果扁，斜倒卵形，长 0.6~1.2 cm（包括柄），子房柄长 0.8~3 mm。花期 6~8 月，果期 9~10 月。（图见《青藏高原药物图鉴》1:115）

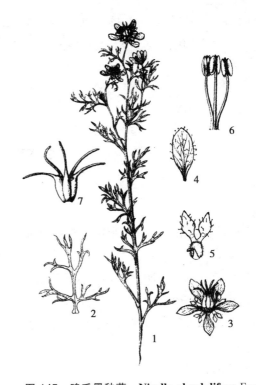

图 145　腺毛黑种草　*Nigella glandulifera* Freyn et Sint.

1. 全株；2. 叶；3. 花；4. 萼片；5. 花瓣；6. 雄蕊；7. 雌蕊。（阎翠兰绘）

产于西藏东部、青海东部、四川西部、甘肃、陕西、内蒙古、河北、山西、河南西部、湖北西北部。生于海拔 750~3 500 m 的林下、灌丛中或草坡。

【药材】干燥的花、果。

【采集加工】6~8 月采花，9~10 月采果，晒干。

【性味与功用】味甘，微辛、性温；祛肝寒、胃湿；治肝炎、肝肿大及胃病等。

以上 3 种植物检索表

1. 一年生草本；单叶，叶片二回羽状细裂；花单生；花瓣通常8，唇形，上唇小，短于下唇，下唇具蜜槽；心皮 5，子房合生至花柱基部；蒴果具圆鳞状突起；种子黑色，三棱形
…………………………………………………………… **腺毛黑种草**　**Nigella glandulifera**

1. 多年生草本；复叶；圆锥花序；无花瓣；心皮 6~12，或 4~9，离生；瘦果无圆鳞状突起；种子非黑色，也非三棱形。

　2. 二回羽状复叶，小叶片三浅裂或全缘，锐尖，两面无毛；花药先端具短尖头，花丝丝状；心皮 6~12，子房无柄；瘦果长圆形或狭卵球形，具纵肋 8 条，无柄 ……………………
……………………………………… **短梗箭头唐松草**　**Thalictrum simplex** var. **brevipes**

2. 四回三出复叶，小叶三裂达中部，先端钝或圆形，腹面无毛，背面被短毛；花药先端无短尖头，
花丝上部线状倒披针形，下部丝状；心皮 4~9，子房具柄；瘦果扁，斜倒卵形，具纵肋 4 条，具柄
.... 长柄唐松草　**T. przewalskii**

ཟན་ཏིག　（参斗）

【考证】《晶珠本草》记载：参斗治痈疽、疔疮、癫痫；生于高山碎石地，植株如宝
塔，茎方直，为叶遮被而不显，叶轮生，每轮 4 叶，叶腋中开出花朵，种子小。

四川及青海藏医所用的参斗，其原植物为唇形科白苞筋骨草，西藏藏医用唇形科益母
草。前者的形态特征完全与上述记载相同，但后者植株不呈宝塔形，茎也不为叶遮被等，
则与上述描述不符，显然有误，它已作兴托里那保的原植物。

【原植物】

白苞筋骨草　（图 146）

Ajuga lupulina Maxim.

多年生草本，高 4~25 cm。具地下走茎；茎直立，四棱形，被白色具节长柔毛。叶对
生，具柄，叶柄边缘有毛，叶片长圆形或倒披针形，长 2.5~11 cm，宽 0.9~3 cm，先端钝，
全缘或具波状圆齿，具缘毛，上面无毛或与下面一样，被长柔毛。穗状聚伞花序顶生，由
多轮聚伞花序组成，长达 12 cm；苞片大，近膜质，黄白色或白色，幼时绿紫色，卵形，长 3.5~5 cm，宽 1.8~3 cm，多层密接，致使花序呈塔形；花白色或黄白色，具紫色脉纹；花萼钟形，长 7~9 mm，萼齿 5，狭三角形；花冠长 1.8~2.5 cm，二唇形，上唇小，二裂，下唇大，三裂，冠筒被柔毛；雄蕊 4，花丝被毛；花盘杯状。小坚果 4，倒卵形，背部具网状皱纹，腹面微凸起。花期 7~8 月。

产于西藏、青海、四川、甘肃、河北、山西。生于海拔 2 000~4 500 m 的河滩沙地、高山草地、多石山坡。

另外，青海黄南藏医称白苞筋骨草为

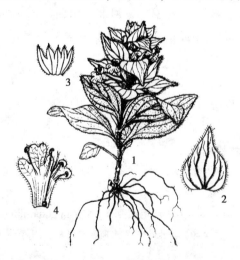

图 146　白苞筋骨草　**Ajuga lupulina** Maxim.
1. 植株；2. 苞片；3. 花萼纵剖；4. 花冠纵剖。
（阎翠兰绘）

"冈嘎穷"，显然与原记载不合。"冈嘎穷"的原植物为龙胆科的乌奴龙胆。

【药材】干燥的全草。

【显微鉴别】白苞筋骨草茎横切面：类四边形。表皮 1 列，细胞多径向排列，外壁加厚。皮层宽，多胞间隙，细胞圆形、椭圆形；在角处是 4~7 列厚角组织，细胞较皮层薄壁细胞小。4 个大维管束对着角处，与小维管束相间排列；韧皮部稍宽，由筛管群、薄壁细胞组成；形成层显著；木质部宽，射线 1~2 个细胞宽；导管呈 1 或 2 的径向排列。髓薄壁细胞大，常裂成腔。（附图 29A）

叶片横切面：大脉处加厚，形成链珠状。表皮 1 列，细胞圆形或椭圆形，胞壁显著加厚。气孔器平于表皮。叶肉中多通气道或胞间隙，细胞圆形或卵圆形。维管束位于叶肉中央，结构类似茎。（附图 29B）

粉末：灰绿色。表皮碎片多见，细胞延长壁弯曲，气孔毛莨型。表皮毛随处可见，多细胞，顶细胞锐尖，径 19~50 μm，胞壁厚；腺毛多细胞，柄单列，头 1 至多个细胞。石细胞较少，等径或延长，径 31~69 μm，厚壁多单纹孔。导管多见，径 10~30 μm，多螺纹、梯纹、网纹、网纹孔呈狭缝。纤维状细胞多见，碎断，径 15~20 μm，胞壁厚，具少数单纹孔。薄壁细胞多等径多边形或显著延长，壁厚，多单纹孔。（附图 29C）

【采集加工】花期采全草，洗去泥土，除去须根，晾干。

【性味与功用】苦、寒；清热、解毒；治流行性感冒、中毒性肝脏损害、肝胃并病、血症、胆病、痢疾、一切热症、脑膜炎、咽喉炎；外用治跌打损伤、外伤出血、烧烫伤、毒蛇咬伤及疮疖痈疡。西藏藏医称本品为"基独"，还可治高血压、尿路结石。

ཟ་ཕྱི་ཡ་ཡ། （萨齐阿亚）

【考证】《晶珠本草》记载：萨齐阿亚治恶性水肿；状如荨麻，但较之绵软，手触不蜇。

藏医用菊科腺梗豨莶及荨麻科的水麻和宽叶荨麻入药。其中，腺梗豨莶显然与上述记载不符；相反，水麻和宽叶荨麻却较符合，不同处是二者的植株均较硬，并不绵软，且宽叶荨麻尚具腺毛，一触即蜇。另外，产于西藏的膜叶荨麻无刺毛，幼时较绵软，似乎最合乎上述记载，但我们未见藏医使用，在此提出，仅供参考。究竟本药的正品原植物是什么，尚待进一步研究。

【原植物】

1. 宽叶荨麻 （图 147）

Urtica laetevirens Maxim.

多年生草本，疏生螫毛和微柔毛。茎
高 30~100 cm。叶对生；叶片狭卵形至宽卵
形，长 4~9 cm，先端渐尖，基部宽楔形或
圆形，边缘有齿，两面疏生刺毛或细糙毛，
钟乳体短秆状，有时点状，基出脉 3 条；
叶柄纤细；托叶每节 4 枚，离生，线状披
针形，长 3~8 mm。雌雄同株；雄花序近穗
状，纤细，生于上部叶腋；雌花序生于下
部叶腋，近穗状，纤细，较短；小团伞花
序稀疏着生于花序轴上；雄花近无梗，花
被片 4，雄蕊 4；雌花具短梗，花被片内面
2 枚较大，花后显著增大，外部 2 片较小，
柱头画笔状。瘦果卵形，长近 1 mm，熟时
灰褐色，多少有疣点，包被于宿存花被片
中。 花期 6~8 月，果期 8~9 月。

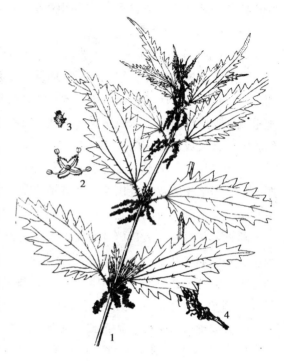

图 147 宽叶荨麻 **Urtica laetevirens** Maxim.
1. 植株上部；2. 雄花；3. 雌花；4. 植株下部。
（刘进军绘）

产于我国除华东、华南外的其他省
区。生于海拔 3 700 m 以下的山地林下和沟边。分布于日本、朝鲜、俄罗斯西伯利亚
东部。

2. 水麻 卡渣 （译音）

Debreseasia edulis (Sieb. et Zucc.) Wedd.

灌木，高 1.5~4 m。小枝和叶柄有贴生或近贴生的短毛。叶互生，长圆状披针形或线
状披针形，长 5~18 cm，密布点状钟乳体，先端渐尖，基部圆形或宽楔形，边缘有细锯齿
或细牙齿，上面疏生短糙毛，常有不规则的泡状隆起，下面密被灰白色或蓝灰色毡毛，基
出 3 脉；叶柄长 0.3~1 cm；托叶干膜质，披针形，长 5~8 mm。花序二歧聚伞状，生老枝的
叶腋，长 1~1.5 cm，具短花序梗或无；花单性；雄花花被片 4，长 1.5~2 mm，雄蕊 4，退
化雌蕊倒卵形，长约 0.5 mm；雌花被合生成壶状，长约 0.7 mm，顶端有 4 齿，在果时常变
为肉质，柱头画笔头状。瘦果浆果状，外果皮与肉质花被几乎合生，鲜时橙黄色。
花期 3~4 月，果期 5~7 月。

产于西藏、四川、云南、贵州、甘肃南部、陕西南部、湖北、湖南、台湾、广西。生
于海拔 2 600 m 以下的溪谷阴湿处。分布于日本。

3. 腺梗豨莶　洒扎（译音）

Siegesbeckia pubescens（Makino）Makino

一年生草本，高达 110 cm。茎粗壮，上部多分枝，被灰白色长柔毛和糙毛。叶对生，基部叶卵状披针形，花期枯萎；中部叶宽卵形、卵形或菱形，长 3.5~12 cm，宽 1.8~8 cm，先端渐尖，基部宽楔形，边缘有不规则尖粗齿，上面被细硬毛，下面被密短柔毛，基出 3 脉；叶柄有狭翅；上部叶渐小，卵状披针形至披针形。头状花序多数，在枝端排列成圆锥花序；花序梗密被紫褐色头状具柄腺毛与长柔毛；总苞宽钟状，总苞片密被紫褐色头状具柄腺毛，外层线状匙形，长 7~12 mm，内层卵状长圆形，长约 3.5 mm；花黄色，舌状花长约 3.5 mm；管状花长 2~2.5 mm。瘦果倒卵形，无毛；无冠毛。　花果期 7~9 月。

产于西藏、四川、云南、贵州、甘肃、陕西及华北、东北、华东、华南等区。生于海拔 800~3100 m 的田间、路旁、灌丛、山坡草丛及林间。分布于朝鲜、日本及欧洲。

【药材】干燥的地上部分。

【采集加工】花期采地上部分，洗净，略晾干后切段，用木棒敲打，微出香气，阴干。

【性味与功用】利水，祛风除湿，镇静，治风湿性关节炎、恶性水肿病、神经衰弱、高血压等。

以上 4 种植物检索表

1. 头状花序；柱头不为画笔状 ·················· 腺梗豨莶　Siegesbeckia pubescens

1. 花序不为头状；柱头画笔状。

   2. 灌木，雌花花被片合生成壶状，与肉质外果皮几合生，色艳 ········ 水麻　Debregeasia edulis

   2. 草本；雌花花被片分离，果时大肉质；果实不具外果皮。

      3. 托叶每节 4 枚，离生；叶片基出脉 3 条 ············ 宽叶荨麻　Urtica laetevirens

      3. 托叶每节 2 枚；叶片基出脉 5 条 ············ 膜叶荨麻　U. membranifolia

ཟེའབྲུམ　（萨珠）

【考证】《晶珠本草》记载：萨珠能清热祛寒；生于山坡或河滩，状如蔷薇幼苗，茎方形，直立，紫色，叶黑绿色，一触即蜇。

　　藏医用荨麻科西藏荨麻、三角叶荨麻和高原荨麻入药。这 3 种植物形态，均较符合上述记载，特别是西藏荨麻和高原荨麻最为符合，且藏医多用之。

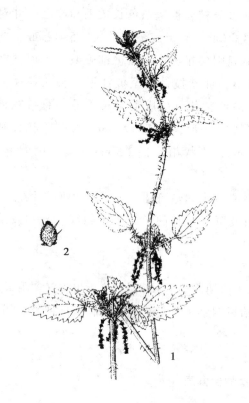

图 148　西藏荨麻　**Urtica tibetica** W. T. Wang
1. 地上部分；2. 果实。（刘进军绘）

【原植物】

西藏荨麻 （图 148）

Urtica tibetica W. T. Wang.

多年生草本，高 40~100 cm。根状茎木质化；茎四棱形，带淡紫色，疏生刺毛和细糙毛，有少数分枝或不分枝。叶片卵形至披针形，长 3~8 cm，先端渐尖，基部圆形或心形，边缘有细齿，上面疏生刺毛和细糙伏毛，下面被短柔毛和沿脉疏生刺毛，钟乳体点状；叶柄长 1~3 cm，疏生刺毛或细糙毛。单性花，雌雄同株异序；雄花序圆锥状，生下部叶腋，雌花序生于上部叶腋，多少下垂，花序轴纤细；雄花具短花梗，花被片 4，合生于中部，雄蕊 4，退化雌蕊杯状，近无柄；雌花具短花梗，花被片不等大，内面二片较大，花后显著增大，子房直立，柱头画笔状。瘦果三角状卵形，稍扁，长 1.5~1.8 mm，熟时淡褐色，光滑，包被于宿存花被中。　花期 6~7 月，果期 8~9 月。

产于西藏、青海。生于海拔 3 400~4 800 m 的山坡草地。

【药材】干燥的地上部分。

【采集加工】秋季采收，去根洗净，略晾干切段，用木棒敲打，微出香气，阴干。

【性味与功用】清热祛寒、化气消食，治培根、赤巴血病。

以上 3 种植物检索表

1. 雌花被在果期为干膜质，明显长于果；雌雄花具细长花梗；叶柄长 0.2~0.5 cm ⋯⋯⋯⋯⋯
⋯⋯⋯⋯⋯⋯⋯⋯⋯⋯⋯⋯⋯⋯⋯⋯⋯⋯⋯⋯ **高原荨麻** **Urtica hyperborea**
1. 雌花被在果期为草质，与果近等长；雌雄花无花梗或具短花梗；叶柄长 1~8 cm。
　2. 果具疣点；果序轴粗壮，常直立；叶狭三角形 ⋯⋯⋯⋯⋯⋯ **三角叶荨麻** **U. triangularis**
　2. 果光滑；果序轴纤细，常下垂；叶卵形至披针形 ⋯⋯⋯⋯⋯⋯⋯⋯ **西藏荨麻** **U. tibetica**

﹖﹖﹖ （达果尔肖夏）

【考证】《晶珠本草》记载：达果尔肖夏性温平，清脾热，外敷消肿，种仁滋养；树小而枝细，叶圆而厚，花白色，果实呈心脏形，种子肾形，色黑，具花纹，呈半月形，上有黑色肿脐，中间薄而边缘厚，如脾者质佳。

各地藏医所用的达果尔肖夏为豆科白花油麻藤、常春油麻藤和榼藤子。其中，榼藤子已作庆巴肖夏，其功用与达果尔肖夏不同。在油麻藤属的两种中，又以白花油麻藤更接近上述记载，仅荚果圆柱形不同；而常春油麻藤的花深紫色，果实线形，种子棕色与上述记载出入较大，但可视为代用品。

【原植物】

白花油麻藤

Mucuna birdwoodiana Tutcher

藤本。小叶3，革质，椭圆形或卵状椭圆形，长7~16 cm，宽2~7 cm，先端尾状渐尖，基部圆形，两面无毛，侧生小叶较小，基部楔形；托叶卵形，长约6 mm，早落；叶柄无毛，小叶柄疏被长硬毛。总状花序腋生，长30~38 cm，具花20~30朵；花灰白色；花萼钟状，长于花梗，萼齿5，被稀疏棕色长硬毛；花冠长7.5~8.5 cm，旗瓣卵圆形，长为翼瓣的1/2，翼瓣镰形，先端钝，耳小，爪短，龙骨瓣较宽，稍长于旗瓣，先端钝，耳较宽；雄蕊10，花药2型；子房密被锈色短柔毛，花柱丝状。荚果木质，圆柱形，长20~40 cm，直径约3 cm，被棕色短柔毛，沿背缝线和腹缝线有锐翅，种子间稍缢缩，含种子10余粒。种子肾形，黑色，种脐半包种子。　花果期4~9月。

产于广东、广西。生于林下。

【药材】干燥的种子。

【采集加工】果熟时采集果实，晒干，打出种子，除去果荚、杂质，晾干。

【性味与功用】苦、平，有小毒；壮阳补肾，通经散肿；治肾寒气虚、心脏病等。

以上2种植物检索表

1. 叶革质；总状花序腋生；花冠灰白色；荚果边缘具翅 ……… 白花油麻藤　**Mucuna birdwoodiana**

1. 叶坚纸质；总状花序生于老茎上；花冠深紫红色；荚果边缘无翅 ………………………………………… 常春油麻藤　**M. sempervirens**

གཟན་དུག་ནག་པོ། （萨都那保）

【考证】《晶珠本草》记载：萨都那保治时疫、癫痫；生长在阴阳交界的山地和高山雪线附近的碎石带和沼泽草甸，根状如筋，有麝香气味，茎四棱，叶状如荨麻叶，花青色带绿，每个花中有一个如诃子一样的胚芽；可分为：雅卜、科尔沙都、玉木的父种（2种）、扎巴、唐、埃以及扎巴、唐、埃三者的母种。

西藏藏医用唇形科的藏荆芥及异色荆芥入药。它们的茎、叶、花的形态以及生长环境均与上述记载相似，可能是雅卜的原植物。其余 8 种药的原植物，未见藏医使用，不知何物。

【原植物】

藏荆芥

Nepeta angustifolia C. Y. Wu

多年生草本，高约 60 cm。茎直立，多分枝，具向下而近于卷曲的微柔毛。茎生叶无柄，线状披针形，长 2~4 cm，宽 7~8 mm，先端急尖或钝，基部宽楔形至近圆形，全缘或边缘具 1~3 对锯齿，两面具微柔毛和腺点。轮伞花序腋生，每轮含 1~5 花；苞片线形，长 5~10 mm，两面有微柔毛；花蓝色或紫色；花萼管状，长约 1.5 cm，外面被微柔毛，萼齿先端具刺尖；花冠长 2.5~3 cm，外面被疏柔毛，二唇形，上唇直伸，下唇反曲，三裂，中裂片倒心形，侧裂片卵形。小坚果长圆状卵形，长约 3 mm。

产于西藏中部和南部。生于海拔 3 060~4 600 m 的山坡路边、草地、林缘。

【药材】干燥的花和叶。

【采集加工】花期采花，叶随时可采，晾干。

【性味与功用】可治胸膜炎、中风症。

以上 2 种植物检索表

1. 叶线状披针形，全缘或边缘有疏齿；花序疏松，间断 ·················· 藏荆芥 **Nepeta angustifolia**

1. 叶卵形，边缘具圆齿；花序紧密，穗状 ···································· 异色荆芥 **N. discolor**

གཟེ་མ། （塞玛）

【考证】《晶珠本草》记载：塞玛治尿涩、肾病和风湿痹症；生于山沟沙地，叶平铺地面，小而难见，状如豆叶，花白黄色，果实分有刺及无刺两种。

根据藏医用药，塞玛的果实有刺者，其原植物用蒺藜，确与上述记载相同；果实无刺者，有的藏医认为是中药的潼蒺藜（豆科扁茎黄芪），但未见使用，需待进一步考证。

【原植物】

1. 蒺藜 （图 149）

Tribulus terrestris L.

一年生草本，高约 26 cm。茎平卧，浅黄色，多分枝，直径约 1.5 mm，被绢丝状柔毛。奇数羽状复叶互生，小叶 5~6 对，长圆形，长 0.7~1 cm，宽 3~3.5 mm，叶表面光滑，叶背密被长柔毛，无小叶柄；叶柄长 3.5~4.5 mm，被柔毛；托叶 2，披针形，被柔毛，长约 2 mm，宽约 0.5 mm。花小，黄色，单生于叶腋；萼片 5，宿存；花瓣 5；花盘环状，10 裂；雄蕊 10，生于花盘基部；子房上位，心皮 5。果由 5 个分果爿组成，扁圆柱形，长 6 mm，直径 5 mm，每果瓣具一对长刺，位于其中部，具一对短刺，位于中部与基部之间，果瓣的背面有短硬毛和瘤状突起。 花期 5~6 月，果期7~8 月。

产于我国各省区。多生于荒丘、田边，常为田间杂草。分布于全球温带地区。

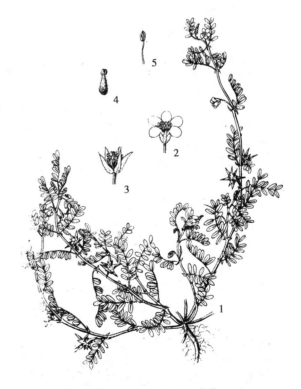

图 149 蒺藜 Tribulus terrestris L.

1. 全株；2. 花；3. 花萼和雄蕊；4. 雌蕊；5. 雄蕊。

（阎翠兰绘）

2. 扁茎黄芪

Astragalus complanatus R. Br.

多年生草本，高达 1 m，被白色疏柔毛。茎略扁，基部偃卧。奇数羽状复叶互生，具小叶 9~21 枚，有短柄及披针形小托叶；小叶椭圆形，长 7~20 mm，宽 3~8 mm，先端钝，有细尖，基部钝圆形，全缘，小叶柄极短。总状花序腋生，具花 3~7 朵；花梗长 1~2 mm，具狭披针形小苞片；花黄色；花萼钟形，裂片 5，披针形，与萼筒近等长；旗瓣近圆形，长约 10 mm，先端微凹，基部具爪，翼瓣稍短，龙骨瓣与旗瓣近等长；雄蕊 9+1；子房被白色柔毛，具子房柄。荚果纺锤形，长 2~3.5 cm，先端具喙。种子圆肾形。 花期 8~9 月，果期 9~10 月。

产于甘肃、陕西、内蒙古、河北、山西、吉林、辽宁。生于路边、阳坡或灌丛中。

【药材】干燥的全草、果实和种子（扁茎黄芪）。

【化学成分】蒺藜果含鞣酐（Phlobaphen）形成的苷和脂肪油，脂肪油中含亚麻油酸 25.9%，另含油酸和反油酸；据资料尚含皂苷 1.47%。

【采集加工】花期采地上部分，果期采果实，晒干去刺。扁茎黄芪采果后，晒干，去掉果荚，取出种子备用。

【性味与功用】甘、涩、热，无毒；利水祛湿，治肾炎、尿闭、营养不良性水肿、风湿性关节炎、淋病等。

以上 2 种植物检索表

1. 果实具刺，扁圆形；花辐射对称，花瓣不分化为各种形状；具花盘 …… 蒺藜 **Tribulus terrestris**

1. 果实无刺，纺锤形；花两侧对称，花瓣分化为旗瓣、翼瓣及龙骨瓣；无花盘 ……………………
…………………………………………………………………… 扁茎黄芪 **Astragalus complanatus**

ཨུ་སུ། （乌苏）

【考证】《晶珠本草》记载：乌苏退热，治胃"培根"病和肠绞痛。分黑、白两种，白的生于园中，茎、叶、花状如果鸟（葛缕子），果实闭合；黑的又名"玛斯"，生于西藏山地的田中，形状与白乌苏相似，而花黄色，气味很浓。

藏医用伞形科芫荽作白乌苏，而黑的很少使用。芫荽为园中栽培植物，茎、叶、花确似葛缕子，果实为双悬果，2 个分果结合在一起，似果实闭合，与上述白乌苏的记载完全一致。有的藏医认为黑乌苏是旱芹（*Apium graveolens* L.）。旱芹的形状稍相似于芫荽，气味也浓，但花白色，各地均有栽培。因此，笔者认为旱芹是不对的，目前无法肯定本药，故待以后研究。

【原植物】

芫荽

Coriandrum sativum L.

一年生或二年生植物，高 40~100 cm，有强烈气味。根细长，稍肥大，有多数支根。茎直立，多分枝，通常光滑。叶广卵形或卵状长圆形，一至三（四）回羽状全裂；根生叶有柄，裂片广卵形，长 1~2 cm，边缘有圆齿至深裂，茎生叶为三至四回羽状全裂，末回裂片狭线形，长 7~10 mm，全缘。伞形花序顶生或与叶对生，伞幅约 7 个，长约 2 cm；总苞片无或有时有 1 线形总苞；小伞形花序有花 3~9；小总苞片线形，2~5 个；花白色或带红色；萼齿小，卵状三角形或长卵形，大小不相等；花瓣两型，外侧的通常有辐射瓣，较大，长 2~3 mm，一般的较小，长约 1 mm；花柱基圆锥形，花柱外弯。果实圆球形，主棱和次棱明显，胚乳腹面内凹。　花果期 4~11 月。

我国各省区均有栽培。原产于欧洲地中海地区。

【药材】干燥的果实。

【化学成分】芫荽的果实含挥发油 1%~1.4%，脂肪 26%，挥发油中含多种萜类化合物，如樟脑、牻牛儿醇、α-芳樟醇（α-Linalool，$C_{10}H_{18}O$）70%，还含葡萄糖、果糖、蔗糖以及蛋白质、甘露醇、黄酮类化合物。未成熟果实中含癸醛 [Capricaldehyde，$CH_3(CH_2)_8$-CHO]，具特殊臭味。

【采集加工】7~8 月果成熟时采饱满果实，洗净晒干，簸净杂质即得。

【性味与功用】辛、涩、热，无毒；治胃病、肠绞痛和紫肿病及消化不良等。

ཙོ་མེའི་འབྲས་བུ། （奥色折吾）

【考证】《晶珠本草》记载：奥色折吾治肺病，祛痰；山沟处均产，本药大小和形态近似石榴，叶长，状如柳叶，果实红色，形如蔷薇果，味甘。

藏医用蔷薇科花叶海棠、湖北花楸和珍珠梅入药，其中珍珠梅非蔷薇状果实，湖北花楸果实白色或带红色，也与上述记载不符，而花叶海棠的植株大小、果实大小和颜色，却较符合，不符处是叶为羽状深裂，故可作为代用品。

【原植物】

花叶海棠　别称：奥色（译音）

Malus transitoria (Batal.) Schneid.

落叶灌木至小乔木，高达 5 m。小枝圆柱形，幼时密被绒毛，老时暗紫色或紫褐色而无毛。叶片卵形至广卵形，长 2~5 cm，通常三至五深裂，裂片长椭圆形或长圆状披针形，先端渐尖，边缘具不整齐锯齿，上面被绒毛或近无毛，下面密被绒毛；叶柄长 1~3 cm，被绒毛；托叶卵状披针形，先端急尖，全缘，被绒毛。花序近伞形，具花 3~6；花梗长1.5~2 cm，被绒毛；花白色，直径 1~1.5 cm；萼筒钟状，密被绒毛，裂片 5，三角状卵形，先端钝或微尖，长约 3 mm；花瓣 5，卵形或近圆形，长 7~9 mm，基部具短爪；雄蕊 20~25，较花瓣稍短；花柱 3~5。果实近球形，直径 6~8 mm，萼片脱落，萼洼下陷。　花期6~7 月，果期 8~9 月。

产于青海、四川、甘肃、宁夏、陕西、内蒙古。生于海拔 1 700~3 700 m 的山坡、沟谷、河滩灌丛中。

【药材】干燥的果实。

【采集加工】8~9 月采果，晾干。

【性味与功用】甘；治肺病，化痰。

འོམ་བུ། （温布）

【考证】《晶珠本草》记载：温布清毒热，解毒，治黄水病；生于河滩，树干紫色，分枝细长，叶细小，青绿色，针状，花序穗状，紫红色。

藏医用柽柳科水柏枝和秀丽水柏枝入药。这两种都符合上述记载，但藏医多用水柏枝，故以它为正品。

【原植物】

水柏枝　（图 150）

Myricaria germanica (L.) Desv.

灌木，高达 2.5 m。枝红棕色。叶小，线形或线状长圆形，长 2~4 (9) mm，宽0.5~1 mm，先端急尖或钝。总状花序密，顶生，长 4~10 cm，宽 0.8~12 cm；花梗短于萼；苞片披针状宽卵形，长 5~7 mm，渐尖，有透明膜质宽边，几等于或略长于花梗与萼；花白色、粉红色或紫红色；萼片 5，长圆状卵形，长 4 mm，略短于花瓣，有白色膜质狭边；花瓣 5，长圆状椭圆形，长约 5 mm，先端钝，花后散落，花丝 2/3 合生；子房圆锥形，长 3~4 mm，柱头头状。蒴果狭长圆锥形，长约 8 mm，光滑。 花期 6~7 月。

产于西藏、青海、四川、云南、甘肃、陕西、山西。生于海滩。分布于阿富汗、中亚地区、俄罗斯。

【药材】红色嫩花枝熬制的浸膏。

【采集加工】6~7 月采枝，就近以流水洗去污泥，除去残枝枯叶，切成小段，入水煎熬待药汁全溶于水中后，去渣再熬至浓缩为膏。

【性味与功用】涩、平；清热解毒，治黄水病。

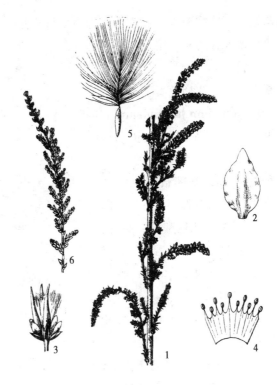

图 150 水柏枝 Myricaria germanica (L.) Desv.
1. 植株一侧枝；2. 苞片；3. 花；4. 雄蕊展开；
5. 种子；6. 叶枝。 （王颖绘）

以上 2 种植物检索表

1. 花瓣略长于萼片或长不超过 1 倍；花梗短于萼片；花序顶生 …… 水柏枝　Myricaria germanica

1. 花瓣长于萼片 2~2.5 倍；花梗长于萼片；花序侧生于去年枝上，少有顶生 ……………………………
…………………………………………………………………… 秀丽水柏枝　M. elegans

འལ་མོ་སེ།　（奥毛塞）

【考证】《证验论》记载：奥毛塞性平，调经，和血，解毒，消肿；生于较低的森林中，根有坚硬的结节，节上生有许多细根，叶似独活叶，大而柄长，花小，红色而美丽，果实如牛睾丸，成熟后如充血皮袋，籽红紫色，形似马蔺籽。

据调查，各地藏医所用的奥毛塞为小檗科桃儿七，其植物形态与上述记载相符，应为正品。西藏地区有的藏医用小檗科西藏八角莲入药，因形状不同，应为代用品。

【原植物】

1. 桃儿七 （图 151）

Sinopodophyllum hexandrum （Royle）Ying

多年生草本，高 15~30 cm。根状茎粗壮，横生，具结节；茎直立，较粗，直径约 8 mm，基部被褐色鳞片。叶 2，稀 3，叶片心脏形，直径 15~25 cm，三至五深裂几达基部，裂片又常 2 稀 3 裂达近中部，小裂片先端渐尖，下面被灰白色柔毛，老时脱落，具长柄。花粉红色，单生，先叶开放；萼片 6，早落；花瓣 6，倒卵形，2 轮，边缘呈波状，外轮花瓣长 1.5~2 cm，宽 1~1.5 cm，内轮花瓣较小；雄蕊 6，直立，长约 1.2 cm，花丝向内弯，花药窄长圆形，纵裂；子房卵形，1 室，具多数胚珠，花柱短。浆果红色，卵圆形，直径约 4 cm。 花期 5 月，果期 7~8 月。

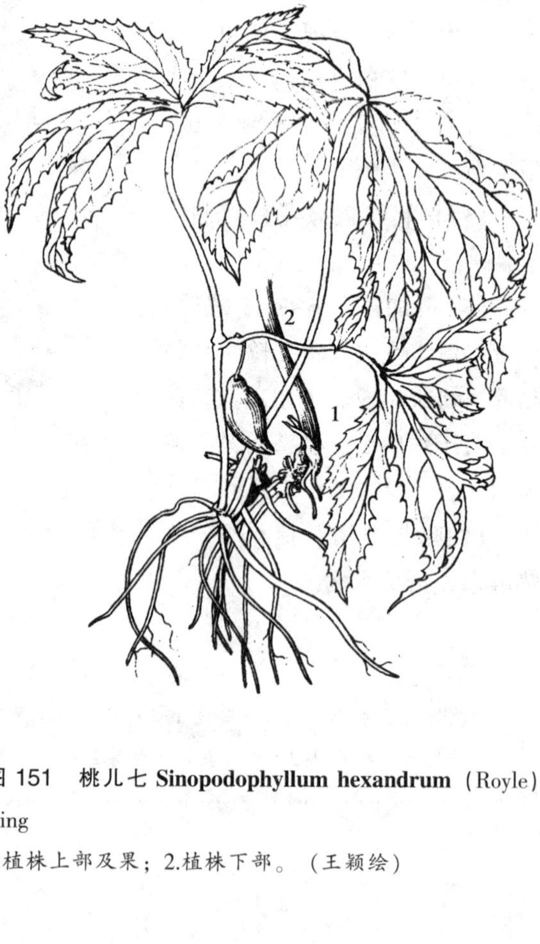

产于西藏、青海、四川西部、云南西北部、甘肃、陕西。生于海拔 2 700~4 300 m 的林下或灌丛中。分布于尼泊尔、不丹、印度北部、巴基斯坦、阿富汗东部和克什米尔地区。

图 151 桃儿七 Sinopodophyllum hexandrum （Royle）Ying

1.植株上部及果；2.植株下部。（王颖绘）

2. 西藏八角莲

Dysosma tsayuensis Ying

多年生草本，高 50~90 cm。根状茎横生，粗壮；茎无毛，基部被棕褐色大鳞片，不分枝。茎具 2 叶，对生，圆形或近圆形，呈盾状，直径约 30 cm，纸质，两面被毛，上面尤密，边具缘毛；叶柄较长，叶片五至七深裂，或裂至中部，裂片长椭圆形或倒卵形，长 8~12 cm，宽 4~7 cm，先端急尖，边缘具刺状锯齿。花数朵，簇生，下垂；萼片 6，膜质，早落；花瓣 6，暗紫红色，雄蕊 6，花丝扁平；雌蕊 1，花柱显著，柱头球形，子房 1 室，具多数胚珠。浆果红色，椭圆形或卵形，2~4 个簇生于两个叶的交叉处，长约 3 cm，果梗长 3~8 cm，具宿存柱头，柱头大，边缘呈流苏状。　花果期 6~9 月。

产于西藏东南部。生于海拔 2 500~3 500 m 的高山松林下或云杉林下。

【药材】干燥的根茎、根和果实。

【化学成分】西藏八角莲的根和根茎含抗癌成分鬼臼毒素（Podophyllotoxin，$C_{21}H_{22}O_8$）和脱氧鬼臼毒素（Deoxypodophyllotoxin）；此外尚分离出黄耆苷（Astragalin）、金丝桃苷（Hyperin）、槲皮素（Quercetin）、山奈酚（Kaempferol）和 β-谷甾醇。

桃儿七根中含鬼臼毒素、槲皮素、飞燕素。

【显微鉴别】桃儿七根横切面：类圆形。表皮 1 列，细胞多切向排列，外壁特别加厚，栓化。皮下层 1 列，细胞径向排列。皮层厚，薄壁组织组成，细胞含淀粉粒。内皮层 1 列，细胞多切向排列，凯氏点显著。中柱小，呈四边形。初生木质部四原型，与韧皮部束相间排列，导管大，多边形。中央为一群薄壁组织，细胞等径多边形。（附图 30A）

果皮横切面：肾形。外果皮细胞四边形，径向排列，内果皮 1 列，细胞较小，切向排列；中果皮宽，薄壁组织多间隙。维管束在基本组织中排成两轮，外轮维管束较小且少，外韧型。鞘细胞 1 列。侧膜胎座半圆形，着生许多胚珠。维管束较多，靠果皮一边，排列成双列，木质部相对排列，临腔面多属于外韧维管束。韧皮部较宽，木质部导管或不显。（附图 30B）

粉末：棕黄色。导管较多见，径 15~72 μm，多单个，碎断，多梯纹、网纹，纹孔排列较整齐。淀粉粒众多，球形、不规则形，径 6~22 μm，脐点裂缝状、星状，或不显。纤维较多，径 25~35 μm，多束生，两端钝，胞壁厚，胞间中层清楚，具少数单纹孔。（附图 30C）

【采集加工】7~8 月采收浆果，晒干备用；8~10 月挖取根茎及根，洗净泥沙，取掉杂质，切段、晒干，防止霉烂变质。

【性味与功用】果甘、平，无毒；调经和血，下死胎，治妇女血瘀症、胎盘不下、经闭、腰痛，并能安胎。

根与根茎苦、微辛、温，有小毒；和血，止血，解毒，消肿，治腰腿疼痛、咳喘、心胃痛、跌打损伤。

以上 2 种植物检索表

1. 花单生，无柱头 ·························· 桃儿七　**Sinopodopyllum hexandrum**
1. 花数朵，簇生，柱头球形 ················· 西藏八角莲　**Dysosma tsayuensis**

ཁྱུ་ཚོ་མ་ནེ་བུ་འབྲིན། （右矛对斤）

【考证】《晶珠本草》记载：右矛对斤性凉味苦，退箭镞，下死胎，治妇女子宫病有特效，燥黄水；本品形态有不同说法，须详加鉴别，一说右矛对斤生阴山岩隙，叶蓝色，铺盖石面，花白蓝色，倒铃形，具黄色斑点；又说右矛对斤生高山碎石隙，根若小筋并列，叶似秃鹫小羽。《蓝琉璃》载：右矛对斤可下死胎，排异物；叶圆而裂，花蓝紫若山罂粟，有白、红、蓝等色，果如箭鞘，蓝色。

现今各地藏医大多确认右矛对斤的原植物为毛茛科拟耧斗菜。该植物小叶片分裂，花淡黄色或蓝紫红色，稀白色，有似倒铃，蓇葖果 5 (–8) 聚合，有似箭鞘，与上述两书中所述基本符合，系正品。但青海玉树藏医所用的右矛对斤，其原植物却是菊科糖芥绢毛菊 [*Soroseris hookeriana* (C. B. Clarke) Stebb. subsp. *erysimoides* (Hand.–Mazz.) Stebb.]，该植物叶片全缘，从不分裂，舌状花黄色，与上述所载相矛盾，系误用，实为另一种藏药"苏尔公"之原植物。

【原植物】

拟耧斗菜 （图 152）

Paraquilegia microphylla (Royle) Drumm. et Hutch.

多年生密丛草本，高 3.5~26 cm。根茎粗壮，被枯存叶鞘。叶均基生，二回三出复叶，无毛；叶片轮廓三角状卵形，宽 2~6 cm，中央小叶片宽菱形至肾状宽菱形，长 5~8 mm，宽 5~10 mm，三深裂，深裂片二至三细裂，小裂片倒披针形至椭圆状倒披针形，通常宽 1.5~2 mm，表面绿色，背面淡绿色；叶柄细长，长 2.5~11 cm。花葶

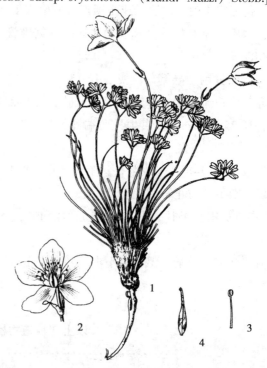

图 152 拟耧斗菜 **Paraquilegia microphylla** (Royle) Drumm. et Hutch.

1. 全株；2. 花；3. 雄蕊；4. 雌蕊。（宁汝莲、阎翠兰绘）

直立，无毛；花淡堇色或淡紫红色，稀白色，单生于茎顶，直径 1.5~3.7 cm；萼片 5，花瓣状，阔椭圆形，长约 1.5 cm，宽约 1.2 cm，先端钝，基部圆形且狭缩成短爪，全缘，无毛；花瓣 5，暗黄色，椭圆形，长约 5 mm，宽约 3 mm，先端微凹，下部浅囊状；雄蕊多数，黄色，长约 6 mm，花丝扁，基部扩大，无毛；心皮褐色，5（8）个，长约 7 mm，无毛，花柱钻形，具疣状微突，胚珠圆球形，基部具短柄。蓇葖 5（8），长 9~12 mm。种子多数，狭卵球形，长约 2 mm，侧生狭翅，无毛。　花期 6~7 月，果期 8~9 月。

产于西藏、青海、四川西部、云南西北部、甘肃西南部、新疆。生于海拔 2 700~4 700 m 的灌丛草甸、高山草甸及高山碎石隙。分布于中亚地区、不丹、尼泊尔。

【药材】干燥的全草。

【化学成分】拟耧斗菜含有生物碱、氰苷。

【显微鉴别】拟耧斗菜茎横切面：表皮 1 列，细胞径向排列，外被厚的角质层；气孔器陷入表皮之下。皮层 3~4 列，细胞多切向排列。维管束鞘由小型厚壁细胞组成，胞壁木化。7~8 个外韧维管束排成 1 环；韧皮部窄；形成层不显；木质部导管多边形，密集排列；束间薄壁组织细胞自外至里渐增大，胞壁厚且木化。髓薄壁细胞大，卵圆形。（附图 31A）

叶片横切面：表皮 1 列，细胞切向排列，某些细胞常向外形成突起。栅栏组织 1~2 列，外列细胞较长，栅表比值 4.6~5.5。海绵组织较少，常形成通气道。维管束常嵌在海绵组织中，木质部常不显。（附图 31B）

粉末：浅绿色。纤维状细胞常见，束生，碎断，径 40~70 μm，胞壁稍加厚，具少数单纹孔。果皮中的石细胞黄绿色，束生，碎断，径 20~35 μm，胞壁稍加厚、弯曲。导管少见，径 50~100 μm，多螺纹和梯纹。色素块随处可见，形状不定，分成小格或具条纹。（附图 31C）

【采集加工】7~8 月采全草，以流水洗去泥污，除去残叶枯枝，以纸遮蔽，晒干。

【性味与功用】微苦，稍寒；退烧止痛，催产止血，下死胎，排异物，燥黄水；主治难产、胎死不出、胎衣不下、子宫出血、跌打损伤及箭镞、弹片等异物留体不出等。

ཟས་བྱ་ཤིང་། （叶格兴）

【考证】《晶珠本草》记载：叶格兴解毒，治疮，接骨；清肝胆诸热，清解毒热有特效；生于低地和水沟边，根像木质喉结，茎似小鞭缠白毛，叶如桃叶，背面有白毛。花为红黄色，形如秃鹫头，有香气者称叶格兴嘎保；而花为蓝色，如紫菀花者，称叶格兴那保。《蓝琉璃》记载：叶格兴生长于炎热地带，茎高色紫，叶上面紫色，下面灰色，花小有毛，有香气。由于生长环境不同可分白、黑两类，生于高山者为白色，叶子大而浅裂，下面灰绿色，上面带紫色，花很小，有小毛；生于山沟者为黑色，叶黑绿色，其他与上相似。

各地藏医用菊科几种千里光属植物作叶格兴嘎保入药，而菊科柳兰叶风毛菊及忍冬科的血莽草作叶格兴那保入药。

ཡུ་གུ་ཤིང་དཀར་པོ། （叶格兴嘎保）

【考证】见"叶格兴"，为治疮、解毒之良药。

西藏及四川的藏医用菊科双花千里光及其近缘种入药。此类植物的共同特征是叶披针形或长圆状披针形，边缘有齿，头状花序无舌状花，有 2~4 个黄色管状花，与《晶珠本草》的记载相符，而叶背面近无毛，花形不似秃鹫头却又与之不合。

【原植物】

1. 双花千里光 （图 153）

Senecio dianthus Franch.

多年生草本，高达 1m。有粗壮的地下茎；茎上部有密绒毛，下部近光滑，有长而直立的分枝。叶互生，有长柄，叶片长圆状披针形，长 10~20 cm，宽 2~6 cm，先端渐尖成尾状，边缘有密的细齿，基部圆形或近心形，有时为楔形，两面近无毛或下面沿脉被短毛，具 4~5 对羽状侧脉；最上部叶小，线状披针形。头状花序多数，近无花序梗，在茎和枝端排列成复伞房状；伞房花序轴短或较长；总苞筒状，长 4~5 mm，宽约 2 mm，总苞片 4，线状长圆形，先端钝，基部被绵毛；小花 1~3，通常 2，管状，黄色，花柱分枝先端截形。瘦果圆柱形，被微毛；冠毛

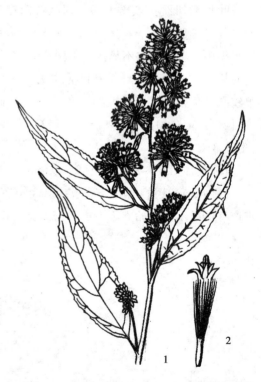

图 153　双花千里光 **Senecio dianthus** Franch.
1. 花枝；2. 管状花。（刘进军抄绘自《中国高等植物图鉴》）

浅红褐色，长约 4 mm，稍短于花冠。

产于四川、云南。生于海拔 3 000~3 500 m 的阴坡草地、灌丛中、林缘、溪边。

2. 川西千里光

Senecio solidagineus Hand.–Mazz.

多年生草本，高达 1 m。茎木质，不分枝，被灰白色短毛。叶长圆形或长圆状披针形，长 5~13 cm，宽 1.5~2.5 cm，先端渐尖，基部楔形，边缘有锯齿，上面无毛，下面有疏毛或近无毛。头状花序多数，在茎端密集成复伞房状圆锥花序；总苞筒状，长约 3 mm，总苞片 4 个；无舌状花；管状花黄色，3（2）个。瘦果有柔毛；冠毛黄色或白色，与管状花花冠等长。 花果期 7~9 月。

产于西藏东部及东南部、四川西部。生于海拔 3 100~3 900 m 的山坡、林缘及河滩地。

《西藏常用中草药》记载的双花千里光可能有误。该种西藏不产，应是在西藏分布最广的，与双花千里光极为近似的川西千里光。

西藏也用异叶千里光入药，也即《西藏常用中草药》收载的菊三七（菊状千里光），其性味功用等来自菊科三七草属（*Gynura* Cass.）植物的用法，显然不对。

【药材】干燥的全草。

【采集加工】花期采全草，切段，晾干。

【性味与功用】与"叶格象"大致相同。主治伤口发炎、肿胀、急性结膜炎、皮炎、疮疖、跌打损伤。

以上 3 种植物检索表

1. 叶羽状分裂；头状花序大，总苞宽钟形，有舌状花 …………… 异叶千里光 **Senecio diversifolius**

1. 叶不分裂，边缘有细齿；头状花序小，总苞细筒形，无舌状花。

　　2. 瘦果有微毛；冠毛淡红褐色 ……………………………………… 双花千里光 **S. dianthus**

　　2. 瘦果无毛；冠毛淡黄色或白色 ……………………………… 川西千里光 **S. solidagineus**

ཡུག་ཤིང་ནག་པོ། （叶格兴那保）

【考证】见叶格兴。叶格兴那保清毒热、肝胆热及各种毒病，愈合伤口，是治各种创伤之良药，称为紫色甘露。

各地藏医均以菊科柳兰叶风毛菊和忍冬科血莽草入药。前者叶线状披针形或长圆形，与桃叶相似，花紫红色，如紫菀花，与原记载大体相符，应为正品。而血莽草的形态与上述记载似无相同之处，仅作代用品。

【原植物】

1. 柳兰叶风毛菊

Saussurea epilobioides Maxim.

多年生草本，高 50~70 cm。根褐色，圆柱形。茎直立，紫红色，中空，不分枝，光滑或疏被短粗毛，有细条棱。叶互生，线状长圆形或线状披针形，长达 15 cm，宽至 1.8 cm，先端渐尖成尾状，边缘有密的细长齿，基部耳状心形，两面粗糙，无毛，中脉在背面突起。头状花序数枚，有花序梗，其下有 1 个线形苞叶，在茎端排列成伞房状；总苞卵球形，长 8~11 mm，总苞片 4~5 层，紧密贴生，先端及边缘黑紫色，外层宽卵形，长 2~3 mm，宽约 2 mm，先端急尖成尾状，内层线状长圆形，长 4~6 mm，先端急尖；小花全部管状，紫红色，长约 10 mm，花药灰蓝色，基部具尾。瘦果光滑；冠毛淡棕色，2 层，外层粗毛状，长约 3 mm，内层羽毛状，长约 8 mm，基部结合成环。 花果期 7~9 月。（图见《青藏高原药物图鉴》1:117）

产于青海、甘肃。生于海拔 2 800~3 800 m 的山地阴坡、半阴坡草地、水沟边、灌丛中。

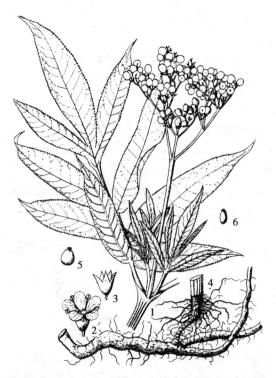

图 154 血莽草 Sambucus adnata Wall. ex DC.

1. 枝叶及果序；2. 花；3. 花萼；4. 根；5. 核果；6. 种子。 （阎翠兰绘）

2. 血莽草 （图 154）

Sambucus adnata Wall. ex DC.

多年生高大草本，高 0.5~1.5 m，具横走粗壮的根，断面常带血红色。茎粗壮，多分枝，髓心白色或带红色。奇数羽状复叶对生；托叶小，狭卵形至披针形；小叶 3~9 枚，最上部的小叶基部常联合，小叶片狭长圆状披针形，长 5~12 cm，宽 2~4 cm，先端渐尖，边缘具细锯齿，基部常偏斜。复伞房花序顶生，径 8~20 cm，密被短柔毛；花小，辐状钟形，白色或带淡粉红色；萼钟形，长 1.5~2 mm，萼檐具卵状三角形 5 齿；花冠径 3~5 mm，裂片 5，倒卵形，比冠筒长；雄蕊 5，伸出花冠外，花药黄色；花柱较短，柱头三裂。小核果卵球形，熟时鲜红色，径 3~4 mm，光滑，具 3 核。核长卵形，一侧平或微凹。 花期 5~6 月，果期 8~9 月。

产于西藏、青海、四川、云南、贵

州、甘肃、陕西。生于海拔 3 800 m 以下的林下、林缘路边、沟谷和崖边湿润地。分布于印度、尼泊尔、不丹。

【药材】干燥的全草。

【采集加工】花期采全草，洗去泥土，除去根须，用木棒略砸，以纸遮蔽，晒干。

【性味与功用】苦寒；镇痛，止血，解毒，愈疮；外用治疮疖、神经性皮炎、小儿湿疹、骨折、跌打损伤；内服治风湿性关节炎、慢性腰腿痛、扭伤瘀血肿痛、水肿、产后流血不止等症。

以上 2 种植物检索表

1. 头状花序多数，在茎端排成伞房状；小花管状，紫红色……………………………………… 柳兰叶风毛菊　**Saussurea epilobioides**

1. 花多数，排列成复伞房花序；花辐状钟形，白色 ……………… 血莽草　**Sambucus adnata**

ཡུང་བ།（芸哇）

【考证】《晶珠本草》记载：芸哇味微苦、辛，治毒病，止腐，治溃疡病；生于南方，根外皮像高良姜，里面红黄色有光泽，叶如大蒜叶。

藏医所用芸哇为姜科姜黄，其植物形态与上述描述相符。

【原植物】

姜黄

Curcuma longa L.

多年生草本，高达 1.5 m。块茎卵形，内面黄色，自块茎上生出多数圆柱状或指状侧生根茎，断面红棕色。根粗壮，末端生出纺锤状块根。叶根生，两列，叶片椭圆形，长约30 cm，先端渐尖，基部渐狭并下延成长柄。穗状花序圆柱形，长达 20 cm，花密集；苞片宽卵圆形，长 3~4 cm，淡红色，每苞片腋生数朵小花，向上苞片递小；花淡粉色；萼管状漏斗形，长 7~8 mm，具 3 齿；花冠筒管状，长约 1.5 cm，裂片 3，下面两侧裂片卵形，上面 1 枚较大，长圆形，先端尖，略呈兜形，唇瓣长圆形，外折，三浅圆裂，中部裂片略长，黄色，喉部密生柔毛；花药长圆形，药隔下延成距，先端内弯。蒴果膜质，球形，三瓣裂。种子卵状长圆形，具假种皮。　花期 8~11 月。

产于西藏、云南、福建、台湾、广东、广西。多栽培；东亚和东南亚广泛栽培。

【药材】干燥的根状茎。

【化学成分】姜黄的根茎含姜黄素（$C_{21}H_{20}O_6$）约 0.3%，挥发油 1%~5%，油中主要成分为姜黄酮（$C_{15}H_2O$）及二氢姜黄酮 50%、姜烯（$C_{15}H_{24}$）20%、D-2-水芹烯 1%、桉油精 1%等，此外尚含有淀粉 30%~40%和少量脂肪油。

【采集加工】初春采挖，去掉杂物、洗净，熟后晒干备用。

【性味与功用】味微苦、辛、润；解毒，治溃疡、痔疮，并治时疫传染病。

ཡུངས་དཀར། （云嘎）

【考证】《晶珠本草》记载：云嘎分黑、白两种，白的叫云嘎嘎保，性重，发热，生培根，能使大便秘结，尿量少，但能壮阳、祛黄水、解毒、消炎，种子颗粒较大而饱满，白黄色，质佳；黑色的为普通种，可祛寒、祛风、补血、增赤巴，种子颗粒较小，绿黄色。《蓝琉璃》记载：云嘎味辛、性糙，油腻，可治毒症；茎、叶、花与黑芥子相似，果实（种子）色黄如蛋黄。

藏医用十字花科白芥子、黑芥子入药。前者种子大，色如蛋黄，为白色的正品；后者种子小，为代用品。

【原植物】

白芥子 （图 155）

Sinapis alba L.

一年生草本，高达 1 m。茎直立，被粗毛，上部有分枝。叶互生，羽状分裂，裂片5~7 对，顶裂片大，侧裂片小，卵形，边缘有齿或浅裂，全部叶被柔毛；下部叶大，长达 15 cm，具长柄；上部叶小，具短柄。总状花序生分枝顶；花多数，黄色；萼片4，开展；花瓣 4，倒卵状长圆形，基部有长爪，先端钝圆；雄蕊 6；子房长圆形，被白毛，先端有长喙。长角果线形，长 2~3 cm，密被白色粗毛，先端具长喙，喙长为果实之半，锥形，向上渐尖，基部有白色

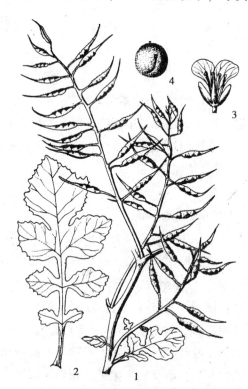

图 155　白芥子 Sinapis alba L.
1. 果枝；2. 叶；3. 花解剖；4. 种子。（阎翠兰抄绘自《全国中草药汇编》）

粗毛，余部无毛。种子少，4~8，稀 2，圆形，直径 2~3 mm，表面光滑，草黄色或杏黄色。

我国部分地区有栽培；青海个别地区曾种植成功。原产于地中海；印度北部、非洲、欧洲南部有栽培。

白芥子也是中药，主治支气管哮喘、慢性支气管炎、胸胁胀满、寒性脓肿；外用治神经性疼痛、扭伤、挫伤。

本种也曾使用 *Brassica alba* （L.）Boiss. 这一拉丁学名。

【药材】干燥的种子。

【采集加工】果熟时收集种子，筛净，晾干。

【化学成分】白芥子含白芥子苷（Sinalbin，$C_{30}H_{42}N_2S_2O_{15}$）、芥子酶、芥子碱及 20%~26%的脂肪油。

【性味与功用】辛、温；治水肿、肾寒，助消化。

以上 2 种植物检索表

1. 植株无毛；内萼片基部不呈囊状；果瓣具 3~7 脉；种子大，黄白色 ……… **白芥子** **Sinapis alba**

1. 植株有毛；内萼片基部呈囊状；果瓣具 1 脉；种子小，紫褐色 …………… **芥菜** **Brassica juncea**

ཡོལ་འབོག (榆保)

【考证】《晶珠本草》记载：榆保治疮、消炎、清热；高大乔木，叶如柳叶，油润而薄，嫩皮如桂皮但厚，含在口中无味而有黏液，藏族用此物做洗衣和洗氆氇的浆液。

各地藏医用榆科榆树和毛果旱榆入药。根据皮的特点和用途，榆树较符合上述记载，但从叶的特点比较，显然又不尽符合，可是多数藏医把榆树作为此药，故应视为正品，毛果旱榆为代用品。

【原植物】

榆树

Ulmus pumila L.

落叶乔木，高达 15 m。树皮黑栗色，具不规则纵裂，小枝柔软，淡黄灰色、淡褐灰色或灰色，无毛或被稀疏的毛，有散生皮孔；冬芽近球形，芽鳞红褐色或栗褐色，外层鳞片无毛，内层的仅具缘毛。叶卵状椭圆形或卵状长圆形，长 2~6 cm，先端渐尖，基部偏斜或近对称，边缘具重锯齿或单锯齿，侧脉每边 9~16 条，近于平行，两面无毛，间或脉腋处具簇状毛；叶柄长 4~10 mm。花先叶开放，在去年生小枝的叶腋处生簇状聚伞花序；

花两性，有短花梗，被毛；花被四裂，紫色；雄蕊 4；子房扁平，花柱 2。翅果近圆形，宽约 10 mm，果核位于翅果中部，具宿存花被。　花果期 4~5 月。

产于我国各省区。多生于河边低湿处、低山区，耐旱抗碱，也多栽培。分布于朝鲜、蒙古、中亚地区、俄罗斯。

【药材】用干燥的树皮。

【化学成分】榆树树皮内含鞣酐（Phlobaphne）、谷甾醇、豆甾醇（Stigmasterol）、已烯醛（Hexylenaldehyde）、鞣质、黏液质及脂肪等。

【采集加工】春秋两季，剥取树皮，刮去外面粗皮，洗净，晒干备用。

【性味与功用】微辛、寒；清热，消炎；治关节炎创伤等；外用时熬膏敷之。

以上 2 种植物检索表

1. 叶片两面无毛；翅果宽约 1 cm，无毛 ………………………………………… 榆树　**Ulmus pumila**

1. 叶片两面被毛；翅果宽 1.5~2 cm，有毛 ………………… **毛果旱榆**　**U. glaucescens** var. **lasiocarpa**

ཡག་མོ། （要毛）

【考证】《晶珠本草》记载：要毛可燥脓，利疮。半灌木状草本，分黑、白两类，白的茎长，叶白色，花白黄色，状如火绒草头；黑的叶小，淡白色，圆形，花青黑色。

西藏藏医用的要毛，其植物为菊科蒿属植物。拉萨藏医院收藏的要毛植物标本为沙蒿，其特征与黑要毛的记载相符，为半灌木状草本，基生叶轮廓为圆形，花紫红色。但迄今不知白色要毛应是哪种蒿，按其记载与白坎巴的描述似无多大区别，是否两者应为同物，有待进一步考证。

《青藏高原药物图鉴》第一册收载的腰冒，其原植物鬼箭锦鸡儿显然有误。

【原植物】

沙蒿

Artemisia desertorum Spreng.

多年生草本或半灌木状草本，高 30~50 cm。根状茎木质化，有分枝；茎单生或丛生，被短毛，常紫红色，从基部起分枝。不育枝的叶和茎基部叶在花期不枯萎，具长柄，叶片轮廓倒卵形、匙形或近圆形，长 2~4 cm，宽 2~3 cm，羽状深裂，侧裂片 2~4 对，与顶裂片一样，再二至三浅裂或深裂，小裂片线形或线状披针形，两面近无毛，深绿色；中上部叶无柄，叶片羽状三至五全裂，基部裂片呈假托叶状。头状花序多数，在茎枝顶端排成狭窄的圆锥状总状花序；总苞卵形或近球形，直径 1.5~3 mm，总苞片 3~4 层，光滑，卵形或宽卵形，边缘膜质；小花紫红色或淡紫色，边花雌性，细锥形，结实，中央花两性，管状，不结实。花托无托毛。瘦果黑褐色，光滑；冠毛不存在。 花果期 7~9 月。

产于我国西南、西北、华北、东北等区。生于海拔 2 000~4 200 m 的沙地、沙丘、荒漠草原。分布于中亚地区、俄罗斯、蒙古。

【药材】干燥的地上部分或全草。

【采集加工】花期采割地上部分，洗净晾干；或采全草。

【性味与功用】燥脓，利疮。外用消毒散肿，治疮疖痈疽。

གཡའ་ཀྱི་མ། （亚吉玛）

【考证】《晶珠本草》记载：亚吉玛味苦性凉，清胆热，祛胆病；生于高山至雪山碎石隙，叶似金色靠背图案，黄绿带灰，圆形，层叠若莲座。

现今藏医所用的亚吉玛，其植物主要有虎耳草科裸茎金腰和蕨果金腰两种。有如神佛靠背的云纹图案，苞叶层叠，宛若莲座，与《晶珠本草》所述相符合。

【原植物】

1. 裸茎金腰 （图 156）

Chrysosplenium nudicaule Bunge

多年生草本，高 5~10 cm。花茎疏生褐色柔毛或乳头状突起，通常无叶。基生叶革质，肾形，长约 9 mm，宽约 13 mm，边缘具 11~15 圆齿，齿扁圆形，长约 3 mm，宽约 4 mm，边缘通常相互叠接，先端微凹且具 1 疣点，两面无毛，基部心形；柄长 1~7.5 cm，下部疏生褐色柔毛。聚伞花序密集呈伞状，长

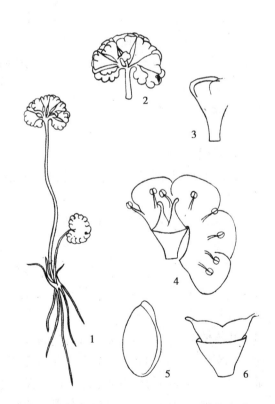

图 156 裸茎金腰 **Chrysosplenium nudicaule** Bunge
1. 全株；2. 花序；3. 花；4. 花剖开；5. 种子；6. 蒴果。（潘锦堂、刘进军绘）

约 1.1 cm，宽约 2 cm；总花梗和花梗疏生褐色柔毛或乳头状突起；苞叶革质，阔卵形至扇形，长 3~6.8 mm，宽 2.8~8.1 mm，边缘具 3~9 圆齿，腹面具极少柔毛，背面无毛；柄长 1~3 mm，与苞腋疏生褐色柔毛；萼片 4，多少叠接，横扁圆形，长 1.8~2 mm，宽 3~3.5 mm，全缘，在花期直立；雄蕊 8，长 1.1 mm；雌蕊由 2 心皮组成，子房半下位，花柱斜升，长 0.6~0.8 mm。种子黑褐色，卵球形，长 1.3~1.6 mm，光滑无毛。 花果期 6~8 月。

产于西藏东部、青海、云南西北部、甘肃、新疆。生于海拔 2 500~4 800 m 的石隙。分布于中亚地区、俄罗斯、蒙古、尼泊尔。

2. 蔽果金腰

Chrysosplenium absconditicapsulum J. T. Pan

多年生草本，高 3.4~4.4 cm，丛生，无毛，仅叶腋、苞腋具褐色乳头状突起。茎多分枝，不育枝 2~3，出自叶腋。不育枝上部叶片卵形，长 4.7~5.4 mm，宽 2.2~2.6 mm，边缘具 5 圆齿，基部楔形；茎生叶互生，无柄，披针形至线状长圆形，长 4.4~6.7 mm，宽 1.5~2 mm，最上部的叶边缘具 5 齿，以下则具 14~17 不规则齿。多歧聚伞花序长 1.3~2.8 cm，具 9 花；苞叶椭圆形至卵状披针形，长约 4.5 mm，宽约 2.1 mm，边缘具 3~5 圆齿；花梗长 0.8~1.5 mm；萼片长圆形至正方圆形，长 1.5~1.6 mm，宽 1.4~2.4 mm，先端微凹；雄蕊 8，花丝长 0.8~0.9 mm；子房近下位，椭球形，长约 2.7 mm，花柱长约 1 mm。蒴果具 2 等大果爿，为萼片所蔽，不外露。种子黑色，长约 1 mm，无毛，有光泽。 花果期 6~8 月。

产于西藏拉萨。

【药材】干燥的全草。

【化学成分】蔽果金腰子含生物碱、皂苷、香豆精苷、鞣质、氨基酸、酚性物质、甾醇类等。

【显微鉴别】裸茎金腰茎横切面：表皮 1 列，细胞径向排列，外壁加厚。皮下层 1 列，结构类似表皮。皮层组织宽，薄壁细胞不规则，胞壁弯曲。内皮层显著，细胞径向排列。维管束鞘 1~2 列，细胞多切向排列，薄壁。3~4 个宽的外韧维管束排列成 1 环；韧皮部窄，筛管群显著；形成层不明显；木质部略宽，导管多边形，多群集。髓小薄壁细胞多边形。（附图 32A）

叶片横切面：叶柄为类飞鸟状。表皮 1 列，细胞径向排列。薄壁组织无间隙，胞壁弯曲。内皮层 1 列，细胞径向排列。维管束鞘 1~2 列，薄壁细胞多切向排列。3 个大的外韧维管束排成 1 环，其结构同于茎。叶片仅叶缘稍减薄。表皮 1 列，细胞多切向排列。栅栏组织 2~3 列，细胞柱状，密集排列；海绵组织多通气道，细胞延长，多切向排列。维管束位于叶肉中央，大维管束结构同于叶柄。 （附图 32B）

粉末：草绿色。导管较多见，径 9~39 μm，束生，多螺纹，少螺至梯纹。色素块随处散在，形状和大小不一，黄绿色、黄褐色，颗粒状物为叶绿体。薄壁组织较常见，薄壁无色，多延长。内皮层细胞壁具显著凯氏带。（附图 32C）

【采集加工】7~8 月采全草，洗净，晾干。

【性味与功用】苦、寒；清热解毒，治胆病引起的发烧头痛、胆囊疾患、急性黄疸型肝炎、急性重型肝炎等症。

以上 2 种植物检索表

1. 无不育枝；茎疏生褐色柔毛或乳头状突起；基生叶肾形，边缘具 11~15 圆齿，柄长 1~7.5 cm；通常无茎生叶；苞叶阔卵形至扇形；萼片横扁圆形，先端钝圆，多少叠接 ………………………………………………………………………… 裸茎金腰 Chrysosplenium nudicaule

1. 不育枝 2~3，出自叶腋；花茎无毛，但叶腋、苞腋具褐色乳头状突起；通常无基生叶；茎生叶无柄，披针形至线状长圆形，边缘具 5~7 不规则齿；苞片椭圆形至卵状披针形；萼片椭圆形至正方圆形，先端微凹，互不叠接 ……………………………………… 蔽果金腰 C. absconditicapsulum

གཡར་མོ་ཐང་ （亚毛唐）

【考证】《晶珠本草》记载：亚毛唐可消肿，益疮；生于山坡、草甸及沼泽滩地，叶细，边缘具齿，初春开花，花有红宝石的光泽，喉部如禽目上看，植株常成片生长，望去一片红色。

各地藏医用报春花科束花报春和天山报春入药。二者花红色，叶细，春季开花，成片生长，符合上述记载，仅叶全缘或边缘稍波状而不同。

【原植物】

束花报春 （图 157）

Primula fasciculata Balf. f. et Ward

矮小草本，高达 3 cm，无毛，细弱。须根纤细。叶基生，长圆形，长 0.6~1 cm，宽 5~6 mm，全缘，基部渐狭而稍下延；叶柄明显。花葶短缩，稍伸出地面。伞形花序一轮；苞片 2~3 枚，线形，长约 3 mm；花梗长 1.5~2 cm，不等长，被粉；花红色；花萼狭钟状，长约 6 mm，径 2~2.5 mm，裂片 5，狭三角形，长约 1.2 mm；花冠高脚

碟形，直径约 1 cm，冠
筒长约 8 mm，裂片 5，
心形，长约 5 mm，宽
约 5 mm，先端二裂；
雄蕊 5，生于花冠上，
内藏，花丝很短。蒴果
长圆形，长于宿存花
萼。 花期 5~6 月。

产于西藏、青海、
四川、云南、甘肃。生
于海拔 4 200~4 550 m 的
湿草甸或沙砾冲积湿地
上。

【药材】干燥的花。

【采集加工】花期采
花，晾干。

【性味与功用】消
肿、益疮。

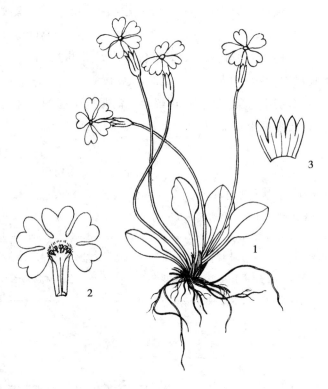

图 157　束花报春 **Primula fasciculata** Balf. f. et Ward
1. 植株；2. 花冠；3. 花萼。 （王颖绘）

以上 2 种植物检索表

1. 苞片下面膨大成耳状附属物；伞形花序具 4~6 花；花葶长 ············· 天山报春　**Primula sibirica**
1. 苞片下面不膨大；花 1~2 (3) 朵；花葶短，长达 1 cm ····················· 束花报春　**P. fasciculata**

གཡེར་མ།　（夜玛）

【考证】《晶珠本草》记载：夜玛舒脉、杀虫、止痒，治口腔病；树皮黑色，叶粗糙，
花小、黄色，果实如芜菁而色红，粗糙，果壳裂口，种子黑色，坚硬，并以果实分为两
类，果实饱满辛辣者为查夜；果实瘦小，辣味淡者为西夜。

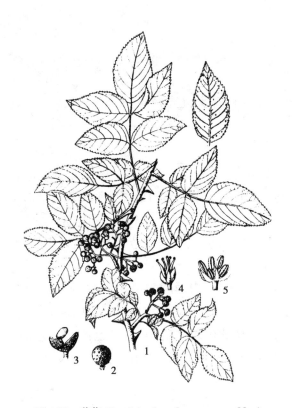

图 158　花椒 Zanthoxylum bungeanum Maxim.

1. 果枝；2. 幼果；3. 成熟果实；4. 雌蕊；5. 雄蕊。（阎翠兰绘）

藏医用芸香科花椒和竹叶花椒入药。花椒最符合，故为正品；竹叶花椒作代用品。

【原植物】

花椒　（图 158）

Zanthoxylum bungeanum Maxim.

灌木或小乔木，高 3~6 m。茎棕褐色，皮刺疏生。奇数羽状复叶长 8~14 cm，叶轴具狭翼；小叶通常 5~9 枚，几无柄，卵形、椭圆形至广卵圆形，长 2~3 cm，先端急尖，边缘具钝锯齿，齿间具腺点，背面的侧脉基部有丛生的长柔毛。伞房状圆锥花序顶生或腋生于侧枝上，长 3~5 cm；花单性，雌雄异株，花轴被短毛；花被片 4~8，三角状披针形；雄花常具雄蕊 5~7，花药长圆形，药隔顶端具腺点，花丝粗短，退化心皮 2；雌花心皮 3~4，子房背脊上部有大而凸出的腺点。果实红色至紫红色，密生疣状突起的腺点，沿背腹缝线开裂。种子 1，黑色，有光泽。　花期 3~5 月，果期 7~10 月。

产于我国大部分省区。野生或栽培。

【药材】干燥的果实。

【化学成分】花椒的果实含生物碱 0.13% 及有机酸，含挥发油分别为 0.7%（贵州产），2%~4%（甘肃产）、4%~9%（广东产）。挥发油中含牦牛儿醇（Geraniol）、柠檬烯（Limonene）、枯醇（Cumic alcohol）等。竹叶花椒的果实含挥发油。

【采集加工】秋季采集成熟果实，晒干。

【性味与功用】辛、糙；舒脉，杀虫止痒，醒酒催产，治吐泻、梅毒性鼻炎、皮肤瘙痒及各种胃病。

以上 2 种植物检索表

1. 小叶的中脉上无刺，顶生小叶具柄；果梗长 5 mm 以上 ………… 花椒　Zanthoxylum bungeanum

1. 小叶的中脉上具刺，顶生小叶无柄；果梗长 5 mm 以下 ……………………… 竹叶花椒　Z. armatum

གཡེར་ཤིང་པ། （叶兴巴）

【考证】 《晶珠本草》记载：叶兴巴退痘疹发烧，能解毒；状如蒿。本药可分3品，上品以长在珞瑜地区者最为驰名，生长在汉地、印度等地的温暖川地者为半灌木状草本，叶状如黄芪叶，果实如芫荽籽，但嘴略尖，嗅时微有花椒味；中品植物如豆，丛生，高一尺上下，滩生者花黄色，山生者花紫色，果实气味同上品；下品生长在田边地头，半灌木状草本，叶状如帕合木尔，花黄色，果实同上品。

藏医所用的叶兴巴是玄参科玄参属的5种植物。其中，齿叶玄参生长在珞瑜地区（即西藏南部），半灌木状草本，叶为羽状浅裂至深裂，似黄芪的羽状复叶，蒴果卵球形似芫荽圆球形的果实，具短喙即嘴略尖，应是上品；西藏藏医还把荨麻叶玄参也作上品使用；所用中品，花黄色的植物是穗花玄参，花紫色的是玄参；下品则是野甘草，半灌木。花白色，蒴果同上品。

【原植物】

1. 齿叶玄参 　（图 159）

Scrophularia dentata Royle　ex Benth.

半灌木状草本，干后变黑，高 20~40 cm。根粗壮，圆锥形。茎直立，从根部生出多条，无毛或被微毛。叶片狭长圆形或卵状长圆形，长 1.5~5 cm，疏具浅齿，羽状浅裂至深裂，稀全缘，裂片具浅齿，基部渐狭，呈短柄状。花 1~3 朵组成聚伞花序，再组成稀疏而狭的圆锥花序，顶生，长 5~20 cm，总花梗和花梗均疏生微腺毛；花紫红色；花萼长约 2 mm，五裂，裂片近圆形至卵状椭圆形；花冠长约 6 mm，二唇形，花冠筒长约 4 mm，球状筒形，上唇二裂，裂片扁圆形，下唇三裂，裂片短；发育雄蕊 4，与花冠等长，退化雄蕊狭长圆形，生于上唇；花柱长约5 mm，子房 2室。蒴果尖卵球状，具短喙，长 5~8 mm。花期 5~10 月，果期 8~11 月。

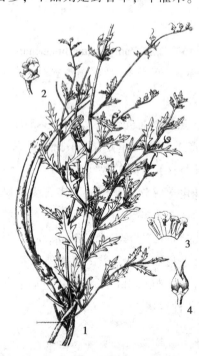

图 159　齿叶玄参 **Scrophularia dentata** Royle ex Benth.
1. 植株；2. 花；3. 花冠展开示雄蕊；4. 果实。
（王颖绘）

产于西藏、青海。生于海拔 3 700~4 600 m 的河滩、沙砾地、灌丛草坡及林下石上。分布于巴基斯坦和印度西北部。

2. 穗花玄参

Scrophularia spicata Franch.

草本，高 50~150 cm。地下茎垂直向下，生有须根，端有膨大结节；茎有白色髓心，棱有狭翅。叶片长圆状卵形至卵状披针形，长达 10 cm。花序顶生，狭长穗状，长达 50 cm，聚伞花序复出；花密集，近对生，多达 20 对，有间隔排列；总花梗与花梗短，有密腺毛；花萼裂片锐尖至稍钝；花冠绿色或黄绿色，长 8~10 mm。 花期 7~8 月，果期 8~9 月。

产于云南（中甸、丽江）。生于海拔 2 800~3 400 m 草地、灌丛和山谷中。

3. 野甘草

Scoparia dulcis L.

半灌木，高 20~100 cm。根粗壮。茎直立，多分枝。叶对生或轮生，菱状卵形至菱状披针形，长 5~35 mm，宽达 15 mm，先端钝，基部长渐狭成短柄，前半部具齿。花单生或成对生于叶腋，花梗长 5~10 mm；花白色，花萼四裂，先端钝，具睫毛；花冠小，直径 4~5 mm，四裂，上方 1 枚裂片较大，缘有啮痕状细齿，长 2~3 mm，具短管，喉部生密毛；雄蕊 4，花药箭形，黄绿色；花柱细长，柱头截形或凹入。蒴果卵圆形至球形，直径 2~3 mm，成熟开裂。 花期夏秋间。

产于云南、福建、广东、广西。生于荒地、村边路旁，稀见于山坡。分布于全球热带。

【药材】干燥的全草或根。

【化学成分】齿叶玄参含苷类。玄参根含玄参素（Scrophularin）、单萜苷类（Iridoid）成分。其中，哈巴苷（Harpagoside）占 70%~80%、8-（邻-甲基-对-香豆酰）-哈巴素 [8-（O-methyl-p-coumaroyl）-harpagoside] 占 20%~30%，为本品易变黑色的物质。此外，尚含微量挥发油、甾醇、挥发性生物碱、L-天冬酰胺、糖类、脂肪酸（为油酸、亚麻仁油酸、硬脂酸等）。野甘草地上部分含生物碱 1.6%、野甘草醇（Dulciol）和阿迈灵（Amellin）；根含甘露醇（Mannitol）约 1%，并含鞣质等；根皮含二十六醇（Hexacosanol）、β-谷甾醇（β-Sitosterol）、D-甘露醇。

【采集加工】齿叶玄参、荨麻叶玄参、穗花玄参、野甘草均用全草，全年均可采，鲜用或晒干备用。玄参用根，10~11 月挖地下部分，除去茎叶，放在太阳下曝晒，经常翻动，夜晚保温防冻，至半干且内部变黑色时剪去根茎及须根，堆放 3~4 天后再晒，反复堆晒约 40 天至全干。

【性味与功用】玄参苦咸，微寒；野甘草甘、凉。这 5 种植物均有清热解毒、利尿消肿的作用，适用于小儿麻疹等高烧的传染病。

以上 5 种植物检索表

1. 半灌木。
    2. 花萼四裂；花冠白色，无明显冠筒，喉部生有密毛 ⋯⋯⋯⋯⋯⋯⋯⋯ **野甘草 Scoparia dulcis**
    2. 花萼五裂；花冠紫红色，有明显的冠筒，喉部无毛 ⋯⋯⋯⋯ **齿叶玄参 Scrophularia dentata**
1. 多年生草本。
    3. 聚伞花序集成顶生穗状花序；花黄绿色 ⋯⋯⋯⋯⋯⋯⋯⋯⋯⋯⋯⋯⋯ **穗花玄参 S. spicata**
    3. 聚伞花序疏散开展，呈圆锥状。
        4. 支根纺锤形或胡萝卜状膨大；花褐紫色；叶边缘有细锯齿 ⋯⋯⋯ **玄参 S. ningpoensis**
        4. 支根不作纺锤形膨大；花黄绿色；叶边缘有大的重锯齿 ⋯⋯ **荨麻叶玄参 S. urticaefolia**

ར་དུག་དམར་པོ། （拉豆玛保）

【考证】《晶珠本草》记载：拉豆玛保味苦气浓，治疠虫病；生于宽谷林中，根红色，有似叉分蓼，茎红紫色，油亮，有似竹筷，叶油绿，深裂，花大型，红色，有似山罂粟，果爿若山羊乳头，三四个聚合，果喙向上，种子状若麝粪。

现藏医用毛茛科的川赤芍及牡丹入药。其中，川赤芍生于林中，鲜根紫红色，有似叉分蓼块根，花紫红色或粉红色，蓇葖果通常 2~4，聚合，与《晶珠本草》所载甚相符，确系正品；而牡丹的蓇葖果通常为 5，与所载有所差异，但青海黄南藏医沿用已久，也难否认。

【原植物】

川赤芍

Paeonia veitchii Lynch

多年生草本。根圆柱形，直径 1.5~2 cm。茎高 30~80 cm，稀 1 m 以上，无毛。二回三出复叶，叶片轮廓宽卵形，长 7.5~20 cm；小叶羽状分裂，裂片狭披针形至披针形，宽 4~16 mm，先端渐尖，全缘，腹面深绿色，沿脉疏生短柔毛，背面淡绿色，无毛；叶柄长 3~9 cm。花 2~4 朵，紫红色或粉红色，生于茎顶或叶腋，直径 4.2~10 cm，有时仅顶端一朵开放；苞片 2~3，分裂或不分裂，披针形，大小不等；萼片 4，宽卵形，长 1.7 cm，宽 1~1.4 cm；花瓣 6~9，倒卵形，长 2.3~4 cm，宽 1.5~3 cm；花丝长 5~10 mm；花盘肉质，仅包裹雌蕊基部；心皮（2）3~4，稀 5，密被黄色绒毛。蓇葖果长 1~2 cm，密生黄色绒毛。花期 6~7 月，果期 7~9 月。

产于西藏东部、青海东部、四川、甘肃、陕西南部。生于海拔 1 800~3 700 m 的山坡疏林中。

【药材】干燥的根。

【化学成分】川赤芍含花青素、醛酮、酚、淀粉、糖、生物碱；牡丹含牡丹皮酚 (Paeonol，$C_9H_{10}O_3$)、安息香酸、植物甾醇等。

【采集加工】9~10 月挖根，以流水洗去泥土，除去根须、粗皮等，晾干。

【性味与功用】辛、苦，微寒；治突然高烧、梅毒性鼻炎及炭疽等。

以上 2 种植物检索表

1. 多年生草本；叶片腹面沿脉疏生短柔毛，背面无毛；花盘肉质，仅包裹雌蕊基部；心皮 2~4，稀 5
   ·································· **川赤芍 Paeonia veitchii**

1. 落叶小灌木，叶片腹面无毛，背面沿脉疏生短柔毛或近无毛；花盘革质，完全包裹雌蕊；心皮 5，稀更多 ·································· **牡丹 P. suffruticosa**

ར་མཉེ། （拉尼）

【考证】《晶珠本草》记载：拉尼味甘苦涩，能清热、滋补；生于树林中，根状茎白色，叶青色状如剑，花白色露出叶外，果实含舍利状的白色种子。本药分两种，第一种根白色而坚硬，叶色淡绿而薄，花白色；第二种根黑色而松柔，叶黑绿而厚，茎紫色，花红色。

各地藏医用百合科卷叶黄精、轮叶黄精、独花黄精、棒丝黄精、玉竹入药，根据植物形态，最符合上述第一种药的植物为轮叶黄精，符合第二种药的植物可能为卷叶黄精，而棒丝黄精及独花黄精则相去甚远，玉竹叶非剑形，不宜作本药。

【原植物】

1. 轮叶黄精

Polygonatum verticillatum (L.) All.

多年生草本，高约 30 cm。根状茎乳白色或淡褐色，肥厚，径约 1.5 cm，具少数短分枝；茎细弱，直立。叶一般 3 枚轮生，有时对生或互生，长圆状披针形或较狭，长达 10 cm，宽 5~20 mm，先端尖，全缘，基部楔形，无柄。花序腋生，具 1~3（4）花，俯垂；总花梗长 1~2 cm；苞片早落；花梗长达 5 mm，纤细；花白色、淡黄色、有时稍带紫色；花被片合生成筒状，长达 10 mm，裂片近卵形，长 2~3 mm，先端钝，具乳头状毛；雄蕊 6，花丝极短，着生于花被管的中部或稍上处；子房近圆形，长约 3 mm，花柱明显，约与子房等长。浆果球形，直径 5~8 mm，红色，含种子 6~10。种子球形。 花期 6~7 月，果

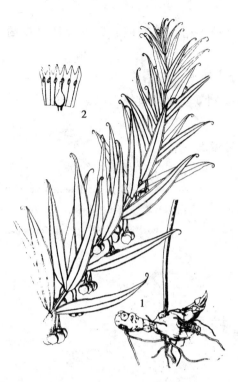

图160 卷叶黄精 Polygonatum cirrhifolium
(Wall.) Royle
1. 根状茎和植株上部；2. 花的解剖。（刘进军绘）

期 8~9 月。

产于西藏、青海、四川、云南、甘肃、陕西、山西。生于海拔 2 300~4 200 m 的林下、灌丛中及河谷、溪边上。分布于欧洲、中亚地区，以及喜马拉雅山区。

《青藏高原药物图鉴》第一册中的拉尼，所用的红果黄精和禾叶黄精，实均应为轮叶黄精。

2. 卷叶黄精 （图 160）

Polygonatum cirrhifolium （Wall.）Royle

多年生草本，高达 1 m。根状茎念珠状或其他形状，乳白色或暗棕色，肥厚而横走，径达 2 cm，节间较长，念珠状者色较深；茎直立，有时在茎的顶端用叶卷曲他物而生。叶3~6 枚轮生，狭披针形或线形，长 6~9 cm，宽 2~10 mm，先端卷曲或弯曲成钩状。花序腋生，一般具 2 花，下垂；苞片小，膜质或不存在；总花梗与花梗近等长，全长 8~15 mm；花白色或淡紫色，筒状，全长 1 cm，裂片三角形，长约 2 mm；雄蕊 6，着生在花

被管的中部；子房长圆状椭圆形，长约 2.5 mm，具近等长的花柱。浆果近球形，直径约 9 mm，成熟时暗红色。 花期 5~6 月，果期 7~9 月。

产于西藏、青海、四川、云南西北部、甘肃东南部、宁夏、陕西。生于海拔 2 300~4 800 m 的草地、山坡、沟谷和林下。分布于印度北部、尼泊尔、不丹。

【药材】干燥的根状茎。

【显微鉴别】轮叶黄精根茎（径0.7 cm）横切面：椭圆形。表皮 1 列，细胞切向排列，切向壁加厚，皮下层 1 列，细胞类似表皮。皮层窄，多胞间隙，细胞圆形、椭圆形，某些细胞含草酸钙棱形结晶。60~70 个维管束散生在中柱中，属于周木型；导管多边形，几乎排成连续的环；韧皮部位于木质部的中央，筛管群不显。薄壁组织分布面广，多胞间隙，细胞同于皮层。草酸钙针晶束分布皮层和中柱的某些薄壁细胞中。（附图 33A）

粉末浅黄色。导管较常见，多束生，碎断，径 30~43 μm，多梯纹，少网纹，裂缝排列整齐。草酸钙针晶较多，分散或在细胞中由薄囊裹着，长 36~120 μm。草酸钙棱形结晶少见，碎断，径 8~13 μm。 （附图 33B）

【采集加工】9~10 月采其根状茎，就近以流水洗去泥污，除去残茎及须根，用纸遮

盖，晒 1~2 天，至表面稍干，内部尚软时，轻轻撞去外层薄皮，并使柔软，再边晒边用水轻揉，如此反复多次，使其绵软而无硬心，晒至全干后，再撞一遍，令其光亮柔润即成。

【性味与功用】甘、平、祛寒，滋润心肺，补精髓，健胃；治局部浮肿、寒湿引起的腰腿痛、瘙痒性和渗出性皮肤病及精髓内亏、衰弱无力、营养不良性水肿等症，亦有抗老之效。

以上 4 种植物检索表

1. 花被长 15~20 mm；植株高达 10 cm ························ 独花黄精　Polygonatum hookeri

1. 花被较短；植株高 20 cm 以上。

　2. 子房长 4~7 mm；花药长 3~4 mm，花丝先端加粗 ·················· 棒丝黄精　P. cathcartii

　2. 子房长 2~3 mm；花药长 2~3 mm，花丝等粗。

　　3. 叶片先端不卷曲或钩状，一般 3 枚轮生，有时对生或互生 ······ 轮叶黄精　P. verticillatum

　　3. 叶片先端卷曲或钩状，3~6 枚轮生 ·················· 卷叶黄精　P. cirrhifolium

ར་ལྕག་པ། （热加巴）

【考证】《晶珠本草》记载：热加巴治疖疮，泻疫疠病；本品以花的颜色而分为白、红及黑 3 类，根可造纸；虚松黑土中生长的，性锐、缓，有根一条，细嫩，花白色，在其他土中生长的，性糙，花黑色。

各地藏医均用瑞香科狼毒入药，该植物的根内含纤维很多，据说有人曾用于造纸，其花确有白、红、黑 3 色，常外部为紫红色，内部白色，枯萎时有时黑紫色，该药有毒。根据资料，曾用其根作土农药，因而估计可以消炎。本种分布广，各地藏医均用。

【原植物】

狼毒　（图 161）

Stellera chamaejasme L.

多年生草本，株高 20 cm，无毛。根肉质圆柱状，直径 1~5 cm，表面黄棕色或红棕色。茎细，多数丛生，直立，不分枝，淡紫红色。单叶互生，长披针形，长约1.4 cm，宽约 3.5 mm，全缘，先端渐尖，基部楔形，叶脉羽状，无叶柄。花序顶生，具20 多朵花，直径约 2 cm；花外面紫红色，内面白色或淡黄色；花萼高脚碟状，萼筒长约 1 cm，直径 1~1.5 mm，在子房顶端稍收缩，裂片 5，稀4，倒卵形或近圆形，长 1.5~2 mm，宽 1~

1.5 mm；花瓣无；雄蕊 8~10，2 轮，着生于花萼筒的喉部与中部；子房无柄，中部以上稍被毛，花柱短，柱头小球形，子房基部有时具片状下位花盘，先端二裂。果干燥，包藏于宿存的萼筒内。　花果期 6~9 月。

产于西藏、青海、四川、云南、甘肃、宁夏、陕西、新疆、河北、山西、黑龙江。生于海拔 1 700~4 600 m 的滩地、开阔河谷、山坡。

【药材】干燥的根切片。

【化学成分】狼毒的根含一种酸性物质——狼毒素，并含甾醇、酚性成分、氨基酸、有机酸、三萜成分。又记载根含树脂、有毒的高分子有机酸和可能为蒽苷的化合物；此外含糖类约 43.13%、单糖类 1.37%。经预试有黄酮苷、蛋白质及多糖反应。

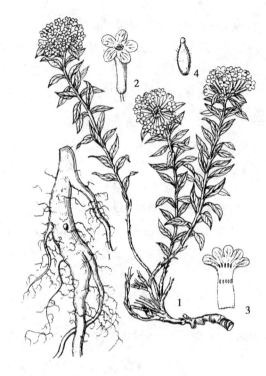

图 161　狼毒 Stellera chamaejasme L.
1. 全株；2. 花；3. 花的解剖；4. 子房。（阎翠兰绘）

【采集加工】9~10 月挖根，切片晒干。

【性味与功用】辛、温，有毒；内服治疠病、内脏肿瘤、关节肿痛等；外用治各种顽癣。

རས་འབྲས། （热哲）

【考证】《晶珠本草》记载：热哲治鼻病、虫病。产于印度和我国，有两种：一种树矮小，灰白色，树干和分枝细而不直立，状如柳树，如柳树种子有棱角；另一种为人工栽培，果实具果壳，内有多数种子，种子被白色丝状毛，汉、蒙古族人民用以织布，藏族人民作酥油灯芯。

藏医用锦葵科草棉入药。根据上面所述，广泛栽培的草棉和陆地棉应是后一种药的原植物。至于树状的一种药，未见到实物，无法考证。

【原植物】

草棉

Gossypium herbaceum L.

一年生草本或亚灌木，高 1~1.5 m。茎强健，具分枝，嫩枝有毛，后变光滑。叶互生，三至七掌状浅裂至中裂，直径 5~10 cm，通常宽大于长，两面有毛；裂片卵状三角形，先端渐尖；叶柄长 2.5~8 cm，有长柔毛。花单生于叶腋；花梗长 1~2 cm；小苞片圆形或阔心脏形，边缘具六至九深齿裂；花黄色，中心淡紫色，直径 5~7 cm；花萼杯状，五浅裂；花瓣 5；雄蕊多数，花丝连合成圆筒包围花柱；子房上位，花柱棒状，柱头先端并合，很少分裂。蒴果圆球形，先端突出如嘴，光滑或具细凹点，具少数油腺点，通常 3~4 室。种子大，分离，斜卵形，长 1 cm，被有二层毛，一层长棉毛及一层短茸毛，少数仅具一层长棉毛。　花期 7~8 月，果期 9~10 月。

我国四川、云南、甘肃、新疆、广东有栽培。原产地不明。地中海地区、亚洲西南部和印度也广泛栽培。

【药材】干燥的果实。

【化学成分】草棉的花含山柰酚（Kaempferol）、草棉苷（Berbacitrin，为草棉素–7–葡萄糖苷）、槲皮素、异槲皮苷、槲皮黄苷（Quercimeritrin，为槲皮素–7–葡萄糖苷）、棉花素（Gossypetin，为 3，5，7，8，3′，4′–六羟基黄酮）、棉花苷（Gossypitrin，为棉花素–7–葡萄糖苷）。根皮含棉子酚。种子毛含纤维素 91%，蜡和脂肪 0.4%，细胞内容物 0.6%；种子含油脂 35%~40% 及棉子酚（Gossypol）1.5%；种子油含亚油酸（41%~45%），棕榈酸（20%~25%），油酸（30%~35%），硬脂酸等的甘油酯和植物甾醇（Phytosterols）。

【采集加工】果期采果，晒干。

【性味与功用】辛、热；治鼻病、虫病。

以上 2 种植物检索表

1. 叶片掌状五中裂；小苞片上部具 6~8 齿；蒴果圆卵形 ················· 草棉　**Gossypium herbaceum**

1. 叶片掌状三浅裂；小苞片中部以上具细齿，多数；蒴果卵形 ················· 陆地棉　**G. hirsutum**

རི་མཚོག （日估）

【考证】《晶珠本草》记载：日估类药物性重，促进食欲，开郁豁闷，治胃病及培根寒热病等。分为 7 类，即日估、查估、曾那、加估、隆估、齐估和日喝估。日估味甘，微苦, 治妇女病、虫病, 生于深山潮湿处, 叶状如葱, 花黄色; 查估祛寒、杀虫, 治寒性虫病, 生于石岩或石上, 叶状如葱而细, 蓬松, 根如黄精根茎, 较小, 花色不定; 曾那味辛, 治头虫, 生于石山、沙地, 叶状如大针排列, 花似葱花, 红色, 气味浓烈; 加估味辛, 祛寒气, 治寒性龙病、胃肝肾之寒性病和虫病, 排内腔脓水, 干黄水, 生于土质松软的草坡, 叶厚而长, 花红色而美丽, 种子圆形, 有青色光泽; 隆估消肿, 干黄水, 治疔疮、皮肤炭疽、疖痈, 生于山沟、草坡, 根白色, 如虫聚集, 叶如蒜叶, 茎较长, 花红色或黄色, 种子细小, 淡青色; 齐估味辛辣, 有杀虫、消食、开胃作用, 植株矮小, 叶光滑, 花蓝青色; 日喝估治赤巴病, 升胃温, 止寒泻, 生于阴山林缘, 根细而长, 白色, 叶如剑, 花红色, 种子白色。

根据资料和藏医用药, 日估类药的原植物均为百合科植物。日估未见藏医使用。根据叶状如葱、花为黄色的特征, 这类药分布于青藏高原上的仅有两种, 即蓝色韭和黄花葱, 后者虽花黄色, 但生长的海拔较低, 生境比较干燥, 而蓝色韭分布的海拔较高, 在湿润的草甸和沼泽草甸都能生长, 较符合上述生长环境, 故我们认为蓝色韭可能为本药原植物。查估亦未见藏医使用, 根据根为黄精状根状茎, 叶状如葱叶而细, 且生于秃山和干燥地方, 笔者认为野韭具有上述性状, 仅叶为三棱状线形不同, 故需今后研究。曾那, 藏医用青甘韭入药, 生长环境与形状均与上述记载相似, 应为本药原植物。加估根据上述记载, 可能为镰叶韭, 该植物叶厚, 宽而长, 花紫红色, 一般生长于土壤较厚的草甸中, 较似上述记载, 但需进一步访问和研究。隆估, 西藏藏医用粗根韭入药, 该植物根白色, 肉质, 丛生, 如虫聚集, 符合上述记载, 应为本药原植物。齐估, 各地藏医用天蓝韭、高山韭入药, 且两种形态极近似, 并符合上述记载, 故这两种均为本药的原植物。日喝估, 各地藏医均用太白韭入药, 该植物所生长的环境和形状, 均符合上述记载, 应为本药原植物。

【原植物】

1. **蓝色韭** 日估 (译音)

Allium atrosanguineum Schrenk

多年生草本, 高达 60 cm。鳞茎单生或数枚聚生, 圆柱状, 径约 1 cm, 鳞茎外皮灰褐色, 条裂, 外皮的先端有时裂成纤维状。叶管状, 中空, 一般短于或有时长于花葶, 粗达 4 mm。花葶圆筒状, 径约 3 mm, 下部被叶鞘; 伞形花序球形, 具多数花; 总苞灰蓝色, 二裂; 花梗细, 外围较短, 内部较长; 花下无小苞片; 花黄色, 后变红色或紫色; 花被片长圆形、倒卵状长圆形, 长 9~15 mm, 内轮花被稍短; 花丝短, 合生成管状, 管的下部与花被片贴生, 花丝外轮的分离部分呈管状, 内轮加宽, 呈三角形; 子房倒卵形, 腹缝线的基部有小的凹陷。 花果期 6~9 月。

产于西藏、青海、四川、甘肃。生于海拔 3 400~5 400 m 的草甸或湿润草甸上。分布于中亚地区、俄罗斯、蒙古。

2. **野韭** 查估、周羔合（译音）

Allium ramosum L.

多年生草本，高 30~50 cm。根状茎粗壮，横生。鳞茎丛生，圆柱形，外皮黄褐色，破裂成纤维状或网状。叶三棱状，中空，短于花葶。花葶圆柱形，有时具纵棱，下部被叶鞘；伞形花序半球形，多花；总苞全缘或二裂；花梗近等长；小苞片膜质，生于花梗基部，数枚花梗外另有 1 小总苞片包围；花白色、淡红色；花被片倒卵状长圆形或卵状长圆形，长 5~9 mm，先端钝圆或具短尖头，外轮稍狭；花丝等长，基部合生，并与花被贴生，内轮花丝具齿，外轮的锥状，子房近球形，外壁具细的疣状突起。花果期 7~9 月。

产于我国西北、华北、东北等区及山东。生于海拔 400~2 200 m 的干旱阳坡。分布于中亚地区、俄罗斯、蒙古。

3. **青甘韭** 曾那（译音）（图 162）

Allium przewalskianum Regel

多年生草本，高达 40 cm。鳞茎狭卵状圆柱形，数枚聚生，外皮淡褐色至红色，破裂呈网状，稀为纤维状。叶近圆柱状，具纵棱，短于花葶，径约 1 mm。花葶圆柱状，下部被叶鞘；伞形花序半球形至球形，具多数花；总苞与花序近等长，不开裂，先端具喙；花梗等长，长于花被片 2~3 倍；小苞片无；花淡红色或深紫红色；花被片卵形、狭卵形或长圆形，长 4~6 mm，稀长 3 mm，先端钝，外轮花被片比内轮稍宽而短；花丝等长，基部合生，并与花被片贴生，内轮花丝下部加宽呈长圆形，每侧具 1 齿；子房近球形，腹缝线基部无凹陷。 花果期 6~9 月。

产于西藏、青海、四川、云南、甘肃、宁夏、陕西。生于海拔 2 000~4 800 m 的干旱山坡、石缝、灌丛、草坡中。分布于印度、尼泊尔。

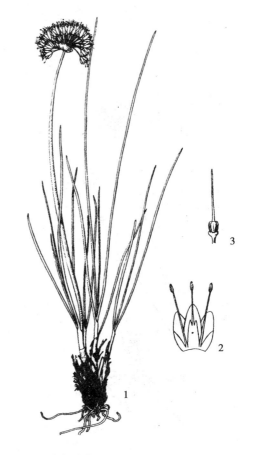

图 162　青甘韭　**Allium przewalskianum** Regel
1. 全株；2. 花的解剖；3. 子房。（刘进军绘）

4. 镰叶韭　加估、加羔合（译音）

Allium carolinianum DC.

多年生草本，高达 60 cm。根状茎短，直立。鳞茎单生或 2~3 枚聚生，卵状圆柱形或圆柱形，径 1~2 cm，外皮褐色或黄褐色，薄革质，先端常破裂。叶短带状，扁平，有的呈镰状弯曲，质厚，短于花葶，宽 5~10 mm。花葶粗壮，径约 3 mm，下部被叶鞘；伞形花序球形，具多数花；总苞略带紫色，二裂；花梗等长，长过花被片近 2 倍；无小苞片；花紫色至白色；花被片狭长圆形，长 6~8 mm，先端钝，有时外轮稍短；花丝基部合生，并与花被片贴生，花丝锥状；子房近球形，腹缝线基部具凹陷。　花果期 6~9 月。

产于西藏、青海、甘肃。生于海拔 2 500~5 000 m 的林缘和草地。分布于中亚地区、俄罗斯、阿富汗、尼泊尔。

5. 粗根韭　隆估给子、浪羔合（译音）（图 163）

Allium fasciculatum Rendle

多年生草本，高 15~25 cm。根肥厚，数枚簇生，白色，长 2~3 cm。鳞茎单生，圆柱状，外皮淡棕色，破裂成纤维状。叶狭带状，扁平，一般等于或稍长于花葶。花葶径约 1 mm，1/3 以下被叶鞘；伞形花序球形，具多数花；总苞膜质，单侧开裂或二裂，具短喙；花梗等长，并等长于花被片或长为花被片的 2 倍；无小苞片；花白色；花被片披针形，长约 5 mm，先端渐尖；花丝锥形，近等长于花被片，在基部合生，并与花被贴生；子房扁球状，稍具柄，外壁具细的疣状突起。花果期 7~9 月。

产于西藏东南部、青海南部。生于海拔 3 000~5 400 m 的山坡和草地上。分布于尼泊尔、印度东北部、不丹。

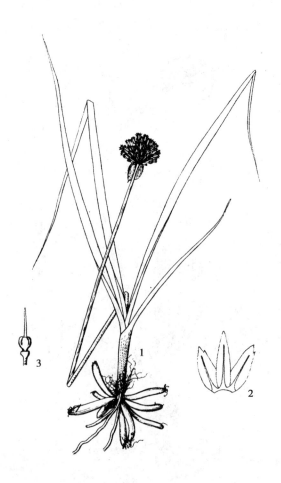

图 163　粗根韭　**Allium fasciculatum** Rendle

1. 全株；2. 花的解剖；3. 子房。（刘进军绘）

6. 高山韭 齐估、秀羔合（译音）（图 164）

Allium sikkimense Baker

多年生草本，高达 40 cm。鳞茎数枚聚生，细圆柱形，外皮暗褐色，破裂成纤维状或网状。叶线形，宽约 5 mm，短于花葶。花葶细，圆柱形，下部被叶鞘；伞形花序半球形；总苞单侧开裂；花梗近相等，等长于花被片；小苞片无；花天蓝色；花被片卵状长圆形或阔披针形，长 7~9 mm，内轮花被片边缘稍有齿；花丝下部扩大，基部合生，并与花被片贴生；子房近球形，腹缝线基部具凹陷。 花果期 7~9 月。

产于西藏、青海、四川、云南、甘肃、宁夏、陕西。生于海拔 2 400~5 000 m 的山坡、草地、林缘、灌丛中。分布于印度、尼泊尔、不丹。

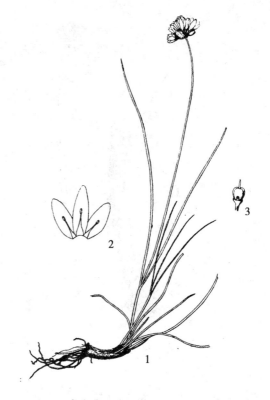

图 164 高山韭 **Allium sikkimense** Baker
1. 全株；2. 花的解剖；3. 子房。 （刘进军绘）

7. 太白韭 日喝估（译音） （图 165）

Allium prattii C. H. Wright apud Forbes et Hemsl.

多年生草本，高达 60 cm。鳞茎常 2~3 枚聚生，圆柱状，外皮呈枯存的网状鞘。叶 2~3 枚，剑状或椭圆状披针形，长 15~20 cm，宽 2~3 cm，脉微显，基部下延成不明显柄，柄带深紫色。花葶近直立，圆柱形，微有棱；伞形花序顶生，径 2~3 cm；总苞 1，圆卵形，膜质；花梗细软，不等长，长 1~2 cm；小苞片无；花紫红色，多数；花被片长圆形，长约 5 mm，先端钝；花丝长于花被，基部合生，并与花被片贴生，内轮花丝宽，呈卵状狭三角形，外轮的窄，呈锥形；子房倒心形，具 3 圆棱。 花果期 6~9 月。

产于西藏、青海、四川、云南、甘肃、陕西。生于海拔 2 000~4 900 m 的阴湿山坡、沟边、灌丛或林下。分布于印度、尼泊尔、不丹。

【药材】干燥的全草。

【显微鉴别】青甘韭根横切面：圆形、类四边形。木栓组织 3 列：外列细胞外壁加厚，径向壁弯曲；中列细胞显著增大，径向排列，胞壁稍弯曲；内裂细胞变小，多切向排列，胞壁稍弯曲。皮层宽，多胞间隙，细胞多边形，胞壁加厚，稍弯曲。内皮层 1 列，细胞多切向排列，胞壁稍加厚，非栓化。中柱鞘 1 环，细胞多切向排列，胞壁不加厚。中柱小，

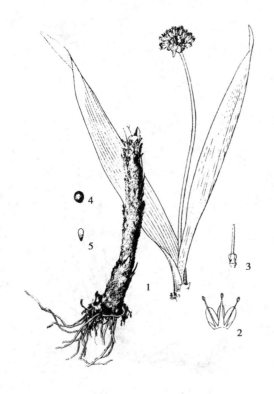

图 165　太白韭 Allium prattii C. H. Wright apud Forbes et Hemsl.

1. 全株；2. 花的解剖；3. 子房；4. 种子；5. 种子侧面。（刘进军绘）

初生木质部 4~5 原型，与韧皮部束相间排列：原生木质部导管大，一个居中央；韧皮部稍显，有 2~3 个厚壁细胞。（附图 34A）

叶片横切面：环列叶，卵圆形。表皮 1 列，细胞径向排列，外壁特别加厚。气孔器凹入表皮之下。栅栏组织 1~2 裂，细胞柱状，密集排列。向里是无叶绿体的薄壁组织，细胞多径向排列。在栅栏与中柱薄壁组织是一环不连续的鞘细胞，不含叶绿体，圆形。维管束排成 2 环，外韧型：韧皮部显著；木质导管集合排列。髓小，细胞类圆形。（附图 34B）

粉末：浅棕褐色。石细胞多见，束生，延长，径 67~167 μm，胞壁厚，中层清楚，具众多单纹孔。导管较常见，多束生，碎断，径 23~33 μm，多螺纹、梯纹，少网纹，裂缝排列整齐。淀粉粒较长，单粒，多卵圆形，径 3~10 μm，脐点不显。（附图 34C）

太白韭根横切面：圆形。表皮 1 列，细胞多径向排列，外壁显著加厚，微栓化。皮层宽，多裂隙，细胞多卵圆形。内皮层显著，细胞略径向排列，切向内壁特别加厚。中柱小，中柱鞘不显。初生木质部 6 原型，与韧皮部束相间排列：原生木质部中 3~5 个大型导管居中央；韧皮部束中厚壁细胞不显。（附图 35A）

叶片横切面：中脉向背面凸起呈三角形。表皮 1 列，细胞多切向排列，外壁常栓化。气孔器平于或稍突出表皮之上。叶肉多通气道，不分化成栅栏组织和海绵组织，细胞多卵圆形、哑铃状。维管束位于叶肉中间，在中脉处排成两行，木质部相对。在单个维管束中，韧皮部显著，木质导管集合排列。（附图 35B）

粉末：黄绿色。导管较多见，多束生，径 15~75 μm，多梯纹，少螺纹，裂缝排列整齐。石细胞少见，多束生，径 50~63 μm，胞壁厚弯曲，具少数单纹孔。薄壁细胞多见，束生，显著延长，长 730~11 300 μm，径 60~130 μm，胞壁稍加厚，具较多倾斜单

纹孔。短的薄壁细胞四边形，长 30~60 μm，径 20~30 μm，胞壁稍加厚，无纹孔。（附图 35C）

【采集加工】8~9 月采全草，洗净晾干。

【性味与功用】辛、重；促食欲，助消化，驱虫，开郁豁闷；治胃病及培根寒热病等；藏医用日估各类药均按《晶珠本草》记载，故详见考证。

以上 8 种植物检索表

1. 叶圆筒形，中空。
  2. 鳞茎外皮裂成纤维状或网状；内轮花丝具齿；花白色或淡红色 ⋯⋯ **野韭 Allium ramosum**
  2. 鳞茎外皮完整，条裂至先端裂成纤维状；花丝无齿，短于花被片；花黄色，后变红色或紫色；总苞蓝色 ⋯⋯⋯⋯⋯⋯⋯⋯⋯⋯⋯⋯⋯⋯⋯⋯⋯ **蓝色韭 A. atrosanguineum**
1. 叶形状不等，剑状、带状或棱柱状，实心。
  3. 鳞茎外皮仅先端裂成纤维状；叶片扁平，常呈镰刀状弧弯 ⋯⋯⋯ **镰叶韭 A. carolinianum**
  3. 鳞茎外皮破裂成纤维状或网状；叶直立，不呈镰刀形弯曲。
    4. 花白色；果实外壁具小疣状突起；根肥厚，数条丛生 ⋯⋯⋯ **粗根韭 A. fasciculatum**
    4. 花紫红色、紫色或蓝色；果皮光滑。
      5. 叶片剑形，基部楔形；内轮花丝加宽，近等宽于花被片 ⋯⋯⋯⋯ **太白韭 A. prattii**
      5. 叶片线形，基部不收缩呈楔形。
        6. 内轮花丝的下部加宽，呈长圆形，每边各具 1 齿，花紫红色⋯⋯⋯⋯⋯⋯⋯⋯⋯⋯⋯⋯⋯⋯⋯⋯⋯⋯⋯⋯⋯⋯ **青甘韭 A. przewalskianum**
        6. 花丝全缘，或具齿；花蓝色。
          7. 花丝长于花被片；花被片全缘 ⋯⋯⋯⋯⋯⋯⋯⋯⋯⋯ **天蓝韭 A. cyaneum**
          7. 花丝短于花被片；内轮花被片边缘具 1 至数枚小齿 ⋯⋯ **高山韭 A. sikkimense**

ᮁ (如达)

【考证】《晶珠本草》记载：如达性温，味辛，调和机能，清烦热，利气，治胃胀、肺病、喉症、肿瘤、中气郁结等症。分黑、白两种，白的产康木一带，黑的产印度和冈底斯山，并有山生与种植之分；本药气味芳香，为香料之冠，根含血状黏液和黄水状液体，老根心腐如朽，状如鹿角中空。

依上述记载，白色如达产康木（原西康地区），故称康木如达，四川藏医以菊科川木香入药；黑色如达产印度和冈底斯山，常栽培，西藏藏医用的是菊科广木香。两种木香均有香气，根含黏液，腐朽中空的根如鹿角，但两者相比，广木香的根富含挥发油和树脂，香气较浓，黏液较多，更符合上述记载，应为上品。由于"如达"本身就有两种，四川藏医用川木香入药，作为下品也是可以的，只是西藏藏医称川木香为"布嘎尔木拉"，不作"如达"的原植物。迄今，还不知道四川藏医用何植物作为"布嘎尔木拉"的原植物，因此不能肯定川木香就是"如达"一药的下品。尚须进一步访问。

【原植物】

广木香

Aucklandia lappa Decne.

多年生高大草本植物。主根粗壮，圆柱形，外皮褐色。茎直立，高达 2 m，不分枝，上部被短毛。基生叶较大，三角形，长 30~100 cm，宽 15~30 cm，先端急尖，边缘有不规则的齿或浅裂，齿端有刺，基部楔状下延成长柄，两面被短柔毛或下面无毛，仅在脉上有毛，叶柄长，具羽状分裂的翅；茎生叶卵形或卵状三角形，比基生叶小。头状花序生于茎和枝的顶端，或 2~5 个簇生茎顶，直径 3~4 cm；总苞半球形，长 2~2.5 cm，总苞片 7~10 层，近革质，卵状披针形至狭披针形，不等长，外层短，先端刺状；小花全部管状，暗紫色，长约 1.5 cm，花药尾部流苏状；托片刚毛状。瘦果长圆形，有肋；冠毛淡褐色，2 层，羽毛状，与花冠等长。

我国西藏、四川、云南、广西有栽培。原产于印度。

【药材】干燥的根。

【化学成分】广木香的根含挥发油 0.6%~2.8%，树脂 3.5%~4.8%，云木香碱 0.05%，菊糖约 18%，以及苦味质、Bicyclic 内脂、甾醇。挥发油含云木香烯（Aplotaxene，$C_{17}H_{28}$）、α-β-木香烃（Costene，$C_{15}H_{24}$）、木香内酯（Costus lactone，$C_{15}H_{20}O_2$）、二氢木香内酯（Dihydrocostus lactone，$C_{15}H_{22}O_2$）、木香酸（Costic acid，$C_{15}H_{22}O_3$）、木香醇（Costol，$C_{15}H_{24}O$）、莰烯（Camphene）、β-榄香烯（β-Elemene，$C_{30}H_{52}$）、β-蛇床烯（β-Selinene，$C_{15}H_{24}$）、α-及 β-紫罗兰酮（Ionone，$C_{13}H_{20}O$）、二氢紫罗兰酮（Dihydroionone）、萘、水芹烯（Phellandrene）等。

【采集加工】秋季或第二年春挖根，洗去泥土及杂质，切块晒干。

【性味与功用】性温，味辛，芳香；有宽中理气、行气、止痛的功效；治腹胀、消化不良、呕吐泄泻、血病、白喉、喑哑、疮口不敛、龙及培根病发热。

本种也是中药，有行气止痛，温中和胃的功效。与川木香的用法相近。在印度，本种的根入药，有滋补、和胃、行气、开窍的功效。

རེ་རལ། （热热）

【考证】《晶珠本草》记载：热热性轻，清热解毒，治食物中毒。分上、中、下3品，上品生于桦、槲的树林中，全身被毛，状如香鼬；中品生于阳面的石崖缝隙中，根如猴尾，味微甘，叶如火舌；下品生于石岩前的坡地，根像苍龙盘卧，叶亦如火舌但光滑。

各地藏医用蕨类植物入药，即桦槲蕨、多鳞鳞毛蕨、近多鳞鳞毛蕨、拉萨高山耳蕨、昌都高山耳蕨、密鳞刺叶耳蕨、掌叶铁线蕨。按标本形状分析，中品为秦岭槲蕨，因该植物干后红褐色、似火舌，根状茎粗而长如猴尾。上品有5种与本药记载相似，且5种植物彼此形状近似，仅根据生长环境，拉萨高山耳蕨和密鳞刺叶耳蕨比较符合本药。下品仅知掌叶铁线蕨入药，但其根状茎短而直，非苍龙盘卧，故需进一步研究。

【原植物】

1. 桦槲蕨 （图166）

Drynaria sinica Diels

多年生草本，高 15~45 cm。根状茎粗壮，长而横走，其上密被鳞片，鳞片棕色，长披针形，先端毛发状，边缘有锯齿。叶二型；营养叶小，近无柄，叶片长圆状椭圆形，长10~15 cm，羽状深裂，裂片三角状披针形，长 1~2.5 cm，急尖，下部裂片极短缩，上面被稀疏白色短毛；孢子叶大，厚纸质，叶柄长 5~8 cm，具狭翅，叶片长圆形，长 15~35 cm，羽状深裂几达中轴，裂片 14~20 对，宽线状披针形，先端急尖或钝，下部有 1~2 对裂片缩短成耳状，中部裂片长 4~6 cm，宽 1~1.5 cm，叶上面疏生白色短毛，下面无毛，叶脉明显，细脉网状，上部裂片的背面中脉两侧各着生1行孢子囊群。孢子囊群大，圆形，锈褐色，开裂后呈两半圆形。环带直立。

产于西藏、青海、四川、甘肃、陕西。

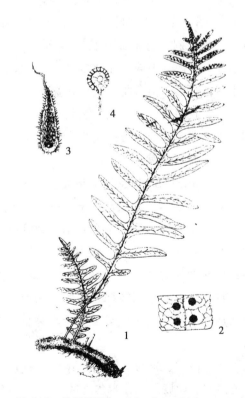

图 166 桦槲蕨 Drynaria sinica Diels

1. 全株；2. 叶片一段；3. 根状茎鳞片；4. 孢子囊。（王颖绘）

生于海拔 1 000~3 800 m 的疏林中；附生于岩石上和树干基部，常见于较干热的河谷。

2. 拉萨高山耳蕨

Polystichum lhasaense Ching

多年生草本，高 30~35 cm。根状茎短而直立，连同叶柄基部密被卵圆披针形和宽披针形的大鳞片，并有淡棕色、狭披针形、钻形小鳞片及纤维状鳞毛混生。叶簇生，叶柄长约 10 cm，禾秆色或淡棕色，被根状茎相同的鳞片；叶片宽披针形，长 20~25 cm，基部略变狭，一回羽状深裂；羽片约 24 对，略斜展，互生，下部羽片排列较疏松，中部羽片披针形，长约 3 cm，羽状深裂，裂片 7~10 对，沿羽轴有狭翅相连，基部上侧的 1 片较大，长约 6 mm，略呈三角形，其上有小三角形突起，裂片边缘有锯齿，两面疏具纤毛状鳞毛，叶脉两面不明显。孢子囊群大，每裂片 1~4 个；囊群盖棕色，边缘有锯齿。

产于西藏南木林县以东的县市。生于海拔 3 400~4 800 m 的林下和草地上。

3. 掌叶铁线蕨

Adiantum pedatum L.

多年生草本，高 40~70 cm。根状茎短而被深棕色阔披针形鳞片。叶簇生，叶柄栗色或黑栗色，有光泽；叶片掌状，长宽几相等，叶轴由叶柄先端向两侧二叉分枝，每侧有羽片 4~6 (8) 片，生于叶轴上侧，中间羽片最大，长达 20 cm，一回羽状；小羽片 20~25 对，互生，斜长方形或斜长三角形，有短柄，长达 2 cm，宽约 1 cm，上缘浅裂至深裂，圆钝头，两侧近平截，叶脉多次二叉分枝，直达叶边，叶薄革质，下面灰绿色。孢子囊群横生，长圆形，稍弯曲，假囊群盖膜质。

产于我国西南、华北、东北等区。生于海拔 1 500~3 400 m 的林下。分布于朝鲜、日本、中亚地区、俄罗斯、欧洲、北美洲。

4. 多鳞鳞毛蕨

Dryopteris barbigera (Hook.) O. Kuntze

多年生草本，一般高约 60 cm。根状茎较粗，其上和叶柄基部密被红棕色卵圆状披针形的大型鳞片。叶簇生，叶柄长 20~30 cm，密被上述同样鳞片和棕色纤维状鳞片；叶片卵圆形或长圆披针形，三回羽状深裂；羽片 20 对以上，披针形，长约 13 cm，具短柄；二回羽片约 20 对，长圆形，基部与羽轴合生，小羽片羽状深裂或半裂，边缘具齿，干后常反折；叶干后黄绿色，叶脉两面明显，叶轴、羽轴和小羽轴均被棕色纤维状鳞片和狭披针形鳞片。孢子囊群生于小羽轴两侧，每裂片 1 个；囊群盖肾形，红棕色，常早落。

产于西藏、青海、四川、云南。生于海拔 3 600~4 700 m 的山坡灌丛和林缘处。分布于尼泊尔、印度及克什米尔地区。

【药材】干燥的根状茎。

【化学成分】桦槲蕨的根状茎含橙皮苷并含 25%~34.98%淀粉和葡萄糖。

【采集加工】在 8~10 月挖根状茎，就近以流水洗去泥污，除去须根，粗皮及柄的残留物，晾干备用。

【性味与功用】苦、微寒；退烧，止痛，催产，解毒；治中毒性发烧、慢性病发烧、筋骨痛、胎衣不下及食物中毒等。

以上 7 种植物检索表

1. 孢子囊群着生于叶缘的凹缺处；囊群盖为边缘特化反折而成，横生，长圆形 ··················
   ······················· **掌叶铁线蕨 Adiantum pedatum**
1. 孢子囊群圆形，生于小脉背上或顶上，位于叶片背面；具真正的囊群盖或无囊群盖。
   2. 叶有不孕叶和孢子叶叶两型叶；无囊群盖；叶为一次羽裂，裂片钝 ········· **桦槲蕨 Drynaria sinica**
   2. 叶 1 型；具囊群盖；叶为二至四回羽裂。
      3. 囊群盖圆肾形，有缺刻。
         4. 叶片卵圆披针形，中部羽片长过 10 cm，基部不短缩 ·····················
            ······················· **多鳞鳞毛蕨 Dryopteris barbigera**
         4. 叶片长圆状披针形，中部羽片在 8 cm 以下，基部的略短缩 ·····················
            ······················· **近多鳞鳞毛蕨 D. subbarbigera**
      3. 囊群盖圆盾形，无缺刻，以中央着生。
         5. 叶坚革质，有光泽，小羽片基部上侧具一大的三角形突起，叶片基部不育 ···········
            ······················· **密鳞刺叶耳蕨 Polystichum squarrosum**
         5. 叶草质或纸质。
            6. 羽片基部无柄，叶柄红棕色 ····················· 昌都高山耳蕨 **P. qamdoense**
            6. 羽片基部具柄，叶柄禾秆色 ····················· 拉萨高山耳蕨 **P. lhasaense**

རེ་སྐོན་པ། （热衮巴）

【考证】《晶珠本草》记载：热衮巴味苦、性凉，干瘀血，治紫病脉热；根单一，甚红，常有露状分泌物，气味芳香，生长在高山草甸，叶蓝色，蓬松，铺在地面，花小，白黄色，美丽，为上品；次品根灰白色，花白色。

各地藏医所用的热衮巴为罂粟科的尼泊尔黄堇及长柄黄堇，蔷薇科的羽叶花、矮生羽叶花、无尾果及钉柱委陵菜以及报春花科的羽叶点地梅。其中，前 6 种花黄色，应视为上品，但它们中仅有尼泊尔黄堇的叶蓝色，根砖红色，故应作为正品；次品可能为羽叶点地梅，因其根近灰白色，花小，白色。

【原植物】

1. 尼泊尔黄堇　（图 167）

Corydalis hendersonii Hemsl.

多年生草本，高 5~8 cm。根圆
柱形，砖红色。茎不分枝或仅上部
有少数分枝。基生叶和茎生叶丛生
呈莲座状，叶片阔卵形，长 1.5~
3 cm，宽 1.2~2 cm，二回羽状分裂
或一回三出羽状分裂，末回裂片卵
圆形，长约 2 mm。总状花序顶生及
腋生，具 4~6 花，排列近伞形；苞
片卵形，下部长达 2~3 cm，二回三
出羽状分裂，末回裂片狭披针形；
花冠黄色；花萼小，膜质，近椭圆
形，先端细裂达中部；上花瓣长约
2 cm，无或具不明显的鸡冠状突起，
长圆筒形，长约 1 cm，稍弯，密腺
长约 6 mm，下花瓣长约 1.2 cm，瓣
片较宽，背部有 3 条棕色纵脉；胚
珠 2 列，柱头扁四方形，先端二裂。
蒴果长卵圆形，长约 1 cm。种子圆
球形，径约 2 mm，黄褐色。　花果期 6~9 月。

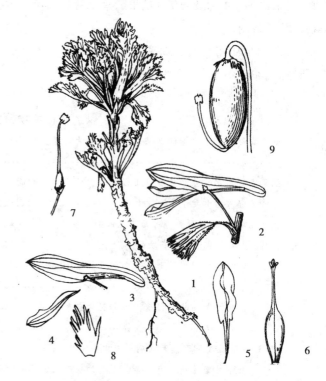

图 167　尼泊尔黄堇　**Corydalis hendersonii** Hemsl.
1. 植株（部分）；2. 花及苞片；3. 上花瓣
片；4. 下花瓣片；5. 内花瓣片；6. 雄蕊；7. 雌蕊；8. 花萼；9. 果实。
（王颖描自《西藏植物志》）

　　产于西藏、青海、新疆。生于海拔 4 200~5 200 m 的河滩沙砾地及流石坡。分布于克
什米尔地区、尼泊尔等地。

2. 羽叶花

Acomastylis elata (Royle) F. Bolle

　　多年生草本，高 20~40 cm。根粗壮，圆柱形。花茎直立，被短柔毛。基生叶为间断
羽状复叶，宽带形，有小叶 9~13 对，连叶柄长 12~24 cm；小叶片半圆形，先端圆钝，基
部宽楔形，边缘有不规则圆钝锯齿和睫毛，两面被稀疏柔毛，后脱落；叶柄长 1~4 cm，
被短柔毛或疏柔毛；茎生叶退化呈苞状，长圆状披针形，深裂；托叶草质，绿色，卵状披
针形，全缘。聚伞花序具 2~6 花，顶生；花梗被短柔毛；花黄色，直径 2.8~3.5 cm；萼筒
陀螺形，萼片 5，卵状三角形，顶端急尖，副萼片细小，狭披针形，外面被短柔毛；花瓣
5，宽倒卵形，先端微凹，比萼片长约 1 倍；子房密被硬毛，渐狭至花柱，花柱不扭曲，
柱头细小。瘦果长卵形，花柱宿存。　花果期 6~8 月。

产于西藏。生于海拔 3 500~5 400 m 的高山草地。分布于印度东北部、尼泊尔、克什米尔地区。

3. 无尾果

Coluria longifolia Maxim.

多年生草本，高 15~25 cm。根茎粗短，基部有残存的叶柄。基生叶为间断羽状复叶，长 5~10 cm；叶轴具沟，被长柔毛；小叶 9~20 对，无柄，卵形至宽卵形或长圆形至近圆形，两面被柔毛，基部歪形，全缘或有圆钝锯齿，具缘毛；茎生叶 1~4 枚。花茎直立，上部分枝，被短柔毛；聚伞花序有 2~4 花，稀 1 花；花梗长 1~2.5 cm，密被短柔毛；花黄色，直径 1.5~2.5 cm；萼筒钟形，萼片 5，三角卵形，副萼片长圆形，外面均被毛；花瓣 5，倒卵形或倒心形，长 5~7 mm，先端微凹；雄蕊 40~60，花丝锥形，宿存；心皮数个，子房长圆形，无毛，花柱丝状。瘦果长圆形，长约 2 mm，黑褐色，光滑无毛。　花期 6~7 月，果期 8~10 月。（图见《青藏高原药物图鉴》1:134）

产于西藏、青海、四川、云南、甘肃。生于海拔 2 700~4 200 m 的高山草原、草甸、灌丛、流水旁、山沟。

4. 钉柱委陵菜

Potentilla saundersiana Royle

多年生草本，高 10~30 cm。茎直立或斜上升，密被白色柔毛和绒毛。基生叶常为三出复叶，稀掌状五出；叶柄长达 10 cm，被白色毛；小叶片卵形或倒卵状披针形，长 1.5~3.5 cm，无柄，边缘有缺刻状锯齿，上面伏生白色柔毛，下面密生银白色绒毛和柔毛；茎生叶柄长 1~6 cm，具白色长柔毛；托叶长卵形，与叶柄基部联合，下面被白色绒毛和柔毛。花序聚伞状；总花梗和花梗被白色绒毛和柔毛；花黄色，直径 1~1.5 cm；副萼片 5，卵形，先端急尖，萼片长椭圆状卵形，长 3~4 mm，外面均被稀疏柔毛；花瓣 5，宽倒卵形，先端凹，长 5~6 mm；雄蕊多数，长 1~2 mm；花柱近顶生，基部不加粗；花托圆锥形，具柔毛。瘦果卵形，光滑。　花期 6~7 月。

产于西藏、青海、四川、云南、甘肃、宁夏、陕西、新疆、山西。生于海拔 2 100~5 300 m 的高山草甸、河滩、山沟潮湿地或灌丛下。尼泊尔、不丹也有分布。

5. 羽叶点地梅

Pomatosace filicula Maxim.

一年或二年生草本。直根粗壮，须根稀少。叶基生成束；叶片线状长圆形，长 4~5 cm，宽 1.5~2 cm，羽状分裂，裂片长三角形，先端圆钝或钝尖，向上弯曲，叶肋隆起，被稀疏纤毛；叶柄长 3~5 cm，两侧有翅，有较长的卷毛。花葶长 9~12 cm，被纤毛；头状伞形花序，有花 6~8 朵；苞片匙状披针形，被纤毛，长约 4 mm；花梗长约 2.5 mm；花萼钟状，长约 3 mm，裂片三角形；花冠白色，杯状高脚碟形；子房球形。蒴果卵圆形。　花期 6~8 月。（图见《青藏高原药物图鉴》1:132）

产于西藏、青海、甘肃。生于海拔 3 300~4 600 m 的河滩、草甸和山坡草地。

【药材】干燥的根及地上部分。

【采集加工】6~8 月采全草，就近以流水洗去泥污，除去枯枝残叶及根须，晾干。

【性味与功用】味苦，性寒；用于治各种"血"病，适用于热症和"察龙"病，能治血热、清热解毒。上述蔷薇科、报春花科诸植物，淡、苦、辛、微寒，治肝炎、高血压引起的发烧、神经性发烧、子宫出血、月经不调、疝痛、关节炎等病。

以上 7 种植物检索表

1. 花两侧对称；萼片膜质。
  2. 花序排列成伞形；上花瓣无鸡冠状突起，距圆筒形，先端稍弯 ………………………… 尼泊尔黄堇 **Corydalis hendersonii**
  2. 花序排列近头状；上花瓣具鸡冠状突起，距先端弧形弯曲 ………… 长柄黄堇 **C. cornutior**
1. 花辐射对称，萼片草质。
  3. 蒴果盖裂，花白色；叶全部基生 ………… 羽叶点地梅 **Pomatosace filicula**
  3. 瘦果不裂；花黄色；具茎生叶和基生叶。
    4. 基生叶为五出复叶 ………………………… 钉柱委陵菜 **Potentilla saundersiane**
    4. 基生叶为羽状复叶。
      5. 花柱在果时凋落 ………………………… 无尾果 **Coluria longifolia**
      5. 花柱在果实上宿存。
        6. 植株较高；基生叶的小叶排列稀疏；花 2~6 朵组成聚伞花序 ………………… 羽叶花 **Acomastylis elata**
        6. 植株矮；基生叶的小叶排列密集；花常单生，稀 2~3 朵 ………………… 矮生羽叶花 **A. elata** var. **humilis**

རག་པོ་འཛོམས་ཤེས། （饶保觉介）

【考证】《晶珠本草》记载：饶保觉介又称足木罗登，叶味甘，种子味辛，治 8 种肺病，接百种骨折，愈千疮，补养头骨；生于高山岩隙，根似细筋，茎如红铜丝；叶灰绿而厚，叶片分裂，像丝哇（糙果紫堇），花白黄色，果亦白黄，状若羊心，簇生。

今藏医所用的饶保觉介，其植物有毛茛科美花草和蔷薇科隐瓣山莓草两种。前者，其根茎之须根状如细筋，叶为一回羽状复叶，似糙果紫堇，瘦果卵球形，状若羊心，且多枚聚生，茎有时红色，花白色或粉红色，基本上符合上述记载，应为正品。后者叶为三出复叶，茎非红铜丝状，与上述记载不符，因藏医广泛用之，故为代用品。

【原植物】

1. 美花草 （图 168）

Callianthemum pimpinelloides (D. Don) Hook. f. et Thoms.

多年生草本，高 3~7 cm，植株全体无毛。根茎短；茎不分枝或有 1~2 分枝。基生叶与茎近等长，具长柄，为一回羽状复叶；叶片卵形或狭卵形，长 1.5~2.5 cm，宽 1.4~1.8 cm，羽片 1~2 (3) 对，近无柄，斜卵形或宽菱形，掌状深裂，边缘有少数钝齿，顶生羽片扇状菱形；叶柄长 1.5~6 cm，基部有鞘。花直径 1.1~1.4 cm；萼片 5，椭圆形，长 3~6 mm，宽 1.8~3.5 mm，先端钝或微尖，基部囊状；花瓣 5~7 (9)，白色、粉红色或淡紫色，倒卵状长圆形或宽线形；长 5~10 mm，宽 1~

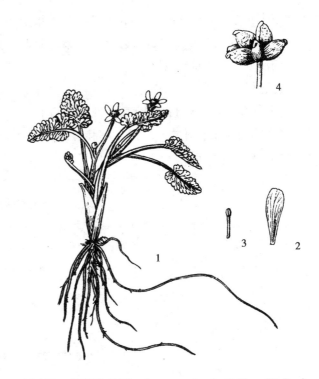

图 168　美花草 **Callianthemum pimpinelloides** （D. Don） Hook. f. et Thoms.

1. 植株；2. 花瓣；3. 雄蕊；4. 聚合果。（王颖抄绘自《中国植物志》）

2.5 mm，先端圆形，下部橙黄色；雄蕊长约为花瓣之半，花药椭圆形，花丝披针状线形；心皮 8~14。聚合果直径约 6 mm；瘦果卵球形，长约 2.8 mm，表面皱，宿存花柱短。　花期 4~6 月。

产于西藏南部及东部、青海东部、四川西部、云南西北部。生于海拔 3 200~5 600 m 的高山草甸。分布于尼泊尔、印度北部。

2. 隐瓣山莓草

Sibbaldia procumbens L. var. **aphanopetala** (Hand.–Mazz.) Yu et Li

多年生草本，高 3~25 cm。根细长圆柱形。根茎常木质化；茎丛生，直立或上升，被黄褐色粗伏毛。三出复叶，基生叶具长柄，小叶片倒卵状长圆形，长 1~3 cm，先端截形，有 3~5 个锐锯齿，基部楔形，两面被伏生长柔毛；茎生叶 1~2，具短柄，叶片较小；托叶鞘膜质，褐色，被疏柔毛，大部分与叶柄合生。伞房花序顶生，紧密，有花 8~12 朵；花梗长 3~15 mm，被伏生疏柔毛；花黄色，直径 4~6 mm；萼片卵形至三角卵形，先端急尖，副萼片狭长，披针形，与萼片近等长或稍短，均被伏生疏柔毛；花瓣倒卵状长圆形，比萼片短 1~4 倍；雄蕊 5，与花瓣近等长；花柱侧生，柱头具乳头状突起，子房基部具长柔毛。瘦果卵形，长约 2 mm。　花期 6~7 月，果期 7~9 月。

产于西藏、青海、四川、云南、甘肃、陕西。生于海拔 2 500~4 600 m 的高山草甸、山坡潮湿处或山梁草地及路旁。

【药材】干燥的全草。

【采集加工】6~8 月割取全草，洗净，晒干。

【性味与功用】甘、辛、温；利肺愈疮，调经接骨，治肺炎咳嗽、疮痈肿毒、妇女月经不调；外敷治骨折。

以上 2 种植物检索表

1. 叶为一回羽状复叶，小叶掌状深裂，花瓣 5~9 片 ········ 美花草　Callianthemum pimpinelloides
1. 叶为三出复叶，小叶先端 3~5 齿；花瓣 5 ··
·············· 隐瓣山莓草　Sibbaldia procumbens var. aphanopetala

ལ་ཕུག (拉卜)

【考证】《晶珠本草》记载：拉卜为作物类药物，其植物为萝卜；鲜拉卜性轻、温，味淡不浓，微辛，苦，功效除百病，治肿瘤、顽痰、呼吸不畅、眼病、喉病、喑哑、胃温不足、便秘、流感；鲜小拉卜味辛、苦，性温，治百病，破瘀消瘤；敛疮；镇咳祛痰；平喘顺风，烦渴；拉卜籽引腹水，助消化，祛肾及胃寒，治夜盲症、头痛；拉卜炭通便；拉卜汁治耳病。

藏医均以十字花科萝卜入药。

【原植物】

萝卜

Raphanus sativus L.

二年生草本，高 20~100 cm。直根肉质，膨大，球形或圆锥形至长圆形，根皮红、白、紫或绿色。茎直立，有分枝，光滑。基生叶和茎下部叶大头羽状分裂，长 8~30 cm，顶裂片大，侧裂片小，边缘有齿，两面有白色硬毛；茎中上部叶长圆形至披针形，边缘具齿或全缘。总状花序顶生和腋生；花大，径 1.5~2 cm；萼片 4，直立；花瓣 4，淡紫色至白色，常有暗色脉纹，具长爪。长角果念珠状，海绵质，不开裂，长 2.5~7.5 cm，具长尖喙。种子 1~6，红褐色，圆形，有细网纹。

我国各地均有栽培。

【药材】干燥的种子和秋、冬的白萝卜。

【采集加工】果熟时采种子。根鲜用或晾干。

【性味与功用】见上述考证项。

ལ་ལ་ཕུད། （拉拉卜）

【考证】《晶珠本草》记载：拉拉卜治胃寒病、虫病；印度生长的有3种，西藏地区生长的有3种，形态像果鸟（葛缕子），花有白、黄、黑3种，尼泊尔地方所产者质佳；果实有灰白色、淡黄色、红紫色3种，状如纺锤，种子状如旱芹子而扁，有皱纹，弯曲，状如新月，嘴尖如芝麻，味辛，气味浓。

藏医用伞形科的瘤果芹、蛇床及矮泽芹入药。根据上述植物的果实分析，矮泽芹的株形、叶形不像葛缕子，且果实不弯曲，与拉拉卜的记载不符。瘤果芹的果实小，外皮具瘤状物，果棱无翅，分果干后内弯，似新月，槽内油管一条，花白色，果灰白色，可能为本药白花、果灰白色的原植物。蛇床的果实褐色，背腹压扁，外果皮光滑，果棱有翅，分生果微内弯，槽内油管1条。另外，该植物叶为二至三回三出式分裂，裂片线形，与葛缕子相同，果实椭圆形，花白色，亦像果黄色，状如旱芹子而扁的一种，可能为淡黄色果实的原植物。

【原植物】

1. 瘤果芹

Trachydium roylei Lindl.

多年生草本，株高8~30 cm。根长圆锥形，长达12 cm。茎单生，短缩。基生叶有柄，连鞘长2~4 cm，叶片轮廓为长圆状披针形，长3~5 cm，宽1~2 cm，二至三回羽状分裂，一回羽片4~5对，末回裂片线状披针形，长1~3 mm；茎生叶与基生叶同形，向上渐小。复伞形花序有总苞片3~5，二回羽状分裂；伞辐5~10，不等长，长3~7 cm；小总苞片6~10，等长于或超过小伞形花序，一至二回羽状分裂；小伞形花序10~25朵花；花白色；无萼齿；花瓣倒卵形，基部具爪，先端微凹，有内折的小舌片。幼果卵形，果棱隆起，果皮上有稀疏的泡状小瘤；棱槽中油管单生，合生面油管2。胚乳腹面微凹。

产于四川西部。生于海拔3 300~5 600 m的山地中。分布于尼泊尔、印度。

2. 蛇床

Cnidium monnieri (L.) Cuss.

一年生草本，高30~80 cm。根圆锥状，细长。茎多分枝，疏生细柔毛。下部叶片长

3~8 cm，宽 2~5 cm，二至三回三出式羽状全裂，末回裂片狭线形或线状披针形，长 2~10 mm，边缘和脉上粗糙；叶柄长 4~8 cm。复伞形花序直径 2~3 cm；总苞片 6~10，线形，长约 5 mm，边缘膜质，具细睫毛；伞辐 8~30，不等长，长 0.5~2 cm；小总苞片多数，线形，边缘具细睫毛；小伞形花序具花 15~20，花白色；萼齿无；花瓣先端具内折小舌片；花柱基略隆起。分生果长圆形，长 1.5~3 mm，宽 1~2 mm，横剖面近五角形，主棱 5，均扩大成翅；每棱槽内油管 1，合生面 2。胚乳腹面平直。　花期 4~7 月，果期 6~10 月。

产于我国各省区。生于田边、路旁、草地及河边湿地。分布于中亚地区、俄罗斯、朝鲜、越南、北美及欧洲其他国家。

【药材】干燥成熟的果实。

【采集加工】秋季采收成熟果实，晾干。

【性味与功用】辛，治胃寒病、虫病。

以上 2 种植物检索表

1. 多年生；果棱无翅，果皮上有稀疏的泡状小瘤 ························ 瘤果芹 Trachydium roylei

1. 一年生；果棱有翅，果皮上无泡状小瘤 ····························· 蛇床 Cnidium monnieri

ཨ་ར་ (拉恰)

【考证】《晶珠本草》记载：拉恰治肺肾痨热，能治痨热、眼病、癔症等；拉恰为甲吉（紫草茸）去掉色汁后的残渣。

现藏医所用的拉恰都为紫草茸（虫胶）煎熬溶化后的沉渣，呈棕黑色或灰褐色，质硬而脆，块状或颗粒状。

【药材】虫胶。

【采集加工】7~8 月份采割虫胶，除去树皮、枝叶等杂质，用微火熔化，除去上层胶汁，取下部沉渣晾干即得拉恰。也可用干燥的紫草茸加水煎熬，除去上层胶液，余渣晾干即可。

【性味与功用】苦、凉、缓；治肺、肾痨热、眼病、癔症等。

ལི་ག (烈洗)

【考证】《晶珠本草》记载：烈洗性热、燥、温，治命脉病，祛寒气，治疮痘病，也舒胸开胃，生胃火、肝火，消食；分公、母两种，产地与豆蔻（热带）相同，僧噶拉烈洗为公，颗粒大而粗，状如红铜小钉；别处产的较细小；烈洗以紫色、坚硬、重、气香、味苦、辛、无瘦粒、无枯死者佳；而不油润、无蕾，色灰而软，如霜打者为死烈洗；花蕾状者称为瓶状烈洗。

现藏医所用的烈洗有两类，一类为桃金娘科番樱桃属的丁香，或中药公丁香；另一类是木樨科丁香属几种植物。西藏（拉萨）、四川（德格）和青海等地藏医院多用桃金娘科的公丁香花蕾入药。其他地区民间藏医常用木樨科的各种丁香花蕾。公丁香是中药常用品，花蕾干燥后紫褐色，坚硬，状如紫铜铆钉，其性味功能也与《晶珠本草》记载相同，为烈洗的正品。该种在云南西双版纳地区已有栽培。木樨科丁香属的几种丁香花蕾柔嫩，干燥后皱缩，酥脆，非铆钉状，与《晶珠本草》记载不符，不能入药。部分地区民间藏医采用，可能是由于汉名中均称"丁香"之误。

【原植物】

丁香 （图169）

Eugenia caryophyllata Thumb.

常绿小乔木，高达10 m。叶对生，具柄；叶片草质，卵状长圆形、狭

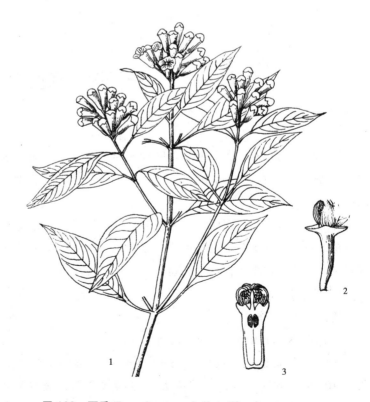

图169 丁香 **Eugenia caryophyllata** Thumb.
1. 花枝；2. 花；3. 花纵剖面。（王颖抄绘自《中药志》）

菱状椭圆形，长 5~10 cm，宽 2.5~5 cm，先端渐尖或急尖，基部渐狭常延伸至柄，全绿，侧脉多数，平行，网脉不明显。三歧聚伞花序顶生；花白色稍带紫红色，铆钉状，径约 6 mm，芳香浓烈；花萼管状，肉质，长 1.5~2 cm，先端四裂，裂片卵状三角形，长 2~3 mm，肥厚，初时绿色，后变红色至紫色；花冠短管状，具四裂片；雄蕊多数，花药平行排列；子房下位与花萼合生，花柱粗厚，柱头不明显。浆果短圆形，红棕色，稍有光泽，种皮与果皮分离。　春季开花。

我国云南西双版纳地区、广东南部、海南等地有栽培。主产于南洋群岛和东非的摩洛哥、坦桑尼亚、马达加斯加以及毛里求斯等地。

【药材】干燥的花蕾。

【化学成分】丁香花蕾含挥发油 15%~20%、邻苯三酚鞣质 (Pyrogallotannin) 12%、丁香素 (Caryophyllin) 1.5%。挥发油的主要成分为丁香酚 (Eugenol) 78%~95%、乙酰丁香酚 (Acetyleugenol) 30% 和少量 α-石竹烯与 β-石竹烯 (Caryophyllene)。

【采集加工】花期采摘个大、坚硬、香气浓的花蕾，晾干。

【性味与功用】辛、燥、温；祛风寒，暖胃，消食，止呃逆，补肾；治风病和"索龙"病，并有麻醉止痛等作用。

ལུག་རུ་སྣལ། （陆额）

【考证】《晶珠本草》记载：陆额味苦、性凉，为止龙病刺痛的良药，可解毒，治四肢肿胀；生于水边，叶如加门（山罂粟），柔软，柄细，具黏液，花黄色，形如鸟喙。

各地藏医所用的陆额原植物为罂粟科齿苞黄堇、散穗黄堇和灰绿黄堇。其中，西藏用的齿苞黄堇、散穗黄堇，花为黄色，形如鸟喙，但其叶片与山罂粟叶不同。青海藏医用灰绿黄堇，但该植物粗壮，叶也不同，均作代用品处理。

【原植物】

齿苞黄堇 （图 170）

Corydalis denticulato-bracteata Fedde

多年生直立草本，高约 30 cm。主根圆柱形。茎数条，自基部铺散分枝。基生叶长约 10 cm，狭披针形，一回或近二回羽状全裂，裂片5~7 对，茎生叶与基生叶相似而略小。总状花序顶生和腋生，花多而密集，明显超过叶，长 3~7 cm；下部苞片缺刻状三裂，或向上成狭披针形全缘，边缘具半透明乳突状小齿，通常长于花梗；花梗果期下弯；花冠黄色，具明显棕色纵脉，上花瓣长约1.8 cm，瓣片边缘宽展而呈波状，具鸡冠突起；距圆柱形，近直立，或末端呈直角状下弯；子房长圆形，约与花柱等长，柱头横向二裂，具4乳突。蒴果悬垂，狭倒卵形，长8~9 mm，具宿存的花柱。种子1~5枚。

产于西藏。生于海拔3 800~5 044 m 的多石山坡或河滩、草甸。分布于印度东北部。

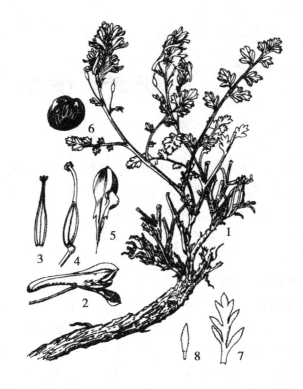

图 170　齿苞黄堇　Corydalis denticulato–bracteata Fedde
1. 植株（一部）；2. 花；3. 雄蕊；4. 雌蕊；5. 内花瓣片；
6. 种子；7~8.苞片。（王颖描绘自《西藏植物志》）

【药材】干燥的全草。

【采集加工】夏季采全草，洗净，除去杂质，晒干。

【性味与功用】寒、苦；凉血、解毒、利水；治各种出血、四肢疼痛、湿热，水肿。

以上 3 种植物检索表

1. 距囊状，明显短于瓣片；蒴果细长，长在 2 cm 以上；总状花序疏散；花小，上花瓣长 1.4 cm……
　…………………………………………………… **灰绿黄堇　Corydalis　adunca**

1. 距近直立，约与瓣片等长；蒴果小，长 5~8 mm。

　2. 圆锥花序疏散；苞片边缘不具半透明乳突状小齿 ……………… **散穗黄堇　C. paniculata**

　2. 总状花序密集；苞片边缘具半透明乳突状小齿 ………… **齿苞黄堇　C. denticulato-bracteata**

འལྒ་ཆུང་། （陆穹）

【考证】 《晶珠本草》记载：陆穹可清除毒病引起的疱疹，拘弯或僵直，瘟病和热症，燥脓液及坏血；陆穹比美多罗米（紫菀）的茎多、叶小，花白色。

青海藏医用菊科灰木紫菀、阿尔泰狗娃花和圆齿狗娃花入药，其茎多分枝，叶小，花由蓝色可变为白色，与上述记载相符。

【原植物】

1. 灰木紫菀　（图171）

Aster poliothamnus Diels

半灌木，高20~50 cm，全株密被灰色糙毛。分枝多，幼枝带紫色，老枝土黄色，表皮撕裂。叶稠密，倒披针形或长椭圆形，长0.6~4 cm，宽1~4 cm，先端钝，有小尖头，基部略狭，全缘或有时有齿，两面被毛和腺点。头状花序多数，在枝端排列成伞房状，直径1~2 cm；总苞宽钟形，总苞片4~5层，外层草质，披针状三角形，长2.5~3 mm，具短尖，两面有毛，内层干膜质，线形，长5~6 mm，先端渐尖，边缘有长缘毛；舌状花1层，蓝紫色，舌片长圆形，长8~12 mm，宽1~1.2 mm；管状花两性，多数，黄色，长5~6 mm；花药基部钝，顶端附片近三角形。瘦果长圆形，略扁，一面常有肋，黄褐色，被白色绒毛，长2~2.5 mm；冠毛白色，1层，粗毛状，长3~5 mm。　花果期6~9月。

产于西藏、青海、四川、甘肃。生于海拔2 900~3 950 m的干旱山坡、沟谷及岩石缝隙。

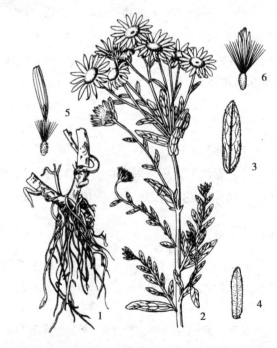

图 171　灰木紫菀　Aster poliothamnus Diels
1. 根部；2. 植株上部；3. 苞叶；4. 叶；5. 舌状花；
6. 管状花。（刘进军抄绘自《青藏高原药物图鉴》）

2. 阿尔泰狗娃花　其米（译音）

Heteropappus altaicus (Willd.) Novopokr.

多年生草本，高5~40 cm，全株被白色硬毛。茎通常从基部起分枝，稀，仅在上部分枝或不分枝。叶线形、线状长圆形、倒披针形或近匙形，长1~3 cm，宽2~3 mm，全缘，两面被毛。头状花序单生，分枝顶端，常组成伞房状；总苞半球形，直径8~18 mm，总苞片2~3层，草质，线状披针形，先端渐尖，被白色硬毛，外层长3~5 mm，内层长5~6 mm，边缘狭膜质；舌状花1层，蓝紫花，舌片长圆形，长10~15 mm；管状花多数，黄色，长4~6 mm，檐部五裂，不等长，其中1裂片较长。瘦果倒卵形，扁平，长2~3 mm，被毛，上部有腺体；冠毛白色或红褐色，1层，糙毛状，长3~5 mm，舌状花的冠毛极短，冠状或有时不存在。　花果期6~10月。

产于青海、西藏、四川及西北、华北、东北等区。生于海拔4 100 m以下的山坡、荒地、草原及农田边。分布于中亚地区、俄罗斯、蒙古、巴基斯坦、阿富汗、克什米尔地区及印度。

【药材】干燥的花（头状花序）或全草。

【采集加工】花期采花晾干或采全草或花枝，洗去根部泥土。

【性味与功用】现代藏医认为，性微寒而味淡；退烧、解毒；治流行性感冒、发烧、食物中毒等症。

以上3种植物检索表

1. 半灌木；冠毛白色 ················· 灰木紫菀　Aster poliothamnus
1. 草本；冠毛红褐色、淡褐色或白色。
　2. 多年生草本；小花有同形冠毛；叶全缘 ········· 阿尔泰狗娃花　Heteropappus altaicus
　2. 一年或二年生草本；舌状花的冠毛很短或不存在；叶常有圆齿 ·········
　········· 圆齿狗娃花　H. crenatifolius

ལྱག་ཐུབ། （陆莫）

【考证】《晶珠本草》记载：陆莫治疔痈、肺病、喉中干涩、寒痰症；根结成块、状如薯类，茎四棱，具节，直立，叶绿黄，有毛，花白色、紫白色或紫色，可分三类：色白、坚硬、块大者为雌性；色白、坚硬、中等为雄性；色白、松软而小者为中性；雄性药物功能强，雌性功能弱，中性者功能中等。

各地藏医大都以唇形科糙苏属几种植物入药。其根块状如薯，茎四棱，花紫色等，大体相同于上述记载。

【原植物】

1. 螃蟹甲 （图172）

Phlomis younghusbandii Mukerjee

多年生草本，高15~20 cm，被星状短硬毛。根粗大，侧根局部膨大呈球形块根，黄褐色。茎丛生，四棱形。基生叶丛生，长圆状披针形或狭长圆形，长5~9 cm，宽2~3.5 cm，先端钝或圆形，基部心形，边缘具圆齿；茎生叶对生，卵状长圆形至长圆形，长2~3.5 cm，宽1.2~2 cm；全部叶片上面被星状短毛及单毛，下面被星状短毛；叶柄长2~5 cm。轮伞花序顶生，疏离，每轮具3~5花；苞叶长圆状披针形，两面有星状毛；苞片刺状；花紫红色；花萼管状钟形，长9~10 mm，外面被星状毛及腺毛，齿圆形，先端具小刺尖；花冠长约1.5 cm，外面在檐部被毛，二唇形，上唇内面具髯毛，下唇三裂；后对雄蕊花丝上具毛环及钩状附属物。小坚果4，具颗粒状毛。 花果期7~9月。

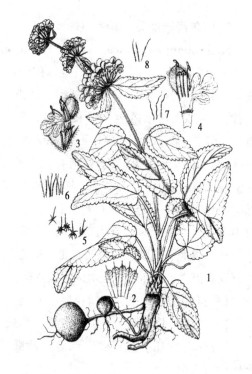

图 172　螃蟹甲　**Phlomis younghusbandii** Mukerjee
1. 植株；2. 花萼纵剖；3. 花；4. 花冠纵剖；5~8. 各种被毛。（阎翠兰绘）

产于西藏大部分地区。生于海拔3 100~4 800 m 的干旱山坡、草甸、灌丛、沙砾地及河滩草地。

《西藏常用中草药》所载的螃蟹甲的拉丁学名（*Phlomis kawaguchii* Murata）系晚出同物异名，已经合并。

2. 尖齿糙苏

Phlomis dentosa Franch

多年生草本，高30~60 cm。根粗壮，木质，须根增粗。茎直立，分枝或否，被有节刚毛和星状毛。叶对生，卵状三角形或三角状披针形，长4~8 cm，宽2~5 cm，先端钝，基部深心形，边缘有圆齿，两面被单毛和星状毛；苞叶三角形或卵状披针形，向上渐小，被和叶一样的毛。轮伞花序具多花，密集，腋生；苞片线形，先端针刺状；花粉红色；花萼筒状，长1~1.4 cm，外面被星状短缘毛和微柔毛，萼齿5，先端具长4~5 mm 的钻状硬刺尖；花冠长约2 cm，里面具毛环，二唇形，上唇盔形，外面被星状柔毛，里面被髯毛，下唇三裂，中裂片大，倒卵形，侧裂片心形；雄蕊4，花丝下部被毛，后对花丝基部具反折的长距状附属物。小坚果4，顶端光滑无毛。 花果期6~9月。

产于青海、甘肃、内蒙古、河北等。生于海拔2 000~2 700 m 的荒地、山坡、田边及路旁。

3. 萝卜秦艽

Phlomis medicinalis Diels

多年生草本，高20~75 cm。主根肥厚，侧根膨大呈圆球形块根。茎直立，被星状柔毛。基生叶卵形或卵状长圆形，长4.5~14 cm，宽4~11 cm，先端圆形，基部深心形，边缘具圆齿；茎生叶卵形或三角形，较小；全部叶上面被糙伏毛，下面密被星状短柔毛。轮伞花序多花，彼此分离；苞片线状钻形，先端刺状，长6~10 mm，被有节缘毛及腺毛；花紫红色或粉红色；花萼长约9 mm，外面被星状毛和有节刚毛，萼齿先端具2个三角形小齿及丛生长柔毛，齿端刺尖，长3~5 mm；花冠长约2 cm，二唇形，上唇内面被髯毛；后对雄蕊花丝具附属物。小坚果4，被毛。　花果期6~9月。

产于西藏、四川。生于海拔2 500~4 000 m 的草甸、林缘、林下及沙砾阶地。

另有假秦艽（*Phlomis betonicoides* Diels）在四川（称作信梯典尼）也入药，但需进一步订正。

【药材】干燥块根的切片。

【化学成分】经预试，螃蟹甲含生物碱及苷类。

【采集加工】秋季挖取块根，洗净，切片晒干。

【性味与功用】甘、苦、温，无毒；消炎止咳，清热；治感冒、气管炎及疖痈。

以上3种植物检索表

1. 小坚果顶端无毛；侧根不呈块状或球形；叶两面被星状毛和单毛 ·················
　·· 尖齿糙苏　**Phlomis dentosa**

1. 小坚果顶端有毛；侧根膨大呈块状或球形。

　2. 叶上面被单毛 ····································· 萝卜秦艽　**P. medicinalis**

　2. 叶上面被星状毛和单毛 ························· 螃蟹甲　**P. younghusbandii**

ཁྲག་རྩ་སྤྱུག་པོ། （陆日木保）

【考证】《晶珠本草》记载：陆日木保味苦，有敛毒和清肉毒作用；生于碎石缝中，叶深裂，花紫红色，花管长，一面有3瓣，一面有如公绵羊的盘角。

各地藏医用玄参科藓生马先蒿，扭盔马先蒿及毛盔马先蒿入药。藏医多用藓生马先蒿，其花紫红色，有长的花管，下唇三裂，上唇2枚结合为盔瓣，先端有卷曲的长喙，如公绵羊盘角，与上述记载相同，但生于林缘、河滩等地。扭盔马先蒿，虽外形近似上述记载，但花管不长，且常生于沙性土壤上。四川德格藏医将毛盔马先蒿作陆日木保用，该种花紫红色，花冠管不长，喙稍伸长，但不扭曲，生于山坡潮湿地，可能是代用品。总之，本药需进一步研究。

【原植物】

1. 藓生马先蒿　（图173）

Pedicularis muscicola Maxim.

多年生草本，干时变黑。根粗，有分枝，根颈有鳞片。茎丛生，中间者直立，外围者弯曲匍匐，长达40 cm。叶互生，叶柄长达1.5 cm，被长毛；叶片椭圆形至披针

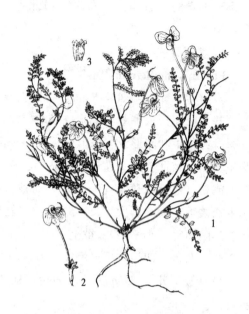

图 173　藓生马先蒿　**Pedicularis muscicola** Maxim.

1. 植株；2. 花；3. 花萼展开。（王颖绘）

形，羽状全裂，裂片具短柄，卵形或披针形，具重锯齿，上面被稀疏短毛，下面近光滑。花均腋生；花梗长达1.5 cm；花玫瑰色；花萼圆筒形，长达1.1 cm，主脉5条，被长毛，萼齿5枚，近相等，叶状，有少数锯齿；花冠管长4~7.5 cm，外面被疏毛，盔直立部分短，近基部向左方扭转而使其顶部向下，前方渐细成卷曲或 "S" 形的长喙，喙因盔扭折而反向上方卷曲，长达10 mm，下唇大，宽约2 cm，侧裂片宽达1 cm，中裂较狭，长圆形；花丝两对均无毛；花柱稍伸出于喙。　花期5~8月。

产于青海、甘肃、宁夏、陕西、河北、山西、湖北。生于海拔1 050~3 500 m的杂木林、冷杉的苔藓层中及山坡林缘碎石缝。

2. 扭盔马先蒿

Pedicularis oliveriana Prain

草本，高30~50 cm。根丛生，肉质。茎常紫黑色，多条，直立。基生叶早枯；茎生叶下部对生，具叶柄，上部4枚轮生；叶片长圆状披针形，长3~7 cm，羽状深裂至全裂，裂片中裂，小裂片2~4对，卵状三角形。花序长穗状，长为茎长的1/2；花轮有间断；花紫红色；花萼长5~7 mm，萼齿5，不等长；花冠长14~16 mm，花冠筒伸直，长6~7 mm，下唇顶端宽，具缘毛，盔在含雄蕊部分的下面向右扭折，下缘有须毛，背线有茸毛，喙细长扭旋为半环状或 "S" 形。蒴果长圆形，顶尖向外钩曲。　花果期6~9月。　（图见《青藏高原药物图鉴》2：160）

产于西藏、青海（囊谦、班玛）。生于海拔2 900~4 600 m的林边、灌丛下及水边。

【药材】干燥的全草。

【化学成分】扭盔马先蒿经预试，生物碱及香豆精苷反应呈阳性。

【采集加工】7~8月采收全草，就近以流水洗去泥土，除去根须，晾干备用。

【性味与功用】苦、寒、无毒；清热解毒，治肉食中毒（特别是扭盔马先蒿的花）、胃肠炎、胃溃疡、胃出血等。

以上3种植物检索表

1. 花冠管长4~7.5 cm，喙长而卷曲；茎丛生，中间者直立，外围者弯曲匍匐 ·····················

·················· 藓生马先蒿　**Pedicularis muscicola**

1. 花冠筒短，长不超过1.5 cm；茎直立。

　2. 叶轮生；花冠筒长6~7 mm，不弯曲，盔扭折，喙细长为半环状或S形 ·····················

················· 扭盔马先蒿　**P. oliveriana**

　2. 叶互生；花冠筒长8~12 mm，在近基处弓曲，盔强大，不扭折，背部密被紫红色长毛 ·········

················· 毛盔马先蒿　**P. trichoglossa**

ཁྱུག་རྒྱ་དམར་པོ།　（陆日玛保）

【考证】《晶珠本草》记载：陆日玛保味苦，有敛毒和消肉毒的作用；生长于汭滩（沼泽草甸），叶长而深裂，花红色，花管长，一面有3瓣，另一面有如绵羊的盘角。

根据藏医用药，陆日玛保的原植物是玄参科的极丽马先蒿。该植物花红色，花冠管很长，下唇三裂，上唇2枚结合为盔瓣，盔端之喙细长，卷缩成半环，似绵羊的盘角。

【原植物】

极丽马先蒿　（图174）

Pedicularis decorissima Diels

多年生草本，高8~15 cm。根茎短，下端为圆锥状主根。茎多条，中央者短，外方者常倾卧而端略上升。叶具长柄，柄长1~4 cm，被长毛；叶片披针状长圆形，长2~6 cm，羽状深裂，裂片缘具重齿。花腋生，具短梗；花萼筒卵圆形，密被长柔毛，前方开裂约达一半，萼齿2，具柄，顶端叶状膨大；花冠浅红色，具长约10 cm的管，花冠管外

被疏毛，盔深红色，直立部分稍
前俯，含雄蕊部分很膨大，额部
下方两侧密生短绒毛，前端为卷
曲成大半环而端反指向前上方的
深红色喙，喙上半部具鸡冠状突
起，喙端二裂，下唇大，唇瓣粉
红色，具长缘毛，中裂较小，倒
卵形，侧裂宽肾脏形，基部深耳
形；花丝被密毛；花柱伸出喙
端。 花期7~8月。

产于青海（同仁）、四川西部、
甘肃西南部。生于海拔2 900~3 500 m
的阴坡灌丛及河滩地。

【药材】 干燥的全草。

【采集加工】 7~8月采全草，
除去须根、枯叶，洗净，用棒略
砸，晾干。

【性味与功用】 淡、苦、微
寒；清热解毒，治急性胃肠炎、
食物中毒。

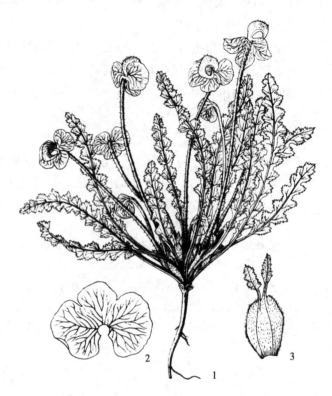

图 174 极丽马先蒿 Pedicularis decorissima Diels
1. 植株；2. 花冠下唇展开；3. 花萼展开。（王颖绘）

ཕྱག་རུ་སེར་པོ།（陆日赛保）

【考证】 《晶珠本草》记载：陆日赛保可清热祛高烧中风，活筋络、固精液；生于汭
滩（沼泽草甸），叶绿黄色，花黄色，花管较长，气很香，分为两种：生于高山者为白色
的陆日嘎保；生于山沟者为黄色的陆日赛保。

根据各地藏医用的陆日赛保，其植物为玄参科的斑唇马先蒿、青海马先蒿、矮小青海
马先蒿、凸额马先蒿、长角凸额马先蒿及半扭卷马先蒿。这6种均叶绿色，花黄色，花管
较长。前3种生于潮湿地，属黄色药；后3种生于高山草地属白色药。

【原植物】

1. 斑唇马先蒿　（图175）

Pedicularis longiflora Rudolph var. **tubiformis**（Klotz.）Tsoong

低矮草本，高7~20 cm，干时略变黑。根束生，端须状。茎短，很少伸长。基生叶具柄，柄长1.5~3 cm，茎生叶柄较短，下半部多少膜质膨大，边缘具毛；叶片披针状长圆形，羽状浅裂或深裂，裂片具重齿，齿具胼胝而反卷。花腋生，具短梗；花黄色；花萼筒状，长11~15 mm，前方开裂至2/5，萼齿2，掌状裂；花冠长3~7 cm，花冠管外被毛，盔直立部分稍向后仰，花冠膨大部含有雄蕊部分，其前端狭细为一半环状卷曲的细喙，下唇具长缘毛，宽过于长，中裂较小，近倒心脏形，先端明显凹入，下唇近喉处有棕红色的斑点2个；花丝具密毛；花柱明显伸出喙端。蒴果披针形，具长梗。　花果期5~10月。

产于西藏、青海、四川、云南。生于海拔2 300~5 300 m的高山草甸、沼泽、湖边、河谷及溪流两旁、云杉林缘。分布于克什米尔地区、尼泊尔、印度东北部、不丹。

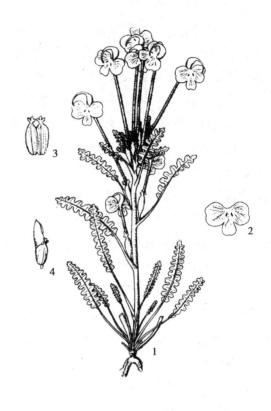

图175　斑唇马先蒿　**Pedicularis longiflora** Rudolph var. **tubiformis**（Klotz.）Tsoong
1. 植株；2. 花冠下唇展开；3. 花萼展开；4. 果实。（刘进军绘）

2. 凸额马先蒿

Pedicularis cranolopha Maxim.

多年生草本，高5~20 cm。茎常丛生，多铺散成丛，沿沟有成纵行的毛。叶片长圆状披针形，长达6 cm，羽状深裂，裂片羽状浅裂且具重齿，茎生叶上部者互生。总状花序顶生；花黄色；花萼膜质，长12~20 mm，被毛，前方开裂，萼齿3，后方1枚小，两侧基部具柄，上方叶状；花冠长4~5 cm，花冠管外有毛，盔直立部分略前俯，上端含雄蕊部分镰状弓曲，其前端急细为作半环状弓曲而端指向喉部的喙，喙长7~8 mm，端深二裂，在额部具三角形的鸡冠状凸起，下唇宽过长，宽约20 mm，长约13 mm，具密缘毛，侧裂片多少褶扇形，端圆不凹，中裂片稍肾脏形，前方有明显的凹头；花丝均有密毛。　花期7~9月。

产于西藏、青海、四川、甘肃。生于海拔3 100~4 400 m 的高山草地、河滩沼泽草甸。

【药材】干燥的花。

【化学成分】矮小青海马先蒿经预试含生物碱及黄酮苷。

【显微鉴别】斑唇马先蒿茎横切面：表皮1列，细胞多切向排列。皮层宽，多间隙，细胞多卵圆形。4~5个维管束呈1环。韧皮部，筛管群显著；形成层不显；木质部较宽，导管多边形，呈径向排列；射线1~2个，细胞宽。（附图36A）

叶横切面：叶柄类马掌状，上表皮生有众多的单列非腺毛，表皮1列，细胞四边形。1维管束向上卷曲。木质部宽，导管多圆形，径向排列；形成层2~3列，细胞切向排列；韧皮部较窄，筛管群显著。叶片几等厚，中脉处下凹，多数维管束处向上凹。表皮1列，细胞切向排列，外壁加厚。气孔突出表皮之上。下表皮1列，细胞切向排列，外壁加厚；乳头状腺毛的细胞增大，嵌在表皮内，头细胞2~4个，具显著细胞核；少数多细胞非腺毛壁加厚。栅栏组织2~3列，细胞柱状；海绵组织多通气道，细胞多延长。维管束位于海绵组织中，木质部显著，导管群集。（附图36B）

粉末：绿色。毛状体众多，径13~55 μm，多细胞，常碎断，细胞薄壁，少数壁加厚。花粉粒随处可见，椭球形，径47~52 μm，3沟宽，时有合沟，沟膜上多颗粒状突起，外壁较光滑。导管少见，径10~22 μm，数个结合，多碎断，多网纹，少螺纹。（附图36C）

【采集加工】花期采花，就近以流水洗净，晒干。

【性味与功用】苦、寒；清热，利水，固精；治肝炎、胆囊炎、水肿、遗精、小便带脓血、高烧、神昏、谵语、肉食中毒。

以上6种植物检索表

1. 花冠管短，长10~11 mm；一年生草本；花序穗状，长达20 cm以上 ……………………………………………………………… 半扭卷马先蒿　**Pedicularis semitorta**

1. 花冠管长，长15 mm以上；多年生草本；花腋生或总状花序顶生。
　2. 总状花序顶生；盔具鸡冠状凸起；萼齿3。
　　3. 盔的鸡冠状凸起伸长作细而尖的角状体；萼齿后方1枚较大 …………………………………………………… 长角凸额马先蒿　**P. cranolopha** var. **longicornuta**
　　3. 盔的鸡冠状凸起不伸长；萼齿后方1枚很小 ……………………………………………………………………… 凸额马先蒿　**P. cranolopha**
　2. 花均腋生；盔无鸡冠状凸起；萼齿2~5。
　　　4. 萼齿2；喙细长卷曲为半环状；下唇近喉处有棕红色斑点2个 ………………………………………………… 斑唇马先蒿　**P. longiflora** var. **tubiformis**

4. 萼齿5或2~3；喙细直，不卷曲；下唇无斑点。

  5. 叶片光滑；花冠紫红色，喉部为黄白色；萼齿5 ⋯⋯ **青海马先蒿 P. przewalskii**

  5. 叶片被腺毛；盔紫红色，下唇白色至浅黄色；萼齿2~3 ⋯⋯⋯⋯⋯⋯⋯⋯⋯⋯

⋯⋯⋯⋯⋯⋯⋯⋯⋯⋯⋯⋯⋯ **矮小青海马先蒿 P. przewalskii var. microphyton**

ༀང་ཏོང༌། （龙东）

【考证】《晶珠本草》记载：龙东消炎，治白喉症、益精、精囊病；树高大，果实如人睾丸，种子黑而红紫，有光泽，果核不需穿孔，针线可穿入。

藏医用无患子科无患子入药。其果实形状，种子的质地，基本上不符合上述记载，但藏医用之，故收录于后，以待研究。我国曾用无患子作土农药，显然有毒，可能有消炎、杀菌作用。

【原植物】

无患子

Sapindus mukorosii Gaertn.

落叶乔木，高10~25 m。树皮黄褐色，平滑。偶数羽状复叶，连柄长20~45 cm，互生；小叶4~8对，互生或近对生，纸质，卵状披针形至长圆状披针形，长7~15 cm，宽2~5 cm，无毛，全缘；小叶柄长3~6 mm。圆锥花序顶生，长15~30 cm，密被褐色茸毛；花梗长约1 mm；苞片微小，有毛；花两性，黄白色或淡紫色；萼片5，圆形或长圆形，具细纤毛；花瓣5，卵状披针形，长约2.5 mm，内部和顶部密生羊毛状毛；雄蕊8，生于花盘内，长约1.5 mm，花丝具柔毛；子房3室，每室1胚珠。核果球形，直径约2 cm，由子房之1室发育而成，肉质，黄色或橙黄色。种子黑色，球形，直径约1.5 cm，具骨质硬壳。 花期6月，果期10月。

产于湖北西部、台湾及长江以南各省区。多生于温暖、土壤疏松而稍湿润的疏林中。分布于越南、老挝、印度、日本。

【药材】干燥的果实。

【化学成分】种子含脂肪、蛋白质。核含油18.52%，核壳含油0.62%，核仁含油42.38%。

【采集加工】果期采果，晒干备用。

【性味与功用】苦、平、有小毒；消炎，治白喉。

ཤ་ཟིང་བ། （夏芒哇）

【考证】《晶珠本草》记载：夏芒哇解毒，愈疮，分8种。

通过访问，仅知2种药，一为欧歇，一为折夏芒。分述如下。

དངལ་མེ། （欧歇）

【考证】《晶珠本草》记载：欧歇可解食物中毒；生于山坡，形状如倒扣的锅，外表白色，里面红色，菌褶细密如伞肋，茎状如伞把。

藏医用蘑菇入药，其形状与上面记述相符，故视为正品。

【原植物】

蘑菇

Agaricus campestris (L.) Fr.

伞菌科植物，高8~10 cm。菌伞半球形，光滑，直径4~8 cm，白色或近白色，肉厚，中部宽，边缘薄；菌褶离生，如伞肋，稍密，初时白色，后变粉红色，最后变为黑褐色，菌柄与菌伞表面同色，近圆柱形，内部松软，充实，长3~8 cm，直径8~15 mm，菌环以下部分有毛状鳞片或丝状纤毛，后变光滑；菌环生于柄的中部，白色，膜质，出土时，菌伞边缘与菌环结合，当菌伞展开时，脱离菌环，以后仅留环痕。孢子椭圆形，光滑，深紫褐色。

产于西藏、青海、四川、甘肃、新疆、河北、山西。生于旷野、草地等富有有机肥料的场所。我国大部分地区均有栽培。

【药材】干燥的蘑菇。

【化学成分】新鲜和干的植物每100 g 分别含水分93 g、17 g，蛋白质2.9 g、35.6 g，脂肪0.2 g、1.4 g，碳水化合物3 g、14 g，粗纤维0.6 g、6.9 g，灰分0.6 g、16.2 g，钙8 mg、100 mg，磷6.6 mg、162 mg，铁1.3 mg、32 mg，硫胺素（维生素B_1）0.11 mg、0.02 mg，核

黄素0.16 mg、2.53 mg，尼克酸3.3 mg、55.1 mg；维生素C 4 mg、1 mg。脂肪中的脂肪酸、亚油酸较多，油酸很少。含多种游离氨基酸，并在蛋白质中含有各种氨基酸，还含有与氨基酸有关的含氮物质，如 α-氨基己二酸（α-Aminoadipic acid）、β-氨基异丁酸（β-Aminoisobutyric acid）、刀豆氨酸（Canavanine）、肌肽（Carnosine）、肌酸酐（Creatinine）、胱硫醚（Cystathionine）、2，4-二氨基丁酸（2，4-Diaminobutyric acid）、高胱氨酸（Homocystine）、高丝氨酸（Homoserine）、羟基赖氨酸（Hydroxylysine）、犬尿素（Kynurenine）、肌氨酸（Sarcosin），γ-氨基丁酸等，以及苏氨酸、天门冬氨酸、缬氨酸、亮氨酸、瓜氨酸、苯丙氨酸、甘氨酸、丙氨酸、谷氨酸、脯氨酸与焦谷氨酸（Pyroglutamic acid）、结合成的二肽、N-焦谷氨酰葡糖胺（Pyroglutamyl-glucosamine）等。又含5′-一磷酸腺苷（5′-Adenosine monophosphate）、5′-一磷酸尿核苷（5′-Uridine monophosphate）以及己糖醇（Hexitol）和戊糖醇（Pentitol），木糖醇（Xylitol）。蘑菇水蒸气蒸馏，可得一种辛烯醇。鲜品每百克含钠3.7~9 mg、钾486 mg、锰0.08 mg、铜1.79 mg、锌0.28 mg、氟0.031 mg、氯25 mg、碘18 μg。蘑菇中的酪氨酸酶（Tyrosinase）有α-、β-、γ-、δ-等几种，酶中含铜0.2%。维生素除前述者外，还有维生素A原、维生素B$_6$、维生素D、维生素E、维生素K，以及泛酸、生物素和叶酸。

【采集加工】秋季采收蘑菇，晒干。

【性味与功用】甘、咸；解食物中毒。

འཇེ་ག་མད། （折夏芒）

【考证】《晶珠本草》记载：折夏芒辛、平，治烫伤；生于阴面草坡，白色，状似银白色瘿瘤，老后内有烟状物。

藏医用马勃入药，根据马勃形态和大量孢子散发情况，与上述记载相符。

【原植物】

大马勃　（图176）

Calvatia gigantea（Batsch ex Pers.）Lloyd

腐生菌。菌体圆球形或近球形，直径可达20 cm，表面白色，后变浅黄或淡青黄色，初时微具绒毛，后变光滑，外壁薄，菌体内部充满子实层，成熟后菌体失水开裂，内呈褐色或棕褐色，海绵状，松软，稍触动则有大量孢子散出。孢子球形，光滑或具细微小疣，直径3.5 μm，孢丝长，与孢子同色，稍分枝，径2.5~6 μm，有稀少横隔。

产于西藏、青海、甘
肃、新疆、内蒙古、河北、
山西、辽宁。生于草地、
草坡等处。

【药材】干燥的菌体。

【化学成分】大马勃含
磷酸钠、马勃素、麦角甾
醇、亮氨酸和酪氨酸等。

【采集加工】夏秋采集
菌体，去掉泥沙备用。

【性味与功用】辛、
平；治烫伤，与胆汁调配，
内服可止血，外服可敷疮
止血；与水调配，可治火
烫伤；用麝香调配，可解
蛇毒。

藏医也用本属其他种入药。

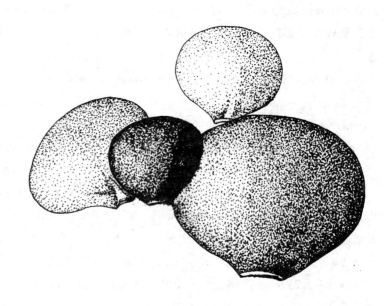

图 176 大马勃 **Calvatia gigantea** (Batsch ex Pers.) Lloyd
全株。(阎翠兰绘)

གང་ཐིག (象策)

【考证】《晶珠本草》记载：象策治炭疽类疾病，内服外用立即见效，无论肿块疖痈
都会收效；象策状如芥菜，茎长而多分枝，种子小，色黄。

藏医用十字花科播娘蒿入药，与芥菜相比，分枝多，种子小，褐色，与上述记载相符。

【原植物】

播娘蒿

Descurainia sophia (L.) Webb. ex Prantl

一年生或二年生草本，高30~70 cm，全株被叉状毛。茎直立，上部多分枝。叶二至三回羽状分裂，长3~7 cm，宽2~3 cm，末回小裂片线形或线状长圆形，长3~5 mm。总状花序顶生；花小；花萼4，早落，直立，线状长圆形，长约2.5 mm，先端钝，边缘狭膜质；花瓣4，匙形，与花萼近等长，先端钝或微凹，基部渐狭成爪；雄蕊6，花丝线形。长角果线形，长2~3 cm，无毛，果梗长1~2 cm，2室，每室具1行种子。种子长圆形至卵形，褐色，表面具细网纹。 花果期6~9月。（图见《青藏高原药物图鉴》2：165）

产于西藏、四川及西北、华北、东北、华东等区。生于海拔4 200 m以下的田边、路边、河滩、荒地。分布于欧洲、亚洲、非洲及北美洲。

【药材】干燥的种子。

【化学成分】播娘蒿的种子含挥发油（异硫氰酸苄脂、异硫氰酸烯丙脂、二烯丙基二硫化物），脂肪酸含量15%~20%，另含两种强心苷，其中一种为七里香苷甲。

【采集加工】果期采种子，晾干。

【性味与功用】辛、涩、温、无毒；肿，治炭疽。种子也是中药（药材名：葶苈子）。其功效同独行菜。

གང་ལེན་ཁྱུག་པོ། （相连木保）

【考证】《晶珠本草》记载：相连木保味甘、苦，功效治肺病；生于阴山高处松软地带，植株不大，高约4指，茎如金色筷，茎基部叶莲座状，花小，淡红色，均匀，种子像云雀眼。

藏医认为相连木保与邦参布柔为同物异名，然而，在《晶珠本草》中称的相连木保和《蓝琉璃》中称的邦参布柔，显然为两药。为今后进一步研究，我们将访问来的相连木保考证如下。根据调查，部分藏医用石竹科福禄草和虎耳草科小芽虎耳草入药，但其花的颜色和种子形状等均与上述记载不甚相同，因藏医使用，故作代用品。

【原植物】

1. 福禄草 （图177）

Arenaria przewalskii Maxim.

多年生草本，高8~20 cm。主根细长，木质化，支根须状。茎丛生或单生，稍斜上升，基部宿存纤维状残留叶鞘，上部直立，密被淡褐色腺毛。基生叶线形，长2~3 cm，宽1~2 mm，先端钝，基部较宽，连合成鞘，膜质，边缘稍反卷，并具细小突起。花序聚伞状，通常具3花；苞片卵状椭圆形，长4~7 mm，宽1~2 mm，先端钝，基部稍窄，背面被腺毛；花梗长3~5 mm，密被腺毛；花白色；萼片5，紫色，宽卵形，长4~5 mm，宽2~3 mm，先端钝圆，常微缺，基部较宽，边缘膜质，通常下部具缘毛，背面密生腺毛；花瓣5，倒卵形，长8~10 mm，宽4~5 mm，先端钝圆，有时微凹，基部渐狭，呈楔形；花盘碟形，具5个椭圆形腺体；雄蕊10，花丝扁线形，长约5 mm，花药黄色，椭圆形，背面着生；子房长圆状倒卵形，具柄，花柱3，线形，长约3 mm，柱头扁平，长圆形。 花期7~8月。

产于青海、甘肃。生于海拔3 000~4 000 m 的高山草甸和退缩的冰碛山谷中。

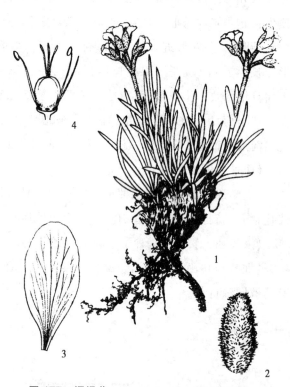

图 177　福禄草　**Arenaria przewalskii** Maxim.
1. 全株；2. 萼片背面(并示毛)；3. 花瓣；4. 雄蕊、雌蕊。(刘进军绘)

2. 小芽虎耳草

Saxifraga gemmuligera Engl.

草本，高达20 cm。茎不分枝，具腺毛。基生叶莲座状，茎生叶卵形，长5~6 mm，两面无毛，边缘有睫毛，叶腋处具芽。花单生于茎顶；花梗具腺毛；花黄色；萼片三角状卵形，长约1.9 mm，3~5脉，背面基部具腺毛，花期反曲；花瓣卵状长椭圆形，长约4 mm，基部急骤成爪，具3脉，无痂体；雄蕊长约2.5 mm，花丝成钻形；子房卵球形，花柱短。花期7~8月。 (图见《青藏高原药物图鉴》2:79)

产于青海东部、四川西北部。生于海拔3 800~4 700 m 的水边石上或高山草甸中。

【药材】干燥的全草。

【采集加工】7~8月采全草，洗净，除去杂质，晾干。

【性味与功用】微甘、苦，寒；清热润肺，治肺结核、肺炎。

以上2种植物检索表

1. 特立中央胎座；花序聚伞状；花柱3；叶对生 ……………………… 福禄草 **Arenaria przewalskii**

1. 中轴胎座；花单生，花柱2；叶互生 ……………………… 小芽虎耳草 **Saxifraga gemmuligera**

ཤིང་ཀུན། （兴更）

【考证】《晶珠本草》记载：兴更辛、微温，杀虫，治寒症，心风、重急风，并能开胃、止痛；为保嘎嘎树的树脂，状如干脑，气味很浓。

藏医用伞形科阿魏的树脂入药，多来源市售药品。我国市售阿魏树脂，三种都有浓厚的葱蒜气味，为多年生草本，与上述保嘎嘎树不同，再加上它们的功用也有所差异，故阿魏只能是代用品。

【原药物】

阿魏

（**Ferula assafoetida** L.） 的树脂。

树脂呈不规则的块状、脂膏状、泪滴状，偶有半流体状。表面为乳白色、灰白色或浅棕黄色，久贮色泽加深；块状者硬度似白蜡，质轻，断面稍现孔隙，新鲜切面呈乳白色或略呈浅黄色，久放颜色渐深。具强烈持久的葱蒜样阿魏特异臭，嚼之黏牙，味辛辣，对舌有较强烈的烧灼样刺激。

我国不产，产于俄罗斯、中亚地区及伊朗、阿富汗。生于多沙地带。

【药材】树脂。

【化学成分】阿魏含树脂40%~64%，树胶约25%，挥发油10%~17%。树脂的主要成分为阿魏树脂鞣醇（Asaresinotannol），一部分游离，一部分与阿魏酸（Ferulic acid）化合成酯。挥发油的主要成分为蒎烯（Pinene）及多种有机硫化物：$C_7H_{14}S_2$、$C_{11}H_{20}S_2$、$C_{10}H_{16}S_2$等，硫的含量为17%~38%。

新疆阿魏：主要成分为挥发油、树脂、树胶。其挥发油含量8%~20%，是无色或淡黄色油状澄明液，比重0.915~0.938，旋光度$[\alpha]_D^{20}$=+100.38°~+17.3°；挥发油经气相层析与阿富汗进口阿魏的挥发油对照，其主要成分一致，含量略有差异。阿魏挥发油主要成分为蒎烯（Pinene）及多种有机硫化物：$C_7H_{14}S_2$、$C_{11}H_{20}S_2$、$C_{10}H_{16}S_2$等多种二硫化物。其中，仲丁基丙烯基二硫化物（Secbutyl propenyl disulfide）是本品特殊蒜臭的原因。

【采集加工】花期用快刀割去茎表皮，收集树脂，晒去水分，备用。

【性味与功用】辛、微温；杀虫，开胃，止痛；治寒症、心痛、头痛和牙痛、虫病等。

以上3种植物检索表

1. 株高达2 m；叶长50 cm ··· 阿魏 **Ferula assafoetida**

1. 株高0.5~1.5 m；叶长30 cm。

  2. 茎有毛；叶片三出式三次全裂，裂片长10 mm；伞辐有密毛；成熟果实长10~12 mm，等于或短于果柄 ··· 新疆阿魏 **F. sinkiangensis**

  2. 茎近无毛；叶片三出式二次羽状全裂，裂片长20 mm；伞辐近无毛；成熟果实长12~16 mm，长于果柄 ··· 阜康阿魏 **F. fukanensis**

ཤིང་ཚ། (兴察)

【考证】《晶珠本草》记载：兴察引排肺脓，治"龙"病；生于温暖川地的密林中，树干坚硬，皮有厚薄二种，皮薄者味辛，性热；皮厚者性平而背白，叶小。又记载：兴察如小铜管。

藏医用市售的桂皮入药，皮厚者称官桂。官桂同名异物较多，真正官桂为樟科肉桂，常用者还有柴桂，四川将银叶樟之皮也称官桂，湖北则以川桂为官桂，按皮的厚薄分，前3种种皮较厚，川桂、天竺桂的皮较薄，但均入药。

【原植物】

1. 肉桂

Cinnamomum cassia Presl

常绿乔木，高12~17 cm。树皮灰褐色，芳香；幼枝常显四棱，被灰黄色茸毛。叶互生或近对生，革质，长椭圆形至近披针形，长8~20 cm，宽3.5~6 cm，先端急尖，基部楔形，表面绿色，平滑无毛，中脉及侧脉明显凹下，背面灰绿色，有疏柔毛，主脉3出，隆起；叶柄长1~2 cm，上面有纵沟。圆锥花序腋生，长10~19 cm，被短柔毛；花小，白色；花被片6；能育雄蕊9，3轮，第3轮的每一花丝基部有腺体2，花药4室，外向瓣裂；子房卵形。浆果紫黑色，椭圆形，长约1 cm，直径约9 mm，外包绿色宿存花被。种子长卵形，紫色。花期5~8月，果期10月至次年2~3月。

我国浙江、福建、广东、广西有栽培。

2. 川桂

Cinnamomum wilsonii Gamble

乔木，高5~16 m。幼枝紫灰褐色，具棱。叶革质，卵形或狭卵形，长约10 cm，先端渐尖，边缘具软骨质而反卷，离基三出脉，背面苍白色。花2~3朵组成腋生伞形或总状花序；总花梗细长；花梗丝状，被毛；花白色；花被片6，卵形，两面疏生绢毛；雄蕊12，4轮，内层一轮退化；子房卵形，花柱肥大。果实阔椭圆形，有宿存花萼。　花期春季至初夏。

产于四川、贵州、湖北、湖南、广东、广西。生于溪畔杂木林中。

【药材】干燥的树皮。

【化学成分】肉桂含挥发油1%~2%，油中主要成分为桂皮醛75%~95%，并含有少量乙酸桂皮酯（Cinnamyl acetate），以及苯丙酸乙脂。此外，尚有鞣质、黏液等。

【采集加工】剥取树皮，晾干。

【性味与功用】甘、辛、温、轻；祛胃寒，生火止泻；治胃病、肝病、寒性龙病、淋病、腹泻及肺痈等。

以上5种植物检索表

1. 叶无毛。
　2. 果托边缘截平、波状或不规则齿裂；花序无毛 ………… 天竺桂　**Cinnamomum japonicum**
　2. 果托具整齐6齿裂，齿端平截、圆形或锐尖；花序被灰白丝状微柔毛 ……… 柴桂　**C. tamala**
1. 叶被毛。
　3. 植株各部被污黄、黄褐至锈色短柔毛或短绒毛 ………………… 肉桂　**C. cassia**
　3. 植株各部被灰白色至银色微柔毛或绢毛。
　　4. 雄蕊12，呈4轮，最内一轮退化；总花梗丝状 ……………… 川桂　**C. wilsonii**
　　4. 雄蕊9，呈3轮；总花梗非丝状 ……………… 银叶樟　**C. argenteum**

ཤིང་མངར། （兴额）

【考证】《晶珠本草》记载：兴额味甘，可祛痰，治肺病、喉痧、干渴和脉病；根黄色，味甜，叶绿而小，因生境不同有的如干扎嘎日（悬钩子）的叶；可分三类，园生者为雄，水边荒滩生者为雌，林间沟畔生者为中性。

据调查，各地藏医所用的兴额均为豆科甘草。但上述记载简单，若根据生境来考证，又难免使人生疑，因此本药尚需进一步研究。

【原植物】

甘草　（图178）

Glycyrrhiza uralensis Fisch.

多年生草本，高50~100 cm。根茎横卧，圆柱形，长1~2 m 以上，直径0.8~3 cm，表皮棕红色或暗棕色，里面黄色；茎直立，被白色纤毛、鳞片状腺体和腺状刺。奇数羽状复叶，具小叶7~11；小叶卵形、卵圆形、倒卵形或近圆形，长1.5~3 cm，宽1~2 cm，两面被腺状鳞片及白纤毛；小叶柄长1~3 mm，密被白毛。总状花序腋生，具多数密集的花，长5~7 cm；花蓝紫色；花萼钟形，长7~8 mm，被纤毛及鳞片，萼齿5，披针形；花冠长约1.5 cm，旗瓣卵圆形或倒卵形，翼瓣长为旗瓣的4/5，具爪和耳，龙骨瓣短于翼瓣，具爪，耳狭三角形；子房密被腺状鳞片。荚果长圆形，弯曲成镰刀

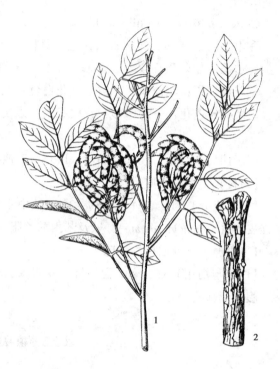

图178　甘草　**Glycyrrhiza uralensis** Fisch.

1. 果枝；2. 根。（刘进军描绘）

状或半环形，密被褐色刺状腺毛。种子扁圆形或肾形，黑色，光滑。　花期6~7月，果期8~9月。

产于我国西北、华北、东北等区。生于海拔800~2 800 m 的沙质土壤上。分布于中亚地区、俄罗斯等地。

【药材】干燥的根和根茎。

【化学成分】甘草的根和根茎含三萜皂苷甘草酸（Glycyrrhizic acid），即甘草甜素（Glycyrrhizin），是甘草次酸（Glycyrrhetinic acid）的二葡萄糖醛酸苷，为甘草的甜味成分。此苷无溶血作用，而甘草次酸则有之。甘草根的水解物中尚分出乌热酸（Uralenic acid），经证明是18α–甘草次酸。从甘草中还分出多种黄酮成分，其中有甘草素（Liquiritigenin，即4′7–二羟基双氢黄酮）、异甘草素（Isoliquiritigenin，是甘草素相应的查耳酮化合物，2，4，4′–三羟基查耳酮）、甘草苷（Liquiritin，即甘草素7–β–葡萄糖苷）、新异甘草苷（Neoliquiritin，即异甘草素–4–β–葡萄糖苷）、异甘草素–4–β–葡萄糖–β–洋芫荽糖苷（Licurazid）。甘草中含水溶物18.7%~40.54%，甘草酸3.63%~13.06%，还原糖3.38%~13.67%，淀粉及胶质2.04%~6.32%，水分6.04%~8.44%，灰分

3.35%~6.86%。

【采集加工】秋季采挖根和根茎，除去残茎、幼芽和须根，晒至六七成干时，打捆后放于通风的地方，使其全部干燥。饮片的加工是将甘草除去杂质，洗净，用水泡至七八成透，然后切片后晾干。

【性味与功用】甘、平；补脾和胃，润肺止咳，缓急止痛，祛痰止咳，解毒，调和诸药；用于脾胃虚弱，脘腹挛痛，咳嗽，心悸，咽喉肿痛，疮疡、中毒；治脾虚泄泻、肺燥干咳、手肢麻痹抽筋疼痛。

གང་གང་ཆེ་ལ་ཞ།　（兴兴哲吾）

【考证】《晶珠本草》记载：兴兴哲吾味微苦、甘，治血病、脉病；叶灰白色，粗糙，湿润，平铺地面，花葶直而硬，顶端开铃状花，花多杂聚集悬挂；可分白、黄、红、紫4种，红、黄2种生于水边湿地；白、紫2种生于山坡旱地。

各地藏医主要用报春花科植物入药。其中，黄色药用齿叶灯台报春及钟花报春，第一种生于山坡草地，第二种生于水边湿地，花下垂或外倾，故应以此种为黄花正品。红花药藏医用带叶报春、红花雪山报春和苞芽报春，根据生境应以带叶报春为正品。紫色药藏医用甘青报春和白心球花报春，根据花下垂或外倾的特点，应以甘青报春为正品。白色药藏医用番红报春和石竹科的娘娘菜入药，两种多少都有差异，可视作代用品。

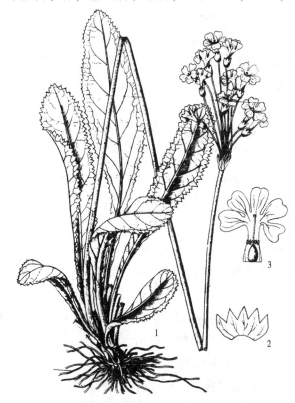

图179　钟花报春　**Primula sikkimensis** Hook.
1. 全株；2. 花萼；3. 花的解剖。（阎翠兰绘）

1. 钟花报春　相哲色保（译音）
（图179）

Primula sikkimensis Hook.

多年生草本，高约40 cm，无毛。根状茎粗而短，发出多数须根。叶基生，长圆状倒披针形或倒披针形，长约20 cm，宽3~4 cm，先端圆钝，边具细齿，基部下延；叶柄明显。花葶单一，直径约4 mm，无粉；伞形花序1轮，具7~20花，近下垂；苞片约7枚，披针形，长约9 mm，宽约1.5 mm，具黄粉；花梗柔弱，长约2 cm，被黄粉；花淡黄色或黄色；花萼钟状，长约9 mm，宽约4 mm，裂片5，三角形，长约4 mm；花冠高脚碟状，长2~3 cm，花冠筒细长，裂片5，先端1缺刻；雄蕊着生于花冠筒上，与花冠裂片同数对生；子房上位。蒴果长圆形。种子光滑，淡黄色。 花期6~7月。

产于西藏东部及南部、青海东南部、四川西部、云南西北部。生于海拔3 750~4 500 m的林缘湿草地、水沟边。分布于尼泊尔、印度东北部、不丹、缅甸。

2. 带叶报春　相哲玛保（译音）（图180）

Primula secundiflora Franch.

多年生草本，有白粉。叶薄，

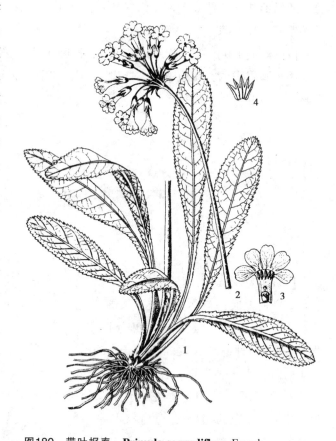

图180　带叶报春　**Primula secundiflora** Franch.
1. 植株下部；2. 花序；3. 花的解剖；4. 花萼。（阎翠兰绘）

长披针形，长4~15 cm，宽2~3 cm，先端圆形或钝，基部渐狭，边缘有细锯齿；叶柄长3~4 cm。花葶高35~50 cm；伞形花序1~2轮，向四周弯垂，有白粉；苞片长6~9 mm，披针形，先端尖锐；花梗长1~5 cm；花紫红色或深玫瑰色；花萼钟状，长7~10 mm，裂片长披针形，长约3 mm，棱脊深紫色；花冠筒筒状，上部宽钟状，直径约为1.5 cm，裂片卵形，全缘或顶端凹缺。蒴果长圆形，长于宿存的花萼。 花期7月。

产于西藏东部、四川西部、云南西北部。多生于海拔3 700~4 800 m的水沟边、高山灌丛及石砾间潮湿处。

3. 甘青报春　相哲姆保、奥勒西（译音） （图181）

Primula tangutica Pax

多年生草本，高达40 cm，光滑无毛。叶基生，厚硕，披针形或长圆状倒披针形，长4~10 cm，宽1~2 cm，先端急尖，边具细齿，基部下延，叶柄不明显，近无粉；基生叶下尚具鳞片状叶，小型，黑褐色。花葶1或2，直径达4 mm，无粉；伞形花序顶生，1或2轮，每轮5~10花；苞片5，线形，长约7 mm，被黄粉；花梗长约1.5 cm；花黑紫色，内部褐色；花萼连合，狭钟形，长约1 cm，宽约4 mm，密被黄粉，裂片5，三角形，长约2 mm；花冠筒筒状，长约1.5 cm，裂片5，线状披针形，长约6 mm，宽约1 mm；雄蕊5，着生于花冠筒中部，与花冠裂片对生，花丝很短；子房上位。幼蒴果球形。 花期6~8月。

产于西藏东部、青海、四川西北部、甘肃。生于海拔4 400 m 以下的高山草原、山坡湿润草地、高山灌丛和近水沼泽地带。

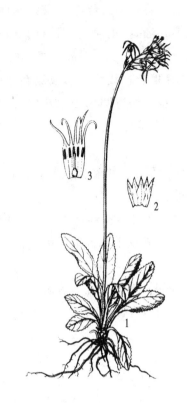

图181　甘青报春　**Primula tangutica** Pax
1. 全株；2. 花萼；3. 花的解剖。（阎翠兰绘）

4. 番红报春

Primula crocifolia Pax et Hoffm.

多年生草本，高20 cm，被粉。须根纤细，带粉红色。叶基生，披针形，长3.5~5 cm，宽1~1.3 cm，质厚，先端渐尖，边缘，具细齿，具微腺体，基部下延，叶柄不明显。花葶圆管状，直径约3 mm，被腺体纤毛；伞形花序1轮；苞片6~10，三角形，长约4 mm；花梗长1~1.6 cm，不等长；花淡黄色；花萼钟状，长1 cm，裂片5，三角形，长3~4 mm，被腺毛；花冠高脚碟状，花冠筒长约1.2 cm，宽约3.5 mm，裂片5，倒卵形，全缘，长约1 cm，宽约0.5 cm；雄蕊5，着生于花冠筒中部以上，内藏；花柱1，柱头头状。蒴果长圆形。 花期6~8月。

产于青海（玉树、囊谦）。生于海拔3 500 m 的阴坡、林区草地。

5. 娘娘菜

Lepyrodiclis holosteoides (Edgew.) Fisch. et C. A. Mey.

一年生草本，高10~80 cm，全株被腺柔毛。茎柔软，上部嫩枝的腺柔毛细而长。叶线状披针形或长圆状披针形，长2~4 cm，宽2~9 mm，先端渐尖或锐尖，基部微包茎，上面被柔毛，有时沿中肋较密，缘毛显著。花序聚伞状，具多花；苞片叶质，披针形或线状披针形，长4~6 mm；花梗细，长1~1.5 cm，密生腺柔毛；花白色；萼片5，线状披针形至长圆状披针形，长4~5 mm，缘具极窄膜质，先端锐尖或钝，背面常疏生腺柔毛，花瓣5，较萼片稍长，线状匙形或宽倒卵形，先端微凹或啮蚀状；雄蕊10，花丝扁平，向基部渐扩大；子房近圆球形，花柱2，线形。蒴果卵形，短于萼片，通常2瓣裂，果瓣薄膜质。种子2~4，扁圆形，红褐色，具柄。　花期6~8月，果期8~9月。　（图见《青藏高原药物图鉴》1：149）

产于西藏、青海、甘肃、陕西、新疆、内蒙古。生于海拔2 000~4 200 m 的田野、草地和山坡林间空地。

【药材】干燥的花（报春类药）或全草（娘娘菜）。

【采集加工】花期采花，晾干备用。娘娘菜为6~7月采全草，洗净，除去杂质，略砸，晾干。

【性味与功用】微苦、甘。治血病和脉病，红花者治血病、肺病、赤痢，也治各种热病及黄水病；白花者治血机紊乱、止空呕，治流感；黄花者治小儿热痢。

以上9种植物检索表

1. 离瓣花；叶茎生且对生；聚伞花序 …………………………… 娘娘菜　Lepyrodiclis holosteoides
1. 合瓣花；叶基生呈莲座状；伞形花序。
  2. 植株被腺毛。
    3. 花少数，花冠淡黄色，具明显花梗 …………………… 番红报春　Primula crocifolia
    3. 花多数，花冠蓝紫色，具短梗 ……………………… 白心球花报春　P. atrodentata
  2. 植株被粉或光滑。
    4. 一年生，植株细弱矮小；苞片基部隆起 …………… 苞芽报春　P. gemmifera
    4. 多年生，植株粗壮高大；苞片基部不加厚。
      5. 莲座丛外围以鳞片状叶，叶片厚。
        6. 花冠红紫色，裂片宽 ……………………… 红花雪山报春　P. russeola
        6. 花冠黑紫色，内面褐黄色，裂片狭 ……… 甘青报春　P. tangutica
      5. 莲座丛外围不具鳞片状叶，叶片薄。
        7. 花冠红紫色 ……………………………… 带叶报春　P. secundiflora
        7. 花冠黄色。
          8. 蒴果长圆形，长于宿存花萼 …………… 钟花报春　P. sikkimensis
          8. 蒴果卵圆形，短于或等于宿存花萼 …… 齿叶灯台报春　P. serratifolia

ཤུ་དག་ （徐达）

【考证】《晶珠本草》记载：徐达治消化不良，升胃温，治乳蛾、喉症；可分黑、白两类，黑的生于水中，根有波状环纹，一寸（3.3 cm）长的根茎有9个环纹者最佳，叶像稻苗；白的又分佳、次两种，佳品产自上部之地，形状、皱纹同黑品，质坚硬，断面白色，节部微有蓝色光泽，气味芳香，味甘、苦；次品又再分两种，一种产于干旱山坡和平滩，根白色，皱纹同前，叶像大蒜叶，有的为园中栽植。

藏医用天南星科菖蒲及石菖蒲入药。这两种植物的叶均像稻苗，根状茎均有环纹，有芳香气味，其中，石菖蒲的根状茎的节间一般长4 cm，有近9个环纹；菖蒲节间一般长1 cm，环纹少。因而，石菖蒲可能为黑的，菖蒲则为白的佳品。另外，白的次品两种，未见藏医使用，待今后考证。

【原植物】

菖蒲 （图182）

Acorus calamus L.

多年生草本。根状茎横走，粗壮，直径5~10 mm，稍扁，外皮黄褐色，芳香，有分枝；肉质根多数，长5~6 cm，具毛发状须根。叶基生，叶片剑形，长90~100（150）cm，中部宽1~2（3）cm，中肋明显隆起，侧脉3~5对，平行；叶鞘套折，宽4~5 mm，向上渐狭，边缘膜质。花葶基出，短于叶片，三棱形，高（15）40~50 cm；佛焰苞叶状，长30~40 cm；肉穗花序圆柱形，长4~7 cm，径6~10 mm；花黄绿色，两性；花被片6，长约2.5 mm，宽约1 mm，先端平截而内弯；雄蕊6，花丝扁平，长约2.5 mm，宽约1 mm，花药淡黄色，稍伸出花被外；子房长圆柱形。浆果长圆形，红色，排列紧密。 花期（2）

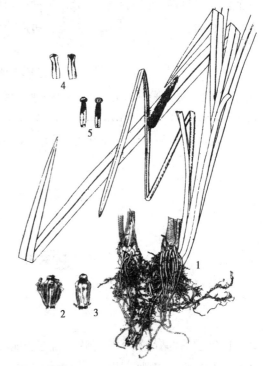

图182 菖蒲 Acorus calamus L.

1. 全形；2. 花；3. 雌蕊；4. 花被；5. 雄蕊。（刘进军绘全株，解剖图抄自《华东水生维管束植物》）

6~9月。

产于我国各省区。生于海拔2 600 m以下的水边、沼泽或湖沼湿地上，常有栽培。分布于南北两半球的温带、亚热带。

【药材】干燥的根茎。

【化学成分】菖蒲的根状茎含挥发油1.3%~3%。油中组成复杂，含量较多的有β-细辛醚（β-Asarone）、细辛醛（Asarylaldehyde）、丁香油酚（Eugenol）、丁香酚甲醚（Methyleugenol）等。近年来，还分离出十多种倍半萜类成分，其中有菖蒲酮（Acorone）、菖蒲烯酮（Acorenone）、异菖蒲酮（Isoacorone）、菖蒲二醇（Calamendiol）、异菖蒲二醇（Isocalamendiol）、白菖酮（Shyobunone），菖蒲酸（Acoric acid）等。

石菖蒲的根茎含挥发油1.2%~3.2%，油中主要成分为β-细辛醚，占挥发油的63.2%~81.2%，胡椒酚甲醚（Methyl chavicol）占8.8%~13.7%，还含有少量氨基酸及糖类等成分。

【采集加工】挖取根状茎，除去泥土及须根，洗净，干燥即可。

【性味与功用】辛、平；治消化不良、乳蛾、喉症，升胃温，止溃疡，轻泻，引黄水，祛风，并能增强记忆力。青海藏医认为两种菖蒲功效不同，因而多分开使用。菖蒲用以温胃消食、解瘟毒、祛风寒；治消化不良、白喉、炭疽等疠病、风寒病。石菖蒲用以增加体力、壮肌肉；治体虚、劳损、消瘦、痼症等。

以上2种植物检索表

1. 植株高大；叶长50 cm以上；佛焰苞长达45 cm；根茎节间距离多在1 cm以上，折断面多呈海绵状 ·· 菖蒲　Acorus calamus

1. 植株矮小；叶长50 cm以下；佛焰苞长不及30 cm；根茎节间距离多在1 cm以下，折断面非海绵状 ·· 石菖蒲　A. gramineus

ཐུ་མོ་ཟ།　（西毛萨）

【考证】《晶珠本草》记载：西毛萨能治肺脓肿，并能止泻；生于田间，叶如小豆叶，花白色如豆花，荚如公鸡距趾或如角蒿荚，籽如砂生槐籽，略扁，有气味；藏族当菜种植，都很熟悉，易于辨认。

藏医用豆科胡卢巴入药，其形状与上述描述相同，应作为正品。

【原植物】

胡卢巴

Trigonella foenum-graecum L.

一年生草本，高20~40 cm。茎直立，多分枝，被白色柔毛。叶具3小叶，中间小叶倒卵形，长1~3 cm，宽0.5~1.5 cm，先端钝圆，基部宽楔形，上部边缘具齿，两面均疏生长柔毛，侧生小叶同形而小；叶柄长1~4 cm；托叶宽三角形，与柄连合。花1~2朵，生于叶腋，无梗；花白色或淡黄色，稍带紫色；花萼筒状，长7~9 mm，外面被白色长柔毛，萼齿5，披针形，与萼筒近等长；花冠长1.4~1.8 cm，旗瓣长椭圆形，先端微缺，基部宽楔形，具短爪，翼瓣较窄，短于旗瓣，耳较钝，具细爪，龙骨瓣最短，耳很短，爪较细；子房线状椭圆形，柱头头状。荚果线状圆筒形，先端长渐尖，直或稍弯，长5~11 cm，宽约5 mm，疏被柔毛，有明显的纵网脉，含多数种子。种子肾形，棕色，长约4 mm。 花期6~7月，果期8~9月。

我国青海、甘肃、陕西、新疆、河北有栽培。

【药材】干燥的种子或微炒后的种子。

【化学成分】种子含龙胆宁碱（Gentianin）、番木瓜碱（Carpaine）、胆碱（Choline）0.05%、胡卢巴碱（Frigonelline）0.07%~0.13%（种子烘干至浅褐色时，约2/3的胡卢巴碱转变为菸酸）等生物碱。皂苷元主要是薯蓣皂苷元（Diosgenin）、痕量替告皂苷元（Tigogenin）。尚分离出牡荆素（Vitexin）、牡荆素-7-葡萄糖苷、荭草素（Qrientin）或异荭草素的阿拉伯糖苷、黄酮的葡萄糖鼠李糖二糖苷、槲皮素（Quercetin）、木樨草素（Luteolin）等黄酮类。

种子的一般组成为水分10.30%，灰分3.15%，脂肪7.61%，总蛋白16.97%，总糖3.68%，半纤维素11.98%，纤维素6.4%；脂肪油中固体脂肪酸92.9%，挥发性脂肪酸1.5%，不皂化成分0.9%，卵磷脂6.25%，植物甾醇0.5%。脂肪酸中主要是亚油酸和棕榈酸，并有少量油酸及亚麻酸。蛋白质中核蛋白55%。总糖中主要是半乳糖配甘露聚糖（Galactomannan）。

【采集加工】种子成熟时采收种子，除去杂质，晒干。种子用火微炒后放凉待用。

【性味与功用】苦、温；治肺脓肿，并能止泻。

ཤུག་པ། （徐巴）

【考证】《晶珠本草》记载：徐巴解热、利肺、肝胆热，治关节炎。分绵药和刺药2类，绵药又分大、中、小3种，大者生于川地和垭豁，根干黄色，有油汁，气味芳香，可作香料；中者生山溪旁，叶如牦牛尾下垂；小者为生于林间向阳处的绵柏。无论大小，状如杉树。

各地藏医用柏科方枝柏、侧柏、高山柏及香柏4种入药。其中，树干高大的方枝柏及侧柏的生境、性状与上述记载的绵药大者相仿，可能为其原植物。绵药的中者，按上述性状分析，显然没有一种近似，故无法肯定。至于绵药的小者和刺药，在《晶珠本草》中无形态描述，无法考证。

【原植物】

1. 方枝柏

Sabina saltuaria （Rehd. et wils.）Cheng et W. T. wang

乔木，高7~15 m。树干褐色或灰褐色，枝条平展或斜伸，树冠塔形；小枝"方"形，稍弧状弯曲。叶鳞片状，交叉对生，紧密排成四列，深绿色，长1~2 mm，先端钝，背部拱凸而成钝脊，下部或基部具圆形或卵形微凹腺体；幼树有刺状叶，刺叶3枚轮生，内有气孔线。雌雄同株。球果卵圆形或近球形，熟时黑色，直径5~8 mm，无粉。种子1粒，卵圆形，长4~6 mm，上部稍扁，先端钝或急尖，基部圆形。

产于西藏东部、四川西部、云南西北部、甘肃南部。生于海拔4 000~4 400 m 的山坡林内。

2. 侧柏

Platycladus orientalis （L.）Franco

常绿乔木，常呈灌木状，有时高达15 m。树干直，皮红褐色，呈薄片状裂；树冠呈圆锥形，老枝圆柱形，小枝扁平，为鳞片状叶所包。叶排成4行，交互对生，卵状菱方形，长2~4 mm，侧面两行对折，紧贴小枝。花单性，雌雄同株，生于上年小枝顶端；雄球花黄色，卵圆形，雄蕊6~10个；雌球花紫色，具6~8个心皮，每个心皮基部着生两胚珠。球果圆球形或卵状椭圆形，长1.5~2 cm，深褐色，开裂；果瓣6~8片，卵状菱形或椭圆形，木质，先端具钩状凸起，下部4片较大，各具种子2枚，顶端4片小，无种子。种子卵状椭圆形，长约6 mm，褐色。 花期4月，果期8~9月。

产于我国大部分地区。现我国各地均有栽培。分布于朝鲜。

3. 高山柏 （图183）

Sabina squamata （Buch.-Ham.） Antoine

灌木，高1~3 m。枝条斜伸或平展，灰褐色；小枝直立、弧形弯曲，伸展或下垂。叶刺状，三枚轮生，披针形或窄披针形，长5~10 mm，斜伸，先端尖，基部下延，背部上面稍凹，具白粉，下面拱成钝纵脊，沿脊有细槽，有的细槽仅在脊的基部。球果近球形或卵圆形，长6~8 mm，直径4~5 mm，幼时绿色，成熟后黑色或蓝黑色，中上部呈现3个尖头，无白粉，内有种子1粒。种子卵形或锥状球形，长4~7 mm，直径5（6）mm，有树脂槽，上部常有3条明显或微明显的钝纵脊。

产于西藏、四川、云南、贵州、甘肃、陕西、湖北、安徽、福建、台湾。生于海拔2 000~4 000 m 的山地林中。分布于喜马拉雅山区及缅甸北部。

【药材】干燥的果实和果膏。

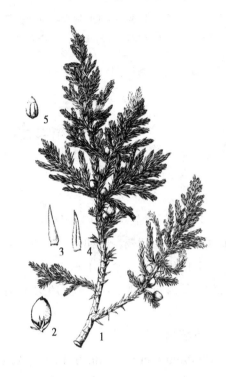

图 183　高山柏　**Sabina squamata** （Buch.-Ham.）Antoine
1. 果枝；2. 果实；3. 刺叶背面；4. 刺叶腹面；5. 种子。（阎翠兰绘）

【化学成分】侧柏种子含脂肪油，皂苷0.64%；叶含挥发油0.6%~1%，包括侧柏烯（Thujene）、侧柏酮（Thujone）、小茴香酮（Fenchone）、蒎烯（Pinene）、石竹烯（Caryophyllene）等；黄酮类中有香橙素（Aromadendrin）、槲皮素（Quercetin）、杨梅树皮素（Myricetin）、扁柏双黄酮（Hinokiflavone）、穗花杉双黄酮（Amentoflavone）等。新鲜侧柏叶的粗制总黄酮含量为1.72%；还含鞣质、树脂、维生素 C 等。

【采集加工】8~9月采枝、叶，晾干；10月果成熟时采果和种子或以果熬膏备用。

【性味与功用】辛、平；解热利肺、肝和胆；治肾脾病、尿涩、膀胱病、关节炎、月经不调等。

以上4种植物检索表

1. 球果成熟时张开，种鳞木质；小枝扁平，排成一平面 ·················· 侧柏　**Platycladus orientalis**
1. 球果由肉质的种鳞结合而成，种鳞不张开；小枝方形或近方形，不排成一平面。
　2. 叶鳞形或刺形兼有，鳞形叶对生；小枝呈明显四棱形 ·················· 方枝柏　**Sabina saltuaria**

2. 叶全为刺状，3叶交叉轮生。

    3. 叶背拱圆或背具钝脊，沿脊有纵槽或中下部纵槽明显 ·················· 高山柏　**S. squamata**

    3. 叶背常具明显棱脊，沿脊无纵槽 ······························ 香柏　**S. pingii** var. **wilsonii**

སྤུག་པ་ཚེར་ཅན།（徐巴才尖）

【考证】《晶珠本草》记载：徐巴才尖之叶清肾热，治疗疮、炭疽；树干矮小，不长成大树，只生细枝，叶如刺，为生于高山阴坡的柏树。

藏医用柏科昆仑多子柏、垂枝柏和刺柏入药，前两者与上述记载相符，应为正品，后者生于低海拔山地，与上述的生境略有不同，可作代用品。

【原植物】

垂枝柏

Sabina recurva（Buch.-Ham.）Antoine

小乔木，稀灌木。枝条斜伸或平展，常靠近地面展开，枝梢或小枝弯曲而下垂；树皮黄棕色，片状剥落。叶刺状，3枚交叉轮生，排列较疏，长3~6 mm，宽约1 mm，近直伸，稍内曲，上部渐窄，先端锐尖，上面凹，微具白粉，下面凸，中下部沿中脉有纵槽。球果卵圆形或卵状长圆形，长9~12 mm，幼时绿色，微具白粉，成熟后蓝黑色，暗褐色，光滑，内有种子1枚。种子卵圆形，长8~9 mm，上部有时具脊，基部圆或凸尖。　果期7~10月。

产于西藏。生于海拔2 800~3 800 m 的林中。分布于不丹、印度东北部、尼泊尔、阿富汗。

【药材】干燥的幼枝和针状叶。

【采集加工】夏季采集幼枝和针状叶，晾干。

【性味与功用】清肾热，治疗疮、炭疽。

以上3种植物检索表

1. 球果成热时开裂；全为刺叶 ·································· 刺柏　**Juniperus formosana**

1. 球果成热时不开裂；叶为鳞叶、刺叶或为2种叶兼有。

  2. 叶背常具明显的棱脊，沿脊无纵槽；叶在枝交叉轮生而彼此瓦覆，使小枝的轮廓呈柱状六棱···

    ······························ 昆仑多子柏　**Sabina vulgaris** var. **jarkendensis**

  2. 叶背拱圆，中下部有纵槽；叶在枝上呈覆瓦状排列，稀微斜展，长3~6 mm ···············

    ·· 垂枝柏　**S. recurva**

ཤེལ་ད། （西达）

【考证】《晶珠本草》记载：西达又名洒亚哇收敛骨松质黄水，排疮疖黄水，为仲兴（松树）树脂。

【原植物】见仲兴项。

【药材】松树的树脂。

【采集加工】通常选择生长7~15年的松树，在离地2 m左右的高处，向下用刮刀刮去长55~70 cm，宽25~40 cm部位的粗皮，在刮面中央割开长35~50 cm，宽1~1.3 cm，深入木质部1~1.3 cm的中沟，并于基部凿一向上倾斜的深1.3~1.7 mm的孔。同时，安装收脂器，再在中沟顶部两边割开对称的侧沟各1条，呈"V"字形，深入木质部约7 mm。树脂即从伤口流入收脂器中。

【性味与功用】苦、温；收敛、排引骨松质黄水和疮疖黄水。

ཤོ་མང་། （肖芒）

【考证】《晶珠本草》记载：肖芒解疮疖热、消肿、解虫毒，治乳蛾、白喉。肖芒是一大类药物的总称，又分为日肖、龙肖、曲肖、陆肖、甲肖及3种嘎肖，因各种药的生境、形态特征、功用不同，故分别考证。

ཀླུང་ཤོ། （龙肖）

【考证】《晶珠本草》记载：龙肖味甘、苦，可治各种疮类；生于沼泽草甸和泥泞地带，茎高大，红色，质松软，具节，叶大而油绿，花有红、黄两色，粗糙，簇生，果似随玛拉高（刺蒺藜）。

　　藏医用龙肖的原植物是蓼科的尼泊尔酸模。该种生于河滩草地，茎高大，红色，具节，花紫红色，数朵簇生，果实具三棱，棱缘有刺状齿，齿顶端呈钩状，似刺蒺藜，应为龙肖的正品。但四川、青海的藏医均以菊科的褐毛橐吾、箭叶橐吾、东俄洛橐吾作龙肖用，这3种虽与上述描述多有相似之处，但果与刺蒺藜的特征不符，只能作为代用品。

【原植物】

1. 尼泊尔酸模 （图184）

Rumex nepalensis Spreng.

　　多年生草本，高40~100 cm。根粗壮，肥厚，根颈密被残存叶柄和托叶鞘。茎直立，有纵沟槽，中空，节具短毛。基生叶片卵状长圆形或三角状卵形，长7~20 cm，宽4~15 cm，先端尖，基部心形，边缘微波状，两面具短毛；叶柄短或长于叶片，具沟槽，疏被短毛；茎生叶小，卵状披针形，具短柄；托叶鞘膜质，筒状。花序圆锥状，顶生；花梗细，下垂，中部以下具关节；花紫红色；花被片6，呈两轮，外轮长圆形，内轮卵形，果期增大，长约4 mm，边缘具7~10对长约2 mm的针刺，其端钩状弯曲，部分或全部内轮花被片的中下部具小瘤；雄蕊6，成对与外轮花被片对生；花柱3，细，柱头3，画笔状。瘦果卵状三棱形，两端尖，长约3 mm，黄褐色，光亮。　花期6~7月，果期8~9月。

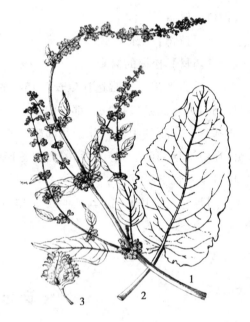

图184　尼泊尔酸模　**Rumex nepalensis** Spreng.

1. 花枝；2. 叶片；3. 果实。（王颖绘）

　　产于西藏、青海、四川、云南、贵州、甘肃、陕西、湖北、湖南、江西。生于海拔3 700 m以下的山谷湿地、农田、村庄、路旁。分布于欧洲、小亚细亚、伊朗、阿富汗、印度、巴基斯坦、尼泊尔、缅甸、越南、日本中部、印度尼西亚（爪哇）。

2. 箭叶橐吾 （图185）

Ligularia sagitta (Maxim.) Mattf.

　　多年生草本，高30~100 cm。根颈密被纤维状枯存叶柄。茎直立，上部被白色柔毛，下部光滑。基生叶和茎下部叶箭形或三角形，长5~18 cm，宽3~11 cm，先端钝或急尖，边缘具不整齐的齿，基部心形，两面光滑，叶柄长达30 cm，具翅及鞘；茎上部叶小，三角形至线形。头状花序多数，在茎顶排列成总状花序；总苞钟形，径4~5 cm，总苞片1层，披针形，长6~10 mm，先端急尖，边缘膜质，背部被白色柔毛；舌状花1层，黄色，舌片长圆形，长达14 mm；管状花多数，黄色，长约10 mm。瘦果圆柱形，光滑；冠毛白色，粗毛状，长7~10 mm。花果期6~9月。

产于西藏、青海、四川、甘肃、陕西、内蒙古。生于海拔2 000~4 000 m 的河滩、山坡灌丛及林缘。

【药材】干燥的根和叶。

【显微鉴别】尼泊尔酸模根（0.6 cm）横切面：圆形。木栓层2~3列，细胞径向、切向排列，含颗粒状物，胞壁加厚。皮层窄，多间隙或裂隙，细胞薄壁，含颗粒状物。中柱大。韧皮部宽，由薄壁组织和筛管群组成；薄壁组织同于皮层；筛管群较多，分散在薄壁组织中。形成层不显。木质部较窄，原生木质部五原型，排成五角形；后生木质部对着原生木质部束向外产生1~3个辐射条；导管多边形，多数个集合，少单个；薄壁细胞变小，含颗粒状物。（附图37A）

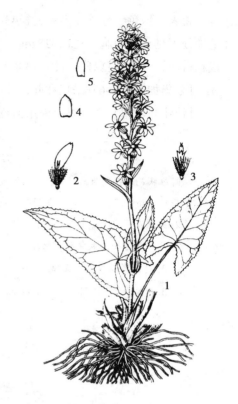

图185 箭叶橐吾 **Ligularia sagitta** (Maxim.) Mattf.
1. 植株；2. 舌状花；3. 管状花；4~5. 总苞片。（阎翠兰绘）

粉末：黄棕色。导管较多见，径18~62 μm，多单个，少2~3个束生，多网纹，少梯纹，纹孔排列稍不规则。淀粉粒较少见，散生，球形、卵球形，径3~5 μm，脐点不显。（附图37B）

箭叶橐吾根横切面：圆形。木栓层2~3列，内列细胞增大，胞壁弯曲，微栓化。皮层宽，外侧2~3列细胞圆形，胞壁加厚，形成厚角组织；向里的细胞多切向排列，薄壁弯曲。四个大的树脂道排列成四边形，下皮细胞1~2列，切向排列。内皮层1列，细胞切向排列，凯氏点显著。维管束鞘1列，细胞薄壁。原生木质部四原型，与后生木质部相间排列，导管多边形，密集排列；韧皮部位于后生木质部外侧，筛管群不显。（附图38A）

叶横切面：叶柄类似马掌状。表皮1列，细胞径向排列，外壁加厚。皮下层1列，细胞类似表皮。薄壁组织多间隙，中央列成腔，细胞圆形、卵圆形。10个外韧维管束：7个排成叶柄状，其余3个在中间排成三角形，结构同于茎。叶片表皮1列，细胞多切向排列，外壁加厚。气孔器平于表皮。叶肉多通气道：栅栏组织2列，少于3列，细胞柱状、哑铃状；海绵组织细胞延长，切向排列。维管束位于海绵组织中，每个束顶1~2个树脂道。中脉处向背面突起呈三角形，5个维管束排列成三角形，其中4个两两相对。结构和树脂道同于叶柄。（附图38B）

粉末：绿色。导管较多见，径43~55μm，束生，碎断，多梯纹、网纹，少孔纹。表皮毛随处可见，单细胞，径13~25μm，薄壁弯曲。表皮碎片较多见，细胞多边形，胞壁平直或稍弯曲，气孔毛茛型。（附图38C）

【采集加工】5~6月采根和叶，洗净晒干。

【性味与功用】辛，温；外用治疮疖，内服催吐。

以上4种植物检索表

1. 圆锥状花序；花为离瓣花；花被片花瓣状 ……………………… 尼泊尔酸模　**Rumex nepalensis**
1. 头状花序；花为合瓣花；花冠管状或舌状。
　2. 头状花序排列成总状花序，头状花序有舌状花；叶箭形 ………… 箭叶橐吾　**Ligularia sagitta**
　2. 头状花序排列成伞房状花序。
　　3. 叶圆形或肾形，直径30~60 cm；头状花序无舌状花 ……………… 褐毛橐吾　**L. purdomii**
　　3. 叶心状卵形，长不超过20 cm；头状花序有舌状花 …………… 东俄洛橐吾　**L. tongolensis**

ཇ་གོ། （甲肖）

【考证】《晶珠本草》记载：甲肖可疗疮、清骨热，治毒病和疮疹等病；生长于园中，茎高大，叶子绿红而大，根色黄，如曲扎。

根据以上形态描述和藏医用药，甲肖的原植物是蓼科的皱叶酸模，生于田园、路旁，植株高大，根色黄，如同大黄，叶绿而大。西藏有些藏医用大戟科铁苋菜，但此种不符合上面形态描述，所以只能作为代用品。

【原植物】

1. 皱叶酸模

Rumex crispus L.

多年生草本，高50~100 cm。根粗大，断面黄棕色。茎直立，具沟纹，无毛。叶片披针形或长圆状披针形，长9~28 cm，宽1.5~4 cm，先端渐尖，基部楔形，边缘皱波状，两面无毛；叶柄比叶片稍短；上部叶渐小，具短柄；托叶鞘膜质，管状，常破裂脱离。圆锥花序由多数花簇轮生而构成，分枝紧密，无毛；花梗细长，中部以下具关节；花紫红色；花被片6，排成2轮，外轮椭圆形，长约1 mm，内轮果期增大，长3~4 mm，先端钝或锐尖，基部截形，网脉明显，边缘波状或全缘，各具1小瘤，小瘤卵形，长

1.7~2.5 mm；雄蕊6，成对与外轮花被片相对生；花柱3，细，下垂，柱头3，画笔状。果实卵状三棱形，褐色，具光泽，长约2 mm。 花果期6~9月。（图见《青藏高原药物图鉴》2:29）

产于四川、云南、福建、台湾、广西及西北、华北、东北等区。生于山坡湿地、水渠边、路旁及田边。分布于亚洲北部、欧洲和非洲北部。

2. 铁苋菜

Acalypha australis L.

一年生草本，高30~50 cm。根茎细长，生多数须根。叶互生，卵状菱形、椭圆状披针形或椭圆形，长3~6 cm，宽2~3 cm，基部有三出脉，两面被稀疏柔毛或近无毛；叶柄细，长1~3 cm。穗状花序腋生，雌雄同序；花单性，无花瓣；雄花多数，生于花序上端，雌花生于花序下端苞内；苞片长约1 cm，开展时肾形，合并时如蚌，边缘有锯齿；雄花花萼4裂，裂片镊合状，雄蕊8，花药圆筒形，弯曲；雌花萼片3，子房3室，被疏毛。蒴果小，钝三棱形，直径约3 mm。 花期7~9月，果期8~10月。

产于我国大部分地区。生于平川和低山地带。分布于朝鲜、日本、越南、菲律宾。

【药材】干燥的根或根茎。

【化学成分】皱叶酸模根含鞣质15.7%~38.8%、大黄素（Emodin）、大黄根酸（Chrysophanic acid）、大黄酸苷（Chrysophanein）、1，8-二羟基-3-甲基-9-蒽酮（1，8-Dihydroxy-3-methyl-9-anthrone）。果含鞣质5%。

【显微鉴别】皱叶酸模根粉末：棕黄色。导管较多见，径40~75 μm，多梯纹，少网纹，纹孔排列较整齐。草酸钙簇晶较多见，径63~100 μm，组成它的单片多菱形。薄壁组织碎片多见，细胞多边形，含有淀粉粒，多卵球形，径4.2~8.2 μm，脐点不显。（附图39）

【采集加工】9~10月挖根或根茎，洗净晾干。

【性味与功用】皱叶酸模甘、苦、寒、无毒；铁苋菜微酸涩、凉；内服杀虫，外用治疮疖肿痛、湿疹。

以上2种植物检索表

1. 多年生；花两性，花被片6 ···················· 皱叶酸模 **Rumex crispus**
1. 一年生；花单性，无花瓣，仅有萼片3或4 ············ 铁苋菜 **Acalypha australis**

ཤ་ཁུ (嘎肖)

【考证】《晶珠本草》记载：嘎肖分为大、小、长3类：大者味苦、辛，治培根病、毒病及一切疼痛，生长在阴山草坡、涧水流过的沟槽，茎长，有弹性，叶厚，油绿，状如母鹿耳朵，花黄色；小者味苦，微涩，解食肉中毒，生于河滩，叶、茎青色，花黄色，状如草红花；长者味苦、辛、甘，性糙，为愈疮之药，生长在河沟滩地，茎中空，状如箭杆，叶状如母鹿耳朵，花像金十字，老后绒毛如兀鹰绒羽。

据访问，藏医均以菊科垂头菊的几个种作大者使用，它们的形态及功效与上述记载相仿；小者，根据资料是菊科褐毛垂头菊，但其株形高大，与上述不符；长者，不知何物，需待研究。

【原植物】

1. 车前状垂头菊

Cremanthodium ellisii (Hook. f.) Kitam.

多年生草本，高10~30 cm。根多数，肉质。茎直立，上部被白色和黑灰色柔毛，下部光滑，基部密被褐色纤维状枯存叶柄。基生叶倒卵状披针形或椭圆形，稀近圆形，长4~8 cm，宽2~4 cm，边缘具不整齐的齿，基部楔形并下延成柄，两面光滑或幼时被白色柔毛；茎生叶向上渐小，长圆形或披针形，近似苞叶。头状花序1~4，单生或在茎顶排列成总状花序，直径3~4 cm；总苞半球形，密被铁灰色柔毛，总苞片2层，披针形，长约1 cm，黑褐色；舌状花1层，黄色，舌片长圆形，长约1.2 cm，具褐色脉纹；管状花多数，黄色。瘦果圆柱形，光滑；冠毛白色，粗毛状，长5~8 mm，与管状花花冠等长。 花期7~8月。（图见《青藏高原药物图鉴》2:36）

产于西藏、青海、四川、云南、甘肃。生于海拔2 900~5 300 m 的高山草地、流石滩。分布于喜马拉雅西部山区。

在《青藏高原药物图鉴》中，本种原用拉丁学名经考证已成异名。

2. 矩叶垂头菊

Cremanthodium oblongatum C. B. Clarke

多年生草本，高10~25 cm。根多数，肉质；根颈密被褐色纤维状枯存叶柄。茎单一，由不育叶丛的外侧抽出，下部光滑，上部被蛛丝状毛和黑色柔毛。基生叶2~3，近革质，圆形或宽椭圆形，长约7 cm，宽约6 cm，先端圆形，边缘具软骨质小齿，上面绿色，下面有时紫色，具网状脉，叶柄长4~5 cm，紫色，光滑，基部鞘状；茎生叶2，宽卵形或长圆形，长4~4.5 cm，宽2~4 cm，下部叶具短柄，上部叶无柄，抱茎。头状花序单生茎顶，径约6.5 cm，下垂；总苞半球形，径约3 cm，长约1 cm，外具线形小苞叶2，总苞片近黑色，外层披针形，疏被白色蛛丝状毛和黑色柔毛，内层长圆形；边花舌状，黄色，舌片长2~2.5 cm，具褐色脉纹；管状花暗黄色，长约7 mm。瘦果光滑；冠毛白色，粗毛状，与管状花花冠等长。　　花期7~9月。　　（图见《青藏高原药物图鉴》2:37）

　　产于西藏。生于海拔4 500~5 300 m的山坡草地、高山流石滩。分布于尼泊尔、印度东北部。

　　《青藏高原药物图鉴》所载的尼泊尔垂头菊系误定，故予以订正。

　　【药材】干燥的全草或花、叶、根。

　　【采集加工】夏季采花、叶，秋季挖根，洗净晾干；或在花期采全草，洗净晾干。

　　【性味与功用】车前状垂头菊及矩叶垂头菊，苦、辛、寒；治胆囊炎、头痛、中毒性疼痛。褐毛垂头菊据青海久治藏医说："外用治疮疖，内服退烧，杀虫"。据四川若尔盖藏医说："清热解毒，排脓愈疮；治肿毒痈疽，烧伤疼痛等症。"

以上3种植物检索表

1. 植株高达1 m；舌状花黄色、透明，无褐色脉纹；总苞被褐色疏柔毛 ……………………………
　　……………………… **褐毛垂头菊　Cremanthodium brunneo-pilosum**

1. 植株高30 cm以下；边花黄色，具褐色脉纹。

　　2. 总苞被灰色长柔毛；舌状花长约1.2 cm ……………… **车前状垂头菊　C. ellisii**

　　2. 总苞被白色蛛丝状毛和黑柔毛；舌状花长2~2.5 cm ……………… **矩叶垂头菊　C. oblongatum**

ཆུ་རྩ། （曲肖）

　　【考证】《晶珠本草》记载：曲肖清创伤热；生于水沟和渠边，形状与其他肖芒相似，味微酸；本品分大、小两种：大者茎长，紫红色，中空，叶子大而圆，如亚大黄叶，叶柄似大黄，红而细，花黄色，丛生如堆集；小者叶子似龙肖，但较小，无茎。

　　根据藏医用药，曲肖大者的原植物是蓼科的紫茎酸模和水生酸模。它们生于水沟和渠边，茎长，紫红色，中空，叶大，长圆状，具长叶柄，花轮生成簇，花药黄色；小者，有的藏医认为是虎耳草科的岩白菜，但此种不符合上面描述，应是嘎都尔的代用品。

【原植物】

紫茎酸模

Rumex angulatus Rech . f.

多年生草本，高40~60 cm。根粗壮。茎直立，分枝，具沟纹，紫红色。叶互生，基生叶长圆状披针形，长15~20 cm，宽3~6 cm，先端尖，基部楔形或圆形，具长叶柄；茎生叶较小，披针形，具短柄；托叶鞘膜质，筒状，易破裂。圆锥花序顶生，紧密，花序轴略呈"之"字形折曲；花两性，多数花簇状轮生；花梗细弱，基部有关节；花被片6，排成2轮，宿存，内轮3片果时增大，圆卵形，基部心形，长约5 mm，无瘤状突起，全缘或边缘具不整齐的小圆锯齿，外轮长约1.5 mm；雄蕊6，成对与外轮花被片对生，花药基着，黄色；花柱3，柱头3，画笔状，向外弯曲。瘦果卵形，具3棱，黄褐色，有光泽，长约3 mm。

产于西藏。生于水边。分布于巴基斯坦。

【药材】干燥的根。

【采集加工】同龙肖。

【性味与功用】清热，消炎；内服催吐，外用治疮疖和创伤。

以上2种植物检索表

1. 基生叶长圆状披针形，长15~20 cm，宽3~6 cm，基部楔形或圆形；茎紫红色 ························ ································· 紫茎酸模 **Rumex angulatus**

1. 基生叶长圆状卵形，长15~30 cm，宽10~15 cm，基部心形 ················ 水生酸模 **R. aquaticus**

ར་ཤ། （日肖）

【考证】《晶珠本草》记载：日肖味甘、苦，清瘟热，燥黄水，解毒，愈疮，祛风，治培根和赤巴病；茎少而叶大，花多、色黄，果实如拉豆玛保（芍药）子或如莲子；本品分两种，生于山坡者称日肖，生于沼泽者为纳肖。

各地藏医均以菊科橐吾属植物入药，其叶大，花黄色，很近似上述记载。揣想果实当指总苞而言，如果是这样，则总苞形状及被毛等，确与芍药之果相似，其状也如莲子，呈长圆形或卵形。

【原植物】

1. 黄帚橐吾 （图186）

Ligularia virgaurea (Maxim.) Mattf.

多年生草本，高20~50 cm。根颈处密被褐色纤维状枯存叶柄。茎直立，下部光滑，上部被白色蛛丝状毛。基生叶和茎下部叶椭圆形，长圆状披针形，稀为倒卵状披针形，长3~18 cm，宽2~10 cm，先端急尖、钝或近圆形，全缘，有时具微齿，基部楔形，下延成柄，两面光滑，叶柄具翅，长达12 cm；茎上部叶小，常直立，无柄，抱茎。头状花序多数，组成总状花序，花序梗短，果期下垂；总苞钟状或陀螺状，长8~10 mm，总苞片2层，长圆形，先端急尖，边缘白色膜质，背部绿色或黑灰色，光滑或被蛛丝状毛；舌状花1层，黄色，舌片长圆形，长约1 cm；管状花多数，黄色，长约7 mm。瘦果长圆形，光滑，具纵棱，长约5 mm；冠毛白色，粗毛状，长约7 mm。 花果期7~9月。

产于西藏、青海、四川、云南、甘肃。生于海拔2 700~4 400 m的沼泽边缘、滩地及水沟边。

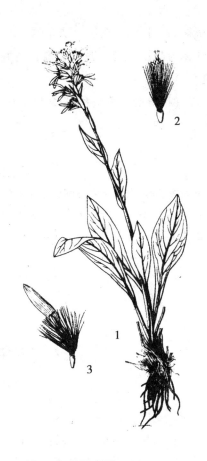

图186 黄帚橐吾 **Ligularia virgaurea** (Maxim.) Mattf.
1. 植株；2. 管状花；3. 舌状花。
（王颖绘）

2. 酸模叶橐吾

Ligularia rumicifolia (Drumm.) S. W. Liu

多年生草本，高30~80 cm。茎直立，被白色蛛丝状毛，基部被枯存叶柄和褐红色绵毛。基部叶卵形或宽长圆形，长6~20 cm，宽3~15.5 cm，先端圆形，基部微心形，边缘具齿，幼时两面被蛛丝状毛，后变光滑，羽脉及网脉明显隆起；叶柄长8~23 cm，茎中部叶常无柄，基部扩大抱茎。复伞房花序，幼时密集，后开张，具多数头状花序；总苞宽圆筒形，长6~8 mm，总苞片近2层，长圆形，边缘褐色膜质，先端钝，具睫毛；舌状花黄色，长1.3~2 cm，舌片长圆形；管状花长6~7 mm。瘦果光滑，长约6 mm；冠毛白色，粗毛状，与管状花等长。 花果期7~9月。

产于西藏中部。生于海拔2 950~4 800 m的山坡草地、灌丛中、林下。

【药材】 干燥的根。

【采集加工】秋季挖根，洗净晒干。

【性味与功用】苦、微甘、温；清瘟热，燥黄水，祛风、解毒、愈疮；治培根、赤巴病及疮疖等。

甘肃（拉卜楞）藏医称黄帚囊吾为"日候哇"，认为它是强壮药，治阳痿遗精、遗尿及多尿症。

以上3种植物检索表

1. 植株灰绿色，无毛；叶全缘，具羽状平行脉 …………………… 黄帚囊吾 Ligularia virgaurea
1. 植株绿色，被毛；叶有齿，具羽状网脉。
  2. 复伞房花序 ……………………………………………… 酸模叶囊吾 L. rumicifolia
  2. 总状花序 ………………………………………………… 苍山囊吾 L. tsangchanensis

ལུག་ཤོ། （陆肖）

【考证】《晶珠本草》记载：陆肖能清疮类之热，治黑痘疮内陷；生长于碎石地区、草滩和水边的松土地带；有茎者极少数，叶子绿灰而厚，形似箭头，花黄色，具四瓣，十字形。

根据藏医用药，陆肖的原植物应是蓼科的肾叶山蓼。此植物生长在河滩砾石地，基生叶绿色，肾形，似箭头，茎呈花葶状，被视为无茎，花被片4，十字形，淡绿色，花药黄色。有些藏医把菊科的喜马拉雅垂头菊和狭舌垂头菊也作陆肖用，这两种植物有些性状与上述描述相符，但花形不同，只能作代用品。

【原植物】

1. 肾叶山蓼

Oxyria digyna (L.) Hill

多年生草本，高10~40 cm。根直，细长。根茎粗壮，被残存托叶鞘；茎直立，具沟纹，紫红色，无毛。基生叶，叶片肾形或近圆形，长1.3~3.5 cm，宽2~4.5 cm，两面无毛或背面沿叶脉具乳头状突起，全缘或边缘微波状，基部心形；柄长8~12 cm，紫红色，具膜质狭翼；茎生叶通常退化，仅存膜质托叶鞘。花序圆锥状顶生，长7~16 cm；花梗细长，长约4 mm，中下部具关节；花淡绿色；花被片4，排成2轮，外轮较小，舟形，外弯，内轮较大，菱状倒卵形，直立，果期稍增大；雄蕊6，与花被片等长，花药黄色；花柱2，短，柱头画笔状，弯向两侧。瘦果扁平，近圆形，长3~4 mm，宽3~4.2 mm，两面凸起，两端凹陷，边缘有膜质宽翅，淡红色。 花期7~8月，果期8~9月。（图见《青藏高原药物图鉴》2:161）

产于西藏、青海、四川、云南、陕西、新疆、吉林。生于海拔2 000~4 900 m 的山坡石缝、河滩砾石地及高山草地。分布于欧洲、小亚细亚、中亚地区、俄罗斯西伯利亚地区及蒙古、日本、巴基斯坦、伊朗、印度、尼泊尔、不丹、格陵兰。

2. 喜马拉雅垂头菊

Cremanthodium decaisnei C. B. Clarke

多年生草本，高6~35 cm。根多数，肉质。茎由不育叶丛的外方抽出，直立，上部密被褐色长柔毛。叶大部基生，基生叶近革质，叶片圆肾形或肾形，径0.5~5 cm，边缘具三角形宽齿，齿端具软骨质小齿，叶脉掌状，下面密被褐色柔毛，叶柄长3~14 cm，基部鞘状抱茎；茎生叶1~2，近苞叶状。头状花序单生，下垂；总苞半球形，宽1~2 cm，总苞片1层，披针形，长7~15 mm，背部有褐色长柔毛；边花舌状，黄色，舌片披针形，长1~3 cm，先端长渐尖，具褐色脉纹；管状花黄色，长5~7 mm。瘦果光滑；冠毛白色，与管状花花冠等长。 花期7~8月。（图见《青藏高原药物图鉴》2:16）

产于西藏、青海、四川、云南、甘肃。生于海拔3 500~5 400 m 的水边、灌丛中。分布于不丹、尼泊尔、印度西北部、克什米尔地区。

【药材】干燥的全草。

【采集加工】7~8月采全草，洗净晒干。

【性味与功用】酸、涩、温、无毒；清热，治痘疮。

以上3种植物检索表

1. 圆锥状花序；花无舌状花和管状花之分，花被片4，淡绿色 …………… 肾叶山蓼 **Oxyria digyna**

1. 头状花序；花有舌状花和管状花，边花舌状，黄色。

  2. 叶下面有褐色柔毛，边缘有三角形宽齿；舌状花舌片披针形 ……………………………………
  …………………………………… 喜马拉雅垂头菊 **Cremanthodium decaisnei**

  2. 叶两面光滑，边缘棱角状；舌状花舌片线状披针形 …………… 狭舌垂头菊 **C. stenoglossum**

༢་ཛེ་ཀ （萨孜嘎）

【考证】《晶珠本草》记载：萨孜嘎生胃火；为青稞的黑穗病，状如炭。

藏医用裸黑粉菌和大麦坚黑粉菌入药。在青藏高原常见的病穗也为上述两种，故为本药原植物。

【原植物】

裸黑粉菌

Ustilago nuda（Jens.）Rostr.

孢子堆产生在寄主植物的子房内，长6~10 mm，宽为长的1/2；厚垣孢子呈圆形或卵圆形，长5.2~7.8 μm，径为5.2~6.5 μm，黄褐色，一端稍淡，壁表布满细微的小刺。受害的花序变为棕褐色或近黑色，有薄膜包围，成熟后孢子成黑粉状散出。厚垣孢子落于寄主花期的柱头上，发育形成分枝或菌丝，侵入子房内，在子房发育和休眠。

产于我国各地。全球均有分布。

【药材】用罹病的植株黑穗。

【采集加工】收集罹病的黑穗，保存。

【性味与功用】温胃。

以上2种植物检索表

1. 厚垣孢子黄褐色，壁表布满小刺 ······················· 裸黑粉菌　Ustilago nuda
1. 厚垣孢子黑褐色，壁表表面平滑 ······················· 大麦坚黑粉菌　**U. hordei**

ས་མེ། （苏咪）

【考证】《晶珠本草》记载：苏咪为解毒药。分红、黄、紫3种：红色的生于山地，块茎如芜菁，红色，质地软，大者如绵羊眼，小者如豆粒，味很苦；黄色的也生于山地，块茎状如门青（铁棒锤），剪断串成素珠状，很坚硬，紫黑色，研成粉末为黄紫色，味很苦；紫色的产地同前，紫褐色，内部显肉丝状，味苦而微麻。

藏医用罂粟科延胡索的块茎作为黄色的苏咪药，青海则用草豆蔻入药，四川德格藏医用红豆蔻的果实（即红叩）作红色的苏咪。据上述记载及用药，上述三者的实物都与苏咪记载不符。

【原植物】

延胡索　苏咪赛尔保（译音）

Corydalis yanhusuo W. T. Wang

多年生草本，高10~20 cm。块茎扁球形，直径约1.5 cm，外部土黄色，内部黄色，有蜡样光泽；地上茎纤细，直立，稍肉质。基生叶与茎生叶同形，二回三出复叶，具长柄，一回叶片轮廓近圆形，具柄，二回叶片长椭圆形、长卵圆形或线形，长约2 cm，宽约3 mm，先端钝，全缘，基部无柄。总状花序顶生或与叶对生，含多数花；苞片阔披针形，长约6 mm，宽约2 mm，常具1~2缺刻；花梗细，长约6 mm；花紫红色，长约2 cm；花萼早落；花瓣4，外轮2片稍大，上部1片尾部延伸成距，距长约占全长的一半，内轮2片较小，上部青紫色，愈合；雄蕊6，花丝连合成2束，每束具3花药；子房扁柱状，长约6 mm，花柱细短，柱头2。 花期4月，果期5~6月。

产于河北、山东、江苏、浙江。生于山地林下，也有人工栽培。

【药材】干燥的块茎。

【化学成分】延胡索含13种延胡索碱。

【采集加工】 5~6月间采挖，洗净泥土，略煮，捞出晒干。

【性味与功用】辛，苦，温；活血，行气，止痛。

སུག་པ། （苏巴）

【考证】 《晶珠本草》记载：苏巴可治耳聋、鼻阻塞不通；生于山沟、河滩边和田边，根较粗，独生而色白，气味辛，茎细，叶子小，花白色，花萼和果如皮袋，籽碎小而色白如虮。可分二类：根、茎、叶色白较大者为然瘦（意为绵羊蹄）；色黑而小者为露素（意为山羊蹄）。

藏医所用的苏巴，其植物为石竹科光梗丝石竹、尖叶丝石竹和豆科的草木樨状黄芪。其中，光梗丝石竹叶小，花白色，花萼如皮袋，种子细小，色白如虮等均与上述相符，应为正品。尖叶丝石竹因花粉红色而与上述不完全符合，草木樨状黄芪茎与种子均与上述不相符，应作代用品。有些藏医将麦蓝菜称为露素，将无瓣女娄菜和腺女娄菜作为然瘦，均作代用品。

1. 光梗丝石竹 （图187）

Gypsophila acutifolia Fisch. var. **gmelinii** Regel

多年生草本，高20~40 cm。全株无毛，主根粗大。茎丛生，基部分枝，直立或斜上升。叶线形或线状披针形，长1.5~4 cm，宽1~2 mm，先端尖，基部连合，呈短鞘状，具1脉，茎下部的叶腋内具无花嫩枝。花序疏松，圆锥状聚伞形，具多花；苞片卵状披针形或披针形，长3~9 mm，宽1~1.5 mm，先端渐尖，基部连合，呈短鞘状，具1脉，具宽膜质边缘；花梗纤细，长2~3 mm，无毛或具稀疏的短柔毛；花白色或粉红色；花萼钟状圆筒形，长3~4 mm，宽1.5~2 mm，基部圆形，具5齿，萼齿三角形，先端尖，边缘膜质，萼脉5，较宽，褐色，脉间膜质；花瓣5，窄倒卵形，长为萼的1.5~2倍，先端微凹或呈截形；雄蕊10，花丝扁线形，与萼近等长；子房卵形，长约

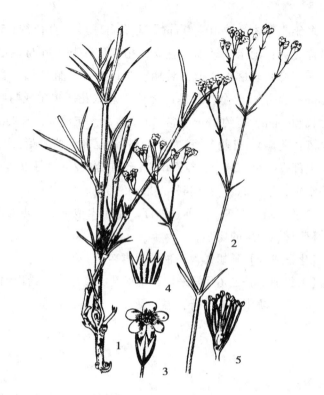

图187 光梗丝石竹 **Gypsophila acutifolia** Fisch. var. **gmelinii** Regel
1. 植株下部；2. 植株上部；3. 花；4. 萼展开；5. 雄蕊、雌蕊。
（刘进军描绘）

1.5 mm，花柱2，线形，长约4 mm。 花期7~8月。

产于青海、甘肃、内蒙古。生于海拔2 000~3 800 m 的半阳坡。

2. 草木樨状黄芪 （图188）

Astragalus melilotoides Pall.

多年生草本，高30~70 cm。根粗壮而长。茎直立，多分枝，被短柔毛。奇数羽状复叶，具小叶3~5；小叶线状长圆形、长圆形或倒披针形，长0.8~1.5 cm，宽1.5~2 mm，先端钝圆、截形，有时微凹，基部楔形，两面被短柔毛；托叶披针形。总状花序腋生，具多花；苞片卵状三角形；花白色，略带粉红色；花萼钟状，长约2.5 mm，外面被黑色和白色柔毛，萼齿5，三角形，上方两枚较大，下方三枚狭小；旗瓣心形，长约5 mm，宽约3 mm，翼瓣和龙骨瓣较旗瓣稍短，龙骨瓣带紫色；子房无毛，柱头红色。荚果近圆形，直径3~4 mm，具少数隆起的脉。 花期7~8月，果期8~9月。

产于青海、甘肃、陕西、内蒙古、河北、河南、山东。生于海拔2 500 m 以下的山坡。

3. 麦蓝菜

Vaccaria segetalis (Neck.) Garcke

一二年生草本。根圆锥形，粗壮，下部分枝。茎高20~60 cm，无毛。叶椭圆形或卵状披针形，长2~6 cm，宽1~2 cm，先端尖，基部圆形或心脏形，无柄，抱茎。花多数，成圆锥状聚伞花序；苞片与叶同形而小；花梗长1~4 cm；花萼筒卵状圆筒形，长1~1.5 cm，宽0.5~1 cm，具5条翅状突起的棱，萼齿三角形，边缘膜质；花瓣5，粉红色，倒卵形，先端具不整齐的齿裂，下部具长爪；雄蕊10，花丝线形，不等长，均短于花冠；子房长圆形，花柱2，线形。蒴果卵形，短于萼，四齿裂。种子多数，暗黑色，球形，表面有粒状突起。 花期6~7月，果期8~9月。

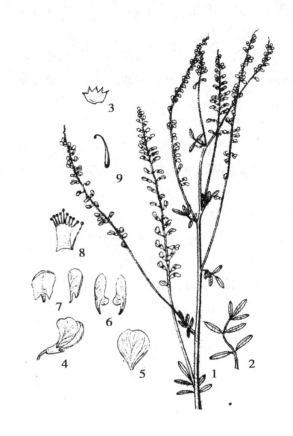

图188 草木樨状黄芪 Astragalus melilotoides Pall

1.花枝； 2.叶放大；3.花萼展开；4.花；5.旗瓣；6.翼瓣；7.龙骨瓣；8.雄蕊；9.雌蕊。（阎翠兰绘）

产于除广东、广西以外的各省区。生于海拔1 000~3 000 m 的草地和农田边，有时栽培于庭园中。

4. 无瓣女娄菜

Melandrium apetalum (L.) Fenzl

多年生草本，高6~30 cm。茎单生或丛生，密被短柔毛或腺毛。基生叶披针形或匙形，长3~5 cm，宽4~8 mm，先端钝或急尖，基部渐狭呈柄状，无毛，有时具缘毛；茎生叶1~2对，披针形或线状披针形，长2~5 cm，宽2~6 mm，先端尖，基部较宽，抱茎，无毛或疏生缘毛。花单生茎顶，或具2~3花，通常弯垂；苞片线状披针形，长1~2.5 cm；花梗长2~5 cm，密被腺柔毛，花萼筒钟形，膨大，长1.1~1.5 cm，宽7~13 mm，萼齿卵圆形，边缘膜质，萼脉10，较宽，紫色或黑色，疏生腺柔毛；花瓣5，紫色，短于萼或与萼近等长，先端微凹或二浅裂，鳞片半圆形或三角形，先端微凹或钝，耳钝圆形，爪下部具缘毛；雄蕊10，花丝线形；子房椭圆状卵形，花柱5。蒴果椭圆状卵形，与萼

近等长。种子肾形，具窄翅。　花期7~8月，果期8~9月。（图见《青藏高原药物图鉴》1:76）

产于西藏、青海、四川西部、云南西北部、甘肃、陕西、河北。生于海拔3 800~5 300 m 的高山草甸和高山碎石带。分布于喜马拉雅山区及阿富汗、中亚地区山地。

【药材】干燥的全草。

【化学成分】麦蓝菜种子含多种皂苷，其中，王不留行皂苷（Vacsegoside）由棉根皂苷元（Gypsogenin）、葡萄糖醛酸、葡萄糖、木糖、阿刺伯糖、岩藻糖、鼠李糖组成。皂苷水解可得王不留行次皂苷（Vaccaroside，$C_{36}H_{54}O_{10}$，种子含量约8%），继续水解得棉根皂苷元和葡萄糖醛酸。另含异肥皂苷（Isosaponarin），酸解时则其苷元肥皂草素（Saponaretin）一部分脱水而生成牡荆素（Vitexin）。又含棉子糖及一种苷类化合物，熔点265~267℃，水解得葡萄糖。此外，含淀粉53%，脂肪4.32%，蛋白质9.34%，灰分4.28%；预试有生物碱和香豆精类的反应。

【采集加工】6~7月采集全草，洗净，除去枯枝残叶及须根，用棒略砸，以纸遮蔽，晒干。

【性味与功用】辛、微苦；治耳聋。

以上6种植物检索表

1. 花为蝶形 ……………………………………………… 草木樨状黄芪　**Astragalus melilotoides**

1. 花不为蝶形。

　2. 子房和蒴果基部为不完全的4室 ……………………………… 麦蓝菜　**Vaccaria segetalis**

　2. 子房和蒴果1室。

　　3. 花柱2；花萼具5条脉。

　　　4. 苞片先端不呈刚毛状；花萼筒钟状圆筒形 ……………………………………………

　　　……………………… 光梗丝石竹　**Gypsophila acutifolia** var. **gmelinii**

　　　4. 苞片先端呈刚毛状；花梗被稀疏的短柔毛；花萼筒钟状 …… 尖叶丝石竹　**G. acutifolia**

　　3. 花柱5；花萼具10条脉。

　　　5. 植株较小；叶较窄，披针形或线状披针形；花瓣短于萼或与萼近等长 ……………………

　　　……………………………………… 无瓣女娄菜　**Melandrium apetalum**

　　　5. 植株较大；叶较宽，长圆形或椭圆状披针形；花瓣伸出萼 …………………………

　　　……………………………………………… 腺女娄菜　**M. glandulosum**

ས྄ུག་སྨེལ། （苏合买）

【考证】《晶珠本草》记载：苏合买治肾寒病；产于印度、海岛、南方贝达地方和玛拉雅。产于印度者，果实白色，三角形，尖端弯如铁钩，种仁三角形，扁平，有锉纹突起，气味芳香，其色略白，皱纹清晰，外皮棕灰色，气味浓，无白色粉末者佳；产自海岛者，果实大，饱满，气味浓，质佳；产自玛拉雅者，果实中等大小，平滑，为中品；产自贝达者，果实小而细，气味淡，为次品。苏合买有粗、细两种，细者如前述；粗者产自波密、门隅、珞隅，果实大而长，比上述长约3倍，果仁非三棱形，而是椭圆形，上无皱纹，比细的次，但功效相同。

从藏医手中得到的实物，苏合买为姜科小豆蔻，其形状为白色三棱形种子，两端渐细，先端弯曲，表面有纵锉纹突起，似印度产的苏合买，应视为正品。另外，据访问和资料，砂仁和益智仁也入药，显然与上述记载不符。至于《晶珠本草》中记载产在西藏地区的是否为西藏大豆蔻，有待研究。另外，姜科白豆蔻也用之，可作代用品。

【原植物】

1. 小豆蔻

Elettaria cardamomum Maton

多年生，高2~3 m，具根状茎，其上生有多数肉质根。叶两列，披针形，长30~60 cm，上面微有毛，下面被绢状毛，无柄，具叶鞘。花葶数个从基部发出，具分枝；花序总状；苞片长圆形，膜质，无毛；花淡绿色；花萼漏斗形，长达2 cm，先端3齿，具脉纹；花冠筒与花萼近等长，外层裂片长圆形，近等长，唇瓣倒卵形，长于外层裂片，先端近浅裂，具紫色条纹；花丝短，直立；子房卵形，光滑，柱头漏斗形。蒴果卵形，三裂。种子多数，黑色。

我国不产，原产于印度，野生或栽培。

2. 白豆蔻

Amomum cardamomum L.

多年生草本，高2~3 m。根状茎近木质，具分枝；茎直立，圆柱形。叶排成2列，线状披针形或披针形，长约20 cm，先端渐尖，顶部线形，边缘波状，基部狭、无柄，两面光滑；叶舌长达7 mm，先端二裂，被毛。穗状花序自根茎处生出，长约7 cm，下部有卵圆形被毛鳞片；苞片卵圆形，长达3 cm，被缘毛，小苞片管状，长约15 mm，先端3齿，具稀疏绢毛；花黄色；花萼管状，三裂，裂片刷状；花冠筒狭管状，长约2 cm，裂片钝，长约1 cm，唇瓣倒卵形，长约1.6 cm，先端近三裂，中裂片厚，被毛，具紫色条纹，喉部被毛；侧生雄蕊退化成钻形，可孕雄蕊，长约5 mm，花丝扁平，药隔附属物三裂；具2密腺。蒴果扁球形，直径1.5 cm，灰白色。

我国不产，原产于印度尼西亚、泰国、越南、柬埔寨、老挝、斯里兰卡；印度有栽培。

【药材】干燥的果实。

【采集加工】冬季采用，晒干后除去顶端花萼、果梗等杂质，再用硫磺熏后即得。

【性味与功用】苦、辛；治肾寒、胃病。

以上2种植物检索表

1. 花萼漏斗状，先端三齿裂 ……………………………………… 小豆蔻 **Elettaria cardamomum**

1. 花萼管状，先端裂片刷状 ……………………………………… 白豆蔻 **Amomum cardamomum**

ষེ་བ། （塞哇）

【考证】《晶珠本草》记载：塞哇味甘酸而油腻，能除风胆病、收敛脉管中的病，并能治肺病；树身高大，茎上遍生刺，刺如箭羽，叶子圆形，比较粗糙，花为白色，果实色红；本品分性烈和性缓两类，花白色者为正品。

据调查，藏医用的塞哇原植物是蔷薇科的绢毛蔷薇、峨眉蔷薇、细梗蔷薇及黄蔷薇。这些植物均为较高的灌木，茎上具基部膨大或略膨大的皮刺，似箭羽，小叶片卵形或长圆形，叶面粗糙，花白色、粉红色和黄色，果实均为红色。开淡黄色或白色花的绢毛蔷薇应为正品，其他为代用品。

【原植物】

1. 绢毛蔷薇

Rosa sericea Lindl.

落叶灌木，高1~3 m。枝粗壮，灰褐色，拱形伸展；皮刺散生或对生，灰色，基部扩大呈翼状，有时密生针刺。奇数羽状复叶，小叶 (5) 7~11，连叶柄长3.5~8 cm；小叶片卵形或倒卵形，长8~20 mm，宽4~9 mm，先端圆钝或急尖，基部宽楔形，边缘仅上半部有锯齿，下半部全缘，上面有皱褶，下面被丝状长柔毛；托叶大部贴生于叶柄，边缘有腺。

花单生于叶腋；花梗长1~2 cm；花白色或淡黄色，直径2.5~5 cm；花萼杯状，裂片4，卵状披针形，外面被稀疏柔毛，内面有长柔毛；花瓣宽倒卵形；雄蕊多数，花柱离生，被长柔毛，稍伸出萼筒口外，比雄蕊短。蔷薇果倒卵形或球形，直径8~15 mm，红色或紫褐色。花期5~6月，果期8~9月。（图见《青藏高原药物图鉴》2：171）

产于西藏、四川、云南、贵州。生于海拔2 860~4 180 m的山坡、林缘及山沟灌丛中。分布于印度北部、缅甸北部、尼泊尔、不丹。

2. 峨眉蔷薇 （图189）

Rosa omeiensis Rolfe

落叶灌木，直立，高2~4 m。小枝紫红色，无刺或有扁而基部扩大皮刺，幼时常密被针刺。羽状复叶，小叶9~13(17)，连叶柄长3~6（10）cm；小叶片椭圆状长圆形或长圆形，长8~30 mm，宽4~10 mm，顶端圆钝或急尖，基部宽楔形或圆钝，边缘具锐锯齿，下面沿中脉被疏柔毛；叶轴和叶柄具散生的小皮刺；托叶长圆状倒披针形，大部贴生于叶柄。花单生于叶腋；花白色，直径2.5~4 cm；萼片4，披针形，全缘，顶端渐尖，被短柔毛；花瓣4，倒卵形；雄蕊多数，长3~8 mm；花柱离生，被长柔毛，较雄蕊短。蔷薇果倒卵球形或梨形，亮红色；成熟时果梗橙黄色，膨大，肉质；萼裂片直立，宿存。 花期5~6月，果期7~8月。

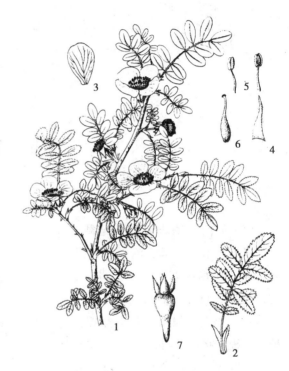

图189　峨眉蔷薇　**Rosa omeiensis** Rolfe

1. 花枝；2. 叶片；3. 花瓣；4. 萼片；5. 雄蕊；6. 雌蕊；7. 果实。（阎翠兰绘）

产于西藏、青海、四川、云南、贵州、甘肃、宁夏、陕西、山西、河南、湖北。生于海拔1 400~4 500 m的山坡林下、林缘或高山灌丛中和古冰川侧碛等处。

【药材】干燥的花和果。

【化学成分】峨眉蔷薇的花含芳香油；果实含维生素C；根皮含鞣质16.31%。

【采集加工】5~7月花盛开时，采其花，阴干备用；8~9月采果，晒干备用。

【性味与功用】绢毛蔷薇的花和果，酸、甘、温、无毒；治胆囊炎、头痛恶心、沙眼。峨眉蔷薇及其他2种的花，甘、酸、润；降气清胆、活血调经，治肺热咳嗽、吐血、月经不调、脉管瘀痛、赤白带下、乳痈等。

以上4种植物检索表

1. 萼片和花瓣均4数。

  2. 果熟时果梗膨大；小叶片下面被柔毛或近无毛，边缘大部分有锯齿 ……………………

    …………………………………………………………… 峨眉蔷薇　**Rosa omeiensis**

  2. 果熟时果梗不膨大；小叶片下面密被绢毛，仅在上半部边缘有锯齿，下半部全缘 …………

    …………………………………………………………… 绢毛蔷薇　**R. sericea**

1. 萼片和花瓣均5数。

  3. 花黄色 ……………………………………………… 黄蔷薇　**R. hugonis**

  3. 花粉红色 …………………………………………… 细梗蔷薇　**R. graciliflora**

སེ་འབྲུ། （塞珠）

【考证】《晶珠本草》记载：
塞珠味酸、甘，性润，治胃病，提
升胃温，治培根寒症；为温带树，
树冠伞状，叶小、圆形，花白色，
很美丽，果实状如瓜，内装满红色
种子，种子状如珊瑚。

  藏医用安石榴科石榴入药，主
要性状与上述记载相符，仅花白
色、树冠伞形两点不同。但各地藏
医都用它入药，故收入本书。

【原植物】

石榴　（图190）

Punica granatum L.

灌木或小乔木，高达7 m。树
皮灰褐色，幼枝略带4棱，先端常
呈刺状。叶对生或簇生，叶片窄长
椭圆形或近倒卵形，长2~9 cm，宽
1~2 cm，先端圆钝，基部楔形，全

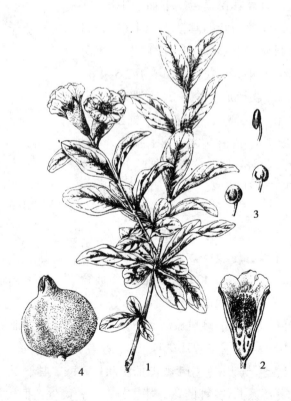

图190　石榴　punica granatum L.

1. 花枝；2. 花的纵切面；3. 雄蕊；4. 果实。

（刘进军抄绘自《中药志》）

缘，上面有光泽，侧脉不明显。花单生于枝顶叶腋间，两性，多数花的子房常退化不育，有短梗；花红色；花萼肥厚肉质，红色，管状钟形，顶端五至七裂；花瓣与萼片同数，宽倒卵形，质地柔软多皱；雄蕊多数，着生萼筒上半部；子房下位，分为相叠的两层，上部为6室，下部为3室。浆果近球形，果皮厚革质，顶端有直立宿存的花萼。　花期5~6月，果期7~8月。

我国各地均有栽培。

【药材】干燥的果实。

【化学成分】果皮含多量鞣质，并有黏液质、苦味质、3-甲酰-羟基-2氢-吡喃。果肉外种皮含糖、苹果酸、枸橼酸。种子含脂肪油。

【采集加工】采集成熟果实晒干。

【性味与功用】酸、甘、温；助消化，开胃；治胃病、培根病及一切培龙病。

ཤེ་ཡབ། （塞亚）

【考证】《晶珠本草》记载：塞亚味酸微甘，治热痰症，能温胃，也是治疗耳病的甘露。树身高大，叶大，花白色，果实圆形，种子和紫铆相似；分上、下两品：上品为雄性，产门域托地*，叶、茎、花等像苹果，果实似凝结成圆形的旧红糖块，内有紫铆核般的坚硬果核；下品为雌性，茎具刺，叶和花与上品相似，果实似具外皮的绿核桃，内有多数扁核。

据藏医用药，塞亚的原植物是蔷薇科的毛叶木瓜、西藏木瓜及皱皮木瓜。这3种植物均为高1.5 m以上的灌木或小乔木，叶大，具托叶，花为淡红色、白色或猩红色，果实卵球形、长圆形或球形，种子三角状卵形，一端宽大，一端窄小，深褐色。毛叶木瓜、西藏木瓜的果实为褐红色带灰蓝色，极似凝结的圆形旧红糖块，应是上品；皱皮木瓜的茎具刺，叶和花与上述两种相似，果实为黄绿色，有不明显稀疏斑点，似具外皮的青核桃，内有多数扁三角状卵形的种子，属于下品。

【原植物】

1. 毛叶木瓜

Chaenomeles cathayensis（Hemsl.）Schneid.

---

*门域托地即指现在西藏的察隅、波密、米林、拉萨等一带，毛叶木瓜、西藏木瓜就产自这一带。

落叶灌木至小乔木，高2~6 m。枝条直立，具短枝刺，小枝圆柱形，无毛，紫褐色，有疏生浅褐色皮孔。叶片椭圆形、披针形至倒卵状披针形，长5~11 cm，宽2~4 cm，先端急尖或渐尖，基部楔形至宽楔形，边缘有芒状细尖锯齿，上半部有时有重锯齿，上面无毛，幼时下面密被褐色绒毛；叶柄长约1 cm；托叶肾形或耳形，下面被褐色绒毛。花先叶开放，2~3朵簇生于二年生枝上；花梗短粗或近无梗；花淡红色或白色，径2~4 cm；萼筒钟状，萼片5，直立，卵圆形至椭圆形，先端圆钝至截形，全缘，具黄褐色睫毛；花瓣5，倒卵形或近圆形；雄蕊45~50，长约花瓣的1/2；花柱5，基部合生，下半部被柔毛或绵毛。果实卵球形或近圆柱形，顶端有突起，黄色有红晕。

产于西藏、四川、云南、贵州、甘肃、陕西、湖北、湖南、江西、广西。生于海拔900~3 600 m的山坡、林边、道旁；野生或栽培。

2. 西藏木瓜 （图191：1~5）

Chaenomeles thibetica Yu

灌木或小乔木，高1.5~5 m。枝具刺；小枝屈曲，圆柱形，红褐色或紫褐色；多年生枝条黑褐色，散生长圆形皮孔。叶片革质，卵状披针形或长圆状披针形，长6~8.5 cm，宽1.8~3.5 cm，先端急尖，基部楔形，全缘，稀顶端有少数细齿，下面密被褐色绒毛；叶柄粗短；托叶大形，草质，近镰刀形或近肾形。花3~4朵簇生；花淡红色，径约4 cm；萼片5，三角状卵形，先端急尖，长约2 mm，有缘毛，宿存时反折；花瓣常5（有时重瓣，6或更多），近圆形；雄蕊多数，长约花瓣的1/2；花柱5，基部合生，密被灰白色柔毛。果实长圆形或梨形，长6~11 cm，直径5~9 cm，黄色，味香。种子多数，扁平，三角卵形，深褐色。 花期

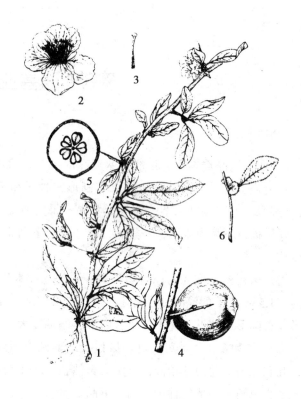

图191 西藏木瓜 **Chaenomeles thibetica** Yu

1. 花枝一部分；2. 花正面观示花瓣、雄蕊；3. 雌蕊；4. 果枝一段；5. 果实横切面；

皱皮木瓜 Chaenomeles. speciosa (Sweet) Nakai

6. 枝条一段示托叶。（王颖绘）

4~6月，果期6~9月。

产于西藏、四川西部。生于海拔2 000~3 700 m 的山坡林下及林缘、沟谷或灌丛中。

3. 皱皮木瓜　　（图191：6）

Chaenomeles speciosa（Sweet）Nakai

落叶灌木，高达2 m。枝具刺，小枝圆柱形，紫褐色或黑褐色。叶片卵形至椭圆形，长3~9 cm，先端急尖，基部楔形至宽楔形，边缘具尖锐锯齿；叶柄长约1 cm；托叶大，卵形或肾形，边缘具重锯齿。花3~5朵簇生于二年生老枝上；花梗短粗；花猩红色，稀淡红色或白色，直径3~5cm；萼筒钟状，萼片5，长约萼筒的1/2，边缘具黄褐色睫毛；花瓣倒卵形或近圆形，基部延伸成短爪，长10~15 mm，宽8~13 mm；雄蕊45~50，长约花瓣的1/2；花柱5，基部合生。果实球形或卵球形，直径4~6 cm，黄色或带黄绿色，有稀疏不明显斑点，味芳香。　花期3~5月，果期9~10月。

原产于我国西南地区，现南北各地均有栽培。分布于缅甸。

【药材】干燥的果实。

【化学成分】皱皮木瓜果实含皂苷、苹果酸、酒石酸、柠檬酸、维生素C、黄酮类、鞣质，种子含氢氰酸；花瓣含蹄纹天竺素（Pelargonidin）和矢车菊素（Cyanidin）的葡萄糖半乳糖双糖苷、越橘花青苷（Idaein）、矢车菊苷（Chrysanthemin）、蹄纹天竺素-3-半乳糖苷及微量翠菊苷（Callistephin）。

【采集加工】9~11月果实成熟时采摘，纵剖为2或4块，置开水中微烫，以外皮转色为度，捞出，晒干或烤干。

【性味与功用】酸、甘、温，无毒；健胃；治胃溃疡、消化不良、耳病。

以上3种植物检索表

1. 叶全缘；萼片反折，宿存；花柱基部被柔毛 ···················· 西藏木瓜　**Chaenomeles thibetica**

1. 叶边缘有尖锐锯齿；萼片直立，脱落。

　2. 叶片椭圆形或披针形，幼时下面密被褐色绒毛，边缘有刺芒状锯齿；花淡红色和白色；花柱基部常被柔毛或绵毛 ···································· 毛叶木瓜　**C. cathayensis**

　2. 叶片卵形至长椭圆形，幼时下面无毛或有短柔毛，边缘有尖锐锯齿；花猩红色，稀淡红色或白色；花柱基部无毛或稍有毛 ···································· 皱皮木瓜　**C. speciosa**

ས་ཆོད། （译首：塞果）

【考证】《晶珠本草》记载：塞果性平而微寒，有敛毒、除黄水之效，并能收敛各种脉管病；生于阴山森林中，茎中空，皮紫红色，其上遍生刺，刺不为箭羽状，花红色，果实大，色红，形状如瓶，内有白毛，药用部分为茎的中皮。

据调查，西藏地区用的塞果，原植物是虎耳草科的糖茶藨，虽然该植物的生境及主要性状与上述记载相同，但茎不具刺，果实不为瓶形。青海地区用的塞果原植物是蔷薇科的扁刺蔷薇，此植物生于阴坡灌丛中或林下，小枝紫红色，花粉红色，果实瓶状，红色，但茎不中空，刺为箭羽状，药用部位仅为果，与以上形态描述也有差异。

【原植物】

1. 糖茶藨　色果策尔玛买巴（译音）

Ribes himalense Royle ex Decne.

落叶小灌木，高1.5~2 m。幼枝紫红色，光滑。叶互生，叶片近心形，长约5.3 cm，宽约5.8 cm，三至五裂，裂片先端急尖，边缘具不整齐的重锯齿，腹面被腺伏毛，背面脉上具瘤状突起和少量柔毛；叶柄长3~4.5 cm，具瘤状突起，基部有长腺毛。总状花序长4~8.6 cm；花梗稍长于苞片，与花序梗均被柔毛；苞片狭卵形，长约1.6 mm；花红色；萼筒钟形，长约1.5 mm，无毛，裂片直立，鲜红色，倒阔卵形，长2.1~3.6 mm，宽2.2~2.7 mm，无毛；花瓣扇状匙形至扇形，长1.1~1.6 mm，宽1~1.3 mm，无毛；雄蕊长1~1.8 mm，稍短于花柱；花柱长2.9~3.3 mm，先端浅二裂。浆果红色或紫黑色，球形，直径约6 mm。　花果期5~9月。

产于西藏、青海、四川、云南、甘肃、陕西、内蒙古、山西、河南、湖北。生于海拔1 300~3 800 m的山坡灌丛、沟谷中或林下和林缘。分布于克什米尔地区及尼泊尔、印度东北部、不丹。

2. 扁刺蔷薇　（图192）

Rosa sweginzowii Koehne

灌木，高1~3 m。小枝细，紫红色，具刺和刺毛，刺直立，基部侧扁，长5~13 mm。羽状复叶，小叶7~11，连叶柄长7~15 cm；小叶片卵状长圆形至椭圆形，长2~4 cm，先端圆钝或急尖，基部近圆形，边缘具重锯齿，下面疏被柔毛；叶柄与叶轴均具腺毛和稀疏细刺；托叶卵状披针形，大部分与叶柄合生。花单生或2~3朵簇生；花梗长1~2 cm，具腺毛或腺刺毛；花红色；萼片5，狭卵状披针形，长1.4~2.3 cm，先端尾尖，边缘具稀疏裂片和细锯齿，外面被腺刺毛，内面密被短绒毛；花瓣5，宽倒卵形，长达2 cm，先端微凹；雄蕊多数；花柱密被柔毛。蔷薇果长圆形，长达2.5 cm，具腺刺毛，鲜红色，萼片宿存。 花期6~7月，果期8~9月。

产于西藏、青海、四川、云南、甘肃、陕西、湖北。生于海拔1 600~3 500 m的阴坡沟谷、灌丛或路边及林下。

【药材】干燥的茎内皮和果实。

【采集加工】5~6月采割茎枝，刮去外层，剥取中层皮，晒干。9~10月果熟后，采果，以纸遮蔽，晒干，存放备用。

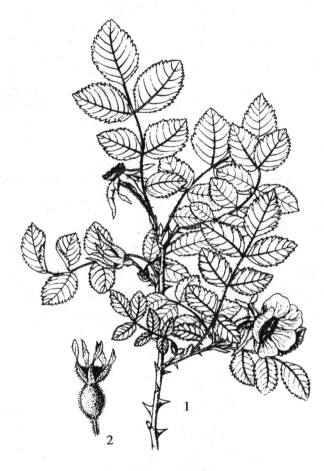

图192　扁刺蔷薇　Rosa sweginzowii Koehne

1. 花枝；2. 示花托上的腺刺毛。（阎翠兰绘）

【性味与功用】甘、微寒；解毒退烧、滋补止泻；治中毒性发烧、肝炎、肾病、关节积黄水、腹泻等。

以上2种植物检索表

1. 羽状复叶，具托叶；茎具基部膨大的扁刺；花单生或2~3朵簇生；雄蕊多数 …………………………
………………………………………………………… **扁刺蔷薇　Rosa sweginzowii**

1. 单叶，不具托叶；茎不具刺；花序总状；雄蕊5 ………………… **糖茶藨　Ribes himalense**

སེང་ལྡེང་། （生等）

【考证】《晶珠本草》记载：生等性凉，燥湿，活血，干黄水，能治麻风；共分三类：色红者为檀红生等，色黄者为檗黄生等，色白者为松木生等；三类依次以前者质佳，坚硬，后者次之，质重。

根据调查，青海、甘肃地区藏医用无患子科文冠果，西藏、云南地区藏医用鼠李科西藏猫乳，四川德格藏医用三尖杉科粗榧等植物的木材入药。文冠果的木材棕红色，坚硬，符合上述的檀红生等；西藏猫乳的木材棕黄色，质地坚硬，符合檗黄生等；粗榧木材淡灰白色或淡黄色，纹理直，有香气，符合松木生等的记载。

中文译本《四部医典系列挂图全集》中将生等图译为紫檀是错误的。

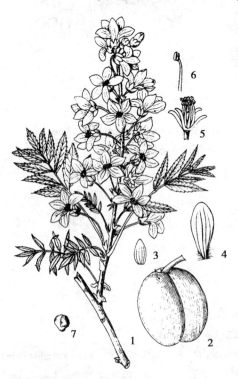

图193 文冠果 *Xanthoceras sorbifolia* Bunge
1. 花枝；2. 果实；3. 萼片；4. 花瓣；5~6.雄蕊及花蕊；7. 种子。（阎翠兰绘）

【原植物】

1. 文冠果 （图193）

Xanthoceras sorbifolia Bunge

落叶灌木或小乔木，高可达8 m。树皮灰褐色，栓皮褐栗色，微纵裂；嫩枝紫褐色，被短茸毛。奇数羽状复叶，互生，长15~30 cm，具柄；小叶9~19，狭椭圆形至披针形，长2~5 cm，宽1~1.5 cm，先端锐尖，边缘具锐齿，基部楔形，具短柄或无柄。总状花序顶生或腋生，长14~25 cm；花杂性，辐射对称；花梗长1.2~2.5 cm；花白色；萼片5，长椭圆形，有短柔毛，长约6 mm；花瓣5，倒卵形，长约为花萼的3倍，内面基部具由黄变紫红色的斑纹；花盘直立，有5枚稍肉质的裂片与花瓣互生；雄蕊8，长为花瓣的一半；子房长圆形，3室，具短而粗的花柱，柱头三裂。蒴果卵形，径4~6 cm，绿色，光滑，成熟后3瓣裂。种子黑色，球形，直径1~1.5 cm。 花期4~5月，果期7~8月。

产于西北、华北、东北等区及河南、山东、江苏。生于干旱的黄土丘陵、低山黄土坡、林缘、荒地以及宅旁、田埂。

2. 西藏猫乳

Rhamnella gilgitica Mansf. et Melch.

灌木，高达2 m。幼枝绿色，无毛。叶互生，具短柄，纸质或薄纸质，长圆形或披针状长圆形，长3~9 cm，宽1~2 cm，先端锐尖，基部圆形或近楔形，中部最宽，边缘具不明显的细齿或中部以上具细齿，上面深绿色，下面灰绿色，侧脉互生，每边4~5条，两面无毛；托叶狭披针形，早落。花黄绿色，单生或2~8个簇生于叶腋，或排列成具短总梗的腋生聚伞花序，无毛；花小，两性，5基数，具梗；萼片三角形，中肋内面凸起，中下部具喙状突起；花瓣倒卵形或匙形，两侧内卷；雄蕊背着药；花盘薄，杯状，五边形，不包围子房；子房上位，仅基部着生于花盘，花柱二浅裂。核果近圆柱形，长约8 mm，直径3~4 mm，顶端有残留花柱，成熟时红色。 花期5~7月，果期9月。

产于西藏东部、四川西南部、云南西北部。生于海拔2 600~2 900 m 的山地灌丛和林中。分布于喜马拉雅西部、克什米尔地区。

3. 粗榧 松木生等（译音）

Cephalotaxus sinensis (Rehd. et Wils.) Li

灌木或小乔木，高达15 m。木材黄褐色，纹理直，结构细致，硬度适中，微有香气；树皮灰色至灰褐色，浅裂，呈条形片状脱落；枝轮生，幼枝绿色，基部宿存灰褐色芽鳞。叶互生，呈螺旋状排列，基部扭转，排成 2 列，通常直，线形，稀呈镰刀状弯曲，长2~5 cm，宽约3 mm，基部几圆形，上部与中下部等宽或微窄，几无柄，先端渐尖或具急尖的短尖头，中脉明显，上面深绿色，有光泽，下面有 2 条灰白色的气孔带。雄球花6~7枚聚生成头状，径约6 mm；雄花卵形，基部具 1 枚苞片，雄蕊4~11；雌球花由数对雌花交互对生而组成，有长梗；雌花腹面有2胚珠，外面为苞片。种子常2~5个着生于雌球花轴上，卵圆形、椭圆状卵圆形或近球形，长1.8~2.5 cm，顶端具 1 小尖头。 花期3~4月，果期8~10月。

产于四川、甘肃、陕西、河南及长江以南各省区。多生于海拔600~2 200 m 的花岗岩、石灰岩及沙岩山地林缘或阔叶林下阴湿地。

【药材】树干及枝条的木质部。

【化学成分】文冠果木质部含黄酮类、香豆精、糖、鞣质、杨梅树皮苷（Myricitin，$C_{21}H_{28}O_{12}$）及梣皮苷（Fraxoside）。粗榧木质部含三尖杉碱（Cephalotaxine）、台湾三尖杉碱（Welsonine）、C -3表 - 台湾三尖杉碱（C -3epi -Welsonine）、羟基三尖杉碱（Hydroxycephalotaxine）。

【采集加工】全年可采，以春、夏两季为好。截砍枝条或树干，剥去栓皮，锯成段或成小块，晾干备用。也可用新鲜枝条或制作家具、工艺品等器具剩余的碎块、砍渣、锯末等粉碎后熬膏使用。

【性味与功用】《晶珠本草》记载生等凉、燥、湿；能活血，干黄水，治麻风。现藏医认为生等淡或微甘、苦、涩、凉或寒、燥湿；能祛风湿，敛干黄水，消肿止痛，凉血；治风湿性关节炎、黄水病、风湿性内热、高山多血症、皮肤风湿；煎汁，熬膏外用能消肿，治疮毒。

以上3种植物检索表

1. 常绿乔木或灌木；雌雄异株；叶线形，螺旋状排列或基部扭转而排成2列，背面具2列白色气孔带；花排成头状球形花序，无花被 ·················· 粗榧 **Cephalotaxus sinensis**

1. 落叶小乔木或灌木；雌雄同株；叶片较宽大，单叶或奇数羽状复叶；花具花被，花冠辐状，单生或成总状花序、聚伞花序。

  2. 落叶小乔木或灌木；幼枝紫色，有毛茸；复叶；花序总状，花白色；花盘肉质，五裂片直立包围子房；蒴果卵球形，三爿裂 ·················· 文冠果 **Xanthoceras sorbifolia**

  2. 落叶灌木；幼枝绿色无毛；单叶互生；花小，黄绿色，单1或2~8簇生成聚伞花序；花盘薄，杯状五边形，不包围子房；核果小，圆柱形 ·················· 西藏猫乳 **Rhamnella gilgitica**

སེར་པོ་རྒྱུ་དུང་། （塞保古椎）

【考证】《晶珠本草》记载：塞保古椎解毒，治疮，清温病时疫、疮热及腑热；分上品与下品，上品阴阳两山皆生，根似金枝，茎长，每节生叶，叶细而光滑，形如秦艽叶，花淡黄色，有红色光泽，种子像牛奶渣；下品生于凉爽高山坡，根黄色，茎短，叶厚，灰白色，花黄色及果实、种子均形似丝哇（紫堇）。

西藏藏医用龙胆科多茎獐牙菜、黄花獐牙菜、菊科千里光及罂粟科迭裂黄堇入药。多茎獐牙菜叶细、光滑，形似秦艽，花有红色光泽；黄花獐牙菜花黄色，但叶较宽；千里光茎长，每节上生叶；三者的特征与上品记载略有相似之处，只是前两种使用较普遍。迭裂黄堇生高山，根须状，叶肉质，灰绿色，扭结如牛毛丝，与下品的记载很相近，也常药用。

1. 多茎獐牙菜 （图194）

Swertia multicaulis D. Don

多年生草本，高8~12 cm。根肉质，粗壮，直径5~10 mm。茎多数，丛生，近等长，状如总花梗，上部再伞状分枝。叶对生；基生叶莲座状，匙形或长圆状匙形，长1.5~3.5 cm，

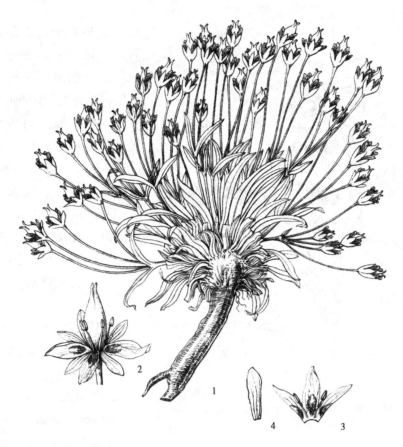

图194　多茎獐牙菜　Swertia multicaulis D. Don
1. 植株；2. 花；3. 花冠纵剖；4. 花萼裂片。（王颖绘）

宽5~12 mm，先端圆形或钝，基部渐狭，叶脉3~7条，弧形；茎生叶极少，苞片状。伞形花序顶生，具5~7花；花梗近等长，长达6.5 cm；花4数，蓝紫色；花萼长5~7 mm，裂片长圆形或披针形，先端急尖或钝；花冠长10~11 mm，裂片长圆形，先端钝，基部具1个椭圆形腺窝，腺窝基部具长的，其余边缘具短的流苏；花丝线形。蒴果披针形，长约1.5 cm。种子褐色，近球形，表面平滑。　花果期7~9月。

产于西藏南部。生于海拔4 350~4 700 m的高山草地。分布于尼泊尔、印度东北部、不丹。

2. 迭裂黄堇　（图195）

Corydalis dasyptera Maxim.

多年生草本，高5~20 cm。直根圆锥状，粗壮。茎1~2，具细棱。基生叶的叶柄长2~5 cm，叶片窄椭圆形或长圆形，长2~7cm，宽1.5~2.5 cm，肉质，蓝绿色，羽状全裂，一回裂片互相覆压或分开，二至三裂或不分裂，小裂片椭圆形或倒卵形，全缘，常具白色边，互相覆压；茎生叶小，具短柄，裂片卵形或宽线形。总状花序密集呈头

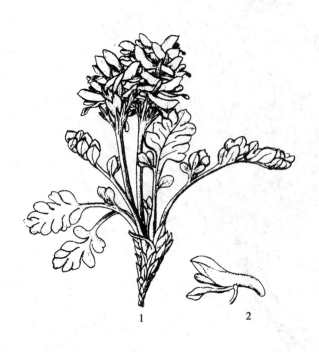

图195 迭裂黄堇 Corydalis dasyptera Maxim.

1. 植株；2. 花。 （阎翠兰描）

状，径2~4 cm，下部苞片通常羽状分裂，上部苞片一般不分裂；花黄色或深黄色，顶端淡褐色；萼片2，半圆形，先端呈不规则的齿裂，白色膜质，早落；花瓣4，2轮，外轮2瓣大，长1.5~2 cm，唇形，前瓣平展，后瓣基部成距，距圆筒形，长约1 cm，端圆，内轮2瓣较小，长圆形，先端愈合，爪与外轮瓣合生；雄蕊6，花丝连合成2束；子房长椭圆形。 花期6~8月。

产于西藏、青海、四川西部、甘肃。生于海拔3 400~4 600 m 的草甸、灌丛中。

3. 千里光

Senecio scandens Buch.-Ham.

多年生草本。茎曲折，攀援，长2~5 m，多分枝，幼时有密毛，后脱毛。叶形多变，一般为长三角形或卵状三角形，有时叶下部有2~4对深裂片，似羽裂，长4~12 cm，宽2~4.5 cm，先端长渐尖，基部截形、心形或戟形，边缘有齿，稀近全缘，无毛或下面被短毛。头状花序在茎和枝端排列成复总状伞房花序；花序梗开展，有密短毛及线形苞叶；总苞钟形，长5~7 mm，基部有数个线形苞片，总苞片1层，12~14个，线状披针形，先端渐尖，带红色；舌状花黄色，舌片狭长圆形，长8~9 mm，宽2 mm，具4条脉纹；管状花黄色，花药基部无尾。瘦果圆柱形，有纵棱，被短毛；冠毛白色，与管状花花冠等长，长约5 mm。 花果期4~9月。

产于我国西北至西南部、中部至东南部。生于海拔3 500 m 以下的山坡灌丛中、草丛中及林下。分布于印度库孟以东，亚洲南部至日本。

【药材】干燥的全草和根。

【化学成分】千里光含黄酮类化合物，酚性物质、有机酸及鞣质。花含毛茛黄素（Flavoxanthin）及菊黄素（Chrysanthemaxanthin）。

【显微鉴别】迭裂黄堇直根横切面：肾形。表皮1列，细胞切向外壁加厚。皮层5~10列，细胞切向排列或压扁。中柱占根的大部分；韧皮部宽，筛管群分布到两端；形成层不显；木质部居中央，原生木质部与后生木质部排列成十字架形，导管直径不等，多边形；

薄壁细胞沿韧皮部放射排列，沿木质部垂周排列，含有淀粉粒。（附图40A）

叶片横切面：表皮1列，细胞多切向排列，某些细胞显著膨大，或成为毛状体。气孔器小，位于表皮细胞之下。栅栏组织3列，细胞柱状，排列整齐；海绵组织窄，细胞稍延长，形成通气道。维管束分布于海绵组织中，鞘细胞1列，无色，木质部不显。中脉向背面突起呈镰形，7~8个维管束嵌在基本组织中，木质部显著，导管单个或数个相连，圆形。（附图40B）

粉末：黑绿色。导管少见，碎断，多梯纹，径43~48μm，裂缝宽。淀粉粒随处可见，多2~3个组成复粒，少单粒，盔帽形、卵圆形，径8~18μm，层纹和脐点均不显。花粉粒常见，多单个，球形、卵球形，径30~40μm，外壁具不规则雕纹。（附图40C）

【采集加工】花期采全草，秋季挖根，洗净，晾干。

【性味与功用】苦、寒；治黄疸、痢疾、肠胃病、感冒、刀伤及枪伤、痔疮、痈疖、淋巴结、目赤肿痛等症。

以上4种植物检索表

1. 茎攀援；花密集成头状花序，有总苞；花冠黄色，合瓣，上部五浅裂 ……………………
…………………………………………………………………… 千里光 **Senecio scandens**

1. 茎直立；花不密集呈头状花序，无总苞；花冠分裂近基部或为离瓣花。
  2. 叶互生，羽状分裂；花两侧对称，黄色，花瓣4，有距 ……… 迭裂黄堇 **Corydalis dasyptera**
  2. 叶对生，不分裂；花辐射对称，无距。
    3. 花黄色，花冠裂片5；叶宽5~9 cm ………………………… 黄花獐牙菜 **Swertia kingii**
    3. 花蓝紫色，花冠裂片4；叶宽0.5~1.2 cm ……………………… 多茎獐牙菜 **S. multicaulis**

ར་ཚ། （梢恰）

【考证】《晶珠本草》记载：梢恰性温、锐，引吐诸病。有两大类：一类是大树；另一类是草本。生于阴暗的杜鹃林的松软地上，茎中空，高约一拃，果穗中有状如加门（山罂粟）一样的细小种子，基部如莞根，尾端有木质细根。

据调查，藏医用的草本梢恰应是列当科的丁座草。该种寄生于杜鹃花属植物的根上，它的根头膨大近球状如莞根，尾端还有细根，茎中空，高20 cm左右，种子小，颇似草本梢恰，应为正品。树木类药目前尚不清楚，待进一步访问和研究。

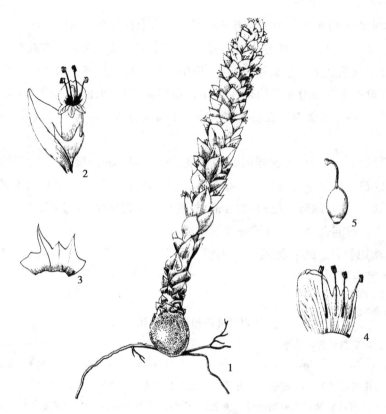

图196　丁座草　**Boschniakia himalaica** Hook. f. et Thoms.

1. 植株；2. 花冠、花萼及苞片；3. 花萼展开；4. 花冠展开；5. 雌蕊。（王颖绘）

【原植物】

丁座草　（图196）

Boschniakia himalaica Hook. f. et Thoms.

寄生草本，高6~40 cm。根头木质，膨大近球状，直径达4 cm。茎直立，较粗壮，单一，褐色或深褐色，中空，无毛。叶互生，鳞片状，三角形至三角卵形，长5~20 mm，先端钝，全缘。穗状总状花序具多花，长5~10 cm，结果时可达20 cm；下部花梗长5~6 mm；苞片三角卵形，褐色或紫色，长7~15 mm；花萼浅杯状，具不规则二至五浅齿；花冠外面浅黄色至黄褐色，密生紫斑，里面绿黄色，二唇形，长10~20 mm，花冠筒直，长7~9 mm，下唇小，具不等长三裂片，边缘具缘毛，上唇先端盔状，微二裂；雄蕊4，花丝基部稍扩大，着生于花冠筒上，伸出花冠外；雌蕊具2~3心皮。蒴果椭圆形至卵球形，长12~18 mm。种子微小，亮褐色。　花期6~7月，果期7~9月。

产于西藏、青海、四川、云南、陕西、湖北、台湾。生于海拔1 800~4 200 m 的高山林下，常寄生在杜鹃花属（*Rhododendron*）植物的根上。分布于印度东北部。

【药材】干燥的全草。

【采集加工】6~8月采集全草，洗净，切段，晒干备用。

【性味与功用】涩、微苦、温，有小毒；有催吐作用。

ཨོག (索哇)

【考证】《晶珠本草》记载：索哇是黑大麦和大麦，性凉、轻，能消除培根和赤巴合并病，并能催生下胎，解经痛。

据访问，藏医用黑麦入药。但未见实物。根据记载，黑大麦（即黑麦）或大麦的无菌果实本身无上述的功用。中医用黑麦穗上产生的"麦角"作催生下胎，是止血的良药，与索哇的功用相似。据此，藏医用药，是否也是黑麦的"麦角"（带菌的果实），需进一步调查访问。但迄今还不知大麦能否产生麦角，故本药需进一步研究。

【原植物】

麦角菌

Claviceps purpurea (Fr.) Tulasne

麦角为麦角科真菌，麦角菌寄生在禾本科植物黑麦（*Secale cereale* L.）子房中所形成的菌核。干燥菌核呈纺锤形，平直或略弯曲呈角状，具3条钝棱，两端渐尖，长0.3~2 cm，直径1~7 mm，表面紫黑色或紫棕色，有显著纵沟及细小横裂纹。质脆，易折断，断面钝三角形，边缘暗紫色，中心灰白色或浅粉红色。气味微弱而特殊；味油腻，先甜后辛。

【药材】带菌的颖果。

【采集加工】夏季麦熟时采收，阴干。应保持完整，彻底干燥后，密封，在干燥凉暗处保存。

【性味与功用】凉、轻；治培根和赤巴合并症，还能催生下胎，止血，解经痛，壮阳，祛风，健身增力。

ཨོ་མ་ར་ཛ (索玛拉杂)

【考证】《晶珠本草》记载：索玛拉杂，治皮肤病、黄水病；产于印度、西藏珞门地区及尼泊尔等地，果呈三角形，内有状如萝卜和唐冲（莨菪）的种子，种子黑色，肾形，有花纹，油润。

藏医用锦葵科黄蜀葵的种子入药，根据实物与上述描述相同，故认为黄蜀葵为原植物。

【原植物】

黄蜀葵

Abelmoschus manihot （L.）Medic.

多年生草本，高1~2 m，疏生长硬毛。叶互生，掌状，五至九深裂，裂片长圆状披针形，长8~18 cm，宽1~6 cm，先端渐尖，基部心形或近戟形，两面有长硬毛；叶柄长6~18 cm。花单生叶腋和枝端；花梗长2~3 cm；小苞片4~10，卵状披针形，宿存，有长硬毛；花黄色，具蓝紫色心，直径7~12 cm；花萼佛焰苞状，长2~3 cm，五裂，果时脱离；花瓣倒卵形；雄蕊柱长1.5 cm；子房5室，花柱1，先端五裂。蒴果卵状椭圆形，长4~5 cm，具黄色长硬毛。种子肾形，有麝香味，表面具环状纹。

产于我国除西北、东北外的各省区。常见于山谷、沟边草丛中。分布于印度、尼泊尔。

【药材】干燥的种子。

【化学成分】果实含挥发油，主要成分为葵子内脂、金合欢花醇、癸醇等。种子含蛋氨酸亚砜（Methionine sulfoxide）。

【采集加工】果期采果，取种子晒干备用。

【性味与功用】凉而糙；治皮肤病、黄水病、麻风病等。

སོག་ཀ་བ། （索嘎哇）

【考证】《晶珠本草》记载：索嘎哇止吐及治脉病；生于黑土地和田边，形状与折嘎（荠菜）相似，但茎及叶较小，叶如抽苔的萝卜叶，并有其味，花似察浊（独行菜），色白而小，果呈三角形，状如羊肩胛骨，种子小而色黄。

各地藏医均用荠菜入药。果实倒三角形，与上述完全相符，仅此即可识别原植物。

【原植物】

荠

Capsella bursa-pastoris （L.）Medic.

一年生或二年生草本，高14~70 cm。茎单一或分枝，上部疏生单毛和星状毛。基生叶丛生呈莲座状，平铺地面，长圆状披针形，羽状分裂，连柄长4~7 cm，宽1.5 cm，顶裂片三角形；茎生叶互生，无柄，长圆形或披针形，较基生叶小，先端锐尖，基部箭形抱茎，边缘具缺刻状齿或近全缘，两面被单毛和星状毛。总状花序顶生和腋生，花期伸长；花梗在果期长达1.5 cm；花白色；花萼长约1.5 mm，萼片4，黄绿色，卵形，具膜质边缘；花瓣4，匙形，长约2 mm，具短爪；雄蕊6。短角果倒三角形，扁平，长6~8 mm，宽5~7.5 mm，光滑，顶部微凹，2室，每室具2行种子。种子小，橙色，具细微的疣状突起。花果期5~8月。

广布世界各地。生于海拔4 500 m以下的田边、村庄附近、沟边、河边滩地。

【药材】干净的种子或全草。

【化学成分】荠全草含有多种有机酸、氨基酸和糖类，还含胆碱、乙酰胆碱、酪胺、马钱子碱、黄酮、布枯苷（Diosmin，$C_{28}H_{32}O_{15}$）及水解后生成布枯素（Diosmetin，$C_{16}H_{12}O_6$）、贝索林苷（Byssorin）、荠菜酸钾。种子含荠菜酸、布枯苷、贝索林苷、胆碱、乙酰胆碱、反丁烯二酸、苦杏仁酶及脂肪油。

【采集加工】果期采种子，筛去杂质，晒干或在花期采全草，洗净晾干。

【性味与功用】微辛、温；治胃痉挛、溃疡病、呕吐。四川（德格）藏医用于治疗肾盂肾炎、淋病、腰痛、尿频尿急。

སྲ་འབྲས། （萨折）

【考证】《晶珠本草》记载：萨折又称扎斋，治肾脏病和三灾病；其树干中等，叶似塔勒（杜鹃）叶，果实黑色，大小似柏树果，状如瓶，坚硬。分大小两种：大者如羊粪，表面凹凸，质软，为劣品；小者表面有长纹，状如瓶，坚硬，为佳品。

根据资料，藏医用桃金娘科蒲桃属植物入药，按实物可能有海南蒲桃、印度蒲桃、钝叶印度蒲桃和石竹叶蒲桃等。上述4种的果实彼此近似，均与《晶珠本草》的记载比较符合，因上述记载不详，无法考证何种为正品。至于大者，果实似羊粪的植物，更无法考证。

【原植物】

海南蒲桃

Syzygium cumini (L.) Skeels

乔木，高6~15 m。小枝圆柱状或压扁。叶对生，革质，阔椭圆形至长圆状椭圆形，长5~12 cm，宽3~7 cm，先端钝或骤狭渐尖，基部楔形，全缘，具羽状脉，侧脉纤细，致密；

叶柄长1.5~2 cm。聚伞花序通常腋生或有时顶生，长宽均可达11 cm；多花，花蕾倒卵形，长约5 mm；苞片小，早落；花白色，芳香；萼筒陀螺状，长约5 mm，先端截平或呈不明显的阔4齿裂；花瓣4，分离，覆瓦状排列，直径2~2.3 mm，瓣片圆形；雄蕊多数，分离，花丝长4~5 mm，花药丁字着生；子房下位，花柱线形，柱头极小。浆果斜长圆形或橄榄形至圆球形，紫红色至黑色，长1~2 cm，宽5~10 mm，有种子1枚。

产于云南、福建、广东、广西。生于低海拔疏林或旷野中。分布于印度、越南、马来西亚、印度尼西亚、澳大利亚。

【药材】干燥的果实。

【化学成分】海南蒲桃的果实含葡萄糖、果糖、麦芽糖、矢车菊素鼠李葡萄糖苷 (Cyanidin rhamnoglucoside)、矮牵牛素葡萄糖苷 (Petunidin glucoside)、锦葵花素葡萄糖苷 (Malvidin glucosid)、叶酸。种子含蒲桃苷 (Jambolin)、叶绿素、脂肪油、淀粉、树脂、糖、并没食子酸 (Ellagic acid)、鞣质 (≤19%)、没食子酸 (1%~2%) 及少量挥发油。

【采集加工】果期采果，洗净晾干。

【性味与功用】治肾脏病、三灾病。

以上4种植物检索表

1. 萼筒长管状；果成熟时红棕色；叶基狭窄，常下展成柄 ……………………………………
   …………………………………… 石竹叶蒲桃 **Syzygium caryophyllifolia**

1. 萼筒陀螺状；果成熟时红紫色、紫色或黑色。

  2. 叶基楔形 …………………………………………… 海南蒲桃 **S. cumini**

  2. 叶基心形。

    3. 果为橄榄形、圆球形或斜长圆形；叶先端尖或钝 ………………… 印度蒲桃 **S. jambolanum**

    3. 果为长圆形；叶先端钝 ………………………… 钝叶印度蒲桃 **S. jambolanum** var. **obtusifolia**

ཟད་མ། （萨玛）

【考证】《晶珠本草》记载：萨玛治虚性水肿，并能引出腹腔积水；共分9类，即萨木、萨嘎尔、萨那合、萨玛尔、萨赛尔、拉哇萨玛、齐乌萨玛、萨完和斗萨。

根据调查和参考有关资料，各地藏医所用的萨玛只有前8类，而斗萨至今尚未找出原植物，需以后研究考证。现将前8类分述如下：

ཀླ་བ་ཤད་མ། （拉哇萨玛）

【考证】《晶珠本草》记载：拉哇萨玛味苦甘，可治虫病、刺痛、炭疽及水肿病；生长在高处，茎高不过人的膝盖，叶具毛，花蓝色或带紫红色，果实为荚果，籽扁如肾脏，当地孩子们常采果实做念珠。

据调查，各地藏医用豆科紫花黄华、高山黄华（西藏）、苦马豆（青海）入药。其中，紫花黄华与上述记载的生境和形态基本相符，应为本药正品；而高山黄华及苦马豆，因花的颜色不同及生于较低处，与上述记载差异较大，应视为代用品。

【原植物】

1. 紫花黄华 （图197）

Thermopsis barbata Benth.

多年生草本，高20~45 cm。根茎木质化；茎直立，密被白色或黄褐色长柔毛。托叶2~6，基部连合成鞘，下面密被白色或黄褐色长柔毛；掌状复叶，具短柄；小叶长椭圆形或倒披针形，长1~3.5 cm，上面无毛，下面密被白色或黄色长柔毛，侧生小叶基部下延。总状花序顶生，具花3~10轮，每轮有花3~4朵；花序轴、花梗密被长柔毛；苞片3~4，轮生，卵状披针形，长1.5~2 cm，宽5~7 mm，上面无毛，下面密被长柔毛；花萼钟状，长1.5~2 cm，密被长柔毛；花冠紫红色，旗瓣近圆形或扁圆形，长2~2.5 cm，有时基部两侧具小裂，基部具短爪，翼瓣稍短于旗瓣，爪细，耳宽而圆，龙骨瓣较旗瓣长，具爪与耳。子房狭披针形，密被淡黄色长柔毛，具长柄。荚果长椭圆形，长4~5 cm，膨胀，密被长柔毛，具短柄。 花期6~7月，果期7~8月。

产于西藏、青海东南部、四川西部、云

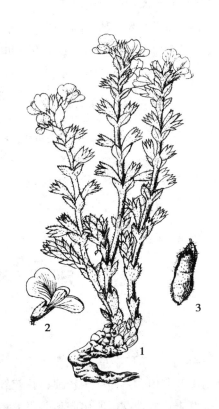

图197 紫花黄华 Thermopsis barbata Benth.

1. 植株；2. 花；3. 荚果。 （阎翠兰绘）

南西北部。生于海拔3 000~4 600 m 的山坡草地、林缘、沙砾地或石隙中。分布于印度、克什米尔地区、尼泊尔、不丹。

2. 苦马豆

Swainsona salsula Taubert.

矮小灌木，高20~70 cm。茎直立，具棱，疏被短伏毛。奇数羽状复叶，具小叶11~19；小叶椭圆形或长圆形，长0.5~1.5 cm，宽3~6 mm，先端圆形或微凹，基部圆形或宽楔形，上面无毛，下面被白色伏毛；小叶柄极短，托叶披针形，长约3 mm，宽约1 mm，被白色伏毛。总状花序腋生，具数花；花序轴及花梗均被白色柔毛；花萼钟形，被白色柔毛，萼齿5，三角形；花冠朱红色，长约1.2 cm，旗瓣近圆形，先端微凹，基部具爪，翼瓣短于旗瓣，龙骨瓣与旗瓣近等长；子房椭圆形，柄较长，被柔毛，花柱下弯，柱头头状。荚果长圆形，膨胀，呈膀胱状，长约1.5 cm，果皮膜质，具多数种子。种子肾形或正圆形，直径约3 mm，棕褐色，光滑。 花果期6~8月。

产于青海、甘肃、陕西、内蒙古、河北、山西、河南。生于海拔2 000~3 000 m 的河谷滩地砂质土上。

【药材】干燥的带根全草。

【采集加工】夏、秋之际采带根全草，洗净，晾干。

【性味与功用】苦、甘，有小毒；可治虫病、刺痛、炭疽及水肿。

以上3种植物检索表

1. 雄蕊10，成2组；羽状复叶，具11~19小叶 ………………………………… 苦马豆　Swainsona salsula
1. 雄蕊10，分离；掌状复叶，具3小叶，抱茎。
　2. 托叶4~6枚，基部连合成鞘状，抱茎；花冠紫红色 ………… 紫花黄华　Thermopsis barbata
　2. 托叶2枚，基部稍连合；花冠黄色 ……………………………… 高山黄华　T. alpina

ཕྱི་བ་དཀར་མ། （齐乌萨玛）

【考证】《晶珠本草》记载：齐乌萨玛味甘，性凉，可治创伤、狂犬病、小便不通；生于阳山和阴山，茎和叶子较细，花蓝红色，极美丽，果实与塞玛尔（黄芪）无区别。

据调查，各地藏医所用齐乌萨玛的植物为豆科红花岩黄芪、膜荚黄芪及远志科西伯利亚远志。其中，红花岩黄芪与上述记载相符，应为齐乌萨玛的原植物。西伯利亚远志，仅果实不同于塞玛尔果实，应为代用品。膜荚黄芪花白色，叶宽茎粗，与上述记载不符，亦为代用品。

【原植物】

1. 红花岩黄芪　（图198）

Hedysarum multijugum Maxim.

多年生草本或灌木，高30~180 cm。主根粗而长，下部分枝。茎直立，若为草本时基部木质化，被白色短柔毛。奇数羽状复叶，具小叶11~35；小叶宽卵圆形、卵圆形或倒卵形，长5~10 mm，宽3~5 mm，先端微凹，基部圆形，上面无毛，下面被白色短柔毛；叶轴与小叶柄均被柔毛；托叶三角形，膜质，长2~3 mm。总状花序腋生，疏生多花；花萼钟形，长5~6 mm，被白色短柔毛，萼齿5，极短；花冠紫红色，旗瓣宽倒卵形，长1.5~1.8 cm，先端微凹，翼瓣长6~8 mm，具长耳，爪较短，龙骨瓣与旗瓣近等长；子房线状披针形，花柱弯曲。荚果1~4节，荚节近圆形，表面被柔毛，每节含1枚种子。　花期6~7月，果期8~9月。

产于西藏、青海、甘肃、陕西、内蒙古、山西、河南、湖北。生于海拔2 000~3 000 m的干旱山坡和田边。

2. 膜荚黄芪

Astragalus membranaceus (Fisch.) Bunge

大型草本，高50~150 cm。根圆锥形，木质化。茎被长柔毛，下部分枝。奇数羽状复叶，具小叶17~31；小叶卵状披针形或椭圆形，长0.7~3 cm，宽4~10 mm，具短柄，两面被白色长柔毛；叶轴和小叶柄均被白色长柔毛；托叶披针形，长约6 mm，被白色长柔毛。总状花序腋生，具多花；苞片披针形或线形，短于花萼；花萼钟状，长约5 mm，被白色和黑色长柔毛；花冠白色，旗瓣倒卵形，长1.3~2 cm，宽6~9 mm，翼瓣稍短于旗瓣，具短耳，龙骨瓣与翼瓣近等长，耳较长；子房被毛，具柄；子房柄远长于子房。荚果膜质，卵状椭圆形，膨胀，被黑色短柔毛，长约2.5 cm。　花期6~7月，果期7~8月。

产于西藏、四川西部、甘肃及华北、东北等区。生于海拔2 000~3 000 m的山地阳坡、草地和灌丛中。分布于朝鲜、中亚地区、俄罗斯。

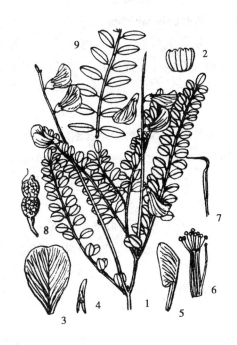

图198　红花岩黄芪　Hedysarum multijugum Maxim.

1. 花枝；2. 花萼；3. 旗瓣；4. 翼瓣；5. 龙骨瓣；6. 雄蕊；7. 雌蕊；8. 荚果；9. 叶。（王颖描自《中国主要植物图说——豆科》）

3. 西伯利亚远志

Polygala sibirica L.

多年生草本，高5~15 cm。根圆柱形，长而粗壮。茎直立，被短伏毛。单叶互生，具短柄或无柄；叶片卵状披针形或卵圆形，长1~2 cm。总状花序腋生，疏生数花；花紫色，直径约1.5 cm，具短花梗及小苞片；萼片5，宿存，不等大，其中3枚较小，绿色，披针形，其余2枚较大，斜卵形，花瓣状，有宽膜质边缘；花瓣3，2枚较短，1枚较长，呈龙骨状，顶端具缝形附属物；雄蕊8，花丝联合，呈鞘状，在1/3处分离，包围雌蕊。蒴果扁平，宽卵形，顶端凹，具宽翅，被短缘毛。　花期6~7月。

产于西藏、青海、甘肃、宁夏、陕西。生于海拔2 100~4 000 m的山坡，林缘。分布于蒙古、中亚地区、俄罗斯。

【药材】干燥的根及花。

【采集加工】6~7月采花，用温水洗净、晒干。秋后挖根，洗净，除去杂质，晾干。

【性味与功用】甘、凉，治小便不通、疮伤和狂犬病。

以上3种植物检索表

1. 单叶，互生；花瓣3；雄蕊8；蒴果扁平，顶凹，具宽翅 ……… 西伯利亚远志　**Polygala sibirica**
1. 羽状复叶；花瓣5；雄蕊10；荚果，无翅。
　2. 荚果节间缢缩；花紫红色 ………………………… 红花岩黄芪　**Hedysarum multijugum**
　2. 荚果节间不缢缩，膜质，膨胀；花白色 ……………… 膜荚黄芪　**Astragalus membranaceus**

སྡད་དཀར། （萨嘎尔）

【考证】《晶珠本草》记载：萨嘎尔清肺热，泻水肿，脾病，止肠痛、腹水病；生于高山土质坚硬的地方，叶被白毛，花白色。

据调查，现藏医用的萨嘎尔主要为乳白花黄芪（青海）和云南黄芪（西藏）。这两种黄芪的生境、花色、叶有毛等与上述记载基本相符，应为原植物。在青海、甘肃及四川德格一带的藏医，还用甘肃棘豆、黄花棘豆入药。这两种植物，花黄色，植物体被白毛，也符合上述记载，也可作代用品。据说，这两种棘豆有毒，应慎重。

【原植物】

1. 乳白花黄芪

Astragalus galactites Pall.

多年生草本，高5~10 cm，具短缩而分枝的地下茎。地上部分无茎或具极短的茎。奇数羽状复叶，具小叶9~21；托叶下部与叶柄合生，离生部分卵状三角形，膜质，密被长毛；小叶长圆形至线状披针形，长5~10（15）mm，宽1.5~3 mm，先端具小尖突，背面密被白色丁字毛。花近于无梗，通常每叶腋具花2朵，密集于叶丛基部似根生状；花白色或稍带黄色；苞片披针形至线状披针形，被白色长柔毛；花萼筒状钟形，长8~13 mm，萼齿近锥形，长为萼筒的1/2或近等长，密被开展的白色长柔毛；旗瓣菱状长圆形，长20~30 mm，翼瓣长18~26 mm，龙骨瓣长17~20 mm；子房有毛，花柱细长。荚果小，卵形，长4~5 mm，先端具喙，通常包于萼内，1室，含种子2枚。 花期5~6月，果期6~8月。

产于甘肃、陕西及华北、东北等区。生于海拔1 200~2 600 m的沙地。分布于俄罗斯西伯利亚东部。

2. 云南黄芪

Astragalus yunnanensis Franch.

多年生草本，高5~15 cm。根长而粗壮。茎短，长3~5 cm，大部被沙土掩埋。奇数羽状复叶，长5~10 cm；托叶分离，披针形，长6~10 mm；叶轴及叶柄被稀疏的长柔毛或几无毛；小叶23~27枚，宽卵形或卵形，长9~13 mm，宽6~9 mm，下面疏被白色长柔毛。总状花序腋生，密生多数下垂的花；花序梗长6~16 cm，有沟槽，疏被白色或黑色长柔毛；苞片披针形，长约5 mm；花萼长8~10 mm，密被黑色长柔毛；花冠黄色，旗瓣长1.5~2 cm，宽卵形，中心有褐色斑，下部渐窄为爪，翼瓣稍短于旗瓣，明显具耳，龙骨瓣几等长于旗瓣；子房密被白色和黑色长柔毛，具柄。荚果卵形，被白色和黑色长柔毛，1室。 花果期6~8月。

产于西藏、四川、云南、甘肃。生于海拔4 000~5 100 m的山坡草地、灌丛下或山顶碎石地。分布于尼泊尔。

3. 黄花棘豆 （图199）

Oxytropis ochrocephala Bunge

多年生草本，高20~40 cm。茎基部分枝，具纵槽，密被黄色短柔毛。奇数羽状复叶，长10~15 cm，具小叶17~29，小叶卵状披针形或卵状椭圆形，长1~2 cm，宽5~8 mm，先端尖，基部圆形，两面密被柔毛，叶轴密被柔毛；托叶卵形，基部连合，密被黄色柔毛。总状花序腋生，花密集；花序梗长10~25 cm；花黄色；花萼筒状，长1.5~1.7 cm，宽约5 mm，被黄黑色柔毛，萼齿5，窄披针形，与萼筒等长或稍长；花冠长1.7~1.8 cm，旗瓣倒卵形，先端圆形，基部渐狭成爪，翼瓣与龙骨瓣均短于旗瓣，皆具长爪和圆形耳，龙骨瓣先端具喙，喙长1~1.5 mm；子房线状披针形，被黄色柔毛，具短柄，花柱下弯。荚果长圆

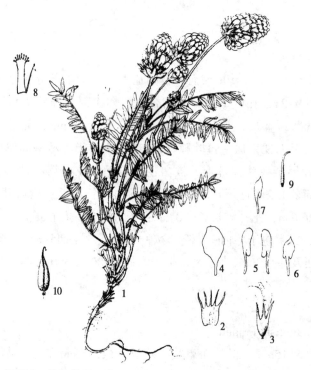

图199 黄花棘豆　**Oxytropis ochrocephala** Bunge

1. 全株；2. 花萼；3. 花；4. 旗瓣；5. 翼瓣；6. 龙骨瓣展开；

7. 龙骨瓣侧面；8. 雄蕊；9. 雌蕊；10. 荚果。（阎翠兰绘）

形，长12~15 mm，宽约5 mm，膨胀，密被褐色或黑色毛。　花果期7~9月。

产于西藏、青海、四川、甘肃。生于海拔4 000~4 300 m的山坡草地、灌丛下和河谷滩地。

【药材】干燥的全草和根。

【采集加工】6~7月采集全草，晾干；8~9月挖根，去沙土，洗净，切片晒干。

【性味与功用】全草甘、微苦，温；利水，泻水肿、浮肿、清脾、肺热，治腹水、止肠痛。根甘、温，强壮补气、排脓生肌、利水止汗，治久病衰弱，慢性肾炎浮肿、痈肿疮疖、贫血等症。

以上4种植物检索表

1. 龙骨瓣的先端无小尖头。

  2. 植物体被丁字毛；托叶下部与叶柄合生；小叶9~21枚，长圆形至披针形；花序近于无梗；花白色或稍带黄色；子房具柄 ················· **乳白花黄芪　Astragalus galactites**

  2. 植物体各部被长柔毛；托叶与叶柄分离；小叶23~27枚，宽卵形或卵形；花序梗长6~16 cm；花黄色；子房无柄 ················· **云南黄芪　A. yunnanensis**

1. 龙骨瓣的先端具小尖头。

　　3. 花萼被黑黄色柔毛；子房被黄色柔毛；结果时花萼基部膨大呈囊状 ………………
　　…………………………………………………… 黄花棘豆　**Oxytropis ochrocephala**

　　3. 花萼被白、黑相间的柔毛；子房被黑色长柔毛；结果时花萼基部不膨胀 ………………
　　…………………………………………………………… 甘肃棘豆　**O. kansuensis**

སྦང་ནག　（萨那合）

【考证】《晶珠本草》记载：萨那合治水肿有奇效，也可排除各种毒病；生于草滩边缘地区，匍匐生长，叶子具毛，花蓝色有光泽。

据调查，各地藏医所用的萨那合，其原植物为豆科蓝花棘豆和不丹黄芪。其中，蓝花棘豆与上述记载基本符合，应为正品。不丹黄芪为具茎的高大草本，花紫红色而相异，应为代用品。

【原植物】

1. 蓝花棘豆　（图200）

Oxytropis coerulea (Pall.) DC.

多年生草本，近无茎。根圆锥形，下部分枝，木质化。奇数羽状复叶，长7~18 cm；托叶膜质，线状披针形；叶轴纤细，疏生短柔毛，小叶17~41，卵形、长圆形或卵状披针形，长3~25 mm，宽2~9 mm，两面疏生伏贴的长柔毛。总状花序具花10余朵；花序梗细弱，长于叶，疏生短柔毛；苞片长于花梗；花梗短，被柔毛；花萼钟状，长约4 mm，密被短柔毛，萼齿披针形，与萼筒近等长；花冠蓝色、蓝紫色、紫色、深紫色、淡紫色或白色，长8~12 mm，旗瓣近圆形，基部具短爪，翼瓣倒卵形，耳较小，龙骨瓣具长约3 mm 的喙；子房近无毛。荚果卵状披针形，长11~16 mm，膨胀，1室，疏

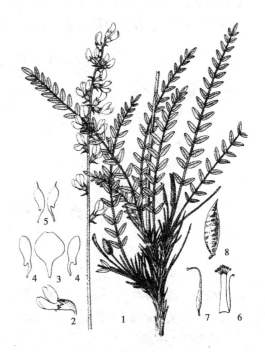

图200　蓝花棘豆　**Oxytropis coerulea** (Pall.) DC.
1. 植株地上部分；2. 花；3. 旗瓣；4. 翼瓣；5. 龙骨瓣；6. 雄蕊；7. 雌蕊；8. 荚果。（王颖描绘）

被白色及黑色短柔毛。种子椭圆形，棕色或绿色，具黑色斑点。　花期6~7月，果期8~9月。

产于青海及华北地区。生于海拔1 200~3 500 m的山坡草地和谷地。

2. 不丹黄芪

Astragalus bhotanensis Baker

多年生草本，高30~100 cm。茎较坚硬，直立或斜上升，嫩时被白色丁字毛。奇数羽状复叶，长6~10 cm，具小叶11~27；小叶倒卵形、倒卵状椭圆形或倒卵状披针形，长6~15 mm，宽3~6 mm，先端圆形，具细尖，基部楔形，上面无毛，下面疏被丁字毛。总状花序腋生，具花10~20朵，排列成密集的头状；花序梗长5~20 cm，疏被丁字毛；花紫红色；花萼管状，长约5 mm，萼齿披针形，被褐色丁字毛；旗瓣倒卵形，长1~1.5 cm，基部具宽而短的爪，翼瓣狭长圆形，长约1.3 cm，耳长圆形，龙骨瓣长圆形，长约1.1 cm，耳宽三角形；子房无毛。荚果圆柱形，长1.5~2.5 cm，微膨胀，腹背稍扁，顶端具喙，1室，成熟时黑色。　花期7~8月，果期8~9月。

产于西藏、四川、云南、贵州、甘肃。生于海拔2 500~3 500 m 的林缘或河岸草地。分布于不丹。

【药材】干燥的全草或花。

【采集加工】6~7月采集全草，除去杂质，洗净，晒干。7月份采花，除去杂质，晾干，放于通风处，防止霉烂变质。

【性味与功用】甘、温；清热，利尿；治各种水肿和排除各种毒病。

以上2种植物检索表

1. 植株矮小；龙骨瓣先端具长约3 mm的喙 ························· 蓝花棘豆　**Oxytropis coerulea**

1. 植株高大；龙骨瓣先端无喙 ···································· 不丹黄芪　**Astragalus bhotanensis**

སྡར་དམར། （萨玛尔）

【考证】《晶珠本草》记载：萨玛尔可治紫痰引起的刺痛，是治疗便血的良药，也是治疗血刺痛和流血不止的佳品；生于山上干硬草甸，茎长，直立，向上生长，形如旗幡，叶短，花红色，下垂。

据调查，藏医所用萨玛尔的植物为豆科岩黄芪，该植物花红色，下垂，倒挂于花葶上，似旗幡，与上述记载相符，应为正品。

【原植物】

岩黄芪

Hedysarum sikkimense Benth.

多年生草本，高10~25 cm。根粗壮，木质化。茎纤细，基部多分枝，嫩时被毛。奇数羽状复叶，互生，长4~15 cm，有小叶19~33，小叶对生或互生，卵状椭圆形或椭圆形，长6~15 mm，先端圆形或微凹，基部圆形，具短柄或无柄，仅中脉上被毛；托叶膜质，被白色长柔毛，长约1.5 cm，与叶对生，先端二裂。总状花序腋生，长4~22 cm，具花12~20朵，密集，花序梗被毛；苞片披针形，长5~8 mm，被白色长柔毛；花梗长约2 mm，密被白色或黑色柔毛；花蓝紫色或紫红色；花萼钟状，长7~8 mm，密被黑色或白色柔毛，萼齿三角形，比萼筒长，里面被毛；花冠长15~21 cm，旗瓣倒卵形，先端凹，基部具宽爪，与翼瓣等长或较短；翼瓣具长耳和短爪，龙骨瓣最长，耳很短，爪较宽；子房被毛，花柱细长，顶部稍弯，柱头头状，子房柄极短。荚果下垂，1~5节，荚节圆形或椭圆形，长5~7 mm，宽5~6 mm，具网纹，被毛。 花期7~8月，果期8~9月。（图见《青藏高原药物图鉴》2:177）

产于西藏、青海、四川西部、云南西北部。生于海拔3 500~5 000 m的半阴坡草甸、山麓冲积扇边缘湿润带、林间草地或灌木林中。分布于印度东北部、不丹及尼泊尔东部。

【药材】干燥的全草或根。

【采集加工】7~8月采集全草，洗净，晒干；7~9月挖根，洗净，切段，晒干。

【性味与功用】甘、苦、温、无毒；健胃、利尿，治紫痰引起的刺痛、便血、血刺痛、流血不止、胃病及各种水肿。根补气固表，托里排脓，消肿生肌，主治表虚自汗、气虚血脱、消化不良、痈疽不溃或溃而不收敛、水肿等症。

སྦད་སེར། （萨赛尔）

【考证】《晶珠本草》记载：萨赛尔对脉热、疮热和失血等症有很好的疗效，植株砸碎后的汁液可涂疮；生于松软的草地，茎细而长，叶似豆类叶，但较粗糙，花黄色，形如旗幡，荚与其他豆类相似，即本品除茎高大外，均与其他豆类相同。

据调查，各地藏医所用的萨赛尔，其原植物为豆科多花黄芪、金翼黄芪及马河山黄芪3种。其中，多花黄芪茎较高大，花黄色，排列呈总状，似旗幡，应为本药正品。其余2种茎细长，但不粗糙，应为代用品。此外，四川藏医用的康定黄芪，茎较短，花稠密，与上

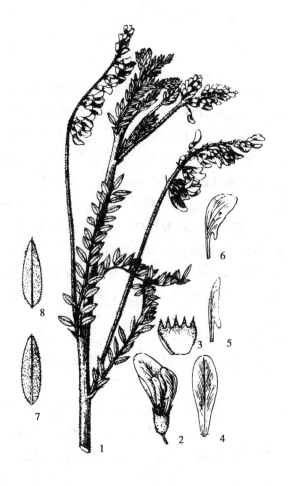

图201　多花黄芪 Astragalus floridus Benth.

1. 花枝；2. 花；3. 花萼展开；4. 旗瓣；

5. 翼瓣；6. 龙骨瓣；7. 小叶片背面；

8. 小叶片正面。（王颖描绘）

述记载不甚符合，也应为代用品。

【原植物】

多花黄芪　（图201）

Astragalus floridus Benth.

多年生草本，高15~40 cm。茎较粗，被黑色或白色长柔毛。奇数羽状复叶，具小叶13~37枚，小叶椭圆状披针形或披针形，长0.5~1 cm，宽2~5 mm，先端钝或急尖，基部圆形，具短柄，表面无毛，背面密被长柔毛；托叶狭披针形，长约5 mm，被黑色长柔毛。总状花序腋生，具多花；花序轴密被黑色长柔毛；苞片窄披针形，被黑色长柔毛；花黄色；花萼钟形，外面被黑色长柔毛，并掺杂少量白色长柔毛，萼齿5，披针形，短于萼筒，被黑色与白色长柔毛，旗瓣匙形，长1.5~2 cm，宽4~5 mm，翼瓣长1.2~1.5 cm，龙骨瓣长1.5 cm；子房被黑色长柔毛，花柱无毛，子房柄与子房近等长。荚果纺锤形，被黑色柔毛。花果期7~8月。

产于青海、四川、甘肃。生于海拔3 000~3 600 m的山坡草地。分布于尼泊尔、印度东北部、不丹。

【药材】干燥的全草。

【显微鉴别】多花黄芪根（径1~1.5 cm）横切面：圆形。木栓层15~20列，细胞切向排列，胞壁微栓化，弯曲。皮层窄，多裂隙腔，细胞多径向排列，胞壁稍弯曲。韧皮部宽；射线由木内穿过形成层向外伸出，形成稍弯曲的辐射条，细胞径向排列；纤维呈束或块，呈同心层排列，胞壁加厚；薄壁组织位于射线与纤维之间，细胞稍径向排列。形成层区3~4列，细胞切向排列，胞壁稍弯曲。木质部宽；木射线连结韧皮部射线，细胞径向排列；导管单个，2~4个集合，卵圆多边形；纤维束生，同于韧皮部，多分布在导管的两端；薄壁组织位于导管与射线之间，细胞多径向排列。淀粉粒仅充满射线细胞。（附图41A-B）

【采集加工】夏季采集全草，洗净，除去杂质、枯枝残叶，晾干。

【性味与功用】苦、寒；内服利尿，愈合血管；外用治创伤，对脉热、疮热和失血等有很好的疗效；将带根全草砸碎榨取汁液，涂疮，效果极佳。

以上4种植物检索表

1. 植株矮小，茎极短或近无茎 ····················· 康定黄芪　**Astragalus yunnanensis** var. **tatsienensis**

1. 植株高大，具明显的茎。

  2. 荚果圆形，稍长于花萼；子房具短柄 ························· 马河山黄芪　**A. mahoschanicus**

  2. 荚果窄椭圆状卵形或纺锤形，远长于花萼；子房具长柄。

   3. 龙骨瓣较旗瓣、翼瓣长；子房无毛，子房柄远长于子房；荚果椭圆状卵形 ··················
··················· 金翼黄芪　**A. chrysopterus**

   3. 龙骨瓣与旗瓣、翼瓣近等长；子房被黑色长柔毛，子房柄与子房等长；荚果纺锤形 ······
··················· 多花黄芪　**A. floridus**

སྦལ་ཐོག (萨完)

【考证】《药物形态比喻》记载：萨完是治疗创伤之良药；生于山地中下部地带的砂地，茎铺于地面而匍匐生长，花蓝色，具红色光泽。

据调查，各地藏医所用的萨完，其植物为豆科青海黄芪、块茎岩黄芪和黑萼棘豆 3 种。其中，青海黄芪与上述描述相符，应为萨完的正品。黑萼棘豆虽然花为蓝色，但为直立草本而异，块茎岩黄芪花淡紫色，茎直立则与原记载不同，两者均应为代用品。

【原植物】

1. 青海黄芪　（图202）

Astragalus tanguticus Batal.

多年生草本，全株被白色粗毛。茎匍匐地面，长5~25 cm，被白色粗毛。奇数羽状复叶，具小叶11~17；小叶椭圆形或倒卵形，长4~10 mm，宽2~5 mm，先端圆形或截形，具短尖头，基部楔形，两面均被白色粗毛；托叶披针形。总状花序腋生或顶生，长1~2 cm，被白色粗毛，具花2~6朵；花蓝紫色；花萼钟状，长5~6 mm，萼齿5，短于萼筒，外面被黑色与白色粗毛，里面无毛；旗瓣扁圆形，长约1.1 cm，宽1.1~1.3 cm，先端微凹，基部缢缩成爪，翼瓣与龙骨瓣均短于旗瓣，长约8 mm，宽2~4 mm，具短爪和耳；子房具短柄，被短柔毛，花柱无毛，柱头被毛。荚果较短，成熟时2瓣裂。　花果期7~9月。

产于青海、四川、甘肃。生于海拔2 700~4 800 m 的河滩草地、砾石坡。

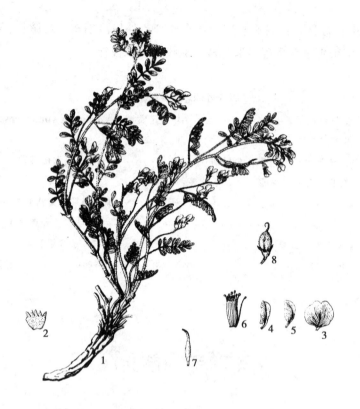

图202　青海黄芪　**Astragalus tanguticus** Batal.

1. 地上部分；2. 花萼展开；3. 旗瓣；4. 翼瓣；5. 龙骨瓣；6. 雄蕊；
7. 雌蕊；8. 宿存花萼及荚果。（王颖绘）

2. 黑萼棘豆

Oxytropis melanocalyx Bunge

多年生草本，高5~25 cm，全株被糙伏毛。茎细弱，丛生。奇数羽状复叶，长5~
15 cm，具小叶9~25；小叶卵形至卵状披针形，长0.5~1 cm，宽1~4 mm，先端尖，基部圆
形，两面疏生黄色长柔毛；叶轴疏生黑、白相间短柔毛；托叶卵形，基部连合，与叶柄分
离。伞形总状花序腋生，具花数朵至十数朵；花序梗长5~10 cm，疏生柔毛；花蓝紫色；
花萼筒状，长约5 mm，宽2~3 mm，密生黑色短柔毛，杂生黄色长柔毛，萼齿5，披针形，
短于萼筒，基部较宽；旗瓣宽卵形或倒卵形，长约1 cm，宽6~7 mm，先端微凹，基部缢缩
成短爪，翼瓣与旗瓣近等长，耳较大，爪长约为翼瓣长的1/3，龙骨瓣短于翼瓣，具短喙；
子房披针形，被短柔毛，花柱无毛。荚果长椭圆形，下垂，长约1.5 cm，膨胀，纸质，密
生黑白相间的柔毛。　花果期7~9月。（图见《青藏高原药物图鉴》1:160）

产于西藏、青海、四川、云南西北部、甘肃、陕西。生于海拔3 000~5 000 m的河滩、
山坡草地、高山草甸。

3. 块茎岩黄芪

Hedysarum tuberosum Fedtsch.

多年生草本，高10~20 cm。块茎球形；茎较细，被柔毛。奇数羽状复叶，具小叶5~11；小叶椭圆形或卵状椭圆形，长5~8 mm，宽2~3 mm，先端钝，具短尖，基部圆形或宽楔形，上面无毛，下面疏被柔毛；托叶披针形，长约5 mm，褐色，下部多半连合，疏生白色柔毛。总状花序腋生，具花数朵；花序轴长5~6 cm，疏生柔毛，花梗长约2 mm，被毛；苞片披针形，褐色，长3~4 mm，疏生白色柔毛；花淡紫色；花萼钟形，长5~6 mm，外面被白色柔毛，萼齿5，狭披针形，短于萼筒或与萼筒近等长，基部具2小苞片；小苞片披针形，长约2 mm；花冠淡紫色，旗瓣倒卵形，长1.3~1.5 cm，先端微凹，翼瓣长约1.3 cm，具短爪，龙骨瓣长约1.4 cm；子房扁平，窄披针形，长3~4 mm，被短柔毛，花柱长为子房的1.5倍。荚果具2~3节，每节近圆形，疏被柔毛。　花果期7~9月。（图见《青藏高原药物图鉴》1：347）

产于西藏东部、青海、四川、甘肃。生于海拔2 800~4 200 m 的山坡草地和灌丛中。

【药材】干燥的全草。

【显微鉴别】青海黄芪根（径1~1.5 cm）横切面：类圆形。木栓层20~30列，细胞切向排列，薄壁木化，胞腔内含金黄色内含物。皮层窄，细胞切向排列，少数纤维束可见。韧皮部较宽：射线由木内经束间向外伸出，形成弯曲的辐射状条，细胞径向排列，韧皮纤维形成束或成块分布，胞壁厚，非木化；薄壁细胞较少，分布纤维间。形成层不明显。木质部宽。年轮清楚：木射线穿过束间与韧皮射线相连，2至多列，细胞径向排列，具裂隙；导管圆形或卵圆形，单个，2~5个相连，呈切向线排列；少数薄壁细胞分布于导管与纤维之间，淀粉粒分布皮层、韧皮部和木质部的薄壁细胞中。（附图42A）

叶横切面：叶柄凹类三角状，表皮1列，细胞多径向排列。气孔器平于表皮。基本组织外部数列细胞含叶绿体素；向里的细胞增大，无色。5个外韧维管束排成"V"字形：韧皮部窄；形成层缺少；木质部导管单个、数个相连。叶片表皮1列，细胞切向排列，气孔器凹陷。栅栏组织4~6列，通过中脉，细胞柱状，密集排列。维管束少数，木质部不显。中脉向背面凸起，维管束单个，木质部导管集合。（附图42B）

粉末：褐黄色。导管随处可见，束生，单个，多碎断，径43~120 μm，多网纹，少梯纹。纤维众多，淡黄绿色，多束生，碎断，径15~18 μm，厚壁生少数单纹孔。淀粉粒常见，多单个，少2~3个复粒，球形，卵球形，径5~18 μm，脐点不显。（附图42C）

【采集加工】夏季采全草，洗净，除去枯枝残叶及根须，用木棒稍砸后用纸遮盖，放在干燥通风的地方晒干，防霉烂变质。

【性味与功用】甘、温；退烧镇痛，催吐，利尿；治胃痉挛、溃疡病、水肿等，熬膏外用治创伤。

以上3种植物检索表

1. 植株具球形块茎；荚果缢缩成2~3节 ……………………………… **块茎岩黄芪** **Hedysarum tuberosum**
1. 植株无块茎；荚果膨胀而不缢缩。
  2. 龙骨瓣先端具短喙；子房无柄；小叶卵形或卵状披针形 ……… **黑萼棘豆** **Oxytropis melanocalyx**
  2. 龙骨瓣先端钝而无喙；子房具短柄；小叶椭圆形或倒卵形，先端具尖突 ……………………………
  …………………………………………………………………… **青海黄芪** **Astragalus tanguticus**

སད་ལྡུམ (萨木)

【考证】《晶珠本草》记载：萨木治水肿有效；生于碎石和高山旁，根如并排之筋，叶扁而小，如小豌豆叶，花紫色，形如下斜之牛角。

藏医以豆科异叶米口袋、云南棘豆和多枝黄芪入药。其中，异叶米口袋的小叶近圆形，长不到1 cm，形似豌豆叶，花紫色，与上述记载基本相符，应为萨木的正品。其余2种都与上述记载各有差异，应为代用品。

【原植物】

1. 异叶米口袋 结巴曲托（译音）

Gueldenstaedtia himalaica Baker

多年生草本，高5~10 cm。根圆锥形，下部分枝。奇数羽状复叶，具9~13小叶，叶柄疏被长柔毛；托叶卵形，长5~7 mm，浅褐色，2枚合生，密被长柔毛；小叶圆形、宽倒卵形或倒卵形，长4~9 mm，宽3~6 mm，先端微凹，基部圆形，两面密被长柔毛。伞形花序具2~4花；总花梗长4~7 cm，被长柔毛；苞片三角形，长1~2 mm；花紫罗兰色；花萼钟形，长4~5 mm，被长柔毛，萼齿5，狭三角形或披针形；旗瓣宽倒卵形或扁圆形，长6~8 mm，宽4~7 mm，爪长约2 mm，翼瓣宽楔形，长4~7 mm，宽2~3 mm，基部具耳，龙骨瓣倒卵形，长约4 mm，宽约2 mm。荚果圆筒形，长1.5~2 cm，疏被短柔毛或无毛。种子肾形，表面光滑。 花期7~8月，果期8~9月。（图见《青藏高原药物图鉴》1:62）

产于西藏、青海、四川、甘肃。生于海拔2 500~3 000 m 的河漫滩、山谷草坡和高山灌丛中。

2. 云南棘豆

Oxytropis yunnanensis Franch.

多年生草本，高5~15 cm。根圆柱形，较长。茎基部分枝，稍木质化。奇数羽状复叶，长3~5 cm，具小叶13~23；小叶椭圆状卵形，长5~7 mm，宽2~3 mm，先端尖，基部圆形；托叶卵形，下部连合，与叶柄分离，外面被黑白相间的柔毛。总状花序腋生，具花4~12；花萼筒状，长约7 mm，宽约3 mm，被黑色柔毛，萼齿5，线形，与萼筒近等长；花冠深蓝色，长约1 cm，旗瓣倒卵形，先端微凹，下部渐狭成爪，翼瓣稍短于旗瓣，先端微缺，耳圆形，爪较长，龙骨瓣短于翼瓣，先端具长约1 mm的短喙，耳圆形，爪较长；子房具柄，具黑白相间的柔毛，花柱无毛。荚果长圆形，长2~3 cm，宽约1 cm，通常紫红色，外面被白色或褐色毛。 花果期7~9月。

产于青海、四川、云南。生于海拔4 500~4 900 m的高山草甸、山坡草地和河谷滩地。

3. 多枝黄芪

Astragalus polycladus Bur. et Franch.

多年生草本，高5~30 cm。根状茎粗壮，横走，木质化；茎丛生，较细，被伏贴短柔毛。奇数羽状复叶，具小叶11~21，小叶宽椭圆形或卵状披针形，长3~11 mm，宽2~5 mm，先端钝或微凹，基部宽楔形，近无柄，两面被伏贴长柔毛；托叶披针形，分离。总状花序腋生，具多花，密集成头状；花紫红色；花萼钟状，长约4 mm，外面被伏贴黑色短柔毛，萼齿线形，与萼筒近等长；旗瓣宽倒卵形，长12~13 mm，宽6~7 mm，先端微凹，基部具短爪，翼瓣较窄，与旗瓣近等长，具圆形的耳且细长，龙骨瓣短于翼瓣，耳三角形，爪较宽；子房被毛，具短柄，花柱无毛。荚果短，顶端急尖，具短梗，被毛。种子肾形，较小。 花期6~7月，果期8~9月。

产于青海、四川、云南、甘肃。生于海拔2 000~4 000 m的河滩、阳坡和半阳坡。

【药材】干燥的花。

【采集加工】6~7月采花，洗净，晾干。

【性味与功用】微辛、温；治各种水肿。

以上3种植物检索表

1. 龙骨瓣先端具1喙 ·· 云南棘豆 **Oxytropis yunnanensis**
1. 龙骨瓣先端圆形，无喙。
　2. 龙骨瓣的长度仅为翼瓣1/2 ················· 异叶米口袋 **Gueldenstaedtia himalaica**
　2. 龙骨瓣的长度与翼瓣近相等 ··················· 多枝黄芪 **Astragalus polycladus**

ཕིན་ཕྱིང་ཟླ་མ། （森兴那玛）

【考证】《晶珠本草》记载：森兴那玛辛，微苦、寒，可治虫病，生胃火；根如一盘黑蛇，枝如肉角，皮银白色，叶如虎耳，花白、红、蓝或淡红色，果如豆，熟后黑色。

藏医用瑞香科陕甘瑞香和木犀科素方花入药。前者的枝、皮、花和果较符合上述记载，应为正品。素方花的枝和叶显然不符合上述描述，但却与《四部医典系列挂图全集》中所绘的森兴那玛的图近似，均为藤本，羽状复叶和管状花。然而，素方花是否就是森兴那玛还值得进一步考证。

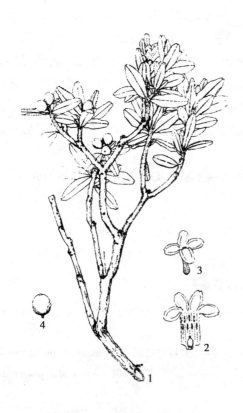

图203　陕甘瑞香　**Daphne tangutica** Maxim.
1. 全株；2. 花的解剖；3. 花；4. 果实。
（刘进军绘）

【原植物】

1. 陕甘瑞香　（图203）

Daphne tangutica Maxim.

常绿灌木，高0.3~2 m。枝灰白色，粗壮，小枝肥厚，幼时略被黄色疏柔毛或于顶端被黄色粗硬毛，老枝无毛。叶互生，革质，多密集于枝顶，长圆形或窄倒卵状披针形，长1.3~8 cm，宽0.5~2 cm，先端钝或稀具凹缺，基部楔形或渐狭，边缘常反卷或极端反卷成筒状，两面均无毛，叶面皱缩，暗淡无光泽。头状花序顶生于枝顶，具花3~8朵或更多；总花梗极短，被糙伏毛；苞片长卵形或卵状披针形，长5~7 mm，边缘有睫毛；花具芳香，外面红色至紫堇色，内面白色；花萼近肉质，筒状，无毛，长1.2~2 cm，裂片4，卵形至长圆状卵形，约为萼长的1/2；雄蕊8，2轮，分别着生于萼筒上部与中部；环状花盘边缘有不规则的浅裂；子房圆锥形，无毛，花柱短，柱头具乳突。核果卵形，红色，后变黑色。　花期6月，果期7~10月。

产于西藏、青海、四川、云南、甘肃、陕西、湖北。生于海拔1 400~3 900 m的山坡林下或岩石缝中。

2. 素方花

Jasminum officinale L.

藤本，高1~3 m。枝条有棱角，无毛。叶对生，羽状复叶，小叶（3）5~7（9）对，椭圆状卵形、长圆状卵形至披针形，长10~30 mm，无毛；托叶无。聚伞花序顶生，有花2~10朵；花两性，白色或外侧红色；花萼钟状，顶部四至六裂，裂片线形，长3~10 mm，远长于萼筒；花冠高脚碟状，冠筒长5~16 mm，裂片5~7，卵形或长圆形，广展，约与花冠筒等长，先端尖，花蕾时裂片覆瓦状排列；雄蕊2，内藏，花丝极短，花药近基部背着，药室内外侧裂；子房2室，胚珠通常每室2颗。浆果双生或其中一个不发育而为单生，椭圆形，长8 mm，直径5 mm，有宿存的萼。 花期6~8月，果期9~10月。

产于西藏、四川、云南。生于河边，栽培于各地。分布于伊朗、阿富汗、巴基斯坦及克什米尔地区。

【药材】干燥的果实。

【显微鉴别】陕甘瑞香根皮部横切面：残存木栓层10~12列，细胞显著切向排列，端壁不齐，栓化。皮层窄，多裂隙，细胞多切向排列，含淀粉粒。韧皮部宽。射线1~2个细胞宽，将韧皮部分成众多的径向块，细胞径向排列；筛管群显著；薄壁组织多裂隙，细胞含淀粉粒；众多的单个纤维或纤维束分散在薄壁组织中，胞壁微木化。形成层3~4列，细胞切向排列，胞壁稍加厚。（附图43A）

叶片横切面：中脉向背面凸起，并向叶缘渐减薄，边缘只有表皮细胞。上表皮1列，外覆盖厚角质层，细胞切向排列，外壁增厚，无气孔器；下表皮1列，细胞多切向排列，外壁增厚，气孔器平于表皮。栅栏组织多3列，细胞柱状，栅表比值3~6；海绵组织多通气道。维管束埋在海绵组织中，木质部导管显著。中脉维管束单个，导管径向排列。（附图43B）

粉末：淡黄色。纤维随处可见，径6.6~11.7 μm，多碎断，时有分枝，表面光滑，胞壁加厚，无纹孔。淀粉粒众多，多球形，少长球形、卵球形，径2.5~8.2 μm，脐点不显。（附图43C）

【采集加工】9~10月采果，晒干。

【性味与功用】辛、微苦、寒；生胃火，治虫病。青海藏医用陕甘瑞香，以其花、果、皮、叶和根入药；果、叶、皮熬膏可驱虫，治梅毒性鼻炎及下疳；花治肺脓肿；根、皮治骨痛、关节积水。西藏藏医用素方花作本药，以果实入药，外用治皮肤发痒，内服治牙痛和太阳穴头痛。

以上2种植物检索表

1. 单叶互生，革质；头状花序；单被花；雄蕊8，2轮 ················· 陕甘瑞香 **Daphne tangutica**

1. 羽状复叶对生，非革质；聚伞花序；花被有花萼、花冠2轮；雄蕊2 ···································
······································· 素方花 **Jasminum officinale**

སྡོག་ཀ་བ། （锁嘎哇）

【考证】《晶珠本草》记载：锁嘎哇可去腐排脓，温胃祛寒，驱胃虫，镇刺痛，解蛇毒，并可消久顽寒性痞块；生于平滩、田边；茎中部分枝，向四周伸展，叶若狮爪，花梗如铁丝，花白色，5瓣，果似蓝青稞，具钩状喙。

藏医所用的锁嘎哇，其植物主要有毛茛科草玉梅、疏齿银莲花和展毛银莲花。此3种植物均与《晶珠本草》记载相似，特别是草玉梅，花白色，瘦果具钩状喙，与之更相符。

【原植物】

草玉梅 （图204）

Anemone rivularis Buch.-Ham. ex DC.

多年生草本，全株被白色柔毛，高25~100 cm。根状茎木质，径0.8~1.4 cm；茎暗紫色，上部分枝。基生叶3~5，叶片肾状五角形，长1.6~7.5 cm，宽2~14 cm，三全裂，中间裂片三至五浅裂，侧裂片三浅裂，小裂片长圆形，先端锐尖，具不规则锯齿，两面疏生白色短柔毛；叶柄长3~22 cm，具白色柔毛。聚伞花序长4~30 cm；花白色，直径1.3~3 cm；萼片5~9(10)，花瓣状，倒卵形至长圆形，长0.6~1.4 cm，宽3.5~10 mm，外面疏生长柔毛，先端密被短柔毛；雄蕊多数，长为萼片之半，花药椭圆形，花丝丝状；雌蕊30~60，无毛，子房狭长圆形，花柱拳卷。瘦果狭卵球形，稍扁，长7~8 mm，具钩状

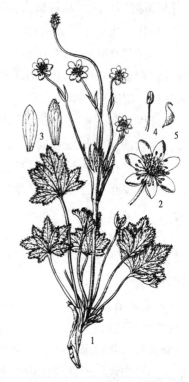

图204 草玉梅 **Anemone rivularis** Buch.-Ham. ex DC.

1. 全株；2. 花；3. 萼片；4. 雄蕊；5. 瘦果。（王秀明、阎翠兰绘）

喙。 花期5~8月，果期9~10月。

产于西藏南部及东部、青海东南部、四川、云南、贵州、甘肃西南部、湖北西南部、广西西部。生于海拔1 200~4 900 m 的林缘、河滩、溪边、湖畔及高山草甸和阴坡碎石中。分布于尼泊尔、不丹、印度、斯里兰卡。

【药材】干燥的叶、花、果和根。

【化学成分】草玉梅含内脂、氨基酸、酚性化合物、有机酸、甾类、生物碱等。

【采集加工】6~8月采其叶、花，9~10月采果、根；以流水洗去泥土，除去残叶及根外皮，晒干。

【性味与功用】苦、辛、温；温胃祛寒，暖体升温，去腐排脓，消痞块，逐湿，驱虫，镇痛，解蛇毒；治病后体温不足、关节积黄水、黄水疮、久顽寒性痞块，也可催吐胃酸；外用治蛇咬伤。

以上3种植物检索表

1. 苞片具柄；萼片5~9（10），白色；花丝丝状；果喙钩状 ……………… 草玉梅　Anemone rivularis
1. 苞片无柄；萼片5或5~6，蓝色、紫色、黄色或白色；花丝扁平；果喙稍弯。
　2. 萼片5，白色、蓝色或黄色；瘦果卵球形 ………… 疏齿银莲花　**A. obtusiloba** subsp. **ovalifolia**
　2. 萼片5~6，蓝色、紫色，稀白色；瘦果扁平，椭圆形或倒卵形 ……… 展毛银莲花　**A. demissa**

སོ་མ་ར་ཱ་ག་པོ། （索玛那保）

【考证】《晶珠本草》记载：索玛那保能滋补增力，固肾；为园中栽培，茎长约一拃，状如松树，茎的表皮可作纤维，织布拧绳。

藏医用大麻科大麻入药。根据大麻株高、种子、茎皮用途等符合上述记载，应为正品。

【原植物】

大麻

Cannabis sativa L.

一年生草本，高1~3 m。茎粗壮，直立，分枝或不分枝，具沟纹，密生短柔毛，表皮富有纤维。下部叶对生，上部叶互生；叶掌状全裂，裂片5~7，披针形至长披针形，长4~8 cm，先端渐尖，边缘具粗锯齿，上面具稀疏的粗糙毛，下面密被灰白色绒毛；叶柄长2~6 cm，被短绵毛。花单性，雌雄异株；圆锥花序；雄花序顶生，黄绿色；雌花序丛生于叶腋，绿色；每花具一苞片，卵形，先端渐尖，内有一小苞片，苞片外面均被短柔毛；雄花花萼5片，覆瓦状排列，长卵形，背面及边缘均有短毛；无花瓣；雄蕊5；雌花花被薄膜质；子房球形，无柄，花柱2。瘦果扁卵形，表面光滑而有细网纹，被宿存的黄褐色苞片，侧缘锐棱。　花期7~8月，果期9~10月。

我国各地均有栽培；原产于印度及中亚。

【药材】干燥的种子及地上部分。

【化学成分】大麻种子含15%~20%的棕色树脂。名大麻苷或大麻脂（Cannabin or Canibinone），其中有一种有毒性的红色油状物质，即大麻困醇醛；并含约0.3%的黄色挥发油，其主要成分为倍半萜类（Sesquiterpenes）。此外，还含有胆碱及生物碱。生物碱有两类：一类为血色蕈毒碱（Muscarine），另一类为葫芦巴碱（Trigonelline）。

【采集加工】9~10月采种子或夏秋收割地上部分，晒干备用。

【性味与功用】辛、甘、温、无毒；滋补增力，固肾，治眼病。

སྲོ་ལོ་དཀར་པོ། （索罗嘎保）

【考证】《晶珠本草》记载：索罗嘎保可清一切热症，对浊热有特效，止创伤出血及清四肢红肿；生于高山，根细长，白色，叶小，白色，花白色或红色，有光泽，有白檀香香气，果实扁，种子小。

藏医用十字花科高山辣根菜和绵毛丛菔入药。与上述记载比较，两者都有相同和不同之处。例如，高山辣根菜叶无毛非白色，而绵毛丛菔花非白色，但这两种植物大部分性状与上述记载相符，故难以确定正品。

【原植物】

1. 高山辣根菜　（图205）

Pegaeophyton scapiflorum (Hook. f. et Thom.) Marq. et Shaw

多年生丛生草本，高2~5 cm，直径4~11 cm，近似垫状，无毛或有单毛。根状茎粗壮，肉质，直径达1 cm，颈部密被残存叶柄。叶密集呈莲座状，倒披针形至窄匙形，长19~30 mm，宽4~8 mm，先端钝圆至急尖，全缘或有不明显的齿，基部渐狭，无毛或具单毛；叶柄扁平，边缘白色膜质。花葶多数，具单花，自根茎颈部发出；花白色，具紫纹，直径4~6 mm；萼片4，卵形，长约4 mm，背部光滑；花瓣4，倒卵形，长约6 mm，先端钝圆基部具长爪；雄蕊6，花丝淡紫色。短角果椭圆形长，7~21 mm，宽2~4.5 mm，1室，

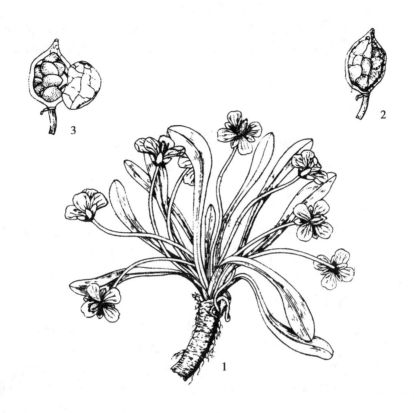

图205　高山辣根菜　Pegaeophyton scapiflorum (Hook. f. et Thom.) Marq. et Shaw

1. 全株；2. 果实；3. 果实解剖，示种子。（刘进军描绘）

无假隔膜，种子2列，不开裂。种子多数，棕色。　花果期6~8月。

产于西藏、青海、四川、云南。生于海拔3 750~5 500 m 的高山草地及高山碎石带。分布于尼泊尔、不丹、印度。

2. 绵毛丛菔

Solms-laubachia lanata Botsch.

多年生草本，高5~6 cm。根粗，直径约1 cm。无茎。基生叶多数，密生，匙形或近长圆形，长1.5~3.5 cm，宽约1 cm，先端圆形，基部楔形，全缘，两面密生灰色绵毛，显灰白色；叶柄长1.5~2 cm。花未见。长角果卵形或卵状披针形，长2~3 cm，宽约1 cm，扁平，果瓣具明显中脉和侧脉，被密绒毛。种子卵形，长1 mm，表面有乳状突起。　果期8月。

产于西藏（拉萨）。生于海拔5 000 m 的山坡草地。

【药材】干燥的根或全草。

【采集加工】花期采全草，秋季挖根，洗净晾干。

【性味与功用】苦、辛、寒；有退烧、滋补、愈创之效，内服治肺病咯血，外用治刀伤。

以上2种植物检索表

1. 短角果，果实光滑；叶片光滑或被稀疏毛 ······················ 高山辣根菜　Pegaeophyton scapiflorum

1. 长角果，果实被绒毛；叶片被灰色绵毛 ························· 绵毛丛菔　Solms-laubachia lanata

སྲུ་ལོ་དམར་པོ། （索罗玛保）

【考证】《晶珠本草》记载：索罗玛保味甘、苦、涩，性凉；功效养肺、清热，滋补元气；分为高山、草坡、石山、水生4类药。但变态很多，根如人肺色，皮厚，气味大，茎多数，红色，较硬，全茎被叶，叶厚，簇生，有银色露状物，秋天变红；花、果实及种子皆红色，粗糙，尖端截形。

根据各地藏医用药，索罗玛保全为景天科植物，共计3属10种。红景天属有唐古特红景天、大花红景天、柴胡红景天等7种，其他2属有石莲、多茎景天、宽叶景天3种。后3种因茎柔软，根非人肺色，与上述记载不符，不宜入药。所剩红景天属的7种（见检索表），其形态与上述记载相近，其中上面已提到的3种，秋天叶变红，花、果和种子皆红色，更为符合，且使用广泛，均可作正品。其他4种可作代用品。

【原植物】

1. 唐古特红景天　参玛尔（译音）（图206）

Rhodiola algida (Ledeb.) Fisch. et Mey. var. **tangutica** (Maxim.) S. H. Fu

多年生草本。主根粗而长，分枝；根颈稍膨大，具有少数残留老枝及深褐色三角形的鳞片。花茎干后稻秆色，老后棕褐色，高10~17 cm，直径1.5~2.5 mm。叶线形，长约1.5 cm，宽约2 mm，互生或近轮

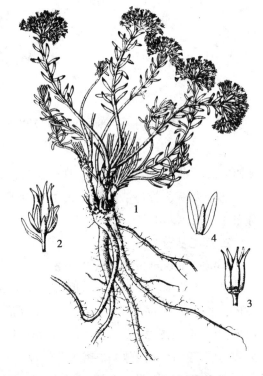

图206　唐古特红景天　**Rhodiola algida** (Ledeb.) Fisch. et Mey. var. **tangutica** (Maxim.) S. H. Fu
1. 全株；2. 花；3. 鳞片及雌蕊；4. 花瓣及花萼。
（阎翠兰绘）

生，全缘，无柄。雌雄异株：雄株花序伞房状，直径1.7~2 cm，具苞片；花淡红色；萼片5，深红色，线状长圆形，长约1.5 mm；花瓣5，长圆状披针形，长约4.5 mm，宽约1.5 mm，全缘；雄蕊10，2轮，长于花瓣，鳞片5，四方形；心皮5，不育。雌株花茎果时高15~30 cm；伞房花序，果时长宽各5 cm；萼片与花瓣5，较雄蕊长；鳞片横长方形。蓇葖果5，长圆柱状，直立，长约8 mm，顶端不弯曲。　花期5~8月，果期8月。

产于青海、四川、甘肃、宁夏。生于海拔2 000~4 700 m的高山石缝中或近水处。

2. 大花红景天

Rhodiola crenulata (Hook. f. et Thoms.) H. Ohba

多年生草本。根木质，粗壮，断面粉红色，地上根颈短，密被黑色鳞片，残留花茎少数，黑色，高5~20 cm。不育枝直立，高5~17 cm，先端密生叶，叶宽倒卵形，长1~3 cm；花茎5~10个，直立或扇状排列，高5~20（50）cm，稻秆色至红色。叶互生，椭圆形或卵形，长2~2.5 cm，宽约2 cm，全缘或具圆齿。伞房花序顶生，多花，直径3~3.5 cm，具苞片，有长梗；雌雄异株；花红色；雄花萼片5，狭三角形至披针形，长2~4 mm；花瓣5，倒披针形，长6~7.5 mm，宽1~1.5 mm；雄蕊10，与花瓣等长；鳞片5，先端有微缺；心皮5，不育；雌花同于雄花。蓇葖果5，直立，长8~10 mm，干后红色。　花期6~7月，果期7~8月。

产于西藏东部、青海东南部、四川西部、云南西北部。生于海拔2 800~5 600 m的山坡草地、灌丛、石缝中。分布于尼泊尔、印度东北部、不丹。

【药材】干燥的花、主根及根颈。

【显微鉴别】唐古特红景天的根茎（径0.5 cm）横切面：残存木栓层7~8列，细胞切向排列，胞壁稍弯曲，皮层缺少。中柱大，由数十个外韧维管束径向排列。韧皮部由射线、筛管群、薄壁组织组成：射线宽，弯曲，多裂隙，细胞圆形、椭圆形；筛管群显著，径向排列；薄壁组织沿筛管群分布，细胞多切向排列。形成层区6~8列，细胞切向排列，胞壁稍弯曲。木质部宽，由射线、导管和薄壁组织组成：木射线与韧皮射线相对，结构同于韧皮部；导管多，2~10个集合，呈径向条排列，多边形；薄壁组织分布在导管间，细胞多边形。髓小，由薄壁组织和髓束组成：薄壁组织同于木质部，维管束同于中柱束。淀粉粒分布于韧皮部、木质部、髓的薄壁组织和射线中，许多细胞含黏液。（附图44A）

粉末：红褐色。无机盐碎片众多，形成不同的大小和形状。薄壁组织碎片随处可见，细胞多延长或不规则形，无色或黄褐色。导管较多，束生，碎断，径29~86 μm，多梯纹，少螺纹。（附图44B）

【采集加工】6~7月采花，阴干；9~10月挖取根部，除去泥土及根表皮，切为数段，晾干。

【性味与功用】涩、寒；退烧，利肺；治肺炎、神经麻痹症、气管炎。

以上7种植物检索表

1. 根状茎在地面多数伸长；一年生茎通常多数；叶全缘。

  2. 根颈短，有分枝；残留老枝多数；花小 ·················· **圆丛红景天** **Rhodiola juparensis**

  2. 根颈长，无分枝；无或具少数残留老枝；花稍大。

    3. 根颈伸长，50 cm以上，上下粗细近相同，呈鞭状；每年新生花茎处不扩大 ·················

    ··································· **长鞭红景天** **R. fastigiata**

    3. 根颈稍伸长或少伸长，每年在新生花茎处扩大 ····· **唐古特红景天** **R. algida** var. **tangutica**

1. 根颈稀伸出于地面；一年生花茎少数；叶几全缘或边缘浅裂。

    4. 花两性；对瓣雄蕊通常着生于花瓣中部；叶边缘浅裂 ············· **圣地红景天** **R. sacra**

    4. 花单性异株，对瓣雄蕊通常着生于花瓣基部；叶几全缘或边缘浅裂。

      5. 心皮为短的长圆形，长为宽的2倍 ············· **柴胡红景天** **R. bupleuroides**

      5. 心皮为狭长圆形，长为宽的3倍以上。

        6. 植株光滑；叶全缘或边缘波状、齿裂；茎干后变为黑色；花柱直立 ·················

        ··································· **大花红景天** **R. crenulata**

        6. 茎先端被微乳头状突起；叶边缘有细锯齿；花柱外弯 ····· **齿叶红景天** **R. serrata**

ཁྲག་ལོ་སྨུག་པོ། （索罗木保）

【考证】《晶珠本草》记载：索罗木保味苦，清肺热，退烧；根粗壮，叶子坚硬，白而带紫色，具光泽，花红色，果实像弓套，种子扁平。

青海藏医用十字花科宽果丛菔入药。该种花蓝紫色，果实长而宽，扁平，镰状弯曲，形似弓套，易于识别。西藏藏医用十字花科藏芥入药，但果实直立，只可作代用品。

【原植物】

1. 宽果丛菔 （图207）

Solms-laubachia eurycarpa (Maxim.) Botsch.

多年生无茎草本，高5~10 cm。根状茎粗而长，圆柱状，直径达15 mm，颈部密被枯存叶柄。叶多数，基生，莲座状，长圆形或倒披针形，长2~5 cm，宽9~15 mm，先端急尖，基部渐狭成柄，全缘，边缘具睫毛；叶柄长1~6 cm。花葶多数，具单花。花蓝紫色；萼片4，倒卵状长圆形，长约4 mm，背部有毛，先端钝圆；花瓣4，倒卵形，长5~8 mm，先端钝圆，边缘有短柔毛，基部具长爪；雄蕊6。长角果镰状长椭圆形，长2.5~7 cm，宽4~13 mm，扁平，具中脉，无毛，先端具偏斜的短喙。种子5~8个，2行，褐色，近圆形，长

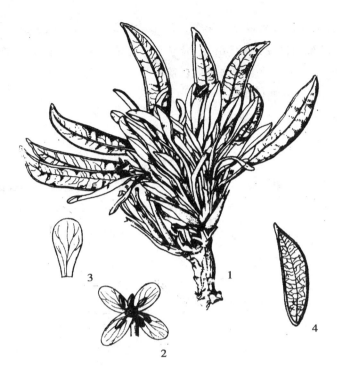

图207　宽果丛菔　**Solms-laubachia eurycarpa** (Maxim.) Botsch.
1. 全株；2. 花；3. 花瓣；4. 果实。（阎翠兰描绘）

约2.5 mm。　花果期7~9月。

产于西藏东部、青海。生于海拔4 000~4 700 m 的高山碎石带。

2. 藏芥

Phaeonychium parryoides (Kurz ex Hook. f. et T. Anderson) O. E. Schulz

多年生草本，高15~30 cm，全株被星状毛。根状茎粗壮，颈部被多数枯存叶柄。叶基生，莲座状，倒披针形、匙形或长圆形，长2~7 cm，宽4~15 mm，先端钝或急尖，基部渐狭成柄，全缘，灰色，两面有星状毛；叶柄长2~6 cm。总状花序生花葶顶端，果期伸长；花多数，粉红色；萼片4，椭圆形，长3.5~4.5 mm，背部被星状毛，果期宿存；花瓣4，长约7 mm，宽倒卵形，先端钝圆，基部具长爪；雄蕊6，花丝基部稍增粗。长角果长圆状线形，扁平，长15~25 mm，稍弯曲，密被星状毛，果期直立，2室，每室具1列种子。种子宽椭圆形，褐色。　花果期6~8月。

产于西藏。生于海拔4 200~5 100 m 的山坡草地、灌丛中。分布于克什米尔地区、尼泊尔、不丹。

《青藏高原药物图鉴》收载的拉萨桂竹香系误定，应是本种。

【药材】干燥的根。

【显微鉴别】宽果丛菔全草粉末：灰绿色。导管多见，径38~63 μm，束生，碎断，多网纹、梯纹，少螺纹。淀粉粒多见，单个，球形、卵球形，径3~10 μm，脐点不显。石细胞多束生，长28~113 μm，径13~25 μm，胞壁厚，弯曲，多单纹孔，纤维较多，束生，长100~175 μm，径10~15 μm，顶端相嵌排列，胞壁厚，少纹孔。（附图45）

【采集加工】同"索罗嘎保"药。

【性味与功用】同"索罗嘎保"药。

以上2种植物检索表

1. 植株无毛；花蓝紫色；长角果长而宽，无毛 ················ 宽果丛菔 Solms-laubachia eurycarpa
1. 植株被星状毛；花粉红色；长角果短而窄，被星状毛 ············ 藏芥 Phaeonychium parryoides

སྭལ་གོང་པ། （索公巴）

【考证】《晶珠本草》记载：索公巴清毒热，治头骨骨折、喉部疾病、虚热引起的背刺痛及干胸腔四肢黄水，对头部尤为裨益；生于高山草甸，茎如蒲公英，折断有乳汁，独生，基部细，中空，粗壮，叶光滑，绵软，花黄色，齐整如缨，或似小鸟头整齐地排列在一起，以花色分类，有黄、绿、紫三种，黄色者为正品。

各地藏医均以菊科糖芥绢毛菊入药，黄色为正品，其特点是茎中空，有乳汁，花黄色，头状花序多数，密集，像小鸟头整齐地排列在一起，与上述记载相符。红色者称索公玛保，青海藏医以菊科星状风毛菊入药，但植株无乳汁，无茎，仅头状花序多数，密集成团，整齐排列，与上述记载有异，应为代用品。四川藏医也以星状风毛菊入药，但称为松觉底打。至于绿色者迄今不知何物。

【原植物】

1. 糖芥绢毛菊 （图208）

Soroseris hookeriana （C. B. Clarke） Stebb. subsp. **erysimoides** （Hand.-Mazz.） Stebb.

多年生草本，高8~40 cm，有乳汁。根圆锥形。茎单一，直立，粗壮，中空，淡紫色，直径0.4~2 cm，具细棱。单叶互生，叶片线状长圆形或线状倒披针形，长3~10 cm，宽3~12 mm，先端钝或急尖，全缘或边缘波状，基部楔形，下延成柄，两面光滑；叶柄与叶片近等长，扁平，微被褐色长柔毛或光滑。头状花序多数，密集于茎顶成头状，每个头状花序含4花，基部具1枚细丝状苞片，无花序梗；总苞圆柱形，总苞片4~5，长圆形，长6~12 mm，先端钝圆，两面光滑；小花全部舌状，黄色，舌片长圆形，长7~9 mm，管部黑灰色，短于舌片；花药黑色，基部箭形；花柱细长，外卷。瘦果长圆形，具细纵棱，先端突然狭缩成细喙；冠毛褐色，粗毛状，2层，长约1 cm，基部结合。　花果期7~9月。

产于西藏、青海、四川、云南、甘肃、陕西。生于海拔3 000~4 700 m 的高山草甸及灌丛中。分布于印度、不丹。

2. 星状风毛菊　索尔公玛保、穷得儿玛保、松觉底打（译音）

Saussurea stella Maxim.

多年生无茎草本，全株光滑。根粗壮，根颈处被棕色纤维状枯存叶柄。叶多数，全部基生，莲座状，无柄，线状披针形，长3~12 cm，宽0.3~1 cm，先端渐尖，全缘，基部增宽，紫红色。头状花序多数，直径7~10 mm，无花序梗，密集成半球形；总苞圆柱形，总苞片5层，常紫红色，具缘毛，外层长圆形，长8~14 mm，宽3~5 mm，钝头，内层线形，长10~17 mm，宽1~2 mm；花全部管状，紫红色，长约16 mm，管部长约9 mm；花药蓝灰色，长约5 mm，基部有具绵毛的尾；花柱分枝基部有节。瘦果圆柱形，光滑；冠毛白色，内层羽毛状，长10~12 mm，外层很短，易落。　花果期7~9月。　（图见《青藏高原药物图鉴》1:173）

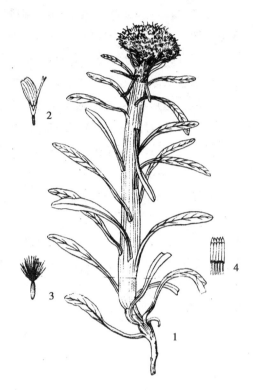

图208　糖芥绢毛菊　*Soroseris hookeriana* (C. B. Clarke) **Stebb.** subsp. **erysimoides** (Hand.-Mazz.) Stebb.

1. 植株；2. 舌状花；3. 果实；4. 花药。（刘进军抄绘自《青藏高原药物图鉴》）

产于西藏、青海、四川、云南、甘肃。生于海拔2 450~5 400 m 的高山草地、河滩草地及沼泽草地。分布于印度东北部、不丹。

【药材】干燥的全草。

【显微鉴别】糖芥绢毛菊根横切面：圆形。木栓层数列，细胞切向排列。皮层宽，多裂隙，细胞椭圆、卵圆形，乳汁细胞群大量存在。木栓层位于韧皮部外侧，细胞多切向排列。韧皮部宽，薄壁组织中分散着大量乳汁细胞。形成层不显。木质部窄，导管四边形或等径多边形，呈径向排列。射线1至多列，细胞多切向排列。根中央为一团薄壁细胞。（附图46A）

茎横切面：长方形，具多突出的脊。表皮1列，细胞切向排列，外壁加厚。皮层窄，具乳汁分泌腔，脊处为厚角组织。外韧维管束沿髓缘排列成1环。韧皮部窄。形成层不显。木质部排成三角形，导管呈径向排列。髓常裂成腔。　（附图46B）

叶横切面：等面叶。表皮1列，细胞多切向排列，外壁加厚。叶肉为栅栏组织，多通气道，细胞多柱状。维管束位于叶肉中央，木质部显著。中脉向背面突起成帽状，薄壁组织中形成巨大乳汁分泌腔。3~4个维管束排成新月形，结构同于茎。（附图46C）

粉末：灰绿色。导管少见，多梯纹、网纹，少螺纹；径8~30μm。色素块多见，金黄色，细胞多边形或延长。冠毛随处可见，无色，碎断，径28~44μm，多细胞，分枝顶细胞锐尖，胞壁稍加厚。薄壁组织碎片多，细胞无色，多边形，胞壁稍加厚。（附图46D）

【采集加工】花期采全草，洗净，晾干。

【性味与功用】寒、苦；清热解毒，止痛。藏医习用于干燥黄水，治头部外伤、骨裂、咽喉肿痛、中毒发烧、食物中毒、风湿疼痛等疾病。

以上2种植物检索表

1. 茎高，直立，中空，有乳汁；小花全部舌状，黄色 ……………………………………………………
　………………………………… **糖芥绢毛菊** **Soroseris hookeriana** subsp. **erysimoides**
1. 无茎，也无乳汁；小花全部管状，紫红色 …………………………… **星状风毛菊** **Saussurea stella**

ལེ་ཅིས། （勒折）

【考证】《晶珠本草》记载：勒折味甘、苦、涩、辛，化味甘、酸，性润、凉、温，治龙、赤巴合并症、培根病、风湿病、风热病，茎皮甘，肉苦，为治风热良药，果实味甘，治诸病，为滋补上品；生于阴阳山之间，缠绕他树生长，茎折断，有汁液，形似木通，皮像扎玛（短叶锦鸡儿），色黄而具光泽，叶圆而小，非常油腻，花白色而美丽。

据访问，勒折的植物是防己科的心叶宽筋藤、中华青牛胆、波叶青牛胆及蓼科的木藤蓼。以上4种植物均为藤本，攀援其他植物生长，茎的横断面似木通，有的木质部有菊花纹，茎表皮黄褐色，膜质，具光泽，似短叶锦鸡儿的茎表皮；但心叶宽筋藤、中华青牛胆、波叶青牛胆的茎含白色乳汁，而木藤蓼的茎不含乳汁；前3种植物的叶片轮廓是圆形，后1种的叶片是长圆状卵形；前3种的花是黄绿色的，而木藤蓼的花是白色的。从以上分析看出，本药的正品应是心叶宽筋藤及中华青牛胆，而波叶青牛胆藏医稀用，需待今后进一步研究。木藤蓼则为代用品。前2种多为西藏藏医用药，而后1种常为甘肃、青海、四川阿坝等地藏医用药。

【原植物】

1.心叶宽筋藤

Tinospora cordifolia Miers

多年生攀援藤本。茎含白色乳汁,茎皮木栓化,光滑无毛。叶片心形,无毛,直径5~10 cm,先端急尖或渐尖;叶柄长3.5~7.5 cm。总状花序长超过叶,在老茎上腋生或顶生;苞片钻形;花黄色,单性,雌雄异株;雄花序几个簇生,雄花萼片6,花瓣6,楔形,雄蕊6,花丝分离,花药长圆形;雌花序单生,雌花与雄花相似,不育雄蕊6,棍棒状,心皮3,豌豆形,柱头舌状盾形。核果1~3,近球形,红色。

我国不产;原产于印度、斯里兰卡。

2. 中华青牛胆

Tinospora sinensis (Lour.) Merr.

多年生藤本,长可达20 m 以上。茎稍肉质,老茎具褐色,膜质,表皮通常无毛,其上散生疣突状的皮孔;茎横断面具疏松维管束及导管,有白色乳汁。叶片纸质,阔卵状圆形,长7~14 cm,顶端具尾尖,基部宽心形,上面被稀疏毛,下面密被柔毛,掌状脉5~7,具长6~7 (15) cm 的柄。总状花序由老茎抽出,不分枝;花单性异株;雄花序长1~5 cm,簇生,萼片6,花瓣6,雄蕊6;雌花序单生,萼片和花瓣与雄花近似,心皮3。核果深红色或橙黄色,近球形,内果皮卵状半球形,长达10 mm,具明显背肋和许多小疣状突起。 花期4月,果期5~6月。

产于西藏、云南、广东、广西。常生于低海拔地区的山坡灌丛或疏林内。分布于印度、斯里兰卡和中南半岛北部。

3. 木藤蓼 (图209)

Polygonum aubertii Henry

多年生藤本。茎细弱,长达3 m,枝略带木质,老茎的皮红褐色,易剥离。叶簇生,略革质,叶片长圆状卵形或卵形,边缘波状,基部心形或近箭形,先端锐尖或钝,两面无毛;托叶鞘斜形,褐色,膜质。圆锥花序顶生或腋生,分枝少而稀疏;苞片膜质,褐色,内含2~8朵花;花梗细,长0.4~1 cm,上部具狭翅,近基部具关节;花白色,直径4~5 mm;花被五深裂,外面裂片3,较厚,舟形,内面裂片2,圆卵形,果后花被增大;雄蕊8,比花被稍短,花丝下部扁平,具乳头状突起,

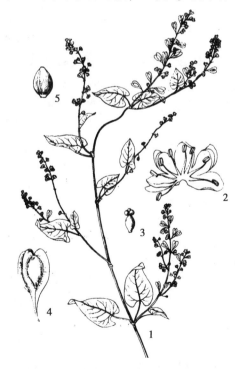

图209 木藤蓼 **Polygonum aubertii** Henry
1. 植株上部分;2. 花展开示花被片及雄蕊;
3. 雌蕊;4. 具花被的果实;5. 果实。(王颖绘)

花药淡黄色；花柱极短，柱头3，盾状。瘦果卵状三棱形，长约3 mm，两端尖，角棱锐，黑褐色，包于花被内。 花期7~8月。

产于青海、四川、云南、甘肃、宁夏、陕西、山西、河南。生于海拔500~3 000 m 的山坡、路旁、河边、沟底河滩或灌丛中。

【药材】干燥的茎藤小段；心叶宽筋藤的根切片。

【化学成分】心叶宽筋藤根和茎含淀粉；茎含小檗碱（Berberine，$C_{20}H_{18}O_4N$）、苦味素；新鲜茎含天然的吉洛因（Giloin，$C_{23}H_{32}O_{10}$）和吉洛因宁（Gilonin，$C_{17}H_{18}O_5$）。中华青牛胆茎藤含氨基酸、糖类。

【采集加工】心叶宽筋藤秋季采挖，洗净切片，晒干备用；中华青牛胆、波叶青牛胆两种植物的茎藤全年可采，洗净切片（段），晒干备用。木藤蓼于春、秋采茎枝，摘去叶片，就近以流水洗净，切为小段，晒干备用。

【性味与功用】心叶宽筋藤甘、凉；其茎健胃、消炎、退热；其粉末或制成浸剂，作滋补剂和催欲剂；其根和茎的淀粉能作滋补品，治腹泻和痢疾性腹泻；其新鲜茎的乳汁能利尿，治淋病。其他3种淡、寒；清热、祛风、去湿、利尿、补血；治肺病、感冒发烧、风湿性关节炎等症。

以上4种植物检索表

1. 花白色，花被五深裂；雄蕊8；瘦果三棱形；叶片长圆状卵形或卵形 ……………………… …………………………………………………………… 木藤蓼 **Polygonum aubertii**

1. 花黄绿色，萼片6，花瓣6或3；雄蕊6；核果近球形；叶片阔卵状圆形或阔卵状心形至心状圆形。

  2. 花瓣3；叶两面均无毛，阔卵状心形至心状圆形 ……………… 波叶青牛胆 **Tinospora crispa**

  2. 花瓣6。

   3. 叶两面无毛，心形 …………………………………………… 心叶宽筋藤 **T. cordifolia**

   3. 叶两面均被毛，阔卵状圆形 ……………………………………… 中华青牛胆 **T. sinensis**

གསེར་གྱི་ཕུད་བུ། （塞吉普布）

【考证】《晶珠本草》记载：塞吉普布状如去头的甲壳虫，味苦，性糙，具解毒之功效，能引吐赤巴和培根病；花黄色，果实如伯达（椰子）一样，有纤维包裹，内有扁而黑色的种子，种子状如无头的甲壳虫者质佳，白色的质次，状如棱者质劣。

藏医现用的塞吉普布主要为葫芦科丝瓜和棱角丝瓜的种子，在青海和甘肃也有用木鳖的种子。丝瓜与棱角丝瓜的花黄色，果实老熟干燥后，外皮灰黄褐色，似椰子，果肉及内瓤干缩成网状草质纤维，并包裹种子，种子长圆形、扁、黑色、淡黄色或白色，状如去头的甲壳虫，与《晶珠本草》记载甚为一致。木鳖子的花白色或淡黄色；种子卵形，灰棕色，表面有皱纹，边缘有不整齐的缺刻状突起，形似龟板，其形态特征与《晶珠本草》记载不很相符，且本种毒性较大，一般外用，是否作代用品，值得进一步考证。

【原植物】

丝瓜 （图210）

Luffa cylindra （L.）Roem.

一年生攀援草质藤本，幼时全株密被柔毛，老时近无毛。茎蔓柔弱，粗糙，有条棱。叶互生，掌状宽卵形，长与宽近相等，15~25 cm，五裂，裂片三角形，边缘具小齿；叶柄长10~12 cm；卷须2~4叉，被毛。雌雄同株；雌花单生具柄，雄花为总状花序；花黄色；萼筒状钟形，五深裂；花冠辐状，直径5~9 cm，五深裂，裂片阔倒卵形；雄蕊5，离生，药室多回曲折，花丝基部膨大，被柔毛，子房下位，圆柱形，被毛。瓠果长圆柱形，长30~50 cm，有纵条纹或浅槽，幼时绿色肉质，老熟时黄绿或绿褐色，干燥，果肉干缩成网状纤维，外皮坚脆，顶端开裂。种子长圆形或长圆状卵形而扁，长8~20 mm，宽5~11 mm，黑色、淡黄色或白色，平滑，边缘有狭翅。 花期5~7月，果熟期9~10月。

我国大部分地区有栽培。原产于热带。

【药材】干燥的种子。

【化学成分】丝瓜子含不干性油，棕黄色，折射率（25℃）1.459 2；皂化值199.1，碘值98.4，酸值9.3。木鳖子除含油脂以外，还含木鳖子素（Momordin，$C_{30}H_{48}O_3$）、木鳖子酸（Momordic acid，$C_{30}H_{48}O_4$）以及丝石竹苷元（Gypsogenin，$C_{30}H_{46}O_4$）。

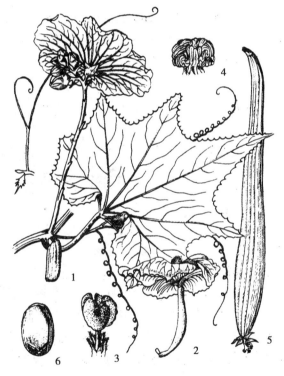

图210 丝瓜 **Luffa cylindra** （L.）Roem.

1. 雄株花枝；2. 雌花；3. 雌蕊（花柱及柱头）；4. 雄蕊；5. 果实；6. 种子。（阎翠兰抄绘自《西藏植物志》）

【采集加工】秋季瓠果老熟、果皮变黄时即可采摘，剪去两端，倒出种子晒干，或在果实成熟后摘下，用刀剖开，搓揉，冲洗出种子晒干备用。

【性味与功用】苦、糙；解毒，引吐；治赤巴和培根病。木鳖子因毒性较大以外用为主，内服宜慎。

<h3 style="text-align:center">以上3种植物检索表</h3>

1. 多年生，具肥厚的块状根；花梗具大型盾状苞片；果实卵球形，表面具明显的瘤状突起；种子大型，不规则长圆形，边缘具不规则齿状缺刻，形如龟板，表面有皱纹 ……………………………………………………………………………………… 木鳖子 **Momordica cochinchinensis**

1. 一年生，无块状根；花梗无盾状苞片；果实棒状，表面具纵棱或条纹。

2. 叶掌状深裂；雄蕊5，分离；果实具条纹或浅槽；种子卵状长圆形，黑色而扁，边缘具狭翅 ……………………………………………………………………… 丝瓜 **Luffa cylindra**

2. 叶掌状浅裂；雄蕊2~3；果实具隆起的纵棱；种子卵状长圆形而较厚，黑色而有网状纹饰，边缘无狭翅 ……………………………………………………… 棱角丝瓜 **L. acutangula**

<h1 style="text-align:center">གསེར་གྱི་མེ་ཏོག （塞季美朵）</h1>

【考证】《晶珠本草》记载：塞季美朵性凉、锐，清腑热、胆热，治赤巴，入脏腑；一般在园中种植，也有零星野生，茎细长，攀援其他植物而生长，叶大，花黄色，有光泽，种子状如木匠钻头，产印度者宽约1指，长约2指，质佳。

现藏医所用的塞季美朵主要为葫芦科的波棱瓜、王瓜和三尖栝楼等植物的种子。这些植物均为攀援藤本，茎细长，叶大，花金黄色，栽培或野生。其中，波棱瓜的种子扁，长圆状倒卵形，基部楔形，具小尖头，似木工钻头，完全符合《晶珠本草》记载，应为正品。王瓜的种子卵球形，扁，边缘拱起；三尖栝楼的种子长圆形或卵状长圆形，基部钝尖，扁楔似钻头，但花白色，与上述记载不完全相符，可为代用品。在《西藏常用中草药》第526页图138所绘的波棱瓜，疑是三尖栝楼，显然鉴定有误。

【原植物】

1. 波棱瓜 （图211）

Herpetospermum penduculosum (Ser.) Baill

攀援草质藤本，被疏柔毛。茎纤细，有棱。叶心状尖卵形，长6~12 cm，宽4~9 cm，

先端尾状渐尖，两侧三至五浅
齿裂，边缘具细齿，基部深
凹；叶柄长达2 cm；卷须与叶
柄对生，上部2叉。雌雄异株；
雄花序总状，腋生，具5~10
花，稀有单花同生一叶腋；萼
漏斗状，长2.5 cm，先端椭圆
形，五裂片；花冠黄色，宽钟
形，五深裂，裂片椭圆形，长
约2 cm，急尖；雄蕊3，花药合
生，药室纵向三回曲折，退化
雄蕊钻形。雌花单生；花被与
雄花相同；子房长圆形，花柱
丝状，柱头3。果实长圆形，
长7~8 cm，宽3~4 cm，三棱状，
被长毛，熟后三爿裂至基部。
种子淡灰色，长圆状倒楔针
形，长10~12 mm，宽4~5 mm，
基部截形，具小尖头。 花期
6月，果期8~9月。

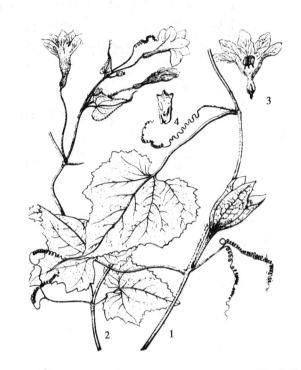

图211 波棱瓜 Herpetospermum penduculosum (Ser.) Baill.
1. 果枝；2. 花枝；3. 花纵剖面；4. 种子。（王颖绘）

产于西藏南部和东南部、四川、云南。栽培和野生。通常生于温暖、湿润的亚热带的
山坡林缘灌丛中。分布于尼泊尔、印度北部。

2. 王瓜

Thladiantha setispina A. M. Lu et Z. Y. Zhang

攀援状草质藤本。茎枝纤细，有沟棱，被长柔毛。叶具长柄，宽卵状心形，不裂，长
9~13 cm，宽8~11 cm，顶端渐尖，边缘具细齿，基部深凹，两面有粗毛和小刚毛；卷须与
叶对生，上部2叉或不分叉。雌雄异株。雄株3至数花成总状花序；花黄色；萼筒状狭钟
形，长6~7 mm，径约5 mm，五深裂，裂片三角状卵形；花冠钟形，五深裂，裂片三角状
卵形，长10~12 mm，先端微外卷；雄蕊5，花药长圆形，外向。雌株具单花，腋生；花被
与雄花类同；退化雄蕊5，线形；子房长圆形，长1~1.2 cm，被黄褐色长柔毛，花柱短，
上部3叉，柱头膨大，二裂，肾形。果实长圆形，成熟时不裂。种子扁卵球形，边缘拱
起。 花期6~7月，果期8~9月。

产于西藏南部及东南部、四川、湖北。生于亚热带的山坡林缘。

【药材】干燥的种子。

【化学成分】波棱瓜种子含生物碱、鞣质、甾醇、氨基酸、三萜类。

【采集加工】9~10月采摘成熟的果实，切开取出种子，洗净，晒干备用。

【性味与功用】苦、寒；清热解毒，去火降热，助消化；治肝热、黄疸型传染性肝炎等。

以上3种植物检索表

1. 花冠白色，裂片上部边缘流苏状；雄蕊3，花药合生，药室二回折曲；果实卵球形，种子长圆形，先端截形 ·········· 三尖栝楼 **Trichosanthes lepiniara**

1. 花冠黄色，裂片全缘。

  2. 叶片心状尖卵形，两侧各有三至五浅齿，初时被柔毛，后脱落；雄蕊3，花药合生，药室三回折曲；子房无毛，柱头卵形或长圆形；果阔椭圆形，三棱状，三爿裂；种子长圆形，基部截形，具小尖头 ·········· 波棱瓜 **Herpetospermum penduculosum**

  2. 叶片卵状心形，不裂，两面有柔毛和小刚毛；雄蕊5，花药分离；子房有褐色长柔毛，柱头肾形；果长圆形，不裂；种子卵形，扁 ·········· 王瓜 **Thladiantha setispina**

གསེར་སྐྱུད། （塞固）

【考证】《晶珠本草》记载：塞固味苦，清肝热、肺热、脉热、毒热；状如禾秆，节短，中空，外表黄色，有金色光泽，粗细如禾秆，个别略粗；在汉族地区八九条同生一根，像几股线悬挂于石崖上随风飘摇，没有花叶；黄色者茎细，白色者称银线（俄固），茎略粗；有人认为松树、柏树皮上长的状如棉花的即为本品，高山草坡上生的分白、黄、红3种；红的可作红颜料，用以涂墙或绘画。

现藏医所用塞固的原植物为丝状或枝状地衣中的松萝、金丝、扁枝地衣和雪地茶等，共计12种。其中，长松萝、节松萝、曲金丝等悬挂于松柏类植物、石崖上或附生于高山上，而雪地茶、扁枝地衣则生于高山。这12种中有9种与上述记载十分相符，应为原植物，其余3种虽为近似种，但未见使用，也有人说是旋花科菟丝子，但它们为竹下巴的原植物，形体、性、味均与塞固不同。

【原植物】

1. 长松萝

Usnea longissima Ach.

全株为藻类和菌类共生结合成的大型地衣丝状体，悬垂附着于松杉或其他树木的枝干上。株体淡灰绿色，细长柔软，长达1 m；主轴单一，很少分枝；主枝及初次分枝极短，皮层发育良好；二次分枝细长，缺乏皮层，两侧密生垂直的小侧枝，形似蜈蚣，故又名蜈蚣松萝。子囊盘茶渍形，果托边缘常具纤毛状小刺；子囊果极稀，侧生，孢子椭圆形，无色。

产于西藏、四川、云南、甘肃、陕西、黑龙江、吉林、湖北、安徽、浙江。生于松杉林和青冈林内，附着于树干或枝条上。分布于印度北部、不丹、尼泊尔。

2. 节松萝 （图212）

Usnea diffracta Vain.

本种也为丝絮状地衣，悬垂于树干或岩石上，与长松萝的区别在于丝状体较短，长10~40 cm，成二叉式分枝，基部主枝较粗，愈近前端分枝愈细愈多，丝体表面有许多环状裂沟。

产于青海、四川、陕西及东北地区。广布于北温带林区。

3. 曲金丝

Lethariella flecsuosa （Nyl.) Wei et Jiang

地衣体枝状，暗橘红色，棱柱形；表面网状棱脊钝圆，因而各级枝体接近圆柱形，几乎等二叉式分枝，分枝稀少，分枝点一般不宽大，偶见宽大者可达2 mm；主枝与分枝全体曲线形弯曲，幼小分枝针

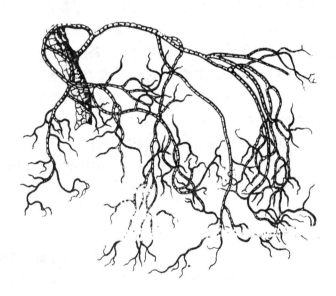

图212　节松萝　**Usnea diffracta** Vain.（阎翠兰绘）

芽状，主枝直径0.3~0.5 mm；无粉芽，往往被白色粉霜层，无粉霜层处则具蜡样光泽。

产于西藏（那曲、巴青）。生于海拔5 000 m的高山灌丛上。

4. 扁枝地衣

Evernia mesomorpha Nyl.

地衣体灌丛枝状。枝体半直立式或悬垂，扁枝型或棱柱状，半柔软而具弹性，二叉式分枝，枯草黄色、白黄色至黄绿色，表面不同程度地具粉芽或小瘤状裂芽或二者兼有，具明显的纵向凹穴与褶皱。

产于西藏、陕西、内蒙古。附着于树皮、岩石及土壤上。

5. 雪地茶

Thamnolia subuliformis (Ehrh.) W. Culb.

乳白色扁形空管状地衣枝状体,长达3.5 cm,宽1~2 mm,中空,微弯曲,少分枝,顶端渐尖,一面微凹,放干后变微红色。在紫外线下具白色荧光;体内含鳞衣酸及羊角衣酸。

产于西藏、青海、四川、云南、台湾。生于海拔4 000 m 以上的高山寒冷草地和泥土地。

【药材】干燥的全草(地衣类丝状体或枝状体,菟丝子为缠绕茎和果实)。

【化学成分】长松萝体内含松萝酸(Diffratic acid,$C_{20}H_{22}O_7$)、巴尔巴钦酸(即巴巴地衣酸)(Barbatic acid,$C_{19}H_{20}O_7$)、冰岛苔酸(Protocetric acid,$C_{18}H_{14}O_9$)。节松萝含松萝酸和其他地衣酸。粗皮松萝含松萝酸、原岛衣酸(MCT)。红髓松萝含松萝酸、巴尔巴钦酸。红皮松萝含松萝酸和其他地衣酸。4种金丝均含黑茶渍素、卡拉利酸。曲金丝还含茶痂衣酸;中华金丝和金丝绣球还含三苔色酸;金丝刷体内还含降斑点酸。2种扁枝地衣体内均含松萝酸、柔扁枝衣酸。菟丝子茎内含维生素及淀粉酶。种子含胆甾醇(Cholesterol)、菜油甾醇(Campesterol)、β-谷甾醇(β-Sitosterol)、豆甾醇(Stigmasterol)、β-香树精(β-Amyrin)、三萜酸类、树脂苷、糖类和沉粉。

【采集加工】地衣类的丝状体或枝状体全年可采,除去杂质晒干备用。

【性味与功用】苦、寒、无毒;清热解毒,止咳化痰;治肺炎、肝炎、肺结核潮热、中毒性发烧、热性头痛、外伤感染、淋巴管炎、乳腺炎,毒蛇咬伤等,也可研粉外敷或煎水洗擦患部。

以上12种植物检索表

1. 地衣体单枝状,极少有分枝;枝体乳白色,扁圆筒形,中空或一面具凹穴,顶端渐尖,久置干燥后微变红色 ·················· 雪地茶 **Thamnolia subuliformis**

1. 地衣体扁枝状或悬垂丝状,多分枝;枝体圆柱形、棱柱形或扁枝形,具软骨质中轴或网状髓层而充实,久置干后不变色。

　2. 枝状体扁枝状,具网状髓层。

　　3. 地衣体较坚硬至中度柔软,具一定弹性,具裂芽或粉芽 ·························

　　·················· 扁枝地衣 **Evernia mesomorpha**

　　3. 地衣体极柔软,毫无弹性,悬垂形,无裂芽或粉芽 ·················· 柔扁枝衣 **E. divarica**

　2. 枝状体圆柱形或棱柱形,具软骨质中轴。

　　4. 枝状体棱柱形,通常橘红色或橘黄色,表面常具明显的网状棱脊,有时网状棱脊不明显或具纵沟,果托表面无短刺。

　　5. 地衣体丝状或毛发状,长达26 cm 以上,表面呈明显的网状棱脊 ·····················

　　·················· 中华金丝 **Lethariella sinensis**

5. 地衣体枝状，长达10 cm 左右。

　　6. 地衣枝状体呈弧形弯曲，表面网状棱脊微弱、圆钝，分枝稀疏
　　…………………………………………………………… 曲金丝　**L. flecsuosa**

　　6. 枝状体不呈弧形弯曲，表面网状纵棱脊明显，分枝繁多。

　　　　7. 枝状体末梢尖锐，表面具纵向网状沟槽与棱脊 ………… 金丝刷　**L. cladonioides**

　　　　7. 枝状体末梢略钝，表面纵向网状棱脊尖锐如刀刃 …………………………
　　　　………………………………………………………… 金丝绣球　**L. cashmeriana**

4. 枝状体圆柱形，通常灰黄绿色至红褐色，一般内含松萝酸，子囊果的果托表面或边缘常具
　　纤毛状小刺。

　　　　8. 地衣体灌丛枝状，直立或半直立于基物上，二次分枝短，皮层或髓层内含红色
　　　　色素。

　　　　　　9. 部分皮层内含红色色素，其余部分枯草黄色 …………………………………
　　　　　　…………………………………… 红皮松萝　**Usnea rubescens** var. **rubrotincta**

　　　　　　9. 髓层内含红色色素，皮层暗黄绿色或橄榄绿色 …… 红髓松萝　**U. roseola**

　　　　8. 株体悬垂于基物上，丝状，二次分枝极长，无粉芽堆和针芽。

　　　　　　10. 二次分枝柔软而细长，缺皮层，密生垂直的小枝而呈蜈蚣形 …………
　　　　　　………………………………………………………… 长松萝　**U. longissima**

　　　　　　10. 二次分枝较粗壮，具粗糙的皮层，三次分枝叉状，不呈蜈蚣足形排列。

　　　　　　　　11. 株体二叉分枝多回，愈近前端分枝愈细愈多 …………………………
　　　　　　　　………………………………………………… 节松萝　**U. diffracta**

　　　　　　　　11. 株体不为二叉式分枝，二次分枝常压扁形 ……………………………
　　　　　　　　………………………………………… 粗皮松萝　**U. montis-fuji**

གསོར་འབྲེམ་པ།　（索凳巴）

【考证】《晶珠本草》记载：索凳巴敷治烧伤、烫伤，一次可愈；生水中，叶具三尖，形若钻头，花白黄色。

　　现藏医所用的索凳巴，其原植物有两种。其中，毛茛科三裂碱毛茛叶片通常菱状楔形至宽卵形，三浅裂至三深裂（具三尖），轮廓有似古式钻头，花瓣黄色，或其腹面白色，与上述记载基本一致，当为正品；而眼子菜科的浮叶眼子菜（*Potamogeton natans* L.）叶椭圆形或倒狭卵形，全缘而无三尖，与上述记载不符，但西藏藏医沿用已久，有待进一步研究。

【原植物】

三裂碱毛茛　（图213）

Halerpestes tricuspis（Maxim.）Hand.-
Mazz.

多年生草本。须根丛生，褐色。匍匐茎细弱，长4~20 cm，无毛，节处生根并簇生数叶。叶均基生，具柄；叶片革质，菱状楔形至宽卵形，长1~2 cm，宽0.5~1 cm，基部楔形至圆截形，三中裂至三深裂，有时侧裂片二至三裂或具齿，无毛或被柔毛。花葶高2~5 cm，被柔毛或无毛，有时具1苞片；花单生，黄色，直径7~10 mm；萼片卵状长圆形，长3~5 mm，边缘膜质；花瓣5~8，椭圆形，长3~5 mm，宽1.5~2 mm，爪长约0.8 mm，蜜槽点状或上部分离成极小鳞片，黄色或腹面白色；雄蕊多数；心皮多数，子房1室；花托具短毛。聚合果近球形，直径约6 mm；瘦果20余枚，斜倒卵形，长

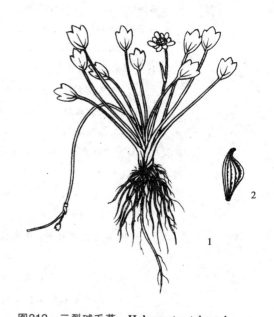

图213　三裂碱毛茛　**Halerpestes tricuspis**
(Maxim.)　Hand.-Mazz.
1. 植株；2. 果。（刘进军描绘自《中国植物志》）

1.2~2 mm，宽约1 mm，两面稍膨起，具纵肋3~7条，无毛，具长约0.5 mm 的喙。　花果期5~8月。

产于西藏、青海、四川西北部、甘肃、陕西、新疆。生于海拔1 700~5 000 m 的沼泽草甸或湖畔、河边湿地。分布于印度北部、不丹、尼泊尔。

【药材】干燥的全草。

【采集加工】5~7月采全草，以流水洗去泥污，去杂质，晾干。

【性味与功用】淡、寒；清热解毒，治烧伤、烫伤。

ཅོང་ལེན། （洪连）

【考证】《晶珠本草》记载：洪连味苦性凉，可泻出体内疾病，退赤巴高热症，清血热；最佳的两类产于上部高原地区的湿生草类，一类根红紫，腐烂状，另一类色灰、松

软，像索罗嘎保（无茎芥）；另外两类次品西藏到处都有，又可分雌雄二类，雄的生于高山碎石地带，根似雪鸡粪，上面有毛，叶色紫而厚，具油性，花紫色；雌的生于沼泽草甸和沼泽地，根似雪鸡粪，有很多长毛，叶下垂，厚而有纹理，花（花序）白色，形如狼尾巴。

根据各地藏医用药，洪连最佳的两类是指从印度、尼泊尔等地（也即上部高原）的进口药，其原植物是玄参科的兔耳草、美丽兔耳草和古那兔耳草。而雌雄两类中雄的，其原植物是玄参科的胡黄连，在不产胡黄连的地区，常用短管兔耳草、狭苞兔耳草、大筒兔耳草及圆穗兔耳草；雌的，其原植物是玄参科的全缘兔耳草。全部植物的形态、生境均与上述记载的各类完全一致。

【原植物】

1. 兔耳草

Lagotis glauca Gaertn.

多年生草本，高10~30 cm。根粗壮如绳，稍肉质。根状茎粗短，较肥厚，伸长。叶基生，叶柄粗而长；叶片稍厚，长圆状卵形至宽卵形，长5~7 cm，先端急尖或钝圆，基部宽楔形下延至柄，边缘有粗齿或圆齿；茎生叶互生，较小而无柄。穗状花序长5~12 cm；苞片绿色，倒卵形或椭圆形，长0.8~1.2 cm；花紫色；花萼佛焰苞状，前方开裂至基部，裂齿边缘常为细流苏状；花冠与花萼近等长或稍超出，冠筒较细而稍弯，较唇部长2~3倍，花冠裂片二唇形，下唇二裂，裂片先端窄尖；雄蕊2，花丝着生花冠筒上；花柱长，常从花冠筒伸出。

我国不产；原产于阿富汗、印度。

美丽兔耳草（*Lagotis spectabilis* Kurz）和古那兔耳草［*Lagotis kunawurensis*（Royle）Rupr］也入药，产于阿富汗、印度。

以上3种均产于国外，没见到完整标本，所以不编入检索表中。

2. 胡黄连

Picrorhiza scrophulariiflora Pennell

多年生草本，高4~12 cm。根状茎伸长，粗壮，灰褐色，上端密被残存老叶，节上有须根。叶均基生成莲座状，叶片匙形至卵形，长3~6 cm，基部渐狭成短柄，边缘具锯齿，上面绿色，下面灰绿色，叶脉紫红色。花葶被棕色腺毛。穗状花序长1~2 cm；花深紫色；花萼裂片5，不等，有棕色腺毛；花冠外面被短毛，长8~10 mm，二唇形，上唇略向前弯作盔状，顶端微凹，下唇三裂片长约上唇之半；雄蕊4，花丝无毛，伸出于下唇；子房长1~1.5 mm，花柱长于子房。蒴果长卵形。种子多数，种皮有网眼。花期7~8月，果期8~9月。

产于西藏、四川、云南。生于海拔3 600~4 400 m的高山草地及石堆中。分布于尼泊尔、印度东北部、不丹。

3. 短管兔耳草 （图214）

Lagotis brevituba Maxim.

多年生矮小草本，高5~15 cm，全株光滑。根状茎斜走，粗壮，肉质，多节，节间紧密，节上生根，表面灰褐色或淡紫褐色，断面棕褐色或灰黄色；根颈外常有残留的鞘状老叶柄；茎1~3条，紫红色，直立或斜上升，较叶长。基生叶3~7片，叶片质地较厚，卵圆形或卵状长圆形，长1.5~6 cm，先端钝圆，基部亚心形或宽楔形，边缘具钝圆齿，具长柄，柄长2~6 cm；茎生叶多数，近于无柄，与基生叶同形而较小。穗状花序头状至长圆形，长2~4 cm；苞片近圆形；花紫红色；花萼佛焰苞状，后方开裂1/4~1/3；花冠长8~13 mm，二唇形，冠筒伸长，上唇倒卵状长圆形，全缘或浅凹，下唇二裂，裂片线状披针形；雄蕊2，着生于花冠喉部；花柱长为花冠筒的1/2。果实长卵圆形，黑褐色。花期7~8月。

产于西藏、青海、四川、甘肃。生于海拔3 500~4 850 m 的高山草甸及倒石堆、碎石带上。

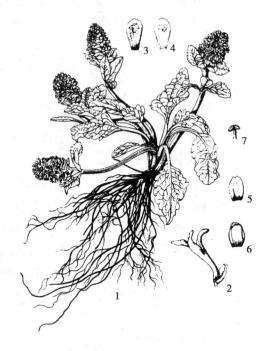

图214 短管兔耳草 **Lagotis brevituba** Maxim.
1. 植株；2. 花；3. 苞片背面；4. 苞片里面；
5. 花萼背面；6. 花萼里面；7. 雄蕊。 （王颖绘）

4. 全缘兔耳草

Lagotis integra W. W. Smith

多年生草本，高7~50 cm。根细长，多数，簇生。根状茎伸长或短缩，肥厚，灰黄色；茎单一或数条，长于叶。基生叶具长柄，叶片卵形至卵状披针形，全缘或边缘疏具细锯齿；茎生叶较小，全缘。穗状花序长5~15 cm；苞片卵形至卵状披针形，全缘；花浅黄色或白色；花萼佛焰苞状，超过花冠筒，膜质，后方顶端浅二裂；花冠长5~8 mm，冠筒明显向前弓曲，上唇椭圆形，全缘或顶端微缺，下唇二裂，裂片披针形。果实黑色。 花果期6~8月。

产于西藏、青海、四川、云南。生于海拔3 200~5 600 m 的高山沼泽草甸及针叶林下。

【药材】干燥的根状茎或全草。

【化学成分】兔耳草等3种进口的带根状茎的全草预试法I：含生物碱、皂苷、香豆精苷、鞣质；预试法Ⅱ：含有机酸、酚性物质、甾类，而生物碱、内酯、氨基酸均微呈正反应。短管兔耳草经预试有酚类、多糖、树脂、黄酮。胡黄连根状茎含胡黄连素 （Kutkin） 3.4% 和D-甘露醇 （D-Mannitol） 0.5% 、香荚兰酸 （Vanillic acid） 0.1% 、胡黄连醇

(Kutkiol)、胡黄连甾醇（Kutkisterol）0.18%，以及香荚兰乙酮（Apocynin）。胡黄连素是胡黄连苦苷Ⅰ（Picroside Ⅰ）和胡黄连苷（Kutkoside）的稳定混晶，又含胡黄连苦苷Ⅱ。胡黄连果实含抗坏血酸、糖类、淀粉和蛋白质。

【采集加工】7~9月花盛开时，采全草或采带根状茎的全草，就近以流水洗去泥污，根状茎切断，晾干，备用。

【性味与功用】兔耳草、美丽兔耳草、古那兔耳草等3种，苦、寒；清热解毒，平逆降压；治血旺、急慢性肝炎、六腑有热，对高烧也有效。短管兔耳草、狭苞兔耳草、大筒兔耳草、圆穗兔耳草、全缘兔耳草等5种，苦、甘、寒；退烧，降血压，调经；治全身发烧、肾炎、肺病、阴道流黄黑色液物、高血压、动脉粥样硬化、月经不调、综合性毒物中毒及"心热"。胡黄连苦、寒；清虚热，解毒，杀虫；治痨热咳嗽、湿热泻痢、霍乱、伤寒、黄疸和目赤。

以上6种植物检索表

1. 雄蕊4；蒴果在顶端室间和室背开裂 .... 胡黄连 **Picrorhiza scrophulariiflora**

1. 雄蕊2；蒴果为核果状而不裂。

  2. 花萼裂片2枚，分生，披针形；花冠筒伸直；花丝长，伸出花冠外 .... 圆穗兔耳草 **Lagotis ramalana**

  2. 花萼仅前方开裂，后方浅裂不达1/3，呈佛焰苞状；花冠筒伸直或弯曲；花丝短，内藏。

   3. 花冠筒伸长；根颈外常有残留的鞘状老叶柄；苞片近圆形 ...... 短管兔耳草 **L. brevituba**

   3. 花冠筒多少向前弓曲。

    4. 花序近头状，长1~2 cm；苞片条状倒披针形或匙形 .... 狭苞兔耳草 **L. angustibracteata**

    4. 花序伸长，长2.5~15 cm；苞片卵形。

     5. 苞片边缘或上部有锯齿；叶片较小，长3~4.5 cm，边缘具钝齿 .... 大筒兔耳草 **L. macrosiphon**

     5. 苞片全缘；叶片较大，长4~11 cm，边全缘或有疏细而不规则的锯齿 .... 全缘兔耳草 **L. integra**

ཨ་ཀོང་། （阿仲）

【考证】《晶珠本草》记载：阿仲清肺热，可分三种：杂阿仲状如坡草，矮小，根爪状，坚硬如木茎，叶直立如铁刷，花小，白色；蒿状阿仲即寒蒿；木阿仲即无花的普尔忙嘎保，白色，叶如火绒草。

根据各地藏医用药，杂阿仲约9种植物，即石竹科狐茅状雪灵芝、腺毛叶老牛筋、青藏雪灵芝、甘肃雪灵芝、卵瓣雪灵芝、短瓣雪灵芝、团状雪灵芝、藓状雪灵芝和虎耳草科黑虎耳草。其中，除腺毛叶老牛筋和黑虎耳草外，所述7种植物均与上述记载相符，应为杂阿仲的正品；而腺毛叶老牛筋和黑虎耳草虽然藏医作杂阿仲用，但这两种植物较高大，茎直立，不呈刷状，应为代用品。蒿状阿仲与木阿仲另有详细描写，此不赘述。

【原植物】

1. 狐茅状雪灵芝　杂阿仲（译音）　（图215）

Arenaria festucoides Benth.

多年生垫状草本，高5~8 cm。主根粗壮，木质化，支根坚韧。茎基部木质化，茎下部的叶密集，茎上部的叶稀疏，基部宿存枯叶。叶针状线形，长1~4 cm，宽约1 mm，先端锐尖，基部较宽，抱茎，边缘窄膜质，具1脉，下部疏生缘毛。简单聚伞花序具3花，顶端1花常弯垂，有时只有1花单生顶端；苞片卵状披针形，长3~4 mm，具1脉，被腺柔毛；花梗长1~5 mm，密被腺柔毛；花白色；萼片5，稀4，卵状披针形，长3~5 mm，宽2.5~3.5 mm，先端尖，边缘宽膜质，具1~3脉，无毛或被腺柔毛；花瓣5，稀4，倒卵形，长7~9 mm，宽4~5 mm，先端钝圆或平直，有时微凹；花盘碟状，具5腺体；雄蕊10，花丝扁线形，长约4mm；子房卵圆形，长约2 mm，花柱3，稀4，线形，长约2.5 mm。　花期7~8月。

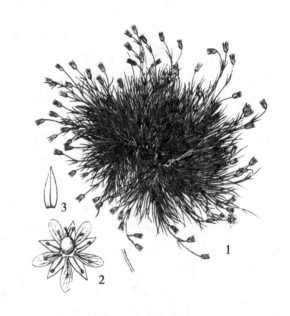

图215　狐茅状雪灵芝　**Arenaria festucoides** Benth.
1.植株；2.花；3.花萼。（王颖绘）

产于西藏、青海、新疆。生于海拔3 700~3 900 m的山坡草地。分布于印度西北部、克什米尔地区、巴基斯坦。

2. 甘肃雪灵芝　阿仲嘎保（译音）

Arenaria kansuensis Maxim.

多年生垫状草本。主根粗壮，木质化。茎高4~5 cm，分枝多且排列紧密，基部木质，密被枯叶。叶针状线形，长1~2 cm，背面中肋突出使呈三棱形，质稍硬，先端锐尖，基部抱茎，边缘窄膜质且具细齿。花单生枝端；苞片披针形，长3.5 mm，基部联合成短鞘；花梗长2.5~6 cm，被柔毛；花白色；萼片披针形，长5~6 mm，先端钝，边缘宽膜质，具1脉，背部无毛；花瓣5，倒卵形，长4~5 mm，顶端圆形；花盘杯状，具不明显的5个腺体；雄蕊10，花丝扁线形；子房球形，花柱3，线形，长约3 mm。

产于西藏东南部、青海、四川西北部、甘肃西部。生于海拔4 000~5 000 m的高山草甸和砾石流带。分布于印度西北部至尼泊尔。

3. 黑虎耳草　阿仲茶保（译音）

Saxifraga atrata Engl.

多年生草本，高6~13 cm。茎直立，疏生白色卷曲柔毛。基生叶叶片宽卵形、椭圆形至卵形，长1.5~3.5 cm，宽1.3~2 cm，先端急尖或钝，边缘具圆齿，稀有锯齿，基部截形，背面无毛，腹面具疏柔毛；柄扁，长1~2 cm，仅腹面具疏柔毛；茎生叶少或无，叶片小，披针形。聚伞花序总状或圆锥状；花序轴具灰白色卷曲长柔毛；苞片线形，长约7 mm，宽约1.5 mm，先端渐尖，边缘具疏柔毛，两面近无毛；花白色；萼片5，在花期反曲，披针形，长约6 mm，宽约2 mm；花瓣5，椭圆形，长约5.3 mm，宽约3.5 mm，基部具长约1 mm之爪；雄蕊10，花药黑紫色，长约1 mm，花丝长约2.8 mm；子房黑棕色，无毛，宽卵球形，长约5 mm，花柱短。蒴果卵球形，长约7 mm。种子多数，暗黄色，光滑无毛。　花期7~8月。

产于青海、甘肃。生于海拔2 500~3 800 m的草甸或石隙。

【药材】雪灵芝和老牛筋属植物用根入药，黑虎耳草用花入药。

【采集加工】用根的药材，于9~10月间采挖根，洗净，除去残茎、根头、根上的外皮及根须等，晾干；用花的药材，于7~8月采花，晾干；用地上部分的药材，花期采集地上部分，晾干。

【性味与功用】苦、寒；清肺中之热，止咳、降血压、滋补；治肺炎、淋病、淋巴结核、子宫病等。

以上9种植物检索表

1. 叶互生，节处不膨大；花柱2；雄蕊5 ……………………………… 黑虎耳草　Saxifraga atrata
1. 叶对生，节处膨大；花柱3；雄蕊10。
  2. 茎丛生；叶线形；茎、苞片与萼片被腺毛 …………………………………………………
  ………………………………… 腺毛叶老牛筋　Arenaria capillaris var. glandulosa
  2. 垫状草本；叶钻形。
    3. 花2至数朵组成聚伞状 ……………………… 狐茅状雪灵芝　A. festucoides
    3. 花单生。
      4. 花无梗。
        5. 苞片卵形；萼片卵形，先端钝；花丝短，长约1.5 mm ………………
        ………………………………………… 团状雪灵芝　A. polytrichoides

5. 苞片披针形；萼片长圆状披针形，先端尖；花丝长约3 mm ·························
·· 藓状雪灵芝　**A. bryophylla**
4. 花具梗。
6. 花梗长5~10 mm，无毛 ·················· 青藏雪灵芝　**A. roborowskii**
6. 花梗长0.5~4 mm，被毛。
7. 萼片具3脉；花瓣明显短于花萼 ·················· 短瓣雪灵芝　**A. brevipetala**
7. 萼片具1脉；花瓣等于或长于花萼。
8. 花梗被柔毛；花萼无毛 ·············· 甘肃雪灵芝　**A. kansuensis**
8. 花梗被腺毛；花萼被稀疏腺毛 ····························
·· 卵瓣雪灵芝　**A. kansuensis** var. **ovatipetala**

ཨ་གར་རུ།　（阿卡如）

【考证】《晶珠本草》记载：阿卡如性温，清心和命脉热；分白、黑、红三类：白的阿卡如称为阿尔加，如腐朽的水柏枝或状如柳木，木质轻、松软，又分三种：其一，紫色，如同在胶水中浸泡后晾干，气味很香，称为阿卡如巴西合；其二，木质松软，色泽不鲜艳，块小，大约一拃，气味芳香，称为普尔索合玛；其三，木质松软，很白，状如干燥的草，称为加青，松软者质次，坚硬者佳；黑的阿卡如称阿尔纳合，产地多，种类也多。最佳者黑色，状如野牛角，火中燃烧时无灰烬，气味芳香，称纳保巴西合，本品来自汉地，也有人说来自海外；产于汉地的一种质次，紫黑色，微有裂纹，纤维如肉丝，有油性，坚硬，燃烧时非常香，上面发泡沫，也称阿卡如木保；另一种形状同阿卡如木保，但纤维较细，色甚黄，产于上部地区；更次的一种产于康木（西康）地区的川地和山沟，油性少，气香；上述这些阿尔纳合树大小不一，但形态相同，叶及花形状如瑞香狼毒，花黄色，树皮可做纸，老根紫黑色，嫩根白色，气味不香，甚至有人说阿尔纳合为瑞香、狼毒类植物，因而入药要去毒。

现藏医用的阿卡如均为瑞香科沉香、土沉香、橙黄瑞香、木樨科白花洋丁香和樟科云南樟等的木材。沉香为进口药，有市售，在印度也叫"阿嘎尔"，与土沉香、橙黄瑞香三者同属一类，木材黑紫色，花似瑞香狼毒，也与阿尔纳合相符，但沉香质佳，香气浓，应为正品。白花洋丁香的木材白色或黄白色，略似阿尔加，可为代用品。云南樟的木材深红色，有香气，符合阿卡如木保的记载。

【原植物】

1. 沉香 阿尔纳合（译音）（图216）

Aquilaria agallocha Roxb.

高大、常绿乔木，枝干及根材具香气。树皮灰褐色，外皮质薄而细密，易剥落；木材白色或淡黄色，芳香，含油脂，常有棕黑色芳香性脂膏凝结于木纹之中，使木部变为紫黑色或棕黑色；幼枝被绢状毛。单叶互生，疏离，叶片薄，革质而具光泽，椭圆状披针形、披针形或倒披针形，长5~9 cm，先端尾状渐尖，基部狭楔形，侧脉细长；叶柄长2~3 mm。伞形花序顶生和腋生，开展有绢状毛；花白色；花被筒杯状陀螺形，长6~7 mm，先端具五裂瓣，外被绢状毛，里面有密柔毛，裂片椭圆形或卵状，等长于花被筒；雄蕊10，与花被喉部鳞片互生；子房瓶状，密被绒毛，无花柱，柱头

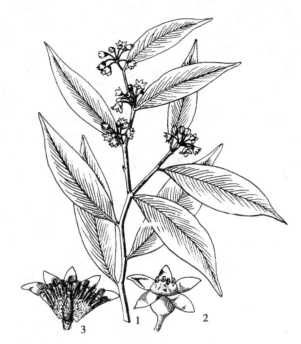

图216　沉香　**Aquilaria agallocha** Roxb.
1. 花枝；2. 花；3. 花冠展开。（阎翠兰抄绘自《中药志》）

扁圆形。蒴果倒卵状楔形，木质，压扁，长4.6~5.2 cm，具宿存的花被，密被绒毛。　花期3~4月，果期5~6月。

我国台湾有栽培。主产于印度、印度尼西亚、马来西亚、柬埔寨、越南。

2. 橙黄瑞香

Daphne aurantiaca Diels

常绿灌木，高0.6~1.2 m。分枝多，密集、粗壮。叶近对生，近革质，椭圆形至倒卵形，长8~17 mm，宽5~10 mm，先端锐尖，基部近圆形，边缘反卷，上面幼时被白霜，下面被浓白霜而呈苍白色。花2~4朵簇生于枝顶或叶腋；花被橙黄色，具香气，管状，长约14 mm，上部宽展，四裂，裂片椭圆状卵形；雄蕊8，2轮着生于花被管中部以上，内藏；花盘环状，浅裂；子房椭圆形，花柱短，柱头头状。浆果肉质，球形。　花期5~6月，果期8月。

产于四川西部、云南中部及西北部。生于海拔2 500~4 000 m 的高山灌丛或岩边。

3. 白花洋丁香　阿尔加（译音）

Syringa vulgaris L. var. **alba** West.

大型灌木或小乔木，高2~5 m。树皮灰褐色，外皮薄而细密，易剥落，幼枝初时灰绿色，后变黄褐色至灰黄色；冬芽卵形。叶对生，近革质；叶片卵形或阔卵形，长2.5~5 cm，宽2~4 cm，先端渐尖，基部截形或微心形，有时宽楔形，全缘，两面无毛；叶柄长1~2 cm。圆锥花序由上部侧芽抽出，长4~17 cm；花序梗长，被白粉，小花梗长约1 mm；花白色；花萼小，钟形，长约2 mm，顶端四浅裂，果期宿存，稍增大；花冠管状高脚碟形，冠筒长0.8~1.2 cm，檐部四裂，展开，径约1 cm，裂片卵形；雄蕊2，贴生于花冠筒中上部而近于喉部；花柱细长，柱头二裂，藏于冠筒内。蒴果扁圆形，革质、褐色，长1~1.5 cm，先端尖。　花期4~5月，果期7~8月。

产于青海、甘肃、陕西、河北、江苏，多为庭园或宅院栽培。原产欧洲。

4. 云南樟　阿卡如玛尔保、阿尔玛（译音）　（图217）

Cinnamomum glanduliferum (Wall.) Nees

常绿乔木，高5~15（20）m。树皮灰褐色，深纵裂，内皮及边材红褐色，具樟脑及茴香气味，材质轻软；枝条绿褐色，小枝具棱角。叶椭圆形至卵状椭圆形或披针形，长6~15 cm，宽4~6.5 cm，先端急尖至短渐尖，基部楔形至圆形，革质，羽状脉或偶有近离基三出脉，侧脉每边4~5条，脉腋具腺体，腺体在表面脉腋隆起，在背面凹陷；叶柄长1.5~3 cm，近无毛。圆锥花序腋生而短于叶，长4~10 cm，无毛；花梗长1~2 mm，无毛；花淡黄色；花被筒杯状，檐具六裂，裂片尖卵形，长达3 mm，外面疏具白色微柔毛，内有短柔毛；能育雄蕊9，退化雄蕊3；子房卵球形，柱头盘状，具不明显三圆裂。果实球形，径达1 cm；果托狭长倒圆锥形，长1 cm，顶部宽达6 mm。　花期4~5月，果期7~8月。

产于西藏、四川、云南、贵州、湖北、湖南、江西、广东、广西。生于海拔2 400 m以下的常绿阔叶林中。分布于尼泊尔、印度、缅甸及马来西

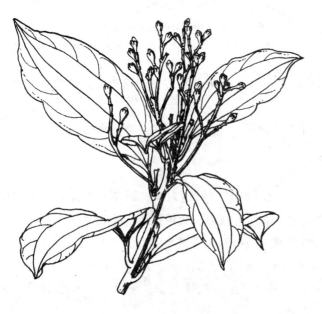

图217　云南樟　**Cinnamomum glanduliferum**（**Wall.**）**Nees**
花枝。（阎翠兰抄绘自《西藏植物志》）

亚。

【药材】枝、干及带膏脂的木材。

【化学成分】沉香和土沉香未被曲霉菌感染的木部树脂挥发油中含结晶性沉香油醇、蛇床烷、2种倍半萜烯化合物、5种癸烯异构物、具羧基酮及羧基化合物；被感染的木部的醇提取物经皂化、蒸馏出的挥发油中含苄基丙酮 [Benzylacetone，$C_6H_5(CH_2)_2COCH_3$]、双甲氧基苄基丙酮、倍半萜烯醇等。蒸馏残渣含氢化桂皮酸 [$C_6H_5(CH_2)_2COOH$]、对甲氧基氢化桂皮酸、沉香螺萜醇（Agarospirol，$C_{15}H_{26}O$）、沉香萜醇（Agarol，$C_{15}H_{26}O$）、蛇床烷（Selinane）、2种倍半萜烯化合物、5种癸烯化合物。云南樟中含有樟脑（Camphor）、芳樟醇（Linalool）、榄香素（Elemicin，$C_{12}H_{16}O_3$）、肉豆蔻醚（Myristicin，$C_{11}H_{12}O_3$）、正癸醛（n-Decanal）、甲基庚酮（Methylheptanone）、桉油精（Cineole）、α-松油醇（α-Terpineol）、枸橼醛（Citral）、丁香酚（Eugenol）、莰烯（Camphene）、α-蒎烯（α-Pinene）及对伞花素（p-Cymol）。

【采集加工】四季可采。沉香和土沉香一般是选择直径30 cm 以上的树，用刀顺干砍数刀，伤口长3~5 cm，数年后在伤口处有黑色膏脂凝结，铲下带膏脂的木材，涂胶封存备用。在采伐老树时，将基根或树干、枝条剥去外皮，选择质重、色深、油润，有棕黑色膏脂凝结成斑块或花纹的木材，锯、劈成条段，再刷上胶漆封闭备用。云南樟、白花洋丁香也可依此法采收，封闭备用。

【性味与功用】阿尔纳合苦、辛、温、缓、润而燥；解热，清命脉和心脏风热；治心热病和心病、龙病。阿尔加苦、寒，清心热；治头痛、健忘、失眠、烦躁等症。阿卡如木保辛、苦、温；祛风、散寒、理气、开胃、助消化；治头痛、风寒症、寒性龙病、关节炎、消化不良。

以上5种植物检索表

1. 落叶灌木；叶对生；花有花萼与花瓣；花冠管状，白色；蒴果 ……………………………… 白花洋丁香 **Syringa vulgaris** var. **alba**

1. 常绿乔木或灌木；花单被；浆果、蒴果或核果。

  2. 叶背面脉腋间具腺窝；圆锥花序；花被片6；果梗上端具杯状果托；核果肉质 ……………… 云南樟 **Cinnamomum glanduliferum**

  2. 叶无腺窝；伞形或头状花序；花被合生，先端四至五裂；果梗上无果托。

    3. 灌木；叶近对生；花序头状，花黄色；浆果肉质 ………… 橙黄瑞香 **Daphne aurantiaca**

    3. 乔木；叶互生；花序伞形；蒴果。

      4. 叶披针形或倒披针形，先端尾状渐尖；花白色 ………… 沉香 **Aquilaria agallocha**

      4. 叶长卵形或椭圆形，先端非尾状渐尖；花黄色 ………… 土沉香 **A. sinensis**

ཨ་བྱག་གཟེར་འཛེམས། （阿恰塞俊）

【考证】《晶珠本草》记载：阿恰塞俊清热、消炎、镇痛，治疠热病、各种刺痛、头伤、燥黄水；生阴坡草地和沼泽草地，茎似伞把，叶多，粗糙，锐利且硬，花红黄色，状似紫菀花，但花瓣少；可分为上品和下品：上品叶子锐利粗糙，形似刺柏叶，将叶放入鼻内，从外部搓揉，则会流出鼻血，又称放血草；下品生于低地，叶似蒲公英叶，但花如上品。

各地藏医均以菊科川西小黄菊作上品入药，它的叶、花等特点与上述记载相符。下品描述虽过于简单，但花形如紫菀，可以肯定应也是菊科植物，现各地藏医以红舌千里光、狗舌草入药。

【原植物】

1. 川西小黄菊 （图218）

Pyrethrum tatsienense （Bur. et Franch.）Ling

多年生草本，高5~30 cm。根颈部密被褐色枯存叶柄。茎直立，单生或少数丛生，密被白色长柔毛，上部常紫褐色。基生叶连柄长2~7 cm，宽2.5 cm，一至二回篦齿状羽状分裂，小裂片线形，先端渐尖，有小尖头，叶轴宽1~1.5 mm；茎生叶向上渐小，羽状分裂，全部叶两面有长柔毛。头状花序单生茎端，径3~4 cm；总苞半球形，径1~1.2 cm，总苞片多层，线状披针形或长圆形，长5~10 mm，边缘褐色膜质，背面密被白色长柔毛；舌状花1层，橘红色，舌片长1~1.5 cm，宽1~2 mm；管状花黄色或橘黄色，长5~6 mm。瘦果圆柱状，具5肋，光滑；冠毛极短，长约0.1 mm，分裂至基部。花果期7~9月。

产于西藏、青海、四川、云南。生于海拔3 500~5 000 m的高山草地、灌丛中。

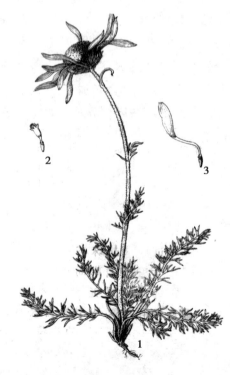

图218　川西小黄菊　**Pyrethrum tatsienense**
（Bur. et Franch.）Ling
1. 植株；2. 管状花；3. 舌状花。（王颖绘）

2. 红舌千里光

Senecio rufus Hand.-Mazz.

多年生草本，高10~20 cm，全株密被白色丝状毛。根茎短；茎直立，不分枝，常紫红色。基生叶莲座状，长圆形或近圆形，长2~3 cm，宽1.2~2 cm，先端钝，全缘，边缘常反卷，基部近圆形，两面密被白色丝状毛；叶柄短，长1~1.5 cm；茎生叶狭披针形或线形，苞叶状，无柄，半抱茎。头状花序1~5，在茎端排列成伞房状；花序梗短，无苞片；总苞宽钟形，直径1.5~2 cm，总苞片1层，狭披针形，常带紫红色，背部密被白色丝状毛，边缘狭膜质；舌状花1层，橙红色或橙黄色，舌片长1~1.5 cm；管状花多数，黄色或花冠顶端带褐色。瘦果无毛；冠毛多层，白色，粗毛状。 花果期7~9月。

产于西藏、青海、四川、甘肃。生于海拔3 000~4 300 m 的高山草地、灌丛中、林下。

《青藏高原药物图鉴》第一册收载的狗舌草，拉丁学名系误用，该种不产于青海、西藏，故在此订正。

【药材】干燥的头状花序、花或全草。

【化学成分】川西小黄菊经预试含生物碱及香豆苷、氨基酸、有机酸、甾类及酚类。

【采集加工】7~8月采花序、花或全草，洗净，晾干。

【性味与功用】苦，寒；治头痛、头伤、跌打损伤、湿热、疮疡、伤口流黄水、黄水疮、肝炎。

以上3种植物检索表

1. 叶一至二回篦齿状羽状分裂；头状花序单生；总苞片边缘褐色膜质；冠毛极短，长约 0.1 mm
   ·········· 川西小黄菊　**Pyrethrum tatsienense**

1. 叶全缘；头状花序排列成伞房状；冠毛长，粗毛状。
   2. 瘦果无毛；舌状花橙红色，舌片较长 ·········· 红舌千里光　**Senecio rufus**
   2. 瘦果有毛；舌状花黄色，舌片较短 ·········· 狗舌草　**S. kirilowii**

ཨ་བྱི་ཀ། （阿毕卡）

【考证】《晶珠本草》记载：阿毕卡的根治毒病，叶治黄水病，种子治头部疾病并清虚热；生于高山草甸及雪山下坡，根白色，如独头蒜，茎紫红，柔软，花绛紫色有斑点，上升后而下垂，果实像诃子，种子状如小铜币，粒数很多，重叠。

藏医所用的阿毕卡为百合属和贝母属植物。虽二者近似，但百合的鳞茎瓣数很多，贝母属鳞茎瓣少，状如独头蒜。在贝母属中，花绛紫色有斑点的种类有川贝母和暗紫贝母（*Fritillaria unibracteata* Hsiao et K. C. Hsia），再依据鳞茎大小，我们认为阿毕卡正品为川贝母和暗紫贝母，其次为梭砂贝母；百合属山丹的疗效与贝母不同，可能为代用品。

【原植物】

1.川贝母

Fritillaria cirrhosa D. Don

多年生草本。鳞茎扁圆球形，直径达2.5 cm，乳白色，微带淡褐色，平滑，鳞片2枚，肥厚；地上茎直立，圆柱形，高60~80 cm，直径约5 mm，光滑无毛，与鳞茎相接的一段细瘦。叶3~4枚轮生、对生，兼有散生，线形至线状披针形，长4~12 cm，宽3~5（10）mm，顶端渐尖，具卷须，稀无卷须，基部无柄。花通常单生于茎上部叶腋；叶状苞片3枚，长2~4 cm；花梗果期长4~6 cm，偏向一方，较粗壮；花钟形，紫色至黄绿色，通常具方格网纹，少数仅有斑点或条纹；花被片6，长约3 cm，外三片宽1~1.4 cm，内三片宽可达1.8 cm；雄蕊6，长约为花被片的3/5；柱头裂片3，长3~5 mm。蒴果柱状，棱具窄翅，翅宽约1 mm。花期4~6月，果期6~8月。

产于西藏东南部、青海、四川、云南、甘肃、宁夏、陕西、山西。生于海拔3 200~4 200 m 的林中、灌丛下、草地、河滩、山谷等温暖地方或岩缝中。分布于克什米尔地区及尼泊尔、印度东北部、不丹。

2.山丹

Lilium pumilum D. Don

多年生草本，高15~60 cm。鳞茎卵形或圆锥形，高2.5~4.5 cm，直径2~3 cm，鳞片长圆形或长卵形，长2~3.5 cm，宽1~1.5 cm，白色；地上茎单一，直立，不分枝，有乳头状突起。叶散生于茎中部，线形，长3.5~9 cm，宽1.5~3 mm，中脉下面突起，边缘有乳头状突起。花单生或数朵排成总状花序，橘红色，下垂；花被片6，反卷，长4~4.5 cm，宽0.8~1.1 cm，基部具蜜腺，蜜腺两边有乳头状突起；花丝长1.2~2.5 cm，黄色，花药线形，长约l cm，花粉近红色；子房圆柱形，长0.8~1 cm，花柱长1.2~1.6 cm，柱头膨大，直径5 mm，三裂。蒴果长圆形，长2 cm，宽1.2~1.8 cm。　花期7~8月，果期9~10月。

产于青海、甘肃、宁夏、陕西、河南、山东及华北、东北等区。生于海拔400~2 600 m 的山坡草地和林缘。分布于中亚地区、俄罗斯、朝鲜、蒙古。

【药材】干燥的鳞茎。

【化学成分】川贝母含多种生物碱：川贝碱（Fritimine）、西贝碱（Sipeimine）、炉贝碱（Fritiminine）、白炉贝碱（Beilupeimine）、青贝碱（Chinpeimine）、松贝碱（Sonpeimine）。

【采集加工】8~9月采挖鳞茎，洗净晒干。

【性味与功用】川贝滋补，清虚热；治毒病、黄水病、头部疾病、月经过多、气管炎。山丹用做润肺止咳、清热安神、利尿、接骨、愈创；治劳嗽咳血、虚烦惊悸、热病后精神不安、浮肿、小便不利、骨折、外创。

以上3种植物检索表

1. 鳞茎具多数鳞片；叶在茎上散生；花被片反折，鲜红色 ………………… 山丹 Lilium pumilum
1. 鳞茎由2~3枚鳞片组成；叶对生、轮生或散生；花被片不反折。
  2. 果期花被片脱落；花通常紫色，较少绿黄色 ………………… 川贝母 Fritillaria cirrhosa
  2. 果期花被片常包着蒴果；花浅黄色或污黄色 ………………… 梭砂贝母 F. delavayi

ཨ་འབྲས། （阿折）

【考证】《晶珠本草》记载：阿折治肾脏病与三灾病；小乔木，叶如大黄叶，花蓝色，伞形，果实如鹿睾丸，或果实扁长，粗如拇指，外表生有鹿毛状毛，有脉纹，果实较重，摇时嘎嘎响者为佳。《晶珠本草》还记载：阿折形如牙咬双唇状，皮为红紫色，内面白色，此为正品。

按上述记载的植物显然有两类。藏医也用两类植物入药：一为漆树科杧果的核，一为豆科厚果鸡血藤。杧果核与上述记载的前一类较相符。例如，果实扁长，像鹿睾丸，粗如拇指，外表生鹿毛状毛，有脉纹，摇时嘎嘎作响等。厚果鸡血藤的种子则与后一类的记载相符合，故两者分别为正品。另外，有的藏医用合欢的花入药，显然与上述记载不符，可能为误用。

【原植物】

1. 杧果

Mangifera indica L.

常绿乔木，高12~27 m。树皮厚，呈灰褐色，鳞片状脱落。单叶聚生于枝顶；叶片革质，长椭圆状披针形，长10~40 cm，宽3~9 cm，先端短尾尖，基部广楔形，边缘常呈波浪形；叶柄长4~6 cm。圆锥花序顶生，有柔毛；花小、杂性，芳香，黄色或带红色；萼片5，有柔毛；花瓣5，长约为萼的2倍；花盘肉质，五裂；雄蕊5，仅1枚发育。果核椭圆形或肾形，微扁，长5~10 cm，熟时黄色，内果皮坚硬，具纵沟，被黄褐色毛。

产于云南、福建、台湾、广东、广西，多为栽培。分布于印度、马来西亚。

2. 厚果鸡血藤

Millettia pachycarpa Benth.

高大攀援灌木，稀为乔木。羽状复叶，长30~50 cm，具小叶13~17对；小叶长椭圆形或长椭圆状倒披针形，长6~16 cm，宽2~6 cm，先端钝，基部圆楔形，下面被绢毛。圆锥花序腋生，长15~30 cm；花淡紫色，长2~2.3 cm；花萼宽钟形，被短柔毛，裂片短三角形，先端圆形，长为萼筒的1/3，上面的2个合生；花冠无毛，旗瓣长圆形，先端凹缺，基部具短爪，翼瓣窄，长于旗瓣，耳钝，爪细，龙骨瓣与旗瓣近等长，较宽，耳不明显，爪细长；雄蕊1组；花柱细长，呈弯钩形。荚果木质，厚，卵球形或长圆形，长6~23 cm，厚约3 cm，含种子1至数个。种子肾形，长约3 cm。　花期5~6月，果期7~8月。

产于西藏、四川、云南、贵州、湖南、江西、福建、广东、广西。生于海拔1 000 m以下的山坡常绿阔叶林和灌丛内。分布于尼泊尔、不丹、印度、缅甸。

【药材】干燥的果核和种子。

【化学成分】厚果鸡血藤的种子含鱼藤酮（Rotenone）1.2%及鱼藤素（Deguelin），鱼藤素的毒性相当于纯鱼藤酮的1/9，为酸性砷酸铅的3倍。含树脂4%。杧果的叶、皮、果的木质部分均含氧杂蒽酮-C-葡萄糖苷，称为杧果苷（Mangiferin），为2-C-B-D吡喃葡萄糖-1，3，6，7-四羟基氧杂蒽酮。种子含淀粉，花含没食子酸乙酯。

【采集加工】果熟时采摘成熟的果实，晒干，取果核和种子晾干。

【性味与功用】青海藏医认为厚果鸡血藤苦，有毒；止痛、消积、杀虫和治肾寒；杧果核酸、甘；专治肾脏病。

以上2种植物检索表

1. 常绿乔木；单叶；花辐射对称；核果 ·························· 杧果　**Mangifera indica**
1. 攀援灌木；羽状复叶；花两侧对称；荚果 ··············· 厚果鸡血藤　**Millettia pachycarpa**

ཨ་རུ་ར། （阿如拉）

【考证】《晶珠本草》记载：阿如拉利诸病；树高大，外皮的颜色似核桃树的中皮，叶厚，绿色，花黄色；果实有黑、黄两类：黑色者如普通品；黄色者又分5种，第一种状如葫芦尾，色似葫芦黄色而有红色光泽，尾长，中部卵形；第二种呈椭圆形；第三种果实肉多而厚；第四种圆形，如瓶；第五种果实肉少而干，多皱纹，柄细长，基部圆形，先端细长；上述5种类型的果实均为金色。印度产的皮粗个大，肉厚；尼泊尔等地的河沟产的细小，肉少；以肉多、核坚、断面平整、坚实、外表粗糙者，质佳。

各地藏医用使君子科诃子及杜英科美脉杜英入药。美脉杜英不符合上述记载。而诃子为乔木，树皮褐色，叶革质，绿色，花黄色，果实卵形，略肉质，黄褐色，表面无毛，干时具不明显的5棱，种子核硬，外皮黄褐色，断面为黄色白色相间，呈放射状，其形态较符合上述黄色类的第2种或第3种，尼泊尔的地方名为Harro，其音近似于本药。其余数类，因无药材，无法肯定。

【原植物】

诃子

Terminalia chebula Retz.

乔木，高15~25 m。树干圆柱形，树皮暗褐色，纵裂；幼枝、幼叶和芽多被棕色柔毛。叶近对生，叶片革质，椭圆形或卵形，长约2 cm，先端急尖，基部圆形或阔楔形，全缘，两面光滑；叶柄粗，长约2 cm。花序顶生或腋生，形成总状或短圆锥状；苞片锥形或披针形，早落；花两性，黄色，直径约4 mm；花萼杯状，长约3 mm，裂片三角形，内侧密被白色绵毛；花瓣缺；雄蕊10，着生于萼筒上，长于花萼1倍，花药心脏形，先端具尖头；子房下位，卵形或椭圆形，长约2 mm，花柱伸出于花萼外与雄蕊近等长。核果卵形，略肉质，长2.5~4.5 cm，黄褐色，表面无毛，干时具不明显5棱。种子1枚。 花期6~8月，果期8~10月。

我国有栽培。原产于印度、缅甸。

【药材】干燥的果实。

【化学成分】诃子含鞣质20%~40%、爱拉酸（Ellagic acid）、没食子酸（Gallic acid）、黄酸（Lufeoic acid），尚含诃子酸（Chebulinic acid，$C_{41}H_{34}O_{27}$）3%~4%，诃子酸分解，则生成1分子葡萄糖、3分子没食子酸及1分子二盐基性羟酸（$C_{14}H_{12}O_{11}$）。

【采集加工】9~11月果成熟时，摘下果实晒干。

【性味与功用】苦、涩、温；治风、胆、痰、血所生的单纯病、并发病和混合病。该药为药中之王，与其他药配伍，治一切疾病。

ཨ་ཝ། （阿哇）

【考证】《晶珠本草》记载：阿哇味微苦，利目，为治疗眼病的甘露，排脓，治胸腔内脓疡。分上、中、下三品：上品生长在石崖，茎青绿色，无花无果，状如大针排列；中品状如绿丝线，中空，无花者为雄，有白花者为雌；下品生于草坡，状如猪鬃，淡绿色，植株呈小簇。

各地藏医用蕨类植物木贼、节节草、问荆和百合科洼瓣花、西藏洼瓣花入药。其中，问荆不治眼病，为误用。木贼及节节草，虽入药，但生境不同，按形状可能为上或下品，

因上述记载不详，无法确定。洼瓣花类植物，均不
似上述记载，在西藏和青海玉树用之，称阿哇曼巴，
藏语曼巴意为次品，故应视作代用品。

【原植物】

1. 节节草 （图219）

Hippochaete ramosissima（Desf.）Boerner

多年生草本，一型。根状茎横走，黑色；地上
茎高约30 cm，直立，径约2 mm，多分枝，稀不分
枝，分枝中空，外表有纵棱脊，棱脊6~20条，狭而
粗糙，各有硅质的小疣状突起一列，或有小横纹，
沟中气孔线1~4行，气孔深陷于表皮下。叶退化，基
部联合成鞘；叶鞘圆柱形，伸长，在充分发育的植
株上，长约2倍于宽，鞘齿短三角形，灰黑色，近膜
质，有易落的膜质尖尾。孢子囊穗紧密，长圆形，
长5~25 mm，有小尖头，无柄。

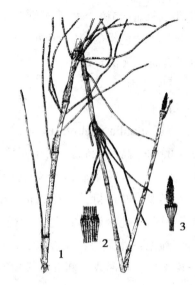

图219　节节草　**Hippochaete
ramosissima**（Desf.）Boerner
1.繁殖株；2.茎（示鞘和鞘齿）；3.孢子
囊穗。（刘进军绘）

产于我国各省区。生于海拔400~3 600 m 的河滩
潮湿地、潮湿路边、低山砾石地或溪边。广布于欧洲、亚洲、非洲的温带地区。

2. 洼瓣花

Lloydia serotina（L.）Reichb.

多年生，高达20 cm。鳞茎不明显膨大。叶基生，常2枚，线形，宽约1 mm，茎生叶
小，长l~3 cm。花1~2朵，白色稍有紫斑；内外花被片近相似，长1~1.5 cm，宽约3.5 mm，
近基部常有1凹穴；雄蕊短于花被片，花丝无毛；子房近长圆形或狭椭圆形，花柱稍长于
子房或近等长，柱头不明显三裂。蒴果宽倒卵形，具3棱，长6~7 mm，长宽近相等，顶端
具宿存花柱。种子扁平，近三角形。　花期6月，果期9月。

产于西藏、青海、四川、云南、甘肃、宁夏、陕西、新疆、河北及东北区。生于高山
草地。分布于欧洲、亚洲、美洲寒冷地区及喜马拉雅山区。

【药材】干燥的地上部分。

【采集加工】夏秋季采集，晒干。

【性味与功用】微苦，治胸腔内脓疮、眼病。

以上4种植物检索表

1. 隐花植物。

　2. 茎一型；叶鞘筒形，长大于宽近2倍，枝有明显的疣状突起 ……　**节节草　Hippochaete ramosissima**

　2. 茎二型；叶鞘筒状漏斗形，仅营养枝上部微有小瘤状突起 ………………　**木贼　Equisetum arvense**

1. 显花植物。

3. 叶1~2枚；花白色有紫斑 ·················· 洼瓣花　Lloydia serotina
3. 叶3~8枚；花黄色 ·················· 西藏洼瓣花　L. tibetica

ཨ་ཤ་གནྡྷ། （阿夏干达）

【考证】《晶珠本草》记载：阿夏干达味甘、辛，治下身寒症、黄水病；生于大沟口，根如唐冲（莨菪）根，茎多分枝，叶淡青色有黏液，花红色而美丽；分上、中、下三类：上类花白色，中类花红色，下类花红黑色。

藏医用喜马拉雅紫茉莉和中华紫茉莉入药。喜马拉雅紫茉莉的根、茎、花色等均符合上述中品的记载，故应为原植物。而中华紫茉莉的叶无黏液，故作代用品。至于上品和下品的花色，是否仅与植株的花期有关尚难断定，还需进一步研究。

【原植物】

喜马拉雅紫茉莉（图220）巴朱（译音）

Mirabilis himalaica (Edgew.) Heim.

多年生草本，株高30~70 cm。根粗壮而肥厚，状如莨菪根。茎直立，多分枝，具节；茎、分枝和叶的下面、叶柄及花序梗密被黏腺毛。叶对生，卵形或狭卵形，长2~4 cm，先端急尖或钝，基部截形

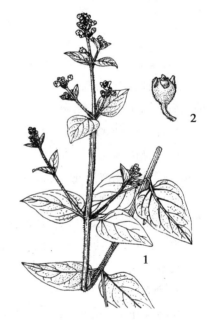

图220　喜马拉雅紫茉莉　**Mirabilis himalaica** (Edgew.) Heim

1. 植株（部分）；2. 果实。（王颖描自《西藏植物志》）

至浅心形，边缘波状或具不明显的齿，上面被微毛；叶柄长达1 cm。花序圆锥状；总苞萼状，钟形，先端具5齿，内含1花；花玫瑰红色；花被筒状，裂片5，向外开展，4枚雄蕊不伸出。果实黑色，椭圆形或卵形，长约5 mm，有棱。　花果期7月。

产于西藏东部、喜马拉雅山区等地。生于海拔2 900~3 300 m 的山坡草丛中。分布于印度西北部。

【药材】干燥的根。

【采集加工】9~10月挖根，洗净切片，晒干备用。

【性味与功用】味甘、辛、温平；益肾滋补，生肌；治下半身寒和黄水病，并有壮阳作用。

以上2种植物检索表

1. 雄蕊4；茎、枝、叶柄、花梗密生粘腺毛 ……………………… 喜马拉雅紫茉莉 **Mirabilis himalaica**

1. 雄蕊5；茎、枝、叶柄无毛或疏生腺毛 ……………………… 中华紫茉莉 **M. himalaica** var. **chinensis**

ཕྱུག་ཚོས། （欧曲）

【考证】《晶珠本草》记载：欧曲消臟胀，益脉利平，治耳病；分红、白两种：红欧曲味苦而甘，消气滞，其种子治耳病、臟胀，其根、叶、花治咳嗽，生于石岩高山，叶平铺地面，深裂，花若珊瑚堆，花蕊黄色，荚果状若原羊角，种子黑色，油润，形似小豆或荚竹桃种子；白欧曲味苦，可引排黄水，叶形同红欧曲，花白色。

根据藏医用药，欧曲的原植物为紫葳科的两头毛、密生波罗花、黄波罗花、鸡肉参、大花鸡肉参、藏波罗花。以上6种植物中，两头毛的花粉红色或白色，种子顶端具种毛，为白欧曲的原植物。密生波罗花、鸡肉参、大花鸡肉参、藏波罗花4种的叶均平铺地面，深裂，花淡红色或紫红色，花药淡黄色，果实为长披针形，稍直或弯曲，状如原羊角，是红欧曲的原植物。据传有黄欧曲，但需进一步考证。

【原植物】

1. 两头毛 （图221）

Incarvillea arguta (Royle) Royle

多年生草本。茎高达1.5 m，具分枝。羽状复叶，互生，不聚生于茎基部，连叶柄长约15 cm；小叶5~11枚，卵状披针形，长3~5 cm，宽1.5~2 cm，先端长渐尖，基部阔楔形，两侧不等大，边缘具粗锯齿，近无柄。总状花序顶生；花大，粉红色或白色；花萼钟状，长约8 mm，萼齿5，钻状渐尖，长2~3 mm，基部近三角形；花冠钟状长漏斗形，长约4 cm，径约2 cm，上端二唇形，裂片5，半圆形，冠筒基部紧缩成细管；雄蕊4，2强，着生花冠筒近基部，不伸出筒外，花药丁字形着生；花柱丝状细长，柱头扁平，卵圆形，子房长圆柱形。蒴果长圆柱形，长约20 cm。种子细小，长椭圆形，两端尖而被丝状种毛。 花期3~7月，果期9~12月。

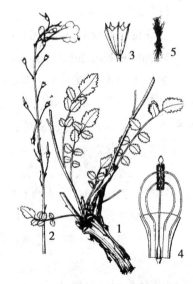

图 221 两头毛 **Incarvillea arguta** (Royle) Royle

1. 植株下部及根；2. 花序；3. 花萼；4. 雄蕊及雌蕊；5. 种子。（刘进军绘）

产于西藏、四川、云南、贵州、甘肃。生于海拔1 400~3 500 m 的山坡、路边、灌丛中或干热河谷地带。分布于尼泊尔、不丹、印度。

2. 密生波罗花

Incarvillea compacta Maxim.

草本，高10~20 cm。根肉质，圆柱形。根茎短；花期茎长不及2 cm。羽状复叶，聚生于茎基部，长5~15 cm；叶柄长2~6 cm；侧生小叶2~6对，卵形，顶生小叶近卵圆形，比侧生小叶较大，全缘。花大，淡红色或紫红色，排列成顶生总状花序；花梗长1~4 cm；花萼钟形，具多数深紫色斑点，萼齿5，三角形；花冠钟形，长3.5~4 cm，裂片5，略呈唇形；雄蕊4，2强，生于花冠筒基部稍上处，花药两两相接为上下两对，花药丁字形着生，基部具距；子房长圆形，柱头漏斗形，边缘波状。蒴果长披针形，两端尖，木质，具4棱。种子倒卵形，扁平，周围有白色透明膜质翅。 花期5~7月，果期8~12月。 （图见《青藏高原药物图鉴》1:184）

产于西藏、青海、四川、云南、甘肃。生于海拔2 800~4 900 m 的高山草坡上。

3. 藏波罗花　乌确码子布（译音）

Incarvillea younghusbandii Sprague

无茎草本，高10~20 cm。根肉质，粗壮，有分枝。根状茎细长。羽状复叶，基生，连叶柄长6~8 cm，边缘具钝锯齿；顶生小叶卵圆形至圆形，长宽近相等，长约3.5 cm；侧生小叶卵状椭圆形，长1~2 cm，上面粗糙，具泡状隆起，有钝齿。花大，紫红色或粉红色；花萼细小，长约7 mm，口部直径约4 mm；花冠漏斗状钟形，长4~7 cm，冠筒基部直径约3 mm，口部直径约1 cm，橘黄色。蒴果极弯曲，粗短，长2.5~3.5（7）cm，明显4棱。花期6~7月，果期8~10月。

产于西藏、青海。生于海拔3 500~5 400 m 的高山山坡、砾石滩或林下。

【药材】干燥的花、种子和根。

【化学成分】藏波罗花：预试法——生物碱呈阳性反应。

【采集加工】6~7月采花，8~9月采种子和根，就近以流水洗净，去根外皮，晾干或晒干。

【性味与功用】苦、平；消食，聪耳，调经，利肺，降血压，排黄水，消气滞；治胃病、黄疸、消化不良、膨胀、耳流脓、耳聋、月经不调、高血压、肺出血等。四川德格藏医用于食道疼痛的呕吐、食道癌。风湿痛用花外敷。

以上6种植物检索表

1. 叶互生，不聚生于茎基部；茎分枝，高0.5~1.5 m；花药被毛；蒴果草质，圆柱形，呈开裂菁荚；种子两端具丝状毛 ……………………………………………… **两头毛　Incarvillea arguta**

1. 叶聚生于茎基部或下半部；植株多低矮，不超过50 cm（黄波罗花稍过之）。

2. 小叶全缘 ··· 密生波罗花 **I. compacta**

2. 小叶边缘具粗锯齿或圆钝齿。

   3. 植株具茎；花黄色 ······························· 黄波罗花 **I. lutea**

   3. 植株不具茎；花紫红色或粉色。

     4. 花冠狭漏斗状钟形，冠筒细长圆柱形；植株矮小；小叶粗糙，具泡状隆起；蒴果极弯曲
       ··· 藏波罗花 **I. younghusbandii**

     4. 花冠钟状漏斗形；小叶平滑，不具泡状隆起；蒴果不弯曲。

       5. 花序梗较花梗长很多 ·················· 鸡肉参 **I. mairei**

       5. 花序梗与花梗近等长 ·········· 大花鸡肉参 **I. mairei** var. **grandiflora**

ཨུག་པལ། （吾巴拉）

【考证】《晶珠本草》记载：吾巴拉清肝肺热，能解一切热病，并能治热邪引起的喉阻塞；生于高山阴坡，根单一，状如加哇（迷果芹），叶先端圆，淡黄色，被毛，花蓝色，芳香，状如加门（山罂粟），雄蕊长，花药肿胀，果实状如半个空心金刚，种子小，黑色，多粒，味甘涩，气味芳香；因花颜色不同，分白、红、蓝、黄四种：白的治培龙病，蓝的治赤巴病，红的治血分病，黄的治培根病。

据调查，各地藏医所用吾巴拉的原植物为罂粟科五脉绿绒蒿、红花绿绒蒿、全缘叶绿绒蒿、圆锥绿绒蒿、尼泊尔绿绒蒿和毛瓣绿绒蒿。其中，五脉绿绒蒿叶先端钝圆，淡绿色，被毛，茎不分枝，花蓝色等与上述符合，应为正品。红花绿绒蒿应属红花的一种，全缘叶绿绒蒿应属黄花的一种，其他则为代用品。

【原植物】

1. 五脉绿绒蒿 （图222）

Meconopsis quintuplinervia Regel

多年生草本，高20~50 cm。根须状，叶基生，莲座状，基部密集枯萎叶柄，叶片匙形、倒卵形或长圆形，长2~8 cm，宽1~2.5 cm，先端急尖，全缘，基部楔形，具3~5脉，两面密生淡黄色羽状硬毛；叶柄长3~9 cm，密生褐黄色毛状刺。花葶单生，密生羽状硬毛，近花

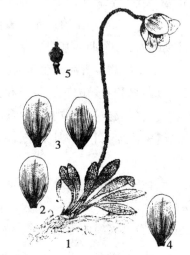

图 222　五脉绿绒蒿　**Meconopsis quintuplinervia** Regel

1. 植株；2~4. 花瓣；5. 雄蕊，雌蕊。
（刘进军绘）

处尤密；花单一，顶生，通常下垂；花浅蓝色或淡紫色；萼片2，早落；花瓣4，倒卵形至近圆形，长3~4 cm;雄蕊多数，花丝扁线形，长约为花瓣的1/3,花药黄色；子房密生淡黄色羽状硬毛，花柱短，柱头头状，具3~6圆裂片。蒴果椭圆形或长圆形，3~6瓣裂。　花期6~8月，果期8~9月。

　　产于西藏、青海、四川、甘肃、陕西。生于海拔3 200~3 800 m 的高山草甸和阴坡灌丛。

2. 红花绿绒蒿（图223）

Meconopsis punicea Maxim.

　　多年生草本，高30~70 cm。根须状或圆锥形。叶基生，莲座状，基部密被枯萎叶柄和老叶；叶片匙形、椭圆形或倒卵形，长1.5~6 cm，宽1~2 cm，先端尖，全缘，基部楔形，具3~5脉，两面被淡黄色羽状毛；叶柄长2~6 cm，密生黄色刺毛。花葶1~6，从莲座丛中抽出，伸长，密被淡黄色羽状毛；花单一，顶生，下垂；花朱红色；萼片2，卵形，长1~4 cm，外面密被淡黄色或棕褐色羽状软毛；花瓣4~6，菱形、长圆形或椭圆形，长8~10 cm，宽4~5 cm，具光泽，先端圆形或急尖；雄蕊多数，花丝扁，倒披针形，长3~10 mm，红色或粉红色，花药长椭圆形，长3~4 mm；子房宽长圆形或卵形，密被黄色羽状毛，花柱短，长1~1.5 mm，柱头四裂，裂片长圆形。蒴果椭圆状长圆形，长1.5~2.5 cm，宽1~1.5 cm，密被黄色羽状毛或无毛，4~6瓣裂。种子多数，褐色。　花期6~7月，果期8~9月。

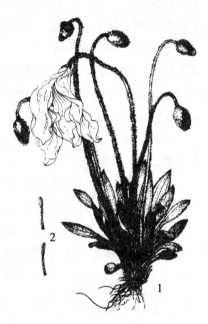

图223　红花绿绒蒿　**Meconopsis punicea** Maxim.

1. 全株；2. 雄蕊。（王颖绘）

　　产于西藏东北部、青海东南部、四川西部、甘肃南部。生于海拔2 800~4 300 m 的阴坡或半阴坡的高山灌丛草甸和高山草甸。

3. 全缘叶绿绒蒿　欧贝赛保（译音）（图224）

Meconopsis integrifolia（Maxim.）Franch.

　　多年生草本，高30~60 cm，全株被红褐色或金黄色软毛。根圆锥形，肉质。基生叶密，呈莲座状，基部残存密被红褐色毛的枯萎叶柄和老叶；叶片倒披针形，长4~10 cm，宽0.5~3 cm，先端钝圆或渐尖，全缘，基部楔形，具3条或多条明显的平行脉；叶柄长3~12 cm，上部叶无柄，近轮生，较小。花2~7，腋生；花梗长5~14 cm，粗壮；花萼2，早落；花瓣6~9，倒卵形或近圆形，鲜黄色或淡黄色；雄蕊多数，花丝窄线形，长0.5~1.5 cm，淡黄色，花药椭圆形，黄色；子房宽椭圆形、椭圆形或卵形，密被金黄色毛，花柱较短，柱头头状。蒴果宽椭圆形或椭圆形。　花果期6~9月。

产于西藏、青海、四川、云南西北部、甘肃。生于海拔3 000~4 800 m 的高山草甸、灌丛中。

【药材】干燥的全草。

【显微鉴别】全缘叶绿绒蒿根（1.5 cm）横切面：木栓组织外侧数列压扁，多裂隙，细胞轮廓不清。皮层缺少。韧皮部较宽，薄壁细胞多切向排列；筛管群多见。形成层显著，形成波浪状，细胞小，切向排列。木质部极宽，导管从中央向周边形成少数辐射状条，在木质部周边形成较多短辐射状条或导管群；导管单个或2~6个群集，多径向排列；薄壁组织分布面广，无裂隙腔，细胞四至五边形，不规则排列，含有淀粉粒。（附图47A）

粉末：浅橙黄色。导管较多见，径60~140 μm，单个或数个结合，多碎断，具梯纹、网纹，纹孔排列整齐。淀粉粒随处散在或包围在薄壁细胞中形成不规则形，单个呈盔帽状、卵球状，径6~20 μm，脐点不显。表皮毛多见，多细胞组成，碎断，顶端多分枝，顶细胞尖，径30~45 μm，胞壁加厚。（附图47B）

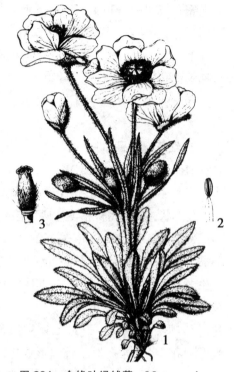

图 224　全缘叶绿绒蒿　**Meconopsis integrifolia**（Maxim.）Franch.
1.植株；2.雄蕊；3.雌蕊。（阎翠兰绘）

【采集加工】8~9月采全草，洗净晾干，置于干燥通风处。

【性味与功用】甘、涩、凉；清热解毒，利尿，消炎，止痛；治肺炎、肝炎、头痛、水肿、皮肤病、肝与肺的热症。花解热效果好，并能治血热和血旺。

以上6种植物检索表

1. 叶羽状分裂；花生于茎生叶腋内。

　2. 圆锥花序；花黄色 ······················· 圆锥绿绒蒿　Meconopsis paniculata

　2. 总状圆锥花序；花红色、紫色或蓝色 ··············· 尼泊尔绿绒蒿　M. napaulensis

1. 叶全缘，不分裂；花生于花葶上或茎生叶腋内。

　　3. 叶边缘具不规则的波状齿；花瓣外面疏被刚毛 ············ 毛瓣绿绒蒿　M. torquata

　　3. 叶全缘；花瓣无毛。

　　　4. 花黄色，生于茎生叶叶腋内 ················ 全缘叶绿绒蒿　M. integrifolia

　　　4. 花蓝色或红色，生于花葶上。

　　　　5. 花蓝色 ······························· 五脉绿绒蒿　M. quintuplinervia

　　　　5. 花红色 ······························· 红花绿绒蒿　M. punicea

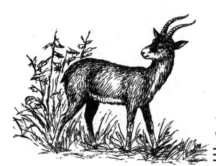

动物药类

སྲོག་ཆགས་ཀྱི་སྨན།

བྲུང་ཆུང་རྩ། （龙藏）

【考证】《晶珠本草》记载：龙藏体长4指至一拃之间，尾长，体细而无鳞片，四肢柔软，皮薄有黑斑。生长在河边、石岩。

根据藏医使用的药物，龙藏确系采自高原山区的两种有尾两栖动物，即西藏山溪鲵和山溪鲵。青海黄南地区的藏医用本品治疗跌打损伤、骨折等症。《晶珠本草》将本品列为"藏巴"药物中的一种。鉴于本药原动物与蜥蜴类迥异，而且在实际疗效上与"藏巴"药物不尽相同，故从"藏巴"药类中分出。

【原动物】

西藏山溪鲵（图225）

Batrachuperus tibetanus Schmidt

全长130~160（200）mm，头体较尾略长，头部宽扁，躯干圆柱状而略扁，尾部除基部呈圆柱状外，其余部侧扁。头长宽几相等；吻端圆阔；鼻孔略近吻端；眼较大；口角位于眼后下方，上唇褶极发达，掩盖下颌的后半段；上下颌有细齿；犁骨齿呈"八"字形，位于内鼻孔之间；舌大，呈长椭圆形。四肢短粗；指趾扁平，末端钝圆，基部无蹼；指、趾数均为4。全身皮肤光滑，眼后角有一浅凹痕，一端下弯于口角后面，一端纵行至颞后部；颈褶弧形；咽喉部有若干纵肤褶；躯干两侧各有肋沟约12条；掌、蹠部无角质鞘；指、趾端有深褐色角质层，呈爪状。活动时体色有一定变异，一般背面为橄榄绿色、灰橄榄色或棕黄色，腹面浅紫灰色。

产于西藏东部（江达）、青海（循化、化隆、班玛）、四川西北部、甘肃（文县、武都、徽县、天水、武山）。

生活在海拔3 000 m以上高原地区，多石块的清凉流溪内。白天隐匿在溪中石块或朽

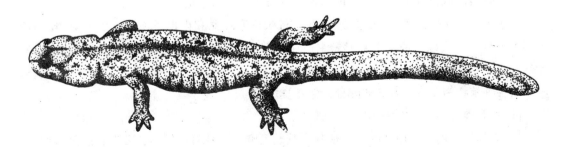

图225　西藏山溪鲵　**Batrachuperus tibetanus** Schmidt　（陈晓暖绘）

木、树根下；夜间外出活动，在水下或岸边觅食昆虫，亦食水生植物。4~7月间产卵，卵粒乳黄色，6~13粒依次排列在半透明的月牙形乳白色卵鞘袋内。卵鞘袋成对，以其柄状一端黏着于水中石块下面，另一端游离，藉此可随水摆动。

与本种近似的动物还有山溪鲵 [*Batrachuperus pinchonii* (David)]，仅掌、蹠部有深褐色或棕褐角质鞘，体形较小。分布于四川、云南。亦可入药。

【药材】除去内脏的干全体。

【采集加工】春秋两季捕捉，用酒闷死，剖腹除去内脏，擦净悬挂通风处风干或用文火烘干，捣细备用；也可鲜用或煮汤服用。

【性味与功用】续断接骨，行气止痛，滋补强身；可治跌打损伤、骨折、肝胃气痛、血虚脾弱及肾寒阳痿等症，尤其对胃病有较好的疗效。

ཀྱང་ （江）

【考证】《晶珠本草》记载：江治寒性龙病。

藏医所用江的原动物为野驴，用其肉、油脂、骨等入药。

【原动物】

野驴

Asinus kiang (Moorcroft，1841)

体形酷似驴、马杂交的骡。体长2~2.2 m。头较短而宽，吻部稍钝圆。耳壳长，耳长超过170 mm。颈部鬣毛短而直立。尾部近尾端一段生长毛。体背深棕色、赤棕色或赤褐色，冬毛色调更暗些。肩部至尾根具较窄的黑褐色脊纹。肩胛两侧各有一道褐色条带。唇、腹部及四肢内侧呈白色或浅灰白色，且腹部的淡色区域明显向背侧扩展。臀部的白色与后背毛色无明显界限。尾棕褐色。

产于青藏高原，甘肃、新疆、内蒙古。分布于克什米尔地区等。

栖于海拔4 000~5 100 m 的高原草原、高寒荒漠草原和山地荒漠地区。有集群习性，多则可汇合为百头以上的大群。但夏季往往分散活动，常成两三只一起活动。极善奔跑，性甚好奇。行动时，常以一列纵队鱼贯而行。

以各种植物为食。秋末冬初配种，翌年夏季产仔。

【药材】肉、油脂、喉头、睾丸、骨、股骨髓。

【采集加工】肉，鲜用或晾干；油脂，熬制；喉头，新鲜或晾干；睾丸，新鲜或晾干，在同类兽奶中煮食；骨，晾干，捣碎；股骨髓，新鲜用。

【性味与功用】肉治寒气；油脂外用治皮肤痒、皮癣；喉头治瘿瘤；睾丸滋补，壮阳，治肾脏病，利尿；骨治（干）黄水病；股骨髓治疗癣疥皮肤病。

ཅ་ཁ།　（夹阿）

【考证】《晶珠本草》无记载。

据青海藏医拉治、年盘确认，夹阿的原动物为喜鹊，用其肉、胆汁和粪入药。

【原动物】

喜鹊

pica pica L.

肩羽和腹部均纯白色，其余体羽大都黑色；上体闪着亮辉。翼黑，有绿色和蓝色金属反光；初级飞羽的内翈大都白色。尾羽黑色，带绿色金属光泽。眼暗褐；嘴和脚均黑色。

产于我国各省区。分布于欧洲大部、非洲北部、阿拉伯半岛南部以及北美。

多栖息于村庄农田附近，但在牧区草原地区、海拔4 000~5 000 m的高山区也有其踪迹。多集群生活，杂食性，主要以各种作物种子、草籽和昆虫为食。胆子较大，不甚畏人，人们视它为吉祥物，故称喜鹊。叫声不甚悦耳，简单而响亮，作"佳……佳"声。

【药材】肉、胆汁和粪。

【采集加工】捕后去毛除内脏取肉，煮汤服或晾干，捣细；胆汁，取胆囊引流胆汁备用；粪，合胡麻油渣入锅水煮，待快熬干时倒酒适量，捞起，用布包，敷患处。

【性味与功用】肉、甘，寒；消结热，主治石淋；其灰可治渴疾，大小肠涩、四肢烦热、胸膈痰结、甲状腺肿大；胆汁调净水滴眼，治疗雪盲；粪促疮疖化脓。

ཅང་ཡ།　（夹尔玛）

【考证】《晶珠本草》记载：夹尔玛的肉可用于解鱼肉毒，羽毛加工成毛炭，有消肿排脓功用。

藏医认为夹尔玛的原动物为普通秋沙鸭。

【原动物】

普通秋沙鸭（图226）

Mergus merganser merganser L.

雄性：整个头部与头连接的上颈黑褐色，带绿色金属光泽；枕部着生粗而短的羽冠，与背连接的下颈为白色；外侧肩羽白色，内侧肩羽黑色，上背黑褐色，下背灰褐色；腰和尾上覆羽灰色；尾羽灰褐色。翅上初级飞羽和覆羽暗褐色；次级飞羽外翈片有黑色狭边；大中覆羽白色，小覆羽灰而具白端；翅上各羽之白色并成一个白色大翼镜。下体由胸至尾下覆羽纯白色。

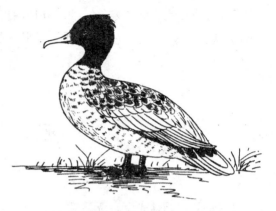

图 226　普通秋沙鸭　**Mergus merganser merganser** L.（王祖祥绘）

雌鸟：额、头顶、枕与后颈棕褐色，头、颈两侧及前颈淡棕色；肩羽灰褐色；翅上次级覆羽灰色；颏、喉白色，稍杂以棕色；体的两侧灰而具白斑。其余部位与雄鸟同。

繁殖于西藏、青海、甘肃、宁夏、新疆，越冬在繁殖地以南的地方；国外繁殖于俄罗斯西伯利亚、欧洲北部及北美洲北部，越冬在繁殖地以南各地。几乎遍布整个北半球。

普通秋沙鸭是水域环境里一种常见水禽，在海拔较低至高达4 500 m的湖泊、河流、池塘、水库、江口及海港都可见到。游泳时常把脸和嘴淹没在水中，寻觅水下鱼类。巢大多营于岩石绝壁上，但有时亦可建在乔木树洞或地上、石头和灌丛隐蔽处和地穴内。以鱼为食。

【药材】肉、毛、骨。

【采集加工】捕后去内脏，收集羽毛、肉、骨。将肉晾干，磨碎；骨和羽毛均烤成炭，研细备用。

【性味与功用】凉；肉治"尼阿洛"病*；毛炭消肿，熟脓；骨暖体，治全身水肿、小腿比目鱼肌红肿疼痛、药物中毒、食物中毒；解鱼肉毒。

ཁྭ་ཤ（咖夏）

【考证】《晶珠本草》记载：咖夏，其肺治肺脓肿，其茸干体内脓血和黄水，其肉除

---

*藏医认为此病系肉眼看不见的生物侵入人体血管并随血液蔓延所致，其症状为发病突然，头痛，发冷发热间作，上吐下泻，失水后腓肠肌痉挛、变形、疼痛，有时感觉不到脉搏。

邪病。藏医用狍的茸、肺、血、肉入药。

【原动物】

狍（图227）

Capreolus capreolus L.

狍是一种小型的鹿类，体重30~40 kg，体长约1 m，肩高与臀高不到1 m。夏季，通体呈红棕色，背面中央色更深；腹部、尾呈淡黄色。冬季，体色相应较夏季为淡，臀部出现白色块斑。雄性动物有角，一年脱换一次，角短，顶端分三叉，角基部具一圈粗糙的节突，主干周围多小节突。额较高，鼻端露出毛外。耳略显宽，耳尖圆，内外均被密毛。眼大，有眶下腺。颈长。四肢有蹠腺。尾短，隐于体毛内。

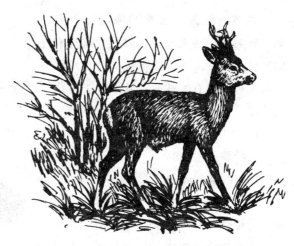

图 227　狍　**Capreolus capreolus** L.（王家义绘）

产于四川北部及西北、华北、东北等区。

栖息于草原疏林、山区灌丛及河谷等处。白天大多在隐蔽处歇息；早晨、黄昏活动频繁，成小群活动，常见三五只一起摄食、游荡。嗅觉、视觉、听觉灵敏，一旦发现异常情况，迅速离去。以草、灌木嫩枝、树皮、叶、芽为食，也常舐食盐碱。每年8~9月交配，雄鹿有争雌现象。母鹿于次年4~5月产羔，每胎常为2只。幼崽身上有白色斑点，后随胎毛脱落而消失。

【药材】茸、干角、肺、血、肉。

【采集加工】茸，春季锯，洗去茸毛上附着的污物，吸出内部少许血液，然后在锯口缠上麻绳，固定在架上，置沸水中煮沸5~6 h，取出晾干，次日再用沸水煮沸，如此重复数次后，自然风干，刮去茸毛，涂以酒，放火上烤软，切片或研成粉末；干角，烤成炭，研细；肺，晾干，研细；血，煮成块，晒干，研细；肉，晾干，捣细。

【性味与功用】茸与鹿茸用法相同，功效稍逊；干角与鹿干角相同，功效稍逊；肺治肺脓肿；血治月经过多；肉治精神病。

ཁ་ཟེག　（苦修）

【考证】《晶珠本草》记载：苦修喉与清音药相配伍，清音，治暗哑。

经访问藏医，苦修的原动物为杜鹃。杜鹃属的种类较多，除大杜鹃外有中杜鹃、小杜鹃等。经藏医确认，藏医入药的种类只有大杜鹃，其他种类可作代用品。

【原动物】

大杜鹃（图228）

Cuculus canorus L.

上体暗灰色。腰和尾上覆羽沾蓝，翅上外侧覆羽和飞羽的内翈近羽缘处具一列沾黄的白色横斑。尾羽黑色，羽端缀白，羽干两侧具白斑；外侧尾羽的白

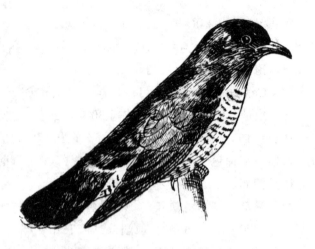

图 228　大杜鹃　**Cuculus canorus** L.（王祖祥绘）

斑较中央尾羽的白斑大。颏、喉、上胸及头和颈的两侧均淡灰色；胸、腹、覆腿羽、肋及腋羽白色，并具不规则的横斑，横斑较细，宽度仅1~2 mm。

雌雄鸟羽色相似，但雄鸟上体灰色沾褐，下体横斑较细，上胸沾棕色。

大杜鹃另有一种肝色型雌鸟，其上体满布栗色与黑褐色相杂的横斑，下体前部缀淡栗色与黑色横斑，向后的白羽常染棕色。

产于我国各省区（除西藏北部羌塘高原未有记载）。在西藏、青海为夏候鸟。栖息于开阔的树林或山坡及农田附近，多单独或成对活动。性机警，常在多叶的树上或山坡上鸣叫，鸣叫时间较长，10~12 min或半小时左右才停。食物多以甲虫、毛虫、蜘蛛等昆虫为主，亦食少量的植物。

杜鹃不自营巢，卵置于其他的鸟巢中，让其他鸟类孵化。

【药材】肉，喉头。

【采集加工】晾干，捣细。

【性味与功用】肉滋补，舒筋活血；喉头与清音药相配，清音，治喑哑。

ཁུག་རྟ།　（扣搭）

【考证】《晶珠本草》记载：扣搭药治肺穿孔。

据青海藏医年盘和拉治认为，扣搭即灰沙燕，其肺和粪均可入药。

【原动物】

灰沙燕

Riparia riparia L.

上体暗灰褐色，额羽具灰褐色边缘；腰及尾上覆羽略淡且饰以灰白色羽缘；翅上内侧覆羽和飞羽与背同色，仅羽缘稍淡；初级和次级飞羽黑褐色；尾羽与背同色唯稍暗。眼先黑褐；耳羽灰褐或黑褐。颏、喉灰白，此白色有时扩展到颈侧；胸带灰褐色或中央部分杂有灰白色；腹部和尾下覆羽灰白色，胁羽灰白而沾褐；腋羽灰褐色。

产于西藏、青海、四川、贵州、甘肃、宁夏、陕西、新疆、湖北、山东、江苏、福建及华北、东北、华南等区。分布于阿富汗、中亚地区、俄罗斯、朝鲜及日本。冬季见于菲律宾等南亚和东南亚。

常集群活动。飞翔时多低翔于水面上空。喜停歇在土峭壁坎缘上或电线上。巢亦集中筑在土岩峭壁的洞穴中。以捕捉飞虫为食。

【药材】粪、肺。

【采集加工】在巢穴处收集粪粒，烧成灰，研细备用；捕后剥取肺脏，晾干、捣细备用。

【性味与功用】粪辛、平、有毒；舒肺，止赤痢；治慢性腹泻。肺治肺脓肿。

ཁྱི （齐）

【考证】《晶珠本草》记载：齐即为狗；狗脑治眼外障病；狗血治麻风病；狗崽脑治脑漏；狗舌可治疮类病；狗毛治虫病；狗屎治精神病，也可消肿；狗肉治寒性水肿；狗睾丸治胎盘不下；狗毛炭消炭疽肿；黑狗尾毛治疮有效。

【原动物】

狗

Canis familiaris L.

体形大小、毛色、外形随品种而有明显的变异。一般来说，狗的体格匀称，吻鼻部稍长，眼呈卵圆形，耳下垂或竖。四肢匀称、矫健，前肢五趾，后肢四趾。爪不能伸缩。尾环形或镰刀形，尾毛蓬松。

狗，经过人们长期的驯化、培养，品种相当繁多。听觉、嗅觉极其灵敏，记忆力强。产于世界各地。

【药材】舌、狗肾、脑、狗崽脑、黄狗鼻血、狗血、狗阴毛、狗粪、狗白粪及狗尿。

【采集加工】舌，晾干，配方；狗肾为狗的阴茎及睾丸，晾干或焙干；脑，鲜用或晾干；狗崽脑，配方；黄狗鼻血，鲜用或晾干；狗血，鲜用或晾干，配方；狗阴毛，单用；狗粪，配方；狗白粪为狗屎中的白粒，称"加齿如"（羚羊脂和白山羊脂也称"加齿如"），入药时，要注意；公狗尿，配方。

【性味与功用】舌与熊胆相配，能愈诸疮；白狗舌与其他狗肾相配，治阳痿不举病；狗肾主治阳痿、遗精、肾阳衰弱、腰膝痿弱等症；干燥睾丸与卤砂、羚羊角相配，能下胎衣；脑除目外障；狗崽脑和刺猬脑合用，治疗脑漏；黄狗鼻血利疮；狗血和人血合用，治麻风病；狗阴毛，治口腔病、干脓水；狗粪和狼粪、松鸡粪合用，消肿，治精神病；狗白粪治梅毒、牛皮癣等；公狗发情，与母狗相伴时的尿和猴子尿合用，治口腔糜烂穿孔。

ཁ་ཏ། （卡达）

【考证】《晶珠本草》记载：卡达治精神病。

经青海藏医拉治、年盘、加木措、粤塞尔、久卖核对标本，确认卡达为大嘴乌鸦。

【原动物】

大嘴乌鸦

Corvus macrorhynchus Wagler

嘴粗大，嘴基处不光秃。全身纯黑。上体除头、颈外，其余部分沾蓝绿色亮辉。喉部沾蓝辉。尾下覆带蓝或绿辉。翼羽底面的羽干基段呈灰白色。

产于我国各省区，为地方性留鸟。

常见于田野、沙滩、屋旁等地方。在地上觅食或栖息树上、屋顶。步行缓慢，不跳跃，常见在田野跟在翻地的农民后面，待食从土中翻出的动物，或跟着放牧的牛群在牛背上啄食寄生虫或在牛的粪便中啄食昆虫或草粪。为杂食性，食物多为玉米、花生、豆类、瓜果及农田害虫、废弃物、腐肉等。

性机警，多成对或集十几只至近百只活动。夏季栖息地点较固定，一般结群栖息在杨树上；早出晚归，边飞边鸣，叫声难听。

【药材】肉、羽毛。

【采集加工】肉，鲜用或晾干，研细；羽毛，收集保存备用。

【性味与功用】肉及羽毛治精神病。

冎 （岔）

【考证】《晶珠本草》记载：岔肉滋补，尾翎治妇女病。经青海藏医拉治、年盘核对标本，确认大䴓为本品。

【原动物】

大䴓（图 229）

Buteo hemilasius Temminck et Schlegel

上体暗褐色；头和颈的羽毛较背部稍淡，羽缘淡棕黄色，羽干黑色；肩羽及翼上覆羽羽缘淡褐色。两翼外侧的各 5 枚飞羽黑褐色，内翈白色并具褐色斑点；其余飞羽暗褐色，微具黑褐色羽缘。下体、尾下覆羽、跗蹠全为褐色。上胸、小覆羽具淡棕色羽缘，翼下覆羽暗褐色。飞羽下面除尖端1/4为黑色外，均为白色，内翈具淡褐色斑点和横斑。尾淡褐色，具 6 条褐色和白色相间的横斑，端斑较宽；羽干和羽缘白色，尾下面淡灰白色。蜡膜绿黄色，脚和趾蜡黄色，爪黑色。

产于西藏及西北、东北等区，为地方性留鸟；在华北及长江流域为旅鸟或冬候鸟。

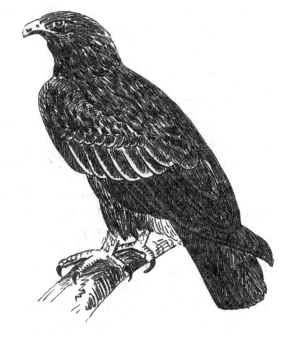

图 229　大䴓　**Buteo hemilasius** Temminck et Schlegel（王祖祥绘）

栖息于山地、草原，高原可分布到海拔 4 500 m左右。该鸟飞翔灵活，性凶猛，机警。主要以草原及农田的啮齿动物为食。此外还食小鸟、蛙、昆虫等，有时也捕捉家禽和家畜幼体。

【药材】肉、羽、粪、蛋。

【采集加工】肉，鲜用，煎汤服或晾干，捣细，备用；羽，烤焦，研细；粪，合胡麻油渣，入锅水煮，待快熬干时加酒适量，捞起，用布包敷患处；蛋，鲜用或煮熟，去外壳，剖开，晒干。

【性味与功用】肉滋补，治精神病；羽治妇女病引起的脸部浮肿、贫血、小腹痛和臀上部痛等；粪促疮疖化脓；蛋治男子肾脏病引起的阴茎红肿、流白色浓液（有时带血）。

ཁྱུང་ཁྲུང་དཀར་མོ།（冲冲格尔木）

【考证】《晶珠本草》记载：冲冲骨和秃鹫骨、骆驼骨，能开通水闭。

据青海藏医年盘、拉治确认，冲冲即黑颈鹤。因此，虽然藏族地区还分布有灰鹤，但黑颈鹤为本药正品。另有藏医认为冲冲格尔木为黑颈鹤有问题，故需进一步研究。

【原动物】

黑颈鹤（图230）

Grus nigricollis (Przevalski)

体型较大，颈、脚均长，嘴形直而稍侧扁，全身大部为灰白色；头顶皮肤裸露，呈血红色，并布有稀疏发状羽；除眼后和眼下具白色小斑块外，头的其余部分和颈的上部约2/3为黑色；初级飞羽和延长的次级飞羽呈黑色，后者覆盖于尾羽之上，酷似尾羽，往往被误认之。

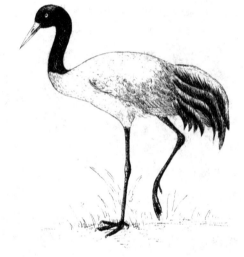

图 230 黑颈鹤 **Grus nigricollis**（Przevalski）
（王祖祥绘）

繁殖时见于西藏北部、青海、四川西北部、新疆南部；越冬时见于西藏雅鲁藏布江中游及其支流拉萨河一带及云南、贵州等地。

典型的大型沼泽涉禽类鸟，一般不进入深水中。主要生活在开阔的河、湖附近沼泽地。繁殖期不集成大群，非繁殖期仅三五成群，成天漫步在沼泽地中觅食，长达10余个小时。主要以水生植物为食，也有资料述及觅食鱼类、青蛙、沙蜥、昆虫等。巢筑在人迹罕至的地方，每窝产卵1~2枚，稀见3枚。

【药材】肉、骨。

【采集加工】鸟体去毛皮内脏，剥离肉，取骨，将肉晾干，磨细备用；将骨烧成灰，研细备用。采集无时令要求。

【性味与功用】肉治发烧；骨治尿闭。

གོ་བོ། （过吾）

【考证】《晶珠本草》记载：过吾的脑可干脓液；喉和胃可消食；肉生胃火，治瘿瘤；粪可增生胃火，破痞块，消肿，促脓成熟。

经青海藏医拉治、年盘核对标本，确认过吾为胡兀鹫。

【原动物】

胡兀鹫（图231）

Gypaetus barbatus（H.）

头顶和额部具淡黄白色绒状羽。眼先上方生有黑色的刚毛似眉毛状，眼先及蜡膜具同样的黑色刚毛，颏下有一簇黑色的刚毛，形长如须，由此而得名。后头和耳羽呈淡乳黄色，杂有黑色羽毛。肩、背、腰及尾上覆羽呈银灰色，羽基白色，并具黑色羽缘，轴斑白色。飞羽黑色稍杂银灰色，羽轴似象牙白色，翅上覆羽与背同色，羽端具较宽的三角形白色轴斑。尾羽银灰色，杂黑色，羽轴亦似象牙白色。后颈、颈侧、颏、喉、胸、腹、胫及跗蹠的羽毛及尾下覆羽乳黄白色。前额及上胸略带黄褐色，并具黑色纵纹，形成宽而不完全的胸带。

产于西藏、青海、甘肃、新疆，偶见于四川、云南西北部及华北、东北等区。

栖息在海拔 2 000~5 000 m 的高原、山地。多单独或一二十只一群飞翔。飞翔能力很强，在空中盘旋几个小时；翅长尖而形大，滑翔时翅不

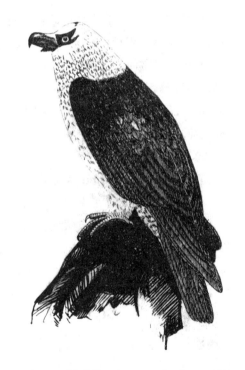

图 231　胡兀鹫　**Gypaetus barbatus**（H.）
（王祖祥绘）

扇动，利用上升气流翱翔于空中，两翅在鼓动时发出笛声。易与秃鹫区别。

胡兀鹫多以大型兽类的尸体及人尸为主要食物，尤其嗜食骨头，它能咬碎羊或羚羊的骨头，有时将其骨头从高空投至岩石上，使其破碎后而食之。当食物缺乏时，也捕食野兔、旱獭、雉鸡、家畜等。

【药材】肉、喉头、脑、胃、羽、粪。

【采集加工】肉和喉头，晒干，研细；脑，晒干，研细；胃，洗净，灌牛奶，煮熟服或晾干，研细；羽，烤焦，研细；粪，烧成炭，研细。

【性味与功用】肉治精神病；脑治肺脓肿、肠道化脓；喉头治积食（肉食），帮助消化；胃治胃肿瘤，破肿瘤痞块，健胃；羽治癫痫、精神病，并能消水；粪消肿，熟脓，治胃肿瘤、慢性肠胃炎、肝瘤、剑突肿等。

གོང་མོ།　（公莫）

【考证】《晶珠本草》记载：公莫肉壮阳，治黄水病、妇科病；其尾翎治妇女病。经青海藏医拉治、年盘核对标本，确认公莫为藏雪鸡。

藏雪鸡又称淡腹雪鸡，下胸和腹部为白色具黑色粗纹；高山雪鸡又称暗腹雪鸡，下胸和腹部暗灰而杂以暗红棕色粗纹。主要分布在我国西北部昆仑山脉地区，它们虽分为两个不同的种，但藏医通称雪鸡。这两种雪鸡的药用部分有同样的功效，可以互相代用。

【原动物】

藏雪鸡（图232）

Tetraogallus tibetanus Gould

额、眼先淡皮黄色；颏、喉部、耳羽、上胸均为白色；头和颈的余部深灰色。背灰褐色，满布皮黄色细点，上背与颈部交接处有一道宽阔的皮黄色带斑，与胸部一条染有灰色的带斑相连，其上满布灰色或黑色粉状细点；腰和尾淡灰沾皮黄色。两翼覆羽与背同色，具棕白色宽边缘；初级飞羽灰褐色，次级飞羽灰褐色具白色宽边缘，在翅上形成大块白斑。腰和两肋均白色，羽毛缘黑色，形成显著的纵纹。

产于西藏、青海、甘肃、新疆。

藏雪鸡是鸡类中分布海拔较高的一种，栖息于海拔4 000~5 000 m裸岩与草

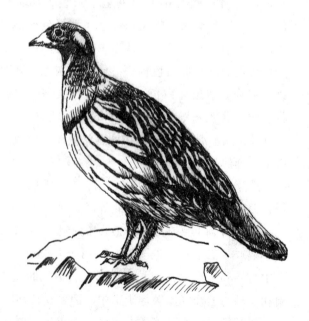

图232　藏雪鸡　**Tetraogallus tibetanus** Gould
（祁慧泉绘）

地交界地带；冬季则迁移到较低的山坡。喜集群活动，疾走，很少飞。休息时老鸡在高处

"放哨"，遇到敌害立即鸣叫报警，并一起向山顶岩石碎石地区奔跑；如野兽或人追击迫近时，则展翅沿山势向低处滑翔，然后降落逃窜到其他地方，互相鸣叫，不多时又集聚在一起。主要以各种植物的根、叶为食，偶尔也吃蝗虫。

【药材】肉、羽毛。

【采集加工】肉鲜用或晾干研细均可；羽烤焦研细。

【性味与功用】肉滋补、壮阳，治妇女病、癫痫、疯狗咬伤；羽治癫痫、疯狗咬伤。

གྲུམ་པ།（准巴）

【考证】《晶珠本草》记载：准巴的小肠治痢疾，脂肪治寒性龙病引起的鱼肌肿胀。藏医确认准巴的原动物为狗獾。

【原动物】

狗獾（图233）

Meles meles（L.）

身体肥壮；鼻垫与上唇之间披毛而不裸露；尾较短，接近或少于体长的1/3；足爪棕黑色。颜面部具3道白色纵纹，其被2条黑棕色纵纹所间隔；体背为黑色与白色相混杂，呈现灰白色，但脊背一带黑色较显。下颌、喉、胸、腹和四肢呈棕黑色；体侧腰肋部为白色或水黄白色，将背色和腹部色调分开；尾多数黄白色，尾端毛色纯白。爪强而锐利，适于掘土。

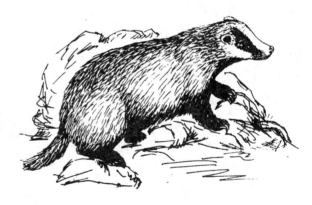

图233　狗獾　**Meles meles**（L.）（王家义绘）

产于西藏东部和南部、青海及国内广大地区。

栖息于山麓、灌丛、荒野、湖（河）、边、溪旁。挖洞穴居，洞长可达数十米，洞道复杂、相互交叉。主要于黄昏和夜间活动。性较凶猛。杂食性，各种植物根茎、果实，蚯蚓、昆虫、蛙、鼠类以及鸟、兽尸均可食之。秋季皮下脂肪明显贮存增厚，冬季进洞蛰伏。夏季交配，怀孕期长，次年3~4月产崽，每胎3~5只。幼兽于一个月后睁眼，3岁性成熟。

【药材】肉、油脂、胆。

【采集加工】肉，鲜用或晾干；油脂，熬制；胆，鲜用或晾干。

【性味与功用】肉治风湿引起的关节痛、腰痛、腿痛、黄水病、精神病；油脂祛寒气，消鱼肌肿；胆治痢疾。

ཟླ་བ། （拉瓦）

【考证】《晶珠本草》记载：拉瓦即为麝；麝有两种，一种为黑麝，另一种为灰麝。藏医确认拉瓦的原动物为马麝。

【原动物】

马麝 （图234）

Moschus sifanicus Büchner

麝有数种，马麝为最大的一种麝，体重可达15 kg上下。臀高大于肩高。雌、雄均无角。头形狭长，吻尖，无眶下腺、跗腺。耳狭长。雄体具发达的上犬齿，向下伸出唇外，呈獠牙略向后弯；尾极短而粗，大部裸露，其上布满油脂腺体，仅尾尖有一丛稀疏毛存在；体腹后部有一隆起的囊状香腺，分泌麝香。香囊毛短而致密，其上有两小口：前面的为香腺口，放出浓郁的香味以吸引雌体；靠后的为尿道口。雌麝上犬齿极细小，尾也纤细，其上披毛匀密。无香腺。乳头1对。

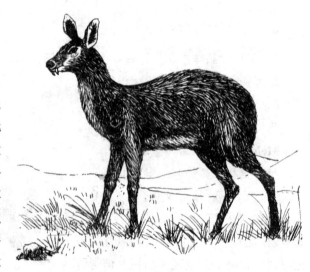

图 234 马麝 **Moschus sifanicus** Büchner （祁慧泉绘）

马麝上体呈现棕褐色或淡黄褐灰色，毛基乳灰色。前额、头顶暗褐微沾灰色，鼻周、脸面灰棕色。上、下嘴唇乳白色。耳尖、耳背多棕黄色。颈背中央有一条暗褐色斑纹，中间具数个不规则的淡棕色斑。颈下纹黄白色。胸部毛色与体背相同，腹部、鼠蹊部棕黄色。四肢色调与体色相类似，后腿后面有一块暗褐色大斑。

产于青藏高原及毗邻地区。分布于尼泊尔、克什米尔地区。

栖息在海拔3 200~4 500 m之间，大多活动于森林线上下。有固定的栖居地，且活动范围亦较固定。性孤独，喜隐蔽。黄昏后及天亮前后活动最为活跃，白天大部时间在隐蔽处卧息。以各种草类、灌丛嫩枝、树叶为食。

一年繁殖一次。每年秋末时节为马麝的偶配期。次年夏初开始产羔，每胎2崽。新生幼体背部具成行的白色斑纹，待第一次换毛时消失。

【药材】麝香、粪入药。

【采集加工】麝香，用温水将香囊浸润后割开，除去皮毛和内膜杂质，晾干，研细，存放于闭密容器内；粪，晾干。

【性味与功用】麝香解毒，驱虫，治肾脏病、脑膜炎、流行性感冒、白喉、急性胃炎、菌痢、炭疽、肺炎及肺部疾患引起的发烧、腹内虫病、牛皮癣、粉刺、溃疡等，外用止痛，治跌打损伤、刀枪伤；粪敷治脉病、潜伏热病、胸腔疮。

与本种近似种还有喜马拉雅麝*Moschus chrysogaster* Hodgson、黑（褐）麝*M. fuscus* Li、林麝 *M. berezovskii* Flerov、原麝 *M. moschiferus* L 亦可入药。

ཁྲུག （勒黑）

【考证】《晶珠本草》记载：勒黑肉滋补。勒黑即为玉带海雕。

经访问藏医，白尾海雕、金雕、草原雕药用部分与玉带海雕有同样功用。

【原动物】

玉带海雕 （图235）

Haliaeetus leucoryphus （Pall.）

大型鸟类。上体暗褐色；头顶、后颈及肩间部淡赭褐色；头部较暗，后颈带有黄褐色；各羽具淡棕白色条纹。下背和腰暗褐色；尾上覆羽棕褐色，羽端棕黄色，羽基白色。初级飞羽黑色；次级飞羽暗褐色，羽端淡棕色；大覆羽黑色；其余覆羽褐色，羽端棕黄色。头侧及颏淡乳黄色，具白色条纹；喉部淡棕褐色，亦具白色条纹。下体棕褐色，各羽具淡黄色羽端。尾羽黑色，尾中间具一条约10 cm宽的白色带斑，似白色玉带而得名。尾下覆羽暗褐色。

产于西藏、青海、四川、甘肃、内蒙古及东

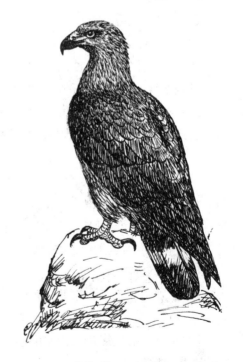

图 235 玉带海雕 Haliaeetus leucoryphus
(Pall.) （王家义绘）

北地区。

栖息于山地、草原、湖泊及较开阔地带。平时多萎缩着身躯，静等猎物，一旦发现鼠类或旱獭，便立即扑过去，用锐利的爪抓获，先叼猎物的眼和头，待猎物死后慢慢吞食。在湖泊地区也捕食鱼类、水禽，当食物缺乏时捉食羊羔或家禽。

【药材】肉。

【采集加工】肉，晾干，捣细备用。

【性味与功用】肉滋补，治精神病。

ཁྲང་ཆེན། （浪欠）

【考证】《晶珠本草》记载：浪欠的皮对黑痘疹有益，其胆可治中毒引起的肌肉干瘦。藏医用象皮和胆入药。

【原动物】

象

Elephas maximus L.

成年雄象体高可达到2.5 m，体重为3.5~6 t。具一灵活自如的长鼻，其前端细。基段粗壮，可垂至地面。雄体上颌的门齿突出口外，微上翘向着前方，门齿长1.5~1.8 m。耳大眼小，二者极不相称。圆柱状的四肢支撑着庞大的躯体。前肢5趾，后肢4趾。尾短而细。全身灰色或棕灰色。整体皮肤甚厚多褶皱，其上散生着稀疏的粗毛。

产于云南南部。分布于越南、老挝、印度及非洲。

象是一种群居性兽类，常以几头或几十头为群活动。没有极固定的栖居地，一般常在海拔1 000 m上下的稀树草原、竹林、阔叶林内游荡。活动于晨、昏，白天大部时间处于休息中。性喜水。互助性强。主要以董棕树干内的柔软部分和各种竹叶、树叶为食，也食芭蕉类植物。有时也盗食稻谷、瓜类。

【药材】象黄、皮、肉、胆、齿。

【采集加工】象黄，晾干，磨粉；皮，晾干，煮汤；肉鲜用或晾干食用均可；胆，晾干。

【性味与功用】象黄作用同牛黄，但效果更好；皮治天花；肉治性病；胆治食物中毒、脱水；齿可防毒。

མགྲོན་བུ། （准吾）

【考证】 《晶珠本草》记载：准吾灰破瘀、止血，干脓水。

据藏医所用实物，经研究有以下动物。

【原动物】

1. 货贝 （图236A）

Monetaria moneta（Linne）

小型贝壳，坚硬，略呈卵圆形，壳长22~27 mm，壳宽16~20 mm，壳高10.5~13.5 mm。背部中央隆起，两侧坚厚而低平，在贝壳后方两侧、壳长1/3处突然扩张，并形成结节。螺层完全被珐琅质遮盖，背线不清楚。壳面为鲜黄色、黄白色或稍带灰绿色，两侧缘色较淡。背部具2~3条灰绿色横带及纤细的橘红色环纹，这种环纹常不明显。基部平，黄白色；壳口附近白色，壳口窄长，两唇缘的齿12~13枚，壳内面紫色。

产于我国南海。分布于太平洋的图阿摩突群岛、新喀里多尼亚、日本及印度洋、阿拉伯海的阿曼湾、南非的刚果阿湾。

栖息在沿海潮间带中潮区的珊瑚礁间，潮水退后多隐藏在石块下面及珊瑚洞穴内，在黄昏后活动。雌雄异体，4月下旬产卵，卵囊黄色。肉食性，常以海绵、有孔虫、小的甲壳动物为食。

近似种斑纹货贝 *M. annulus*（Linne）亦入药。

2. 拟枣贝 （图236B）

Erronea（Adusta）sp.

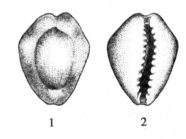

图 236A 货贝 Monetaria moneta（Linne）
1. 背观；2. 腹观。

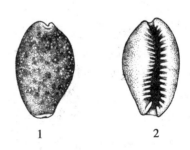

图 236B 拟枣贝 Erronea（Adusta）Sp.
1. 背观；2. 腹观。（吴翠珍绘）

贝壳小，呈梨状，前后两端较瘦窄，微突出。壳长18~20 mm，壳宽10~12 mm，壳高8~10 mm。背部中央较高，两侧坚厚稍低平。螺层完全被珐琅质遮盖，壳面光滑，无肋。背线不清楚，但背部中央有明显的黄棕色雀斑和细小的白色圆点彼此交错。斑点由中央部向右侧下部密度逐渐加大，而中央部之左侧有1~2条不明显的蓝灰色条纹，前后纵伸，条纹下侧斑点较背部中央更为密集，直至壳基部。壳左侧基部边缘具 1 排细小缺刻，基右侧边缘仅在壳口附近有4~5个缺刻。腹面，壳轴齿13~15个，唇齿15~17个。

产于我国南海、西沙等岛屿附近。分布于南太平洋、印度洋等热带和亚热带海域。

常生活潮间带中区至潮下带数十米深海处，栖息于珊瑚礁洞穴或岩石、泥沙中，雌雄异体，夏季交配产卵。夜间外出觅食，以海绵、有孔虫等为主要食物。

【药材】壳入药。

【采集加工】取壳，炭火煅烧至疏松而呈白色时即可。

【性味与功用】止血，破痞块，干脓水。

རི་བ།　（果哇）

【考证】《晶珠本草》记载：果哇的角可止泻。

藏医认为果哇的原动物为原羚，用其角、肉、喉头入药。

【原动物】

原羚（图237）

Procapra picticaudata Hodgson

个体较小，体长在1 m左右。体形矫健，四肢纤细，行动轻捷。吻部短宽，吻端被短毛，嘴唇至鼻孔间有一裸露狭区。前额高突，眼大而圆。耳短小，尾短。雄羊有角，呈镰刀状，二角自头额升起几乎平行弯向后方，近角尖附近又呈弧形向上弯转。除角尖一段外，均有显著环棱。角后有腺体一对。除四肢下部外，通体被毛，毛厚而浓密，形直，略显粗硬，特别是臀部和后腿两侧毛被，硬直而富弹性。脸面、颈和体背为均匀的沙土褐色或灰褐色。臀部有纯白色大斑，其边缘呈黄棕色。尾背暗黑棕色，尾下及两

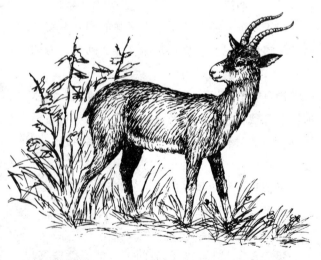

图 237　原羚　**Procapra picticaudata** Hodgson
（王家义绘）

侧白色。整个腹部和四肢内侧为白色或污白色。

产于青藏高原及四川、云南、甘肃、内蒙古。

原羚是一种典型的高原动物，主要栖息于高山草甸、高山草甸草原和高原草原。活动上限在海拔5 000~5 100 m。通常在植物生长较好、有水源的地方活动栖居，无较固定的活动地点，山坡、平地以及起伏的丘陵、谷地均可见到。视觉和听觉灵敏。

冬末配种，次年5月产羔，每胎1只，偶有2只者。

【药材】角、肉、喉头。

【采集加工】角，烧成炭，研细；肉和喉头，晾干捣细。

【性味与功用】角治腹泻；肉治精神病；喉头治瘿瘤。

引（夹）

【考证】《晶珠本草》记载：夹的角治妇女经闭。

藏医认为夹的原动物为鬣羚，其角入药。

【原动物】

鬣羚

Capricornis sumatraensis（Bechstein）

本种动物一般称苏门羚、"四不像"。躯体、四肢显得粗壮。肩高大于臀高。尾短而不明显。吻端裸露，有明显的眶下腺。雌、雄均具角；角较短细，形状简单，角之横切面呈圆形，末端尖，角表面具环棱，角尖处光滑。角由额骨后部长出后，两角平行略呈弧形往后伸展，角尖斜向下方。后头、颈背具长的鬣毛。整个体毛硬直。上体色调呈褐灰、灰白或褐黑色。前额、耳背沾有深浅不一的棕色。鬣毛灰白、污白或黑色。前、后肢腿部外侧呈黑灰锈色或鲜艳的栗棕色，腋下、鼠蹊锈黄或白色。

产于西藏、青海、四川、云南、贵州、甘肃、陕西、安徽、福建、广东、广西。

【药材】角。

【采集加工】全年均可捕捉，锯取其角，但以8~10月采得者为佳。

【性味与功用】调经催产，解毒祛寒；主治妇女经闭、因动物抵伤引起的中毒、肾寒痛（与麦酒配伍）。

དང་བ། （昂巴）

【考证】《晶珠本草》记载：昂巴的肉性凉，胆治烧伤。

藏医用天鹅的肉、胆汁入药。天鹅有3种，即小天鹅、大天鹅、疣鼻天鹅。小天鹅和疣鼻天鹅稀见于青藏高原地区，大天鹅分布较普遍，据《本草纲目》所列天鹅的描述：个体较大……系指大天鹅，乃为中药。所以藏医所用天鹅，很可能指大天鹅。《青藏高原药物图鉴》所列疣鼻天鹅，尚需存疑。

【原动物】

大天鹅

Cygnus cygnus （L.）

成鸟（冬羽）全身洁白，从眼先至嘴基淡黄色。跗蹠、趾及蹼为黑色。

幼鸟通体淡灰褐色；嘴呈暗淡肉色，嘴甲和嘴缘黑色，嘴基淡黄绿或淡绿色。

产于青海（青海湖、可鲁克湖、腾格里湖）、四川、甘肃、宁夏、新疆、湖南、山东、安徽、江西、福建及华北、东北等区。

【药材】肉、胆汁。

【采集加工】捕后去毛剖腹，取胆囊引流胆汁；剔肉备用。

【性味与功用】肉甘、凉、无毒，益气力，利脏腑；胆汁治烧伤，外用调净水滴眼治雪盲。

དར་བ། （额巴）

【考证】《晶珠本草》记载：额巴肉、胆治腿肚转筋。

藏医称额巴为黄鸭，即赤麻鸭俗称。

【原动物】

赤麻鸭 （图238）

Tadorna ferruginea（Pall.）

赤麻鸭是一种体型较大的水
禽，上体棕黄色。头和颈棕白色，
后颈基部橙褐色，雄鸟颈基部具一
狭细的黑环，雌性无。腰部灰褐
色，杂以白色的波状斑。尾和尾上
覆羽黑色。初级飞羽黑色；次级飞
羽外翈铜绿色，形成翅上翼镜；三
级飞羽橙褐色，杂以暗褐色波状细
斑。嘴黑色、紫色或红色。跗蹠、
爪黑色。

产于我国大部分地区；在西
藏、新疆为留鸟。冬季多在长江流

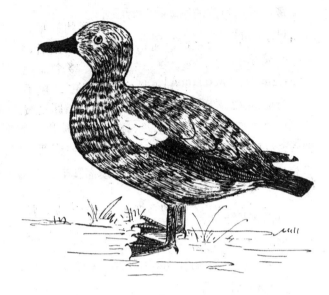

图 238　赤麻鸭　**Tadorna ferruginea**（Pall.）
（王祖祥绘）

域以至西藏、云南、广西、广东、福建等地，夏季迁来青海、四川、云南北部、甘肃、内
蒙古及东北地区进行繁殖。

栖息于河流、湖泊边、沼泽地和草地。多成对或结小群活动，白天大都成对在水边、
草地觅食。善步行，飞行速度较快，但飞得不太高。在水中游泳时头伸得很直、发出
"呱、呱、呱"的叫声。主要以各种水生植物、昆虫、软体动物为食，也吃小鱼、蛙等。
性机警，人要接近，它总与人保持70~100 m远的距离，如再接近，则成对起飞，边飞边
鸣，飞一段距离后又降落到地面或水面。

【药材】肉、胆汁。

【采集加工】肉，晾干，捣细；胆汁，调净水备用。

【性味与功用】肉和胆汁治腿肚转筋。

ང་མོད།　（阿蒙）

【考证】《晶珠本草》记载：阿蒙的骨能开通水闭；其毛与鹿毛、山羊毛燎焦，与动
物油相配，外敷治诸疮；与小便相配，内服，干疮水；其奶可理气，治培根胃胀、水肿及
痔疮等。

藏医所用阿蒙的原动物为野骆驼*。

【原动物】

野骆驼

Camelus bactrianus L.

身躯高大，外形很像家骆驼。头较小，耳短，上唇分裂成两瓣。颈长，弯似鹅颈。背具二肉峰。四肢细长，足如盘，尾较短。胼胝体胸部一个，前肢2对，后肢1对。雄性生殖器官弯转向后。与家骆驼的主要区别为峰矮小，四肢较长，毛短，掌狭。全身披以细密而柔软的绒毛，毛色多为淡棕黄色。颈部鬣毛、前臂、峰上的毛稍长，为棕黑色，尾端毛棕黑色。

目前仅见于新疆。

栖居于荒沙中的灌丛地带，常集成5~10头的小群活动。胆怯而机警，嗅觉灵敏。能耐寒暑饥渴。善长途奔跑，常作数百千米的季节迁移。

【药材】骨、毛、奶。

【采集加工】骨，去净杂物，晾干；毛和鹿毛、山羊毛一起烤焦，与动物油相配；奶单用。

【性味与功用】骨开通水闭；毛外敷治诸疮，与小便相配，内服，干疮水；奶治培根病、胃胀、水肿、腹水、痔疮等。

ཅོག་ (焦嘎)

【考证】《晶珠本草》记载：焦嘎喉、杜鹃喉、百灵鸟喉、马喉与清音药相配，清音，治喑哑。焦嘎即云雀，在鸟类分类上分两种，外形极相似，一为云雀，体型较大，雄鸟翅长为105~124 mm以上，平均长于100 mm；一为小云雀，体型较小，雄鸟翅长为89~103 mm，平均短于100 mm。前者在藏族居住地区几无分布记录，后者则广泛分布，因《晶珠本草》中无形态记载，藏医所用焦嘎的原动物，无疑是指小云雀。

【原动物】

小云雀（图239）

Alauda gulgula Franklin

上体棕褐色，头顶和背部的大多羽毛均具较粗的近黑色羽轴纹，颈部和颈侧条纹较细

---

*家骆驼的相应部分同样可用。

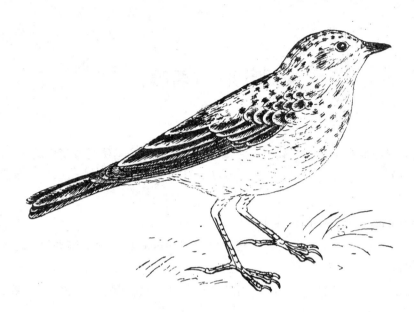

图 239　小云雀　Alauda gulgula Franklin　（王祖祥绘）

较少；有较宽的棕色羽缘。翅羽黑褐；初级飞羽外翈缘为窄的淡棕色；次级飞羽外翈羽缘较宽，棕色较浓，至三级飞羽羽缘棕色而淡。尾羽色同飞羽，但次一对外侧尾羽外翈白色，最外侧一对全白色。眉纹、颊部棕色，耳覆羽棕色较浓。下体淡棕，胸部中部较浓，并密布近黑色羽干纹或点斑。

产于西藏、青海、四川、贵州、甘肃、宁夏、陕西、湖南、江西、福建、台湾、广东、广西。分布于阿富汗、巴基斯坦、印度、尼泊尔、缅甸、越南、斯里兰卡、菲律宾等。

喜栖息于开阔的环境，故在草原地区和沿海一带的平原滩地较为常见。多集群在地面奔跑、寻觅食物和嬉戏追逐，间或挺立并竖起它的羽冠，在受惊时更是如此。常骤然自地面垂直冲上天空，后升至一定高度时，稍浮翔于空中，并复疾飞直上；鸣声柔美嘹亮，高唱入云，此行为常用以鉴别此类鸟。杂食性，以植物种子、草籽和小型昆虫为食。

【药材】喉、脑、卵。

【采集加工】喉，破开颈部皮肤，取出喉部，晾干；脑，破开头颅壳取脑，晾干；卵，需在繁殖季节，一般在5~6月采集；鲜卵或煮熟，去外壳，晒干备用。

【性味与功用】喉与杜鹃喉、百灵喉、马喉及清音药相配，治喑哑、活动性瘿瘤；脑治疾病引起的哑巴；卵治食物中毒。

ཐྱང་ཀ　（君嘎）

【考证】《晶珠本草》无记载。青海藏医认为君嘎的原动物是红嘴山鸦。

【原动物】

红嘴山鸦

Pyrrhocorax pyrrhocorax (L.)

通体纯黑，有蓝色金属反光。两翅和尾的表面闪绿色光泽。嘴和脚均朱红色，爪黑色。雌雄相似。

产于西藏、青海、四川、云南、甘肃、宁夏、陕西、新疆、山东及东北等区。分布于印度、蒙古、中亚地区、俄罗斯。

主要栖息于海拔3 000 m以上的高原地带，海拔3 000 m以下至2 000 m地区也可见到，但数量不多；在海拔2 000 m以下地区极少见到。叫声高而尖锐，其音近似"啾啾""啾叽"！主要以沟金针虫、天牛、蛴螬、蝗虫、蜻象等昆虫为食；也食野生植物的嫩芽、种子等。

【药材】血。

【采集加工】捕取后，从颈动脉或心脏取血，晾干，研细备用。

【性味与功用】避孕。

ཆ་ག་འི་མགོ　（恰嘎锅）

【考证】《晶珠本草》记载：恰嘎锅头解斑蝥毒。

经访问，藏医确认恰嘎锅的原动物为黄脊蝗。

【原动物】

黄脊蝗

Patanga japonica (I. Boi.)

体型粗大。体长：雄36~44.5 mm，雌43~55.7 mm；前翅长：雄32~41 mm，雌40~53.2 mm。一般呈黄褐色或暗褐色。背面中央从头到翅有一条明显的宽带纹，故名。复眼下具黑色短条纹。体腹面和足具较密的绒毛。前翅黄褐色，具多个较大的圆形黑斑。后翅基部红色，端半部色暗。前翅较长，顶端常达后足胫节中部。头大，但较前胸背板短。触角丝状，到达或略超过前胸背板的后缘。前胸腹板在两前足基节之间具圆柱形突起。后足胫节外缘具刺8~9个，内缘具刺10~11个。

产于青海、西藏、四川、云南、陕西、湖北、山东、江苏、广东。

取食小麦、玉米及禾本科等杂草。一年发生1代，以成虫在草堆或土缝中越冬，次年5~6月出现初龄跳蝻，9~10月羽化成成虫。

【药材】全虫。

【采集加工】采全虫，用沸水烫死，晒干或晾干；自干燥虫体取头；用手按活虫头部，将口中唾液挤入瓷器内，拌以适量的面粉，晒干，研细。

【性味与功用】全虫治发烧后血管瘤毒；头解斑蝥毒（配伍）；口腔唾液治脑症。

ཆུ་བྱི། （曲喜）

【考证】《晶珠本草》无记载。

据青海藏医拉治、年盘介绍，曲喜的肉入药，治肉食中毒，并确认曲喜的原动物为河乌。

【原动物】

河乌 （图240）

Cinclus cinclus (L.)

雌雄相似，头、颈呈暗棕褐色。肩、背、腰暗石板灰色，羽缘暗褐色。翅和尾黑褐色，具淡白色狭缘。下体自颏至胸白色，余部暗棕褐色，腹和尾下覆羽具白色狭缘。

河乌分白色型和褐色型：白色型下体自喉至胸白色，腹和尾下覆羽暗棕褐色；褐色型上体与白色型同，但下体、颏、喉部暗棕褐色，腹部暗石板灰色，羽端具白色狭缘。

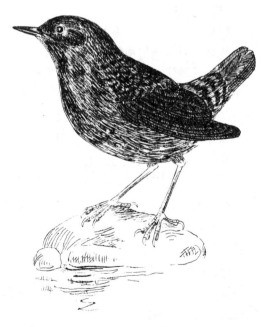

图240 河乌 **Cinclus cinclus** (L.) （王祖祥绘）

产于青藏高原及四川、甘肃、新疆，为地方性留鸟。

在野外见到白色型较多，褐色型较少。栖息于小河、溪流旁。多单独或成对活动。喜在溪边石块间或停息在石头上，腿部不断上下屈伸，时而潜入水中觅食，时而出水抖动身上的水。食物大都为水生昆虫及其他昆虫。

【药材】肉。

【采集加工】取肉鲜用或晾干，捣细。

【性味与功用】肉治肉食中毒。

མཆིལ་བ། （齐尔哇）

【考证】《晶珠本草》记载：齐尔哇可健身壮阳。是居住在村庄的灰色小鸟，称赤得东本；另一种称加基羔玛尔，头部很红。

根据上述记载分析，前者为家麻雀，分布于西藏西部，头与下背黄灰色；后者为〔树〕麻雀，头部为肝红色。藏医用肉、粪入药。

【原动物】

〔树〕麻雀

Passer montanus (L.)

从额至后颈纯栗褐色，上体暗砂褐色，翕和两肩密布黑色粗纹，并缀以棕褐色。尾暗褐色，羽缘较淡，两翅的小覆羽纯栗色；中覆羽黑色，并具白色污黄色羽端；大覆羽多黑褐色，外羽具棕色边缘，羽端近白色，中、大覆羽的羽端在翼上形成两道显著的横纹；小翼羽、初级覆羽及全部飞羽均黑褐色，各羽具狭细的淡褐色边缘；内侧次级飞羽的缘纹较阔，深棕色。眼的下缘、眼先、颏和喉的中部均黑色；颊、耳羽和颈侧白色，耳羽后部有黑色块斑；胸和腹淡灰近白色，沾有褐色；两肋淡黄褐色；尾下覆羽亦黄褐色，但较淡，各羽中央褐色但不外露。嘴黑，呈圆锥状；腿与趾均沾黄褐色。

产于我国各省区。从沿海及附近岛屿直到青藏高原海拔4 000 m高山均有，且数量较多；在欧洲、大西洋、太平洋沿岸及其岛屿、地中海、印度等均有分布；澳大利亚及北美现已引进。

【药材】肉、粪。

【采集加工】捕获后去毛及内脏，用酥油炸之，研细备用；粪可在雀类集群处收集，同时用火烤干，备用。

【性味与功用】肉甘、温、壮阳，主治肾寒病；粪可排脓，治噎逆，敷治疮疖。

家麻雀 (*Passer domesticus*) 与〔树〕麻雀有同样的功用。

ཉ། （尼阿）

【考证】《晶珠本草》记载：尼阿胆治烧伤，肉促疮疖化脓。

藏医确认，尼阿的原动物有裸腹重唇鱼、厚唇裸重唇鱼、花斑裸鲤、黄河裸裂尻鱼、藏原鮡、细尾鮡、拟鲶高原鳅等。

གཙང་ཉ། （藏尼阿）

【原动物】

裸腹重唇鱼（图241A）

Ptychobarbus kaznakovi Nikolsky

体较大，最大个体重约3 kg。体修长，略呈圆筒状，前部粗，尾渐细。头锥形，吻突出。口下位，马蹄形或深弧形。下颌无锐利角质。唇发达。下唇分左右两叶，表面多皱褶。唇后沟连续。口角有长须一对，末端达前鳃盖骨前缘。背鳍具3根不分枝鳍条，第3根软，后缘无锯齿，并有7~8根分枝鳍条；臀鳍有2根不分枝鳍条和5根分枝鳍条。下咽齿2行，齿式3·4/4·3。第一鳃弓的外侧鳃耙数14~18枚，内侧鳃耙数18~23枚。脊椎骨数48和49枚。体被细鳞，排列不甚整齐，胸腹部裸露无鳞。臀鳍发达，自腹鳍后部沿肛门两侧直

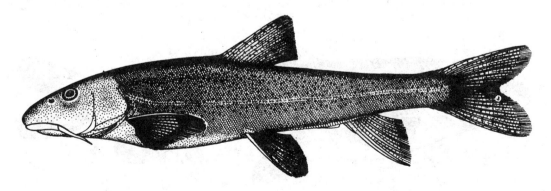

图241A　裸腹重唇鱼　**Ptychobarbus Kaznakovi** Nikolsky（吴翠珍绘）

达臀鳍基后部，每侧鳞片17~23枚。身体背部铅灰色或灰褐色，较均匀地分布着小型不规则的圆斑；腹部灰白色。头背面，背鳍、胸鳍和尾鳍上各有多数小黑点。

产于金沙江、澜沧江和怒江水系上游干支流及西藏（昌都、芒康、左贡、聂荣、巴青）、青海（玉树、囊谦）、四川（巴塘）。

栖息于高原江河，主食水生昆虫和摇蚊幼虫及硅藻。每年4~5月为产卵盛期。

与其近似属，还有厚唇裸重唇鱼（*Gymnodiptychus pechycheilus* Herzenstein），亦入药。

གསེར་ཉ། （赛日尼阿）

【考证】《晶珠本草》记载：赛日尼阿的肉透脓，治培根、赤巴病；骨干腹水。
藏医所用赛日尼阿的原动物为花斑裸鲤和黄河裸裂尻鱼。

【原动物】

1. 花斑裸鲤 （图241B）

Gymnocypris eckloni Herzenstein

体型较大，大者重达5 kg以上。体长形，侧扁。头锥形。口亚下位，口裂大。下颌无锐利的角质边缘，下唇较窄。无须。背鳍有3根不分枝鳍条和7根分枝鳍条，其中最后一根不分枝鳍条很发达，后缘两侧各有21~31枚锯齿；臀鳍有2根不分枝鳍条和5根分枝鳍条。下咽齿2行，齿式3·4/4·3。第一鳃弓的外侧鳃耙数是14（12~18）个，内侧鳃耙数20（17~24）个。脊椎骨50个。头后方的肩带部分有2~4行不规则鳞片，肛门和臀鳍两侧各有一列大鳞片，身体其余部分无鳞。体背部暗褐色或青灰色，腹部浅黄色或银灰色。背侧部具多数不规则斑纹，背鳍和尾鳍常有褐色小斑点。

产于黄河上游各地，青海（贵德、甘德、久治、达日、玛多、扎陵湖、鄂陵湖及约古

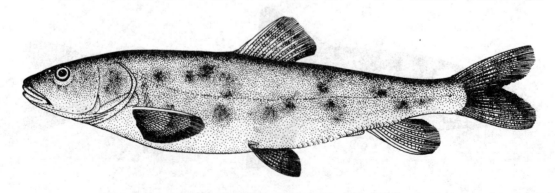

图 241B　花斑裸鲤　**Gymnocypris eckloni** Herzenstein（吴翠珍绘）

宗列曲）、甘肃（玛曲）及四川（龙日坝、红原、若尔盖）。

栖息于静水、缓流处，主要以底栖动物和植物腐屑为食，有时也吞食小型鱼类。每年5~6月集群产卵于河流的缓流和具沙底的浅水区。扎陵湖和鄂陵湖岸边浅水处也偶见排卵个体。

2. 黄河裸裂尻鱼

Schizopygopsis pylzovi kessler

体型中等，最大体重约1.5 kg。体延长，稍侧扁。头锥形，吻钝圆。口下位，横裂或呈浅弧状。下颌具锐利角质。唇细狭。无须。背鳍具3根不分枝鳍条和5根分枝鳍条，其中最后一根不分枝鳍条强而硬，基部后缘两侧有深刻锯齿，其顶部1/4为无锯齿的软条；臀鳍有2根不分枝鳍条和5根分枝鳍条。下咽齿2行，齿式3·4/4·3。第一鳃弓的外侧鳃耙数是20（15~25）个，内侧鳃耙数28（24~36）个。脊椎骨51个。头后方的肩带部分有1~4行不规则的鳞片，肛门和臀鳍两侧各有一列大鳞片，身体其余部分无鳞。体背部黄褐色或青灰色，腹侧银灰色或黄灰色。体侧有少数隐约可见的云状暗斑。

产于黄河上游各地，青海（西宁、贵德、循化、甘德、久治、达日、玛多）、甘肃（兰州、玛曲）及四川（红原、龙日坝、若尔盖）。

栖息于缓流或静水，以着生藻类和植物腐屑为食。每年5~6月集群于河流的浅滩地区产卵。在深水区域越冬。

【药材】肉、骨、胆、眼、脑、头。

【采集加工】捕后，去内脏，将肉晾干，研细；将骨烧炭或晾干，研细；取胆囊，晾干，去皮膜研细；取眼，晾干，研细；取脑，晾干，研细，或鲜用；取头，去鳃后鲜用。

【性味与功用】肉，促疮疖化脓，壮阳；治肾寒病、肠胃病，与阿魏相配破疖疮、消肿瘤，并治妇女病；骨，干腹水，治水肿；胆，味苦，外用治疮疡热痛、白内障、烧伤等；眼，防治昏睡不醒；脑，强妇女性欲；头，下乳安胎，治妇女脉病。

鱼类中尚有藏原鮡 *Glyptosternum maculatum*（Regan）、细尾鮡 *Pareuchiloglanis gracilicaudata*（Wu et Chen）、拟鲶高原鳅 *Triplophysa siluroides*（Herzenstein）、齐口裂腹鱼 *Schizothorax*（Racoma）*prenanti*（Tchang）、长丝裂腹鱼 *Schizothorax*（Racoma）*dolichonema* Herzenstein，亦入药。

ཉི་ཕྱིས། （尼齐）

【考证】《晶珠本草》记载：尼齐功效同珍珠，本品分两种：优者状如海螺旋，白色，有红光和五道彩光。劣者两片壳如合掌，外面有黑色水垢，里面色白有五色彩光，比前者为次。内有珍珠粒者质佳，无者质次。后者产自汉地和延居曼、吉霍克洒等地的河中，大者近尺，小者如指甲。壳内有脾状蠕体虫（实际上是蚌类之斧足和水管），从壳口露出虫体，可见在石缝中行走。现在市面出售的珠串状和莲座状的蚌壳即此品。

经访问藏医，尼齐的原动物为褶纹冠蚌和珠母珍珠蚌。

【原动物】

1. 褶纹冠蚌 （图242A）

Cristaria plicata （Leach）

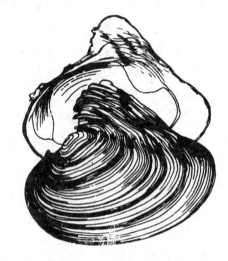

图 242A　褶纹冠蚌　**Cristaria plicata** （Leach）
（吴翠珍绘）

贝壳大型，壳长可达290 mm，壳高170 mm，壳宽100 mm。壳质较厚、坚固、膨胀，外形略呈不等三角形。贝壳两侧不对称。前部短而低，前背缘极短，具有不明显的冠突；后部高而长，后背缘向上倾斜，伸展成为大型的冠，背缘易折断，因此而常残缺。壳面呈深黄绿色至黑褐色，并具有从壳顶到腹缘的绿色或黄色放射状色带。壳顶有数条肋脉，但常被腐蚀。全壳面布有粗糙的同心圆生长线，后背部从壳顶起向后有一系列的逐渐粗大的纵肋，一般十余条。珍珠层白色、粉红或淡蓝色，具珍珠光泽。咬合齿不发达，左右两壳各有1枚短而略粗的后侧齿及1枚细弱的前侧齿，二壳皆无拟主齿。

产于河北、山东、江苏、安徽、浙江及东北、华中等区。分布于中亚地区、俄罗斯、日本、越南。

生于淡水河流、湖泊、沟渠及池塘中；栖息于泥底或泥沙底，水流较缓或静水处，水质pH值4.5~9.5之间。雌雄异体。一年繁殖两次，分别为3~4月和10~11月。以浮游生物及植物碎屑为食。本种系我国主要淡水育珠蚌，亦是中药珍珠母的主要蚌类。

2. 珠母珍珠蚌 （图242B）

Margaritiana dahurica （Middendorff）

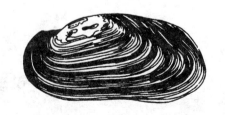

图 242B　珠母珍珠蚌　**Margaritiana dahurica**
（Middendorff）（吴翠珍绘）

贝壳大型，壳长可达180 mm，壳高70 mm，壳宽40 mm。壳质较厚而坚固，外形呈长椭圆形，两壳略膨胀。壳面呈深褐色，或近于黑色。壳顶经常被腐蚀，位于壳前端，全部壳长1/4处，不突出。壳面上生长线明显，从壳顶到腹缘有一条不明显的凹痕。壳顶窝线。壳内面珍珠层呈淡粉红色或白色，并布有近于蓝色、有光泽的斑点。外套痕略明显。前、后闭壳肌痕明显。咬合不发达，右壳上有1枚呈三角形的主齿，左壳主齿退化成1枚极小的小齿；侧齿退化成略明显的片状齿。

产于黑龙江、松花江及其支流。分布于俄罗斯，中亚地区。

栖息于水质清澈透明的河流及小溪内，以微小生物及有机质碎屑为食料。俄罗斯利用本种作为淡水育珠蚌。

【药材】珍珠、蚌壳。

【采集加工】剪断养殖2~3年的珍珠蚌的前后闭壳肌，用手指捏出外套膜上的珍珠，洗净珠面污物，擦亮即可；将蚌壳加入碱水中煮，然后放入清水中浸洗，取出用刀刮去黑色外衣，再放在铁丝网上煅烧，随时翻动，至松脆即成。

【性味与功用】淡水河蚌、湖蚌的珍珠与海水珍珠同效，可治脑漏、食物中毒等；珍珠母平肝火，息风，益阴潜阳，定惊止血，主治癫狂惊痫、头目眩晕、心悸耳鸣、吐血衄血、崩漏、翳障等。

གཉན། （年）

【考证】《晶珠本草》记载：年的角治瘟病时疫。

藏医确认年的原动物为盘羊。

【原动物】

盘羊（图243）

Ovis ammon（L.）

体型大，粗壮。头大；尾短小，极不明显。四肢亦显短。雄羊体长可达1.8 m左右，最大体重可达150 kg。肩高大于臀高。通体毛被粗硬。有眶下腺及蹄腺。雌、雄皆有角。公羊角自头顶长出后，两角略微分歧向上和向后延伸，接着再向下方及前方弯转，角尖最后又往外

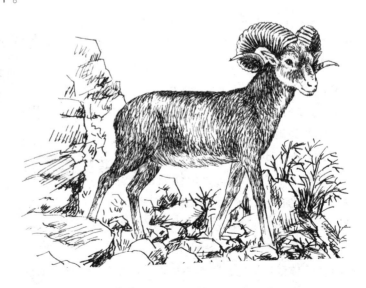

图243　盘羊　Ovis ammon（L.）（王家义绘）

上方卷曲，故角形呈螺旋状。角基特别粗大而呈略方的横切面，至角尖段则变成刀片状。角鞘布满明显而规则的环棱，但近角尖处渐趋模糊直至消失。最大角长可达1 450 mm上下。牝羊角型简单，角也短，角长不超过500 mm，整个角形成镰刀状。通体呈淡灰棕色，背部及侧面毛色趋淡。喉部浅黄色。胸、腹部、四肢下部和内侧，以及臀部均呈污白色。颊、前肢前面毛色比其余各处稍深暗。尾背色与体背相同，尾中央具一棕色中线。

产于青藏高原、四川、内蒙古及西北的其他省区。

盘羊为典型的高山动物，终年活动在海拔4 000 m以上地区，夏季往往活动在雪线上下。有相对固定的栖息范围。

群居性强，除交配期外，成年公、母羊均分开结群活动。冬末配种，产仔于翌年的夏季。主要以禾本科的植物为食，如高山环境中的嵩草类、薹草，以及针茅、早熟禾、羊茅等。

【药材】公羊角、肺、睾丸等。

【采集加工】将公羊角烧灰，研细；取肺，煮汤服或晾干，研细。取睾丸，鲜用或晾干，在同类兽奶中煮食。

【性味与功用】公羊角祛寒，驱虫，解热，治传染病引起的发烧；肺治妇女病引起的小腹痛；睾丸滋补、壮阳，治肾脏病。

༡༡ (滴滴)

【考证】《晶珠本草》记载：滴滴肉、血、蛋治中风喑哑。

经青海藏医拉治、年盘核对标本，确认滴滴的原动物为褐背拟地鸦。

【原动物】

褐背拟地鸦 （图244）

Pseudopodoces humilis （Hume）

形如鸦科的其他鸟，但体型很小，嘴细长而弯曲，在地面上前进为双脚跳跃。上体沙褐色，颈部乌白色；初级飞羽和次级飞羽暗褐色；各羽外翈具浅色羽缘。下体浅黄褐色；腹部中央近白色；中央尾羽黑褐色，外侧尾羽近白色。

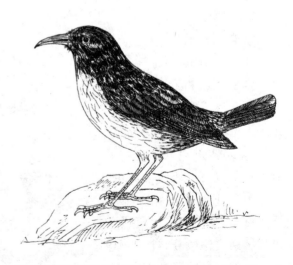

图244 褐背拟地鸦 **Pseudopodoces humilis** （Hume）
（王祖祥绘）

产于西藏、青海、四川、甘肃、新疆、内蒙古，为地方性留鸟。

栖息于高原草地、山坡。多成对在地面活动，不善飞，飞行距离不长且较低。营巢繁殖或夜间栖息或逃避敌害，常在鼠兔废弃的洞道内，有时也钻入鼠类活动的洞道，故人们称之为"鸟鼠同穴"。

主要以草原上的昆虫为食，也食一些植物。

【药材】肉。

【采集加工】取肉，晾干，捣细。

【性味与功用】肉治发烧后出疹。

དྲེལ།　　（戴罗）

【考证】《晶珠本草》记载：戴罗肉可治邪病、干黄水。

藏医确认戴罗的原动物为艾虎。

【原动物】

艾虎 （图245）

Mustela eversmanni Lesson

体型大于黄鼬（黄鼠狼）、香鼬（香鼠），尾长不到体长的一半。耳廓短宽。全身毛被蓬松。嘴唇污白色。眼周、两眼之间暗褐色。头额和枕后至颈背微黄褐色。体背前部乳黄浅褐色，或呈浅黄微黑褐色。体背针毛黄色。后背部大多呈乳黄白色。下颏暗褐，喉、胸、鼠蹊及四肢均深黑色。腹部中区有浅污褐色的宽带，其两侧浅黄色。尾毛几乎全为黑色。

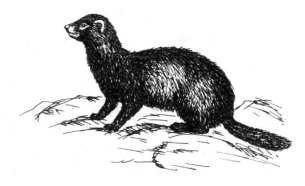

图245　艾虎　**Mustela eversmanni** Lesson

（王家义绘）

产于我国西南、西北、华北、东北等区。

栖息于山地和草原，常见于黄鼠、鼠兔的栖息环境。昼夜活动，行动敏捷，常活动于各种啮齿类的洞穴中，主要以鼠类为食。遇险时，肛门部臭腺能放出恶臭，借以自卫。

2~3月发情配种，每胎可产仔8~10只。

【药材】肉、脑。

【采集加工】取肉，晾干、捣碎备用；取脑，合面粉，制成片或丸，晾干。

【性味与功用】肉，干黄水，治癫痫；脑，治食物中毒、药物中毒。

རྟ། （达）

【考证】 《晶珠本草》记载：达肉可治寒性龙病。

藏医确认达的原动物为马。

【原动物】

马

Equus caballus orientalis Noack

马的体格高大，躯体匀称，四肢强劲有力。面部狭长，耳短小、直立。眼大，吻鼻部宽。从头顶往后沿颈背至肩胛，具长毛称为鬃。躯体、四肢被以均匀的致密短毛。肢与蹄相接处具丛状距毛。

产于世界各地。

长期以来，随着人们不同的需要，已经培育出两大类型：乘马类和挽马类。前者体型轻捷，善于快速奔驰；后者体型粗壮，具有强劲的四肢。一般说来，公马性格活泼强烈，体力大；母马较温驯。

【药材】心、胆、脾、肾、胎盘、胃结石、肉。

【采集加工】取心，晾干，单用；胆，晾干，配方；脾，鲜用；肾，晾干，配方；胎盘，晾干；胃结石，洗净，于通风处阴干；肉，配方。

【性味与功用】心敛毒病扩散到关节；胆和绵羊胆合用，利疮；脾湿贴患处，包扎，治疮溃疡；肾和黄羊肾合用，清肾热。胎盘治烧伤、烫伤；胃结石、镇惊、祛痰，主治癫狂、惊痫、肿毒等症；肉和野驴肉合用，治风寒病。

དྲེད། （打合）

【考证】 《晶珠本草》记载：打合骨炭可破痞块。

藏医所用打合，其原动物为虎。

【原动物】

虎

Panthera tigris L.

体型大。头圆，耳短，四肢强壮有力，爪锐利。尾长。全身棕黄色或橙黄色，其上布满黑色横纹，后体横纹更甚。下颏、胸部及四肢内侧呈白色。耳背黑色，具一白斑。面颊污白色。眼上方有一白色区域，故也称之为白额虎。额上亦缀黑色横纹数道，中间似相贯通。尾具黑色环10余个，环间为浅黄色。

产于我国西南、西北、东北、华南等地区，范围较广，但近些年来除东北以外，其余各地几乎绝迹。

栖息于海拔3 000 m以下的茂密山林、灌丛、草丛及丘陵起伏的环境中。常营单独漫游生活，没有固定巢穴。交配期雌、雄兽成对活动。哺乳期，母、幼兽共同生活。一般夜行性，白天多睡觉，但在饥饿状态下，也往往于日间捕食。常以潜伏方式捕捉猎物。麂、鹿、麝、野猪是虎的主要猎杀对象。

【药材】骨、肉、犬齿、毛。

【采集加工】取骨，浸酒或捣碎，炒炙，研细；取肉，鲜用或晾干；取犬齿，磨成粉；取毛，烧成灰。

【性味与功用】骨散风寒，健筋骨，治关节痛、关节炎、腰痛、骨髓病等症，烧炭可治肿块；肉治精神病；犬齿固齿，解毒，治牙痛；毛外用止鼻血。

བག་ཙྭ་ལ། （塔珠）

【考证】《晶珠本草》记载，塔珠肉能防邪，治伤目及受损的诸器官。

藏医所用的塔珠为银环蛇，其背面有黑白相间的环纹，且黑色环纹较白色环纹宽，背脊正中一行鳞扩大呈六角形。但现藏医使用的塔珠中却混有金环蛇、赤链蛇和白环蛇，更多的是后两种蛇，可能是从外地购药时混入的伪品。

【原动物】

银环蛇（图246）

Bungarus multicinctus Blyth

全长1 m左右。背面黑环纹与白环纹相间，白环纹细窄，30~60环；腹面白色，无斑。头部椭圆形，背面有对称大鳞片；上颌前端具较大的沟牙；眼较小，椭圆形；鼻孔位于二鼻鳞之间；无颊鳞；眶前鳞1枚；眶后鳞2枚；前颞鳞1枚，后颞鳞2枚；上唇鳞7枚，第三四枚入眼眶。背鳞光滑，通身15行；脊背正中一行鳞片扩大呈六角形。腹鳞200~228枚，

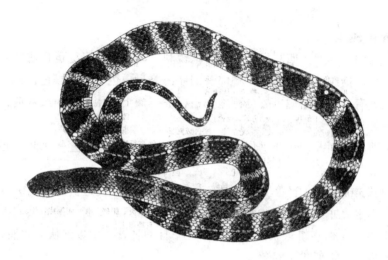

图 246　银环蛇　**Bungarus multicinctus** Blyth （陈晓暖绘）

尾下鳞单行40~57枚；肛鳞单枚。

产于云南、贵州、湖北、湖南、安徽、浙江、江西、福建、台湾、广东、广西。分布于缅甸、老挝和越南。

生活在湿热的平原和丘陵地带（垂直分布可达海拔1 000 m）。该蛇为一种剧毒蛇，昼伏夜出，活动于溪边、塘边、田埂及住宅附近，捕食鼠、蛇、蛙和鱼等。繁殖为卵生。

【药材】幼蛇干制全体及成蛇的肉。

【采集加工】取孵化出1~3周的幼蛇，剖腹去内脏，擦净血污，以头位于中心卷成圆盘状用竹签或竹片固定后，在文火上烘干即成，称金钱白花蛇。于春至秋捕捉成蛇剖腹去内脏及头，烘干备用。

【性味与功用】祛风湿，定惊搐；治风湿瘫痪、小儿惊风抽搐、破伤风、疥癣、梅毒及眼伤等症。

མཐིང་རིལ་རྒྱ་མ། （汤热角毛）

【考证】《晶珠本草》无记载。

经访问藏医，认为汤热角毛的原动物为白腰草鹬。

【原动物】

白腰草鹬（图247）

Tringa ochropus L.

前额、头顶、后颈、肩和上背橄榄褐色并具古铜色光泽，肩和上背的羽缘具灰白沾黄的斑点；下背和腰黑褐色，羽下端具白横斑。初级飞羽和次级飞羽与腰同色，三级飞羽和翼上覆羽与肩羽色相似。外侧尾羽纯白色。从嘴基至眼上方白色，形成白色眉斑，眼先灰褐色。颊、耳羽、前颈、颈侧白色，带黑褐色条纹。颏和喉与颊同色，胸侧灰褐色，羽干深褐色。体侧白色，有黑褐色斑纹。下体纯白。

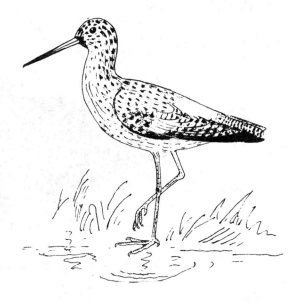

图 247　白腰草鹬　*Tringa ochropus* L.（王祖祥绘）

夏季见于东北至青海及新疆以南；冬时常见于南方各省区以至西藏南部。北欧的挪威、芬兰、中亚地区、俄罗斯、蒙古等为繁殖区；冬季见于印度、菲律宾以及非洲的安哥拉等处。

栖于江河、湖泊附近的沼泽地带。性孤独，常单居或成对生活，食小鱼和水生昆虫。

【药材】肉。

【采集加工】捕后去毛及内脏，取肉，晾干，捣细备用。

【性味与功用】治发烧后出疹。

དར། （敦）

【考证】《晶珠本草》记载：敦干脓，清骨热，分上、中、下三品：达葛卡那、窝达夏卡为右旋敦，色如水银，很白；司敦尾部细长，色花如黄色亚玛璃。前者为特品，后者为上品；司达夏卡敦为白敦，很驰名，为中品；甘扎夏卡敦，表面有刺猬状刺；拉嘎达夏卡敦，色如禹余粮土色，为下品。上述诸品，除清骨热生用外，都需在炭火中煅烧至酥松，色白后入药。

根据实物标本鉴定，藏医所用敦，其原动物为法螺和红螺。法螺可能为司敦，红螺可能为拉嘎达夏卡敦。

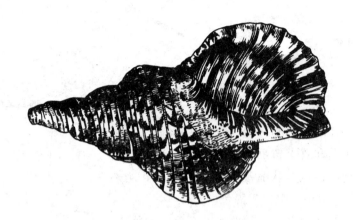

图 248A　法螺　**Charonia tritonis** (Linne)　（吴翠珍绘）

【原动物】

1. 法螺 （图248A）

Charonia tritonis (Linne)

贝壳大，后端尖细，呈圆锥形或喇叭形，壳质坚厚，壳高205~357 mm，壳宽95~188 mm。螺层约10层，每层的壳面稍膨胀。缝合线浅，但明显。壳顶尖细，呈尖锥状。壳面光亮，顶部螺层每层有由念珠状突起连成的螺肋若干条；基部4~5螺层均具有由数个细肋组成的旋形凹籇若干条，在缝合线下面有4~5条螺肋，其中靠近缝合线的一条较粗。贝壳表面黄褐色，在各旋形凹籇之间的壳面上具有半月形或三角形的褐色斑纹，壳口卵圆形，内面橘红色，具瓷光。外层边缘向外延伸，曲屈呈纹状，内面边缘棕褐色，前后端常具齿。内唇后部薄，前部加厚并向外卷，呈片状，卷没脐孔，内唇内面有肋约30条，肋间沟棕褐色。前沟短，略弯曲，后沟不明显。厣角质，棕色，生长环纹清楚，核接近中央。

产于我国西沙群岛暖海。分布于日本、印度、新西兰、菲律宾等地。

生活在深10 m 左右的有岩石、珊瑚的海底，喜在海藻繁茂的岩礁处栖息。

2. 红螺 （图248B）

Rapana thomasiana Crosse

红螺体型大如人拳，似梨状。壳厚而极坚硬，褐色。从螺顶螺旋向下螺层渐大，由螺顶至壳口约6层。壳面粗糙不光滑，有显著膨胀的棘状突起，另具有排列整齐的螺旋肋和细沟纹。壳轴末端有一阔而皱的小窝状假脐，直通壳轴中心。壳口红色，卵圆形，其边缘紧贴体螺层。厣角质，褐色椭圆形，具一核和围绕核的同心环形线。软体部全体藏于壳内。行动时，软体前部伸出壳外。头具有一视觉黑点（眼点）和口，另有一阴茎位于头的右侧。足，在软体部前端腹面，甚宽大。内脏诸器官位于足上部的一囊状部分，全部藏于壳内而呈螺旋状，左右不对称，随螺壳旋转，而盘曲于壳内。内脏部外包一层外套膜，其

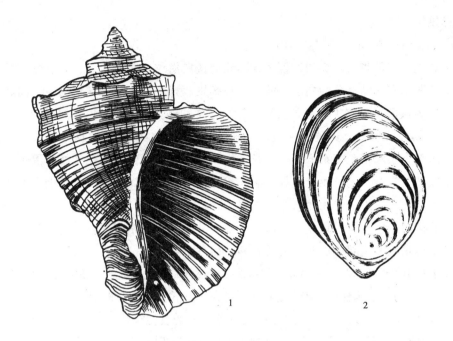

图 248B　红螺　**Rapana thomasiana** Crosse
1. 壳体；2. 厣。（吴翠珍绘）

前部左侧为水管，右侧系肛门。

产于我国和日本沿海一带。我国以北方沿海诸省产量最多，南方较少。

喜食双壳贝、死鱼等，每年5~8月产卵。

【药材】肉、壳、厣。

【化学成分】红螺厣主要以胶蛋白组成，共含有14种氨基酸，其中精氨酸含量最高，可达11%。

【采集加工】肉，煮食；壳用炭火煅烧至酥松，白色后，备用；厣，焙干研末。

【性味与功用】肉味甘鲜，清热明目，治眼病；壳干脓；厣清热解毒，续筋。

དེའུ། （得泼）

【考证】《晶珠本草》记载：得泼的脑和鸽脑、麻雀脑功用同为壮阳，治阳痿。

经青海藏医拉治、年盘辨认，得泼即雉鸡。雉鸡亦称环颈雉。

【原动物】

环颈雉

Phasianus colchicus L.

型大如鸡,羽色华丽。头顶黄铜色,两侧有微白眉纹。眼周裸露,颏、喉和后颈均呈黑色,有的颈部有一圈显著的白羽,故又名环颈雉。背部前方以金黄色为主,向后转为栗红色,再后为橄榄绿色,并杂有黑色和白色的斑纹。腰侧呈纯蓝灰色,向后转为栗色。飞羽暗褐色,具白斑。胁金黄色,缀黑斑。胸呈带紫的铜红色,羽端具错状黑斑;腹乌褐色。尾下覆羽为栗和褐色相杂。尾羽很长,中央黄褐色,两侧紫栗色,并具黑色横斑,位于两侧的横斑转深紫栗色。雌雄差异显著,雌鸟体型较小,尾也较短,体羽大都沙褐,背部密缀栗色和黑色斑点,绝无丽彩。雄鸟具距。

产于我国各省区,除西藏羌塘和海南岛外。分布于欧洲东南部、中亚细亚、蒙古、朝鲜、俄罗斯西伯利亚南隅,以及越南北方和缅甸东北隅。

常见于农田附近的草丛、灌丛以及林缘地方,在青海柴达木盆地、新疆塔里木盆地的芦苇丛和灌丛中也有分布。脚强健,善奔走;飞行有力,但不能持久。平时多潜伏于草丛、作物地中觅食。叫声似"柯—多—啰",或"咯—克—咯"。雉鸡食性很杂,随地区和季节而异,食植物的碎片和种子、麦芽、谷及豆类、果实(青海喜食沙棘果),以及多种昆虫。

【药材】脑。

【采集加工】捕活鸟,取脑,阴干,研细备用。

【性味与功用】壮阳,治阳痿。

དོམ། (朵木)

【考证】《晶珠本草》记载:朵木的胆为胆类的上品,止血、疗疮、利目,治胆病。藏医所用朵木的原动物为黑熊。

【原动物】

黑熊 (图249)

Selenarctos thibetanus (C. Cuvier)

身体粗壮、肥大。体长在1.1~1.3 m之间。头宽,吻部略短。耳披长毛,颈两侧毛更长。尾甚短而极不明显。四肢粗而结实,前足腕垫与掌垫相连。后足跖垫肥厚。通体黑色,具光泽。吻部、脸面呈棕黄色。下颏有显著白斑。胸部有一鲜明的新月形乳白色斑。

产于青藏高原大部林区及西南、华北、东北、华南等区。

黑熊是一种森林地区兽类。在青藏地区，从低海拔的热带常绿雨林、半常绿雨林，到海拔4 000 m上下的寒温带暗针叶林均有其踪迹。常卧于树洞或崖洞中。善攀援和游泳。有冬眠习性。杂食性，从植物的叶芽、嫩枝、果实，以至各种昆虫、鸟蛋和小型兽类均食之。在靠近村落一带，还盗食玉米、蔬菜、水果等。

一般白天活动，饱食后，往往就地卧躺休息。

【药材】胆汁、肉、脑。

【采集加工】取胆囊，于通风处晾干，去净皮膜，研细；肉，鲜用或晾干，捣碎；脑，鲜用。

【性味与功用】胆汁清热解毒，祛腐生肌，明目，止痉，止血，治肺结核引起的咯血、胆囊炎、黄疸、眼炎症、癫痫、消化不良、疮疡肿痛（尤其是痔疮）、外伤等；肉治精神病；脑治头疮。

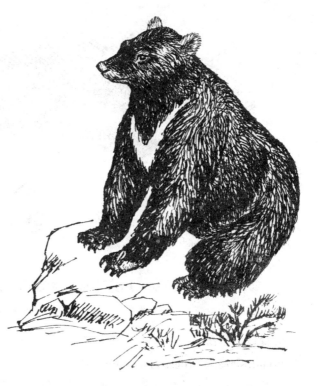

图249 黑熊 **Selenarctos thibetanus** (C. Cuvier)
（王家义绘）

本类动物尚有棕熊（*Ursus arctos* L.）藏名译音为"折蒙"，其入药部位、加工及性味与功用同黑熊。

ཚ་བ་ཆར་འབེབས། （杜娃恰贝）

【考证】《晶珠本草》记载：杜娃恰贝分别医治适应的病症。本品为鱼等水生动物脑中形成的石粒，其形状大小不一。

藏医常用大、小黄鱼的耳石入药。

【原动物】

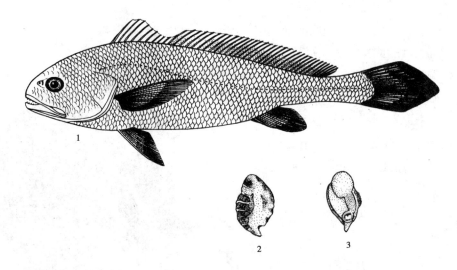

图 250　大黄鱼　Pseudosciaena crocea（Richardson）

1. 体侧观；2. 耳石背观；3. 耳石腹观。 （吴翠珍绘）

大黄鱼 （图250）

Pseudosciaena crocea（Richardson）

大黄鱼耳石，又称鱼脑石，一般在硬骨鱼类中都有，位于鱼脑两侧内耳之中，共有三块；一块较大，两块甚小；大者叫星耳石，一小块叫微石，另一小块叫箭石，其中星耳石常为药用。

藏医多用大黄鱼耳石。大黄鱼的耳石近椭圆形，前端宽圆，后端狭尖，里缘及外缘弧形。除大小黄鱼的耳石外，还有鲤科鱼类、裂腹鱼类的耳石，均可入药。

产于我国黄海、东海和南海。分布于朝鲜西南部。

大黄鱼为暖温性洄游鱼类，生活于海拔10 m 以内的近海水域的中下层。食性广，主食各种小型鱼类、虾、蟹等。均在河口附近或岛屿的近岸浅水区产卵。春秋二季产卵，卵浮性。

【药材】鱼内耳之耳石。

【采集加工】用镊子小心将鱼头额顶骨剥掉，露出脑部，在中脑至延脑的两侧，即为鱼内耳器官所在，由此可取耳石，洗净，研细或以炭火焙烤，备用。

【性味与功用】甘、咸、寒；清热去瘀，退淋利尿；主治肾结石、膀胱结石、胆结石、输尿管结石。煅耳石可治化脓性中耳炎、慢性鼻炎、鼻窦炎、萎缩性鼻炎。耳石与当归配伍，用水煎服可治淋病、小便不利、野蕈和砒霜中毒等。

ཕྱིག་ཕྱིན། （斗森）

【考证】《晶珠本草》记载：斗森治小腿肚转筋、肾脏病、腹水；分为黄的和黑而小的两种，二者合称为斗森。

藏医用螃蟹入药，经考证，罗城近溪蟹为黑而小者，中华绒螯蟹为黄者。

【原动物】

1. 罗城近溪蟹 （图251）

Potamiscus loshingense Wu

体平扁，头胸甲表面前半部稍隆起，具分散的颗粒及细皱襞，后半部较平滑，肝区凹陷。额部稍向前下方倾斜，前缘中部稍凹，额后叶隆起，中部具倒"Y"形细沟。眼窝背缘光滑，腹缘隆起而具颗粒，或细齿状。眼后隆脊显著。外眼窝角锐三角形，前鳃齿小而锐，前侧缘呈颗粒状隆线形。额无明显"三角区"，大颚末节不呈裂片状，第一腹肢4节。第三颚足外肢末端不呈鞭状。两螯稍不对称，长节的边缘隆起具颗粒；腕节的背面具颗粒和横行皱襞，内末角具大小2刺；掌节背面具皱襞，内、外侧均具颗粒，两指间空隙小。各对步足的腕节、前节、指节均具许多短刚毛；前节的前面各具两条隆脊，后缘各有两列角质小刺；指节较前节为长，具4列较大的刺。雄体头胸甲长13 mm，宽16 mm；雌体头胸甲长16~17 mm，宽20~20.5 mm。

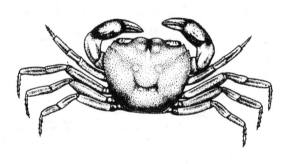

图 251 罗城近溪蟹 **Potamiscus loshingense** Wu
（吴翠珍绘）

产于西藏（墨脱）、四川、广西。

栖息于海拔1 300 m以下的丛林山溪、沟渠附近，西藏当地门巴族称其为"的克森"。

2. 中华绒螯蟹

Eriochair sinensis H. Milue-Edwards

体略扁平。头胸甲长55 mm，宽61 mm，呈圆方形。后半部宽于前半部。背面隆起，额及肝区凹陷，胃区前面有6个对称的突起，各具颗粒。胃区与心区分界显著，前者的周围有凹点。额宽，分4齿。眼窝上缘近中部处突出，呈三角形。前侧缘具4锐齿，末齿最小，并列入一隆线，斜行于鳃区的外侧，沿后侧缘内方亦具一隆线。雄性的螯足比雌性的大，掌节与指节基部的内外两面密生绒毛，腕节内末角具一锐刺。步足以最后3对较为扁平，腕节与前节的背缘各具刚毛；第4步足前节与指节基部的背缘与腹缘皆密具刚毛。雌性腹部呈圆形，雄性腹部呈三角形。

产于河北、辽宁、山东、江苏、浙江。

在我国沿海一带河流入海口附近生活。常穴居于江、河、湖荡泥岸，昼伏夜出，以动物尸体或谷物、鱼虾等为食。每年秋季，常洄游到近海河口处产卵繁殖。母体所抱的卵在翌年3~5月间孵化，幼体经多次蜕皮变态发育成幼蟹，再溯江河而上，在淡水中继续生长。

【化学成分】经测定，每500 g中华绒螯蟹，蟹肉含蛋白质35 g，脂肪6.5 g，碳水化合物1.8 g，灰分6.8 g，钙353 mg，磷478 mg，铁2 mg，维生素A575IU/g，维生素B$_1$0.03 mg，维生素B$_2$1.28 mg，菸酸5.3 mg，还有无机盐、水分等。

蟹壳含粗蛋白质34.1%，粗脂肪1.7%，粗灰分36.9%。

【药材】干燥全体。

【采集加工】多在秋季，以灯光诱捕，洗净沙土，用热水烫死，晒干。

【性味与功用】舒筋活血，散瘀，通经，消积，堕胎；主治筋肉扭转、肾脏病、腹水。

ནེ་ཙོ།　（耐作）

【考证】《晶珠本草》记载：耐作肉能舒身心，增强体力。

经西藏藏医核对标本，确认耐作的原动物为鹦鹉。

【原动物】

大绯胸鹦鹉（图252）

Psittacula derbiana（Fraser）

头蓝灰色，眼先和眼周渲染绿色；后颈和颈侧辉草绿色，额基具一黑纹与眼先相连，下嘴基部具一对宽阔的黑带，延伸至颈侧。肩、背以至尾上覆羽草绿色，上背稍沾黄色。两翅的内侧覆羽金黄带绿，其余覆羽表面大部绿色；初级飞羽的外翈绿色，内翈黑褐色；各羽的内外边缘沾黄色，最外侧的初级飞羽几纯黑褐色。中央尾羽最长，呈天蓝色，基部边缘转绿色；外侧尾羽外翈天蓝色，内翈草绿色；最外侧尾羽几纯草绿色。颏乳白色，两侧各具一黑色块斑。喉和胸葡萄红色；腹部中央蓝绿色，两胁绿色；尾下覆羽绿而沾黄。

大绯胸鹦鹉雄性成鸟上喙红色，下喙铅灰黑色；有的上下喙均为红色。雌鸟和幼体上下喙均为黑色。

产于西藏、四川、云南。

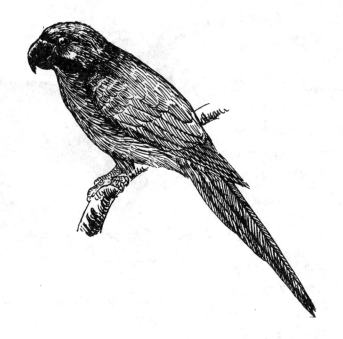

图 252　大绯胸鹦鹉　**Psittacula derbiana**（Fraser）　（王家义绘）

常集群栖息于常绿阔叶林区，以植物的浆果、坚果及其他果实为食，亦食幼芽、嫩枝、谷物等。

【药材】心、胆汁。

【采集加工】取心，晾干，研细；取胆汁，调净水备用。

【性味与功用】心治心脏病及其引起的心痛，神经错乱；胆汁治食物中毒。

绯胸鹦鹉*Psittacula alexandri*（L.）也有同样的功用，分布于云南、广西、海南岛等地。

གནའ་བ།　（那哇）

【考证】《晶珠本草》记载：那哇角能清热。

藏医所用那哇，为岩羊。

【原动物】

岩羊（图253）

Pseudois nayaur Hodgson

身体大小似绵羊，最大体重可达40 kg左右。全身颜色趋向青灰。头部灰白色与黑色相混；上下嘴唇、耳内侧、颌及脸侧呈灰白色。喉及胸部黑褐色。四肢前面均具一道直达蹄部的明显黑纹。臀部后面及尾基部为白色。尾背和体背青灰色，尾尖和近尾尖处黑色。雌、雄都有角。雄羊角甚粗大，由基部向外侧伸展，角尖略上翘；角鞘具棱，但棱条间隔较宽。雌羊角小，角形直，长约13 cm。

产于青藏高原及四川、甘肃、宁夏、陕西、内蒙古。

栖息于高山裸岩带，常出没于石山间的草坡上，活动从不降至林线以下。

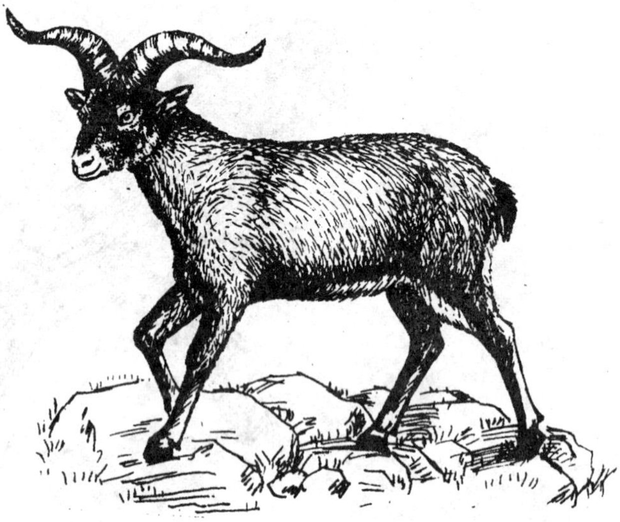

图 253　岩羊　**Pseudois nayaur** Hodgson
（王家义绘）

群居，常结成数量不等群体，活动在一起。善攀登乱石、山岭，行动敏捷。主要以禾本科草类为食，取食时间不固定。每年繁殖一次，每胎1崽，偶有2崽。

【药材】角、血。

【采集加工】采角燃炭，研细；采血，鲜用或拌面后晒干，研细。

【性味与功用】角解热，治发烧、胆胃脓肿；血治酒癖。

附：

山羊

【药材】角、肝、崽肺、胆汁、油脂、血、胃糜、睾丸、骨。

【采集加工】白公羊角，烧炭，研细；肝，煮食；崽肺，同上；胆汁，与黑熊胆汁采集加工相同；油脂，熬制；血，热服，热敷；胆胃糜，鲜用或晾干；睾丸，鲜用或晾干。

【性味与功用】白公羊角止痛，治急性传染病引起的高烧、神志不清、项瘿；肝治夜盲症；崽肺养肺；胆汁治药物中毒、食物中毒；胆杀虫解毒；油脂外敷治手脚破裂、疔疮和梅毒病；血治梅毒病、黑痂痘疹病；胆胃糜解蛇毒和蜂毒；睾丸滋补，壮阳，治腰痛；骨治骨瘤枪伤、胯骨炎、喉痛。

绵羊（饲养种）

【药材】角、脑、肝、胆汁、肾、胎衣、前半身骨或尾骨、额骨。

【采集加工】割种公羊角，烤脆，研细；脑，煮食；骨，煮汤服或晒干，研细；肝，煮食；胆汁，与黑熊胆汁处理相同；阉割兽肾脏，晒干，研细；胎衣，晒干，捣细；前半身骨或尾骨，鲜用或晾干，煮汤饮；额骨，熬汤。

【性味与功用】种公羊角催产，治妇女病；脑治体虚、头昏；三四龄阉割兽骨滋补，治头昏、眼花、耳鸣等症；肝治夜盲症；胆汁治食物中毒，外用止血；阉割兽肾脏治妇女肾病及风湿引起的腰痛；胎衣强中，治神经过于兴奋；前半身骨或尾骨治风痛；额骨治妇科病；喉头治瘿瘤。

ཕུ་ཤུད། （布许）

【考证】《晶珠本草》记载：布许肉、经青海藏医拉治、年盘核对标本，确认布许为戴胜。

【原动物】

戴胜（图254）

Upupa epops L.

头顶具棕栗色冠羽，呈扇状，各冠羽先端黑色；头后部的冠羽具次端白斑。颈和胸葡萄灰色；背和翅上小覆羽棕褐色；下背和肩羽黑褐色，杂以棕白色横斑和羽缘；腰白色，尾上覆羽白色具黑端；尾羽

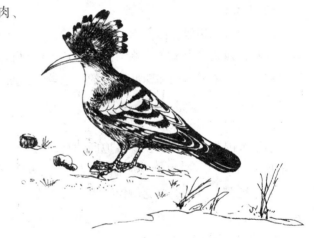

图 254　戴胜　**Upupa epops** L.（祁慧泉绘）

黑色，中部横贯一条明显的白斑。两翅表面大都黑色，满布白色及淡棕色斑纹；初级飞羽具一道白色横斑。下体棕色，自胸以下色渐变淡，至腹转白，微杂黑褐色纵纹。雌鸟羽色与雄鸟相似而较淡。

产于西藏、青海及我国其他省区。在青藏高原和长江以北地区为旅鸟或夏候鸟，在长江以南的某些地区为地方性留鸟。

常见于城镇郊野至海拔4 000 m以上的山地草原。常成对或喜在污物堆积处活动，在地面觅食。在牧区多见于牲畜棚圈粪堆附近，主要食昆虫及其幼虫，如金针虫、天牛幼虫、蝼蛄、步行虫等，还吃蚯蚓和螺类等。

【药材】肉、蛋、毛。

【采集加工】肉，鲜用或晾干，煮汤；蛋，鲜用或煮熟，去外壳，剖开，晾干；毛，

烤焦，研细。

【性味与功用】肉和毛治精神病；蛋解孔雀蛋中毒。

སྤྱང་ཀི། （江给）

【考证】《晶珠本草》记载：江给的胃能提升胃火，消食化滞。

藏医所用江给，其原动物为狼。

【原动物】

狼

Canis lupus L.

外形与家犬相似，但稍大。吻较大稍尖。耳直立。尾较长，尾毛蓬松而不弯卷。躯体匀称强壮，四肢有力适于奔跑。头部灰色，额顶和上唇灰褐色。体背灰白或浅黄灰色，其间杂有少许黑色。体侧和四肢外侧的毛色较背部略浅，为淡棕或棕灰。腹部为土黄色。尾与背同色。

产于我国大部分地区。

栖居范围非常广泛，在青藏地区的高原草原、高山草甸草原、高寒荒漠草原以及农区一带均有活动。一般为单只或2~3只在一起，秋、冬季节往往集成较大的群体。善奔跑。性残忍，机警、多疑。嗅觉敏锐，视、听觉也特别发达。主要以追逐的方式捕食猎物，猎食对象有岩羊、盘羊、藏羚、原羚、兔、旱獭，甚至残杀牲畜。冬末春初配种，怀孕期约2个月，每胎仔数可达6~7个。

【药材】肉、舌、胃。

【采集加工】肉，煮熟，晒干，研细备用；舌，晾干；胃，密闭烧炭，研细。

【性味与功用】肉消食化滞，治寒气引起的肌肉肿胀；舌治舌疹红肿、白喉、化脓性扁桃体炎；胃治积食；喉头治瘿瘤。

藏医还用帕尔哇入药，即豺（*Cuon alpinus* Pallas.），其药材、采集加工、性味与功用，均与狼同。

ཟེའུ། （折）

【考证】 《晶珠本草》记载：折骨能催产。

藏医认为折为猕猴，用其骨、心、胆汁入药。

【原动物】

猕猴

Macaca mulatta Zimmermann

猕猴体型较大，体长58~62 cm，尾长19 cm。被毛长而密。胼胝呈鲜明的棕红色。背部毛色灰暗，向下背逐渐转为橙黄橄榄绿色。胸腹部淡灰色。颜面及两耳呈肉色。手足均具5指，指端有圆筒状指甲。两颊具储存食物的颊囊。

产于西南、华南等区，在青藏高原地区主要见于西藏南部及东部、青海南部的林区。分布于亚洲南部。

栖息于林区。群居性，数十只至百余只不等。白天活动，夜间歇息在岩壁或树林的高处。善攀援跳跃，会泅水。行动敏捷。杂食性，以野果、花、树叶、昆虫等为食。冬末春初配种，孕期半年，每胎1崽。

【药材】骨、心、胆汁。

【采集加工】骨，烧炭，研细备用；心，晾干，研细；胆汁与黑熊胆汁采集加工相同。

【性味与功用】骨催产；心治妇女心病；胆汁治食物中毒、药物中毒。

པ་ཝང་། （帕旺）

【考证】 《晶珠本草》无记载。

藏医认为帕旺的原动物为须鼠耳蝠。

【原动物】

须鼠耳蝠 （图255）

Myotis mystacinus Kuhl

体型较小的一种蝙蝠。耳短而宽，耳屏也短，尖端圆钝。尾发达，具伸展的股间膜后缘。翼膜起自趾基。距缘膜很狭。通体毛均呈灰褐色。背面被毛尖端灰白，次段毛大部分深褐，两色相混，故体背呈棕褐色。腹面毛尖端及其附近为淡黄色，与毛基的灰褐色混杂，故腹面呈土黄灰色。

产于青藏高原及我国大部分省区。

栖息于房屋（尤其是古老建筑物）的缝隙或树洞等处。独栖或2~3只成群，有时也大批聚居。身体倒挂或伏着歇息。拂晓前和黄昏

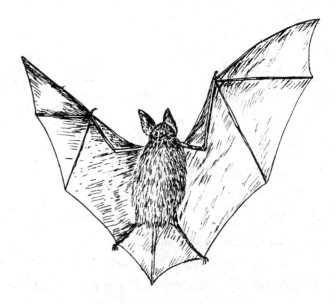

图 255　须鼠耳蝠　**Myotis mystacinus** Kuhl（王家义绘）

飞出活动，捕食昆虫（主要是双翅目）。春末繁殖，每胎2崽。

【药材】全动物体、粪。

【采集加工】全动物体，晾干，捣碎备用；粪化于水，熬膏。

【性味与功用】全动物体治中风初期呕吐；粪治癫痫。

པག་རྫོང་།　（帕郭）

【考证】《晶珠本草》记载：帕郭肉可治精神病。
藏医所用的帕郭为野猪，其肉、骨、血等入药。

【原动物】

野猪

Sus scrofa L.

与家猪（黑色型）极相似，但头部较宽长。体长1.5~2 m，最大体重可超过250 kg。吻部突出明显，呈圆锥形，末端具裸露的软骨垫。耳大小适中，直立。四肢较短。尾细小。身体披有刚硬针毛，脊背上鬃毛显著，而毛尖均分叉。通体为棕黑或黑褐色，毛尖略呈黄色。腹部色较背部淡。面颊和胸部掺有灰白色和污白色毛。尾色调与背部相同，但尾尖纯

黑色。

产于我国大部分地区；在西藏见于东南部及南部的林区；在青海仅见于东南缘的林区。

野猪多在灌木丛、混交林或较低湿的草地一带栖息。在气温较高的夏季，常隐居在山沟等阴凉的地方；冬季在背风向阳处活动；春、秋季在开阔的地方生活。除个别雄体单独活动外，一般都是结群游荡，早晨、黄昏和夜间更为活跃。杂食性，以食各种植物的根茎、枝叶、果实为食，也吃动物尸体和昆虫；在农区附近也盗食农作物。栖居场所不定，只在生殖时母猪才定居下来，巢穴极为简单。夏初产仔，每胎5~6头，偶有超过10头者。新生小崽体背有斑纹，换毛后消失。

【药材】肉、头骨、骨髓、血、胆汁、粪。

【采集加工】肉，晾干，捣细；头骨，烧炭，研细；骨髓，合杏仁，捣碎；血，煮成块，晒干，研细；胆汁，与黑熊胆汁采集加工相同；粪，烧炭，磨细。

【性味与功用】肉治精神病；头骨治水肿；骨髓外敷治脱发；血治中毒性肝脏损害、胃溃疡、胃痉挛、中毒后遗症；胆汁生肌，治眼病，外用治疮疡热毒；粪治消化不良、瘟疫、胆结石。

附：

家猪（饲养动物）

【药材】骨、额骨、骨髓、犬齿、血、鼻血、胆汁、油脂（陈）、崽类、肉。

【采集加上】骨、额骨、骨髓、血、崽粪与野猪的头骨等加工相同；犬齿，烧成灰，合杏仁；鼻血，煮成块，晒干，研细；胆汁，与黑熊胆同样处理；油脂（陈），熬制；肉，鲜用。

【性味与功用】骨治木保病；额骨治腹水；骨髓与野猪骨髓同效；犬齿外用治头癣；血与野猪血同效；鼻血敛四肢关节黄水；胆汁治退烧、中毒、眼病，外用治疮疡热毒；油脂外用治癣症；崽粪治慢性肠胃炎、消化不良、黄疸；肉清热，治疖疮。

ཕག་རོག   （普荣）

【考证】《晶珠本草》记载：普荣脑壮阳治阳痿，翎毛烤焦治肺病。

经藏医核对标本，确认普荣的原动物为岩鸽。

【原动物】

岩鸽

Columba rupestris Pall.

头和颈石板灰色，颈部和上胸具绿色和紫色闪光。上体和两翅亮灰色，翼上具两道不完全的黑色横斑。初级飞羽的外翈和先端与次级飞羽的先端均为石板灰色。下背白色，腰和尾上覆羽石板灰色。尾羽基部石板灰色，先端黑色，中段贯以宽阔的白色横斑；中央尾羽的横斑稍带灰色。胸部蓝灰色，至腹部渐转为白色。

产于青海、甘肃及我国北部地区。

栖息于山区多岩石和峭壁的地方，常结成小群在山谷和平原的田野上觅食，食物多为各种植物种子、谷物和果实。

【药材】 肉、脑、血、羽毛、粪。

【采集加工】 肉，鲜用或晾干，研细备用；脑，晾干，研细；血，煮成块，晾干，研细；羽毛，烤焦，研细；粪，合胡麻油渣，入锅水煮，待快熬干时倒酒适量，捞起，用布包敷患处。

【性味与功用】 肉滋补，壮阳；脑治阳痿；血与肉同效；羽毛治呼吸道疾病；粪促疮疖化脓。

雪鸽 **Columba leuconota** Vigors 有同样功用。

འཕྱི་བ། （齐哇）

【考证】 《晶珠本草》记载：齐哇的油治风寒病、小腿肿胀。

藏医认为齐哇的原动物为喜马拉雅旱獭。

【原动物】

喜马拉雅旱獭 （图256）

Marmota himalayana (Hodgson)

身体肥胖。耳小不显。四肢短而粗。前足具4指，拇指不显；后足具5趾。尾略短，扁平状。体背深褐带草黄色，缀不规则的黑色散纹。腹色较背色稍深，腹中央有橙黄色纵线。尾色和体背色调相似，尾端黑褐色。吻端和鼻上部有黑斑，两侧由吻至眼、由眼至耳前具棕黄色条纹。眼眶上沿缀黑色条纹。耳壳深黄色。嘴周围具白圈。这种动物的毛色随地区和个体的不同而常有变异。

产于青藏高原。

栖于高山草原上的阳坡、斜坡、谷地，也见于丘陵和山岳地带。

群居性。洞穴呈家族型结构，洞内可分为主洞：结构复杂，内设巢备越冬和生殖用；副洞：结构简单，常为单洞，有时也有巢；临时洞：最简陋，常作为紧急避敌用。视、听觉极敏锐。稍有异常情况，它们就相互呼叫报警。

一般匍匐行走，有冬眠习性，同一家族的数代在一块越冬，次年春末出蛰，出蛰不久就进入交配期，产仔于夏季，每胎4~6只。

主要以草类及各种灌丛嫩枝为食。

【药材】头盖骨、肉、肝、胆汁、油脂、齿。

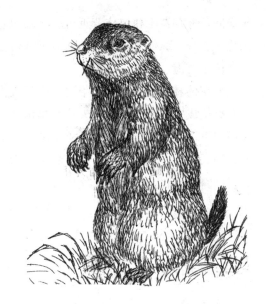

图 256　喜马拉雅旱獭　**Marmota himalayana** (Hodgson)　（王家义绘）

【采集加工】头盖骨烧成炭，研细备用；肉和肝，鲜用或晾干；胆汁，与黑熊胆汁加工相同；油脂，熬制。

【性味与功用】头盖骨治水肿；肉祛寒，治妇女病；肝与熊胆相配，敷治骨折，内服补骨；胆汁醒酒，治食物中毒、药物中毒，外敷治伤；油脂祛寒、消肿；犬齿治骨折。

བྱ་མ་བྱེད། （恰马息）

【考证】《晶珠本草》记载：恰马息的肉治妇女病。

藏医确认恰马息的原动物为鼯鼠。

【原动物】

鼯鼠（图257）

Petaurista xanthotis（Milne-Edwards）

个体较大。体长约540 mm。体侧和前后肢基间连生一皮膜（飞膜）。耳前有枯黄色斑点。背毛基部灰黑色，上部淡黄色，尖端黑色；整个背部呈黑褐色。颈背黄色。腹毛灰白色，尖端淡橙色。飞膜与

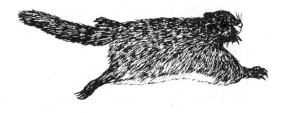

图 257　鼯鼠　**Petaurista xanthotis**（Milne-Edwards）（王家义绘）

腹面同色。尾背毛色与体背近似，尾端黑色；尾腹面毛尖除尾基的呈浅黄色外，其余均为黑色，连成一纵纹直至尾端。前后足背面橙黄色，同时在后足背面杂有灰黑色调。

产于青海、甘肃。

典型的林栖兽类。栖居于树干的洞穴内。有较精致的巢，呈圆碗状。巢材绝大多数用苔藓类构成。夜间活动，白天均在巢内休息。但若受到惊动，则会迅速冲出洞穴，利用其飞膜向下滑翔一段距离，或上树干高处隐蔽，或进入地面的灌丛、草丛内躲避，后再回到原来的洞穴内。主要以洞穴周围的枝叶为食。

【药材】肉、粪、骨。

【采集加工】肉，晾干，捣碎备用；粪（即五灵脂），晒干；骨，晾干，与羚羊角、小叶莲熬汤。

【性味与功用】肉催产、避孕，治妇女病；粪通利血尿、散瘀止痛，治胃病、痛经、经闭等；骨催产，治脉病。

ཁྭ་རོག   （恰若）

【考证】《晶珠本草》记载：恰若肉治精神病，毛愈疮。

经青海藏医拉治、年盘核对标本，确认恰若的原动物为渡鸦。

【原动物】

渡鸦

Corvus corax L.

全身黑色。头顶、肩、背的羽缘色较淡，呈弧纹状。头顶、肩羽、次级飞羽和三级飞羽外翈具紫色光泽，初级飞羽的外翈显蓝绿色光辉。喉和上胸的披针形羽有紫色反光，但羽端不亮。下胸略具蓝紫色辉亮。尾羽边缘稍沾紫色光辉。

产于我国西部和北部，为地方性留鸟。

栖息于村庄附近、河旁、林缘等处。多单独、成对或结小群活动，有时亦停在电线杆上。性凶悍，飞得很高。食物主要为腐肉及野兔、鼠、鱼、鸟和鸟卵、昆虫、爬行动物等。

【药材】肉、尾羽。

【采集加工】肉，鲜用或晾干；尾羽，烤干，研细。

【性味与功用】肉治精神病；尾羽愈疮。

ཐུ་ཙོད། （恰果）

【考证】《晶珠本草》记载：恰果的喉可健胃消食，心可治神志不清。

经青海藏医拉治、年盘核对标本，确认恰果为秃鹫。秃鹫和胡兀鹫有些药用部分具同样疗效，可互相代用。

【原动物】

秃鹫 （图258）

Aegypius monachus （L.）

体型大，通体大都乌褐色。头被以乌褐色绒羽，且后头的绒羽较密，色较淡；颈侧呈刺毛状。颈的裸露部分呈铅蓝色，皱领淡褐近白色。肩、背、腰和尾上覆羽均暗褐色；翼上覆羽、次级飞羽和三级飞羽与背同色；初级飞羽黑褐色；尾羽暗褐色。下体大部黑褐色，胸前密被毛状绒羽，胸部两侧各具一束蓬松的矛状长羽，色较淡；胸、腹各羽微具淡色纵纹。尾下覆羽白褐色；覆腿羽黑色。

产于青海、四川西北部、甘肃西北部、新疆、内蒙古，有时偶见于华北、东北、华南等区，为地方性留鸟。

多栖息于海拔2 000~4 500 m 的山区草原，多营单独生活。飞翔力很强，多在草原、高山上长时间飞翔，飞翔时，两翼成一直线，并不扇动，利用上升的气流翱翔于空中，窥视地面兽类尸体，当发现尸体后，飞至尸体附近，然后逐步接近取食。当食物缺乏时也捕食地面小型啮齿类或家畜等。

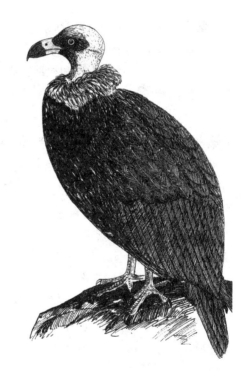

图 258 秃鹫 **Aegypius monachus** （L.）

（王祖祥绘）

【药材】肉、骨、胃、粪、喉头、心、眼、胆汁。

【采集加工】肉，鲜用或晾干；骨、胃和粪，烧成炭、研细；喉头、心、眼，晾干、研细；胆汁调净水备用。

【性味与功用】肉，助消化，治甲状腺肿大、疮疖、胃病；骨，利尿，干腹水；喉头，健胃，治消化不良；心，治记忆力衰退；胃，健胃，消食化滞，治胃肿瘤痞块；胆汁，治肺病，滴眼能明目，内服或外敷治疮疖；粪，健胃，治胃肿瘤，与马鸡粪、戴胜粪合用可治精神病。

་ (恰忘)

【考证】《晶珠本草》记载：恰忘肉止吐。

藏医所用恰忘，原动物主要为蓝马鸡。

【原动物】

蓝马鸡

Crossoptilon auritum (Pall.)

春羽：前额白色，头顶和枕部密布以黑色绒羽。上体蓝灰，颈部及两肩较深，并具辉亮；两翅内侧覆羽及飞羽的表面暗褐而带紫色光泽；外侧覆羽和飞羽较暗褐，外翈狭，缘蓝灰色。尾羽24枚，中央2对特长，平时高翘于其余尾羽的上面，其羽支完全披散而下垂，羽色与背相同，但先端渲染金属绿色，向后转暗紫蓝色；其余尾羽内外翈都很完整。内翈浓褐，外翈闪着金属绿色，末端转金属紫蓝色；最外侧6对尾羽基部白色。颏、喉均乳黄白色；耳羽纯白，长达50~60 mm，似角状，突出于颈项顶上。下体自喉以下纯蓝灰色，至腹转为淡灰褐色。秋季羽色较暗。

雌雄鸟基本相似，但雌鸟头侧裸出部不如雄鸟发达，脚不具距，有时仅具距的痕迹。

产于青海东北部和东部及东南部、四川北部、甘肃西北部祁连山一带及南部、宁夏（贺兰山）。留鸟，为我国特有。

蓝马鸡主要生活在森林，夜间则集群栖于枝叶茂密的树上，平时常集群活动，最多可达30~50只。拂晓即开始活动，在树木林中或灌丛间觅食。在它们活动的地方，到处有掘过的痕迹。性杂食，但以植物性食物为主。鸣声似"格拉—格拉—格拉"，声粗厉而洪亮，短而急促，稍带颤音。

【药材】肉。

【采集加工】捕后去毛及内脏，取肉，晾干备用。

【性味与功用】甘，平；强身，滋润肌肤，止吐。

ﾘﾄ་ཁ། （羌叉）

【考证】《晶珠本草》记载：羌叉能破瘀泻脉。

经访问，藏医所用羌叉，其原动物为斑蝥。

【原动物】

斑蝥 （图259）

Mylabris cichorii Fabricius

体型较小，长10~20 mm。鞘翅黑色，具3条黄赭色宽的横带纹。足、头和前胸也为黑色。有特殊恶臭。

产于青海、山西、湖北、山东、江苏、安徽。

【药材】全虫。

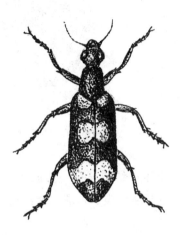

图 259 斑蝥 **Mylabris cichorii** Fabricius

（王家义绘）

【采集加工】全虫烤死，晒干，研细；外用有剧毒，内服需解毒；其方法是：烤死，去翅，去足，放入热青稞中，待凉取出，晒干，研细。

【性味与功用】全虫可泻脉利尿，除各种脉病；外用治疮疽瘰疬、癣症（尤其是牛皮癣）、白斑病，内服治积食，排肠胃受损而发生的脓血块。

ﾘﾄ་ﾘﾄ་ﾄབ་ཁ། （清清土鲁）

【考证】《晶珠本草》记载：清清土鲁治急腹症、腹绞痛。

经青海藏医多日吉、建赞确认，清清土鲁的原动物为中华地鳖。

【原动物】

中华地鳖 （图260）

Eupolyphaga sinensis （Walker）

雌体长约35 mm，卵圆形，背腹扁平。头部较小，隐于前胸背板前缘之下。触角念珠状，长约20 mm。复眼大，肾形，围绕于触角外缘的上方。缺翅。体黑色，有光泽。

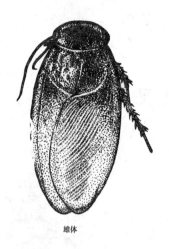
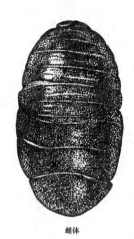

雄体　　　　　　　　　　　　　　　　雌体

图 260　中华地鳖　*Eupolyphaga sinensis*（Walker）（吴翠珍绘）

雄体长约32 mm，宽约20 mm，形态同雌虫大体相似。体淡褐色，无光泽，并具翅2对，其长超过腹部末端，淡褐色，密布不规则的暗色细碎斑。

产于我国各省区。

喜栖息于阴暗潮湿场所，如墙角、屋角等处。一般一年生一代，夏、秋两季为繁殖季节。昼伏夜出，晚8~11时为活动高峰，白天潜伏于松软潮湿的土中，喜食腐殖质及富含淀粉的物质。

【药材】干燥雌虫。

【采集加工】捕到后用沸水烫死，晒干或烘干备用。

【性味与功用】治急腹症、腹绞痛。

ཆེ་རྫག་ཁ་དོག　（切德合查吾）

【考证】《晶珠本草》记载：切德合查吾与谢马来赛查配伍，治虫牙痛、腿肚转筋。经访问青海藏医，确认切德合查吾的原动物系绢蝶。

【原动物】

绢蝶（图261）

Parnassius imperator musageta Gr.-Grsh.

体型大。体长20 mm左右，翅展80 mm左右。触角黑色，端部膨大。前翅淡黄色，前缘有3条黑色带纹；外缘1/3为淡黑褐色，中间缀一淡黄色波状纹。后翅也呈淡黄色，前缘和翅的中央各具一个红色圆斑，围以黑环；近外缘后方处有2个蓝灰色圆斑，斑外也具黑环；近外缘处有浅黑色波状纹。

产于西藏、青海、四川。

常见于高山草甸地区，6~7月间可采到成虫，其食性不明。

【药材】全虫。

【采集加工】烤死，晒干，研细。

【性味与功用】治牙疼、下咽困难、腿肚转筋。

另外，藏医还用"谢马来赛查"入药，本药即斑缘豆粉蝶（*Colias erate* Esp.），其功用与绢蝶相同。其蛹亦治失血。

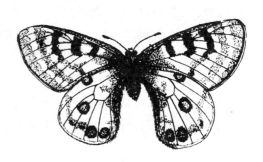

图 261　绢蝶　**Parnassius imperator musageta** Gr.-Grsh（王家义绘）

བྲག་ཞུན། （查驯）

【考证】《晶珠本草》记载：查驯解诸热，治胃热、肝热和肾热特效；炎夏之际，六精（金、银、铜、铁、锡、铅）熔如紫草茸汁，自岩隙流出，即为查驯；一说岩石精汁，状若糖液，流出岩隙，即是本品。

据笔者在野外获得的材料分析，本品实为夏季极少数鼠兔，在觅食多汁液的食物后，有一种黑褐色黏液伴随粪便排出体外，与某些疏松石质物相混，而形成的具有芳香

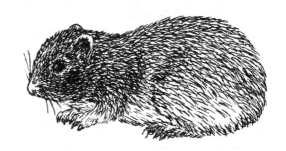

图 262　红耳鼠兔　**Ochotona erythrotis** Büchner（王家义绘）

味的块状物。因本品不易得，所以，以鼠兔粪代替原品。在岩缝中的鼠兔多为红耳鼠兔。

【原动物】

红耳鼠兔（图262）

Ochotona erythrotis Büchner

红耳鼠兔在鼠兔属中为一种较大型的鼠兔。体长在165~250 mm 之间。耳大而圆。无尾（仅有痕迹）。夏季体背全为棕黄褐色，腹部为白色或污白色。头部自吻端沿额部至两耳壳呈锈黄色，四肢内侧略呈红褐色，四肢背面为白色或污白色。冬季时，本种鼠兔的体色略有改变，但变异不大，此时除耳、吻、鼻端仍保持锈黄色外，体背则呈灰褐色。

产于我国西南、西北等区。

栖息环境是植物生长稀疏的红土岩、悬崖石岩、乱石堆，在青海有时也见于农田附近的土坡上活动。红耳鼠兔活动敏捷，一旦发现敌情，立即钻入洞穴或石缝中，不久又钻出来活动。洞穴简单，地下有1~2 m长的洞道，洞道很少分支，有的直接利用各种缝隙来作为它们的栖居和繁殖场所。主要以植物的绿色部分和草籽为食。在农田附近也盗食一些农作物。

【药材】粪。

【采集加工】将粪以清水浸泡，烧化，滤出2/3的水，将余水熬成膏。

【性味与功用】清胃热、肝热和肾热；治眼病、木保病、肝中毒等。

འབུ་ཆུག་དུང་འདི།　（布玖东扎）

【考证】《晶珠本草》记载：布玖东扎状如盾甲，扁平，可杀虫，干腹水。
藏医所用布玖东扎的原动物有中国圆田螺、东北田螺、方形环棱螺等。

【原动物】

1. 中国圆田螺（图263）

Cipangopaludina chinensis（Gray）

贝壳大，成体壳高达60 mm，壳宽约40 mm。贝壳薄而坚固，呈圆锥形。有6~7个螺层，各螺层高、宽度增长迅速，壳面凸。缝合线极明显。螺旋部高起呈圆锥形，其高度大于壳口高度。壳顶尖锐。体螺层膨大。贝壳表面光滑，无肋，具有细密而明显的生长线，有时在体螺层上形成褶襞。壳面呈黄褐色或绿褐色。壳口呈卵圆形，上方有一锐角，周缘具有黑色框边，外唇简单，内唇上方贴覆于体螺层上，部分或全部遮盖脐孔。脐孔呈缝状。厣角质，为一黄褐色卵圆形薄片，具有明显的同心圆生长线，厣核位于内唇中央处。

产于我国大部分地区。分布于韩国。

常栖息于水草茂盛的湖泊、水库、河沟、池塘及水田中，以水生植物及低等藻类为食。雌雄异体，卵胎生，每年6~7月为产仔盛期，仔螺生长1年可发育到性成熟。冬季潜入泥土内冬眠，翌春出土活动。

与本种近似的还有中华圆田螺*Cipangopaludina cathayensis*（Heude）；乌苏里圆田螺*Cipangopaludina ussuriensis*（Grestfeldt）。

2. 东北田螺（图263）

Viviparus chui Yen

贝壳中等大小，成体壳高约25 mm，壳宽约22 mm。壳质厚而坚固，略呈球形。有4~5

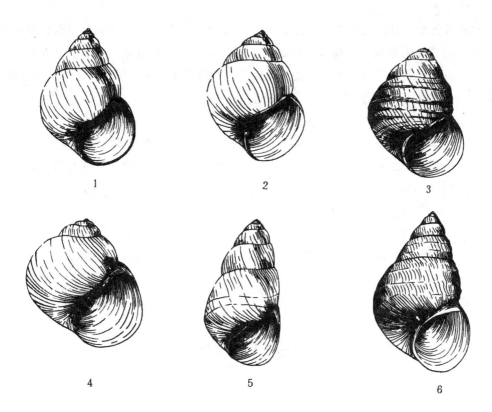

图 263　1. 中国圆田螺　*Cipangopaludina chinensis*（Gray）；2. 中华圆田螺　*Cipangopaludina cathayensis*（Heude）；3. 乌苏里圆田螺　*Cipangopaludina ussuriensis*（Grestfeldt）；4. 东北田螺　*Viviparus chui* Yen；5. 方形环棱螺　*Bellamya quadrata*（Benson）；6. 梨形环棱螺　*Bellamya purificata*（Heude）。（吴翠珍绘）

个螺层，上部螺层在宽度上增长缓慢，体螺层及倒数第二螺层增长迅速。壳面略外凸。缝合线明显。壳顶钝，常被腐蚀；螺旋部低短，体螺层极膨大，其高度约占全部壳高的4/5。贝壳表面光滑，但具有褶襞状的生长纹，在体螺层上有较粗的纵列褶襞。壳面呈黄绿色或褐色，并具有红褐色色带；在体螺层上有三条色带，新鲜标本色带极明显。壳口大，呈卵圆形，上方有一锐角，周缘完整；外唇简单，内唇上方贴覆于体螺层基部，形成胼胝。脐孔呈缝状，被内唇所形成胼胝遮盖。厣角质，为一卵圆形的黄褐色薄片，具有同心圆的生长线，厣核略近内唇中央处。

产于黑龙江、吉林。

生活在湖沼、缓流的小河及水田内。雌雄异体，卵胎生。

3. 方形环棱螺（图263）

Bellamya quadrata（Benson）

贝壳中等大，成体壳高28 mm，壳宽15 mm 左右。壳质厚而坚固，外形呈长圆锥形。有7个螺层，各螺层高、宽度均匀缓慢增长，壳面不外凸。缝合线明显。壳顶尖。螺旋部高，呈长圆锥形，其高度约等于全部壳高的2/3。体螺层不膨胀。壳面呈绿褐色或黄褐色，具有细密而明显的生长纹及螺棱，体螺层上螺棱显著。壳口呈宽卵圆形，上方有一锐角，周缘完整；外唇简单，内唇上方贴覆于体螺层上。脐孔不明显。厣角质，为一卵圆形的黄褐色薄片，具有同心圆的生长纹，厣核略近内唇中央处。

产于云南、河北及华中、华东、华南等区。

生活在湖泊、河流、沟渠及池塘内，水田罕见。以小型藻类或大型植物的表皮或其他有机物质为食。雌雄异体，卵胎生，每年6~7月为产仔盛期，仔螺一年可发育成熟。

【药材】肉、壳、厣。

【采集加工】同法螺和红螺。

【性味与功用】杀虫，消腹水。

与上述种近似的种，还有梨形环棱螺*Bellamya purificata*（Heude），亦入药。

འབྲོང་། （仲）

【考证】《晶珠本草》记载：仲骨生胃火，骨髓可愈创伤。

藏医所用仲，其原动物为野牦牛。

【原动物】

野牦牛

Poëphagus mutus Przewalski

体型大，公牛体重可达1 000 kg 以上，肩高均在1 300 mm 以上。体背较平直，肩部中央具显著凸起的隆肉，故站立时略显前高后低。头形狭长，脸面平直，鼻唇面小，耳相对亦小。颈下无垂肉。四肢粗短、强壮，下部更甚。蹄大而宽圆，直径达170 mm×140 mm。乳头2对。头、脸、上体和四肢下部被毛短而致密，但体侧下部、肩部、胸部、腹部及腿均披长毛，其长可达400 mm 以上。尾端长毛形成簇。两性均具角，角形相似，但雄牛之角要比雌兽的显著大而粗壮。角自基部开始先向外上方分歧，然后向前，复又朝内朝上弯曲，角尖略向后弯。两角基部或角尖之间均相距甚远。通体褐黑色，仅吻周、下唇、脸面以及脊背一带呈现微弱的灰白色调。但老年雄体的脊背往往染有微红色，尾纯黑色。

产于青藏高原，为青藏高原特有。

野牦牛是一种典型的高寒动物，性极耐寒。终年以游荡的方式，栖息于人迹罕至的高山大岭、山间盆地、高原草原、高寒荒漠草原等环境中。

除个别的牡兽有时营单独生活外，一般总是雌、雄、老幼活动在一起，少则数十头，多的可达200头以上，但每群一般总有一头大牡牛率领。

每年9月末至10月初开始配种。怀孕母牛于翌年夏初产仔，每胎一仔。公牛3岁达到性成熟。

【药材】角、骨、骨髓、舌、喉头、心、胆汁、血、睾丸、肉。

【采集加工】角，烧成炭，磨细；骨，熬汤；骨髓，晾干，捣碎；舌，晾干，研细；喉头和心，鲜用或晾干；胆汁，与黑熊胆汁处理相同；血，煮成块，晒干，捣细；睾丸，鲜用或晾干，入同类兽奶中煮食；肉，鲜用或晾干。

【性味与功用】角，升温，生火，健胃，干脓血，治腹肿瘤、疮疖，烧焦治培根病、项瘿；骨，祛寒，增热量，生胃火；骨髓，治疮疖、皮下虫病、牲畜抵伤；舌，健胃，祛寒；喉头，治甲状腺肿大；心，治心悸、心绞痛、神经衰弱、昏厥癫狂；胆和胆汁，治内脏出血，增热量；血，治疮疖、慢性肠胃炎、久泻、酒癖；睾丸，滋补、壮阳，治腰痛；肉，干腹水，祛风，对热病有害无益。

附：

1.（公）黄牛

【药材】角、胆汁、牛黄、睾丸、脾、肾。

【采集加工】黑兽的角和一般兽的角，烧炭，研细；胆汁，与黑熊胆汁处理相同；取胆囊结石，除净外部薄膜，用白布包好，悬挂阴凉处晾干，研细；睾丸，鲜用或晾干，置同类兽奶中煮食；脾和肾，阴干。

【性味与功用】黑兽的角，治麻风；一般兽的角，治肝炎、头骨损伤；胆汁，治食物中毒、药物中毒；牛黄，清热解毒，豁痰定惊，治内脏炎症、传染病高烧、癫痫、小儿惊风抽搐、咽喉肿溃、痈毒疮疡、热性水肿、黄疸、肝炎、肝包虫；睾丸，滋补、壮阳，治肾脏病，利尿；脾，益疮解毒；肾，清肾热；血，敛扩散毒；肉，清胆热，滋补。

2. 犏牛

【药材】公牛角、脊髓。

【采集加工】割公牛角，烧炭，研细；取脊髓，晾干，捣碎。

【性味与功用】角，治食物中毒、湿毒病；脊髓，避孕。

སྦལ་ནག （贝那）

【考证】《晶珠本草》记载：贝那的肝能治食物中毒；胆治疮，解毒，益胆，利目；肉治喉炎，肉汤治舌肿。

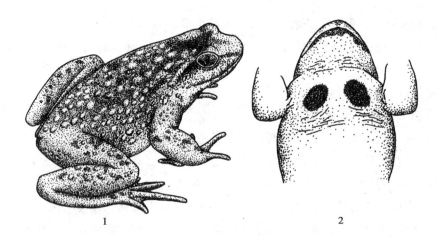

图 264　刺胸齿突蟾　**Scutiger mammatus**（Guenther）

1.♂×1；2.胸部（示刺团）×1 。　（陈晓暖绘）

经调查，藏医所用贝那，为刺胸齿突蟾和胸腺齿突蟾。各地藏医均用前者入药，而后者仅为四川藏医所用。

【原动物】

刺胸齿突蟾（图264）

Scutiger mammatus（Guenther）

全长57~77 mm。体肥壮；头较扁平，头宽大于头长；吻端圆，吻棱不显著；舌椭圆形。前肢粗壮，指粗短，末端略呈球状；内掌突大于外掌突；后肢短，胫跗关节前达肩部或肩前方；足比胫长；趾末端圆；趾侧缘膜宽，内侧三趾外侧和第五趾内侧多为半蹼；内跖突椭圆而扁平。背面皮肤有扁疣粒；雄蟾头侧，下颌缘及前臂有分散小刺疣；颞褶粗厚斜向肩基部。腹面皮肤平滑，仅雄蟾胸部有一对胸腺，其上有锥状角质黑刺；腋腺小，通常无刺。背面灰橄榄或黄褐色，两眼之间有一三角形深褐色斑延伸达肩部；背疣及其周围有深褐色斑点；吻棱及颞褶下方有深褐色线纹；四肢背面较体背色浅且无横纹。咽喉部及四肢腹面为紫灰色，腹部棕灰色。

产于西藏东部、青海东南部、四川西北部。分布于克什米尔地区。

生活于海拔2 400~3 900 m高原山区的大、中、小型流溪或泉水沟内的石块或朽木下，河流缓流处大的石块下，植被多为草原、灌丛草甸或森林草原地带。该蟾行动迟缓，易于捕捉。卵产于山溪、河流内石块下；蝌蚪生活在水流较缓处的乱石之间。

【药材】肝、胆、肉。

【采集加工】春、秋采集，剖腹，取肝，晾干；取胆，用线扎紧总胆管，置通风处晾干，研细；取肉鲜用或煮汤，或晾干，研细备用。

【性味与功用】肝，治食物中毒、药物中毒；胆，清热解毒，消炎生肌，利胆明目，治肺咯血、胆囊炎、黄疸、眼炎、疮疡热痛和外伤等；肉汤洗口，治舌头肿；外用解毒散肿，治溃症、大疱疮、皮肤红肿，内服（配伍）治咽喉肿痛等。

　　与本种近似的胸腺齿突蟾 *Scutiger glandulatus*（Liu），也入药。

ཕལ་བའི་རྟོ་ད། （贝哇贡阿）

　　【考证】《晶珠本草》记载：贝哇贡阿治泻痢。

　　经调查，藏医所用贝哇贡阿，其原动物为中国林蛙和高山蛙，其中，中国林蛙为各地藏医常用，高山蛙仅西藏部分藏医使用。

　　【原动物】

1. 中国林蛙（图265）

Rana temporaria chensinensis David.

　　体长50~65 mm，长较宽短。头扁平，吻端钝圆，吻棱较钝；鼻孔在吻与眼中间；瞳孔为圆形，鼓膜明显；上额具细齿，犁骨齿略呈椭圆形，舌后端缺刻深。指、趾关节下瘤明显，末端钝圆，后肢较长，胫跗关节前伸达鼓膜或眼，左右跟部相遇或略重叠，足比胫长，趾间蹼发达，蹼缘缺刻较深，外侧间蹼不发达，内跖突椭圆形。背部及体侧有小圆疣或长疣，背侧褶呈曲折状，颌腺长达肢基部。腹部光滑，仅股基有密集扁平小疣，后足各具2对明显跗

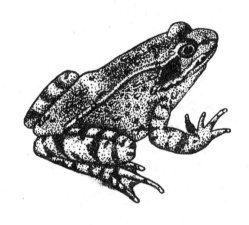

图 265　中国林蛙　**Rana temporaria che-nsinensis** David.（陈晓暖绘）

褶。体色变异较大，背面棕红、棕褐或灰褐色，散有黄色、红色和黑色斑点；鼓膜的三角形黑褐色斑清晰；四肢背面具黑横纹；雄体腹面多为污白色，雌体棕红色。雄体前臂粗壮，有灰色婚垫、声囊和红色雄性线，雌体无，有输卵管。卵粒直径约1.8 mm，动物极黑褐色，植物极灰褐或棕褐色；卵粒外面有两层胶质膜，彼此粘连成团状卵群。

　　蝌蚪即中国林蛙幼体，背面灰褐或棕褐色以至黑色；体较粗胖，尾较弱，尾末端尖圆；唇齿式为Ⅰ:2—2/Ⅲ:1—1。

　　产于四川、湖北、江苏及北方各省区。

　　在高原上的成体多在每年3月下旬出蛰后，雌雄即抱对产卵于水坑、湖泊、沼泽和河湾静水处，每卵群含卵粒500~2 100粒，漂浮于水面。蝌蚪生活在静水水域中，以腐殖质及一些低等藻类为食。

2. 高山蛙

Alterana parkeri Stejneger

蛙体较小，鼓膜不明显，无犁骨齿等性状不同于前种。多数卵粒相互粘连成团状，动物极棕色或棕黑色，植物极乳白色。

蝌蚪背面灰棕或棕褐色，尾部稍浅，腹面灰褐色；体较粗肥而略扁，尾较弱，末端尖圆；唇齿式为 I :2—2 （3—3）／Ⅱ:1—1。

产于西藏，但澜沧江以东不产。

成体于每年5~7月产卵于湖泊、水塘、沼泽地带和河流及山溪附近。卵群多浮于水面。蝌蚪活动于水草丛中，主要以腐殖质为食。

【药材】卵。

【采集加工】每年3~4月采集蛙的卵群（5~6月采集高山蛙卵群），然后用清水洗净，鲜用或文火烤干，研细备用。

【性味与功用】治泻痢、肠胃炎及消化不良。

ཟླ་དམ།　　（章玛）

【考证】《晶珠本草》无记载。

青海藏医拉治、年盘认为，章玛的原动物为中华蜜蜂，蜂蜜清热，滑肠，解毒，止痛。

【原动物】

中华蜜蜂

Apis cerana Fabricius

体型中等，体长约13 mm。头部前端略小，触角膝状。后足胫节呈三角形，扁平。颜面、触角鞭节和中胸黑色。足和腹部节3~4节红色，腹部节5~6节色较暗；各节均具黑环带。体被浅黄色毛。

产于我国各省区，大多为人工饲养。

【药材】蜂蜜。

【采集加工】将蜜置于锅内，加等量的水，加温搅拌，待蜜溶解后去水，放置片刻，趁温过滤，除去杂质，再加热蒸发水分，即成纯品。

【性味与功用】滋补，清热，滑肠，止咯，解毒，止痛；治肠燥便秘、干咳、受寒引起的腹痛等症。

སྦྲུལ་ཆེན། （珠庆）

【考证】《晶珠本草》记载：珠庆胆利诸病。

藏医所用珠庆，其原动物为蟒蛇。

【原动物】

蟒蛇 （图266）

Python molurus （L.）

蟒蛇全长一般5~6 m，重数十千克。头颈背面有一棕褐或黑色矛形斑，头侧有一自吻侧穿过眼斜向角后方的黑纵带，眼下亦有一黑纹斜向唇缘；体、尾背面灰褐、棕褐或灰黄色，满布镶深色边的云状大块斑纹；腹面黄白或灰白色，腹侧散布少量黑斑点。头小，背面有对称排列的鳞片，形小而数量多；吻扁而钝；吻鳞及第1、2枚上唇鳞具唇窝；眼小，瞳孔直立呈椭圆形，眼周有6~8枚眼鳞；上唇鳞11~13枚，第5、6枚不入眼眶。体鳞小而平滑。腹鳞较窄，其宽度不到相邻背鳞的3倍，有260枚左右；尾下鳞双行，有65对左右。肛孔两侧有爪状的后肢残迹，雄蛇尤为明显。

产于云南、贵州、福建、广东、广西。分布于缅甸、泰国、越南、马来西亚及印度尼西亚。

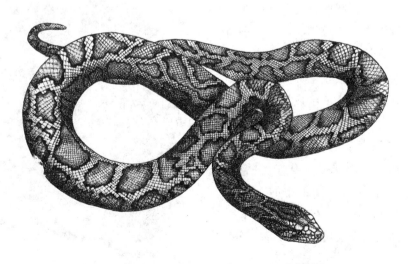

图 266　蟒蛇　**Python molurus** （L.）　（陈晓暖绘）

生活于热带和亚热带的森林中，捕食蛙类、爬行类、鸟类、鼠类，亦可吞食体重10~15 kg的麂和山羊等。卵生，卵可产百枚左右。

【药材】胆、脂肪。

【采集加工】剖腹取胆囊，以线扎紧胆囊管，悬挂晾干，研细；取出脂肪，鲜用或炼油备用。

【性味与功用】胆，清热解毒，益胆明目，主治胆囊炎、神经衰弱、小儿惊风和高烧等症；脂肪，外用可退箭镞及弹头，治冻疮、烫伤及皮肤皲裂。

ཤ་ཉིག （母滴）

【考证】《晶珠本草》记载：母滴治脑漏，解毒；大者6种，小者4种，共10种。"西萨木嘎木葛达嘎"的母滴，色微黄，大小不一。为产自"僧噶拉的"海中贝类和贝类生物（蚌孜）的脐部。

经调查，藏医所用母滴，其原动物主要为珍珠贝。

【原动物】

珍珠贝 （图267）

Pinctada margaritifera (Linne)

贝壳坚厚，大，圆形，略凸。壳顶向前弯，位于背缘中部靠前端，右壳顶前方有一凹陷，内有足丝，后耳大。壳表面黑褐色，左壳稍凸，右壳较平，壳顶光滑绿色，其余部分被有同心形鳞皮层，边缘规则地向外延伸呈棘状或锯齿状。贝壳中部锯齿状鳞片层脱落，皆有明显的放射条纹痕迹。壳内面珍珠层厚，有虹光色彩，边缘黄褐色。本种为珍珠贝中的大型种类，高度可达200 mm 左右。测量标本壳高为92~143 mm，壳长92~143 mm，壳宽27~39 mm。

产于暖海，我国广东、海南岛、西沙群岛等热带及亚热带海洋中所产母贝为世

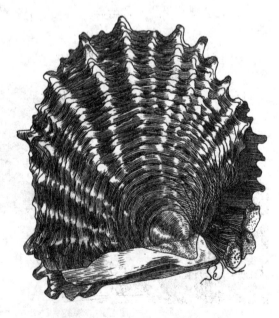

图 267 珍珠贝 **Pinctada margaritifera** (Linne)
（吴翠珍绘）

界著名。

生活在潮间带下部浅海，利用足丝附着在岩石或珊瑚礁上面。

【药材】珍珠。

【化学成分】珍珠主要是无机成分，有碳酸钙及少量的钠、镁、铁、钾、锂、锰、铜等，此外尚含有少量的有机成分，称为角壳蛋白。角壳蛋白是特殊的蛋白类，又称壳角蛋白，它耐酸、碱，并不为蛋白酶所消化，但可水解成10余种氨基酸类，主要组成为甘氨酸、丙氨酸、亮氨酸、丝氨酸、蛋氨酸、胱氨酸、精氨酸、组氨酸、酪氨酸、谷氨酸、苏氨酸及苯丙氨酸和天门冬氨酸等。

【采集加工】多在秋季采取养殖2~3年的珍珠母贝，剪断前后闭壳肌，用手指挖出外套膜上的珍珠，用水洗涤，然后混入少量食盐，再用布擦去珠面体液和污物，后用皂液洗涤，清水净后用柔软纱布或绒布打光即成。

【性味与功用】甘、咸、寒，解毒；治脑漏。

近似种，还有马氏珍珠贝*Pinctada martensii*(Dunker)，亦入药。

མ་བྱ། （妈恰）

【考证】《晶珠本草》记载：妈恰肉治胆病、中毒病，尾翎熏治肺脓。

藏医所用妈恰，其原动物主要为绿孔雀。

【原动物】

绿孔雀

Pavo muticus (L.)

雄鸟：羽色艳丽多彩。头顶耸立一簇冠羽，中央部分辉蓝，而具翠绿色宽缘；羽簇前方的羽毛为鱼鳞状，呈辉亮的蓝绿色，有时呈浅蓝紫色反光；颈、上背及胸部等呈艳丽的金铜色，羽基为暗紫蓝色，常露于外，且下颈和胸部尤显；下背和腰翠绿，羽片中央具铜褐色矢状斑；初级飞羽和初级覆羽肉桂色；次级飞羽暗褐，外翈闪蓝绿色；翼角上的覆羽与上背相似；两翅上的其余覆羽暗蓝绿或绿蓝色。尾上覆羽数达100~150枚，形体延长为尾屏，覆于尾羽上；这些覆羽羽支分离，金绿褐色，而具灿烂紫铜色光辉，近羽端处有椭圆形的眼状斑，眼状斑为多种色彩环绕，特别艳丽；最长的尾上覆羽的羽支呈翠绿色。尾羽形短，隐于尾屏下，全黑褐色。腹部和两胁均暗蓝绿色。

雌鸟：无尾屏。羽色酷似雄鸟，但远不如雄鸟鲜艳。背及腰暗褐，稍闪辉黄铜或绿色，并或多或少缀以具有浅棕红色细形波状横斑；尾上覆羽不及尾长，与背同色，并闪辉亮的鲜绿色；尾羽黑褐，微具沾褐的白色横斑和羽端，颏和喉白，两侧杂以褐色。

产于云南。分布于缅甸、泰国、中南半岛。

栖息于海拔2 000 m以下的开阔的稀树草原，或生长有灌丛、竹薮或针阔叶等树木的开阔地带。喜在河岸附近和林中空地活动。少独居，多见一只雄鸟和三五只雌鸟结群，不善飞行，但奔跑迅速。杂食性，食物有水果、稻谷、芽苗、草籽等；此外，还兼吃蟋蟀、蚱蜢、小蛾等昆虫、蛙类和蜥蜴等。

【药材】肉、胆汁、尾翎、粪。

【采集加工】捕后去皮及内脏，取肉、尾翎及胆囊；将肉晒干，研细；尾翎，在玻璃或晶石器皿中，由晶火烤烟熏治；胆汁，晾干研细；粪，加胡麻油渣，入锅小煮，待快熬干时，倒适量白酒，用布包敷患处。

【性味与功用】肉*和胆汁解毒，治胆病、食物和药物中毒病；粪散痈消炎，治病毒引起的疾病；尾翎解毒，治肺脓肿。

ཚེ་གནས་པ།　（米巴）

【考证】《晶珠本草》记载：米巴肉壮阳，治肾寒病；米巴在沙中挖洞而居，淡黄色，有斑点，跑得很快，尾长，身体大小约一拇指。

藏医所用米巴有沙蜥属的青海沙蜥、西藏沙蜥，麻蜥属的丽斑麻蜥和密点麻蜥，其中，沙蜥属的2种沙蜥的形态、大小及生态习性等与上述记载相符合，系正品。麻蜥的头较尖，体细而略圆，不似拇指，多在植物丛下挖穴而居，显然与《晶珠本草》的描述不同；但在沙蜥的一些栖息地常有麻蜥生存，而且青海藏医亦用麻蜥入药，可视作为代用品。

【原动物】

青海沙蜥

Phrynocephalus vlangalii Strauch

头体长约60 mm，尾等于或略长于头体长；头部宽圆，躯干扁平，腹部膨大，尾除基部粗扁外，其余为圆柱状，向后逐渐变细，不易折断。吻端圆，吻棱不显；鼻孔略朝向两侧；鼻间距等于鼻孔至眼前角间的距离；眼上方外侧呈棱角边缘；上、下眼睑游离缘的一排鳞片向外突出；鼓膜不显；头顶两眼间具有一灰白或白色小点；咽喉部横肤褶明显。左

---

*孔雀肉要用解毒药相配，不可任意内服。蓝马鸡、藏马鸡的肉和胆可代孔雀的肉和胆。

右鼻鳞间有4~5排小鳞；头、体背面和腹面鳞均光滑；颈、背正中无鬣鳞；背正中鳞片略大于背侧和体侧鳞片；四肢背面及尾后段鳞具棱；后肢第3、4肢外侧具明显的锯齿状鳞片。背面棕黄或灰褐色。头背两眼间显二深色横纹；体背中央有棕黄或蓝灰色脊纹，其两侧具略对称的深色大斑点，还散有浅色小点；四肢及尾部具深色斑点；颌缘有深浅相间的纵纹；喉、胸及腹部有大块黑斑；雄体尾端下方黑色，雌体为白色或锈黄色。

产于青海、四川、甘肃及新疆局部地区。

栖息于海拔2 000~4 700 m高原荒漠、半荒漠及沙化的高寒草甸中，在沙地上筑洞，洞口呈半圆形，高2~3 cm，宽4~8 cm。日出活动，奔跑迅速，能很快钻入沙内。捕食小型昆虫。

【药材】干燥的肉和血。

【采集加工】5~9月捕捉，去除内脏、尾及四肢后，用溶解有少许麝香、诃子的水液，擦拭体内外，然后裹上调好的面粉，在火上烤干，去掉面粉，研细备用；血，晒干，研细。

【性味与功用】肉，滋补、壮阳、解毒，治肾、腰寒病及寄生虫引起的牙痛、眼痛、鼻痒等。据报道，青海省湟源制药厂将青海沙蜥与雪莲配伍制成"蜥雪丹"，主治风湿和类风湿症；单用可治淋巴结核。血，主治内脏损伤。

与本种近似的动物还有西藏沙蜥*Phrynocephalus theobeldi* Blyth。其区别是本种头体长约50 mm，尾短于或略等于头体长；鼻孔略朝向前方；鼻间距小于鼻孔至眼前角之间的距离；左右鼻孔间距相隔2~3排小鳞。也可入药。

སྲ་ཤྲེལ། （曼珠）

【考证】《晶珠本草》中仅记载：曼珠能增肌开闭。

据实物标本鉴定，曼珠确系枕纹锦蛇。

【原动物】

枕纹锦蛇

Elaphe dione (Pall.)

全长1 m左右。背面苍灰、灰棕或棕黄色；头顶有3条黑褐色斑纹，其中第三条最宽，横于额部呈钟形，其间又有1条与钟形斑两侧联合而成一特殊的枕纹；体、尾背面具3条浅色纵纹：背正中一条较窄细而模糊；两侧的两条较宽，其间散布有黑褐色网状或并合斑点。体、尾、腹面两侧有粗大斑点，有的还有分散的红色小点。头部呈椭圆形，背面有对称大鳞片。鼻孔圆形，位于前后鼻鳞间；每侧颊鳞1枚；眶前鳞一般2枚；眶后鳞2枚；前颞鳞2枚，后颞鳞3或4枚；上唇鳞一般8枚，第7枚最大；背鳞有9行起弱棱；颈部鳞片一般25行；体中部一般25行；肛前部一般19行；腹鳞宽，173~193枚；尾下鳞54~69对；肛鳞成对。

产于我国北方各省和四川、江苏、安徽。分布于俄罗斯西伯利亚和朝鲜。

枕纹锦蛇为一种无毒蛇，生活于平原、丘陵、山地和高原的各种环境中，在田野、庭院、墓地、森林及其边缘、草原、半荒漠地区都有它的活动踪迹，垂直分布海拔可达3 500 m。以小鸟、鼠类、蜥蜴和蛙类等为食。

【药材】肉、脂肪、皮。

【采集加工】剖腹去内脏、头和尾，放入化有少许麝香的水中浸泡3天，取出置入炒热的青稞中，待凉取出，烤干，研细备用；脂肪，鲜用或炼油；收取蛇蜕下的体表角质层即蛇蜕；捉活蛇，剥其皮，晾干或晒干；将蛇蜕或蛇皮煅烧研细存放，与猪油调合备用。

【性味与功用】肉，滋补、明目、催产、下胎衣，治经闭、骨增生及肺炎引起的胸部热痛；脂肪，外敷可退箭镞及弹头，也可治冻疮、烫伤及皮肤皲裂等；蛇蜕或蛇皮，外用主治雀斑、牛皮癣、疥癣等，内服可下胎衣。

གཙོད། （邹）

【考证】《晶珠本草》记载：邹角可止泻。

藏医所用邹，其原动物为藏羚。

【原动物】

藏羚 （图268）

Pantholops hodgsoni（Abel）

藏羚为青藏高原上的特产动物，体型较大，体长约为1.4 m。头形宽长，吻鼻部宽阔，鼻腔二侧鼓胀，呈半圆球状；鼻孔几乎垂直向下，整个鼻端披毛。无眶下腺。上唇宽厚。雄羊有长角，角自头部长出后，除稍微向外偏斜外，几乎平行垂直向上，至角尖处两角又相向往内稍

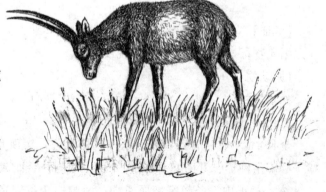

图268 藏羚 **Pantholops hodgsoni**（Abel）（王家义绘）

微弯曲，从侧面远视，似为一角，故有"独角羊"之称。角具明显环棱，仅至角尖一带光滑。雌羊无角。体背面呈浅红棕色，向下逐渐转为白色。脸部雄羊黑色，雌羊白色。耳内近似白色，耳背纯白色。四肢浅灰白色，前面有黑棕色或黑色纵纹。尾与体背同色。

产于青藏高原。

栖息于海拔4 000~5 200 m的高原地带，集小群活动。冬末春初为藏羚的配种期，雄羊之间有争雌现象，待交尾期一过，羊群又平静地生活在一起。雌羊妊娠6个月后产仔，每胎1仔。主要活动于清晨和傍晚，但在食物比较贫乏的冬春季时节，藏羚的取食活动时间延长。以禾本科、莎草科植物为主要食物。其他如高原上的绿绒蒿等亦食之。

【药材】角、血。

【采集加工】角，烧炭，研细；血，煮成块，晾干，捣碎。

【性味与功用】角，止泻，催产，治甲状腺肿大、胃炎、久泻、妇女病，与麦酒配伍治肾寒；血，治腹泻。

ཙངས་པ། （藏巴）

【考证】《晶珠本草》记载：藏巴肉可补肾壮阳，治肾寒病，脑治头疮，胆生头部新肌。可分为两种，一为那藏或称那贝，另一为龙藏。那藏体长一拃至一肘之间，状如雪蛙，从尾至全身有鳞片，无脂肪，肉细密有黏液，有光泽，皮易捣碎者质佳。龙藏体长4指至一拃之间，尾长，体细无鳞。

经调查，藏医确认藏巴的原动物为喜山鬣蜥；大壁虎与石龙蜥为代用品。

【原动物】

1. 喜山鬣蜥 （图269）

Agama himalayana （Steindachner）

头体长90~140 mm，尾长近为头体长的2倍；躯干与尾基部宽扁，向后尾逐渐变细成鞭状，不易折断。吻端钝圆，吻棱明显；鼻孔近吻端；鼓膜裸露。头部鳞片大小不等，光滑或微具棱；上层鳞10~12枚；头后侧和颈侧小锥状鳞片环绕鼓膜，其余颈鳞小不具鬣鳞；背脊的鳞片大小几相等，光滑或微起棱，背脊两侧的鳞片逐渐变小；腹鳞光滑，鳞小；咽喉部鳞片更小，无喉囊；尾覆以强棱鳞。四肢较强，爪发达。背面一般为棕色或灰棕色，满布黑褐或棕黄色相间的网纹和浅色圆点；背脊两侧的黑褐斑点常连成深色纵纹；腹

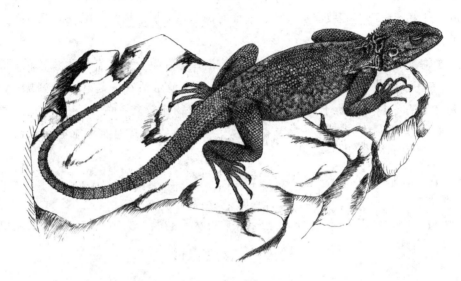

图 269　喜山鬣蜥　**Agama himalayana** (Steindachner)　（陈晓暖绘）

部灰色，咽喉部深灰色，腹部浅棕灰色。雄蜥肛前或腹部中央具黄色块斑；四肢背面黑褐色；尾背面由棕色向后逐渐转为黑褐色。

产于西藏、新疆南部。分布于喜马拉雅山南北坡及印度、尼泊尔、克什米尔地区。

栖息于海拔3 000~4 200 m山地岩石、疏林多石向阳的地带。日出后常匍匐石块上晒太阳或觅食各种昆虫及其幼虫，受惊扰即迅速窜入石隙内。

2. 大壁虎

Gecko gecko （L.）

全长30 cm以上，体、尾等长。头部扁平呈三角形；躯干较扁平；四肢发达；尾扁且易断并能再生。吻端凸圆；鼻孔近吻端；耳孔椭圆形，其直径为眼径的一半；眼大，无活动眼睑，瞳孔纵置；鼓膜裸露。头背面具粒鳞而对称排列的大鳞片；吻鳞宽，不达鼻孔；吻鳞背后有3枚较大鳞片；上唇鳞12~14枚。体背被以粒鳞，其间散有较大疣鳞，略排列成10~12纵行；尾部小鳞近长方形，排列成环状，尾背有6纵行疣鳞。胸、腹鳞片较大，呈复瓦状排列。指、趾间仅具蹼迹；指、趾宽扁，底部具单行指、趾下瓣，第一指、趾无爪，其余指、趾具爪。雄体有股窝20余枚，肛后囊孔明显。生活时头背棕灰或紫灰色；躯干背面紫灰色，散有砖红或蓝灰色斑点；尾部色暗灰，有不规则的深色宽横纹。

产于云南、福建、台湾、广东、广西。分布于印度东北部及东南亚地区。

生活于山岩石罅中、树洞内和住宅附近，夜间活动，主要捕食昆虫，也偶食其他蜥蜴、小鸟及小兽。

【药材】肉、脑、胆。

【采集加工】将活体处死，去内脏后，用溶解有少许麝香、诃子的液体擦拭干净后，以羊肉包裹，置火上烤，待半熟后取出捣碎备用；脑，晒干，研细；胆囊，晒干，研细备用。

【性味与功用】肉，滋补壮阳，主治肾脏病及阳痿；脑，外用敛伤生肌，治头疮。胆，生头部新肌。大壁虎还可治神经衰弱、肺结核、肺虚咳嗽、面乳身肿等症。

同类中还有石龙蜥 *Eumeces chinensis* （Gray），亦入药。

ཝ། （哇）

【考证】 《晶珠本草》记载：哇治肺穿孔。

藏医所用哇，其原动物为赤狐。

【原动物】

赤狐 （图270）

Vulpes vulpes （L.）

系较大的狐种之一。体型细长，颜面部狭，吻尖，耳大。尾长，尾毛蓬松。颈部橘黄色，背部中央亮栗色，胁部灰白色。后足后方橘黄色或栗色，前方有灰斑。尾色与背色相似，并杂有黑色毛尖，尾端白色。

产于青藏地区及国内其他省区。

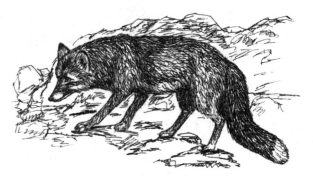

图 270　赤狐　**Vulpes vulpes** （L.）　（王家义绘）

栖息于森林、草原、丘陵等处。洞居。多昼伏夜出。白天（在饱食情况下）常抱尾而眠。性狡猾。听觉、嗅觉敏锐，行动隐蔽、敏捷。杂食性，以小型啮齿类、野禽、昆虫为食，也吃各种野果，有时进入村庄偷袭家禽。1~2月交配，怀孕期2个月；年产1胎，每胎5~6崽。

【药材】肺、脑、心。

【采集加工】肺，晾干，研细；脑，鲜用或晾干，研细；心，晾干，研细。

【性味与功用】肺，治肺结核、肺脓肿；脑，敛脉止血；心，消水肿。

与本种近似种还有藏狐 *Vulpes ferrilata* Hodgson，其四肢和耳壳均较赤狐略短，尾也短，通常不达体长之半，尾毛蓬松但长度比赤狐短；也可入药。

གཟིག （色）

【考证】《晶珠本草》记载：色的骨可治狗咬伤、炭疽。

藏医所用色，其原动物为金钱豹。

【原动物】

金钱豹

Panthera pardus (L.)

外形似虎，比虎较小。头圆，耳短，四肢强壮。体长在1~1.5 m之间，尾长可超过体长的一半。通体橙黄色或橘黄色，腹部纯白色。头部黑斑小而密，延向颈部及体背，在背部和体侧形成较大的圆形、椭圆形或多角形的黑环。四肢外侧棕黄色，下部具黑褐色斑点。尾上有大小不等的黑斑，尾尖黑色。

产于青藏高原中、南部及南方各省区。

金钱豹为林区猛兽。有固定巢穴，巢都筑在树丛、草丛或岩洞中。夜间活动。性凶猛，捕食野羊、鹿、野猪、兔、野禽等。冬季配种，母兽妊娠期为3个多月，每胎产两仔。

【药材】骨、齿、毛、肉。

【采集加工】骨、犬齿和毛的处理，与虎骨、犬齿和毛的处理同；肉，晾干，捣碎备用。

【性味与功用】骨治狗咬伤、炭疽；犬齿和龙犬齿，配以镇痛药，治牙痛，牙龈紫肿；虎毛烧炭，配以黑熊胆，锦缎灰，止鼻血；肉治精神病。

近似种雪豹*Panthera uncia* (Schreber) 亦可入药。

ཐུག་པ （欧巴）

【考证】《晶珠本草》记载：欧巴肉治红肿发炎，翎毛烤焦内服能消腹水，引排肺脓。经青海藏医拉治、年盘核对标本，确认欧巴即雕鸮。

【原动物】

雕鸮 （图271）

Bubo bubo （L.）

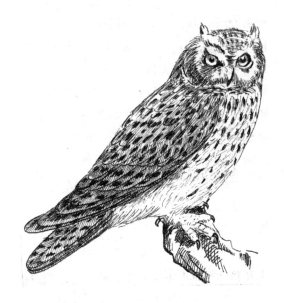

眼前缘密被白须，须杂有黑端。眼的上方有一大块黑斑，脸盘余部淡棕白色，各羽满杂褐色细斑。耳羽突，长达55 mm，高突于头顶两侧，外黑内棕。后颈和上背棕色，各羽中央贯褐色粗纹，羽端两侧缀同色细横斑。肩、下背和三级飞羽均为沙灰色，杂有棕色和黑褐色斑，棕斑并具褐色细点。两翅覆羽淡棕色，满布褐色横斑和细点。颏和喉白色，颌斑褐色。自胸以下均棕色，胸羽中央贯黑色粗纹，羽缘缀同色细横斑。上腹和胁棕色，中央黑纹变

图 271　雕鸮　**Bubo bubo** （L.） （王祖祥绘）

细，羽缘黑斑较浓，下腹中央几无杂斑。眼金黄色。嘴和爪均暗铅色，具黑端。

产于西藏、青海及国内其他省区，为地方性留鸟。

栖息于山地林间，冬季常迁至平原树丛中。白天潜伏，夜间活动，主要以田鼠、野兔、鸟类及蜥蜴为食。

【药材】肉、羽。

【采集加工】肉，鲜用或晾干，研细；羽，烤焦，研细。

【性味与功用】肉，消疮疖红肿；羽，治肺水肿、肺脓肿。

འོལ་བ། （欧哇）

【考证】《晶珠本草》记载：欧哇肉有滋补作用。

藏医所用欧哇，其原动物为鸢。

【原动物】

鸢 （图272）

Milvus korschun （Gmelin）

上体和两翅的表面纯暗褐色，头顶和肩部具褐色羽干纹。翼上覆羽大都缀棕白色先端；初级飞羽的内翈基部白色，在翼下面形成白斑。耳羽黑褐色；颊、颏、喉污白，具褐

色羽干斑；胸、上腹、两胁暗褐色，杂
有黑褐色羽干纹。下体余部棕褐色，略
具褐色纹；尾呈叉状。尾羽为土褐色，
具黑褐色斑纹。眼暗褐色；嘴角褐色，
蜡膜绿黄色；脚黑绿色，爪黑色。此鸟
羽色变异较大，但一般来说，成鸟几乎
纯暗褐色，幼鸟在头部和腹面则满布纵
纹。飞翔时两翅不太振动，喜翱翔。

繁殖地遍及我国；分布于欧洲、非
洲、澳洲、亚洲。

常见于开阔草原和农田、居民点上
空，城市附近上空也有时可见。喜单独
飞行，在高空中历久不停，在冬季往往

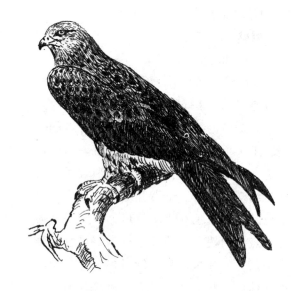

图 272　鸢　**Milvus korschun** (Gmelin)　(王祖祥绘)

三五成群地漫游。它们以肉食为主，常
在草原、田野捕食小型兽类、小鸟、蛇、蛙、鱼以及小型昆虫等，还兼食浮于水面或弃置
于水旁的各种秽物，以及小型动物尸体及其残屑，饥饿时于村镇农家庭院内捕食鸡雏等。

【药材】干燥的肉和脑。

【采集加工】捕后去毛和内脏，取肉和脑，鲜用或晾干，或焙干。

【性味与功用】肉，滋补壮阳；脑，止痛解毒；主治头风、痔瘘等。

གཡི　（依）

【考证】《晶珠本草》记载：依的小肠可治痢疾。

藏医所用依，其原动物为猞猁。

【原动物】

猞猁 （图273）

Lynx lynx (L.)

猞猁在猫科动物中为一中型的种类。体长90~130 cm，尾极短，仅为11~24 cm。四肢
粗长而矫健。耳基宽，上部窄，耳尖具黑色耸立簇毛。两颊具下垂的长毛，并有2~3列明
显的棕黑色纵纹。背毛呈土黄棕色，中央较深。腹毛呈黄白色，毛基灰棕色。眼周毛色呈

白色。四肢背面较体背淡，近土黄褐色。

产于青藏高原及长江流域以北各省区。

猞猁栖于针叶林、灌丛草原、高寒草甸草原、高原草原及山地荒漠、半荒漠草原等各种环境中。住石洞、岩缝或树洞。以旱獭、兔、鼠兔、鼠类、野羊和各种禽类为食。耐饥性强，能静卧数日而不食。

【药材】胆、小肠、肉、毛。

【采集加工】胆及小肠，晒干，研细；肉，晾干，捣细；毛，烧炭与童便调合。

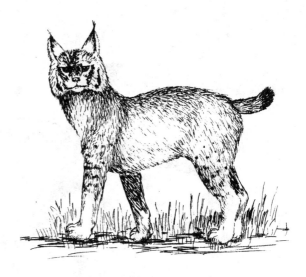

图273 猞猁 **Lynx lynx** (L.) （王家义绘）

【性味与功用】胆，治胆囊炎；小肠，治痢疾；肉，治精神病；毛，治头痛和全身刺痛。

གཡུ་སྦྲུལ། （玉珠）

【考证】《晶珠本草》记载：玉珠破瘀消肿。

藏医所用玉珠即翠青蛇。

【原动物】

翠青蛇（图274）

Opheodrys major（Guenther）

全长1 m左右。生活时背面为一致的鲜草绿色，腹面淡黄绿色。头部椭圆形，两侧无颊窝，前颌骨前没有毒牙；头背面有对称大鳞片；眶前鳞1枚；眶后鳞2枚；前颞鳞1枚；后颞鳞2枚，个别1枚；上唇鳞8枚，少数7或9枚。体背鳞通身皆为15枚，光滑无棱，但有个体在体后部中央有数行弱棱。腹鳞：雄154~168枚，雌161~168枚；尾下鳞双行，雄83~93对，雌72~87对；肛鳞2枚。

产于四川、云南、贵州、甘肃、陕西、湖北、湖南、江苏、浙江、江西、福建、台湾、广东、广西。

生活在山区森林中，是常见的一种无毒蛇，性和顺，捕食蚯蚓及一些昆虫的幼虫。

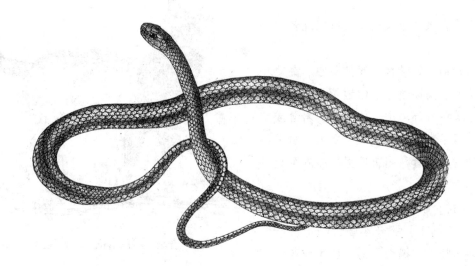

图 274　翠青蛇　**Opheodrys major**（Guenther）　（陈晓暖绘）

【药材】肉。

【采集加工】于春至秋捕捉，用酒闷死，去内脏，剥皮，洗净，风干或烘干，研细备用。

【性味与功用】滋补，破瘀；主治经闭、下胎衣、痈疽及疮疖等。

ར་ཟ་མིག་མེད།　（若夏莫合迈）

【考证】《晶珠本草》记载：若夏莫合迈能通脉，消恶性水肿。

经青海藏医多日吉、坚赞确认，若夏莫合迈为赤胸林蚁。

【原昆虫】

赤胸林蚁

Formica sp.

蚂蚁是社会性昆虫，存在多型现象，分为工蚁、雌蚁和雄蚁3种：工蚁体长3.8~5.9 mm，平均4.8 mm，头部及腹部黑色，胸部暗红，被稀疏的细毛，缺翅。工蚁在群体中的任务为做工和守卫，不能繁殖，实为没有生育能力的雌蚁。雌蚁体长8.0~8.1 mm，黑色，较工蚁明显为大。初羽化时具翅两对，后自然脱落，脱翅后留有明显的翅基痕迹。雄蚁体长7.2~

7.6 mm，全身黑色，体稍细，具翅两对。雌、雄蚁交配后，雌蚁产卵繁殖后代。卵0.5~0.6 mm，长卵圆形，乳白色，卵壳平滑无花纹。幼虫体粗壮，"C"形，乳白色，老熟幼虫7~9 mm。头小，骨化不强。无足，不活动。蛹长卵圆形，乳白色，半透明，临近羽化时变为黄褐色。蛹分大小两种，大的平均长7.1 mm，羽化出雌蚁或雄蚁；小的平均长5.2 mm，羽化出工蚁。

产于甘肃南部、青海、四川西部及西藏。

一年一代，5月雌蚁产卵，6月出现幼虫，7~8月出现蛹，9月底前羽化为成虫后进入冬眠，至翌年4月又开始活动。赤胸林蚁栖居在巢中，巢分地上和地下两部分，地上部分由枯草和哺乳动物的粪便组成，厚为5~20 cm；地下部分又分为蚁道和巢室，深可达1 m以上。冬季蚂蚁在巢室中冬眠。取食双翅目、鳞翅目、鞘翅目昆虫及蝗虫卵。

【药材】干燥成虫。

【采集加工】采到成虫后，用沸水烫死，晒干或烘干。

【性味与功用】通脉，消恶性水肿。

རི་བོང་། （日旺）

【考证】《晶珠本草》记载：日旺脑治肠痛。

藏医所用日旺，其原动物为高原兔。

【原动物】

高原兔

Lepus oiostolus Hodgson

为青藏高原上特有动物，个体比国内其他种类大，最大个体体重可超过3 000 g。被毛长而柔软，耳大。吻部须长，可达至耳基。通体呈灰棕褐色。额部中央及两鼻孔之间的毛色极暗；体侧毛色较背部为淡；腹部几乎全为白色。颈下有一块呈灰棕、棕黄或水黄色斑。前肢淡棕黄色；后肢足背白色，外侧棕色。尾纯白或在尾背中央具一暗色窄条纹。

产于青藏高原及我国西南诸省的高原上。

栖于各种类型的草原。多见于盐碱地灌丛、草丛和河滩灌丛等处。产仔于洞穴中，偶尔也利用旱獭废弃洞穴生殖。活动高峰在早晨和傍晚。白天歇息。以植物的枝叶、根茎为食。

【药材】脑、心、奶汁。

【采集加工】脑，晒干，研细；心，晾干，捣碎；奶汁，鲜用。

【性味与功用】脑，治痢疾、肠痛；心，治心脏病；奶汁，滴治沙眼。

རུས་སྦལ།　（如贝）

【考证】《晶珠本草》记载：如贝能治头疮。又说能治麻风病。
现藏医所用的如贝，经鉴定确系乌龟之全甲。

【原动物】

乌龟（图275）

Chinemys reevesii（Gray）

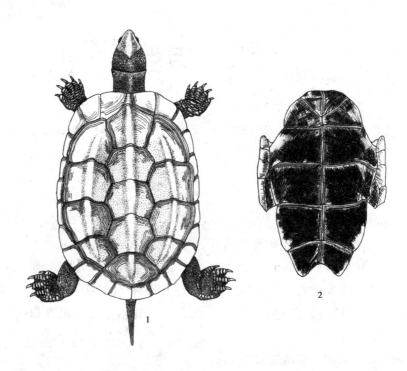

图 275　乌龟　Chinemys reevesii　（Gray）

1.背面观；2.腹甲。（陈晓暖绘）

头小，头宽不及背甲宽的1/4；四肢较扁平，指、趾间均具全蹼，末端具爪；尾短而细。头顶前部平滑，后部具细鳞；鼓膜明显。背、腹甲固定而不能活动。颈盾后端宽；椎盾5块；肋盾4块；缘盾每侧11块；臀盾1对，宽大于长，近长方形。背脊中线及两侧有三条显著的纵棱，雄体不显。有腋盾和胯盾。腹甲与背甲等长或略短。喉盾三角形；肱盾两外缘较宽；胸盾及腹盾较大；股盾外缘较中线略宽，肛盾后缘凹陷。头侧及颈侧具镶以黑边的黄绿纵纹3条；背面棕黄或黑褐色；腹面色浅，略带黄色，每一块盾片的外侧缘色较深。

产于陕西、甘肃、河北、河南、山东、安徽、广东、广西及长江流域各省区；日本也有。

常栖息于江河、湖沼、池塘及稻田中；捕食蠕虫，螺类、虾及小鱼等，亦食植物及粮食。

【药材】乌龟的心和腹甲，即称"龟板"，龟板含胶质、脂肪及钙盐。

【采集加工】龟板，常在8月份捕捉，杀死后取腹甲，剔去筋肉，洗净晒干或晾干备用；心，将活龟杀死后，取出心，晾干，捣碎备用。

【性味与功用】龟板，气腥，性微寒，味微甘、咸，有滋补潜阳，退虚热之功能。主治麻风病、阴虚发热、阳亢头痛、久咳、咽干舌燥、崩漏带下、腰膝痿弱等症；亦是止血剂，用于吐血、咯血、尿血及子宫出血等症。凡虚而无热者忌用。此外，用龟板煎制成的龟板胶，滋养止血之功效较龟板更佳。龟心，治头部疮类。

ཤང་ཏ་མོ།　（兴打莫）

【考证】《晶珠本草》记载：兴打莫肉能舒身心，增体力，脱疙痂。
经与藏医核对标本，确认兴打莫为黑枕绿啄木鸟。
【原动物】
黑枕绿啄木鸟
Picus canus Gmelin
雄体的额和头顶前部辉红色，非常鲜丽。眼先和颧纹黑色；头的余部灰色，颏、喉和前颈较淡，近白色；后头、后颈色较浓，杂黑羽。背橄榄绿色；腰和尾上覆羽与背同色，但羽端呈较为明显的绿黄色。翅覆羽与背几同色。初级飞羽和次级飞羽暗褐色，外翈具多个白色斑；次级飞羽外翈渲染橄榄黄色。下体自胸起均为污灰色而沾染绿色。中央尾羽褐色，羽端近黑褐色，羽干黑褐色。

雌鸟除额和头顶前部无辉红色，枕部具一黑斑，余部均与雄鸟同色。

产于我国各省区，为地方性留鸟。

夏季常栖息于山地林间，冬季大多迁至平原近山的橡树、桦树林。多成对活动。春、夏主要以昆虫为食，冬季兼食植物性食物。

【药材】肉。

【采集加工】捕获后，剔肉，鲜用或晾干，研细。

【性味与功用】治身体虚弱，寄生虫病。

༥ཝ་ （夏哇）

【考证】《晶珠本草》记载：夏哇茸干胸腔脓血和黄水；可止痛，解毒，治绞肠病。藏医认为夏哇的原动物为马鹿。

【原动物】

马鹿 （图276）

Cervus elaphus L.

是一种大型鹿，成年鹿体重可达220 kg以上。体长达至2 m，肩高在1 m以上。体背平直。鼻端裸露。具眶下腺，形似裂缝状。耳长而尖，耳缘微曲。身体匀称，四肢细长。

雄鹿具角，雌鹿缺之。角分叉，角干混圆，第一枝称眉叉，紧靠角基，倾向前方，与主干几呈直角；第二枝与眉叉相距较近；第三枝与第二枝相距甚远；在角干（主干）末端分成四、五两叉，所有枝角的分叉处均呈圆形，而非白唇鹿的侧扁形。

上体主要呈淡褐色，而下体浅淡。鼻端两侧、嘴唇为纯一的褐色。耳背深褐色，耳内白色。臀部有一块较大的暗褐色斑。尾基两侧具不大的白色斑纹，尾上方具不规则暗纹。后肢跗部长一簇黄赭色

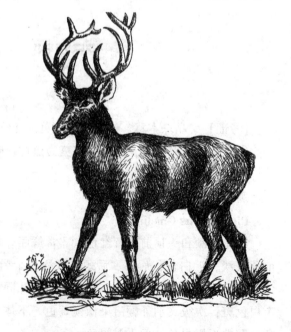

图 276　马鹿　Cervus elaphus L.（祁慧泉绘）

毛，鼠蹊部白色。夏季毛被短，冬毛厚密。

　　产于西藏、青海、四川、甘肃、新疆、河北、山西及东北地区。

　　栖息于高山森林草原、稀疏的灌丛草甸草原或大面积的混交林。夏季一般处在较高的山顶或阴坡居住，冬季由高处迁往山谷或山腰阳坡。活动主要在清晨和黄昏后，白天均卧于隐蔽处休息。以草类及灌丛、树木嫩芽、枝叶为食，并喜在盐分较多的低湿地上舔食。9~10月交配，雄兽争雌剧烈。妊娠期8个月，次年6月前后产羔，每胎常为1仔。初生鹿羔有排列成行的白斑，此斑待幼体第一次脱毛时消失。

　　【药材】茸、干角、肾脏、油脂、骨髓、血、睾丸、兽胎、毛。

　　【采集加工】茸和干角的采集加工与狍同；肾脏，置牛奶中煮熟，切片，晾干；油脂，熬制；骨髓，晾干，研细；血，煮成块，晒干，研细；睾丸，鲜用或晾干，置同类兽奶中或牛奶中煮食。兽胎（连同胎衣），晒干，磨细；毛与山羊毛、驼毛共同燎焦，配以动物油。

　　【性味与功用】茸，生精补髓，暖肾强筋，治元气不足、畏寒乏力、小儿发育不良、耳聋、腰痛、遗尿、阳痿、眩晕、妇女崩漏等症；干角，干燥脓血和黄水，治乳腺炎、水肿；肾脏，治泌尿系统疾病；油脂，驱虫，敷治寄生虫引起的皮肤病，熏治寄生虫引起的鼻痒、眼痛、头痛、牙痛；骨髓，外用治关节积黄水、寄生虫引起的皮肤病；血，治贫血、身体虚弱、寄生虫病，与熊胆、桂皮相配治月经过多；兽胎（连同胎衣）滋补，治妇女病及其引起的杂症；毛，外敷治诸疮；脑，止泄泻。

　　与本种近似的还有白唇鹿*Cervus albirostris* Przewalski，其入药部分、加工方法和性味与功用同马鹿。

ས་ལེ། （萨列）

　　【考证】《晶珠本草》无记载。

　　藏医用羚羊角入药。

　　【原动物】

　　羚羊（图277）

　　Saiga tatarica L.

　　身体大小与蒙古黄羊相近。体长1~1.4 m，体重（雄兽）为37~60 kg，或30~37 kg（雌兽）。头形比较特别，耳廓短小，眼眶显著突出。吻鼻部肥大，鼻中间具槽，鼻孔呈筒形，整个鼻子呈肿胀状，故谓高鼻羚羊。雄羊有角，不分叉。角自基部长出后，几乎竖向上

方，至生长到整个角长的1/3高度时，两
角略向外斜，接着又往上、往里靠近再
微微往外，最后二角尖相向略往内弯。
角尖一段平滑，其余部分具环棱。角呈
半透明黄蜡状。整个毛色呈现灰黄色，
但体侧较灰白。冬季时它们的毛色显得
更淡。

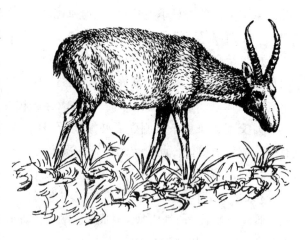

图 277　羚羊　**Saiga tatarica** L.（王家义绘）

曾见于新疆北部，目前已消失。分
布于中亚地区、俄罗斯。

性喜干旱，生活于荒漠及半荒漠的
草原地带。冬季为了避风雪，它们迁往
较平缓的山间坡地、谷地或山间平原。
夏季清晨、傍晚活动，冬季多转为日间活动。常以小群游荡，但入秋后往往大群活动。以
植物为食，如梭梭、蒿类、针茅等。冬末配种，翌年4~5月产仔，每胎1~2羔。据记载，当
年8个月的雌羊就可配种，但雄羊翌年性成熟。

【药材】角。

【采集加工】全年均可采集，但以8~10月捕采最好。

【性味与功用】治食物中毒、脑膜炎、神经衰弱、风湿性关节炎、神经痛、温热病高
热、神昏谵语、惊痫抽搐等。

སེང་གེ།　（桑格）

【考证】《晶珠本草》记载：桑格肉可治精神病。
藏医所用桑格，其原动物为狮。

【原动物】

狮

Panthera leo L.

非洲狮小时身上有斑点，长大后逐渐脱去，仅下肢仍残留一些模糊斑痕。雄狮颈部长
有雄伟的鬣毛。鬣毛色调有沙黄、棕黄、褐及暗褐等，但整个体色呈现沙黄褐色。成年雄
狮体重可达200 kg。雌体略小。

分布在非洲各国。

多生活于草原及疏林边缘，有些栖息于半荒漠地带。主食羚羊、斑马，有时也捕食鹿、野猪等。

【药材】 肉、胆、睾丸、鞭。

【采集加工】 肉，晒干捣细；胆，晾干，温开水泡用；睾丸和鞭，晾干。

【性味与功用】 肉治中风；胆治肺病；睾丸和鞭壮阳。

ཨོ་བྱ། （索恰）

【考证】 《晶珠本草》记载：索恰骨消腹水，肉除邪并闭。

青海藏医确认，索恰的原动物为鸬鹚。

【原动物】

鸬鹚 （图278）

Phalacrocorax carbo L.

体型较大，近2 kg；嘴较长，端部褐色而呈钩状；颊、颈和上喉均白色，形成一半环状，后稍染棕褐色。头、羽冠、颈等为黑色，有金属紫绿色反光，并有白色丝状羽；肩和翅的覆羽青铜棕色，羽缘蓝黑；初级飞羽黑褐色；其余飞羽灰褐色，带有棕色金属反光。下体蓝黑色，并具金属反光。繁殖时期，头、颈满杂以白羽，下胁具白斑。尾灰黑色，羽干基部呈灰白色。

繁殖于西藏、青海、甘肃、新疆及东北地区，间或在河北、山东、江苏、广东等地；长江以南各省为冬候鸟。

池塘、沼泽、湖泊、河溪、海滨等地均可见到，繁殖季节成群生活在一起。善游泳和潜水，巧于捕鱼。休息时常以硬尾支持地面，飞行常甚低，掠水面而过，颈与足均伸展状颇似鸭，速度较缓。青藏高原为繁殖区，每年3月从越冬区迁来，青海湖的一些岛屿上有大量的繁殖鸟。主食鱼类，所捕之鱼有时长达30 cm，重达约500 g，叫声粗厉，略似"喀—拉，喀—拉"声。

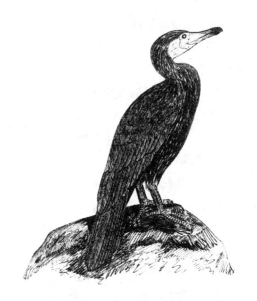

图 278　鸬鹚　**Phalacrocorax carbo** L.
（王祖祥绘）

【药材】肉、骨、胃、喉头、羽。

【采集加工】采得鸟体后，去内脏及毛，剔其肉，晒干，捣碎；取骨烧灰，研细；取胃及喉头晾干，研细；取羽毛，烤焦研细备用。

【性味与功用】肉，除邪开闭（肉汤治鱼骨卡喉），利水道；骨，消腹水，治水肿、雀斑；胃和喉头助消化；毛灰与狗毛灰、蛇皮灰相配，治炭疽、疔疮、散肿；尾羽烧焦内服通二便闭。

སྲམ།　（萨姆）

【考证】《晶珠本草》记载：萨姆壮阳，其骨消腹水。

藏医所用萨姆，其原动物为水獭。

【原动物】

水獭（图279）

Lutra lutra（L.）

身体细长，体重一般2~6 kg，体长62~80 cm，尾长32~50 cm。头部扁而略宽。四肢短而圆，趾间有蹼。嘴须粗硬。耳小而圆，且不显眼。全身被毛短而致密、绒毛丰厚，具丝绢光泽。体背和尾巧克力色或棕暗褐色。喉、颈下和胸部较淡，略带灰色。腹面毛长，呈浅棕色。

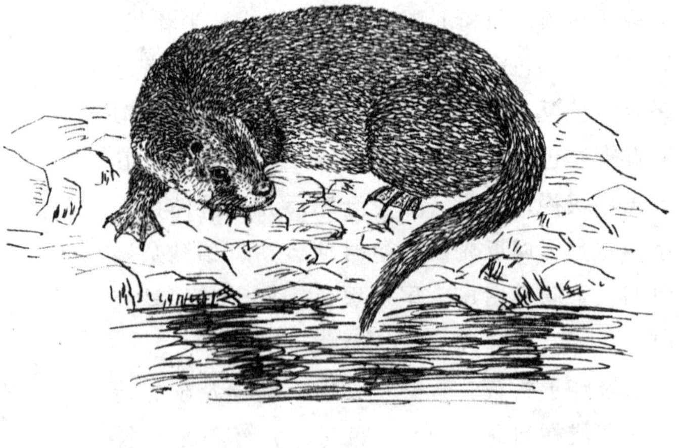

图 279　水獭　**Lutra lutra**（L.）（王家义绘）

产于青藏高原及国内其他省区。

水獭为半水栖兽类，栖息于江河及湖泊岸边。有时也见于稻田内。多在天黑前后活动。在水边、坡堤、灌丛、石隙，或树根下筑洞，洞口多，洞道浅。主要在水中活动，善游泳，以潜水方式捕捉食物，潜水时，鼻孔、耳均可关闭。主要以鱼为食，也吃青蛙、螃蟹、水鸟、鼠类等。一年繁殖两次，通常春秋季交配、产崽，妊娠期55~57天，每胎1~4仔。初生幼獭眼闭，体毛乳白色，三天后出现烟灰色毛；50天后，母獭带其幼仔出外活动；两个月后，幼兽开始入水游泳；三个月的幼獭就能独立生活。

【药材】尾、肝、毛、骨、肉。

【采集加工】尾，晒干；肝，晾干，研细；毛，烧灰；骨，晾干；肉，鲜用晾干。

【性味与功用】尾壮阳；肝治眼病、水肿、尿闭、经闭；毛外用止血；骨消腹水；肉壮阳，治肾寒病。

སྲེད་ཤ།　（森夏）

【考证】《晶珠本草》记载：森夏肉治精神病，辟邪。

根据青海标本，藏医确认森夏的原动物为长耳鸮。在鸱鸮科一大类鸟中，具长耳羽的不多，且多数不分布在藏族聚居地区，仅长耳鸮有分布。又据《本草纲目》一书中所称鸱鸺或角鸱，描述为"大如鸱鹰，黄黑斑色，头目如猫，有毛角两耳"，符合长耳鸮特征，这又为长耳鸮入药提供了佐证。

【原动物】

长耳鸮（图280）

Asio otus L.

脸盘正面中部羽毛灰白色，端部缀黑色，脸侧棕黄色，具白色羽干；耳羽发达，长达50 mm，呈黑褐色，内缘具宽阔白边，羽基带棕色；皱领白色，羽端黑褐色；额白色。上体棕黄色，密杂黑褐色粗干纹，羽端两侧缀褐色和白色细斑；上背棕色较淡，向后渐深；羽干纹的黑褐色仍较显著。肩羽和两翅的内侧覆羽和三级飞羽的颜色与背相似，但羽基和外翈沾棕色，覆羽近端处具棕色以至棕白色圆斑；外侧覆羽大都黑褐色，微具棕斑；初级飞羽基部棕色，端部转为云石状灰褐色，均贯若干黑褐色横斑；次级飞羽灰褐色，密杂黑褐色细点和横斑；下体棕色，胸羽具宽的黑褐色羽干纹，羽端两侧缀白色；上腹和两胁的羽

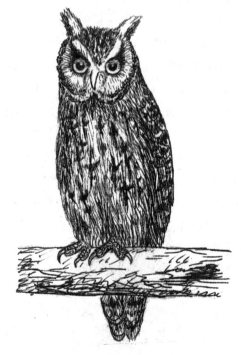

图 280　长耳鸮　**Asio otus** L.

（王祖祥绘）

干纹较细，羽端白斑显著，并缀褐色波状横斑；下腹中央棕白色，无斑。尾羽羽基棕色，端灰色，贯黑褐色横斑，斑间缀同色云石状斑点，外侧尾羽的横斑更为细密。尾下覆羽棕白色，其较长者具褐色羽干纹。眼大而突出，呈金黄色。

产于我国各省区。分布于西欧诸国以及中亚地区、俄罗斯、摩洛哥、突尼斯等。

【药材】肉、脑、羽毛。

【采集加工】捕后去内脏，剔肉，晒干；破头颅取脑，阴干，研细备用；取羽毛，烧焦，研细。

【性味与功用】辟邪，治精神病。

སེ་མོང་། （塞蒙）

【考证】《晶珠本草》记载：塞蒙可治唇疮、肉食和药物中毒。

藏医所用塞蒙，其原动物为香鼬。

【原动物】

香鼬

Mustela altaica Pall.

香鼬体型纤细，体长200~210 mm（雌体）或230~253 mm（雄体）。体重113~240 g。尾毛短而不蓬松。虽然香鼬的毛色变异较大，但总是呈暗棕褐、浅棕褐或为黄褐色。下体为浅黄白色、乳黄、杏黄、橙黄等。尾毛与体躯同色。

产于西藏、青海、四川、云南、陕西、山西、宁夏、内蒙古及东北地区。

生活环境多样，山地、森林、草原均有栖息，村舍附近、菜园、道路两旁也可见到。多在日间活动，至黄昏活动更为频繁。主要以小型啮齿动物为食，也偷食鸟卵等。香鼬有时能连续猎食，然后把多余的猎物藏于一处备用。

【药材】肉。

【采集加工】取肉，晾干，捣碎。

【性味与功用】治肉食中毒、唇疮、黄水病、皮肤炭疽。

སེག་པ། （斯巴）

【考证】《晶珠本草》无记载。

据青海藏医拉治、年盘确认，斯巴即斑翅山鹑，其肉可滋补、敛伤生肌。与斑翅山鹑近似的还有一种叫高原山鹑，在青海、西藏、四川分布也较普遍，但后者胸具明显的黑色横斑，而前者没有，仅于腹部有一块黑斑。

【原动物】

斑翅山鹑（图281）

Perdix daurica（Pall.）

头顶和后头暗沙褐色，额、眉纹、颊棕褐色，耳羽栗色。眼下有一白斑，斑下缘黑色，自背以次均沙褐色，各羽杂有栗色细斑，近羽端处具一宽阔的栗色横斑。翼上内侧覆羽和飞羽的底色与背略同，但具栗色块斑和显著的白色羽干纹，外侧覆羽和飞羽暗褐色，杂有纵斑。颏和喉淡棕褐色，两侧羽毛延长成须状；胸部中央亦淡棕褐色；自腹以次棕白色，腹部中央具马蹄形黑色块斑。雌鸟无。

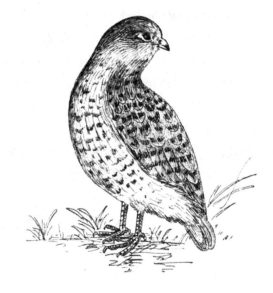

图 281　斑翅山鹑　**Perdix daurica**（Pall.）
（王祖祥绘）

产于青海、陕西、新疆北部和西部、内蒙古、山西及东北地区。分布于俄罗斯西伯利亚。

生活在多种不同的环境内，有的生活在山坡地方，冬时迁到山麓田野；有的在草原、森林林缘、河谷灌丛地方都可见到，喜集群但不如高原山鹑的群大。通常很少鸣叫，受惊时蹲伏不动。

【药材】肉。

【采集加工】捕后去毛和内脏取鲜肉，煮食。

【性味与功用】滋补，敛伤生肌。

གསེར་སྦྲུལ།　（斯珠）

【考证】《晶珠本草》记载：斯珠能消散痈疽，壮阳增肌。

藏医确认，斯珠的原动物为温泉蛇。

【原动物】

温泉蛇（图282）

Thermophis baileyi（Wall.）

全长90 cm左右。背面为橄榄棕或绿黄色，在头背面杂以灰色；背脊中央具深灰棕色脊线，沿此线两侧及体侧有灰棕色小点或缀连成的线纹，于体后部渐不清晰；腹面为绿灰色，腹侧有不规则的黑点，向后渐变清晰；在背腹交界处具一窄细黄色纵纹；唇缘乳黄色并具灰色细纵纹。头部椭圆形，背面具对称大鳞片；鼻孔位于前后鼻鳞之间；颊鳞变异较大，每侧多为1枚，有的没有或超过1枚；眶前2枚；眶后鳞3枚，偶有2枚；前、后颞鳞多为3枚，个别为2枚；上唇鳞8枚，第6或第7枚最大。背鳞除最外一行平滑或向后具弱棱外，均明显起棱；颈部和体中部鳞片均为19行，肛前部为17行。腹鳞200~224枚；尾下鳞105~

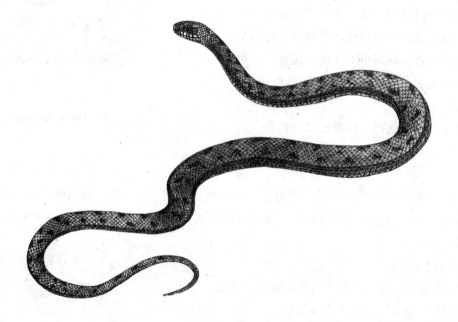

图 282　温泉蛇　**Thermophis baileyi**（Wall.）　（陈晓暖绘）

113对，有时后段成单行；肛鳞成对。

产于西藏。

生活在西藏高原温泉附近的乱石及草灌丛中，偶发现于林缘草丛中，海拔在3 200~4 050 m之间。

【药材】肉、脂肪、蛇蜕及蛇皮。

【采集加工】肉，去内脏，鲜用或用干燥的全体（干制全体的加工与枕纹锦蛇相同）；脂肪、蛇蜕及蛇皮采集加工，与枕纹锦蛇相同。

【性味与功用】肉消散痈疽，生肌壮阳；主治肺痈、淋巴结核、疮毒痈肿及阳痿等症；脂肪治水火烫伤，退箭镞及弹头等；蛇蜕及蛇皮与枕纹锦蛇功用相同。

བསེ་རུ། （塞如）

【考证】《晶珠本草》记载：塞如止痛解毒，干胸腔脓血和黄水，治绞肠病。

藏医所用塞如，其原动物为犀牛。

【原动物】

犀牛

Rhinoceros unicornis L.

体型粗大，体重仅次于象、河马等动物。整个形状古怪。头大、耳大、鼻孔大，眼小。周身皮肤硬、厚。在肩胛、颈下及四肢关节处有宽大的折缝，以致使身上的硬皮形成甲胄状。皮上并附有很多突粒。鼻吻上方有一角，粗而不长，30~40 cm，最长者可达60 cm。角呈石板黑色。

产于印度、尼泊尔及非洲。

生活在热带、亚热带潮湿茂密的草原，喜沐浴，独栖或成对同栖。

【药材】角。

【性味与功用】温、燥；干胸腔脓血和黄水，化血化气，止痛解毒；治急腹痛、绞肠病、食物中毒等。

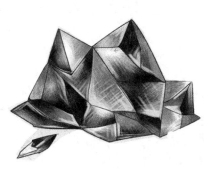

矿物及其他药类

རྫས་སྨན་དང་བཅས་པའི་སྡེ།

ཁ་རུ་ཚ། （卡如察）

【考证】《晶珠本草》记载：卡如察味辛，性温，重、润；提升胃温，消胀；治嗳气嘈杂及培根、龙的合并症、上身培根、下身风病、漫痛、刺痛、身重、便秘、肛结、食胀、清大小肠热；本药分天然品和加工品两种。天然品又分红黑两种，无论哪一种其纹理如寒水石，有光泽，味咸，有焦角气味；黑卡如察状如黑寒水石；加工为热制品，形状不一，味同上述。

拉萨藏医院所用卡如察一药的原矿物是红色石盐，其样品呈肉红色的晶体或粒状集合体，味辛咸，有焦角气味。经镜下鉴定和X光分析确证其主要成分为石盐。原产印度，进口到西藏，因其呈红色，故又称藏红盐。

【原矿物】

红色石盐（紫硇砂）

Red halite

该矿物呈肉红色晶体，完好晶形为立方体，具玻璃光泽。比重2.16~2.17，硬度2.5。属等轴晶体，显微镜下具均质性，其折光率η 1.544。本质上与一般石盐相同，只因其具明显的红色而显得较为特殊。

石盐多产在内陆盐湖中，是湖水蒸发结晶的产物，也可出现在干涸盐湖的沉积层中，常与钾盐、光卤石、石膏、碛硝、水镁矾、钾盐镁矾等共生，在西藏、青海等内陆盐湖中大量出产。但是，红色的石盐并不多见。

红色石盐主要成分为NaCl，经光谱分析检验，西藏藏医院收集的样品，发现还含有少量的铜、铅、硼等微量元素。

【药材】原矿物的块状、粒状、粉状。

【采集加工】在现代盐湖和干涸盐湖中挖采，采出晾干后即可。

【性味与功用】辛、重、温、润；清大、小肠热，健胃升温；治上身培根和下身风病以及刺痛、便秘、大便不通、胃胀。

ཁབ་ལེན། （卡卜练）

【考证】《晶珠本草》记载：卡卜练可治脑骨伤、脉病，退箭镞、弹头；本品分4种，即荷西、交西、布西、高尔西，均状如铁矿石。青色者坚硬，黑色者软，有光泽者中等，形色不一，有铁的气味，断后，断面纤维状，能吸铁。

拉萨藏医院所用卡卜练一药的原矿物是磁铁矿，其样品多呈黑色块状体，经鉴定和光谱分析检验，其基本成分为铁，可以确认为铁矿石，因其能吸铁，显示出明显的磁性，故认为它是一种含磁铁矿较多的铁矿石。

【原矿物】

磁铁矿

Magnetite

磁铁矿呈铁黑色之粒状晶体，具磁性，粉末呈黑色，具半金属光泽。比重4.9~5.2，硬度5.5~6.0。属等轴晶系，在反光显微镜下具均质性，在波长为546 nm的单色光下测得其反射率为20.8。

磁铁矿分布很广，在变质型和接触交代型的铁矿床中，是最主要的造矿矿物。在各类火成岩和变质岩中常作为副矿物出现。

磁铁矿是铁的氧化物，其化学分子式为Fe_3O_4，成分中含Fe 72.4%。从拉萨藏医院收集的样品经光谱分析检验，含铜、铅、锌、钛、镍、钴、锶、锡、锑、镧、银等微量元素。

【药材】原矿石。

【采集加工】将药物做成碎屑，置于配好的药液中煎煮3次，置入瓷瓶，略加诃子液，3~7天即可使用。

【性味与功用】退箭镞，退弹头；治脉病、骨伤等。

གྱ་བཞི། （珠西）

【考证】《晶珠本草》记载：珠西补脑，益肝，托引黄水；本品为紫黑色带黄色石块，状呈四方体，断面里外质同。

拉萨藏医院所用珠西一药的原矿物是黄铁矿，其样品表面呈褐色之立方体，内部呈亮黄白色，具强烈的金属光泽。经鉴定，该品是经轻微褐铁矿化的黄铁矿晶体。

【原矿物】

黄铁矿

Pyrite

黄铁矿呈亮黄白色的粒状晶体，以立方体居多，也有较少的为五角十二面体。具明显的金属光泽。比重多在4.9~5.2之间，硬度6~6.5。属等轴晶系，为均质性矿物。在反光显微镜下具淡黄白色，具有较高的反射率，在波长为546 nm的单色光下测得其反射率为53.6。

黄铁矿分布很广，在各种类型的硫化矿床中经常作为主要的造矿矿物出现。在岩浆岩、变质岩和部分沉积岩中也是较为常见的矿物。像本药物这种结晶完好的立方体晶体，又经不同程度褐铁矿化者，多产在含黄铁矿的变质岩中，如含黄铁矿的泥质板岩、粉砂质板岩等。

黄铁矿属铁的硫化物，其化学分子式为FeS_2。成分中含Fe 46.6%，S 53.4%。拉萨藏医院收集的样品，经光谱分析，其中含有铜、铅、锌、铬、镍、钴、钛、锰、硼、锡、砷、银等微量元素。

【药材】 天然黄铁矿矿石。

【采集加工】 由地层中采取矿石即得本药。

【性味与功用】 补脑，排引黄水，益肝。

ক্রুম་ཚ།　　(加木察)

【考证】《晶珠本草》记载：加木察治消化不良、寒性培根、龙的合并症；本品分岩生和海生两种；岩生者，淡青色，透明如镜，敲碎时呈小立方体，味咸、甘，质佳；海生者，白色透明，如寒水石色，为中品；有些地区所产的为青黑色，有斑斑星点，为下品。

根据上述记载的特征考证，藏医所用加木察的原矿物显然是结晶完好、透明度较高的光明盐（石盐类的一种）和一般的食盐。

【原矿物】

光明盐

Halite

一般呈白色晶体，晶体完好者为立方体，质纯者常具较高的透明度；结晶差者也可成粉末状。矿物多具玻璃光泽，比重2.16~2.17，硬度2.5。属等轴晶系，反光显微镜下具均质性，折光率为1.544。

石盐为钠的氯化物，化学分子式为NaCl。成分中含Na 39.34%，Cl 60.66%。由于藏药用的石盐多为天然产物，未经精炼，所以质地多不纯净，常含杂质，故多伴有硝硝、天然碱等。

【药材】不同形状的石盐。

【采集加工】自采或市售天然石盐及其提炼后的产品。

【性味与功用】咸、甘；治消化不良、寒性培根及龙的合并症。

རྡུལ་ （欧勒）

【考证】《晶珠本草》记载：欧勒味苦，性轻平，排黄水，干脓血，能使牙齿变好；分土生、木生和石生3种，石生者由冶炼时发出蓝光的矿石而得。

如上所述，显然欧勒非天然产物，而由冶炼矿石所得，藏医用银入药，与金属银相同的天然矿物为自然银。

【原矿物】

自然银

Silver（Native silver）

自然银呈银白色，表面常呈棕、黑、灰色的细粒集合体，有的呈树枝状或骸晶状。具金属光泽，比重10.1~11.1，硬度2.5~3，具较好的延展性。属等轴晶系。在反光显微镜下显亮白色微带乳黄色，其反射率高达90%~95%。

自然银分布较广，但数量很少，主要产在银矿床的氧化带中，在热液矿床中也有产出。自然银常与其他银矿物、方铅矿、黝铜矿、黄铁矿等硫化矿物，以及方解石、石英、重晶石等矿物共生。

自然银是银的自然元素矿物，其化学元素符号为Ag。但其中常含金、汞、锑、铋等杂质元素。

【药材】经冶炼的含银多元素金属。

【采集加工】制药前，需打成薄片状，涂上一层制好的药浆，放入泥罐中，用泥密封后锻制。

【性味与功用】苦、轻、平；干脓血，利牙齿；治黄水病。其他功效与金同。

དངུལ་ཆུ། （欧曲）

【考证】《晶珠本草》记载：欧曲辟邪，治诸病；为银矿石一类的岩石，火烧时化为烟。

藏医用水银入药。水银一般由富含辰砂的汞矿石经提炼而成，是经加工的产物。天然产出的水银很少，产于汞矿床中。

【原矿物】

水银

Hydrargyrum

水银是银白色的液体，具有很大的比重（13.6），在空气中易挥发，产生有毒的汞蒸汽。水银是汞的天然元素，其化学元素符号为 Hg，其中含有少量的银及其他杂质元素。

【药材】冶炼后的矿物。

【采集加工】藏医用淘、洗、炼三法去毒。

【性味与功用】治白喉、炭疽、天花、麻风、疖痈、痹病、刚巴病等。本品有大毒，去毒后，方能使用。

ཅོང་ཞི། （君西）

【考证】《晶珠本草》记载：君西性平、温；止泻，清培根热，解诸热，治热性病、骨髓炎；本品分5种，即雄、雌、中、子、女药；雄药硬而重，特品方形，状如光明盐，不管怎样敲碎，均破裂成方形；上品状如马牙，破裂纹理粗糙，有光泽；中品状如切开的萝卜，纹理光滑，色白而亮；下品状如白石，光泽微弱，坚硬。雌药松而软，特品状如冰片，色白而光滑；上品晶针状，纹理细而长；中品冰凌状，纹理光滑而密实；下品晶粉状有光泽，纤维短，纹理细密。中药性平而软，成为海螺块状，掘取为象牙状。子药像雄药，但质地疏松，块小而平滑。女药似雌药，平滑。

拉萨藏医院入药的君西标本，呈白色结晶完好的菱面体，质较钝，经鉴定为方解石。

由于方解石类矿物变化多端，形态各异，加之含杂质不同，可以产生各种外貌，故《晶珠本草》称有101种，足见其复杂性。由此可见，本药基本为质地不同的方解石类矿物及其集合体。因仅见拉萨藏医院的样品，故其余省略。

【原矿物】

方解石（寒水石类的一种）

Calcite

是一种十分广泛的矿物，结晶完好且质地纯净者多呈无色透明之菱面体，称冰洲石，具有极明显的双折射现象。一般呈白色、灰色，有的具淡棕黄色、浅玫瑰色等；多呈钟乳状、泉华状、粉末状等。方解石常具玻璃光泽，比重2.715，硬度3。属三方晶系矿物，具一轴晶负光性，其折光率ω 1.658，ε 1.486。

方解石的形状多样，是沉积岩中非常重要的造岩矿物，在变质岩、火成岩中也是经常出现的次生矿物。热液脉状方解石通常质地纯净，可作为药用。在温泉、药水泉中，石灰岩区的地下洞穴中也有方解石沉积。

方解石是钙的碳酸盐矿物，其化学分子式为$CaCO_3$，根据分子式计算，矿物中含CaO 56%，CO_2 44%。拉萨藏医院收集的样品，经光谱分析检验，还含有铜、铝、锌等微量元素。

【药材】原矿物。

【采集加工】其炮制可分热制、冷制、猛制、精制4种。

【性味与功用】温；止泻，清培根热；治热性病及骨髓热。

ལྕགས། （甲合）

【考证】《晶珠本草》记载：甲合解肝中毒，利眼病，消散浮肿、膨胀；本品有上品2种，次品6种；上品之一叫冈贝，黑褐色；上品之二叫黑乔热，色甚青；次品分软、硬两类，软的色白不刃；硬的色黑，打后而色红或色白而刃。

藏医用铁入药。

【原矿物】

自然铁

Native iron

自然铁呈铁灰色或铜灰色之粒状、片状、海绵状或乳滴状集合体，具金属光泽，有强磁性，可延展。比重7~8，硬度4~5。自然铁屑属等轴晶系矿物，具均质性，在反射光下具亮灰色，其反射率约65。

自然铁较为少见，在富含碳质的沉积物或煤层中可找到很纯的自然铁；此外在喷出岩被还原的沉积物中，在橄榄岩的蛇纹石化产物中也可产生自然铁。

自然铁是铁的自然元素矿物，它的元素符号为Fe，其中可含镍、碳等元素。

【药材】冶炼后的各种铁，即铁屑、铁汁、铁垢、铁焦、铁砂等。

【采集加工】将铁锉成屑，去毒称铁屑；铁和药溶制成的汁液称铁汁；烧打铁时剥落的碎片称铁垢；在炼铁炉中烧结的称铁焦；铁砂为铁的碎片。

【性味与功用】解肝中毒，利眼病；治浮肿。铁砂能解毒，治眼病和木保病；用水柏枝汁和铁煎制成的汁液清肝热，治眼病、黄水疮；铁垢治肌黄病；铁焦治黄疸病。

另一种药称"甲合吉扎"，系铁锈，为一种含水的氧化铁类物质，其成分大致与水针铁矿相当。水针铁矿是褐铁矿的主要成分，多是表生条件下含铁矿物经风化形成。水针铁矿是含水的氧化铁矿物，其化学分子式为$FeO(OH) \cdot nH_2O$，成分中含FeO 85.5%，H_2O 14.5%。

【药材】原矿物入药。

【采集加工】与药物共煮，反复煎煮3次，放入瓷瓶中，加药液，置室温下，3~7天即可。

【性味与功用】利肝病。

ཕྱགས་ཀྱི་རྡོ།　（甲合吉多）

【考证】《晶珠本草》记载：甲合吉多延年益寿，滋补；本品分黑、黄2种；质重，均冶炼出铁。

根据上述性状及藏医用药，其中黄色者，可能为褐铁矿石。其主要成分为褐铁矿。

【原矿物】

褐铁矿

Limnite

褐铁矿多呈黄褐色，块状、多孔状、网格状、皮壳状等多种形态。褐铁矿通常是一种混合物，它由多种含水氧化铁矿物组成，其中，最主要的是针铁矿和水针铁矿，其次有水铁矿和水赤铁矿，此外有黏土矿物等。

褐铁矿的化学成分变化不定，一般含铁均在30%以上，还含有其他杂质元素。

【药材】原矿物入药。

【采集加工】将矿物与药共煮，反复3次，后置磁瓶中，置3~7天即可。

【性味与功用】有延年益寿和滋补作用。

མཚལ། （穹）

【考证】《晶珠本草》记载：穹治癫痫，镇痛；本品分4种：特品白色，有青色光泽，明亮，里外不暗；上品有红色光泽；次品2种：一种产自克什米尔地区，红色；一种有白斑。

藏医提供的药物样品，颜色较杂，一部分呈白色，另一部分呈紫红色、褐色，在不规则的块体上有环纹。经鉴定，本药实为玛瑙。玛瑙的主要组成矿物为玉髓，由于其中有氧化铁等杂质混入，故显示出各种不同的颜色。玛瑙按其颜色的不同，分红玛瑙、蓝玛瑙、黑玛瑙、黄玛瑙、白玛瑙等多种。

【原矿物】

玉髓

Chalcedony

玉髓呈白色、灰色、红色、褐色、蓝色、绿色之隐晶状、纤维状、皮壳状、钟乳状之集合体。玉髓质地细腻，具蜡状光泽或玻璃光泽，比重2.6~2.64，硬度6.5~7。在显微镜下呈无色纤维状或隐晶质集合体，常排成带状或放射状。为一轴晶正光性矿物，其折光率为$\omega 1.537$，较石英化重折率很低。

玉髓为石英的纤维状变种，其中常含蛋白石及其他杂质；产于多种地质环境，一般为低温热液作用形成，在各类火山岩的蚀变产物中均可出现。玉髓的共生矿物有沸石、碳酸盐及绿泥石等。其化学成分和石英相似，分子式为SiO_2。但因玉髓常含杂质，故其成分有较大差异。根据所提供的样品，玉髓的化学成分中含SiO_2 93.74%，Fe_2O_3 3.23%，H_2O^+ 0.90%，H_2O^- 0.55%。

【药材】原矿物入药。

【采集加工】用药物煮一天，倾去药汁，再用清水、酒煮，反复多次即可。

【性味与功用】镇痛，治癫痫、眼病。

ཉི་ཚ་དཀར་པ། （多察嘎巴）

【考证】《晶珠本草》记载：多察嘎巴之烟熏治眼病；本品为青石或红石中的矿物，状如银，似银色青，牙咬碜牙，置于炭火中烧，冒青黄色烟。

藏医用锌入药。

【原矿物】

自然锌

Native zinc

自然锌为灰白色之菱面体，但极少见。由矿石冶炼的锌为柱状、锥状或其他形态之集合体，具金属光泽，比重6.9~7.2，硬度2。

自然锌是锌的单质元素矿物，元素符号为Zn。

【药材】由原矿物冶炼后的产物。

【采集加工】炮制同甲合吉多。

【性味与功用】利眼病，治翳障。

མཐིང་རྒྱས། （厅居）

【考证】《晶珠本草》记载：厅居益筋，利筋病；其状如筋，捣时如顽筋，碎裂不如多居，柔嫩疏松，用力捣可成粉末。

根据《晶珠本草》所述特征及藏医用药，该药物是一种阳起石石棉。

【原矿物】

阳起石石棉

Actinolite astestos

阳起石石棉与阳起石的根本区别是纤维更细，质地柔软，不易捣碎，其余见阳起石。

【药材】原矿物。

【采集加工】同君西。

【性味与功用】利筋病。

དཙཉ། （达措尔）

【考证】《晶珠本草》记载：达措尔治口臭、骨病；本品状如白硼砂而略白，味涩、酸、咸，与其他矾类相同，质优。

四川和青海藏医认为是市售白矾。拉萨藏医院获得的样品为镁明矾和四水泻盐，显然四水泻盐可能有误。

【原矿物】

1. 白矾

Alum

白矾为天然的明矾石加工提炼而成的结晶体，呈不规则的结晶状，大小不一，无色或黄白色，透明或半透明，有玻璃样光泽，质脆，易砸碎，可溶于水，无臭，味极涩。分子式为$KAl(SO_4)_2 \cdot 12H_2O$。产于已变化的火山岩中，是由含硫酸的溶液或蒸汽与含钾和铝的岩石起化学反应而形成的。

2. 镁明矾

Pickeringite

镁明矾呈无色至白色针状、毛发状、球粒状或皮壳状的集合体，具玻璃光泽，比重约1.84，硬度1.5。在显微镜下具二轴晶负光性，光轴角60°，折光率为γ 1.483，β 1.480，α 1.475。

镁明矾属含水的镁铝硫酸盐矿物，化学分子式为$MgAl_2(SO_4)_4 \cdot 22H_2O$，含MgO 4.69%，$Al_2O_3$ 11.87%，SO_3 37.29%，H_2O 46.15%。本药物经光谱分析，还含铜、锌、钴、镍、锰、锶等微量元素。

镁明矾产在富含黄铁矿的矿床铁帽中，常与毛矾石、水绿矾、石膏、泻利盐等共生。

【药材】提炼后的结晶物与原矿物。

【采集加工】白矾系由粗矾用水溶解后，过滤，收集滤液，加热浓缩，放冷后析出结晶，取出晾干制成。

【性味与功用】涩，酸；治口臭、骨病。

ཐུང་རོས།　（董瑞）

【考证】《晶珠本草》记载：董瑞治瘿瘤糜烂，为治白喉良药。本品为黄色石块，色如黄丹，有硫磺味，火中燃烧冒黄烟，有两种：红色透明者为雌；紫色，短纤维者为雄。

根据笔者调查和考证，现藏医所用董瑞一药的原矿物为雄黄。

【原矿物】

雄黄

Realgar

雄黄呈红色至橙黄色之板状、柱状集合体，有的呈疏松土块状。常具松脂光泽至油脂光泽，比重3.56，硬度1.5~2。在反光显微镜下呈灰色微带紫色，具强烈的橙红色内反射，非均质性明显，在波长为589 nm的单色光下测得其反射率R_α 21.1，R_β 20.8，R_γ 18.9。属单斜晶系矿物，具二轴晶负光性，光轴角约40°。雄黄的折光率很大。

雄黄常在中低温的热液矿脉中产出，与雌黄、辉锑矿、毒砂、黄铁矿等共生或伴生。在热泉及喷硫泉中亦可见到。

雄黄是砷的硫化物，其矿物化学分子式为AsS。其中，含As 70%，S 30%。

【药材】原矿物。

【采集加工】先用配好的药煎汁，去渣取汁；后用汁浸泡原矿物一昼夜，置于火上熬3次即可。

【性味与功用】止糜烂，治瘿瘤、白喉。

མདུང་རྩེ་དཀར་པོ།　（东泽嘎保）

【考证】《晶珠本草》记载：东泽嘎保去黄水，保持骨松质、油脂；本品白色，坚硬，有喉状纹，断面针状，尖锐，大而纤长。

见到藏医所用药物的样品，均为代用品。青海省藏医院样品呈纤维状，具绢丝光泽，与盐酸起强烈反应；西藏样品细密，具陶瓷状光泽，遇盐酸起泡。经显微镜和光谱分析检验，其样品均为纤维石。

【原矿物】

纤维石

Satin spar

在显微镜下观察，二样品质纯，主要为纤维状矿物组成，为方解石一种，含$CaCO_3$ 100%；青海省藏医院样品纹理呈纤维状，平行排列。西藏样品纹理呈菱形交织或草束状聚集。经光谱分析，含$P_2O_5 \leqslant 1\%$，，还含镍、锰、锶、锡等元素。

【药材】原矿物。

【采集加工】炮制同东泽木保。

【性味与功用】同东泽木保。

མདང་ཚེ་ལྡུག་པོ།　（东泽木保）

【考证】《晶珠本草》记载：东泽木保去黄水，保持骨松质油脂；本品为紫红色石块，刻纹呈紫色，比东泽嘎保块小而形状相同，捣碎时呈马毛状裂纹。

根据笔者调查，西藏和青海藏医所用东泽木保一药的原矿物是结核状赤铁矿，其样品均为褐红色块体，同具放射状和同心状纹理特征，经显微镜和光谱分析检验，确认为结核状赤铁矿。

【原矿物】

结核状赤铁矿

Nodulated hematite

在显微镜下观察：西藏样品，质纯，完全由赤铁矿（Fe_2O_3）组成，呈薄板状晶体，作放射状的同心壳层分布，是由胶体重结晶而成；青海省囊谦县样品，质亦纯，由纤维状至针状赤铁矿晶体组成，呈放射状分布，显示同心状印迹，这种赤铁矿是由胶体脱胶重结晶而成。

光谱分析，西藏某地样品含As >1%，Sb 0.1%，但未见砷、锑矿物，并含铜、铅、镍、锰、钡、锶、锡、铍、钼、砷、锑、锗微量元素。青海省囊谦县样品含Pb 0.1%，Zn 0.2%，并含铜、铅、锌、镍、钒、锰、钡、锶、铍、钼、砷、锑、锗微量元素。

【药材】原矿石。

【采集加工】与配伍药物共煎煮3次，放入瓷瓶中，在室温下置3~7天即可。

【性味与功用】干黄水，固骨脂。

རྡོ་ཐལ།　（多塔）

【考证】《晶珠本草》记载：多塔治胃培根聚滞及内腑诸病，分白、淡蓝、灰白、淡红、深青色5种；捣碎时有角焦气味，无论哪种在炭火中烧热，待冷却后放入温水中煮沸，即呈乳白色溶液。

经调查和考证，各地藏医所用多塔一药的原矿物为石灰岩。

【原矿物】

石灰岩

Limestone

石灰岩呈灰色、白色、淡红色、浅黄色、灰黑色、黑色之块状体。主要由隐晶至微细粒的方解石组成，含较少白云石、石膏、黏土质、碳质及其他杂质。有的石灰岩中还含古生物化石。石灰岩多具块状、层状构造，有的为鲕状、碎屑状。

石灰岩是一种分布很广的岩石，是由化学沉积作用形成，是烧石灰的原料。其主要成分为方解石，属钙的碳酸盐矿物，化学分子式为$CaCO_3$。通常石灰岩多不纯净，其中常含镁、铁、锰、碳等杂质。

【药材】原矿石。

【采集加工】石灰岩煅烧而成。

【性味与功用】治胃培根聚滞及内腑诸病。

རྡོ་རྒྱུས།　（多居）

【考证】《晶珠本草》记载：多居益筋，利筋病；分上下二品，两种均产自土中。上品色青，有白光，状如干筋，捣碎时犹如兀鹰羽毛状纤维，嚼时如筋；下品如木，捣时裂而不碎，能撕裂。

拉萨藏医院所用药物的样品呈灰色至浅褐黄色之纤维状集合体，纤维平行排列，状如干筋。经显微镜检验和光谱分析，确认该药物为阳起石。

【原矿物】

阳起石

Actinolite

阳起石常呈浅绿色至暗绿色，有时具灰色、浅黄褐色之长柱状、纤维状的集合体，有时呈放射状集合体。阳起石常具玻璃光泽，比重3.02~3.44，硬度6左右。属单斜晶系矿物，具二轴晶负光性，光轴角76°。随着矿物中含镁、铁成分的变化，折光率也变化不定，其γ 1.639~1.670，β 1.632~1.633，α 1.620~1.650。

阳起石是一种较为常见的矿物，多在区域变质和接触变质的大理岩中存在。在低级变质的绿色片岩，中基性火成岩的蚀变产物中也经常产出。在与矽卡岩有关的高温矿脉中也较普遍。通常质地较纯，呈集合体，适宜药用。本药物的样品可能属这种产物。

阳起石属钙镁的链状硅酸盐矿物，并含较多的铁。化学分子式为$Ca_2(MgFe^{2+})_5(Si_8O_{22})(OH,F)_2$。由于阳起石的分子式中铁经常与镁呈类质同象置换，故其化学成分不稳定，常有一个变化范围。某阳起石单矿物经化学分析，其成分为SiO_2 55.26%，TiO_2 0.04%，Al_2O_3 2.23%，Fe_2O_3 1.19%，Cr_2O_3 0.32%，FeO 5.12%，MgO 20.41%，MnO 0.31%，CaO 12.07%，Na_2O 0.59%，K_2O 0.10%，H_2O 1.81%，F 0.31%。拉萨藏医院收集到的样品，经光谱分析还含有铜、铅、锌、铬、镍、钴、锑、钒、钛、锰、钡、锶等微量元素。

【药材】原矿物。

【采集加工】同君西药。

【性味与功用】利筋病。

རྡོ་རྗེ། （多尔吉）

【考证】《晶珠本草》记载：多尔吉辟诸邪；本品为一切宝石之冠，可断磨其他珍宝，可分为4种：瓦扎布拉为特等品，呈红紫色，火烧不焦，敲打不碎，砍截不断，研磨不损，非常坚硬；瓦扎西拉厚拉为上品，产自石中，火烧破裂，颜色较红，如果破裂，经常裂为三棱形，又称小金刚石；瓦扎厚若奈扎为中品，呈红紫色而硬，同上述一样难断难磨，产自藏北高原；高拉尼扎为下品，呈深紫色，不如上述诸矿石坚硬和锋利，颗粒小，产于雅砻和康木之地。

根据藏医所用药物特征判断，此药为金刚石。

【原矿物】

金刚石

Diamond

金刚石多为黄色、蓝色、黑色、绿色、紫色之粒状晶体，结晶完好者具八面体或菱形十二面体晶形，立方体和四面体少见。金刚石具金刚光泽，比重3.15~3.52，硬度10，绝对硬度约为石英的1 000倍。金刚石属等轴晶系矿物，具均质性，其折光率为2.419。

金刚石是罕见矿物，常为某些超基性火成岩深部结晶的产物，产在火山洞或火山颈内的金伯利岩中，与含铬镁铝榴石、铬透辉石、镁钛铁矿、铬尖晶石、橄榄石等共生。在某些冲积河流砂矿床也可见到金刚石。

金刚石是碳的单质元素矿物，其化学元素符号为 C。

【药材】原矿物。

【采集加工】先行打碎，然后与药物共煮一夜，倾去药汁，再放入清水中煮，最后再在酒中煮，经过反复炮制后即可入药。

【性味与功用】治龙、赤巴、培根三病。

ཊ་ཚོལ། （多扫）

【考证】《晶珠本草》记载：多扫消石，止血，解宝石毒；为深黑色，火中烧时着火。未烧时性寒。

拉萨藏医院的药物样品呈亮黑色层状，有沥青光泽，经鉴定确认为煤。

【原矿物】

煤

Coal

煤的种类繁多，一般分镜煤、亮煤、暗煤和丝碳4种。煤的颜色多呈黑色，少数呈黑褐色，碳化程度较高者具沥青光泽和半金属光泽，其比重在1.25~1.50之间，硬度1~3。在显微镜下多呈灰色，在透射光下则呈褐色和红褐色。煤的基本成分包括凝胶化的基质、角质层、凝胶化碎块及丝碳化碎块等。此外，还有各种孢子体、花粉、树脂体等。在煤中还含有较多的杂质，如黄铁矿、黏土质、白云母、石英、方解石、水铝石、磁铁矿、褐铁矿及石膏等。

煤均产在沉积地层中，常呈层状产出，是最主要的能源资源。其化学成分主要为固定碳，随着煤质的差异，其中的各种成分变化很大。其固定碳含量一般均在75%以上。此外，还含有大量的水分、灰分和挥发成分。

【药材】原矿物。

【采集加工】洗净打碎后待用。

【性味与功用】止血，解宝石毒。

ནག་ཚིར། སེར་ཚིར། （那措尔 塞措尔）

【考证】《晶珠本草》记载：该药止腐烂，去痞病。分黑、黄两种：黑的产自土中和石岩中，外表白色带黄，气味大；黄的产自石岩中，外表白色带灰，气味较小。两种分别与叉分蓼、荞麦、诃子、石榴皮调合成水溶液，各自显黑色或黄色。

根据笔者调查，现在藏医所用那措尔、塞措尔的药物，其原矿物不完全相同。西藏藏医院所用的药材为淡黄色至白色的块状体，其样品经鉴定是杂有石英的铁明矾。青海藏医院所用的药材多呈灰色并杂有棕色的粉末状物质，经鉴定则为杂有黄铁矿的铁明矾。在青海藏医院所用的药材尚有一种呈硫黄色、橘黄色，局部夹有灰色和白色的疏松块状物，通过鉴定确认为含石英的叶绿矾。

【原矿物】

1. 铁明矾（石英）

Halotrichite（Quartz）

铁明矾呈无色、白色、黄色、绿色之针状、毛发状、放射状、纤维状、球粒状等之集合体，具玻璃光泽，比重约1.95，硬度1.5。在显微镜下多呈无色针状，属单斜晶系矿物，具二轴晶负光性，光轴角约为35°，折光率γ1.490，β1.488，α1.480。

铁明矾是含铁铝的含水硫酸盐矿物，其分子式为$FeAl_2(SO_4)_4 \cdot 22H_2O$。铁明矾中含FeO 8.07%，$Al_2O_3$ 11.45%，SO_3 35.97%，H_2O 44.51%。拉萨藏医院的样品，经光谱分析，还含有铜、铅、钒、钛、钡、锶、锆等微量元素。

铁明矾多为黄铁矿及铝质沉积岩或其他岩石的风化产物，含黄铁矿的褐煤或煤层的矿坑中，常与钾明矾、毛矾石、水绿矾、石膏等共生。

2. 铁明矾 (黄铁矿)

Halotrichite (Pyrite)

青海藏医院的矿物样品，呈细小的针状、纤维状集合体。其样品为残留体，石英零星分布，含铁矾类矿物沿裂隙呈脉状充填。其中含铁明矾74%，黄铁矿15%，铁矾类物质10%，石英约1%。

3. 叶绿矾

Copiapite

青海藏医院的矿物样品，呈硫磺黄色、橘黄色，局部带灰色和白色，质轻，呈疏松块状，味涩苦。经鉴定为叶绿矾，呈细小鳞片状，其中有石英混杂，石英呈细小不规则集合体。本矿物叶绿矾含80%，石英含20%。

【药材】原矿物。

【采集加工】同达措尔。

【性味与功用】止腐烂，去痞瘤。

ⴱⴱⵛ (帕奴)

【考证】《晶珠本草》记载：帕奴益筋如黄牛乳头，外表有皱纹，中心有乳道洞，颜色不一，多为蓝白色，捣碎时有角焦味。

从《晶珠本草》所描述的外部特征和拉萨藏医院所用帕奴一药的原矿物属钟乳石。钟乳石的基本成分为方解石，基本特征与其他方解石无异。但产出条件比较特殊，是石灰岩经地下水活动，在地下洞穴中形成的沉积物，其形态多种，有的像石钟乳、石笋，还有的像石柱等。拉萨藏医院收集的钟乳石经光谱分析检验，存在少量铜和铅元素，化学成分同方解石。

【原矿物】

钟乳石

Stalactite

钟乳石基本成分为方解石，见君西项。

【药材】原矿物。

【采集加工】炮制方法同君西。

【性味与功用】舒筋。

པ་ཤ།　（帕拉）

【考证】《晶珠本草》记载：帕拉治瘿瘤，止糜烂；气味与雄黄相似，但稍淡，火中燃烧冒黄烟。分上中下三品：上品红色或深黄色，如马牙断面；中品如金纸重叠；下品青绿相杂，如腐石。

根据上述特征及藏医所用帕拉一药的原矿物，其上品为雌黄；中品和下品因未见到藏医所用这方面的药物，需待今后调查研究。

【原矿物】

雌黄

Orpiment

雌黄呈柠檬黄色之针状、板晶状集合体，常呈皮壳状及束状聚晶。雌黄的解理面上具珍珠光泽，其他地方为松脂光泽，比重3.49，硬度1.5~2。雌黄属单斜晶系，在反射光下呈灰色，具明显的非物质性；内反射呈淡黄白色，其反射率约25%。在透射光下呈柠檬黄色，具二轴晶负光性，光轴角约76°；其折光率很高。

雌黄的产出与雄黄相似，多产在低温热液矿脉中，常与雄黄共生，或为其变化的产物。其他共生矿物有辉锑矿、自然砷、方解石、重晶石、石膏等。

雌黄为砷的硫化物，其化学分子式为As_2S_3，其中含As 60.91%，S 39.09%。

【药材】原矿物。

【采集加工】同董瑞。

【性味与功用】同雄黄。

ཤིག་པ་ས།　（劈半）

【考证】《晶珠本草》记载：劈半除疠，破痞瘤，去翳障；本品来自印度，有天蓝和松儿石色2种，形状和透明程度如白矾，味同诸矾而有铜锈味，天然品质佳，加工品质次。天然的表面微呈石颜料状，加工的表面有粉末和磨研的痕迹。

拉萨藏医院所用劈半一药的原矿物样品呈天蓝色之块状集合体。经显微镜鉴定和光谱分析确证，该矿物为胆矾。

【原矿物】

胆矾

Chalcanthite

胆矾呈天蓝色、蓝色微带绿色短柱状或薄板状晶体，有的呈块状、粒状、肾状或钟乳状集合体。常具玻璃光泽，比重2.28，硬度2.5。该矿物属三斜晶系，其折光率 γ 1.543，β 1.537，α 1.514。该矿物具二轴晶负光性，光轴角56°。

胆矾为铜的含水硫酸盐矿物，其化学分子式为 $CuSO_4 \cdot 5H_2O$。成分中含Cu 25.45%，SO_4 38.48%，H_2O 36.07%。通常胆矾中还含有一定数量的铁。拉萨藏医院收集的样品经光谱分析，还含有铅、锌、镍、钛、银等微量元素。

胆矾为一次生矿物，多产在含铜的硫化物矿床的氧化带中，常与水绿矾、铝铁矾、泻利盐、皓矾、镁明矾、碧矾、水胆矾及石膏等共生。

【药材】原矿物。

【采集加工】在硫化矿床氧化带中，采集鲜艳蓝色矿石待用。

【性味与功用】治癣病、风疹、眼病、痞瘤、翳障、疖疮等。

བུལ་ཏོག　（铺夺）

【考证】《晶珠本草》记载：铺夺助消化，治腐烂、溃疡、培根胃胀、虫病、中毒性肝病；本品色如石膏，性重，味苦，甘、咸者质佳，味辛、酸者质劣，无论何处所产的矿物，带有土色者均需洗掉土。

拉萨藏医院所用铺夺一药的原矿物为天然碱。其样品呈白色粉末状。经显微镜下鉴定，并经X光衍射分析证实，本品主要成分为天然碱，并含有较少的碳酸钠钒和其他杂质。青海藏医所用铺夺一药的原矿物为碱花，其效果较天然碱好。

【原矿物】

天然碱

Trona

天然碱为单斜晶系之柱状或纤维状晶体。矿物常呈白色，灰色，有时微带黄色，具玻璃光泽，比重2.14，硬度2.5~3。显微镜下呈无色细小柱状晶体，其折光率 γ 1.540，β 1.492，

$\alpha 1.412$，二轴晶负光性，光轴角约76°。

天然碱为钠的重碳酸盐矿物，其化学分子式为 $Na_3H\ (CO_3)_2 \cdot 2H_2O$。其中含 Na_2O 41.15%，CO_2 38.94%，H_2O 19.91%。一般在天然碱中还含钾、钙、镁、氯、二氧化硫等杂质。从拉萨藏医院收集的样品，经光谱分析，还含有少量钛和硼。

天然碱常产在各种盐湖矿床中，在西北干旱地区亦常见于土壤表面，呈粉末状，常与苏打、水碱、石盐、钙芒硝、芒硝、无水芒硝、石膏等共生。

【药材】粉状或结晶状天然碱或碱花。

【采集加工】天然碱一般产于干涸盐湖或盐域滩地，常年可采，采后除去泥沙即可药用。

【性味与功用】助消化；治溃烂、溃疡、培根性胃胀、虫病、中毒性肝病等。

བྱིའུ་མགོ།　（齐吾高）

【考证】《晶珠本草》记载：齐吾高补骨、健胃，托引黄水。本品产于白色岩石中、土中和河滩沙砾中，分两种：色白，块小，光滑，状如麻雀头者为上品；色淡红或青，粗糙，状如鹞头，有突出翅状皱纹，翅尖向上而大者为下品。

拉萨藏医院所用齐吾高一药的原矿物为石灰岩质腕足类化石，现在见到的化石有两种，一种为灰色，形如鹞头，体上有横条纹，经鉴定为腕足类化石，学名称无洞贝（*Atryga* sp.）；另一种呈灰色，有突出翅状物，中脊深凹，体上有明显的纵条纹，经鉴定亦为腕足类化石，学名称弓石燕（*Cyrtospiriger* sp.）。两者均为中、上泥盆纪地层中常见的标准化石，化石质地均为石灰岩（*Limestone*）。

【原矿物】

石灰岩（腕足类化石）

Limestone

石灰岩是一种分布很广的岩石。它的主要组成矿物为方解石，也可含少量白云石、硅质、泥质或碳质等。构成石灰岩的矿物一般都很细小，尤其是取代生物体而形成化石的方解石通常都是微晶质或隐晶质的。此药物是石灰岩成分的腕足类化石。在藏北和青海南部地区的泥盆系石灰岩地层中可见。

纯净石灰岩的成分为碳酸钙，实际上石灰岩中多含镁、铁、硅、铝等杂质元素，但随着这些杂质元素含量的变化，石灰岩的化学成分也变化不定。较纯净的石灰岩含 $CaCO_3$ 达

95%以上，一般石灰岩含CaCO$_3$在75%以上。拉萨藏医院收集到的这两种石灰岩化石标本，经光谱分析检验，还含有少量铜、铅、铬、镍、钛、锰、锶、硼、锑等微量元素。

【药材】腕足类化石。

【采集加工】从地层中采出化石，除去杂石。

【性味与功用】补骨，健胃，托引黄水，生肌，愈合头骨。

བག་ཙོ།　（查夺）

【考证】《晶珠本草》记载：查夺热熨祛寒；本品系阳坡的白石岩上经日晒变红色汁液状的白岩石。

拉萨医院所用查夺一药的原矿物，其样品肉黄色，具不明显的片理，表面有褐色含铁物质存在。经显微镜鉴定和光谱分析检验，确认该矿物为绢云母。

【原矿物】

绢云母

Sericite

绢云母是一种细鳞片状的白云母。常见的绢云母多呈白色或灰白色隐晶质的鳞片状集合体，也有的呈浅黄和浅绿色，多具丝绢光泽。绢云母的基本特征与白云母相同，可参考药物"项才日"中有关白云母的描述。

在化学成分上，绢云母较白云母可能含K$_2$O略少，含水略多。拉萨藏医院收集的样品经光谱分析检验，其中还含铜、铅、铬、镍、钒、钛、钡、锶、硼、镧、钇、镱、砷、锆等微量元素。

绢云母是一种分布很广的矿物，多是较古老的黏土质岩石经变质作用形成。在热液蚀变的岩石中，也常有绢云母集合体出现。

【药材】原矿物。

【采集加工】采集后，治病前烤热。

【性味与功用】熨患处能祛寒。

ཕལ་ཆུབ་སྨུག་པོ། （巴加木保）

【考证】《晶珠本草》记载：巴加木保排黄水，干脓愈疮，固骨脂，接骨；分雌雄二种：雄者色紫，坚硬，形如紫草茸而扁平，表面颗粒状，有光泽，表面划纹成黄褐色，敲破时，有石纹，断面如硇砂，捣碎时有香味；雌的表面无颗粒状，破裂纹红紫，松软。

西藏、青海藏医所用巴加木保的原矿物有3种，即针铁矿、压碎状赤铁矿和鲕状赤铁矿。拉萨藏医院样品呈紫黑色，为细小放射状、针状之集合体，表面呈胶或壳状，粉末褐色，经鉴定和光谱分析确认，该矿物为针铁矿，大致相当于上述雄的"巴加木保"。西藏其他藏医的样品呈褐红色，具压碎的鲕状特征，经鉴定和光谱分析确认，该矿石为压碎状赤铁矿。青海某地样品，呈红褐色，表面光亮，主要由1 cm大小的鱼卵状或鲕状赤铁矿组成，经鉴定和光谱分析确认为鲕状赤铁矿。

【原矿物】

1. 针铁矿

Goethite

针铁矿呈紫褐色的针状或放射状集合体，胶状及球颗粒状集合体亦非常普遍。其粉末常呈黄褐色。针铁矿多具半金属光泽，比重4~4.4，硬度5~5.5。针铁矿为斜方晶系矿物，具有较明显的非均质性，在绿光下测得其反射率R_γ 16，R_α 15。

针铁矿常为地表氧化条件下的典型产物，在硫化矿床的氧化带中有大量的针铁矿产出，成为铁帽的最基本成分。针铁矿是一种十分普遍的矿物，在火成岩及其他岩石的风化产物中也可见到。

针铁矿是铁的含氢氧根的氧化物，其化学分子式为$HFeO_2$，其中含Fe_2O_3 89.9%，H_2O 10.1%；拉萨藏医院收集的针铁矿经光谱分析，还含有锌、镍、钴、钛、锰、锡、银、砷等微量元素。

2. 压碎状赤铁矿

Cataclastic hematite

该矿物由有偏胶体特征的赤铁矿碎块生成，并发生过不同程度的重结晶现象，形成微粒状、纤维状、针状等晶体，还保留了带状、环状等胶体特征。该矿物基本上由赤铁矿组成，褐铁矿和其他物质较少。经光谱分析主要含As 71%，Sb 0.7%，其中还含有铜、铅、锌、钛、锰、钡、锶、铍、锗等微量元素。

3. 鲕状赤铁矿（铁质鱼卵石）

Oölitic hematite

在显微镜下观察，鲕粒有同心层，其中心包含一个由石英（SiO_2）组成的核，还有部分赤铁矿呈带状。除赤铁矿和石英外，其中还混有一些黏土矿物。该矿石中赤铁矿约占95%以上，其他矿物约占5%以下。经光谱分析未见异常显示。其中含有铜、铅、锌、钒、镓、铊、锶、锡、铍、锗等微量元素。

赤铁矿分布十分广泛，在某些热液铁矿床和沉积铁矿床中大量出现。在硫化矿床氧化带的铁帽中也较常见。少量的赤铁矿常出现在各类火成岩中。

【药材】原矿物。

【采集加工】同赤铁矿。

【性味与功用】排黄水，干脓愈疮，固骨脂，接骨。

སྦྲང་ལེན། （波炼）

【考证】《晶珠本草》记载：波炼明目，除翳障。分3种：上品放石器皿中与水、朱砂、芥子等相混，过7天变成酸奶状；还有一种产自白石中，质纯、均匀，有间隔相等的黄白花纹；中品黄白各半相间，边有石脂凝结；下品以松香为基本原料制成，可作代用品。

根据笔者调查和《晶珠本草》所述特征考证，各地藏医所用波炼一药的原矿物实为琥珀。

【原矿物】

琥珀

Succinite

琥珀呈褐黄色的非晶质体，多数具很好的透明度，偶见其中包含小虫。琥珀多具松脂光泽，比重1.06~1.075，硬度2~2.5。在显微镜下具均质性，其折光率为1.535，风化后可降至1.49。

琥珀较为少见，产在煤层中，来源于植物。为碳氢氧化合物，其化学分子式为$C_{10}H_{16}O$。有的还含有较少量的硫。一般化学成分为C 78.824%，H 10.299%，O 10.947%。

【药材】原矿物。

【采集加工】先打碎，与配好的药物共煮一夜，再先后用清水、酒煮；反复几次即可。

【性味与功用】明目，除翳障。

སུ་མེད། （木曼）

【考证】《晶珠本草》记载：木曼解毒，治黄水病、麻风病和白发病。分3种：一种杂有金点；一种蓝黑色，质纯；第三种淡蓝色，杂有白石。

青海藏医院所用的木曼有两种，一种称赛木曼，一种称唐木曼。两种药物基本同属一原矿物青晶石。其样品为深蓝色或天蓝色的块状集合体，在赛木曼中含黄铁矿较多，在唐木曼中黄铁矿含量较少且颗粒微细。经鉴定和光谱分析检验，确认为青晶石，其中伴生有一定量的绢云母、透闪石、石英等。

【原矿物】

青晶石

Lazurite

青晶石呈蓝色之粒状集合体，具玻璃光泽，比重2.38~2.65，硬度5~5.5。属等轴晶系矿物，在显微镜下呈蓝色的粒状晶体，均质性，其折光率为1.500。青晶石在酸中胶化。

青晶石是一种常见的矿物，产在经接触变质并能蚀变的石灰岩中。它是含硫和氯的钠钙铝硅酸盐。其中含 SiO_2 32.52%，Al_2O_3 27.61%，Ca 6.47%，Na_2O 19.45%，K_2O 0.28%，SO_3 10.40%，Cl 0.47%。其分子式为 $(Na_2 Ca)_8(AlSiO_4)_6(SiO_4、S、Cl)_2$。青海藏医院收集的样品经光谱分析检验，还含有铜、铬、铅、镍、钴、钒、镓、钛、锰、钡、锶、硼、铍、钇等微量元素。

【药材】原矿物。

【采集加工】炮制同金刚石。

【性味与功用】解毒，除黄水；治麻风病。

སུ་ཟི། （谋司）

【考证】《晶珠本草》记载：谋司镇邪，干脓血，干黄水；治麻风病；分白、黄、绿、青4种：前两种多产于温泉附近的土中，除颜色外，两者基本相同，质佳者坚硬，无杂质，状如琥珀，燃烧时着火，气味浓烈，在容器中溶化状如酥油，易于熔制；绿色的性状同前，但色绿，可分上、下两种，上品可做颜料，下品不能做颜料；青色的，产于土中者，状如青石、银矿石，扁平而细长，产自山崖岩石地带者状如青灰，在土裂隙等处形成的为扁平块状，状如迭纸，无论哪一种，燃烧时均着火，有强烈气味，晚上撒在炭火上，起蓝色火焰。

经调查及对《晶珠本草》考证，藏医所用谋司一药的原矿物有3种，即自然硫、黄铜矿和石英。拉萨藏医院所用的谋司呈黑色块状，可燃烧并具硫烟味，经鉴定，为含自然硫的炭质物，其中杂有碳酸盐。其他地区藏医所用的谋司则为亮黄色或白色细粒集合体，经鉴定呈亮黄色者为黄铁矿，白色者为石英并杂有少量的方解石。在上述浸染性的黄铁矿亦可加工提炼出硫磺，其效用与拉萨藏医所用的谋司相同。

【原矿物】

1. 自然硫

Sulphur

为黄色、橙黄色、淡黄绿色之隐晶状集合体，常呈块状出现。自然硫多具脂肪光泽，比重2~2.1，硬度1.5~2.5。极易燃烧，燃烧时发蓝色火焰。自然硫属斜方晶系，具二轴晶正光性，光轴角69°。其折光率γ 2.245，β 2.037，α 1.958。

自然硫是分布较广的矿物，常产在石膏层及硫化矿床氧化带中，在火山升华物中及矿泉附近也可产出。自然硫是硫的单质元素矿物，其化学元素符号为S，其中常含砷、硒、碲等杂质元素。

2. 黄铁矿

Pyrite

本品的特征是呈细小的有形或半有形粒状晶体，其晶体大小在0.5 mm左右，均匀个体分布在石英集合体中。这种黄铁矿多为热液矿脉的产物。

3. 石英

Quartz

石英呈细小的粒状集合体，其颗粒直径多在0.5~1 mm之间，多呈无色或灰白色，具玻璃光泽，比重2.65，硬度7。属三方晶系矿物，具一轴晶正光性，其折光率ω 1.544，ε 1.553。

本品是一种热液成因的产物，与黄铁矿共生，可称黄铁矿石英脉。其主要成分为铁、硫和二氧化硅。随着它们含量的变化，其化学成分也变化不定。从藏医处收集的样品，经光谱分析检验，还含有铜、铅、锌、银、铋、锑、砷、钛、钡、钇等微量元素。

【药材】原矿石。

【采集加工】将原矿石煅烧，烧至烟快消失为止。

【性味与功用】镇邪，干脓血，燥黄水，去腐肉；治疗疮、炭疽、麻风等。本品有毒，内服必须去毒。

ཚ་ཁུའི་མགྲིན་འདྲ། （马恰正扎）

【考证】《晶珠本草》记载：马恰正扎清热；如孔雀脖颈之色，非常蓝而带黑色细纹。

青海藏医院所用马恰正扎一药的原矿物是孔雀石。其样品呈翠绿色，具胶状同心环纹构造，在光面上显美丽的环纹图案。经显微镜下鉴定和光谱分析检验，确认为孔雀石，与上述记载相符。

【原矿物】

孔雀石

Malachite

孔雀石多具鲜艳的绿色粒状、纤维状及胶状、隐晶状的集合体。矿物粉末也呈绿色。较完好的晶体具金刚光泽，纤维状者略带丝绢光泽，比重为4.05，硬度4。孔雀石属单斜晶系，为二轴晶负光性，光轴角43°。折光率$\gamma\,1.909$，$\beta\,1.875$，$\alpha\,1.655$。

孔雀石为含氢氧根的铜碳酸盐矿物。其化学分子式为$Cu_2CO_3(OH)_2$。某地孔雀石经分析含$CuO\,71.95\%$，$CO_2\,11.90\%$，$H_2O\,8.15\%$。青海藏医院提供的孔雀石经光谱分析，还含铅、锌、钴、钒、锰、锶、铍、磷等微量元素。

【药材】原矿物。

【采集加工】同金刚石。

【性味与功用】清各种热。

བཙག （喳）

【考证】《晶珠本草》记载：喳利目清热，干黄水；产自地下的红色石块，如彩木。

青海藏医院所用喳的原矿物样品为红褐色石块。经显微镜和光谱分析检验为石英、赤铁矿、褐铁矿、黏土矿的集聚物。

【原矿物】

石英、赤铁矿、褐铁矿、黏土矿物集合物

Quartz、Hematite、Limonite、Clay minerals aggregation

在显微镜下观察，该矿物集合体是由赤铁矿（Fe_2O_3）、褐铁矿（$mFe_2O_3 \cdot nH_2O$）和黏土矿物的混合物及石英组成，其中以赤铁矿、褐铁矿和黏土矿物为主（约占60%），并分布于石英（约占40%）颗粒之间。石英呈不规则状。光谱分析测得含Ti 0.5%，Ba 0.1%，$P_2O_5 \leq 1\%$，并含铜、铅、锌、镍、钒、镓、锰、锶、铍、砷、钨、锗等元素。

【药材】原矿物。

【采集加工】加工等同甲合吉多。

【性味与功用】利目，清骨热，干黄水。

ཚ་ལ།（查拉）

【考证】《晶珠本草》记载：查拉愈疮，活血，化瘀。分3种：在土中状如冰，青白色，有光泽者质佳；灰白色，碎小如鼠粪者质中；状如碱花，白色枯软者质劣，无论哪一种均味甘，燃烧时产生白色泡沫，状如水开时之泡，像炒荞粒，膨胀者质佳；融化不膨胀者质中；不融化者质劣。

拉萨藏医院所用查拉一药的原矿物样品呈白色块状或粉末状集合体。经显微镜鉴定和X光衍射分析确证，该矿物为八面硼砂。

【原矿物】

八面硼砂

Tincelconite

八面硼砂呈白色三方晶系之菱面体，天然产出者多呈粉末状。矿物具玻璃光泽，比重1.88，硬度小，为一轴晶正光性矿物。显微镜下呈极细小的隐晶质土状集合体，其折光率 ω 1.461，ε 1.474。

八面硼砂属钠的硼酸盐矿物，其化学分子式为$Na_2B_4O_7 \cdot 5H_2O$，其中含Na_2O 21.29%，B_2O_3 47.80%，H_2O 31.91%。从拉萨藏医院获得的样品，经光谱分析还含有少量的钛。八面硼砂常产在硼砂矿床中，为四水硼砂的水化产物或硼砂的失水产物。

【药材】粉末状及块状矿物质。

【采集加工】在含硼矿的盐湖中采集的硼砂，经天然风干失水即为本品。

【性味与功用】愈疮，活血化瘀。

མཚལ།　（嚓拉）

【考证】《晶珠本草》记载：察拉愈疮，清肺热、肝热、脉热。分两种：一种色紫，状如银矿石，具闪光，炮制后深紫色；一种色红白，透明而光滑，炮制后深红色。

经调查和对《晶珠本草》记载的考证，藏医所用察拉一药的原矿物为朱砂。

【原矿物】

朱砂

Cinnabar

朱砂为呈不规则的薄片状（镜面砂）、块状（豆瓣砂）或为细小的颗粒状（朱宝砂或泽光砂），也有呈粉末状的。暗红色或鲜红色，质重而脆，易破碎。主要成分为硫化汞（HgS），纯品含Hg 86.2%，S 13.8%，并有少量土质及有机质等。

【药材】朱砂粉。

【采集加工】将原矿物置铁锅中，加火拌炒而成。

【性味与功用】愈疮，清肺热、肝热、脉热。

ཞ་ཉེ།　（夏尼）

【考证】《晶珠本草》记载：夏尼解毒，去腐肉；本品从银矿石一样的矿石所得，分黑白两种，灰白色者质佳。

经调查，藏医所用夏尼一药的原矿物为自然铅。铅一般由方铅矿冶炼而成，但我们所得系自然铅而非冶炼后的铅，虽与上述记载稍有不同，但亦应入药。

【原矿物】

自然铅

Native lead

自然铅常呈铅灰色之薄片状或圆粒状之集合体或块体，不透明，有延展性，具金属光泽，比重11.37，硬度1.5。自然铅为等轴晶系矿物，在反射光下呈亮灰白色，反射率60%~65%。

自然铅颇为少见，可产于致密状的白云岩中，在铅矿床的氧化带中也偶尔见到。自然铅是铅的单元素矿物，其化学元素符号为Pb，其中可含微量的银和锑等杂质。

【药材】冶炼后的矿物或自然铅。

【采集加工】加工同自然金。

【性味与功用】解毒，去腐肉。

ཟངས། （桑）

【考证】《晶珠本草》记载：桑味甘，性凉，燥肺脓，消腹水，清肝、肺之热。分上品和下品：一种色黑红而硬，敲时声音不佳；一种色红而软，敲时悦耳。

藏医用铜入药，与金属铜相同的天然矿物为自然铜。

【原矿物】

自然铜

Native copper

自然铜呈铜红色的不规则粒状、结核状的集合体，有时呈树枝状，具金属光泽，有延展性，比重8.5~8.9，硬度2.5~3。属等轴晶系矿物，具均质性。在反射光下呈粉红色，具有较高的反射率，在550 nm的单色光下测得其反射率为43%。

自然铜常产在硫化矿床的氧化带中，是次生矿物。内生的自然铜多与基性喷出岩相关。自然铜也产在砂岩、灰岩和板岩中。自然铜是铜的自然元素矿物，其化学元素符号为Cu。其中含铜多在95%以上，还可含银、铁、砷等杂质。

【药材】原矿物。

【采集加工】原矿物研碎即可入药。

【性味与功用】甘、凉；燥肺脓，消腹水，清肝、肺之热。

ཚྭ། （塞察）

【考证】《晶珠本草》记载：塞察消结石，破痞瘤，杀虫；在火中膨胀有泡沫，发嚓嚓爆裂声；有3种：一种产在石岩缝隙中，状如冰，加工洗净后状如细晶针，为上品；一种产于土崖，状如禽羽，加工洗净后状如奶渣粉，为中品；一种产于墙壁、崖根，湿润松散，加工洗净后状如糌粑或炒粉，为下品。

拉萨藏医院所用塞察一药的原矿物为硝石。其样品呈白色、微带土黄色的柱状晶体。经显微镜鉴定，并经X光分析确证，本品主要由硝石组成，并含有较少的钾石盐和石盐。

【原矿物】

硝石

Nitre

硝石属斜方晶系的白色柱状、针状或粒状晶体集合体。还有呈土状、粉末状、束状、薄壳状者。矿物具玻璃光泽，比重2.109，硬度2。二轴晶负光性，光轴角7°。显微镜下常呈柱状或针状集合体，其折光率γ 1.504，β 1.504，α 1.332。

硝石为钾的硝酸盐矿物，其化学分子式为KNO_3。其成分中主要含K 38.61%，NO_3 61.39%。一般在硝石中还含有钠、钙、镁、氯等杂质。从拉萨藏医院收集的样品，经光谱分析，还含有少量硼。

硝石常为干旱地区地表的粉状物，亦产在某些洞穴或其他干燥隐蔽的地方，在地表常呈壳状。多与钠硝石、钙硝石、泻利盐、石膏等共生。是一种常见的矿物，在我国各地均产。国外智利硝石最为有名。

【药材】柱粒状或粉状矿物。

【采集加工】原硝石采后，溶解，去掉土色即成。

【性味与功用】消结石，破痞瘤，杀虫。

གཞི་ཆུད། （斯尼）

【考证】《晶珠本草》记载：斯尼治癫痫，镇痛；本品呈虎伏块状，有黑纹、黄纹、褐纹相杂，纹长，斑小。

青海藏医院所用斯尼一药的原矿物为玛瑙和玉髓。其样品呈紫红色透明的块体，质地坚硬细腻，表面有条纹，具贝壳状断口。该品属玉石英，其成分主要为石英和玉髓，其中含有极少量的铁质，相当于红玛瑙或铁碧玉之类的玉石。

【原矿物】

1. 玛瑙

Agate

玛瑙是玉髓一类矿物，内含多种微量元素并呈多种色彩。有同心或平行条纹，纹理相间而呈各种美丽花纹图案，硬度为6.5~7，密度约6.2。

2. 玉髓

Chalcedong

玉髓特征已在药物"穹"中描述。

【药材】原矿物。

【采集加工】同玉髓。

【性味与功用】镇痛，治癫痫、眼病。

ཡ་བག་དར། （亚巴恰啦）

【考证】《晶珠本草》记载：亚巴恰啦升胃温，泻瘤病；本品为无粗粒之石粉状，捏时如雪发出喳喳声，在岩洞、深谷等处生成一种白色物质，味甘、体轻、状如细麦粉。

拉萨藏医院所用亚巴恰啦一药的原矿物，其样品呈白色石粉状，味甘，微咸，经显微镜鉴定，并经X光衍射分析确证，其主要成分为无水芒硝，其中含少量的天然碱。

【原矿物】

无水芒硝

Thenardite

无水芒硝属斜方晶系的晶体，外观呈白色粉末，常具玻璃光泽，比重2.664，硬度2.5~3。显微镜下多呈微细的锥状或板柱状集合体，具二轴晶正光性，其折光率 γ 1.484，β 1.477，α 1.471，光轴角为83.35°。

无水芒硝为钠的硫酸盐矿物，其化学分子式为 Na_2SO_4。其成分中主要含 Na_2O 43.66%，SO_3 56.34%，还含有氧化钾、氧化钙等杂质。从拉萨藏医院收集的样品，经光谱分析还含有铜、铅、钛、锶等微量元素。无水芒硝常产在富含硫酸钠的干涸盐湖中，常与芒硝、白钠镁矾、钙芒硝、泻利盐、石膏、天然碱、石盐等共生。在我国西北、华北等地产量较多，青海柴达木盆地产的无水芒硝质纯、量大，为上好产品。

【药材】粉状矿物。

【采集加工】无水芒硝一般在干涸的盐湖、盐滩呈层状，常年可挖采，采出的芒硝经筛去砂粒后，即可药用。

【性味与功用】升胃温，泻瘤病；治心脏病、浮肿等。

ཡ་བས། （有）

【考证】《晶珠本草》记载：有清热，利目，干黄水；本品系紫色石块，重而光滑，有光泽，呈圆块状或扁平椭圆状，形状略不一样，有紫色花纹突出，多出于产金的地下。

从青海藏医院收集到的样品，黑色带红，致密坚硬，条痕红色，经显微镜观察确定为赤铁矿。

【原矿物】

赤铁矿

Hematite

赤铁矿为呈近圆粒状集合体，可能来源于磁铁矿经赤铁矿化而成。含赤铁矿为100%。

一般赤铁矿多具半金属光泽，比重5~5.3，硬度5.5~6，属三方晶系矿物，在显微镜下呈灰色并带蓝色色调，具有明显的非均质性，在波长为546 nm的单色光下测得其反射率 $R\omega$ 30.0，$R\varepsilon$ 26.2。

【药材】原矿物。

【采集加工】用诃子或水柏枝液煎煮矿物，反复3次，并3移其汁于磁瓶中，略加诃子液，3~7天后即可。

【性味与功用】清骨热，利目，干黄水。

གཡུ། （优）

【考证】《晶珠本草》记载：优解毒，清肝热；本品分老优、中优、嫩优3种。老优又分3种，一种色青白，有强光泽，光在暗处可见；一种色青红，亦有强光泽，润滑；第三种比第一种色略发青；中优又分2种，一种貌似老优的第一种，光较微弱而带乳白色；一种近似老优的第二种，但嫩而色红；嫩优形状不定。

藏医用玉石入药。

玉石的种类较多，一般是指具有各种鲜艳的天然色彩，质地细腻，坚韧，硬度较大，抛光后反光性强的矿物集合体，这类矿物多为隐晶质。其中主要有粒玉和岫玉等，前者的矿物组成主要为透闪石，后者主要为蛇纹石。青海藏医院提供的样品，呈鲜艳的绿色，其中杂有蓝色和黑色矿物，表面多不平整似胶状突起。该品经鉴定和光谱分析检验为绿松石，又称土耳其玉。据青海某藏医说，目前多用绿松石入药。其另外两种，即透闪石、蛇纹石，这里暂不述。

【原矿物】

绿松石

Turquoise

绿松石多呈天蓝色、蓝色、蓝绿色、绿色、黄绿色之隐晶质块体，具玻璃光泽，比重2.6~2.7，硬度5~6。是三斜晶系，具二轴晶正光性，光轴角40°。在显微镜下呈无色或浅绿色，其折光率γ 1.650，β 1.620，α 1.610。绿松石产于铝质侵入岩或沉积岩中，为次生矿物，常与玉髓、高岭石、褐铁矿共生。而新疆的绿松石产在寒武纪底部的炭质、硅质岩中。

绿松石是一种含铜、铝的硅酸盐矿物，其化学分子式为$CuAl_6(OH)_8(PO_4)_4 \cdot 5H_2O$。某绿松石的化学成分为$CuO$ 9.78%，Al_2O_3 37.60%，P_2O_5 34.90%，H_2O 17.78%。青海藏医院提供的绿松石样品经光谱分析，还含铅、锌、铬、镍、钒、钛、钡、硼、砷、锑、钼等微量元素。

【药材】原矿物。

【采集加工】原矿物粉碎，用药物共煮一夜，继又在清水、酒中煮，反复炮制即可。

【性味与功用】解毒，清肝热；治中风和精神病。

རབ་རྫས། （拉合多）

【考证】《晶珠本草》记载：拉合多除翳障；本品为一种白色岩石，有青色光泽，或灰白色状如洋灰石，有小孔；无论哪一种，研细，调入红铜溶液中搅拌，都能变成铜灰色。

拉萨藏医院所用拉合多一药的原矿物为胶磷矿和黑云斜长片麻岩，其样品：一种呈深灰色，有细微砂粒感，局部显蓝绿色，经显微镜下鉴定含大量不透明物质，多为炭质，经光谱分析，其基本成分含大量硅、磷和钙，故认为该药物为含炭质粉砂质的磷质岩，构成这种岩石的主要成分为胶磷矿，含铜极低；另一种样品呈亮棕黄色、黑色、杂白色粒状物岩石，经鉴定其主要成分为黑云母、斜长石及石英等，应为黑云斜长片麻岩类的岩石。

【原矿物】

1. 胶磷矿

Collophane

胶磷矿呈灰色、白色、黄色和褐色之隐晶质集合体，常呈层状、结核状、球粒状及粉末状。胶磷矿具微弱的玻璃或松脂光泽，其比重2.57~2.69，硬度3.5。胶磷矿为非晶质矿物，具均质性，折光率在1.569~1.630之间变化。本药物中胶磷矿呈颗粒微细的分散状态，与炭质、硅质等混生在一起，故显示不出胶磷矿物的固有特征。

胶磷矿多产生在沉积的磷质岩或磷块岩中，是沉积型磷矿的重要组成矿物。胶磷矿是钙的磷酸盐矿物，化学分子式为$Ca_3P_2O_8 \cdot H_2O$。由于胶磷矿含杂质较多，通常很不纯净，故其成分变化较大。胶磷矿的化学成分：P_2O_5 39.10%，CaO 50.70%，MgO 0.80%，H_2O 5.02%，CO_2 3.96%。

从拉萨藏医院收集的样品经光谱分析，还含有铜、铅、锌、铬、镍、钴、镓、钛、锰、钡、锶、硼、镧、钇、镱、锑等微量元素。

2. 黑云斜长片麻岩

Biotite-plagiogneis

黑云斜长片麻岩是一种变质程度较高的变质岩，它的主要矿物成分为黑云母、斜长石、石英等，并常含较少的钾长石，以及磷灰石、磁铁矿等副产物。这种岩石常具片粒状变晶结构，当片状矿物相对聚集较多时也可具粉状磷片变晶结构。

黑云斜长片麻岩常产在较古老的变质地层中，在巨大的花岗岩体附近也可局部出现。黑云斜长片麻岩较易变化，其中的云母可以被绿泥石代替。

黑云斜长片麻岩因矿物成分变化较大，其化学成分也不固定，常常各不相同。构成这种岩石的主要成分有二氧化硅、三氧化二铝、三氧化二铁、氧化亚铁、氧化镁、氧化钾、氧化钙等。从拉萨藏医院收集的样品，经光谱分析，还含有铜、铅、锌、铬、镍、钴、钒、钛、镓、锰、钡、硼、锡、钇、钼、铌、锑等微量元素。

【药材】原矿物。

【采集加工】同君西。

【性味与功用】除翳障。

ར་མས།　（染木）

【考证】《晶珠本草》记载：染木利目，治火伤、邪病。本品分3种：一种为石青染木，体轻而硬，石青色，有红光，为上品；一种为青蓝染木，色较前者浅，青蓝色，红光较弱，为中品；第三种为淡蓝染木，淡蓝色，无光，性重，为下品。

西藏藏医所用染木一药的原矿物样品，经显微镜下观察、光谱分析和X光分析确证，为蓝色黏土。

【原矿物】

蓝色黏土

Blue clay

为细小颗粒集合而成的块状土，暗蓝色，质轻而软，经显微镜下观察，主要为黏土矿物，其化学成分主要是二氧化硅、三氧化二铝、水、钾、钠、钙、铁等。其中，黏土矿物约占90%，石英约10%，还含有铜、铅、镉、镍、钴、锰、钡、锶等微量元素。

【药材】原矿物。

【采集加工】药物捣碎即成。

【性味与功用】利目，治烧伤、邪病。

གཞན་དཀར། （夏嘎尔）

【考证】《晶珠本草》记载：夏嘎尔愈疮，防邪，乌发须。本品分黑白两种，为冶炼锡矿石而得。白而软者为上品；产于藏地为中品；黑色为次品。

藏医用锡入药。根据笔者调查，藏医所用夏嘎尔一药的原矿物为自然锡，因其性质与冶炼所得的锡基本相同，应为夏嘎尔。

【原矿物】

自然锡

Native tin

自然锡呈银白色粒状集合体，不透明，性柔软，具延展性。具金属光泽，比重7.2，硬度2，属正方晶系，反射光下呈乳白色，具较高的反射率，估计值60%~70%。

自然锡产出局限，仅见于个别矿脉中，与黄铁矿、黄铜矿、锡石、自然铅、自然铜、方解石、石英等共生。大多数锡是由富含锡石的矿石冶炼而成。是锡的单质元素矿物，其化学元素符号为Sn。

【药材】原矿物。

【采集加工】原矿物研碎即可入药。

【性味功能】愈疮生肌，乌发须。锡灰有毒。

གཞན་དཀར་རྡོ། （夏嘎尔多）

【考证】《晶珠本草》记载：夏嘎尔多似银矿石，能冶炼出锡。

根据上述记载和藏医所用，夏嘎尔多一药的原矿物为锡石。具有上述特点的矿石只有一种，即富含锡的矿石，即锡石。

【原矿物】

锡石

Cassiterite

锡石呈褐色、黑色或棕色之柱状晶体及集合体，具金刚光泽或油脂光泽，比重6.8~7.1，硬度6~7。属正方晶系矿物，具一轴晶正光性，其折光率ω 2.000，ε 2.100。

锡石是冶炼锡的最主要矿物，它多产于矽卡岩、伟晶岩中，与石英、阳起石、钠长石、锂云母、磷灰石等共生。在河流砂矿中也见较多锡石。

锡石为铁的氧化物，其矿物化学分子式为SnO_2，其中含Sn 78.6%，此外常含铁、锰、铌、钽、钛等杂质元素。

【药材】原矿物。

【采集加工】原矿物研碎即可入药。

【性味与功用】愈疮生肌。

སོལ་རྡོ།　（索多）

【考证】《晶珠本草》记载：索多愈疮，干黄水；产于青色沙砾或青色片石中之黑石，有光泽，状如木炭。

据此特征分析认为索多是一种含炭质的岩石，包括炭质千枚岩、炭质板岩和炭质页岩等。其基本组成矿物是碳、绢云母、黏土类矿物等。这类物质只能结合具体样品分析。据藏医说，有用煤甘石入药。

【原矿物】

煤甘石

Gangue

因成分变化大，不再进行描述。

【药材】原矿物。

【性味与功用】愈疮，干黄水。

གསེར། （塞尔）

【考证】《晶珠本草》记载：塞尔味涩、苦，性凉，有毒；能益寿，绝育，可解宝石中毒。本品分赤、黄两大类，赤的无锈，状如紫铜，色赤，研细有荧光，铸成铃子，响声清脆；黄的分上品和次品：上品色红橙，有红色光泽，甚润；次品黄色带红色，淡黄色带蓝色，以及黄白色，前者质较佳。

根据上述特征分析，显然多为经人工提炼后各种质量不同的黄金。但我们见到藏医所用塞尔一药的原矿物为自然金。自然界天然形成的矿物称自然金，其特点与上面所述的黄金次品相似，亦应为塞尔。

【原矿物】

自然金

Native gold

自然金呈亮金黄色之块状、脉状及其他不规则状的集合体，在砂矿床中常可见到发育很大的自然金块，在原生金矿中则为很细小的微粒分散在矿石中，明金较少见。药用主要为前者。自然金具有很强的金属光泽，天然产出者比重较低，多在15.6~19.3之间，自然金的硬度2.5~3。属等轴晶系矿物，在反光镜下呈亮金黄色，反射率很高，在541 nm的单色光下测得其反射率为71.6%。含量越高其反射率也高。

药用的自然金常产在砂矿床中，原生金则产在热液矿床及其他内生成因的矿床中。自然金是金的自然元素矿物，其化学元素符号为Au。但在自然金中通常含有较多的银及不等量的铜、铁和铂族元素等，当自然金中含银达10%~50%时称银金矿。

【药材】原矿物。

【采集加工】原矿物研碎即可入药。

【性味与功用】涩、苦、凉、有毒；解宝石中毒，可绝育。

གསེར་གྱི་བྱེ་མ།　（塞尔吉且玛）

【考证】《晶珠本草》记载：塞尔吉且玛治肺病、肾病、尿闭；本品产自海中和大小河中，也产于白石缝隙中，混在沙里，金光闪砾，细小扁平，薄如纸，色如金箔，含在口中微咸，用牙咬碎裂成许多小片；黄色或白黄色质佳，烟色或褐色者质劣。

青海、甘肃的藏医所用的塞尔吉且玛为市售的海金砂（代用品），其主要效果与上述记载的效用同；而在拉萨藏医院所用塞尔吉且玛一药的原矿物为蛭石和核磷铝石。后者样品：一种为浅褐色鳞片状集合体，经显微镜鉴定和光谱分析确认为蛭石；一种呈黄褐色砂粒，显微镜下呈黄色、十分细小的球锥晶体，经光谱分析检验，该样品含五氧化二磷较多，初步认为是核磷铝石。

【原矿物】

1. 蛭石

Vermiculite

蛭石多呈浅黄褐色、绿褐色之鳞片状集合体。属单斜晶系，比重较小，硬度较低，具二轴晶负光性，光轴角近于0°。折光率变化范围较大，γ 1.545~1.583，$\beta \approx \gamma$，α 1.525~1.564。

蛭石属较富含镁的铝硅酸盐矿物，成分较复杂，其化学分子式为 $(Mg、Ca)_{0.7}(Mg、Fe^{3+}Al)_{6.0}[(Al、Si)_{8.0}O_{20}](OH)_4 \cdot 8H_2O$。由于其中有些成分呈类质同象置换，故其成分不够稳定。据资料介绍，某蛭石样品的实测成分为 SiO_2 36.13%，TiO_2 0.24%，Al_2O_3 13.90%，Fe_2O_3 4.24%，FeO 0.68%，MnO 痕量，MgO 24.84%，CaO 0.18%，NiO 0.28%，H_2O 18.94%。从拉萨藏医院收集的样品，经光谱分析还含有较多的磷，以及铜、铅、锌、铬、镍、钴、钒、钡、锶、硼等微量元素。

蛭石多为黑云母风化或热液蚀变作用的产物。随着风化和蚀变程度的差异，蛭石与黑云母之间有一些过渡产物。此外，在酸性侵入岩与基性或超基性岩接触地区，在变质灰岩及海相沉积物中也产出蛭石。

2. 核磷铝石

Evansite

核磷铝石呈褐色、白色或无色非晶质体，常呈葡萄状、肾状、薄壳状或钟乳状之集合体，具玻璃光泽，比重1.8~2.2，硬度3~4。在显微镜下显均质性，折光率均为1.485。

核磷铝石属铝的含水磷酸盐矿物，化学分子式为 $Al_3(PO_4)(OH)_6 \cdot 6H_2O$。其中含 Al_2O_3

39.60%，P_2O_5 18.40%，H_2O 42.00%。此外还常含钙、镁、铁等杂质。从拉萨藏医院收集的样品中还含有少量的铜和钛等元素。

该矿物常为次生矿物，与褐铁矿、水铝石共生，有时也产在石墨矿床、石墨片麻岩、煤层及页岩之裂隙中。

3. 海金砂

Lygodium japonicum (Thunb.) Sw.

为市售蕨类植物海金砂的孢子。

【药材】原矿物和孢子。

【采集加工】孢子成熟时将叶割下，于日光中曝晒，用手搓揉抖动，使孢子脱落，再用细筛筛去残叶，晒干即成。也可将前两种石类药物捣碎用。

【性味与功用】治肾病、脉病、尿闭等。

གསེར་རྫོ། （塞多）

【考证】《晶珠本草》记载：塞多又称达夏，可引流黄水，舒泻脉病，解毒；其表面呈紫色，内部如金黄色块状，块很大，但在任何情况下有黄色光泽，有青锈，像黄铜表面的锈。

拉萨藏医院所用塞多一药的原矿物，其样品具棕褐色，显金黄色的鳞片状集合体，闪闪发光，可剥落呈细小薄片。经显微镜鉴定和光谱分析检验，该矿物为金云母，其中混有少量石英。

【原矿物】

金云母

Phlogopite

金云母多呈黄褐色、无色、绿色、红褐及紫褐色之鳞片状晶体或集合体。具珍珠光泽，比重2.76~2.90，硬度2~2.5。属单斜晶系矿物，具二轴晶负光性，光轴角0°~5°。其折光率γ1.573~1.651，β1.573~1.650，α1.540~1.650。折光率的变化与矿物中成分含量变化相关。

金云母是一种较常见的矿物，多产于变质的石灰岩及超基性岩中，在花岗岩接触带的白云质大理岩中，不纯灰岩经区域变质后也常有金云母产出。

金云母是成分复杂的钾、镁、铝硅酸盐矿物，其化学分子式为K_2（Mg、Fe^{2+}）$_6$ ($Si_6Al_2O_{20}$)(OH、F)$_4$。因其中铁和镁呈类质同象置换，故其化学成分不稳定。某一金云母的化学分析结果，其中含SiO_2 40.22%，TiO_2 0.27%，Al_2O_3 14.21%，Fe_2O_3 1.93%，FeO 4.90%，MnO 0.05%，MgO 24.83%，CaO 0.32%，BaO 1.11%，K_2O 7.58%，F 2.10%，H_2O^+ 3.03%，H_2O^- 0.04%。从拉萨藏医院收集的样品，经光谱分析还含有铜、铅、锌、镍、钴、钒、钛、锰、钡、锡、银、钇、镱、锆等微量元素。

另外，从拉萨藏医院收集的另一样品，经显微镜检验和光谱分析确认，其基本特征与茶多完全相同，也为绢云母，只是其颜色稍深，呈灰色，岩石的片状构造更明显。此样品经光谱分析还含有铜、铅、铬、镍、钒、钛、钡、锶、硼、锡、镧、钇、镱、锆等微量元素。

【药材】原矿物。

【采集加工】加工法同自然银。

【性味与功用】引流黄水，舒泻脉病，解毒。

ད་ཤེག （哈西）

【考证】《晶珠本草》记载：哈西舒脉通络；本品呈白色，可在黑红缎上划白色花纹，磨粉含在口中似要溶化，在手上揉擦光滑，颜色很多，红色者质佳，黑色者次之。

据上述记载特征，哈西的原矿物应为滑石。

【原矿物】

滑石

Talc

滑石呈白色、淡绿色、红色、褐色及淡黄色之叶片状、粒状、致密状或纤维状之块体，有明显的滑感，具脂肪光泽或珍珠光泽，比重2.5~2.8，硬度1~1.5。属单斜晶系矿物，具二轴晶负光性，光轴角6°~30°。其折光率γ 1.589，β 1.589，α 1.539。

滑石多产在变质岩中，是超基性岩的蚀变产物，是构成滑石片岩或滑石菱镁岩的重要成分。

滑石是镁的硅酸盐矿物，其化学分子式为$Mg_6(Si_8O_{20})(OH)_4$，其中含SiO_2 63.5%，MgO 31.7%，H_2O^+ 4.8%，还常含有铁、铝、镍等杂质元素。

【药材】原矿物。

【采集加工】捣碎备用。

【性味与功用】舒脉通络。

ཕྱུང་ཚེར། （杭才尔）

【考证】《晶珠本草》记载：杭才尔解诸毒，益脑，治疮疖；分黄、黑、红、白4种。白的如晶石，柔软如麦皮，内外能层层剥落，如银箔，可作玻璃；黑的质地同前者，色黑，石上图纹呈红紫色，本品稀少，附着于别的岩石上；红的与黑色药相同，但色红。

根据上述记载的特征和藏医用药的样品，通过分析，杭才尔一药应为云母类矿物，因其性质与上述特征一致，其中黄者为金云母（前面已叙述），白色的为白云母，黑色的为黑云母，红色者为锂云母。

【原矿物】

1. 白云母

Muscovite

白云母呈白色之片状集合体，片体大小不等，产于体晶岩中者片体粗大，常呈多数薄片迭成。矿物具玻璃光泽，比重2.82，硬度2.5~3。属单斜晶系，具二轴晶负光性，光轴角15°~30°。其折光率 γ 1.590~1.615， β 1.589~1.611， α 1.555~1.572。粗大的白云母片可层层剥离，薄片表面平滑，透明如玻璃纸，有弹性，能弯曲，不易折断。

白云母是极普通的矿物之一，常见于变质岩、沉积岩及岩浆岩中，以体晶岩中产出的白云母质量最优。

白云母是钾铝硅酸盐矿物，其化学分子式为 $K_2Al_4(Si_6Al_2O_{20})(OH、F)_4$ 。某白云母的化学分析结果含 SiO_2 45.87%， Al_2O_3 38.69%， MgO 0.10%， Na_2O 0.64%， K_2O 10.08%， H_2O^+ 4.67%。

2. 黑云母

Biotite

黑云母呈黑色之片状晶体或集合体，常由多层薄片迭成。黑云母一般性质与白云母相似。矿物多具玻璃光泽，比重2.7~3.3，硬度2.5~3。属单斜晶系，具二轴晶负光性，光轴角很小。其折光率 γ 1.637~1.677， β 1.637~1.676， α 1.596~1.610。

黑云母是分布极广的矿物之一，在各类变质岩、岩浆岩和部分沉积岩中均可见到。在部分体晶岩中见有较粗大的晶体，在变质的黑云母片岩中产出较多。

黑云母是富含钾镁的铝硅酸盐矿物，其化学分子式为 $K_2(Mg、Fe^{2+})_{6-4}(Fe^{3+}、Al、Ti)_{0-2}(Si_{6-5}Al_{2-3}O_{20})O_{0-2}(OH、F)_{4-2}$ 。某黑云母的化学分析结果含 SiO_2 37.17%， TiO_2 3.14%， Al_2O_3 14.60%， Fe_2O_3 3.75%， FeO 26.85%， MnO 0.06%， MgO 4.23%， CaO 0.17%， Na_2O

0.15%，K_2O 8.25%，F 0.85%，H_2O^+ 1.35%。

3. 锂云母

Lepidolite

锂云母多呈玫瑰红色、紫色、浅蓝色及无色的鳞片状集合体，其片体一般较细小。矿物常具玻璃光泽，比重2.80~2.90，硬度2.5~4。锂云母属三斜晶系矿物，具二轴晶负光性，光轴角33°~42°。其折光率γ 1.559~1.587，β 1.555~1.585，α 1.531。

锂云母是比较少见的矿物，主要产于富含稀有金属的伟晶花岗岩中。与其他锂矿物以及电气石、黄玉、锡石等共生。

锂云母是属含锂的铝硅酸盐矿物，其化学分子式为$K_2(Li、Al)_{5~6}(Si_{6~7}Al_{2~1}O_{20})(OH、F)_4$。某锂云母的化学分析结果含$SiO_2$ 53.45%，Al_2O_3 22.15%，FeO 0.16%，MnO 0.52%，MgO 0.14%，Li_2O 5.04%，Na_2O 0.74%，K_2O 9.58%，Rb_2O 1.56%，Cs_2O 0.48%，F 7.22%，H_2O^+ 1.28%，H_2O^- 0.46%。

【药材】原矿物。

【采集加工】同自然银加工法。

【性味与功用】治疮疖，益脑，解诸毒。

ཨིནྡྲ་ནི་ལ (恩扎尼勒)

【考证】《晶珠本草》记载：恩扎尼勒根除诸病。本品分3种：一种天蓝色，光强，有闪光；一种天蓝色，光较前种弱；第三种比上述二种稍黑，对着太阳发闪光。

根据上述记载考证和藏医所用恩扎尼勒一药的原矿物应为刚玉。因通常将色蓝透明度好的刚玉称为蓝宝石，红色者称为红宝石。

【原矿物】

刚玉

Corundum

刚玉常呈蓝色、绿色、红色、黄色、褐色、灰色、白色之柱状、锥状、桶状或板状晶体。常具玻璃光泽或金刚光泽，有时具珍珠光泽。比重3.95~4.1，硬度9，是很坚硬的矿物。属三方晶系，具一轴晶负光性。其折光率ω 1.768，ε 1.760。以其颜色分蓝宝石、红宝石、黄宝石等。

刚玉多产在富含三氧化二铝的变质岩中，如片麻岩、片岩等。在某些火成岩中也可见到，但较为稀少。

刚玉是铝的氧化物，其化学分子式为Al_2O_3，其中还常含有铁、钛、硅、钙等杂质。

【药材】原矿物。

【采集加工】加工法同金刚石。

【性味与功用】有根除诸病的作用。

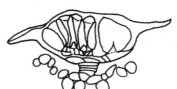

附　录
ཟུར་བཀོད།

植物药材解剖及粉末鉴定

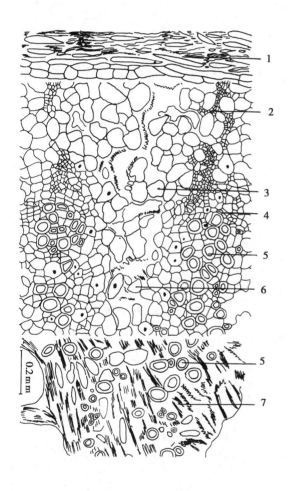

附图1A　狭叶红景天（雄株）根横切面一部分

1.木栓层；2.筛管群；3.韧皮射线；4.形成层；5.导管；6.木射线；7.颓废的薄壁组织。

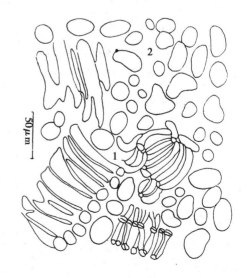

附图1B　狭叶红景天（雄株）根粉末

1.导管；2.淀粉粒。

注：附图均由王为义绘。

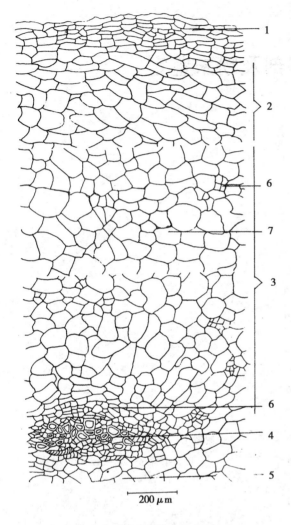

附图 2A　蕨麻根横切面一部分

1.木栓层；2.皮层；3.韧皮部；4.木质部；5.中央
薄壁组织；6.筛管群。

附图 2B　蕨麻根粉末

1.淀粉粒；2.导管；3.薄壁细胞。

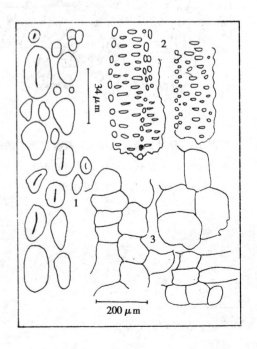

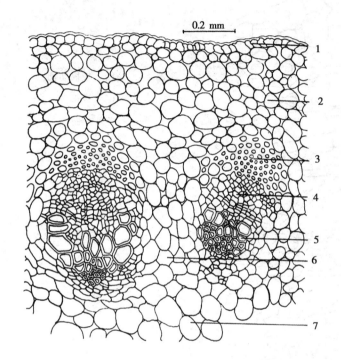

附图 3A　蓝花侧金盏茎横切面一部分

1.表皮；2.皮层；3.维管束鞘；4.韧皮部；5.木质部；6.束间薄壁组织；7.髓薄壁组织。

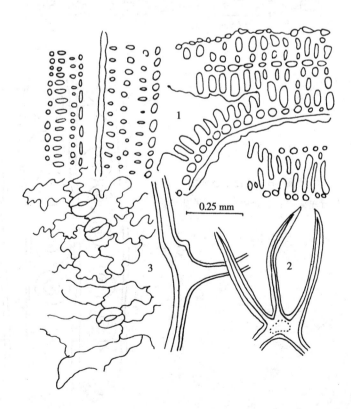

附图 3B　蓝花侧金盏全草粉末

1.导管；2.星状毛；3.表皮碎片。

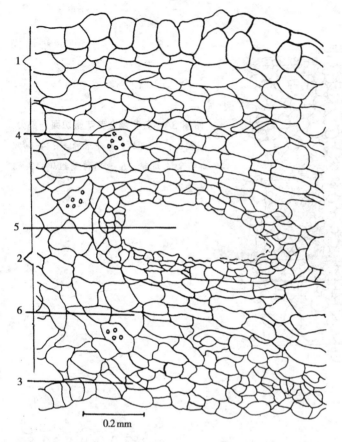

附图 4A　油松小枝横切面
1.栓内层；2.皮层；3.韧皮部；4.颗粒状物；5.树脂道；6.薄壁组织。

0.2 mm

附图 4B　油松小枝粉末
1.纤维管胞；2.含颗粒物的薄壁细胞。

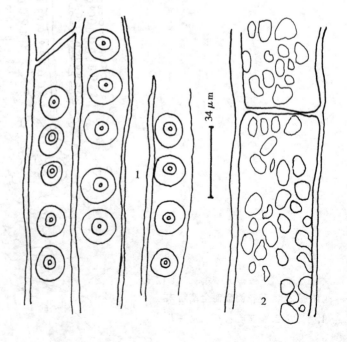

34 μm

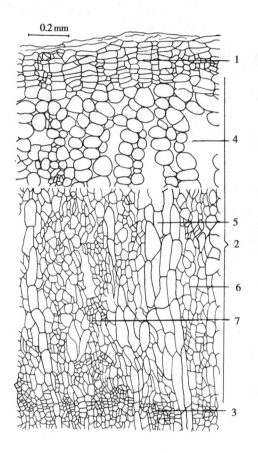

0.2 mm

附图 5A　鸡爪大黄根皮部横切面一部分

1. 残存木栓；2. 韧皮部；3. 形成层；4. 裂隙；
5. 射线；6. 薄壁组织；7. 筛管群。

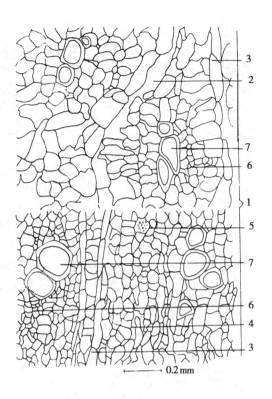

0.2 mm

附图 5B　鸡爪大黄根木质部横切面一部分

1. 木质部；2. 裂隙；3. 木射线；4. 薄壁组织；
5. 淀粉粒；6. 筛管；7. 导管。

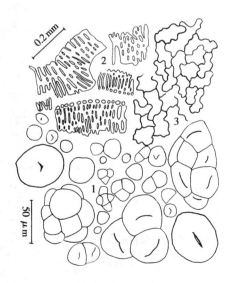

0.2 mm

50 μm

附图 5C　鸡爪大黄根和种子粉末

1. 淀粉粒；2. 导管；3. 种子表皮细胞。

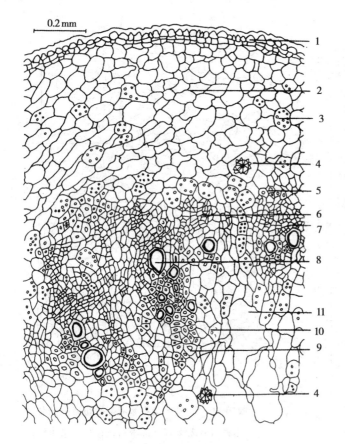

0.2 mm

附图 6A 西伯利亚蓼根茎横切面一部分

1.木栓层；2.皮层；3.丹宁细胞；4.草酸钙簇晶；5.维管束鞘；6.筛管群；7.形成层；8.导管；9.木纤维；10.髓薄壁组织；11.裂隙腔。

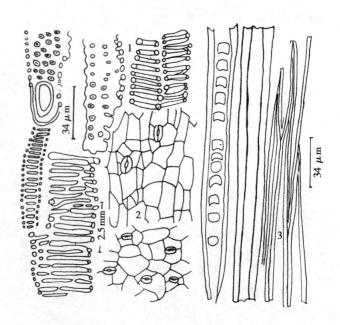

附图 6B 西伯利亚蓼全草粉末

1.导管；2.表皮碎片；3.纤维。

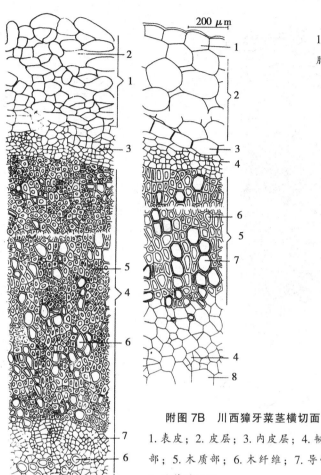

附图7A　川西獐牙菜根横切面

1.皮层；2.裂隙；3.韧皮部；4.木质部；5.木纤维；6.导管；7.薄壁组织。

附图7B　川西獐牙菜茎横切面

1.表皮；2.皮层；3.内皮层；4.韧皮部；5.木质部；6.木纤维；7.导管；8.髓薄壁组织。

附图7D　川西獐牙菜全草粉末

1.色素块；2.导管；3.木纤维；4.薄壁细胞；5.表皮碎片。

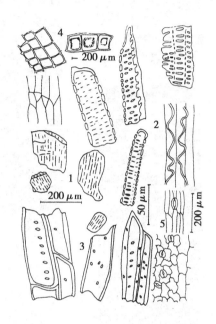

附图7C　川西獐牙菜叶片横切面

1.表皮；2.栅栏组织；3.海绵组织；4.维管束；5.韧皮部；6.木质部。

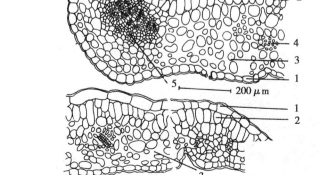

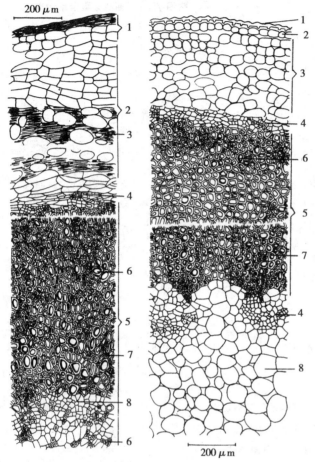

附图 8A　湿生扁蕾根横切面

1. 木栓层；2. 皮层；3. 颓废组织；4. 韧皮部；5. 木质部；6. 导管；7. 木纤维；8. 薄壁组织。

附图 8B　湿生扁蕾茎横切面

1. 角质层；2. 表皮；3. 皮层；4. 韧皮部；5. 木质部；6. 木纤维；7. 导管；8. 髓薄壁组织。

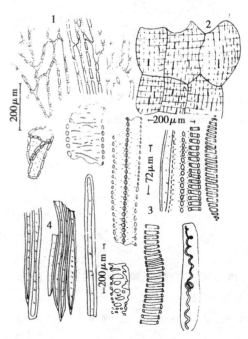

附图 8C　湿生扁蕾根、茎粉末

1. 皮下厚壁细胞；2. 根表皮分隔细胞；3. 导管；4. 木纤维；5. 螺纹管胞。

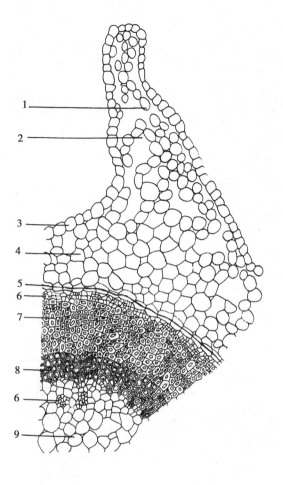

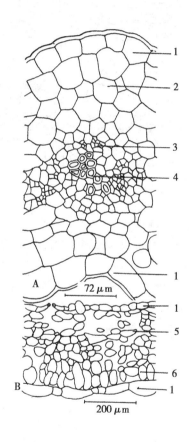

附图 9A　椭圆叶花锚茎横切面一部分

1.翅中薄壁组织；2.裂隙；3.表皮；4.皮层；
5.内皮层；6.韧皮部；7.木纤维；8.导管；
9.髓薄壁细胞。

附图 9B　椭圆叶花锚叶片横切面一部分

A.中脉；B.叶片；1.表皮；2.薄壁细胞；
3.韧皮部；4.木质部；5.海绵组织；6.栅
栏组织。

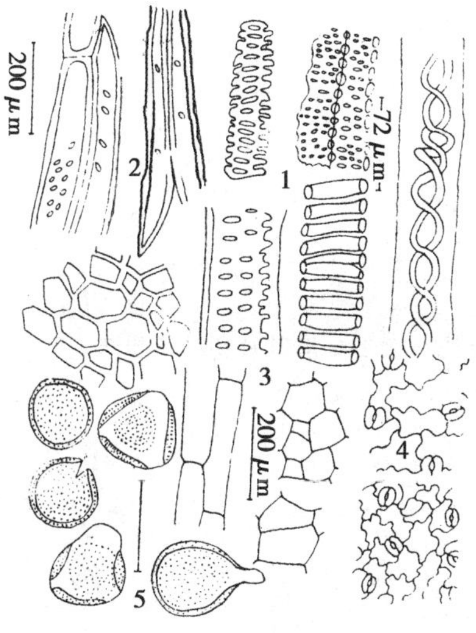

附图 9C　椭圆叶花锚全草粉末

1.导管；2.纤维；3.薄壁细胞；
4.表皮碎片；5.花粉粒。

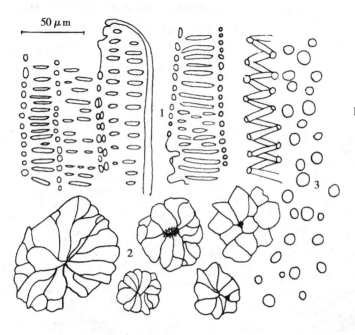

附图 10　圆叶小堇菜全草粉末

1. 导管；2. 草酸钙簇晶；3. 淀粉粒。

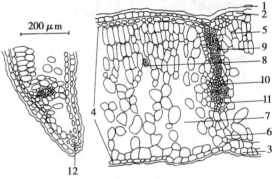

附图 11A　陇蜀杜鹃叶片横切面一部分

1. 角质层；2. 上表皮；3. 下表皮；4. 皮下层；5. 栅栏组织；6. 海绵组织；7. 通气道；8. 草酸钙簇晶；9. 厚壁组织；10. 木质部；11. 韧皮部；12. 叶缘厚角组织。

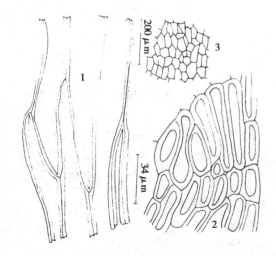

附图 11B　陇蜀杜鹃叶片和种子粉末

1. 纤维；2. 石细胞；3. 表皮碎片。

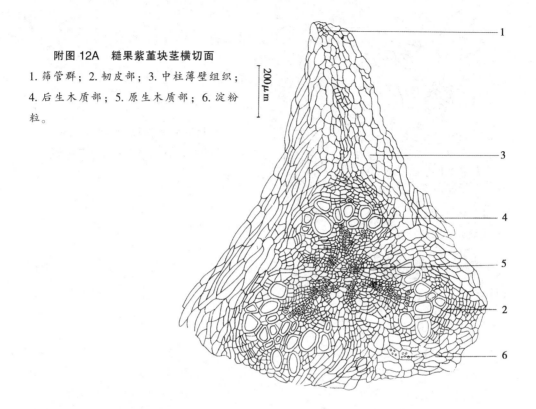

附图 12A　糙果紫堇块茎横切面

1.筛管群；2.韧皮部；3.中柱薄壁组织；
4.后生木质部；5.原生木质部；6.淀粉
粒。

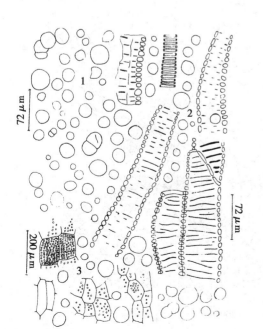

附图 12B　糙果紫堇块茎粉末

1.淀粉粒；2.导管；3.薄壁组织。

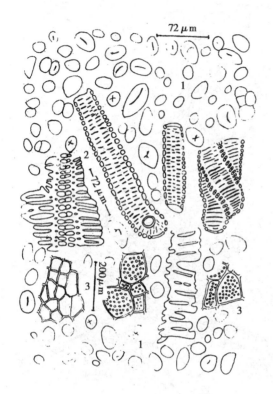

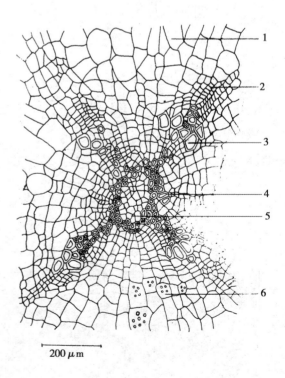

附图 13B　粗糙紫堇块茎粉末
1.淀粉粒；2.导管；3.薄壁细胞。

附图 13A　粗糙紫堇块茎中柱横切面
1.薄壁组织；2.韧皮部；3.后生木质部；
4.原生木质部；5.髓；6.淀粉粒。

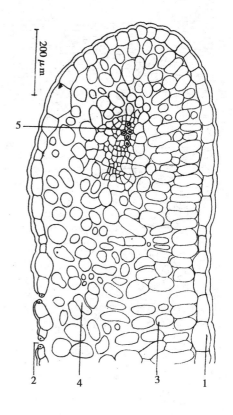

附图 14A　平车前叶横切面一部分
1. 表皮；2. 气孔器；3. 栅栏组织；4. 海绵组织；5. 维管束。

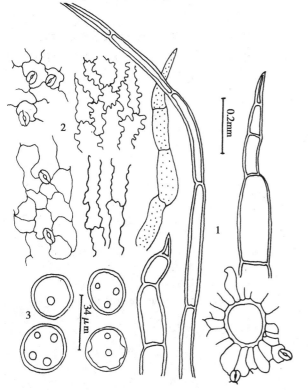

附图 14B　平车前叶地上部分粉末
1. 表皮毛；2. 表皮细胞；3. 花粉粒。

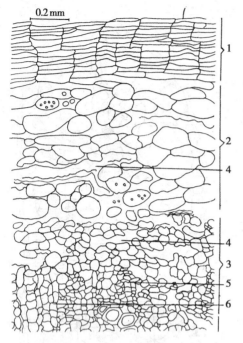

附图 15A 疣果大戟根横切面一部分（皮部）

1. 木栓层；2. 皮层；3. 韧皮部；4. 乳汁腔；5. 筛管群；6. 韧皮射线。

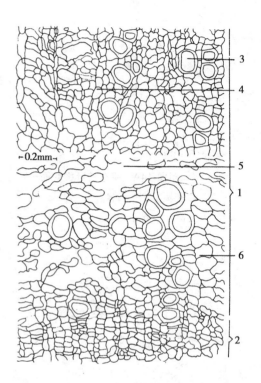

附图 15B 疣果大戟根横切面一部分（木质部）

1. 木质部；2. 木间残存形成层区；3. 导管；4. 木射线；5. 乳汁腔；6. 薄壁组织。

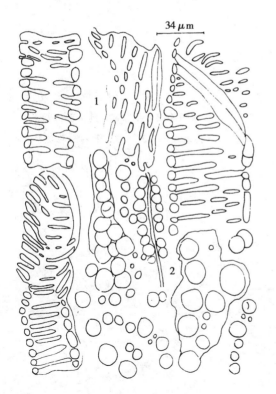

附图 15C 疣果大戟根粉末

1. 导管；2. 淀粉粒。

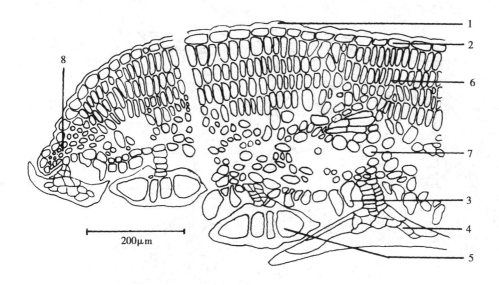

附图16A　烈香杜鹃叶片横切面一部分

1.角质层；2.上表皮；3.下表皮细胞呈乳头状；4.星状腺毛；5.盾状腺毛；6.栅栏组织；
7.海绵组织；8.叶缘厚角组织。

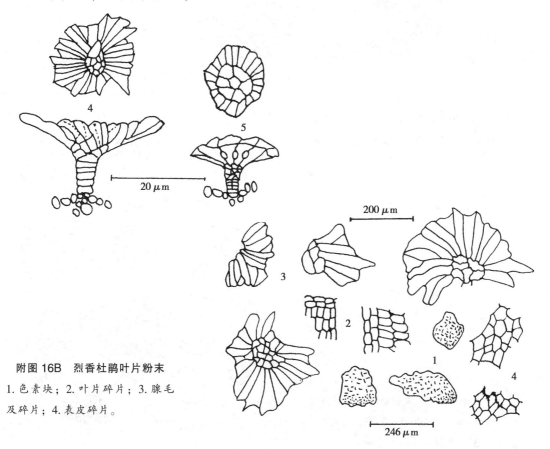

附图16B　烈香杜鹃叶片粉末

1.色素块；2.叶片碎片；3.腺毛
及碎片；4.表皮碎片。

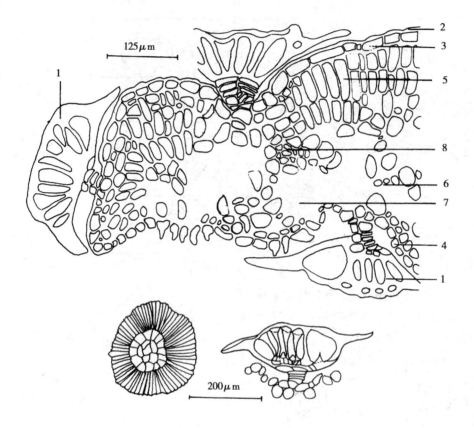

125μm
1
2
3
5
8
6
7
4
1
200μm

附图 17A　头花杜鹃叶片横切面一部分

1. 盘状腺毛；2. 角质层；3. 上表皮；4. 下表皮；5. 栅栏组织；6. 海绵组织；7. 通气腔；8. 维管束。

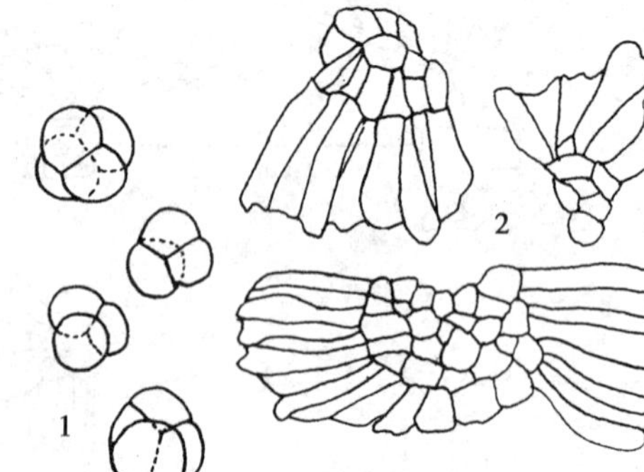

2
1
3
4
200μm

附图 17B　头花杜鹃花、叶粉末

1. 四分体花粉粒；2. 盘状腺毛碎片；3. 表皮细胞；4. 色素块。

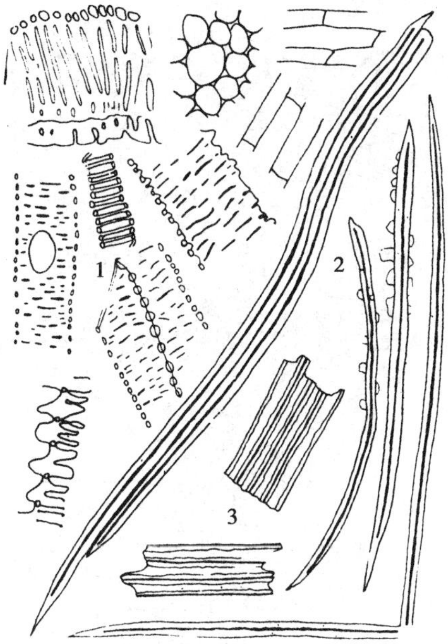

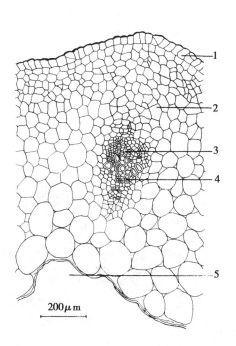

附图 18C　细果角茴香全草粉末

1.导管；2.木纤维；3.厚角组织细胞；4.薄壁
细胞。

附图 18A　细果角茴香根横切面一部分

1.木栓层；2.皮层；3.韧皮部；4.木质部；5.导
管；6.木纤维；7.木薄壁组织；8.根中央部分。

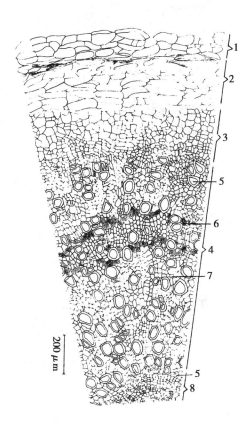

200μm

附图 18B　细果角茴香茎横切面一部分

1.表皮；2.皮层；3.韧皮部；4.木质部导
管；5.髓腔。

200μm

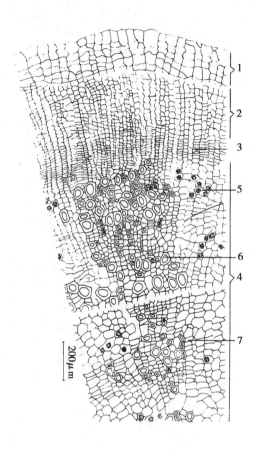

附图 19A　翼首花根横切面

1.木栓层；2.韧皮部；3.形成层区；4.木质部；
5.草酸钙簇晶；6.导管；7.薄壁组织。

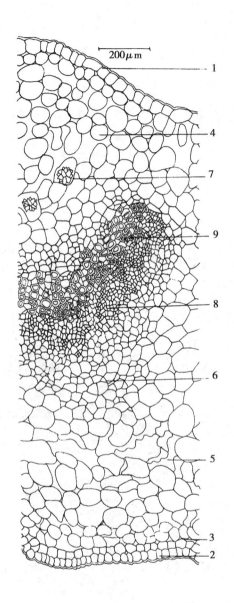

附图 19B　翼首花叶片中脉横切面

1.上表皮；2.下表皮；3.皮下层；4.薄壁组
织；5.裂隙；6.维管束鞘；7.草酸钙簇晶；
8.韧皮部；9.木质部。

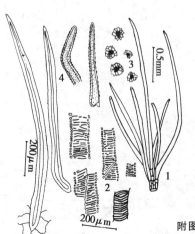

附图 19C　翼首花全草粉末

1.冠毛；2.导管；3.草酸钙簇晶；4.非腺毛。

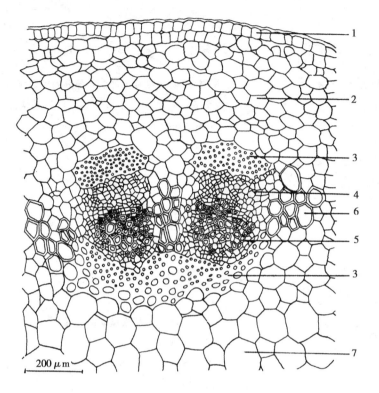

附图 20A　唐古特雪莲茎横切面
一部分

1.表皮；2.皮层；3.厚壁组织；
4.韧皮部；5.木质部；6.加厚的
束间薄壁组织；7.髓薄壁组织。

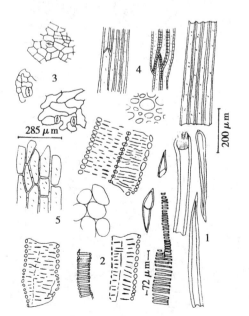

附图 20C　唐古特雪莲地上部分粉末

1.非腺毛；2.导管；3.表皮碎片；4.纤维；
5.薄壁细胞。

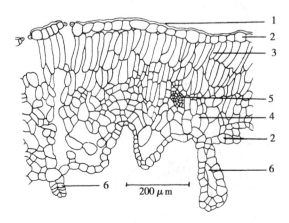

附图 20B　唐古特雪莲叶片横切面一部分

1.角质层；2.表皮；3.栅栏组织；4.海绵组织；
5.维管束；6.腺毛。

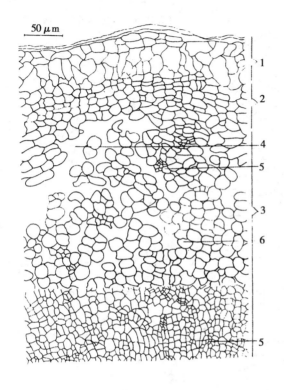

附图21A　甘松根韧皮部以外部分的横切面

1. 木栓层；2. 皮层；3. 韧皮部；4. 裂隙腔；
5. 筛管群；6. 韧皮薄壁组织。

附图21B　甘松根横切面一部分

1. 韧皮部；2. 形成层区；3. 次生木质部；4. 初生木质部；5. 筛管群；6. 导管；7. 木薄壁组织；8. 裂隙腔。

附图21C　甘松根和根茎粉末

1. 导管；2. 淀粉粒；3. 石细胞。

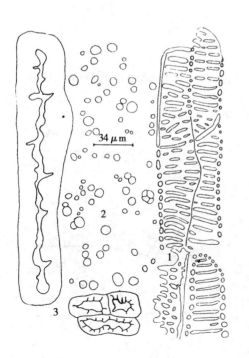

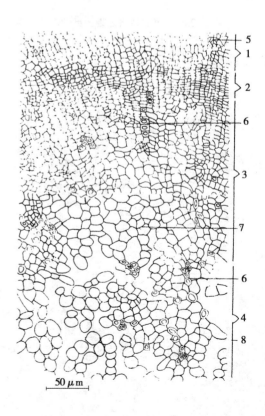

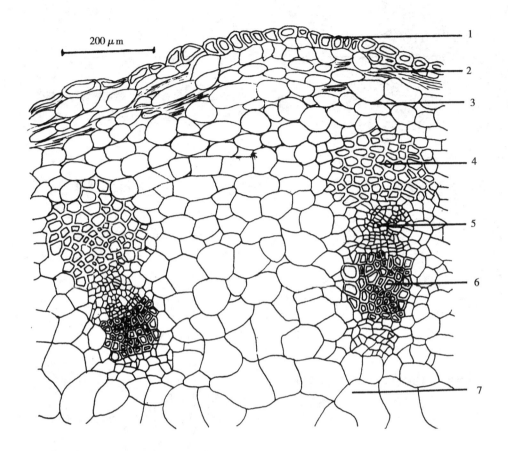

附图 22A　船盔乌头茎横切面一部分

1. 表皮；2. 颓废皮层；3. 皮层；4. 维管束鞘；
5. 韧皮部；6. 木质部；7. 髓缘薄壁细胞。

附图 22B　船盔乌头叶片横切面一部分

1. 表皮；2. 气孔器；3. 栅栏组织；4. 海绵组织；
5. 通气腔。

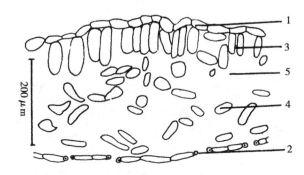

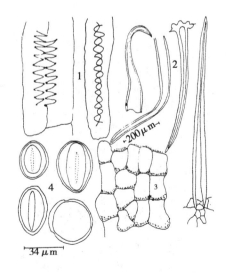

附图 22C　船盔乌头花粉末

1. 导管；2. 非腺毛；3. 色素细胞群；
4. 花粉粒。

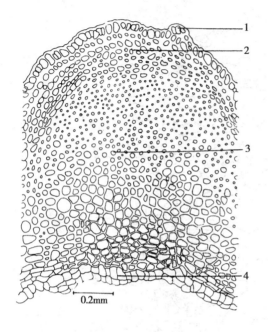

附图 23A　唐古特铁线莲茎横切面一部分
1. 表皮；2. 皮层；3. 维管束鞘；4. 木栓层。

附图 23C　唐古特铁线莲地上部分粉末
1. 柔毛；2. 种子毛；3. 硬的表皮毛；4. 表皮碎片；5. 花粉粒。

附图 23B　唐古特铁线莲茎横切面一部分（维管束）
1. 韧皮部；2. 导管；3. 木薄壁细胞；4. 束间厚壁组织；5. 环髓区；6. 髓薄壁组织。

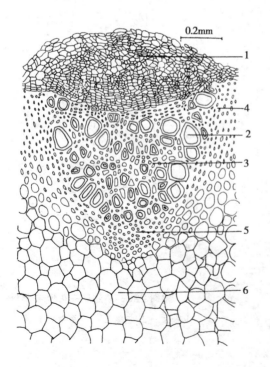

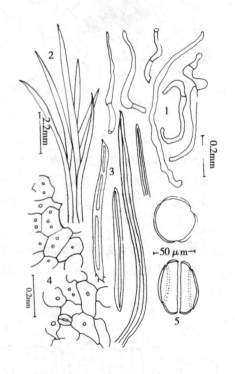

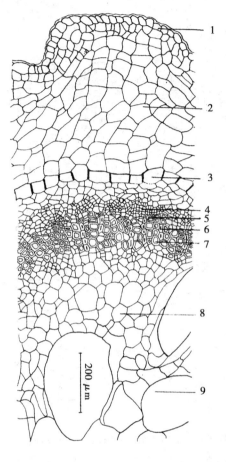

附图 24A　短穗兔耳草
茎横切面

1. 表皮；2. 皮层；3. 内
皮层；4. 韧皮部；5. 纤
维状细胞；6. 木射线；
7. 导管；8. 髓薄壁组
织；9. 裂隙腔。

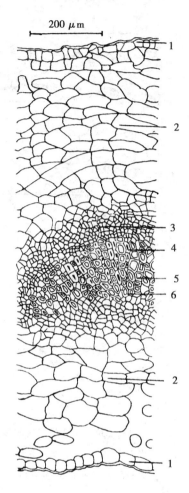

附图 24B　短穗兔耳草叶片中脉
横切面一部分

1. 表皮；2. 薄壁组织；3. 韧皮
部；4. 木射线；5. 导管；6. 纤维
状细胞。

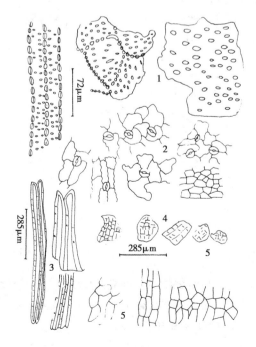

附图 24C　短穗兔耳草全草粉末

1. 导管；2. 表皮碎片；3. 纤维状细胞；4. 色素块；
5. 薄壁组织。

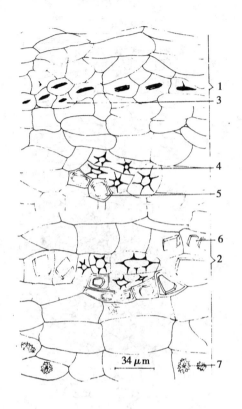

附图 25A　山杨的茎皮部横切面

1. 木栓层；2. 皮层；3. 含金黄色内含物的细胞；
4. 石细胞；5. 晶纤维；6. 草酸钙棱形结晶；7. 草
酸钙簇晶。

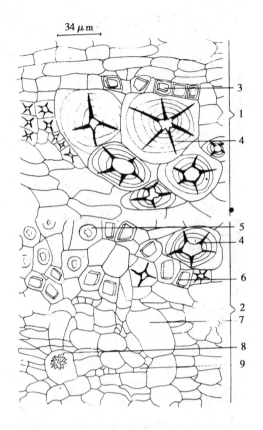

附图 25B　山杨的茎皮部横切面 （韧皮部）

1. 皮层；2. 韧皮部；3. 晶纤维；4. 石细胞；5. 纤
维；6. 草酸钙棱形结晶；7. 韧皮射线；8. 草酸钙
簇晶；9. 筛管群。

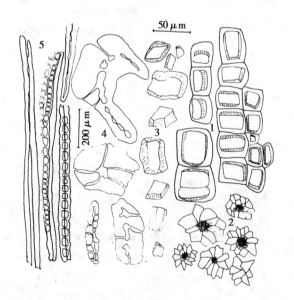

附图 25C　山杨的茎皮部粉末

1. 薄壁细胞；2. 草酸钙簇晶；3. 草酸钙棱形结
晶；4. 石细胞；5. 纤维（或晶纤维）。

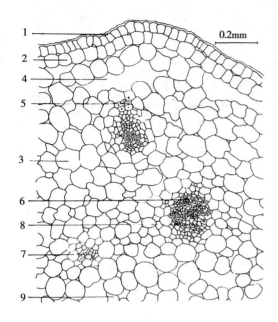

附图 26A　小垂头菊茎横切面一部分

1. 表皮；2. 皮下层；3. 皮层；4. 裂隙腔；5. 树脂道；
6. 厚角组织；7. 韧皮部；8. 木质部；9. 髓薄壁组织。

附图 26B　小垂头菊叶片横切面一部分

1. 角质层；2. 毛；3. 表皮；4. 薄壁组织；5. 裂隙腔；
6. 栅栏组织；7. 海绵组织；8. 树脂道；9. 厚角组织；
10. 韧皮部；11. 木质部。

附图 26C　小垂头菊全草粉末

1. 非腺毛；2. 导管；3. 冠毛；4. 花粉粒。

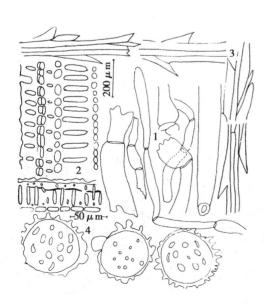

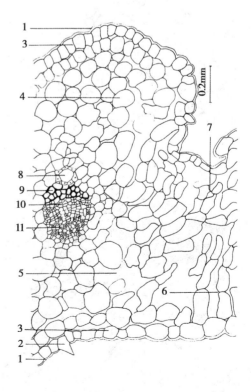

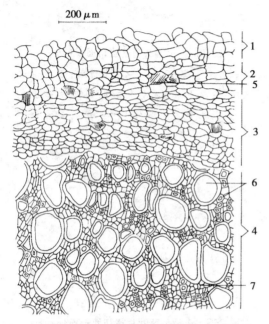

附图 27A　心叶茜草根横切面

1. 木栓层；2. 皮层；3. 韧皮部；4. 木质部；
5. 草酸钙针晶束；6. 导管；7. 木薄壁细胞。

附图 27B　心叶茜草茎横切面一部分

1. 毛状体；2. 表皮；3. 皮层；4. 韧皮部；5. 导管；
6. 木射线；7. 厚角组织；8. 薄壁组织；9. 髓薄壁细胞。

附图 27C　心叶茜草全草粉末

1. 导管；2. 非腺毛；3. 茎表皮；4. 石细胞。

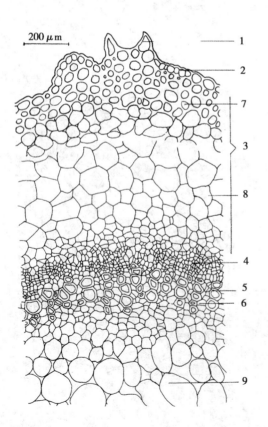

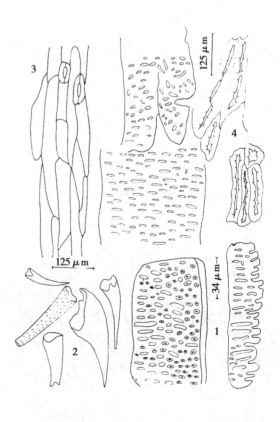

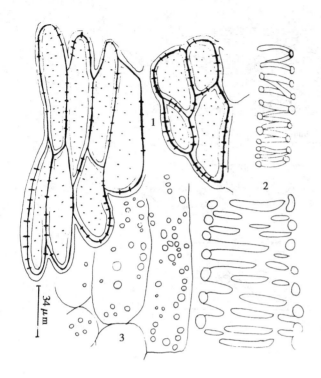

附图 28　多刺绿绒蒿全草粉末

1.石细胞；2.导管；3.淀粉粒。

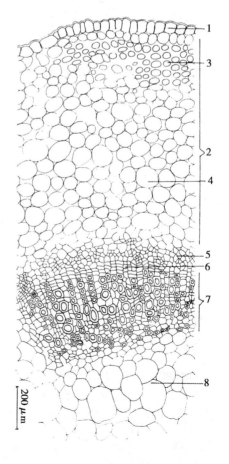

附图 29A　白苞筋骨草茎横切面一部分

1.表皮；2.皮层；3.厚角组织；4.薄壁组织；5.韧皮部；6.束中形成层；7.木质部；8.髓薄壁组织。

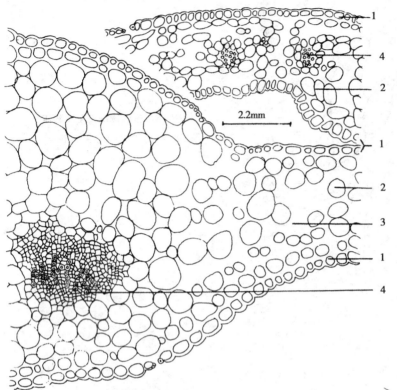

附图 29B　白苞筋骨草叶片横切面

1. 表皮；2. 薄壁细胞；3. 通气道；

4. 维管束。

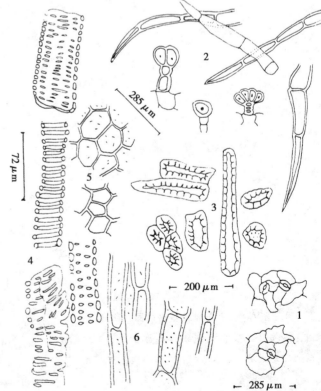

附图 29C　白苞筋骨草全草粉末

1. 表皮碎片；2. 毛状体；3. 石细胞；

4. 导管；5. 薄壁细胞；6. 纤维状细

胞。

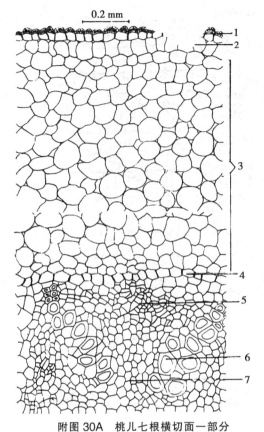

附图 30A　桃儿七根横切面一部分

1. 表皮；2. 皮下层；3. 皮层；4. 内皮层；5. 韧皮部；6. 木质部导管；7. 束间薄壁组织。

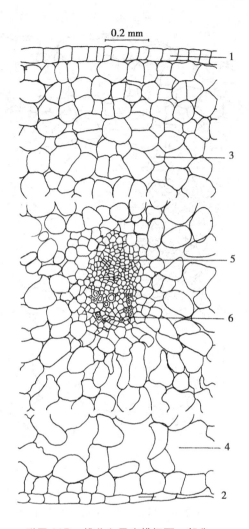

附图 30B　桃儿七果皮横切面一部分

1. 外表皮；2. 内表皮；3. 薄壁组织；
4. 裂隙腔；5. 韧皮部；6. 木质部。

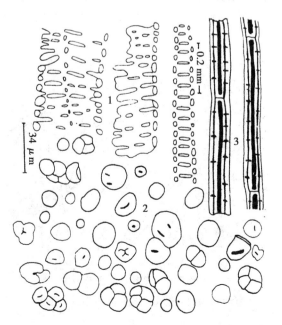

附图 30C　桃儿七全草粉末

1. 导管；2. 淀粉粒；3. 纤维。

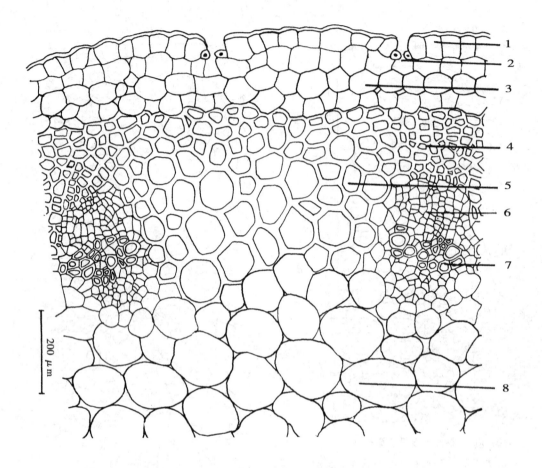

附图 31A 拟耧斗菜茎横切面一部分

1.表皮；2.气孔器；3.皮层；4.维管束鞘；5.束间加厚的薄壁组织；6.韧皮部；7.木质部；8.髓薄壁组织。

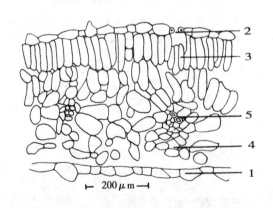

附图 31B 拟耧斗菜叶片横切面一部分

1.表皮；2.气孔器；3.栅栏组织；4.海绵组织；
5.维管束。

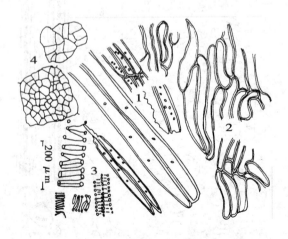

附图 31C 拟耧斗菜全草粉末

1.纤维状细胞；2.石细胞；3.导管；4.色素块。

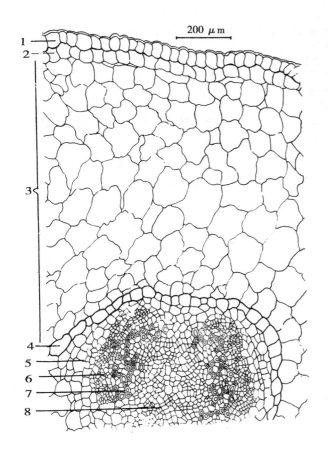

附图 32A　裸茎金腰茎横切面

1.表皮；2.皮下层；3.皮层；4.内皮层；5.维管束鞘薄壁细胞；6.韧皮部；7.木质部导管；8.髓薄壁组织。

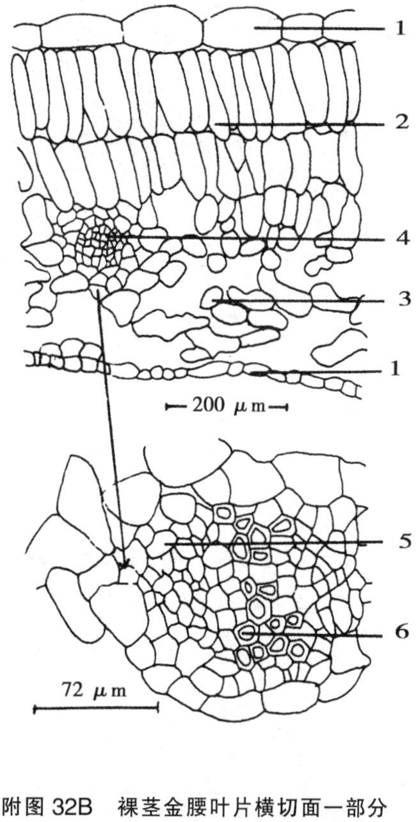

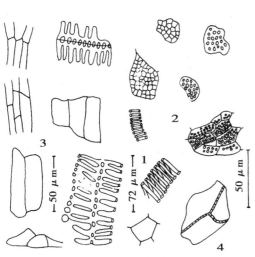

附图 32C　裸茎金腰茎、叶粉末

1.导管；2.色素块；3.薄壁细胞；4.内皮层细胞。

附图 32B　裸茎金腰叶片横切面一部分

1.表皮；2.栅栏组织；3.海绵组织；4.维管束；5.韧皮部；6.木质部。

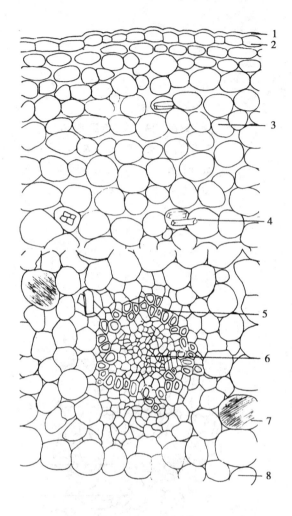

附图 33A　轮叶黄精根茎横切面一部分

1.角质层；2.表皮；3.皮层；4.草酸钙棱
形结晶；5.木质部；6.韧皮部；7.草酸钙
针晶束；8.中柱薄壁组织。

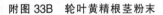

附图 33B　轮叶黄精根茎粉末

1.导管；2.草酸钙针形结晶；3.草酸钙棱形结晶。

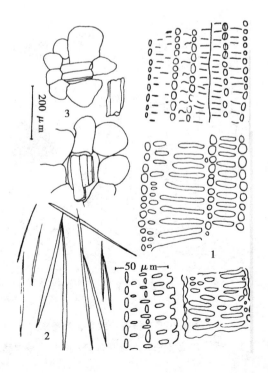

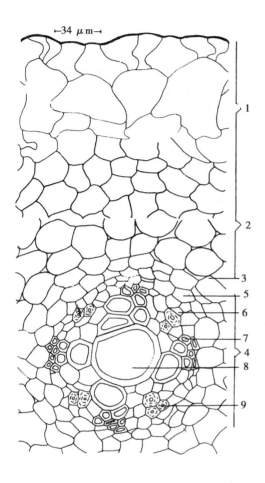

附图 34A　青甘韭根横切面一部分

1. 木栓层；2. 皮层；3. 内皮层；4. 中柱；5. 中柱鞘；6. 韧皮部；7. 后生木质部；8. 原生木质部；9. 厚壁细胞。

附图 34B　青甘韭叶片横切面一部分

1. 表皮；2. 气孔器；3. 栅栏组织；4. 不含叶绿体的圆细胞；5. 薄壁组织；6. 韧皮部；7. 木质部；8. 髓薄壁组织。

附图 34C　青甘韭全草粉末

1. 石细胞；2. 导管；3. 淀粉粒。

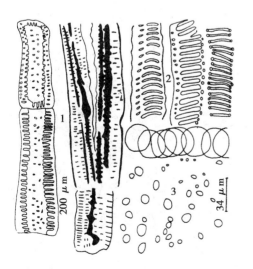

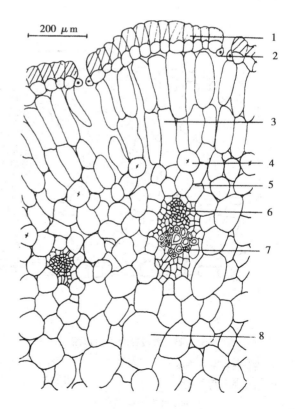

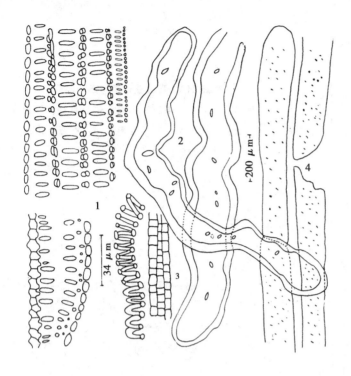

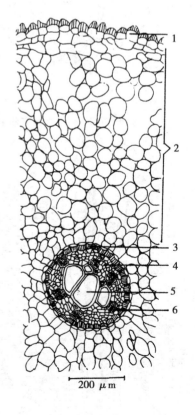

附图 35C　太白韭全草粉末

1.导管；2.弯曲的石细胞；3.短细胞；4.薄壁细胞。

附图 35A　太白韭根横切面

1.表皮；2.皮层；3.内皮层；4.韧皮部；5.原生木质部；6.后生木质部。

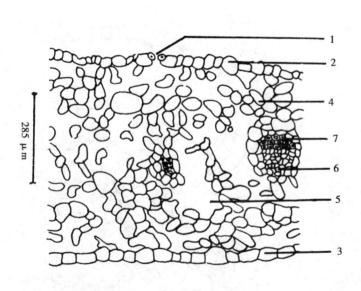

附图 35B　太白韭叶片横切面一部分

1.气孔器；2.上表皮；3.下表皮；4.叶肉组织；5.通气道；6.韧皮部；7.木质部。

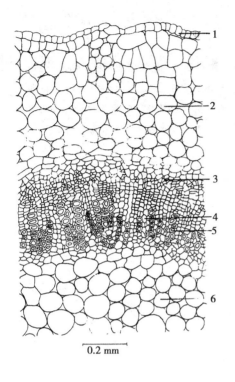

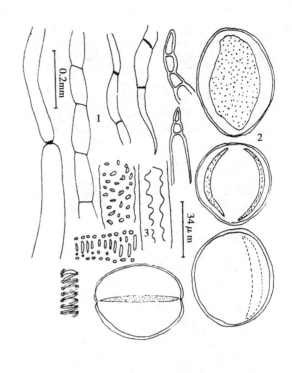

附图 36A　斑唇马先蒿茎横切面一部分

1.表皮；2.皮层；3.韧皮部；4.木射线；
5.木质部导管；6.髓薄壁组织。

附图 36C　斑唇马先蒿全草粉末

1.毛状体；2.花粉粒；3.导管。

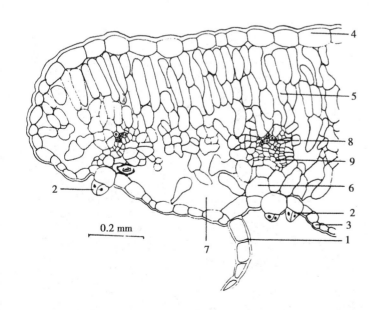

**附图 36B　斑唇马先蒿叶片横切
面一部分**

1.非腺毛；2.乳头状腺毛；3.下
表皮；4.上表皮；5.栅栏组织；
6.海绵组织；7.通气道；8.木质
部；9.韧皮部。

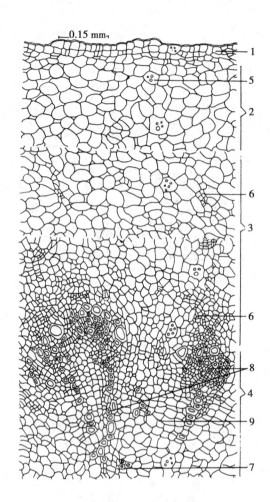

附图 37A 尼泊尔酸模根横切面一部分

1.木栓层；2.皮层；3.韧皮部；4.木质部；5.颗粒状物；6.筛管群；7.原生木质部；8.后生木质部；9.木薄壁组织。

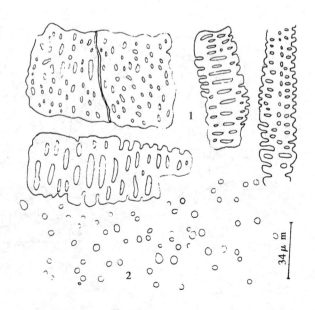

附图 37B 尼泊尔酸模根粉末

1.导管；2.淀粉粒。

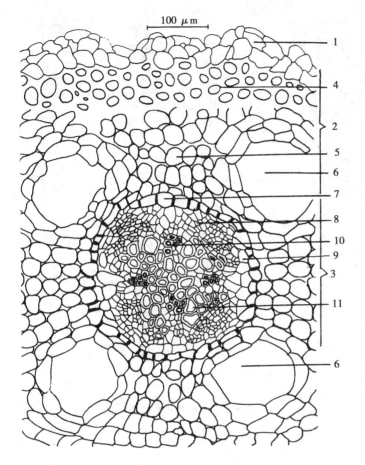

附图 38A　箭叶橐吾根横切面

1.木栓层；2.皮层；3.中柱；4.厚角组织；5.薄壁组织；6.树脂道；7.内皮层；8.韧皮部；9.维管束鞘；10.原生木质部；11.后生木质部。

附图 38B　箭叶橐吾叶片横切面一部分

1.气孔器；2.表皮；3.栅栏组织；4.海绵组织；5.树脂道；6.韧皮部；7.木质部。

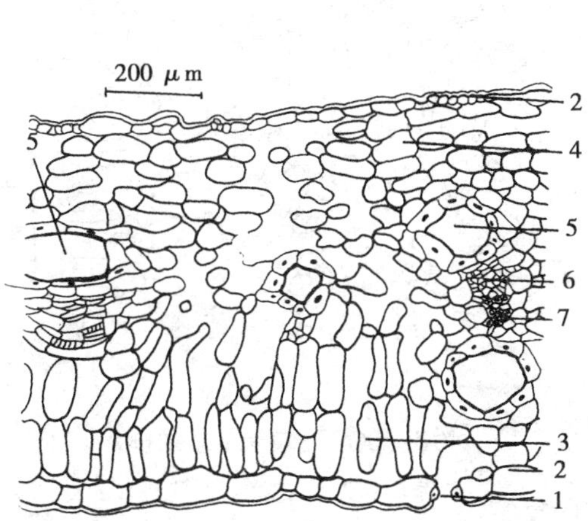

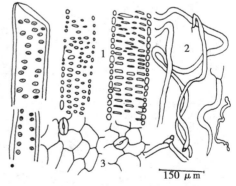

附图 38C　箭叶橐吾全草粉末

1.导管；2.非腺毛；3.表皮碎片。

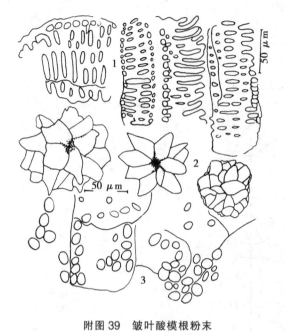

附图39 皱叶酸模根粉末

1.导管；2.草酸钙簇晶；3.淀粉粒。

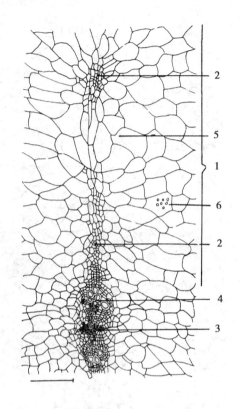

附图40A 迭裂黄堇根横切面一部分

1.韧皮部；2.筛管群；3.原生木质部；4.后生木质部；

5.中柱薄壁组织；6.淀粉粒。

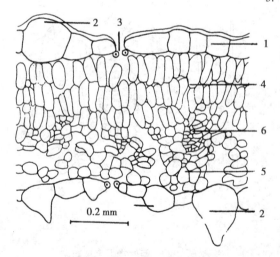

附图40B 迭裂黄堇叶片横切面一部分

1.表皮；2.膨大的表皮细胞；3.气孔器；4.栅栏组织；5.海绵组织；6.维管束。

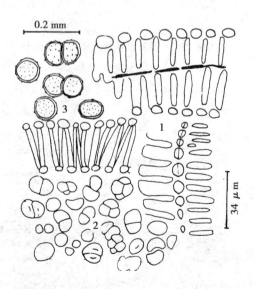

附图40C 迭裂黄堇全草粉末

1.导管；2.淀粉粒；3.花粉粒。

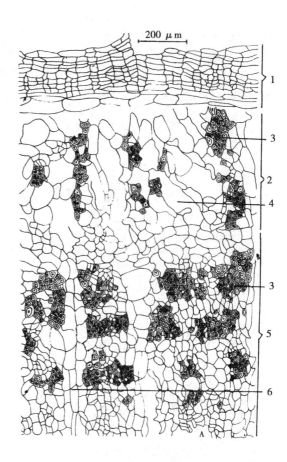

附图 41A　多花黄芪根横切面（皮部）

1. 木栓层；2. 皮层；3. 纤维束；4. 裂隙；
5. 韧皮部；6. 韧皮射线。

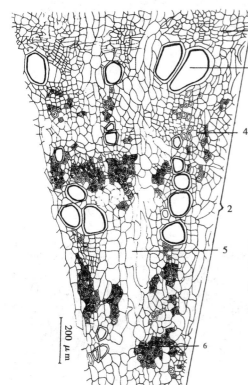

附图 41B　多花黄芪根横切面（木质部）

1. 形成层；2. 木质部；3. 导管；4. 木薄壁
组织；5. 木射线；6. 纤维束。

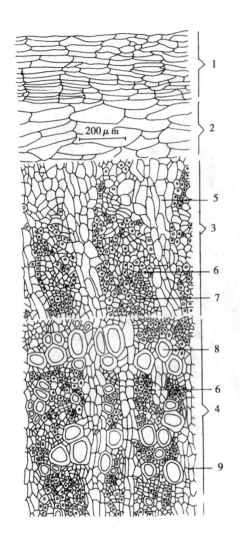

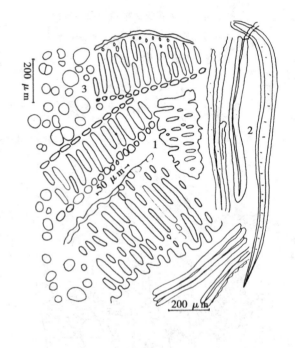

附图 42A 青海黄芪根横切面一部分

1.木栓层；2.皮层；3.韧皮部；4.木质部；5.韧皮射线；6.纤维束；7.韧皮薄壁细胞；8.导管；9.木射线。

附图 42C 青海黄芪全草粉末

1.导管；2.纤维；3.淀粉粒。

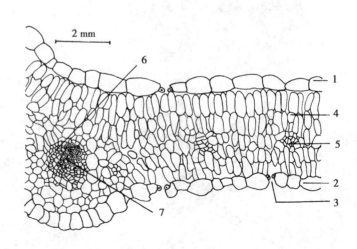

附图 42B 青海黄芪叶片横切面一部分

1.上表皮；2.下表皮；3.气孔器；4.栅栏组织；5.维管束；6.韧皮部；7.木质部。

附图 43A 陕甘瑞香根皮部横切面一部分

1. 木栓层；2. 皮层；3. 韧皮部；4；形成层；
5. 射线；6. 筛管群；7. 纤维束；8. 薄壁组织。

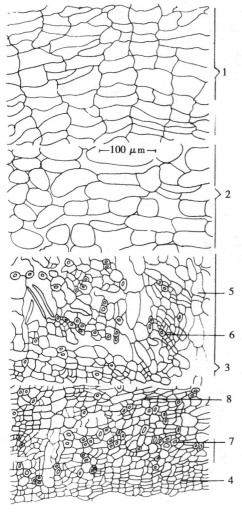

附图 43C 陕甘瑞香根皮部粉末

1. 纤维；2. 淀粉粒。

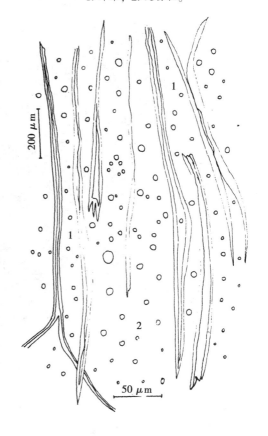

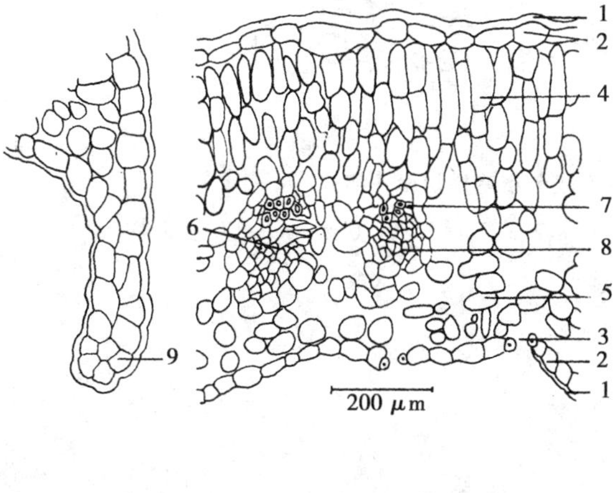

附图 43B 陕甘瑞香叶片横切面一部分

1. 角质层；2. 表层；3. 气孔器；4. 栅栏组织；
5. 海绵组织；6. 维管束；7. 木质部；8. 韧皮
部；9. 叶缘。

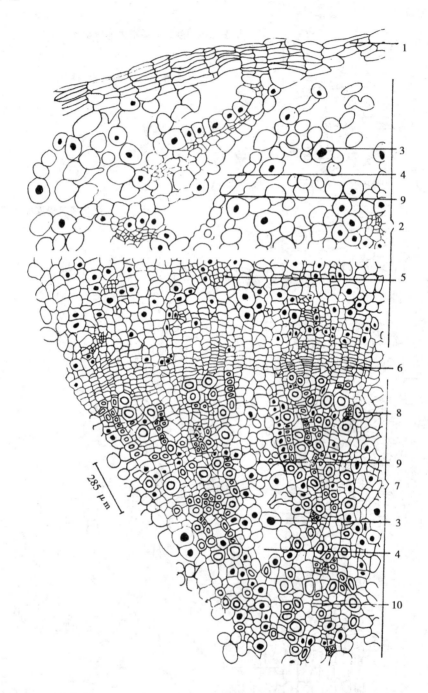

附图44A　唐古特红景天根茎横切面一部分

1.木栓层；2.韧皮部；3.黏液细胞；4.裂隙；5.筛管群；6.形成层；7.木质部；
8.导管；9.木射线；10.薄壁组织。

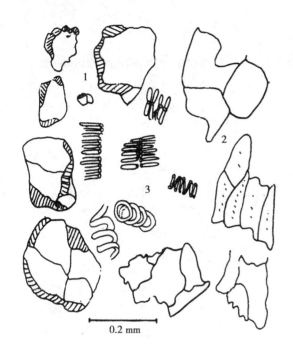

附图 44B　唐古特红景天地下部分粉末

1.无机盐结晶；2.薄壁细胞；3.螺纹导管。

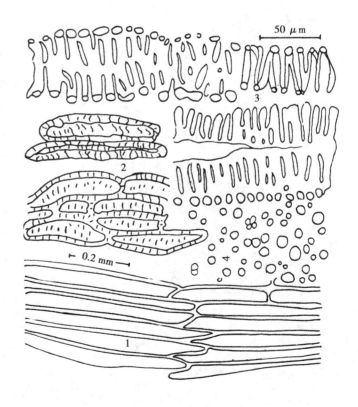

附图 45　宽果丛服全草粉末（包括果实）

1.纤维；2.石细胞；3.导管；4.淀粉粒。

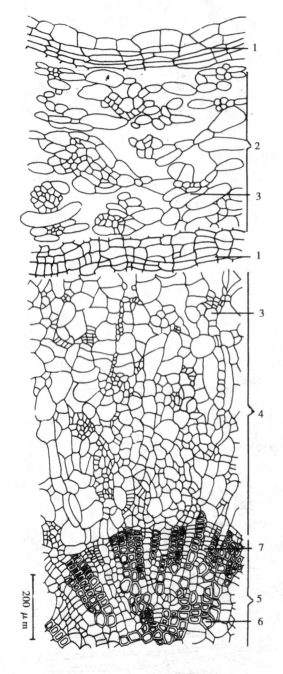

附图 46A　糖芥绢毛菊根横切面一部分

1. 木栓层；2. 皮层；3. 分泌细胞群；4. 韧皮部；

5. 木质部；6. 导管；7. 木射线。

附图 46B　糖芥绢毛菊茎横切面一部分

1. 皮层；2. 韧皮部；3. 木质部；4. 导管；

5. 髓薄壁组织。

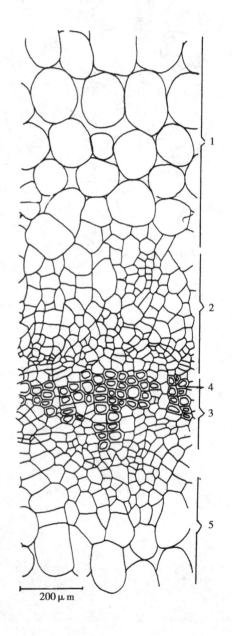

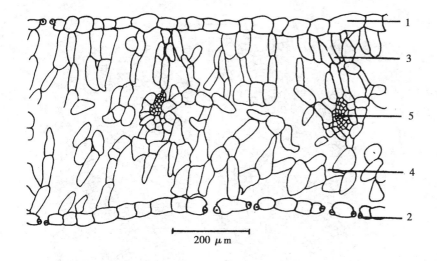

附图 46C 糖芥绢毛菊叶片横切面—部分

1. 表皮；2. 气孔器；3. 栅栏组织；4. 通气道；5. 维管束。

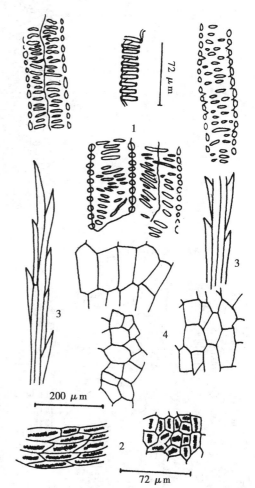

附图 46D 糖芥绢毛菊全草粉末

1. 导管；2. 含金黄色内含物细胞；3. 冠毛；
4. 薄壁细胞。

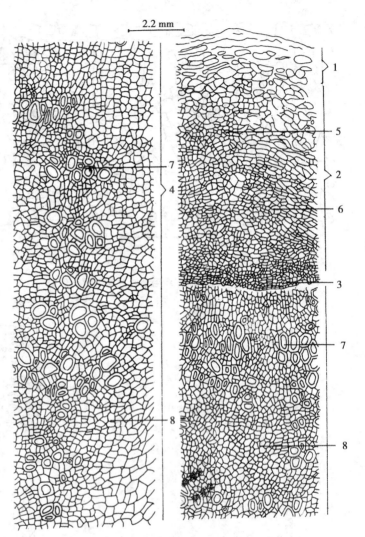

附图 47A　全缘叶绿绒蒿根
横切面一部分
1. 木栓层；2. 韧皮部；3. 形
成层；4. 木质部；5. 筛管群；
6. 韧皮薄壁组织；7. 导管；
8. 木薄壁组织。

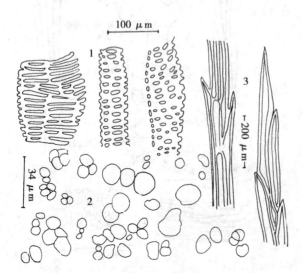

附图 47B　全缘叶绿绒蒿全草粉末
1. 导管；2. 淀粉粒；3. 表皮毛。

主要参考文献

[1] 卫生部药品生物制品检定所等.1984.中国民族药志（1）.人民卫生出版社.

[2] 中国医学科学院药物研究所.1959—1961.中药志，I~Ⅳ册.人民卫生出版社.

[3] 中国科学院西北高原生物研究所.1987.青海经济植物志.青海人民出版社.

[4] 中国科学院动物研究所兽类分类区系室.1973.拉汉兽类名称.科学出版社.

[5] 中国科学院昆明植物研究所.1977—1983.云南植物志，1~3卷.科学出版社.

[6] 中国科学院青海甘肃综合考察队.1964.青海、甘肃兽类调查报告.科学出版社.

[7] 中国科学院植物研究所等.1972—1976.中国高等植物图鉴，1~5册.科学出版社.

[8] 中国科学院植物研究所等.1983—1985.中国高等植物图鉴补编，1~2册.科学出版社.

[9] 中国科学院微生物研究所等.1983.西藏真菌.科学出版社.

[10] 王镭，强巴赤列.1986.四部医典系列挂图全集（原图编纂主持：德司·桑结嘉措）.西藏人民出版社.

[11] 毛继祖等.1986.晶珠本草（帝玛尔·丹增彭措著）汉译本.上海科学技术出版社.

[12] 四川生物研究所.1977.中国爬行动物系统检索.科学出版社.

[13] 四川生物研究所.1977.中国两栖动物系统检索.科学出版社.

[14] 西藏自治区卫生局等.1971.西藏常用中草药.西藏人民出版社.

[15] 西藏、青海、四川等六省区卫生局.1979.藏药标准.青海人民出版社.

[16] 《全国中草药汇编》编写组.1983.全国中草药汇编.人民卫生出版社.

[17] 江苏新医学院.1977—1978.中药大辞典.上海科学技术出版社.

[18] 刘承钊等.1959.中国动物图谱——两栖动物.科学出版社.

[19] 刘承钊等.1961.中国无尾两栖类.科学出版社.

[20] 伍献文等.1964.中国鲤科鱼类志.上海科学技术出版社.

[21] 李多美.1982.藏药选编（罗桑却佩著）汉译本.青海人民出版社.

[22] 李永年.1984.四部医典（宇妥·元丹贡布等著）汉译本.人民卫生出版社.

[23] 李时珍.1960.本草纲目.商务印书馆.

[24] 吴征镒.1983—1987.西藏植物志，1~5册.科学出版社.

[25] 寿振黄等.1962.中国经济动物志——兽类.科学出版社.

[26] 杨竞生等.1987.迪庆藏药.云南民族出版社.

[27] 肖培根，夏光成.1973.藏医常用药物的整理研究.新医药学杂志，6：39-41，7：37-41，8：35-38，9：29-33，10：35-37，11：39-40.

[28] 张洁等.1963.青海兽类区系.动物学报.15：1.

[29] 张春霖等.1964.西藏南部的鱼类.动物学报.16：4.

[30] 青海生物研究所等.1972—1978.青藏高原药物图鉴，1~3册.青海人民出版社.

[31] 郑作新.1964.中国鸟类系统检索.科学出版社.

[32] 郑作新.1966.中国动物图谱——鸟类.科学出版社.

[33] 郑作新.1963.中国经济动物志——鸟类.科学出版社.

[34] 胡淑琴等.1962.中国动物图谱——爬行动物.科学出版社.

［35］冼耀华.1964.青海省的鸟类区系.动物学报.16：4.

［36］浙江医科大学等.1980.中国蛇类图谱.上海科学技术出版社.

［37］夏武平等.1964.中国动物图谱——兽类.科学出版社.

［38］夏凯龄.1958.中国蝗科分类概要.科学出版社.

［39］谭邦杰.1955.哺乳动物图鉴.科学出版社.

［40］裴鉴，周太炎.1951—1965.中国药用植物志，I~VⅢ册.科学出版社.

［41］潘锦堂.1978.一些藏药品种的考证（1.2）.中草药通讯，1：46-47，2：39-42.

［42］魏江春等.1986.西藏地衣.科学出版社。

［43］Biswas，K. .1956. Common medicinal plants of Darjeeling and the Sikkim Himalaya. Calcutta.

［44］Chopra，R. N. ，S. L. Nayar et al..1956. Glossary of India medicinal plants.New Delhi.

［45］Chopra，R. N. ，L. R. Badhwar and S. Ghosh.1956. Poisionous plants of India. (1, 2)

［46］Ellermann，J. R. and J. C. S. Morrison-Scott， 1951.Checklist of Palaearctic and Indian Mammals. *Brit. Mus. (Nat. Hist.)* London. （1, 2）

［47］Elisabeth Finckh， 1978. Foundations of Tibetan Medicine （L.).Slough， Berks Watkins Publishing.

［48］Elisabeth Finckh， 1988. Studies in Tibetan Medicine. New York.

［49］Jain，S. K. 1981. Glimpses of Indian Ethnobotany. Oxford and IBH Publishing Co.

［50］Liu，C. C. 1950. Amphibians of Wester China， Fieldiana. *Zool. Mem.*2：1-400.

［51］Lindley，J. 1981. Flora Medica; A botanical account of all the more important plants used in medicine. New Delhi.

［52］Namba，T. and M. Tagashi， 1963. An observation on the Chinese Caude Drug Hu Huang Lien'.*J. Jap. Bot.*38 (6)：161-167.

［53］Nemba，T. and T. Tani， 1968. Pharmacognostical studies on the Tibetan Herbal medicine （L.).*J. Jap. Bot.* 43：234.

［54］Polunin，O. and A. Stainton， 1985. Flowers of the Himalaya， Calcutta.

［55］Stephan，P. 1981. Tibetisch-Chinesisches Arzneimittelver zeichniis. Otto Harrassowitz Wiesbaden.

［56］Smith，M. A. 1931—1935. Fauna of British India， Reptilia and Amphibia 1-2.

［57］Suwal，P. N. ， 1970. Medicinal plants of Nepal. *Bull.Depart. Med.*3：154.

［58］Tominori，T. ， M. Yoshizaki and T. Nemba， 1973. Studies on the Nepalese crude drugs， I. on the Flavonoid and Xanthone constituents of plants of Swertia spp.*Yakugaku Zasshi* 93 (4)：442-447.

中文名索引

九 画

拉丁学名索引

N